王肯堂六科证治准绳丛书

（精校版）

幼科

证治准绳

明·王肯堂 辑

孙鑫 校注

中国健康传媒集团

中国医药科技出版社

内 容 提 要

　　《幼科证治准绳》为明代医家王肯堂所辑医学丛书《证治准绳》的第五部分，全书共 9 卷 10 部（书中以集计卷），主要分为初生门、肝脏部、心脏部一、心脏部二、心脏部三、心脏部四、脾脏部上、脾脏部下、肺脏部、肾脏部，每部又分若干病证。第一集"初生门"统述宋代钱乙所论五脏所主、五脏病及五脏相生，张洁古所论五脏、五邪相乘补泻大法及五脏补泻法；兼论婴幼初生护理及证治。后八集则分脏阐述婴幼儿多种疾病的诊治。本书不仅见解独到，而且博采各家之长，各不偏主，对幼科各脏腑病证，列证详细，论方兼备，反映了王氏对幼科病证之分类、学术见解等诸多学术特色，颇受后世医家广泛推崇。

图书在版编目（CIP）数据

幼科证治准绳 / 孙鑫校注 . — 北京：中国医药科技出版社，2024.8
（王肯堂六科证治准绳丛书）
ISBN 978-7-5214-4398-1

Ⅰ . ①幼… Ⅱ . ①孙… Ⅲ . ①中医儿科学—辨证论治 Ⅳ . ① R272

中国国家版本馆 CIP 数据核字（2023）第 235655 号

美术编辑　陈君杞
版式设计　也　在

出版　**中国健康传媒集团**｜**中国医药科技出版社**
地址　北京市海淀区文慧园北路甲 22 号
邮编　100082
电话　发行：010-62227427　邮购：010-62236938
网址　www.cmstp.com
规格　880×1230mm　$\frac{1}{32}$
印张　28 $\frac{1}{2}$
字数　905 千字
版次　2024 年 8 月第 1 版
印次　2024 年 8 月第 1 次印刷
印刷　北京印刷集团有限责任公司
经销　全国各地新华书店
书号　ISBN 978-7-5214-4398-1
定价　**88.00 元**

获取新书信息、投稿、为图书纠错，请扫码联系我们。

前言

王肯堂（1549—1613），明代著名医家。字宇泰，号损庵，自号念西居士，金坛（今属江苏常州）人。王肯堂出身于官宦之家，博览群书，因母病习医，渐精其术，求诊者众，其父以为害举业，戒止之。万历十七年（1589）中进士，授翰林院检讨。万历二十年（1592）因上书直言抗倭，不见纳，遂称病辞归。家居14年，精研医理，潜心著述。万历三十四年（1606）受吏部侍郎杨时乔力荐，补南京行人司副，以福建参政致仕。王氏交友甚广，与缪仲淳友谊颇笃，与传教士利玛窦有往来。其著述甚富，历11年编成《证治准绳》44卷，另著有《医镜》《医论》《医辨》《胤产全书》《灵兰要览》《医学穷源集》等，辑有《古今医统正脉全书》，含书44种，在整理、保存中医古代文献方面做出了贡献。

《证治准绳》又称《六科证治准绳》，或《六科准绳》。本书编撰始于万历二十五年（1597），讫于万历三十六年（1608），前后历时11年之久。本书是一部包涵内、外、妇、儿、五官等临床各科病证与辨治，集明以前医学之大成的综合性医学丛书。所载病证均以证治为主，先综述明以前历代名家治疗经验，后阐明王氏个人见解。全书包括《杂病证治准绳》8卷、《类方证治准绳》8卷、《伤寒证治准绳》8卷、《女科证治准绳》5卷、《幼科证治准绳》9卷、《疡医证治准绳》6卷，计44卷。其中《杂病证治准绳》是《证治准绳》中最早成书和刊行的两部之一，书中分门阐述内科、五官科等病证治，涉及诸中门、诸伤门、寒热门等13门，计150种病证，主要论述病、因、脉、证、治。《类方证治准绳》为《杂病证治准绳》的姊妹篇，两者刊行时间相同，收载病证基本一致，是以明以前历代名方为主，兼及王氏自制经验效方。《伤寒证治准绳》为王氏积30年《伤寒论》研究心得写成，编撰体例主要参考楼英《医学纲目》之"伤寒部"，并有所完善，书中内容兼收并蓄，又有独到见解。《女科证治准绳》以宋·陈自明《妇人大全良方》及明·薛己《校注妇人大全良方》为蓝本，博采张仲景、孙思邈、朱丹溪等诸贤精论与方药，并结合王氏个人经验编撰而成，内容涉及经、带、胎、产等妇人常见病证的诊疗。《幼科证治准绳》刊行时间与《女科证治准绳》相同，王氏参阅明以前各家医论，详细介绍了儿科诸病的证治方药，列证详备，兼顾论方。《疡医证治准绳》内容广博，涵盖了外科、皮肤科、骨伤科病证，并载有多种手术疗法，且选方精要，切于实用。在此书中王氏博采明以前名医名著名方之精要，且能融入个人学术见解与临证经验，推陈出新，成就鸿篇巨帙。

本次整理，力求原文准确，底本选用上海科学技术出版社 1959 年出版的《证治准绳》缩影本，该本是根据上海图书馆所藏的万历初刻本与南京图书馆所藏的虞衙藏版重镌本（万历间刊本）参酌取舍，缩影成书，被现代中医界公认为通行本和善本，主校本为清代修敬堂金氏藏本。若底本与校本有文字存疑之处，择善而从。整理原则如下。

（1）全书采用简体横排，加用标点符号。底本中的繁体字、异体字径改为规范简体字，古字以今字律齐。凡古籍中所见"右药""右件""左药"等字样中，"右"均径改为"上"，"左"均改为"下"。

（2）凡底本、校本中有明显的错字、讹字，经校勘无误后予以径改，不再出注。

（3）古籍中出现的中医专用名词术语规范为现代通用名。如"藏府"改为"脏腑"，"旋复花"改为"旋覆花"，"黄檗"改为"黄柏"，"瓜蒌根"改为"栝楼根"，"葫芦巴"改为"胡芦巴"等。

（4）凡方药中涉及国家禁猎及保护动物（如虎骨、羚羊角等）之处，为保持古籍原貌，未予改动。但在临床应用时，应使用相关代用品。

本丛书六科，是由李柳骥（"杂病"）、马明越（"类方"）、陈昱良（"伤寒"）、温佳雨（"女科"）、孙鑫（"幼科"）、孙灵芝（"疡医"）6 位同志分工完成。由于水平有限，书中难免会有疏漏和不当之处，敬请批评指正。

李柳骥

2024 年 5 月于北京

本书导读

《幼科证治准绳》系王肯堂《六科证治准绳》之一，刊于明万历三十五年（1607年）。书稿完成于明万历三十四年前，经鸠工刻之，又逾年始竣，而后刊印问世。全书共九卷（书中以集计卷），综括明以前有关儿科文献，将儿科诸病分属五脏进行阐述，主要分为初生门、肝脏部、心脏部一、心脏部二、心脏部三、心脏部四、脾脏部上、脾脏部下、肺脏部、肾脏部等部，每部又分若干病证，列证详细，论方兼备。其内容丰富，切合临床实际，颇受后世医家广泛推崇，对中医儿科临床具有重要参考价值和指导意义。

本书力求原文准确，底本选用上海科学技术出版社1959年出版的《证治准绳》缩影本，该本是根据上海图书馆所藏的明万历初刻本与南京图书馆所藏的虞衙藏版重镌本（万历间刊本）参酌取舍，缩影成书，被现代中医界公认为通行本和善本，主校本为清修敬堂金氏藏本（简称"修敬堂本"）。旁参他本，如收载于清乾隆五十七年（1792年）《钦定四库全书·子部·医家类》中的四库全书本（简称"四库本"）、日本宽文十年翻刻本铜驼书林本（简称"铜驼本"）、清光绪十八年壬辰（1892年）上海图书集成印书局本（简称"集成本"）等，择善而从。

除前言中所言整理原则外，另有其他药物名在此说明，如底本中作"钓藤""钓藤钩"均统一作"钩藤""钩藤钩"；"蔓菁"均统一作"蔓荆"。

本书的学术特点主要有以下三个方面。

一、证候为本，部类明晰，广征博考，体例完备

王肯堂幼年熟读儒、理、医学典籍名著，亦儒亦医，因此十分重视医学文献的整理研究，其编纂的医学著作颇具特色。他曾在序言中直陈其编撰《六科证治准绳》全书之目的："为因证检书而求治

法者设也。"即为方便医家、患者治病而作。有鉴于此，编纂《证治准绳》各科时，王肯堂均采用以证候为主要线索梳理论方，以方便查检。《幼科证治准绳》亦是如此。全书所述病证皆以儿科证治为主，且多宗薛己、钱乙、张洁古、万密斋等之论，将小儿病证按五脏分部、分类，涉及儿科病种广泛，并单辟篇章论治"五脏痫""五脏热""五（脏）疳"，进一步强化了五脏辨证对儿科临床诊治纲领性作用。全书采用以卷分部，以部列证，以证列方的编排，纲目明晰，分类清楚，便于查检，完全符合全书的编撰目的。

《幼科证治准绳》在以五脏分类小儿病证基础上，广集各家之说，引用典籍超过60余部，诸家医论之引述逾80人。不仅包括万历以前的中医儿科经典专著，如《颅囟经》《小儿药证直诀》《小儿卫生总微论方》《小儿痘疹方沦》《幼幼新书》《保婴撮要》《活幼心书》《活幼口论》等，还包括诸多历代经典综合性医著、方书、本草，如《肘后备急方》《备急千金要方》《外台秘要》《太平圣惠方》《丹溪心法》《三因极一病证方论》《普济本事方》《医学纲目》《汤液本草》等，采录古医籍文献颇为丰富。对于每一病证，大多先述薛己之论，再综述历代医家治验，进而阐明自己见解，论述颇为精审，故有"博而不杂，详而有要"的特点。

全书体例完备，几乎每有引文都标明了书名或人名，鲜有遗漏不书之处。在方论之前标注人名简称：如"薛"为薛己，"钱"为钱乙，"洁"为张洁古，"垣"为李东垣，"丹"为朱丹溪，"海"为王海藏，"楼"或"娄"为楼全善，"曾"为曾世荣等；在方论前标注书名简写以示引用：如《太平圣惠方》简写为《圣惠方》或《圣惠》，《备急千金要方》简写为《千金》，《千金翼方》简写为《千金翼》，《三因极一病证方论》简写为《三因》，《肘后备急方》简写为《肘后》等。可见王氏严谨审慎的治学态度。其所引用标注之古医籍部分现已亡佚，书中的明确标注更起到了保存佚本、佚文的作用，为后世文献整理与临床研究提供了宝贵的历史文献资料，对于当今的中医儿科古籍整理和保护工作功不可没。

二、审候独到，处方精当，治法多样，切合实际

王肯堂虽为官多年，但大部分时间从事医学活动，既重视文献整理研究，编纂书籍，又重视临床实践，不断总结经验，正如《明史》所说"肯堂好读书，尤精于医"。他通过多年的临床实践经验的积累，形成了一套特色鲜明的儿科论治理论，均在《幼科证治准绳》中体现得淋漓尽致。王肯堂在本书序言中阐述了自己对幼科证治的独到见解："医家以幼科为最难，谓之哑科……吾独谓不然。"他认为，无论男女长幼，论诸病皆应本于五脏，故他在本书中将幼科独以五脏分部，再论各脏诸病证，纲举目张。他主张，幼儿"精神未受七情六欲之攻，脏腑未经八珍五味之渍"，因此"独有脏气虚实胜乘之病"，而不应区分内伤、外感。

关于幼科疾病的诊法，王氏颇为注重小儿指纹三关及望诊。他认为小儿之诊断难于大人。因小儿怀抱之时，虽有所苦而不能言、不能指其所苦之处。欲诊其脉，则骸骨短小，气血未定，寸、关、尺难以区分，浮、中、沉更难以探查。故小儿之诊断只有诊察虎口之脉，可以为验。其脉在食指外侧，每一节为一关，三节为三关。男视其左，女视其右。有筋脉如丝，映于肉内，仔细视之。其色紫为风，红则为寒，黄则为脾困，白则为疳，青则为惊，青黑则为慢惊，入掌则为内吊。若过三关，为病重之候。同时，还必须结合望诊，如小儿呵欠绵绵者，为脏腑受邪；面色青者，为惊风面色黄者，为脾虚；面色赤者，为风热；口中气热者，为伤风；多睡者，为内热。又如饮食不节，虽饱而犹求食者，常见于脾病；肌肤柔嫩，腠理不密者，常见于风病；怒而啼哭者，常见于肝病；心神不定，闻响易惊者，常见于惊病；性喜吮乳，甘味停积，而又易感风热，常见于痰病等。所述简明扼要，证症一一对应，一目了然。可见，王肯堂既重视诊察指纹三关，又不忽视其他望诊，对儿科诊法临床应用颇有意义。

对于幼科常见病的证治，王肯堂也进行了系统梳理，并于其中阐发了自己独到的临证论治理论。如王氏在本书中对儿科常见病——急慢惊风的病症诊治思想便多有阐发，认为惊风辨证必须抓

住阴、阳、表、里而治之。夫风者，在大人则为中风，在小儿则为惊风。惊风有急惊、慢惊之分，其中急惊风为"内夹实热，外感风邪，心家受热积惊，肝家生风发搐"，多属阳证，其病在表；而慢惊风则"盖由急惊过用寒凉，或转太骤传变成之。又有吐利不止成之。有气虚暴吐泻而成之……有久痢气脱而成者……惟吐泻积痢成虚致之"，多为阴证，其病在里。治法上，王肯堂守正创新，既继承了钱乙脏腑旺时补泻思想，又在钱乙"急惊合凉泻，慢惊合温补"的惊风治疗原则上有所创新。王氏认为惊风可因用药不当而致急慢惊之症同时出现，针对此确立急慢惊通治之法。"急慢虽异，皆本之于痰。"故可用化痰通窍之法通治之。而急慢惊风病因病机虚实夹杂，若泻其实，可清肝泻火、消痰通络；若补其虚，可健脾调肝、温阳益气。在确立了治法的基础上，王氏组方用药十分灵活精当。一方面，他遵循古方，化裁加减。如王肯堂治疗"脾胃虚弱，生风多困"的慢惊，善用四君子汤加减，辅以半夏曲降逆止呕、没石子固气涩精、冬瓜子化痰利水，变化灵巧。另一方面，他也擅长辨别病势，因势利导。如他根据急惊风病势及症状不同遣方用药，多以解表药、开窍药、化痰药、清热药、安神药、息风止痉药为主。急惊风初起时，宜用防风导赤散，以解表祛风、清心利尿；若小儿急惊发搐，可用定搐散治之，奏祛风定搐之效；若惊风发作暴烈，则宜选通关散，开窍通关；若抽搐已定，须治痰热，痰热轻者可予疏风散，化痰理气，清热凉血。以上所论，概念清楚，条理分明，切合实用，诚可临床借鉴。

《素问·异法方宜论》云："一病而治各不同。"王肯堂诊治儿科病证方法多样。不仅运用汤液，还运用药物外治法，如贴、灸、捈、吹等，其中膏剂、散剂、灸法运用良多。仍以小儿惊风为例，王肯堂运用灸法治疗小儿急惊风，多以印堂、前顶、水沟三穴配伍。印堂有清头明目、通窍开鼻之效；前顶穴有醒脑开窍、镇静宁神之功；水沟可起开窍救急、回神醒厥之用，亦可激发督脉与手足三阳之阳气；若不愈，可施麦粒灸，以增强醒神开窍、息风镇惊之功。足见王肯堂治法之丰富多变。

总之，本书集明以前儿科诸家学说之大成，保存了大量儿科医学文献资料，采录丰富，分门别目，条理井然，本末俱备，博而不杂，详而有要，其因证论治，尤能不偏不倚而归于平正，治法极为详备，选订诸方大多切于实用，为历代医家所推崇。正如明代张鹤腾所言："所著诸书，大行于世，慧眼烛照，精心缕析，力追古人焉。"

校注者

2024 年 3 月

自序

　　医家以幼科为最难，谓之哑科，谓其疾痛不能自陈说也，称黄帝之言曰：吾不能察其幼小为别是一家料理耳。吾独谓不然。夫幼小者，精神未受七情六欲之攻，脏腑未经八珍五味之渍，投之以药，易为见功，犹膏粱之变难穷，而藜藿之腹易效也，何谓难乎。然古今辑是科书未有能善者，如《心鉴》之芜秽，《类萃》之粗略，《新书》则有古无今，《百问》则挂一漏万，皆行于世，未足为幼科准绳也，故吾辑为是编，而麻痘一门尤加详焉。平生聚麻痘书百数十家，率人所宝秘、千金不传者，然多猥陋，不足采择，益可以见世之无具眼矣。或曰：夫人之病，无论男女长幼，未有能越五脏者也，子于它科不分五脏，而独幼科分之何居？曰正以精神未受七情六欲之攻，脏腑未经八珍五味之渍，独有脏气虚实胜乘之病耳，粗工不能精究，而臆指之曰：此为内伤，此为外感，此为痰，此为惊，此为热，妄投汤丸，以去病为功，使轻者重，重者死，亦有不重不死，幸而得愈者，然已伤其真元，夭其天年矣，吾之独分五脏，以此也。大中丞沈太素公，从大梁寄余俸金百，以助刻费，而是书稿适成，遂鸠工刻之，又逾年，始竣，因序而识之，使后之人有考焉。

时万历三十五年岁在丁未夏五十又三日

念西居士王肯堂宇泰甫书

目录

集之一·初生门

证治通论

◎ 钱氏论五脏所主

心主惊，实则叫哭发热饮水而搐，虚则卧而悸动不安。肝主风，实则目直大叫呵欠项急顿闷，虚则前《纲目》作咬牙多欠，气热则外生，气温则内生《纲目》外生内生下，皆有风字。脾主困，实则困睡身热饮水，虚则吐泻生风。肺主喘，实则闷乱喘促，有饮水者、有不饮水者，虚则哽气长出气。肾主虚，无实也，惟疮疹肾实则变黑陷。更当别虚实证，假如肺病又见肝证前牙多呵欠者易治，肝虚不能胜肺故也。若目直大叫哭，项急顿闷者难治，盖肺久病则虚冷，肝强实而反胜肺也。视病之新久虚实，虚则补母，实则泻子。

◎ 五脏病

肝病哭叫，目直呵欠，顿闷项急。心病多叫哭惊悸，手足动摇，发热饮水。脾病困睡泄泻，不思饮食。肺病闷乱，哽气长出气，气短喘急。肾病无精光，畏明，体骨重。〔洁〕热则从心，寒则从肾，嗽而气上从肺，风从肝，泻从脾。假令泻兼嗽又气上，乃脾肺病也，宜泻白、益黄散合而服之，脾苦湿，肺苦燥气上逆也。其症见泻，又兼面色黄、肠鸣呦呦者宜服理中汤，泻而呕者宜服茯苓半夏汤，如泻而渴、热多者宜服黄芩厚朴汤，不渴而热少者宜服白术厚朴汤。其他五脏若有兼症，皆如此类推之。更详后论，四时推移用药。

◎ 五脏相胜

肝病秋见一作，日晡肝胜肺也，肺怯不能胜肝，当补脾治肝，益脾者母能令子实也，补脾，益黄散；治肝，泻青丸主之。肺病春见一作，早辰肺胜肝也，肝怯故受病，当补肝肾治肺，补肝肾，地黄丸，治肺，泻白散主之。肝病见秋，木旺，肝胜肺也，宜补肺泻肝，轻者肝病退，重者唇白而死。肺病见春，金旺，肺胜肝也，当泻肺，轻者肺病退，重者目淡青，必发惊，更有赤者，当搐海藏云：为肝怯，故目淡青色也。心病见冬，火旺，心胜肾也，当补肾治心，轻者心病退，重者下窜不语，肾怯虚也。肾病见夏，水胜火，肾胜心也，当泻肾，轻者肾病退，重者悸动当搐。脾病见四旁，皆仿此治之，顺者易治，逆者难治，脾怯当面目赤黄。五脏相反，随证治之。〔楼〕上五脏相胜，病随时令，乃钱氏扩充《内经》脏气法时论之旨，实发前人所未发者也，假如肝病见于春及早晨，乃肝自病于本位也，今反见于秋及日晡肺之位，知肺虚极，肝往胜之，故当补脾肺、泻肝也，余仿此。〔洁〕肝胜肺，则肝病身热发搐，又见肺虚喘而气短，病见于申酉戌时是肝真强也。《内经》云：受所制而不能制，谓之真强，法当补脾肺而泻肝，导赤散、泻黄散主之。

刘宗厚云：此皆五脏相胜，病机不离五行生克制化之理者，盖小儿初生襁褓，未有七情六欲，只是形体脆弱，血气未定，脏腑精神未完，所以有脏气虚实胜乘之病，但世俗不审此理，往往遇是率指为外感内伤而用药，致枉死者多矣，悲夫！钱氏论时有脱略，幸而洁古补之。今特参附，诚无穷之惠也。

◎ 洁古论五脏五邪相乘补泻大法

五脏子母虚实，鬼贼微正，若不达旨意，不易得而入焉。在前者为实邪，子能令母实，拒贼伤于母，其子又引母所克者妻来相助，故曰实邪也。在后者为虚邪，母引子之鬼贼至，由母能使子虚也，《内经》云：子能令母实，母能令子虚，此之谓也。妻来乘夫为微邪，夫来乘妻为贼邪，法当泻鬼补本脏。本脏自病为正邪，当虚则补之，实则泻之。《内经》云：滋苗者必固其根，伐下者必枯其上，逆其根，伐其本，则败其真矣。心主热，自病或大热，泻心汤主之，实则烦热，黄连泻心汤主之，虚则惊悸，生犀散主之。肺乘心，微邪，喘而壮热，泻白散主之。肝乘心，虚邪，风热，煎大羌活汤下大青丸主之。脾乘心，实邪，泄泻身热，泻黄散主之。肾乘心，贼邪，恐怖恶寒，安神丸主之。肺主燥，自病则喘嗽，燥则润之，实则喘而气盛，泻白散主之，虚则喘而少气，先益黄散、后阿胶散主之。心乘肺，贼邪，热而喘嗽，先地黄丸、中导赤散、后阿胶散主之。肝乘肺，微邪，恶风眩冒昏愦嗽，羌活膏主之。肾乘肺，实邪，憎寒嗽清利，百部丸主之。脾乘肺，虚邪，体重吐痰泄泻嗽，人参白术散主之。肝主风，自病则风搐拘急，肝苦急，急食甘以缓之，佐以酸苦，以辛散之，实则风搐力大，泻青丸主之，虚则风搐力小，地黄丸主之。心乘肝，实邪，壮热而搐，利惊丸、凉惊丸主之。肺乘肝，贼邪，气盛则前伸呵欠微搐，法当泻肺，先补本脏，补肝，地黄丸主之，泻肺，泻白散主之。脾乘肝，微邪，多睡体重而搐，先当定搐，泻青丸主之，搐止再见后证，则别立法治之。肾乘肝，虚邪，憎寒呵欠而搐，羌活膏主之。脾主湿，自病则泄泻多睡，体重昏倦，脾苦湿，急食苦以燥之，实则泄泻赤黄，睡不露睛，泻黄散主之，虚则泄泻色白，睡露睛，白术散主之。肝乘脾，贼邪，风泻而呕，茯苓半夏汤主之。心乘脾，虚邪，壮热体重而泻，羌活黄芩苍术甘草汤主之。肺乘脾，实邪，能食不大便而呕吐嗽，煎槟榔大黄汤下葶苈丸。肾乘脾，微邪，恶寒泄泻，理中丸之类主之。肾主寒，自病则足胫寒而逆，人之五脏，惟肾无实，小儿疮疹变黑陷，则是肾实，水克退心火。心乘肾，微邪，内热不恶寒，桂枝汤主之。肺乘肾，虚邪，喘嗽皮涩寒，百部丸主之。肝乘肾，实邪，拘急气搐身寒，理中丸主之。脾乘肾，贼邪，体重泄泻身寒，理中丸主之。凡五脏虚弱，是自己正令不行，乃鬼贼之所克害，当补本脏之正气，假令肺病喘嗽，时于初春见之，法当补肾，见于夏，救肺，见于秋，泻肺，见于冬，补心、泻本脏，又名寒嗽。大抵五脏各至本位，即气盛不可更补，到所克位，不可更泻。

◎ 五脏补泻法

〔钱〕凡病先虚或已经下，有合下者，必先实其母，后泻其子也，假令肺虚而痰实，此可下之证，先当益脾，后方泻肺也。泻青丸又名泻肝丸。钱氏谓肝无补法，故无补肝药，王海藏以四物汤内加防风、羌活等分，为细末，炼蜜丸，名补肝丸。又以泻青丸去栀子、大黄，名镇肝丸，治肝虚。导赤散泻丙小肠。泻心汤泻丁心。

安神丸治心虚疳热、神思恍惚。海藏八物定志丸，补心正药。益黄散又名补脾散，海藏云：此剂补脾以燥湿。东垣云：治胃中寒湿呕吐，腹痛泻利清白之圣药也。泻黄散又名泻脾散，海藏云：泻脾热。阿胶散又名补肺散，海藏云：杏仁本泻肺，非若人参、天门冬、麦门冬之类也。泻白散又名泻肺散，海藏云：治肺热骨蒸自汗，用此直泻之。栀子、黄芩亦泻肺，当以气血分之。地黄丸即金匮八味丸去桂附，海藏云：治肾虚解颅，即魃[1]病也，治脉毛而虚。钱氏谓肾无泻法，故无泻肾药。海藏泻肾丸治脉洪而实，即前地黄丸熟地改生地、去山茱萸是也。此治左手本部脉，若右尺洪实，以凤随丹泻之。详见五脏各门总论。

◎ 察色

古称望而知之谓之神，而小儿医号为哑科，脉来驶疾，难于指下分明，尤以察色为要，故首叙之。夫婴儿，惟察其面部必有五色，以知病源，人身五体，以头为首，首中有面，面中有睛，睛中有神。神者，目中光彩是也，隐显横冲，应位而见，以应五脏。五色者，青、黄、赤、白、黑，五脏之色，心赤、肝青、脾黄、肺白、肾黑，五脏所主病证蕴于内，必形色见于外，故小儿有病先观其本部形色，以论其五行生克吉凶，形色若不相应，然后听声切脉。

〔钱〕面上证：左腮为肝。合左手关位肝胆之分，应于风木，为初之气。右腮为肺。合右手寸脉肺与大肠之分，应于燥金，为五之气。额上为心。合左手寸口心与小肠之分，应于君火，为二之气。鼻为脾。合右手关脉脾胃之分，应于湿土，为四之气。颏为肾。合左手尺下肾与膀胱之分，应于寒水，为终之气。赤者热也，黄者积也，白者寒也，青黑者痛也，随证治之。《永类钤方》云：青色者为惊积不散，欲发风候。红赤色者为热，为痰积壅盛，惊悸烦躁增进。黄色者亦为热，为食积症伤，欲作疳候，或作痞癖。若神思昏沉，其候潮热气粗困倦，或呕哕，或泻痢。白色为寒，为肺气不利，大肠滑泄，欲作吐利。黑色者为痛，所传不烦，变证即为逆候，荣卫失序，为疾危恶。《全婴方》云：左颊属肝，东

---

[1] 魃：疑为"魈"之误。

方之位，春见微青者平，深青者病，白色者绝，赤色主身热拘急，肝热生风，青黑色主惊悸腹痛，浅赤色主潮热夜间发、日中歇，唇红焦燥，脉必紧数。右颊属肺，西方之位居右，秋见微白者平，深白者病，赤色者绝，浅色主潮热，或大便坚而气粗壅嗽，青白色主咳嗽恶心，青色主风入肺，时时咳嗽，青黑色主惊风欲发，或肚疼盘肠内吊。额上属心，南方之位，火性炎上故居上，夏见微赤者平，深赤者病，黑色者绝，赤色主心经有风热，心躁惊悸，睡卧不安，青黑色主心中有邪，惊风腹疼，手足瘛疭而啼叫，青黑甚主心腹疼，黄色主惊疳骨热渴，皮毛干燥，夜多盗汗，头发焦黄。鼻上属脾，中央之位故居中，而四季见微黄者平，深黄者病，青色者绝，赤色主身热不思乳食，深黄色主小便不通，鼻孔干燥，气粗鼻衄，夜间多哭，淡白色主泄泻食不化，青色主吐乳，口鼻干燥，大小便不利。下颏属肾，北方之位，水性润下故居下，冬见微黑者平，深黑者病，黄色者绝，赤色主膀胱与肾，为表里有热，则水道不利，故小便癃闭。《永类钤方》肝部所主，睛中瞳人，内藏其神，外究五轮。眦眵属脾，热即生眵，两眦总心，热痛如针；白属肺家，热赤生砂，黄属肝脏，昏瞀翳障，中心瞳人，肾热不明，眼忽眨窜，发风发惊。心部所主，颧面脸颊，皆属心位，黑即沉困，青即惊悸，赤心发风，白即疳气，虚黄卫积，浮肿气逆，心绝何因，大叫数声，过关不叫，必作鸦声，加热惊谵，散热清心。脾部所主，唇口见病，人中承浆，四围上下，合口脾乡，开口属心，心脾有热，唇裂舌疮，三焦积热，唇红如血，深红重渴，鹅口慕口，木舌重舌，脾肺热就，口内喷臭，脾肾气寒，色如死肝，大惊一吓，口干唇白，常时积惊，渐必传心，心气不足，令儿烦哭，何知脾绝，指甲皆黑，目无神光，定难用药，五种撮口惊风，更恶不治证。肺部所主，鼻准两孔，并连山根，大小二眦，肺部所存，鼻孔黑煤，即肺经焦，黑煤如墨，肺经即绝，鼻中赤痒，疳盛蛔长，或泻白涕，脑寒困寐，或流清涕，伤风喜睡，肺热鼻塞，因息吹得，或感风寒，亦闭关隔，鼻烂即疳，鼻臭积热。肾部所主，耳穴之前，名曰耳花，耳孩名轮，轮里名廓，轮廓焦黑，肾家虚热，其黑如炭，肾绝死旦，耳门生疮，卫积非常，耳中脓出，肾热疳极，臭名聤耳，脓汁不止，疮痒如烈，其候虚热，忽听不聪，心肾气壅，常作阒阒，热气上攻，或如虫刮，荣虚卫热，耳轮如冰更看耳后有红丝。麻痘相侵，耳轮红热，伤寒是则，热极内痛，肿气相攻，清心凉膈，关窍通塞，儿孩两肾，常虚无病，切莫攻击，补更无益。〔洁〕肝病面白。肺病面赤。脾病面青。肾病面黄。心病面黑。若肝病惊搐，而又加面白痰涎喘急之类，此皆难治，余仿此推之。假令春分前，风寒也，宜用地黄、羌活、防风，或地黄丸及泻青丸相间服之。春分后，风热也，宜用羌活、防风、黄芩，或泻青丸、导赤散下之。立夏后，热也，宜用三黄丸、导赤散。夏至后，湿热也，宜用导赤散、泻黄散、合而服之，或黄芩、人参、木香之类。秋分后用泻白散。立冬后用地黄丸主之，谓肾不受泻也。〔薛〕青主惊积不散欲发风候，红主痰积惊悸，黄者食积癥伤欲作疳癖，白主泄泻水谷更欲作吐，黑主脏腑欲绝。印堂，青主初患惊泻，红主大惊夜啼，黑主客忤。山根，青主二次惊泻后发躁，黑黄甚者死。年寿，平陷主夭，青主发热生惊，黑主利死，红主躁死，微黄曰平，黄甚曰霍乱。承浆，青主食时被惊，黄主吐逆，亦主血利，黑主惊风。面^①眼黑睛黄主有热，白睛黄主食积疳痫，白睛青主惊风，黑睛黄^②主伤寒。眉上，青吉，忽红主烦躁夜啼，黄主霍乱，久病红者死。风气二池，青主风候，紫主吐逆或发热，黄主吐逆，赤主烦躁夜啼。两颧，赤主肺有客热。两太阳，青主二次受惊，青自太阳入耳者死，红主血淋。两脸，青主客忤，黄主痰溢，赤主风热。两颊，赤主伤寒。两颐，青主吐虫。两金匮，青主第三次惊风。黑绕口二日死。青连目入耳七日死。两风门，红主风热，黑主疝，青主水惊。黑从眉入耳即日死，唇黑不食者死。面青眼青肝病。面赤心病。面白肺病。面黄脾病。面黑肾病。额间，赤色主心经有热，烦躁惊悸，若饮水或叫哭，属本经实热，用泻心散以清心火。微赤困卧惊悸，热渴饮汤属虚热，用秘旨安神丸以生心血。青黑主惊风腹痛，或瘛疭啼叫，用五味异功散加木香、柴胡、钩藤钩，补脾肝。青黑主心腹作痛，此寒水乘心，用益黄散。微黄主惊疳，用安神丸。左脸，

---

① 面：疑为"两"之误。
② 黄：疑为"青"之误。

青或兼赤，主肝经风热，项强顿闷，目扎瘛疭，用柴胡清肝散。色微赤，倏热咬牙属虚热，用地黄丸。青黑主肝克脾而惊搐腹痛，用六君子加姜桂。微赤主潮热血虚心躁，先用秘旨安神丸，次用地黄丸。右脸，赤主风邪，气粗咳嗽，发热饮水为实热，用泻白散，若哽气出气，唇白气短属虚热，用五味异功散，若脾热所传，用清胃散，心火所刑，用人参平肺散。淡赤主潮热心躁或大便坚秘，用《宣明》柴胡饮子以疏导，如潮热未止，更用钩藤饮以清肝。色青白主咳嗽恶心，先用惺惺散解表邪，健脾土，更以六君子汤调补中气。色青黑主惊风腹痛，盘肠内钓，用六君、钩藤钩平肝补脾。鼻，微黄为平。赤主脾胃实热，身热饮水、乳食如常，用泻黄散清热理脾。微赤主脾经虚热，身凉饮汤，乳食少思，用五味异功散补中健脾。色深黄主小便不通，鼻中干燥，气粗衄血，乃脾热传于肺肾，先用《济生》犀角地黄汤，后用地黄丸。色淡白乃脾虚泄泻，乳食不化，用六君子汤调补中气。青色主脾土虚寒，肝木所胜，用五味异功散加木香、炮姜温中平肝。黑为死候。颏间，色赤主肾与膀胱气滞热结，而小便不通，用五苓散以分利。鼻准微黄，兼右腮微赤，乃脾肺燥热不能化生肾水，用黄芩清肺饮。膀胱阴虚阳无所生，用滋肾丸。若颏间微赤，乃膀胱阳虚阴无所化，用六味地黄丸。若小腹胀满，或阴囊肿胀，属阴虚湿热壅滞，用六味丸加车前、牛膝。脾肺气虚，不能通调水道者亦用前药。其小便赤色，久而尿血，亦属肝肾气虚有热，用六味地黄丸，如不应，则用补中益气汤益脾肺、生肝肾。若小便后出白津，或茎中作痛，属肝经湿热，先用龙胆泻肝汤，后用六味地黄丸。印堂，青黑主腹痛夜啼，此脾气虚寒也，脾为至阴，故夜间腹痛而啼，用钩藤饮。色淡白主泄泻乳食不化，属脾气虚弱，用五味异功散加木香。人中，黄主伤乳胃逆。青主下利乳食不化，嗳气酸腐，此脾虚停滞，先用大安丸消食，后用异功散健脾。黑主蛔虫咬痛。唇，色白主吐涎呕逆，或吐血便血，乃脾气虚弱，不能摄涎统血归源，急用六君子汤。色赤干燥而皱者，主脾经热渴，大便不通，烦热不寐，先以清胃散治其热，次以四君、黄连、山栀调其脾。黄主食积泄泻，乳食不化，以六君子汤健脾。色赤兼白主衄血，乃脾肺虚热，不能摄血归源，用《圣济》犀角地黄汤清热补血，用四君子汤以补脾气，如久不应，用麦门冬散或人参安胃散。口畔色黄，主脾经积热，用清胃散，久病用四味肥儿丸以治疳热。唇口抽动主惊热不安，用异功散加山栀、钩藤钩，补脾平肝。若口流涎唇色紫，乃脾气虚寒，用异功散加炮姜、木香。若腹中痛口吐涎，乃虫作痛，先用芜荑散，后用调中丸。不吐涎是积痛也，用异功散。手足厥冷用理中汤加乌梅，温补中气，而痛自止。或吐后，或大便去后而痛止者，先用下积丸，后用异功散。白，主失血死。青，主惊风死。黑色绕口者，不治。耳后微赤，此少阳经风热，用柴胡饮子，清肝生血。微黄，主睡中惊悸咬牙，用四君子加芎、归、升麻，以调理脾气。耳干燥，主骨疳蒸热，作渴盗汗，用地黄丸。若小便后出白津，或玉茎痒痛，属肝经湿热，先用龙胆泻肝汤，后用地黄丸。若禀赋肾气不足，或早近女色，致小便涩滞，或作痛如淋者，急用地黄丸、补中益气汤滋其化源。或大小便去后谷道牵痛者，其虚尤甚，用前丸加牛膝、车前、肉桂。如手足逆冷，或畏寒少食，阳气虚寒也，急加附子，多可得生。大抵多因禀赋脏气不平，或乳食寒暑失节，或妊娠、乳母、饮食起居、六淫七情所致，若初病元气无亏，乳食如常，发热壮热，二便秘结，作渴饮水，睡不露睛者，悉属形病俱实，当治邪气。若病久元气已亏，食少发热，口干饮汤，呕吐泄泻，肢体畏寒而露睛者，悉属形病俱虚，当补正气。更宜审胎气之虚实，脏腑之相胜而治之，庶无误矣。

〔钱〕目内证：赤者，心热，导赤散主之。淡红者，心虚热，生犀散主之。青者，肝热，泻青丸主之。浅淡者补之。黄者，脾热，泻黄散主之。无精光者，肾虚，地黄丸主之。如见面目浮肿，主久咳嗽，乃脾受疳积也。

凡小儿唇白，主吐涎呕逆，吐血便血。唇红，渴饮烦躁，如久渴泻唇红者，是虚证也，不可用凉药。唇黄，主脾受积后发肿。唇口紫及吐涎者，主虫痛。不吐涎者是积痛。唇口四畔黄如橘，主口臭，乃脾之积热也。唇青，主血虚脾寒，为冷所乘，盖唇主脾土，木来克土，知脾弱不能食也。

凡小儿舌干、舌白、舌燥、舌胎、舌黄、舌赤肿，皆主大便不通，或通利，必色焦黄。如舌裂、舌上芒刺、舌上出血，皆热极阳毒也。舌上生疮，心脾有热。舌卷，主惊。久患泻利，舌黑必润，不可认为热，盖久病上焦虚热故也。久泻痢舌黑者，必死。

◎ 听声

重实声　重实雄声体热为，三焦气壅在心脾，伤风咳嗽喉咽痛，结涩肠中粪出迟。

悲焦声　声悲焦有燥，恐怖欲生风，重浊声沉静，疳攻必耳聋。

啼哭声　但哭无啼只是惊，多啼不哭痛分明，声轻颤嘎风痫病，速缓声频吐泻成。

噷煎声　噷煎烦躁病难安，燥促声音为感寒，语短气微尿主涩，长迟声细痫多般。

迟缓声　语短声迟缓，肠鸣泄泻频，嘎声多不响，风热肺家因。

◎ 脉法

候儿脉，当以大指按三部，一息六七至为平和，八九至为发热，五至为内寒。脉弦为风痫，沉缓为伤食，促急为虚惊，弦急为气不和，沉细为冷，浮为风，大小不匀为恶候、为鬼祟，浮大数为风、为热，伏结为物聚，单细为疳劳。凡腹痛，多喘呕而脉洪者为有虫，沉而迟、潮热者胃寒也，温之则愈。诀曰：小儿脉紧风痫候，沉缓食伤多呕吐，弦急因知气不和，急促急惊神不守，冷则沉细风则浮，牢实大便应秘久，腹痛之候紧而弦，脉乱不治安可救，变蒸之时脉必乱，不治自然无过缪，单细疳劳洪有虫，大小不匀为恶候，脉沉而迟有潮热，此必胃寒来内寇，泻利脉大不可医，仔细酌量宜审究。

云岐子云：未及五岁，不可视听者，未可别脉，五岁以上，方可以脉别浮沉迟数。

按：钱氏论，又不拘五岁上下也。

脉应杂病

诸数脉　为热，属腑。

诸迟脉　为冷，属脏。

阳数脉　主吐逆，不吐必发热。

阴微脉　主泄泻，不泻必盗汗。

沉数脉　寒热，寒多热少，亦主骨蒸热。

紧数脉　寒热，热多寒少，又主骨热，急则惊痫。

沉紧脉　心腹痛，短数同，亦主咳嗽。

沉细脉　乳食不化，亦主腹痛下痢。

沉伏脉　为积聚，亦主霍乱。

微缓脉　乳不化，泄泻，沉缓亦同。

微涩脉　瘕疝筋挛。

微急脉　寒热唾血。

浮滑脉　宿食不消，亦主咳嗽。

浮紧脉　疝气耳聋。

浮弦脉　头疼身热。

紧滑脉　吐血恶。

心脉急数　惊痫，不惊者疳淋。

肝脉急甚　颠痫风痫，痰涎流液。

肺脉浮实　鼻塞，并大小便不通。

关脉紧滑　主蛔虫，尺脉沉，亦主蛔。

尺脉微细　溏泄冷痢，乳食不化。

尺脉微涩　便血，无血者必盗汗。

脉过寸口入鱼际　主遗尿。

审脉逆顺

惊搐脉　浮数顺，沉细逆，身温顺，肢冷逆。

夜啼脉　微小顺，洪大逆，身冷逆。

心腹痛　沉细顺，浮大逆，身温顺，肢冷逆。

伤寒脉　洪弦顺，沉细逆，浮大顺，微伏逆。

汗后脉　沉细顺，洪紧逆，困睡顺，狂躁逆。

温病脉　洪大顺，沉细逆，身热顺，腹痛逆。

咳嗽脉　滑浮顺，沉细逆，身温顺，肢冷逆。

霍乱脉　浮洪顺，迟微逆，身温顺，肢冷逆。

吐呃脉　浮大顺，沉细逆，身温顺，肢冷逆。

泄泻脉　缓小顺，浮大逆，身温顺，肢冷逆。

诸痢脉　沉细顺，浮大逆，身温顺，肢冷逆。

诸渴脉　洪数顺，微细逆，身温顺，肢冷逆。

诸肿脉　浮大顺，沉细逆，脏实顺，肠泄逆。

腹胀脉　浮大顺，虚小逆，脏实顺，泄泻逆。

痰喘脉　滑大顺，沉细逆，身温顺，肢冷逆。

寒热脉　紧数顺，沉细逆，倦怠顺，强直逆。

疳劳脉　紧数顺，沉细逆，脏实顺，脾泄逆。

虫痛脉　紧滑顺，浮大逆，身温顺，唇青逆。

诸失血　沉细顺，浮数逆，身温顺，发热逆。

中恶腹胀　紧细顺，浮大逆，身热顺，身冷逆。

黄疸脉　浮大顺，沉细逆，腹宽顺，泄泻逆。

火瘅脉　浮洪顺，沉细逆，身热顺，身冷逆。

钱仲阳云：小儿之脉，气不和则弦急，伤食则沉缓，虚惊则促急，风则浮，冷则沉细，脉乱者不治。《水镜诀》云：阴阳运合，男女成形，已分九窍四肢，乃生五脏六腑，部分既别，逆顺难明，若凭寸口之浮沉，必乃横亡于孩子，须明虎口，辨别三关，消详用药，始无差误。未至三岁，看虎口食指第一节名风关，脉初见易治，第二节名气关，脉见病深难治，第三节名命关，脉见死不治。三关青是四足惊，赤是水惊，黑是人惊，紫色泻利，黄色雷惊。三关通度，是极惊之症，必死。或青或红、有纹如线一直者，是乳食伤脾，必发惊热。左右一样者，是惊与积齐发。有三条，或散，是肺生风痰，或似齁船声。有赤，是伤寒及嗽。如红火，是泻。红黑相兼，主下痢，青多白痢，红多赤痢，紫色相兼、加渴。虎口脉纹乱，主胃气不和。青是惊与积。青黑发慢惊。脉入掌，乃内钓。指纹曲里，风盛；弯外，食积。此论三岁以上之法。若三岁以下，更用一指按高骨，乃分三关，定其息数，呼吸八至为平脉，九至不安，十至危困。浮主风。沉迟主虚冷。实主有热。紧主癫痫。洪主热盛。沉缓主虚泻。微迟有积有虫。迟涩主胃脘不和。沉主乳食难化。沉细主乳食停滞。紧弦主腹中热痛。牢实主大便秘。沉而数者，骨中有热。弦长是肝膈有风。紧数乃惊风为患，四肢掣颤。浮洪乃胃口有热。沉紧主腹痛有寒。虚濡者有气，又主慢惊。芤主大便利血。四岁以下用一指滚转寻三部，以关为准，七八岁移指少许，九岁次第依三关部位寻取，十一十二岁亦同，十四十五岁依大方脉部位诊视。凡看脉，先定浮沉迟数，阴阳冷热，沉迟为阴，浮数为阳。更兼看部位，青主惊风，白主虚泻，赤主痰热，黑色病甚，黄主脾疳。以此相参，察病治疗，庶无误矣。《全幼心鉴》云：小儿半岁之际有病，当于额前、眉端、发际之间，以名中食三指曲按之，儿头在左举右手，在右举左手，食指为上，中指为中，名指为下，三指俱热主感风邪，鼻塞气粗，发热咳嗽。若三指俱冷，主外感风寒，内伤饮食，发热吐泻。若食、中二指热，主上热下冷。名、中二指热，主夹惊之疾。食指热，主胸满食滞。又当参辨脉形主之。流珠形，主饮食所伤，内热欲吐，或肠鸣自利，烦躁啼哭，用助胃膏消饮食，分阴阳；若食消而病仍作，用香砂助胃膏以补脾胃。环珠形，主脾虚停食，胸膈胀满，烦渴发热，用五味异功散加山楂、枳实健脾消食，后用六君子汤调养中气。长珠形，主脾伤饮食积滞，肚腹作痛，寒热不食，先用大安丸消其积滞，次以异功散健其脾气。来蛇形，主脾胃湿热，中脘不利，干呕不食，此疳邪内作，先用四味肥儿丸治疳，后用四君子汤补脾。去蛇形，主脾虚食积，吐泻烦渴，气短喘急，不食困睡，先用六君子汤加枳实健脾消积，次以七味白术散调补胃气。弓反里形，主感冒寒邪，哽气出气，惊悸倦怠，四肢稍冷，小便赤色，咳嗽吐涎，先用惺惺散助胃气，祛外邪，后以五味异功散加茯苓、当归养心血，助胃气，若外邪既解，而惊悸指冷，脾气受伤也，宜用七味白术散补之，若闷乱气粗，喘促哽气者难治，脾虚甚故也。弓反外形，主痰热心神恍惚，夹惊夹食，风痫痰盛，先以天麻防风丸祛外邪，又用五味异功散调中气。枪形，主风热生痰发搐，先用抱龙丸，如未应，用牛黄清心丸，若传于脾肺，或过用风痰之药而见一切诸症者，专调补脾胃。鱼骨形，主惊痰发热，先用抱龙丸治之，如未应，属肝火实热，少用抑青丸以清肝，随用六味丸以补肝，或发热少食，或痰盛发搐，乃肝木克脾土，用六君子汤加柴胡补脾土以制肝木。水字形，主惊风食积，胸膈烦躁，顿闷少食，或夜啼痰盛，口噤搐搦，此脾胃虚弱，饮食积滞而木克土也，先用大安丸消导饮食，次以六君、钩藤钩补中清肝，若已服消食化痰等剂而病不愈者，用四君、升麻、柴胡、钩藤钩升补脾气、平制肝木。针形，主心肝热极生风，惊悸顿闷，困倦不食，痰盛搐搦，先用抱龙丸祛风化痰，次用六君子加钩藤钩平肝实脾。透关射指形，主惊风痰热，聚于胸膈，乃脾肺亏损，痰邪乘聚，先用牛黄清心丸清脾肺、化痰涎，次用六君子汤加桔梗、山药补脾土、益肺金。透关射甲形，主惊风肝木克制脾土之败症，急用六君、木香、钩藤钩、官桂温补脾土，未应，即加附子以回阳气，多得生者。尝闻古人云：小儿为芽儿，如草之芽，水之沤，盖因脏腑脆嫩，口不能言，最难投剂，当首察面色而知其所属，次验虎口以辨其所因，实为治法之简要也。

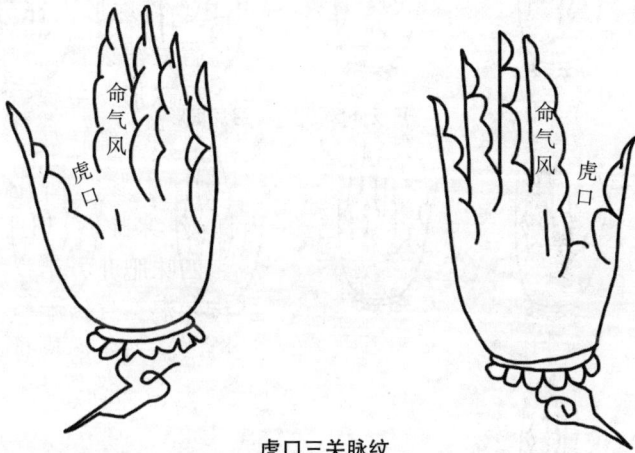

虎口三关脉纹

流珠只一点红色。环珠差大。长珠圆长。以上非谓圈子，总皆红脉贯气之如此。来蛇即是长珠，散一头大，一头尖。去蛇亦如此，分上下朝，故曰来去。角弓反张，向里为顺，向外为逆。枪形，直上。鱼骨，分开。水字，即三脉并行。针形，即过关一二粒米许。射甲，命脉向外。透指，命脉曲里。虽然，余常治之亦有不专执其形脉而投剂者，盖但有是症，即服是药，而亦多验。

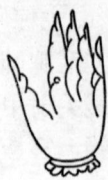 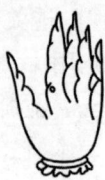 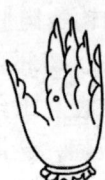 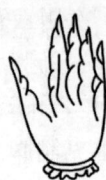

流珠形　　　长珠形　　　环珠形　　　来蛇形

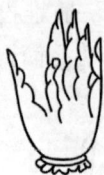 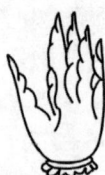 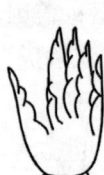 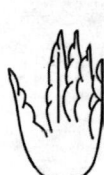

去蛇形　　　弓反外形　　　弓反里形　　　枪形

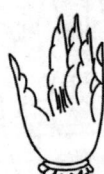 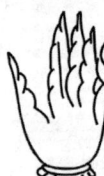 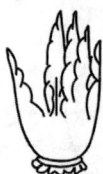 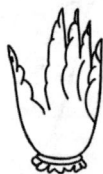

鱼骨形　　　针形　　　水字形　　　透关射指形

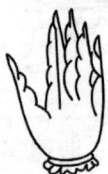

透关射甲形

十三指形

◎ 死证

凡小儿囟肿囟陷，汗出不流，如珠如油，舒舌出口，舌肿发惊，泻黑黯血，发直如麻，皮肤无血色，此心绝也，并壬癸日死。病重啼哭无泪，及病不哭下泪，爪甲青黑，眼深如陷，舌卷囊缩，发搐目斜，连唇口动，手如抱头之状或脚面直，《素问》云：其华在爪，其充在筋。肝绝也，并庚辛日死。人中满，人中黑，唇缩反张，唇焦枯燥，唇干紫黑，唇不盖齿，血肿尿血，舌缩或卷，鼻孔开张，齿禁冷涩如油，噤口如囊，面如土色，四肢逆冷如湿石之状，吃乳不收，泻粪赤黑，脾绝也，并甲乙日死。有热咽汤水并药食喉中鸣，是胃脆直不能荫肺，此证医书少有，盖累曾试之有验，并死不治。目直青鲜，气喘不回，吃食噎嗽，痰涎塞口，喉中鸣响，鼻塞不通，鼻干黑燥，肺胀胃膈，头汗四肢冷，此肺绝也，并丙丁日死。面黑神昏，眼黑眼肿，目无光彩，耳轮青黄焦枯，痁牙齿落，发疏黄燥，皮肤黑燥，惊风咬乳，戛齿泄屁，黑色绕口，此肾绝也，并戊己日死。

小儿死证十五候　眼上赤脉下贯瞳人，囟门肿起，兼及作坑，鼻干黑燥，肚大青筋，目多直视，睹不转睛，指甲黑色，忽作鸦声，虚舌出口，啮齿咬人鱼口，气急啼不作声，蛔虫既出，必是死形，用药速救，十无一生。小儿病困，汗出如珠，著身不流者死。小儿病，其头发皆上逆者必死。小儿病而囟陷，其口唇干，目皮反，口中气出冷，手足四垂，其卧如缚，掌中冷，皆不治。小儿中风热，喘鸣肩息，脉缓则生，急则死。小儿痢疾，脉浮大而腹痛者必死。乳子病热，脉悬小，手足温则生，寒则死。

◎ **襁褓**

《千金》论云：小儿，用父故絮著衣，女用母故衣，勿使新绵，切不可过厚，恐令儿壮热，生疮发痫，皆自此始。巢氏云：儿始生，肌肤未成，不可暖衣，则令筋骨缓弱，宜时见风日，若都不见风日，则令肌肤脆软，便易伤损。婴儿若常藏在帏幙之内，重衣温暖，譬如阴地草木，不见风日，软脆不任风寒。婴儿皆当以故絮著衣，莫用新绵也。天气和暖无风之时，令母将抱日中嬉戏，数见风日，则令血凝气刚，肌肉硬密，堪耐风寒，不致疾病。婴儿又当习薄衣之法，当从秋习之，不可以春夏卒减其衣，则令儿中风寒。婴儿冬月但当著夹衣及袄衣之类，极寒即渐加以旧绵，人家多爱子，乃以绵衣过厚，适所以为害也。已婴儿又当消息无令汗出，汗出则致虚损，便受风寒，昼夜啼寐，皆当戒之。初生儿出月，必须入襁褓，襁褓之道，必须得宜，如春夏之月，乃万物生长之时，宜教令地卧，使之不逆生长之气，如秋冬之月，乃万物收藏之时，宜就温暖之处，使之不逆收藏之气，然后血凝气和，则百病无自而入矣。丹溪曰：

人生十六岁以前，血气俱盛，如日方升，如月将圆，惟阴常不足，养之之道，不可不谨。童子不衣裘帛。前哲格言具在人耳。裳，下体之服；帛，温暖甚于布者也；裘皮服，温软甚于帛者也。盖下体主阴，得寒凉则阴易长，得温暖则阴暗消，是以下体不与绵绢夹厚温暖之服，恐妨阴气，实为确论。

◎ 乳哺

汤氏曰：小儿乳哺，须要得法。乳者，奶也；哺者，食也。乳后不得便与食，哺后不得便与乳，小儿脾胃怯弱，乳食相并，难以克化，周岁以上，必成乳癖食癖，于腹中作疼作热，疳病从此起也。丹溪曰：血气俱盛，食物易消，故食无时，然肠胃尚脆而窄，若稠黏干硬，酸咸甜辣，一切鱼肉，水果，湿面，烧炙煨炒，俱是发热难化之物，皆宜禁绝，只与熟菜白粥，非惟无病，且不纵口，可以养德。此外，生栗味咸，干柿性凉，可为长阴之助，然栗太补，柿太涩，俱为难化，亦宜少与。妇人无知，惟务姑息，畏其啼哭，无所不与，积成痼疾，虽悔何及。所以富贵骄养，有子多病，迨至成人，筋骨柔弱，有食则不能忌口以自养，居丧则不能食素以尽礼，小节不谨，大义亦亏，可不慎欤。至于乳母，尤宜谨节。饮食下咽，乳汁便通，情欲中动，乳脉便应，病气到乳，汁必凝滞，儿得此乳，疾病立至，不吐则泻，不疮则热，或为口糜，或为惊搐，或为夜啼，或为腹痛，病之初来，其溺必少。便须询问，随证治母，母安亦安，可消患于未形也。

〔乳儿法〕

凡乳母血气，为乳汁也。五情善恶，悉血气所生，宜戒喜怒，一切禁忌，不用狐臭、瘿瘘、气嗽病者，及身体疥癣、头疮发少、紧唇耳聋、音哑齆鼻、痫病等，方可乳儿。夏中盛热时，乳母浴后，或儿啼，不可与奶，能使儿成胃毒，秋成赤白痢。浴后可令定息，良久，热燥乳之，故无患也。聂氏曰：盛啼，不可食乳，恐气逆不顺，聚而为噎[①]，亦能成惊风也。《千金》论曰：凡乳儿不可过饱，饱

---

① 噎（nì 逆）：呕吐。

则溢而成呕吐。若乳来多猛，取出、揍后再乳，切须乳时，合先令捏去宿热乳，然后乳之。如乳母欲卧寐，当以臂枕之，令乳与儿头平，母欲睡着时，即夺其乳，恐其不知饱足，亦成呕吐。父母交合之间，儿卧于侧，或惊起，不可乳儿，盖气乱未定，必能杀儿也。巢氏云：小儿啼未定，气息不调，母不可以乳饮，盖恐乳不得下，停滞胸膈，则为呕吐也。《颅囟经》曰：夏不去热乳，令儿呕吐，冬不去寒乳，令儿泄泻复痢，尤不可不谨。夜间乳儿，母起身坐，抱儿喂①之。每侵早欲饮乳，皆须捏去宿乳。乳汁勿投于地，虫蚁食之，令乳无汁，可沃东壁上佳。

〔乳令儿病证〕

喜乳，涎喘生惊。孙兆云：令儿上气、癫狂，亦令儿生痰喘息，或生惊。怒乳，疝气腹胀。《千金翼》云：怒乳令儿疝气。扁鹊云：女子则腹胀。寒乳，奶片不化。《史记·华佗论》云：乳气寒虚冷，故令便青而啼。《千金翼》云：令儿咳嗽。热乳，面黄不食。《千金翼》云：令儿呕吐。张氏云：热乳伤损肺气，令儿龟胸。气乳，吐泻腹胀。《宝鉴》云：令儿面黄白，乳哺减少，夜啼，呗乳。病乳，能生诸疾。令儿黄瘦、骨蒸、盗汗、嗞煎、夜哭。孙氏云：病乳则致虚羸及生诸疾。壅乳，吐逆生痰。《灵秘》云：壅乳成痰涎、涎壅生惊。《宝鉴》云：壅乳成奶癖，又吐逆生痰。魃乳②，腹急藏冷。《宝鉴》云：腹急而泻，胸背皆热，夜啼肌瘦，一如积块。醉乳，恍惚多惊。《千金翼》云：令小儿热，腹急痛。扁鹊云：醉淫随乱，乳儿恍惚多惊。淫乳，必发惊痫。《宝鉴》云：乳母淫佚，情乱乳儿，令吐泻身热，啼叫如鸦，不治。以上乳，急欲乳儿，能生诸病，不可不忌也。凡喜怒气乱未定，乳儿则成吐泻腹痛，疳黄不食；寒热壅积不散，乳儿则成痰癖涎嗽，肺胀龟胸。醉淫喘乳，多发惊痫。《圣惠方》云：醉淫喘乳，能杀小儿。《圣济经》论：乳者，夏不欲热，热则致吐逆。冬不欲寒，寒则致下痢。母不欲怒，怒则令上气癫狂。母不欲醉，醉则令身热腹满。母方吐下而乳，则致虚羸。母有积热而乳，则变黄不能食。新房而乳，则瘦悴交胫不能行。大抵乳食不便，则生疾病。

---

① 喂（wěi委）：即饲，喂养。

② 魃（qí奇）乳：《备急千金要方》云："乳母复妊，谓之魃乳。"

〔哺儿法〕

《肘后》云：儿初生三日，应开腹助谷神，碎米浓作饮如乳酪，与儿大豆许，数令咽之，频与三豆许，三七日，可哺。《千金》云：儿哺早，不胜谷气，令头面体生疮，愈而复发，又尪弱难养。三十日后，虽哺勿多，不嗜食，强与之，不消，复生病。哺乳不进，腹有痰癖，四物紫丸微下之，节哺数日，自愈。《宝鉴》云：儿五十日，可哺如枣核，百日，弹丸，早晚二哺。莫抱檐下澡浴，当风解衣。哭未断而乳，冒冷而哺，又不可在神佛驴马畔、各房异户之亲、诸色物器并不可触犯之，害子性为惊痫。经云：三岁未满，勿食鸡肉，子腹生虫。钱乙云：儿多因爱惜过当，三两岁犹未饮食，致脾胃虚弱，平生多病，半年后宜煎陈米稀粥、粥面，时时与之，十月后渐与稠粥烂饮，以助中气，自然易养少病，惟忌生冷油腻甜物等。《外台》崔氏初哺儿法，以平、定、成、口、丑、寅、辰、巳、酉日，大吉。男忌戊、己日，女忌丙、丁日。

〔断乳法〕

小儿年至四五岁，当断乳而不肯断者，宜用画眉膏断乳之道，方可渐与肉食，则无疳癖之患。

画眉膏

山栀三个，烧存性　雄黄少　朱砂少

上为极细末，入生麻油、轻粉各少许，调匀。候儿睡着，浓抹于两眉上，醒来便不食乳。未效，再用，加黄丹一钱。

◎ 杂将护法

万全论：田妇护儿，绝无他疾，譬之草木生于深山大泽，容易合抱，至于异果奇材，纵加培养，间有不秀实者，岂贵贱异哉！儿数见风日，即血凝气刚，肌肉硬密，堪耐风寒，以田舍儿较之相似。田氏曰：大凡小儿过暖生热，热极生风，提抱生痫，喂饲生癖，最宜慎之。张涣曰：乳母须每日三时摸儿项后风池，若壮热者，即须熨之，使微汗即愈。谚云：戒养小儿，谨护风池。风池在颈项筋两

辕之边，有病乃治之，疾微，切不可妄针灸，亦不用辄吐下，所以
然者，针灸伤儿经络，吐下伤动脏腑故也。婴儿暑中，常令在稍凉
处，乳母勿禁新水，即不宜多。婴儿春夏间有疾，不可乱有动下，
使下焦虚，上焦热，变成大病矣。婴儿须看禀受南北之殊，盖地土
寒温不同故也。婴儿生后两满月，即目瞳子成，能笑，识人，乳母
不得令生人抱之，及不令见非常之物。婴儿百晬①，任脉生，能反复，
乳母当存节喜怒，适其寒温。婴儿半晬，尻骨已成，乳母当教儿学
坐。婴儿二百日，外掌骨成，乳母教儿地上匍匐。婴儿三百日，膑
骨成，乳母教儿独立。婴儿周晬②，膝骨已成，乳母教儿行步。上件，
并是定法，盖世之人不能如法存节，往往抱儿过时，损伤筋骨，切
宜戒之，为吉。罗谦甫曰：一小儿五月间，因食伤冷粉，腹中作痛，
遂于市药铺中赎得神芎丸服之，脐腹渐加冷疼，时发时止，逾七八
年不已。因思古人云寒者热之，治寒以热，良医不能废其绳墨，而
更其道也，据所伤之物，寒也，所攻之药，亦寒也，重寒伤胃，其
为冷痛可知矣。凡人之脾胃，喜温而恶冷，况小儿血气尚弱，不任
其寒，故阳气潜伏，寒毒留连，久而不除也。治病必先其本，当用
和中养气之药，以救前失，服之月余方愈。呜乎，康子馈药，孔子
拜而受之，以未达，不敢尝，此保生之重者也。奈何常人拱默③而令
切脉，以谓能知病否，且脉者，人之血气，附行经络之间，热胜则
脉疾，寒胜则脉迟，实则有力，虚则无力，至于所伤何物，岂能别
其形象乎！医者不可不审其病源，而主家亦不可不说其病源，且此
子之父不以病源告医，而求药于市，铺中发药者，亦不审病源而以
药付之，以致七八年之病，皆昧此理也。孙真人云：未诊先问，最
为有准。东坡云：只图愈疾，不欲困医。二公之语，其有功于世，
大矣。

---

① 百晬：儿生百日，谓之百晬。
② 周晬：儿生周年，谓之周晬。
③ 拱默：拱手仰掌以就察脉而默然不告受病经过。

初生

〔薛〕小儿在胎，禀阴阳五行之气，以生脏腑百骸，藉胎液以滋养，受气既足，自然生育，分娩之时，口含血块，啼声一出，随即咽下，而毒伏于命门，遇天行时气久热，或饮食停滞，或外感风寒，惊风发热等因，发为疮疹。须急于未啼时，用软帛裹指，挖①去其血，用黄连、豆豉、朱蜜、甘草解之，后虽出痘，亦轻矣。有咽入实时腹胀呕吐，短气不乳者，用茯苓丸治之，但黄连性寒，若禀母气膏粱积热者宜服，若滋味淡薄，胎气元弱者又不宜用，其朱砂固能解毒，恐金石镇坠，不若只以牛黄分许，蜜调与吮为佳。世多用犀角解毒丸，其胎气虚寒虚弱者，反伤脾胃生气，甚致不育。又有婴儿因其难产，或冒风寒而垂危者，切不可便断脐带，急烘绵絮，包抱怀中，急以胎衣置火中煨烧，更用大纸捻于脐带上往来燎之，使暖气入腹，须臾气复自苏。尤戒洗浴，恐腠理不密，元气发泄而外邪乘之也。

◎ 拭口法

婴儿新产出胎，急以棉裹指，揩拭儿口中，舌上恶血秽露，谓之玉衔，若啼声一发，即入腹，成百病。又看舌下，若连舌有膜如石榴子，若啼不出，声不转②，速以指爪摘断之，或用苇刀子割之，微有血出，即活。若舌下血出多者，以烧乱发灰同猪脂少许和涂之。《圣惠》云：看齿根有黄筋两条，以苇刀割断，点猪乳佳。如儿口难开，先点猪乳。儿上下唇与齿龈连处，皆有一筋牵引，若上唇筋紧，即生上炼，下唇筋紧，即生下炼。上炼，生疮满头，或眉间如癣状，瘙痒不已，复流黄汁，至处生疮。下炼，起腰背渐至四肢，患亦如上。若疾甚不治，或头面上下相通，累年不轻，又夭折或成大病，是唯每日早晨拭口，佳。

---

① 挖（wā 蛙）："挖"之本字，以手探穴也。
② 声不转：声出而音不转。

◎ 浴儿法

儿生三日，以桑、槐、榆、桃、柳，各取嫩枝三寸长者，二三十节煎汤，看冷热，入猪胆汁二三枚，浴之。浴汤用猪胆、益母草，不生疮疥。用金银、虎头骨、麝、丹砂，辟恶气、客忤、惊痫。用桃、梅、李、楮根叶，解体热温壮之病，须浴时煮。汤须不冷不热，于无风密室浴之，勿令久。浴讫，以粉摩之，或以光粉、蚌粉，扑身辟邪，吉。《纪用经》浴法，寅、卯、酉日吉，壬午、丁未、癸巳凶，不能上三日，勿犯下三日。三日、五日、七日浴。小儿洗浴，不可先断脐带，候洗了方断，不致水湿伤脐，可免脐风、脐疮等证，用清油调发灰傅脐。洗儿，不可用水打湿脐带。

◎ 断脐法

《千金》云：脐不得以刀割，隔单衣咬断，以暖气呵七遍，即缠结，所留带致儿足跗上断讫，连脐带中多有虫，急剔拨去，不尔，入脐成疾。脐当长六寸，长则伤肌，短则伤脏，不以时断及捩汁不尽，暖气渐微，即生寒令儿脐风。《宝鉴》论：断脐若用剪刀，先于怀中令暖。又，水入脐，多天钓，痛苦啼叫，面青黑。脐伤动，令久不干。伤外风，即口噤不可救。

◎ 灸脐法

《圣惠》云：儿生一宿，抱近明无风处，看脐上有赤脉直上者，即于脉尽头灸三壮，赤散，无患矣。

◎ 裹脐法

《千金》论：治白练令柔软，方四寸，新绵厚半寸，与帛等合之裹脐，调其缓急，急则吐呃，二十日乃解，若十许日怒啼，必衣中有刺，或脐燥刺腹，当更裹脐，冬时须闭户下帐，燃火令温暖，换衣亦然，仍以温粉粉之。

◎ 服药下胎毒法

《心鉴》曰：古《方书》言儿始生落草，服汞粉、朱砂、白蜜、黄连，欲下胎毒，今人率承用之，不知今人禀受摄养，与古人不同，其药乃伤脾败阳之药，若与儿服，后必生异证，只宜用淡豆豉煎浓汁，与三五口，其毒自下，又能助养脾气，消化乳食。然古人之法，终不可湮没，今人用之而效者多，或不至如《心鉴》所云者，今次第列于下方。

张涣云：婴儿初生第一日，才断脐褓袍讫，看儿形色，若面红润色赤，啼声响快者，宜用汞粉法，良久，有脐粪便下，为佳。次用甘草法，次用朱蜜法，临时更看形色，若面色多青白，啼声不响，即不须服，次用牛黄法。古方又有黄连法、韭汁法、猪乳法等，在人看儿寒热怯壮，择所宜而用之尔。

甘草法　用好原州甘草中指一节许，拍碎，以水二蚬壳，煎一蚬壳，以绵缠蘸，令儿吮之，若吐出恶汁，为佳。若服一蚬壳不吐，即不须更服。不问婴儿虚实寒热，皆须服之。《肘后方》吐后更与，两服吐止，须尽一合。薛氏预以甘草细切少许，临产时以绵裹，沸汤盏内覆温，收生之际，以软绵裹指，蘸甘草汁拭其口，次用黄连法、朱蜜法。

黄连法　《集验方》初生儿恶汁留胸膈壅塞，易生蕴热惊痫疮疖，用好肥黄连数块，槌碎，绵裹如奶头状，汤内浸成黄汁，拈撮一二点儿口中，恶汁自下，乳食便美，未尽，用空绵别浸黄连后，以朱蜜间与之。海藏方，净黄连一钱，水一盏，预先煎下，待儿生未出声时，便用灌下，以去腹中恶物脐屎，兼解胎中蕴积热毒，终身不生疮，又去脐风等病。

韭汁法　《本草》云：儿初生，与韭根汁灌之，即吐出恶水。《圣惠方》甘草后，暖水浸韭子汁涂儿唇上，干又涂，数次止，不令入口。

朱蜜法　好朱砂一大豆许，细研，水飞，炼赤蜜一蚬壳，看稀稠，和成膏。每用一豆大，乳汁化下，时时滴口中，三日内，止三粒。临时更看形色，若面色多青白，啼声不响，即不须服。

牛黄法　《千金方》朱蜜竟，与牛黄，不独益肝胆，除热定精神，止惊辟恶气，又除百病。张涣法，真牛黄一块，好蜜炼熟和成膏。每服一豆大，乳汁化，时时滴口中。形色不实者不宜多服，若婴儿胎热，或身体黄色，宜多服之。

汞粉法　张涣方：儿红润色赤，啼声响快者，用汞粉半钱，旋旋令儿咽之，良久，有脐粪便下，为佳。《宝鉴》银粉抹口舌上下左右两颊，然后饲朱蜜。

猪乳法　婴儿初生至满月内，常时时旋取猪乳滴口中佳。猪儿饮母次，便提后脚离乳，急捍之，即得。

脐带法　用本儿落下脐带，瓦上焙燥，为末，入辰砂、黄连、甘草，各末五分，和匀蜜拌。做三五次涂乳母乳上，俟儿吞之，必使一日夜吞尽，次日，恶毒皆从大便而出，日后不但痘疹稀疏，竟有不出痘者，俟脐带落下，即便制服，在六七日之间为妙。其辰砂必须研极细末，以甘草汤飞过，任服无害。此方一以解毒，一以补养，盖脐带乃有生初之河车也，系于母之命门，两肾之所主，乃以肾补肾，肾既充足，即不受邪，故无他日变黑归肾之证，亦无囟门不合之疾，生一儿即得一儿，真保生第一良法。

藏衣法即胞衣　崔氏云：儿衣清水洗，勿令沙土草污，又清酒洗之，仍内钱一文在衣中，盛新瓶内，青绵裹瓶口，密盖，置便宜处三日，后依月吉地向阳高燥处，入地三尺埋之，瓶上土厚一尺七寸，须牢筑，令儿长寿智能，若不谨，为猪狗食，令癫狂。虫蚁食，令病恶疮。犬鸟食，令兵死。近社庙，令见鬼。近深水污池，令溺死。近故灶，令惊惕。近井旁，令聋盲。弃道路街巷，令绝嗣。当门户，令声不出耳聋。著水流下，令青盲。弃火里，令生烂疮。著林木头，令自绞死。此忌须慎。每于天德月空处埋之正月天德在丁，月空在，丙壬，余详宫本历日。若遇反支，宜挂宅外福德上向阳高燥处，待过月，然后依法埋藏，吉。甲乙日生，丙丁日藏。丙丁日生，戊己日藏。戊己日生，庚辛日藏。庚辛日生，壬癸日藏，吉。

剃头法　《集验方》云：小儿初剃头，俱不择日，皆于满月日剃之。盖风俗所尚，前产妇未得出房，于满月即与儿俱出，谓胎发秽恶，有触神灶，令小儿不安，故于此日必剃头而出。凡剃头，就温暖避风处，仍剃后须以杏仁三枚去皮尖研碎，入薄荷三叶再同研，却入生麻油三四滴，腻粉拌和，头上擦，以避风邪，免生疮疥热毒，其后小儿，亦宜此法。

附方

〔海〕**百寿散**　小儿初生未满月已里用之者，老无疮疥。

黄连一两　朱砂一钱

上水煎。令老母拭去口涎净，灌下。余药倾盆中浴儿，遍身搽，妙。

《颅囟》儿初生日与**平和饮子**《指迷》儿生三日后，与母服。

人参　茯苓　甘草　升麻各二钱五分

水一盏，煎一合半。时时与之。乳母忌油腻。满月及百晬，如时冷加白术，热加硝，各半钱。

生下胎疾月内不测诸病

◎ 总论

《千金》论曰：芽儿出腹，骨肉未敛，肌肉未成，犹尚是血，血凝，则坚而成肌肉也。又云：如水上之泡，草头之露。夫初生一腊之内，天地八风之邪岂能速害？良由在胎之时，母失爱护，或劳动气血相干，或坐卧饥饱相役，饮酒食肉，冷热相制，恐怖惊扑，血脉相乱，蕴毒于内，损伤胎气，故降生之后，有胎热胎寒，胎肥胎怯，胎惊胎黄，诸证生焉。外因浴洗拭口，断脐灸囟之不得法，或绷绝惊恐，乳哺寒温之乖其宜，致令噤口脐风，锁肚不乳等证。病患致此，亦难救疗，坐视其毙，良可哀悯，故黄帝云：吾不能察其幼小，谓别是一家调理耳。用药者必明消息形候，审定生死，察病患之浅深，知药性之寒温，而后庶乎少失也。

◎ 初生辄死

《千金》儿初生辄死，视儿口中悬痈前上腭有胞者《翼》云赤胞，以指甲摘取头，决令溃去血，勿令血入咽，入咽杀儿，慎之。

◎ 不能啼

《三因》云：小儿初生气绝不能啼者，必是难产或冒寒所致，急以绵絮包裹抱怀中，未可断脐带，且将胞衣置炉炭中烧之，仍捻大纸条蘸油点火，于脐带下熏之，盖脐带连儿，火熏时有火气由脐入腹，更以热醋汤荡洗脐带，须臾气回，啼哭如常，方可洗浴，了，即断脐带。婴儿哭迟者，以葱白细鞭背上，即啼。《水鉴方》云：胎风生下不能啼，须使园中小叶葵，捣取汁调熊胆末，才交入口免倾危。看舌下法见前。儿生下地，即不啼哭，不能吞乳，奄奄如死者，急看喉间悬痈前腭上有一疱，用指摘破，以帛拭去恶血，勿令咽下，即能通声吞乳。

◎ 眼不开

儿生，眼闭，口开，常呻吟，因受胎热，用凉五脏药天竺黄散方见重舌及与母吃，复以竹筒煎汤洗眼。小儿初生眼闭者，由产母食热物毒物，致成斯疾，治法，当以熊胆少许蒸水洗眼上，一日七次，如三日不开，用生地黄汤服，仍须乳母服山茵陈汤。凡初生小儿，须洗令净，若洗不净，则秽汁浸渍于眼眦中，使眼赤烂，至长不瘥。

生地黄汤　治初生小儿眼不开。

干地黄　赤芍药　川芎　当归去芦　栝楼根　甘草

上为细末。少许，用灯心煎汤调，抹入口中。速服。

四圣散　治婴孩胎受热毒，生下两目不开。

灯心　黄连　秦皮　木贼　枣子各半两

上㕮咀。每服二钱，水一盏，煎七分，澄清去渣，无时频洗，两目自开。

洗眼方

黄连　秦皮　灯心　大枣各等分

上用竹筒煎汤。

◎ 不乳

谓初出胞胎而不吮乳也。婴儿初出胎时，其声未发，急以手拭其口，令恶血净尽，不得下咽，即无他病，若拭口不全，恶秽入腹，则令腹满气短，不能吮乳，或产母取冷过度，胎中受寒，致令儿腹痛也，宜用茯苓丸及木香槟榔散治之。

茯苓丸

赤茯苓　川黄连去须　枳壳炒

上等分。为末，炼蜜丸桐子大。每服一丸，乳汁调下。

治秽恶入腹，令儿呕吐不乳方

木香　干姜生　茯苓　甘草　酸木瓜　丁香各等分

上为粗末。一捻，水煎，绵蘸滴与之。

《外台》方

乳两合，葱白一寸。煎一两沸。去葱吃，即乳。

《圣惠》人参丸

人参　龙胆　黄连　马牙硝　甘草炙微赤　枳实麸炒微黄，各二两

上捣，罗为细末，炼蜜丸如桐子。乳汁研二丸，灌口中，日四五服，瘥。

朱砂丸　治三岁以下，胃口闭，不吃乳。

朱砂　牛黄　麝香　丁香　甘草炙微赤　人参各一分　犀角　黄芪　石膏细研，水飞　五灵脂各半两

上捣罗研匀，蜜丸如绿豆。熟水下三丸，日四五服。

灸法　儿生二七日内不吮奶多啼者，客风中脐，循流心脾。灸承浆，在下唇棱下宛宛中。次灸颊车，在耳下颊骨后，炷如雀屎，各七壮。此非灸不疗。儿喉中鸣，咽乳不利。灸旋玑三壮，在天突下一寸陷者中。

◎ 吐不止

〔钱〕初生下吐，因秽恶下咽故也，用木瓜丸主之。凡初生，急须拭净口中，否则啼声一发，秽物咽下，致生诸病。

〔田〕月里生呕，先用朱砂丸下之，如利后，用朱沉煎坠其邪气，使秽物自下而不呕也。

〔钱〕木瓜丸

木瓜　麝香　腻粉　木香　槟榔各等分

上同研细末，面糊丸如小黄米大。每服一二丸，甘草水下，无时。

〔薛〕芽儿初生之患，多因乳母不慎七情，不节厚味，传儿为病，当审其因以调治其母。前所用之药，恐脏腑脆嫩，不能胜受，用者审之。

《圣惠》藿香散　治儿生，至半月，呕逆不止。

藿香　紫菀洗去苗土，各一分　甘草炙赤，半两　麦门冬三分，去心，焙

桂心半分

上为散。每服一钱，水一盏，煎五分，去滓，温，绵点滴口中。

◎ 不小便

小儿初生不尿者，多因在胎时母恣食煠，热毒之气，流入胎中，儿饮其血，是以生而脐腹肿胀，如觉脐四旁有青黑气色及口撮，即不可救也，如未有青黑色不饮乳者，宜服葱乳汤。

葱乳汤

葱白三四寸，四破之。以乳汁半盏煎灌。一方，葱生用，捣烂，人乳拌，入儿口内，再与乳吮，咽下即通。

豆豉膏

黑豆一勺　田螺十九个　葱一大把

上捣烂。芭蕉汁调，贴脐下。

按：观丹溪治郑廉使之子患淋病，乃因父服下部热药，遗毒在胎，留于子之命门而然，以紫雪和黄柏末为丸投之，下如黍如粟者碗许而安，则初生不尿症，其当审因而处治，不言可知也。

◎ 不大便

俗名锁肚，由胎中受热，热毒壅盛，结于肛门，闭而不通，无复滋润，所以如此。至若第三日不通，急令妇人以温水漱口，吸呷儿前后心、并脐下、手足心、共七处，凡四五次，仍以轻粉半钱，蜜少许，温水化开，时时将少许服之，以通为度。如更不通，即是肛门内合，当以物透而通之，金簪为上，玉簪次之，须刺入二寸许，以苏合香丸纳入孔中，粪出为快。若肚腹膨胀，不能乳食，作呻吟

声，至于一七，难可望其生也。田氏治法，先用硬葱针纤肛门，如大便不下，后用牛黄散方见喘送朱砂丸，一时自见。

◎ 大小便不通

小儿初生，腹胀欲绝，大小便不通，亦如前法吸哑胸前、背心、手足心、脐下七处，以红赤色为度，须臾自通。

◎ 垂痈

《千金》云：小儿出腹六七日后，其血气收敛成肉，则口舌喉颊里清净也，若喉里舌上有物如芦箨盛水状者，若悬痈有胀起者，可以绵缠长针留刃处如粟米许大，以刺决之，令气泄去青黄赤血汁也，一刺之止，消息一日，未消者，来日又刺之，不过三刺，自消尽，余小小未消，三刺亦止，自然得消也。有著舌下如此者名重舌，有著颊里及上腭如此者名重腭，有著齿断上者名重断，皆刺去血汁也。刺后，用盐汤洗拭，急用如圣散或一字散掺刷。

如圣散

铅霜　真牛黄　太阴玄精石　朱砂水飞，曝干

上四味，各研极细，秤准各二钱五分，拌匀，入白龙脑五分，再研匀。每用药抄一字至半钱，止掺儿口中，时时用。

一字散

朱砂　硼砂各半钱　龙脑　朴硝各一字

上为极细末。用蜜调少许，鹅翎蘸刷口内，咽下无妨。

◎ 重舌

巢氏云：心候于舌而主血，脾络脉又出舌下，心火脾土二脏，子母也。有热即血气俱盛，其状，附舌下近舌根，形如舌而短，名重舌。指爪摘断及苇刀子割法，见前拭口法条。《惠眼》鹅口、重舌、重腭、口疮，皆上焦热，因受胎时大受极热，急以鸡内金为末，干掺口内，及朱砂膏、地黄膏轮流掺之，仍服天竺黄散。

地黄膏

郁金皂荚水煮干，切，焙　豆粉各半两　甘草一分，炙　马牙硝研，一钱

生地黄汁、蜂蜜对合，熬成膏和药。每服两皂子大，香熟水含化，或鹅翎扫口内。

金朱饮　治惊壮热，伤寒伏热，上焦虚热，重舌口鼻生疮致赤眼方。本名天竺黄散

川郁金剉，皂荚水煮干。细者、如胆状①，佳　天竺黄　甘草炙　马牙硝各半两　朱砂一分，研　蝉壳十四个，水洗去土　麝香少许

上为末。每服半钱至一钱，蜜汤调下。

◎ 重龈重腭

《千金》治法，总前垂痈门。刺去血汁后，盐汤洗拭，一字散涂刷，法同前条。茅先生云：心热壅滞，先用朱砂膏见惊积门涂舌上，后用牛黄膏见膈热门。

《圣惠》牛黄散一方，无前三味，有玄明粉

牛黄　白龙脑　朱砂各一分　铅霜半两　太阴玄精石一两

上细研为散。先于肿处、以针铍破出血，盐汤洗拭口后，掺药，神效。

◎ 口中有虫

《外台》疗儿吃奶不稳，七日以来壮热，颜色赤，鼻孔黄，恐作撮口及牙关，虫似蜗牛，亦似黄头白蚌螺，用竹沥半合和少许牛黄服，瘥。又猪肉拭口，即虫出。

◎ 噤风

巢氏云：儿口内忽结聚生舌上如黍，不能取乳，名噤，由在胎热入脏，心偏受热。《圣惠》初生儿须防三病，一撮口、二著噤、三脐风，皆急病，著噤尤甚，过一腊方免。牙关紧急，吃乳不稳，啼声渐小，口吐涎沫茅有闭眼，人见大小便通，以为冷热所得，不知病在喉舌，状亦极重，善救疗者十不得三四，依将护法防于事先，必无此患。但有此证，急看儿上腭有点子，先以指甲轻轻刮破，次服

_____
① 状：原作"壮"，据四库本改。

定命散、辰砂全蝎散之类，如口噤不开，服诸药不效者，生南星去皮脐，研为极细末，龙脑少许合和，用指蘸生姜汁于大牙根上擦之，立开。凡脐风、撮口、噤风三者虽异，其受病之源则一也，大抵里气郁结，壅闭不通，并宜服煎豆豉汁与吃，取下胎毒。《千金》云：小儿初生，其气高盛，若有微患，即须下之，若不时下，则成大疾，难为疗矣。紫霜丸量而与之。

定命散 治初生儿口噤不乳。

蝉蜕二七枚，*去嘴脚* 全蝎二七个，*去毒*

上为极细末，入轻粉少许和研。用乳汁乳远调化服。

辰砂全蝎散 治初生儿口噤。

辰砂水飞，*半钱* 全蝎头尾全去毒，*二十枚，炙* 硼砂 龙脑 麝香各一字

上为极细末。用乳母唾调涂口唇里及牙齿[①]上，或用猪乳少许调入口内。

紫霜丸方见变蒸

〔张涣〕**立圣散** 治妊娠之时，母服热药过多，或食炙煿热物等，致令婴儿初生下口噤不乳，口舌上疮如黍粟大，呀哩[②]多啼，名曰口噤。

干蜘蛛一个，*去口足，以新竹火上炙，取油一蚬壳许，浸一宿，炙令焦，取末* 干蝎梢七个，*为末* 腻粉末，*一钱*

上件，并同研极细。每服一字，乳汁调，时时滴口中。

《千金》治口噤，赤者心噤，白者肺噤。

鸡粪白，枣大，绵裹，水一合，煮二沸，分再服。《圣惠》用豆大三枚，水下。

又 雀粪四枚，末之，著乳头饮。儿大，十枚。

《外台》著噤，病在咽，如麻豆许，令儿吐沫不乳。

水银，如黍，与服，下咽便愈，以意量之，不过小麻子许。事急用。

---

① 齿：校本同，疑"龈"之误。

② 呀哩（yá崖）：呀，未详。哩，狗欲啮貌。本书集之三心脏门烦躁候引薛氏、集之八脾脏门积候引《婴童宝鉴》，两者均作"嗌哩"。

《食疗》茶莓研汁，灌口中，死亦生。生下湿茎端三叶，花黄，子赤，似覆盆子。

《圣惠》川椒一两，搜面裹三角䏰①样，烧黄熟，以绵盖儿口，掐去尖如箸头，使椒气入口，效，未觉再作。

蜈蚣方　治小儿口噤不开，不能吮乳。

赤脚蜈蚣半条，去足，炙令焦，为末　麝香少许

上以猪乳和之。盖猪乳能独主小儿口噤不开。

蜘蛛方　治小儿口噤不开，不能吮乳。

蜘蛛一枚，去足及口，炙令焦，细研

用猪乳一合和，为三服，徐徐灌之，神妙。入麝香，治牙疳极好。

牛涎方

取东行牛口沫，涂小儿口及额上，即效。

治噤撺鼻法　用郁金、藜芦、瓜蒂，为末，水调，撺之。

茅先生云：儿生一百廿日内犯风噤病同着噤，因母受胎有疾，故受毒气，生来血气未调，又被风邪所击致之。治法，先与夺命散吐风涎见急慢惊门，后下醒脾散一见胃气不和门，一见慢脾风门，夹匀气散与服见胃气不和门，又下雄朱散见赤白痢夹朱砂膏见急惊，常服即愈。如手提拳，噤口不开，死。

◎ 鹅口

巢氏云：儿初生，口里白屑满舌上，如鹅之口，故名。由在胎受谷气盛，心脾热气，熏发于口。治用发缠指头，蘸井花水揩拭之，睡时，黄丹煅，出火气，掺于舌上。如用前法，其舌上白屑不脱，可煮栗荴汁令浓，以绵缠指头拭之，若春夏无栗荴，可煮栗木皮，如用井花水法。《简要》用牙硝细研，于舌上掺之，日三五度。《秘录》用桑白皮汁和胡粉傅之。鸡膍胵黄皮，烧末，水和服。

〔张涣〕**保命散**　治婴儿初生七日内胎毒者，其舌上有白屑如米连舌下，有膜如石榴子大，令儿语不发，名曰鹅口病。

――――――――――

① 䏰（zhè 蔗）：牛肉脔。

白矾烧灰　朱砂水飞。各二钱半　马牙硝半两

上各研极细，再同研。每服一字，取白鹅粪，以水搅取汁，调涂舌上、颔颊内。未用药时，先以手指缠乱发，揩拭舌上垢，然后使药傅之。

茅先生论：儿喉中壅一块肉瘤闭却，为喉痹。身大热，舌硬不转，为木舌。口开满口黄如膏，名鹅口。三候皆热甚生风，风壅热毒至，此为实热，先用三解牛黄散见实热门微与通吐恶涎，后用匀气散见胃气不和门及用天竺黄散见重舌门夹牛黄膏见发热门与服，愈。如喉响似锯，及眼视，面青黑，不妳食，死候。

◎ 撮口

外证舌强唇青，聚口撮面，面目黄赤，气息喘急，啼声不出，饮乳有妨。若口出白沫而四肢冷者，不可救疗。其或肚胀青筋，吊肠卵疝，内气引痛，皆肠胃郁结不通致之，治法贵乎疏利辰砂膏是也。初生一腊乃免七日也。

《千金》云：小儿初出腹，骨肉未敛，肌肉犹是血也，血凝，乃坚成肌肉耳，其血沮败，不成肌肉，则使面目绕鼻口左右悉黄而啼，闭目，聚口，撮面，口中干燥，四肢不能伸缩者，皆是血脉不敛也，多不育，若有如此者，皆宜与龙胆汤也。

龙胆汤方　治婴孩小儿胎惊，月内气盛发热，脐风撮口壮热。

龙胆草　钩藤　柴胡去芦　黄芩炒　桔梗去芦，炒　赤芍药炒　茯苓去皮　甘草炙，各五钱　蛞蝓二枚，去翅足，炙　大黄一分，纸裹煨

上合研为极细末。用枣去核煎，或加防风去芦、麦门冬去心，以导心热，食前调服。

张涣云：婴儿胎气夹热，亦因母有邪热传染，或生下洗浴当风，襁褓失度，致令婴儿啼声不出，乳哺艰难，名曰撮口不开，病七日之内尤甚，急风散主之。

急风散方

蛇蜕皮微炒　钩藤　干蝎梢各一分，捣罗为细末　朱砂一分，细研，水飞好麝香　真牛黄各半钱，并研极细

上件，都拌匀，再研为细末。每服一字，取竹沥一两，点同乳

汁、调下。

辰砂僵蚕散　治初生撮口。

辰砂水飞，半钱　僵蚕真的，去丝、嘴炒，一钱　蛇蜕皮炒，一钱　麝香研，半钱

上为极细末。少许，用蜜调，傅唇口。

撮风散　治小儿撮口。

赤脚蜈蚣半条，炙　钩藤二钱半　朱砂　直僵蚕焙　全蝎梢各一钱　麝香一字

上为末。每服一字，取竹沥调下。竹沥解热极好。

辰砂膏

辰砂三钱　硼砂　马牙硝各一钱五分　玄明粉二钱　全蝎　真珠末各一钱　麝香一字

上为末，和枣同好单包起，自然成膏。每服一字，或一豆许。治诸惊，用金银薄荷汤下，潮热，甘草汤下，月内婴儿用乳汁调傅奶上，令咂下。

脐风锁口方

金头蜈蚣一个　蝎梢五个　直僵蚕七个　瞿麦半钱

上为末。每一字，吹入鼻中，嚏。则可用薄荷汤调下一字，然后服《千金》龙胆汤、朱银丸。

僵蚕方

直僵蚕二枚，去嘴，略炒，为末。调傅唇口中。

甘草方　治小儿撮口，取吐。

甘草一钱

上，煎服。令吐出痰涎，即以猪乳点入口中，即瘥。

◎ 脐风

《千金》有脐风、脐湿、脐疮，三者皆因断脐后为风湿伤而成，夫风入脐，脐肿腹胀，四肢不利，多啼不能乳，甚者发搐，为脐风。肿湿经久不干，为脐湿。风湿相搏，令脐生疮久不瘥，为脐疮。有一不已，入于经脉，多变为痫，痫成、作痫治。脐风者，谓断脐之后，被水湿风冷所乘，风湿之气入于脐而流入心脾，遂令肚腹胀满、

脐肿，身体重着，四肢柔直，日夜多啼，不能吮乳，甚则发为风搐。若脐边青黑，撮口不开，是为内搐，不治。爪甲黑者，即死。其或热在胸膛，伸缩努气，亦令脐肿，宜《千金》龙胆汤主之方见前条。钱氏云：小儿洗浴，拭脐不干，风入作疮，令儿撮口，甚者是脾虚胃气不和，宜调气，益黄散主之方见脾部。《类萃》云：宜先用控痰饮吐风痰，次用益脾散和脾，又用辰砂膏利惊即愈。或手足挛拳、噤口不开者，不治。曾氏法先投劫风膏，次以五苓散加宽气饮入姜汁、葱白、灯心煎汤调服，与解风痰，及用一字金、煎荆芥汤或薄荷汤调抹口内，证轻即快。如禀赋充实，发热、有痰、惊搐，投黑白饮，温蜜汤空心调下，微泄似茶褐色二三行，进白芍药汤，水、姜枣煎服，常用此法，亦妙。若脐凸音迭肚紧，微有青色，口撮不开，肝风盛而脾土受制，不可施治。凡有此候，百无一治，纵使得安，亦非长寿。

控痰散

蝎尾　铜青各半钱　朱砂一钱　腻粉一字　麝香少许

上为末。每服一字，腊茶清调下。先吐风痰，然后和胃，或用前①甘草方吐痰，随轻重用。

益脾散

白茯苓　人参　草果煨　木香湿纸裹煨　甘草　陈皮　厚朴姜制　紫苏子炒，各等分

上为末。每服一钱，姜枣水煎。

辰砂膏方见前

宣风散　治初生儿因断脐后外伤风湿，唇青口撮，多啼不乳，口出白沫。

全蝎二十一个，头尾全去毒，用无灰酒少许涂炙，为末　麝香一小字，别研

上研为极细末。用半字，金银煎汤、或麦门冬去心煎汤调化，食远服。

防风散　治初生儿脐风。

防风去芦　羌活　黄芪　当归　川白芷　甘草各半钱

---

① 用前：原作"有段"，据修敬堂本改。

上为极细末。少许，用灯心、麦门冬去心煎汤调化，不拘时候服。

劫风膏　治急慢惊搐，脐风撮口，牙关紧闭，痰涎壅盛，咽喉肿痛。

威灵仙去芦，一两半，细剉，焙，研为末

上，用皂荚三两，去皮弦槌损，挪温水一碗，绢滤过，慢火熬若稀糊，入醇醋半两，再熬三五沸，去火候冷，用前药末亭①分乳钵内杵匀，丸芡实大。先用盐梅肉擦牙根，次以此膏一丸或二丸，温白汤浓调，抹入左右牙关内、即开，续进别药。熬时，得瓦器为上，银器尤佳。及解风痰壅盛，淡姜汤调化，无时少与含咽。咽喉肿痛，温茶清调下，或薄荷汤。

五苓散

宽气饮俱惊

一字金　治初生婴孩一七之外，欲成脐风撮口，及卒中急慢惊风，牙关紧闭，壅上痰涎。

僵蚕炒，去丝　威灵仙去芦，各四钱　明白矾生用，二钱　细辛去叶，一钱　甘草生用，二钱半

上剉焙为末。每服一字至半钱，姜汁沸汤调匀，以指抹入牙关内。治卒中急慢惊证，口噤不开，用盐梅汤调擦上下牙根二处。

黑白饮　治脐风气实者，及急惊壮热发搐。

黑牵牛半生半炒　白牵牛半生半炒　大黄生用　陈皮去白　槟榔各半两　甘草炙，三钱　玄明粉二钱

上，除槟榔不过火，余五味或晒或焙，仍合槟榔为末，同玄明粉入乳钵内再杵匀。每服半钱至一钱，温蜜汤调化，空心投服，或无时。此药新合最妙，久则效迟。

白芍药汤方见病

〔张涣〕**封脐散**　治婴儿初生，因乳母不谨，洗浴水入脐中，或儿尿在褓袍之内，湿气伤于脐中，或解脱、风冷邪气所乘，令儿脐肿多啼，不能乳哺，名脐风病，宜急用此。

---

① 亭：通"停"。

好川当归半两，洗，焙干　天浆子三个，微炒　乱发一钱，烧灰存性

上件同捣，罗为细末，入麝香一字拌匀。用药一字至半钱傅脐中，时时用。

《三因》小儿初生，一七日内忽患脐风撮口，百无一效，坐视其死，良可悯也。有一法，世罕知者，凡患此证，看儿齿龈上有小疱子如粟米状，以温水蘸熟帛，裹指轻轻擦破，即开口便安，不药神效。

小儿初生，脐风撮口，诸药不效者。灸然谷，穴在内踝前起大骨下陷中，可灸三壮，针入三分，不宜见血，立效。脐风，目上插，刺丝竹空。脐肿，灸腰对脐骨节间三壮，炷如麦。

脐风撮口，在百日内，多不治。

◎ 脐湿

婴儿脐中肿湿，经久不瘥，若至百日，即危急，宜速疗之。《颅囟经》治脐湿方：枯矾、龙骨，为末，入麝少许，拭脐干用，避风。绛帛灰傅脐中。干虾蟆、牡蛎各一枚，烧灰细研，少许傅脐中，日三两上，瘥。

封脐散

瓠带灰　乱发灰　白姜灰　红帛灰四灰，不得夹别灰　南星　白蔹　当归头　赤小豆　五倍子　血竭　龙骨　赤石脂煅　海螵蛸　百草霜　胭脂各半钱

上合研为极细末。湿，干傅。干则清油涂。忌生水浴脐。

又方

红绵灰　黄牛粪灰　龙骨　发灰　干胭脂各半钱

上为极细末。湿、干掺，干、清油涂脐。

又方　治脐内出水汁，不干。

当归头去芦，一钱　绵缚脐带烧灰一钱，或旧绵

上为极细末，入麝香一小字同研。少许，干掺脐。

钱乙檗墨散

黄柏　釜下墨　乱发灰各等分

上为细末。每用少许，傅之。

〔张涣〕**胡粉散**

胡粉　干姜烧灰　白石脂烧存性

上各等分，研极细，再同研匀。用药一字至半钱，傅脐中，时时用。

〔庄〕气脐，大如栗，虚肿而软疼，用竹沥涂，日数上，消。儿脐湿淹，破屋烂草为末，频掺，效。

◎ 脐疮

巢氏曰：因浴儿，水入脐中，或尿湿褓袍，致脐中受湿，肿烂成疮，或解脱为风邪所袭，入于经络，则成风痫，若脐肿不干，久则发搐。《肘后》干虾蟆烧灰傅，日三四，佳。圣惠有枯矾。

异功散　治脐中疮。

龙骨煅　薄荷叶　蛇床子各二钱　轻粉半钱

上为极细末。少许，干掺脐。

龙骨散　治脐中疮。

龙骨煅　轻粉各半钱　黄连去须，一钱半

上为极细末。少许，干掺脐。

治儿满月，啼叫脐中出血，用白石脂、炒研极细末，干掺。

治儿因剪脐、伤于外风，致脐疮不干方

白明矾煅　龙骨煅，各半钱

上研为极细末。干掺。

〔张涣〕**金黄散**　治脐疮久不瘥，风气传于经络，变为痫疾。

川黄连二钱半　胡粉　龙骨烧灰，各一钱

上各另研，复合研为细末。每用少许，敷脐中，时时用。

◎ 预防

初生儿，脐风、着噤、撮口最为急证，十难救一。预治之法，宜时用软帛包指，拭口中，牙龈上有筋两条，便用苇刀轻轻割断，以猪乳点。

黄连去须，半钱　豆豉二十四粒　甘草一寸　葱白二寸

上用童子小便煎。绵蘸，拭口中。

抱儿向明，看脐上有赤脉直上，便赤脉头上灸三壮者，生。

◎ 脐突

初生之儿有热在胸膛，则频频伸引，呃呃作声，努胀其气，抑入根本之中，所以脐突肿赤，虚大可畏。无识之夫，将谓断脐不利而使之然者，非也。此由胎中母多惊悸，或恣食热毒之物所致，宜对症与药，其热自散，其脐归本，不必以药傅之，恐反为害。曾氏曰：脐突一证，又非脐风，此亦因初生洗浴，系脐不紧，秽水侵入于内，产后旬日，外脐忽光浮如吹，捻动微响，间或惊悸作啼，治用白芍药汤加薏苡仁水煎，空心温服，次以外消散涂贴，自然平复。

白芍药汤见疝

外消散　治婴孩初生旬日外脐突，或痛或不痛，痛则啼声不已。及疗小儿因感湿热搏，致阴器、肤囊浮肿。

大黄　牡蛎各半两　朴硝二钱

上，前二味剉焙为末，仍入朴硝，乳钵内同杵匀。抄一钱或二钱，取田螺净洗，再以水半碗，活过一宿，去螺，用水调涂肿处，即消。其螺仍放水中，勿害之。昔贤有曰：杀生救生，去生远矣，物命虽微，亦可戒也。治阴器、肤囊肿，车前子煎汤，候冷，调傅。

二豆散　治婴孩小儿脐突肿。

赤小豆不去皮　豆豉　天南星去皮、脐　白蔹各一钱

上为极细末。半钱，用芭蕉自然汁调，傅脐四傍，一日一次，二日二次，若得小腑下白，即安。

◎ 胎惊

小儿壮热吐呃，心神不宁，手足抽掣，身体强直，眼目反张，是胎惊风证。胎惊者，以妊妇调摄乖常，饮酒嗜欲，忿怒惊扑，母有所触，胎必感之，或外夹风邪，有伤于胎，故子乘母气，生下即病也。其候，月内壮热，翻眼握拳，噤口咬牙，身腰强直，涎潮呕吐，搐掣惊啼，腮缩囟开，或颊赤，或面青眼合凡胎风眼合，不可误作慢脾，妄用温药，其有搭眼噤口之类，亦此一种之所发也。视其眉间气色，赤而鲜碧者可治，若黯青黑者不治，虎口指纹曲入里者可治，

反出外者不治。先宜解散风邪利惊，化痰调气，及贴囟法，甚则以朱银丸利之，若面青拳搐，用保命丹通治急慢惊、钩藤散方见慢惊、全蝎散方见偏风口噤之类，大抵小儿脏腑脆弱，不可辄用银粉镇坠之剂，如遇此候，急取猪乳，细研牛黄、麝香各少许，调抹入口中，仍服导赤散以泻肝之子，即愈矣。石壁经歌：未出胎中一月来，母惊成患子临胎，腰直哭时先口撮，面青拳搐缩双腮，眼闭切牙筋脉急受气时，若阴气弱，胎易惊落，肉消甚；阳气弱，胎难惊落，手足细，肌肉瘦，皆不尽天年。若日月满，因惊落口撮、腮脸起、鼻塞、口噤，勿作惊治，微汗，次治惊调气，乳母服调气药，儿贴囟。任唤千声眼不开，退却风涎为治疗，涎去惊邪自不回。失治则目暝，先治惊则吐泻，秋夏必脾风，初见勿作脾风治，恐汗不出生别候，凤髓乌犀丸，次生银丸，并急慢惊门。〔钱〕白日内发搐，真者，不过三两次必死，假者，频发不为重；真者，内生惊痫，假者，外伤风冷，盖血气未实，不能胜任，乃发搐也。欲知假者，口中气出热，治之可发散，大青膏主之，可用涂囟法。〔田〕月里生惊，急取猪乳，细研辰砂、牛黄各少许，调抹口中，神效。乳母服防风通圣散三剂。其惊自消。〔斗〕小儿未满月，惊搐似中风欲死者，用辰砂以新汲水浓磨汁，涂五心上，最效。〔汤〕治胎痫惊风，皆可服全蝎头尾全者，用生薄荷叶包，外以麻线缠，火上炙燥为末，别研生朱、麝香各少许，煎麦门冬汤调下。〔薛〕一小儿患胎惊，诸药不应。用紫河车研烂如泥，每用钱许，乳化服之，更以十全大补汤加钩藤钩、漏芦与母服，两月余举发渐轻，服年余举发渐稀，服年余不再发。至出痘后复发，取紫河车研烂，入糯米粉丸，小豆大，每服百丸，以乳送下，服二具，全瘥。毕姻又发，仍用前丸及十全大补汤、六味丸加当归、黄芪、肉桂、五味子，年余，喜其能远帷幕，得痊。后因劳役更作，又用前丸及十全大补等药不应，用大剂独参汤，服数斤，然后举发稍缓，乃用人参二两，附子一钱，数服顿止，仍用前药，间用独参汤而瘥。一小儿患胎惊，用紫河车丸及十全大补汤及钩藤膏而愈。毕姻后复发，用大剂独参汤、六味丸加五味子、黄芪、当归，煎服半载，举发稍轻，年余不再发。后每劳役怒气仍发，即用前药，随愈。又伤寒愈后复作，虚症悉具，莫能名状，用紫河车二具，独参煎汤，十余斤而瘥。后患伤风咳嗽，咽干内热，用六味地黄丸料加五味子煎服，及十全大补汤而痊。

独活汤　治胎惊，发散风邪。

独活　羌活各一分　槟榔　天麻　麻黄去节　甘草各半分

上剉散。每服半钱，煎服。于内加南星末蜜调下，可贴囟用。

驱风散

胡黄连二钱半　全蝎去毒，焙　犀角　天竺黄　麻黄去节，各半钱　麝香一字

上为细末。用乳汁调化，食远服。

上二方，发散之剂，实有表证，方可用之。

青金丸　治婴孩小儿，解散胎热、化痰涎、镇惊邪。

人参去芦　天麻煨　茯神去皮木　白附子炮　牛胆南星炒。各二钱　甘草炙，一钱半　青黛一钱　朱砂水飞，半钱　麝香一字

上为极细末，炼白蜜丸如梧桐子大。用钩藤、皂荚子煎汤研化，不拘时候服。

太乙散　治芽儿胎惊。病瘥，亦宜常服。

天浆子去壳，微炒　南星　白附子各微炮　天麻　防风　茯苓各二钱　全蝎　朱砂各一钱　麝香少许

上为末。每服半钱，乳汁化下。张涣方：天浆、蝎稍各二十一个，防风、天麻、朱砂各半两，麝香一钱，无茯苓、白术。

参蝎散　治小儿胎惊，定心神。

天浆子　天竺黄　人参　朱砂　全蝎　天麻　蝉蜕各等分　麝香少许

上为末，炼蜜丸桐子大。每服一丸，金银汤下。

猪乳膏　治小儿诸惊，胎痫。

全蝎一个，焙　琥珀　朱砂少许

上为末。每服一字，麦门冬煎汤调下。

朱银丸　治小儿胎风，壮热痰盛，翻眼口噤，取下胎中蕴受之毒，亦治惊积。但量与之。

水银一钱、蒸枣研如泥　白附子一钱半　全蝎　南星　朱砂各一钱　天浆子　芦荟　牛黄各半两　铅霜半钱，和水银煅，研　脑一字　麝香少许　直僵蚕炒，七个

上为末，炼蜜丸桐子大。薄荷汤化下。

〔张涣〕**圣星丹**　诸痫皆宜服之，曾经大效。

天南星一般大者四十九个，端午取活蝎四十九个，瓦器盛，盐泥固济，吊静室中，腊日取出，拣南星蝎蜇着处有小窍子者，其余不用，只将蝎蜇南星，以酒浸一宿，焙、研细末。次用

牛黄　麝香　龙脑各一钱，研细　辰砂细研，水飞，二钱半

上件，再一处研匀，姜汁和桐子大。服一粒至二粒，人参、薄荷汤化下。

白金散　治诸痫、潮发不省者。

白僵蚕半两，汤洗，炒微黄，捣、罗为细末。次用　天竺黄二钱五分牛黄一钱　麝香　龙脑各半钱

细研，拌匀。每服半钱，姜汁调，放温灌之。

乌金膏　治胎痫、潮发频并。

乌梢蛇一条，取净肉，酒浸一宿，焙　蚕纸一张，烧灰　蝉壳　全蝎　朱砂飞。各半两　金箔二十片　龙脑　麝香各半钱

上各取细末，研匀，蜜和如皂子。每服一粒，人参、薄荷汤化下。

天南星煎　治胎痫、潮发迟省。

天南星微炮　白附子　白花蛇酒浸，去皮骨，炙黄。各一两　干蝎炒天麻各半两

以上捣罗为细末，用好酒两大盏，慢火熬，不住手搅，以酒尽为度。次用

朱砂细研、水飞，半两　腻粉二钱五分　牛黄　麝香　龙脑各半钱

细研，入膏内和如皂子。每服一粒，竹沥化下，无时。

祛风散　治胎痫、多啼叫。

胡黄连半两　全蝎　犀角　天竺黄　麻黄去节。各二钱五分

上各取细末和匀。每服半钱，入麝一字，乳汁调下。

铁粉散　惊风面赤口干，大便不利，尤宜服。

铁粉半两　郁金　牛黄　真珠　胡黄连各二钱五分

各研细、拌匀。每服一字，温蜜汤调下。

羌活膏　治胎痫、昏困不省。

羌活　独活各一两　天麻　全蝎　人参去芦　白僵蚕微炒，各半两
乌蛇肉一两，酒浸一宿，焙

上捣，罗为细末，炼蜜和膏。每服皂子大，麝香、荆芥汤化下。

麝香膏　治胎痫、不得安卧。

麝香研　牛黄研　白附子　蚕蛾微炒　白僵蚕微炒。各二钱五分
全蝎二十一个

上取净末，更研细，蜜和膏如皂子。每服一粒，人参、荆芥汤
化下。

◎ 胎痫

〔曾〕胎痫者，因未产前腹中被惊，或母食酸咸过多，或为七
情所汩，致伤胎气，儿生百日内有者是也。发时，心不宁，面微黄，
气逆痰作，目上视，身反张，啼声不出。先用参苏饮和解，次以不
惊丹、或琥珀抱龙丸间投，轻则可愈，重者难全。

参苏饮发热　**不惊丹**惊　**琥珀抱龙丸**惊

◎ 胎风

小儿初生，其身有如汤泼火伤者，此皆乳母过食膏粱所致也，
其母宜服清胃散方见杂病牙齿门。及逍遥散方见女科虚劳门。以清其气血，
儿亦饮数滴可也。有身无皮肤而不焮赤者，皆由产母脾气不足也，
用粳米粉傅之。焮赤发热者，皆由产母胃中火盛也，用石膏傅之。
经谓：脾主肌肉，肺主皮毛。故知病脾肺也，如脑额生疮者，火土
相合，遂成湿热下流、攻击肾水也，难治。如脚上有疮者，阴虚火
盛也，此、不满五岁而毙。如未满月而撮口握拳，腰软如随者，此
肝肾中邪胜正弱所致也，三日内必不治。如男指向里、女指向外尚
可治，眉红亦不可治，可治者用全蝎散方见口噤、钩藤散方见慢惊等类
治之。若因大病亏损胃气而诸脏虚弱所致者，用补中益气汤方见虚羸、
钱氏地黄丸方见肾脏。若面唇赤色，正属肾水不足，肝经阴虚火动而
内生风热尔，当滋肾水以制阳光。其身软者，内禀气不足、肌肉未
坚也，当参五软而施治之。《圣惠》所云胎风，原与胎惊混滥，故此
不取。

◎ 胎热

儿在胎中，母多惊悸，或因食热毒之物，降生之后旬日之间，儿多虚痰，气急喘满，眼闭目赤，目胞浮肿，神困呵欠，呢呢作声，遍体壮热，小便赤色，大便不通，时复惊烦，此因胎中受热，或误服温剂，致令热蓄于内，熏蒸胎气，故有此证，若经久不治，则鹅口、重舌、木舌、赤紫丹瘤，自此而生，宜先以木通散煎与母服，使入于乳，令儿饮之通心气，解烦热，然后以四圣散温洗两目，目开，进地黄膏、天竺黄散及牛蒡汤、当归散，亦令母服。凡有胎疾，不可求速效，当先令乳母服药，使药过乳，渐次解之，百无一失，若即以凉药攻之，必生他病。乳母、仍忌辛辣酒面，庶易得安，不致反覆。

生地黄汤汤氏　治小儿在胎时，因母有热，或恣喰酒面热毒之物，传于胎中，令儿生下面赤眼闭，身体壮热，哭声不止，口热如汤，乃胎热之候也。

生地黄　赤芍药　川芎　当归　栝蒌根

上件等分，㕮咀。每服半两，水一盏，煎六分。产妇亦可服，以些少抹入儿口中。

木通散　主小儿上膈热，小府闭，诸疮丹毒。母子同服。

木通　地蒻蓄各半两　大黄　甘草　赤茯苓各三钱　瞿麦　滑石　山栀子　车前子　黄芩各二钱半

上，水一钟，灯心三茎，或入薄荷同煎。

酿乳法

猪苓去黑皮　泽泻　赤茯苓去皮　天花粉　茵陈　生甘草　生地黄　山栀去壳

上，剉散。用水煎，食后令乳母捏去宿乳，却服此药。

甘豆汤　治小儿胎热。

甘草一钱　黑豆二钱　淡竹叶七茎

上㕮咀。用水一钟，入灯心七茎煎，不拘时候服。

四圣散　主芽儿胎受热毒，生下两目不开。

灯心　黄连　秦皮　木贼　枣子各半两

上，水一钟，煎，澄清去渣，无时起洗，两目自开。后服地黄膏。

地黄膏　治胎热。

山栀仁　绿豆粉_{各一两半}　粉草_{六钱}

上为末，用生地黄烂杵一两半，和好蜜一两半，以薄瓦器盛，在铜铫中煮成膏，如稀糊相似，候冷，停分入前药末，同在乳钵内再研，匀芡实大。每以半丸，麦门冬汤化服。

天竺黄散_{见口疮}　**牛蒡汤**_{见咽喉}　**当归散**_{见潮热}　**清胃散**_{见杂病牙齿门}　薛氏治胎热用此。

◎ 胎寒

婴儿初生，百日内，觉口冷腹痛，身起寒栗，时发战慄，曲足握拳，昼夜啼哭不已，或口噤不开，名曰胎寒。其证，在胎时母因腹痛而致产，经云：胎寒多腹痛。亦有产妇喜啖甘肥生冷时果，或胎前外感风寒暑湿，治以凉药，内伤胎气，则生后昏昏多睡，间或呃乳泻白，若不早治，必成慢惊、慢脾。凡有此候，宜以冲和饮、当归散、合和，水煨姜煎服，使之微泄，泄行，进匀气散调补，泄止气匀，神安痛定，手足舒伸，次用参苓白术散以养胃气，白芍药汤去其寒湿。乳母宜节生冷饮食，庶易瘥也。又有手足稍冷，唇面微青，额上汗出，不顾乳食，至夜多啼，颇似前证，但无口冷寒战，名曰脏寒。其疾夜重日轻，腹痛肠鸣，泄泻清水，间有不泄者，此证亦在百日内有之，皆因临产在地稍久，冷气侵逼，或以凉水参汤洗儿，或断脐带短，而又结缚不紧，为寒气所伤如此，宜以白芍药汤及冲和饮加盐炒茴香、茱萸，水姜煎服，并乳母同服。〔汤〕小儿胎中有寒，生下不能将护，再伤于风，其候面色青白，四肢逆冷，手足颤动，口噤不开，乃胎寒之故，或寒乘虚入脏，作腹疼盘肠内吊治法详寒腹痛条。

冲和饮_{方见}　**当归散**_{方见潮热}　**白芍药汤**_{见疝}　**匀气散**_{见疝}　**参苓白术散**　**异功散**_{方见}　薛氏治胎寒用此。

◎ 胎肥胎怯

钱氏曰：胎实面红，目黑睛多者，善笑。胎怯面黄，目黑睛少、白睛多者，多哭。更别父母肥瘦，肥不可生瘦，瘦不可生肥也。

胎肥者，生下肌肉厚，遍身血色红，满月以后，渐渐羸瘦，目白睛粉红色，五心烦热，大便难，时时生涎，**浴体法**主之。

天麻二钱　蝎尾去毒　朱砂各五分　乌蛇肉酒浸，焙干，为末　白矾各三钱　麝香一字　青黛三钱

上研匀。每用三钱，水三碗，桃枝一握并叶五七枝，同煎至十沸，温热浴之。勿浴背。

大连翘饮　治胎热脐风，小便不通及诸般疮毒。

连翘　瞿麦　荆芥　木通　赤芍药　当归　防风　柴胡　滑石　蝉壳　甘草炒。各一钱　山栀子　黄芩各半钱

上为末。每服二钱，加紫草，水煎。热甚加大黄，更详证加减。

薛氏曰：胎肥乃受母胃热所致。儿用浴体法以疏通其腠理。乳母服大连翘饮。

胎怯者，生下面无精光，肌肉薄，大便白水，身无血色，时时哽气多哕，目无精采，亦宜以浴体法主之。初虞世曰：母气不足则羸瘦而肉薄，父精不足则解颅眼白多。

◎ 胎黄

小儿生下遍体面目皆黄，状如金色，身上壮热，大便不通，小便如栀汁，乳食不思，啼哭不止，此胎黄之候，皆因乳母受湿热而传于胎也。凡有此证，母子皆宜服地黄汤及地黄饮子。有生下百日及半周，不因病后身微黄者，胃热也。若自生而身黄者，胎疸也。经云：诸疸皆热，色深黄者是也。犀角散主之。若淡黄兼白者，胃怯也，白术散主之。

生地黄汤　治小儿生下胎黄。

生地黄　赤芍药　川芎　当归　栝楼根各等分

上，㕮咀。每服半两，水煎。乳母服，时时少抹入儿口中。

地黄汤

生地黄　赤芍药　天花粉　赤茯苓去皮　川芎　当归去芦　猪苓　泽泻　甘草　茵陈各等分

上，剉散。用水煎，食前服。

地黄饮子　治小儿生下满身面目皆黄，状如金色，或面赤身热，眼闭不开，大便不通，小便如栀子汁，满身生疮。

生地黄　赤芍药各二钱　羌活去芦　当归去芦　甘草一钱

上为极细末。用灯心煎汤，食前服。乳母宜服，仍忌酒面五辛之物。

犀角散　治小儿胎黄，一身尽黄。

犀角　茵陈　栝楼根　升麻煨　甘草　龙胆草　生地黄　寒水石煅，等分

上，咬咀。用水煎，不拘时候服。

◎ 胎赤

田氏云：月里生赤，肌肤如赤丹涂者，先用牛黄散托里，续用蓝叶散涂外。乳母服清凉饮子三大剂。牛黄散，或即牛黄夺命散，方见喘门；清凉饮，方见腹痛。张涣云：婴儿初生，须洗目令净，若洗不净，则秽汁浸渍于眼眦中，使睑[①]赤烂，至长大不瘥者，名曰胎赤，宜用二金散。〔曾〕纯阳之子，始生旬月，忽两目俱红，弦烂涩养成翳，此因在胎为母感受风热，传于心肝而得，先以百解散加当归散、水姜、灯心煎服，次导赤散及牛蒡汤加黄连、木贼、蝉壳水煎服，自效。有因难产胎气颇涩，转侧差缓，其血压于儿首，遂至溅血渗下，盛则灌注其眼，不见瞳人，轻则外胞肿赤，上下弦烂，若投凉药，必寒脏府，宜与生地黄汤主之。

百解散方见惊搐　**当归散**方见　**导赤散**方见心脏　**牛蒡汤**方见喉痹
二金散方

黄连去须　黄柏各一钱

上，捣为粗末，以乳汁浸一宿，焙干。每用少许，以新绵裹，

---

① 睑：原作"脸"，据修敬堂本改。

用荆芥汤浸，放温热，时时洗之。

真金散　治小儿初生，洗眼不净，则秽汁浸渍于眼眦中，使睑赤烂，至长不瘥，母食热物热药，名曰胎赤。

黄连去须　黄柏　当归　赤芍药各一钱　杏仁去皮、尖，半钱

上，剉散，乳汁浸一宿，晒干，为极细末。用生地黄汁调一字，频频点眼，新绵裹，荆芥汤浸温，时时洗浴。母服洗心散。

洗心散

甘草生　当归　麻黄　芍药　白术　荆芥穗　大黄煨。各半钱

上为极细末。用生姜、薄荷煎汤调化，食远服。

生地黄汤见眼不开

集之二·肝脏部 ①

肝

〔钱〕肝，主风。实则目直大叫，呵欠项急顿闷。虚则咬牙多欠。气热则外生，气温则内生。肝病，哭叫目直视，呵欠顿闷项急。外生感风，呵欠顿闷，口中气热，当发散，大青膏主之。若能食，饮水不止，当大黄丸微下之。余不可下。肝热，手寻衣领，及乱捻物，泻青丸主之。壮热饮水喘闷，泻白散主之。肝有风，目连劄，不搐，得心热则搐，治肝泻青丸，治心导赤散。肝有热，目直视，不搐，得心热则搐，治肝泻青丸，治心导赤散。肝有风甚，身反折强直，不搐，心不受热也，当补肾治肝。补肾，地黄丸；治肝，泻青丸。凡病或新或久，皆引肝风，风动而上于头目，目属肝，风入于目，上下左右如风吹不定，儿不能任，故目连劄也。若热入于目，牵其筋脉，两眦俱紧，不能转视，故目直也。若得心热则搐，以其子母俱有实热，风火相搏故也。洁古曰，肝主谋勇，热则寻衣捻物，目连劄，直视不能转视，或极则身反强直折，皆风热也。目者肝之窍，属木，木性急，故如此。肝病秋见一作日晡，肝强胜肺，肺怯不能胜肝，当补脾肺，治肝。益脾者，母令子实故也。补脾，益黄散；治肝，泻青丸主之。肝病春见一作早晨，肺胜肝，当补肾肝，治肺脏，肝怯者受病也。补肝肾，地黄丸，治肺，泻白散主之。五脏相胜轻重，肝病见秋，木旺肝胜肺也，宜补肺泻肝，轻者肝病退，重者唇白而死。〔楼〕五脏相胜，病随时令，乃钱氏扩充《内经》脏气法时论之旨，实发前人所未发者也，假如肝病见于春及早晨，乃肝自病于本位也，今反见于秋及日晡肺之位，知肺虚极，肝往胜之，故当补脾肺泻肝也，余仿此。〔洁〕肝主风，自病则风搐拘急，急食甘以缓之，佐以酸苦，以辛散之。实则风搐力大，泻青丸主之。虚则风搐力小，地黄丸主

---

① 肝脏部：原无，据底本目录补。

之。心乘肝，实邪，壮热而搐，利惊丸、凉惊丸主之。肺乘肝，贼邪，气盛则前伸呵欠微搐，法当泻肺，先补本脏，补肝，地黄丸主之；泻肺，泻白散主之。脾乘肝，微邪，多睡体重而搐，先当定搐，泻青丸主之，搐止，再见后证，则别立法治之。肾乘肝，虚邪，增寒呵欠而搐，羌活膏主之。〔刘〕凡肝得病，必先察其肺肾两脏，根其病之所起，然后审其肝家本脏之虚实，方可治疗，然肾者肝之母，金者木之贼，今肝之得病，若非肾水之不能相生，必是肺金之鬼来相攻击，不得不详审而求之，故其来在肺，先治其肺，攻其鬼也。其来在肾，先补其肾，滋其根也。然后审其肝家本脏之虚实而寒温之。〔薛〕若肝经实热而外生风者，宜用大青膏散之。若既服而前证仍作，或益甚者，此邪气已去，而脾气亏损也，宜用异功散加芎、归补之。若肝经虚热，或因克伐而内生风者，宜用异功散、地黄丸补之。若风邪入脏，能食饮冷、大便秘结者，此邪气内实也，宜用大黄丸下之。若既下而食少饮汤，或腹作胀者，此脾气内虚也，宜用白术散补之。气血素弱，或因病后，或服攻伐之剂，而手寻衣领，切牙呵欠，目淡青者，乃肝经虚甚也，急用地黄丸以补肾肝。噫气，短气，长出气，乃肺经虚甚也，急用异功散以补脾肺。若申酉时叫哭直视，呵欠顿闷，项急惊悸，手足摇动，发热饮水者，此风火相搏而胜肺金也，用柴胡栀子散以治肝火，生肝血。用异功散补脾土，生肺金。若唇白者，为脾绝不治。

〔海〕肝苦急，急食甘以缓之，甘草。肝欲散，急食辛以散之，川芎。以辛补之，细辛。以酸泻[①]之，芍药。肝虚以生姜、陈皮之类补之。虚则补其母，肾者肝之母也，以熟地、黄柏、补肾，如无他证，钱氏地黄丸补之。补肝丸，四物汤内加防风、羌活等分，为细末，炼蜜为丸是也。镇肝丸，即泻青丸去栀子、大黄是也。治肝虚，钱氏补肾地黄丸，肝实，以白芍药泻之。如无他证，钱氏泻青丸主之。实则泻其子，心乃肝之子，以甘草泻心。

泻青丸钱氏　又名泻肝丸。

当归去芦，焙　龙胆焙　川芎　山栀子仁　川大黄湿纸裹，煨

---

① 泻：原作"补"。据四库本及《汤液本草》改。

羌活　防风去芦。各等分

上为末，炼蜜和丸，芡实大。每服半丸至一丸，煎竹叶汤、同砂糖温水化下。

〔薛〕前方，足厥阴经解散肌表，疏通内热之药也，若大便秘结，烦渴饮冷，饮食如常者，属形病俱实，宜用此以泻之。若大便调和，烦渴饮冷，目淡青色，属病气实而形气虚，宜用抑肝散平之。若大便不实，作渴饮汤，饮食少思，肢体倦怠者，属形病俱虚，宜用地黄丸补之。

抑肝散　治肝经虚热发搐，或发热咬牙，或惊悸寒热，或木乘土而呕吐痰涎，腹胀少食，睡卧不安。

软柴胡　甘草各五分　川芎八分　当归　白术炒　茯苓　钩藤钩各一钱

上水煎。子、母同服。如蜜丸，名抑青丸。

大青膏方见惊搐　**大黄丸**方见腹胀　**异功散**方见吐泻　**白术散**方见渴　**柴胡栀子散**方见诸热　**利惊丸**　**凉惊丸**　**羌活膏**三方俱见惊搐　**洗心散**

◎ 惊

〔楼〕惊、搐，一也，而有晨夕之分，表里之异。身热力大者为急惊。身冷力小者为慢惊。仆地作声，醒时吐沫者为痫。头目仰视者为天吊。角弓反张者为痉。而治各不同也。

◎ 脏腑旺时补泻法

〔钱〕因潮热发搐在寅卯辰时者，此肝用事之时也，身体壮热，目上视，手足动摇，口内生热涎，项颈强急，此肝旺也，当补肾治肝，补肾，地黄丸方见肾部。治肝，泻青丸方见。肝部。〔薛〕寅卯辰时搐而发热作渴，饮冷便结，属肝胆经虚热，用柴芍参苓散。作渴引饮，自汗盗汗，属肝胆经血虚，用地黄丸。口吻流涎，属肝木克脾土，用六君子汤。一小儿寅卯时发热痰搐，服抱龙丸而愈。后复患，因自用前药，更加咳嗽气喘，不时发搐，面赤或青黄，或浮肿，或流涎，余谓咳嗽气喘，乃脾肺气虚，不时发搐，乃木乘土位，面青而黄赤，乃肝助心脾，浮肿流涎，乃脾气虚弱，用益智丸以补心神，补中益气汤以养脾肺，顿愈。

〔钱〕因潮热发搐在巳午未时者，此心用事之时也，心悸，目上视，白睛赤色，牙关紧急，口内涎生，手足动摇，此心旺也，当补肝治心，治心，导赤散、凉惊丸，补肝、地黄丸。广亲宅七太尉，方七岁，潮热数日，欲愈。钱谓父二大王曰，七使潮热将安。八使预防惊搐。王怒曰，但使七使愈，勿言八使病。钱曰，八使过来日午间，即无苦也。次日午前果作搐，急召钱治之，三日而愈。盖预见其目直视而腮赤，必肝心俱热，更坐石杌子，乃欲就冷，此热甚也，又肌肤素肥盛而本实，其脉急促故发搐，克言午时者，自寅至午皆心肝用事之时，治之乃泻心肝补肾，自安矣。〔薛〕巳午未时发搐，若兼作渴饮水，属风火相搏，以地黄丸补肝，导赤散、凉惊丸治心。若作渴饮汤，体倦不乳，土虚而木旺也，用地黄丸以补肾，六君子汤以补脾。一小儿巳午时搐热惊悸，发时形气倦怠而黄，懒食流涎饮汤。此心火虚而不能生脾土也。不信，自服凉心之药，更加吐泻，睡而露睛，几成慢脾风。用六君、姜、桂，佐以地黄丸而愈。一小儿七岁，惊搐发热不已，巳午未时益甚，形气殊倦，热定饮汤。此心脾气虚。朝用补中益气汤加益智仁，夕用六君、当归、钩藤钩寻愈。后饮食过多，复作吐泻，或治以保和丸，反加寒热发搐。此脾土复伤而肝木所侮也。用六君、柴胡，寒热止而饮食进，但午未时仍泄，用补中益气汤加茯苓、半夏、钩藤钩而全。

〔钱〕因潮热发搐在申酉戌时者，此肺用事之时也，不甚搐而喘，目微斜视，身热如火，睡露睛，手足冷，大便淡黄水，是肝旺，当补脾，益黄散方见脾部，治肝，泻青丸，治心，导赤散。洁古云：脾病肝强，法当补脾，恐木贼害，宜先泻心肝以挫其强，而后补脾为当。徐氏子三岁，病潮热，每日西则发搐，身微热而目微斜、露睛，四肢冷而喘，大便微黄。请钱与李同治，钱问李曰病何搐也？李曰有风。何身热微温？曰四肢所作。何目斜睛露？曰搐则目斜。何肢冷？曰冷厥心内热。曰何喘？曰搐之甚也。曰何以治之？曰凉惊丸鼻中灌之，必搐止。钱又问曰既谓风病温壮，搐引目斜露睛，内热支冷，及搐甚而喘，并以何药治之？李曰皆此药也。钱曰不然，搐者心肝实也，身微热者日西肺用事之时也，肺主身温，今且热者肺虚也，目微邪露睛者，肝肺相乘胜也，四肢冷者，脾虚也，肺若虚甚、则脾母亦弱，木气乘脾、四肢即冷，治之当先补脾肺，用益黄散、阿胶散，得脾虚证退，然后治其心肝，用①泻青丸、导赤散、凉惊丸治之，九日愈。〔薛〕申酉戌时微搐而喘，目微斜，身似热，睡而露睛，大便淡黄，属脾肺虚热，用异功②散。手足逆冷，或喘泻不食，属脾肺虚寒，用六君、炮③姜、木香。久病而元气虚者，用六君子、六味丸二药主之。

〔钱〕因潮热发搐在亥子丑时者，此肾用事之时也，不甚搐而卧不稳，身体温壮，目睛紧斜视，喉中有痰，大便银褐色，乳食不消，多睡不省，当补脾治心，补脾，益黄散，治心，导赤散、凉惊丸。洁古云，皆因大病后脾胃虚损，多有此疾。〔薛〕亥子丑时微搐身热，目睛紧斜，吐泻不乳，厥冷多睡，属寒水侮土，用益黄散，未应，用六君、姜、桂。

◎ 表里

〔钱〕伤风发搐，因伤风后得之，口中气出热，呵欠顿闷，手足动摇，当发散，大青膏主之。小儿生来怯弱者多此病也。〔洁〕伤风发搐，因伤风而得之，证同大人伤风寒痰之类，当辨有汗无汗，阴阳二证，用大青膏、小续命之类，开发则愈。大青膏，阴证；小续命，阳证也。〔薛〕伤风发搐，口气不热，肢体倦怠，用异功散补脾土，钩藤饮清肝木。若因风邪内郁，发热而变诸证者，当理肺金，清风邪。若外邪既解，而内证未除，当理肺补脾。若肺经亏损，而致惊搐等证者，当补脾肺，以平肝心，则惊搐自止矣。一小儿月内发搐鼻塞，乃风邪所伤。以六君子汤加桔梗、细辛，子母俱服，更以葱头七茎，生姜一片，细搐，摊纸上，合置掌中令热，急贴囟门，少顷；鼻利搐止。

---

① 用：原作"汗"，校本同。据上文"治之当先补脾肺，用益黄散……"例改。修敬堂本删去"汗"字。

② 功：原缺，据铜驼本补。

③ 炮：原作"抱"，据铜驼本改。

大青膏

天麻末，一分　白附子末，生，一钱半　青黛一钱，研　蝎尾去毒，生末　乌蛇稍肉酒浸，焙干，取末。各半钱　朱砂研　天竺黄研

上同再研细，生蜜和成膏。每服半皂子大至一皂子大，月中儿粳米大，同牛黄膏、温薄荷水，化一处服之，五岁以上，同甘露散服之。

小续命汤方见中风

〔钱〕伤食发搐，因伤食后得之，身体温，多睡多睡，或吐不思乳食而发搐，当先定搐，搐退，白饼子方见癖下之，后服安神丸方见心脏。〔洁〕伤食发搐，谓不因他证，忽然而搐，此因饮食过度，致伤脾胃，故儿多睡多吐，不思饮食，脾胃既虚，引动肝风则发搐，当先定其搐，如羌活、防风、煎下泻青丸，后用白饼子下其食，渐渐用调中丸方见腹痛、异功散方见吐泻养其气。〔薛〕停食发搐，呕吐乳食者，宜用消食丸。若食既消而前证仍作，或变他证者，脾土伤而肝木乘之也，用六君子加钩藤钩，以健脾平肝。消食丸方见伤食。

〔垣〕外物惊，宜镇平之，以黄连安神丸，若气动所惊，宜寒水石安神丸。〔楼〕外物惊者，元气本不病，故治以黄连安神之苦寒，气动惊者，不因外物惊，元气自有病，故治以寒水石安神之甘寒也。

黄连安神丸

黄连净，酒炒，一钱半　朱砂细研，水飞　生地黄　当归各一钱　甘草炙，五分

上为极细末，蒸饼和丸如黄米大。每服十丸，津下。

寒水石安神丸即钱氏安神丸，方见心脏

镇心丸　凉心经，治惊热痰盛。

甜硝白者　人参去芦，取末，各一两　甘草炙　寒水石烧，各一两半　干山药白者　白茯苓各二两　朱砂一两　龙脑　麝香各一钱，三味俱研

上为末，熟蜜丸如鸡头大。如要红，入坯子胭脂二钱即染胭脂，温水化下半丸至一二丸，食后。

◎ 急慢惊总论

小儿急慢惊风，古谓阴、阳痫也，急者属阳，阳盛而阴亏。慢

者属阴，阴盛而阳亏。阳动而躁疾，阴静而迟缓，皆因脏腑虚而得之。虚能发热，热则生风，是以风生于肝，痰生于脾，惊出于心，热出于肝，而心亦热，以惊、风、痰、热合为四证，搐、搦、掣、颤、反、引、窜、视，为八候，凡眨眼摇头，张口出舌，唇红脸赤，面眼唇青，及泻皆青，发际印堂青筋，三关虎口纹红紫或青者，皆惊风候也。大抵肝风、心火，二者交争，必夹心热而后发，始于搐，故热必论虚实，证先分逆顺，治则有后先，盖实热为急惊，虚热为慢惊，慢惊当无热，其发热者虚也，急惊属阳，用药以寒，慢惊属阴，用药以温，然又必明浅深轻重、进退疾徐之机，故曰热论虚实者此也。男搐左视左，女搐右视右，男眼上窜，女眼下窜，男握拇指出外，女握拇指入里，男引手挽、左直右曲，女引手挽、右直左曲，凡此皆顺，反之则逆，亦有先搐左而后双搐者，但搐顺则无声，搐逆则有声，其指纹、弯弓入里者顺，反外者逆，出入相半者难痊，故曰证分逆顺者此也。阳病阴脉，阴病阳脉，亦为反。凡热盛生痰，痰盛生惊，惊盛生风，风盛发搐，治搐先于截风，治风先于利惊，治惊先于豁痰，治痰先于解热，其若四证俱有，又当兼施并理，一或有遗，必生他证，故曰治有先后者此也。纲领如此，若分三者言之，暴烈者为急惊，沉重者为慢惊，至重者肝风木之克脾土，则为慢脾风矣。〔楼〕急惊，证属木火土实也，木实则搐而力大，目上目札，所谓木太过曰发生，其动掉眩，癫痫是也。火实则身热面赤。土实则不吐泻，睡合睛。故其治法合凉泻而用凉惊丸、利惊丸之类。慢惊，证属木火土虚也，木虚则搐而力小，似搐而不甚搐，经所谓木不及曰委和，其病摇动注恐是也，谓手足搐动，腹注泄，心恐悸也。火虚则身冷口气冷，土虚则吐泻，睡露睛，故其治法合温补而用羌活膏、益黄散，有热者用东垣黄芪益黄散，其东垣、非钱氏羌活膏。治慢惊者谓土虚泄泻，火木乘之，谓手掌与腹俱热之证，若火木土俱虚而摇动恐悸、注泻、手腹冷者，非羌活膏不能治之。〔丹〕小儿惊风有二，急惊属痰热宜凉泻，慢惊属脾虚所主，多死，宜温补。急惊用降火下痰丸，养血药作汤下之。慢惊当补脾，兼用朱砂安神丸，清米汤下，更于血药中求之，如四物、四君、东垣黄芪益黄散之类。世以一药通治之，甚妄。

◎ 急惊

急惊之候，亦曰真搐，牙关紧急，壮热涎潮，窜视反张，搐搦颤动，唇口眉眼眨引频并，口中气冷，脸赤唇红，大小便黄赤，其脉浮数洪紧，此内夹实热，外感风邪，心家受热积惊，肝家生风发搐，肝风心火，二藏交争，血乱气并，痰涎壅盛，百脉凝滞，关窍不通，风气蕃盛，无所发泄，故暴烈也。又有搐搦反张、斜视，而牙关不紧，口无痰涎而气热，未可直指以为惊风，恐是伤风、伤寒、夹食、夹惊、疹痘等证，此即钱氏假搐之说，又各依本证施治矣。又急惊搐搦，不可把握，但扶持之，否则风痫逆入经络，遂使手足拘挛成废疾。〔钱〕急惊，因闻大声或大惊，而后发搐，发过则如故，此无阴也，当下，利惊丸主之。急惊，本因热生于心，身热面赤引饮，口中气热，大小便黄赤，剧则发搐，盖热甚则风生，风属肝，此阳盛阴虚也，故利惊丸主之，以除其痰热，不可用巴豆及温药大下之，恐搐虚热不消也，小儿热痰客于心胃，因闻大声非常，则动而惊搐矣，若热极，虽不闻声及惊，亦自发搐。〔阎〕氏云：急惊，内有热即生风，又或因惊而发，则目上连劄，潮涎搐搦，身体与口中气皆热，及其发定或睡起，即了了如故，此急惊证也，当其搐势渐减时，与镇心治热之药一二服，如麝香丸、镇心丸、抱龙丸、辰砂丸、紫雪之类，候惊势已定须臾，以药下其痰热，如利惊丸、软金丹、桃枝丸之类，利下痰热，心神安宁，即愈。洁古云：急惊者，阳证也，俱府受病，热痰客于心肺，是少阳相火旺。经云：热则生风。因闻大声而作，盖谓东方震卦，得火气而发搐，火本不动，焰得风而动，当用利惊丸、导赤散、泻青丸、地黄丸，搐止，宜服安神丸。

〔垣〕治惊，大忌防风丸，防风辛温之药，必杀人，何也？辛散浮温热者，火也，能令母实助子之气盛，皆杀人也。如因惊而泻青色，先镇肝以朱砂之类，勿用寒凉之药，大禁凉惊丸，风木旺必克脾胃，当先实其土，后泻其子。〔丹〕急惊风发热口噤，手足心伏热，痰嗽痰喘并用涌法，重则用瓜蒂散，轻则用苦参、赤小豆末，以酸虀汁调服，候少定，用通圣散蜜丸服之，间以桑树上桑牛、阴

干研末调服，以平其风，桑牛，比杨牛则色白黄者是。又以北薄荷叶、寒
水石各一两，青黛、白僵蚕、辰砂各一钱，全蝎二枚，猪牙皂角、
槐角各五分，并为末，灯心汤和乳汁灌之。角弓反张，目直视，因
惊而致，宜南星、半夏入姜汁、竹沥灌之，更灸印堂。初惊用防风
导赤散：生干地黄、川木通、防风、甘草等分，用竹叶三钱煎服。
须用宁神膏：麦门冬去心、天竺黄、茯神、朱砂各一两，麝香一钱，
各捣研极细，炼蜜和，捏作小饼子，临卧，薄荷汤化下，一夜一饼。
老医常言小儿惊搐多是热证，若先便用惊风药白附子、全蝎、僵
蚕、川乌之类，便是坏证。后有医幼科者，只用导赤散加地黄、防
风，进三服，导去心经邪热，其搐便止，次服宁神膏，神效。从孙道
润，幼时患惊搐甚危，延京口诸有名幼科医疗之，益困笃，其祖易庵兄求方于余，以
是授之，二服立愈，自后常以救人，无不效者，恐人忽易，故着之。〔曾〕急惊之
论，前代书所不载，惟曰阳痫。大概失所爱护，或抱于当风，或近
于热地，昼则食多辛辣，夜则衾盖太厚，郁蒸邪热，积于心，传于
肝，再受人物惊触，或跌仆叫呼，雷声鼓乐，鸡鸣犬吠，一切所惊。
未发之时，夜卧不稳，困中或笑或哭，啮齿龂乳，鼻额有汗，气促痰
喘，忽尔闷绝，目直上视，牙关紧急，口噤不开，手足搐掣，此热
甚而然，况兼面红脉数可辨。盖心有热而肝有风，二脏乃阳中之阳，
心火也，肝风也，风、火，阳物也。风主乎动，火得风则烟焰起，
此五行之造化，二阳相鼓，风火相搏，肝脏魂，心脏神，因热则神
魂易动，故发惊也。心主乎神，独不受触，遇有惊，则发热，热极
生风，故能成搐，名曰急惊。治之之法，先以五苓散加黄芩、甘草，
水煎，或百解散发表。次通心气木通散、三解散。疏涤肝经，安魂
退热，牛蒡汤、防风汤主之。惊风既除之后，轻者投半夏丸，重者
下水晶丹，与之去痰，免成痴疾，但不可用大寒凉药治之，热去则
寒起，亢则害，承乃制。若仓卒之间，惊与风证俱作，只用五苓散
加辰砂末，薄荷汤调服，少解其证，盖五苓散内有泽泻导小便，心
与小肠为表里，小肠流利，心气得通，其惊自减，内有桂，木得桂
则枯，是以能抑肝之气，其风自停，况佐以辰砂，能安神魂，两得
其宜。大略要解热凉心肝后，惟可用平和汤散调理，稍热之剂则难
用，医者宜审之。愚尝感慨诸人每见惊风搐作，不明标本，混为一

证，遽然全用金、石、脑、麝、蜈、蚕、蛇、蝎、大寒搜风等剂投
之，耗伤真气，其证愈甚，多致弗救！殊不知惊生于心，风生于肝，
搐始于气，是为三证，其惊与风，首已详及，然所谓蓄气而成搐，
陈氏之论最为明理，但未著其方，余于此证，则用宽气饮治之，只
以枳壳、枳实为主。盖其气也，四时平和则身安，一息壅滞则疾作，
况小儿啼哭不常，其气蕴蓄，内则不能升降，外则无由发泄，展转
经时，亦能作搐，善医者审察病源，从而疗之，万无一失。更辨阴
阳虚实，不可轻忽，若阳实证，煎五和汤、调三解散主之，此急惊
有搐之类。若阴虚证，煎固真汤、调宽气饮治之，此慢惊有搐之类。
若暴感此证，未别阴阳虚实，先用五苓散、和宽气饮，及少加宽热
饮，三药合用，姜汁沸汤调灌即解。大抵治搐之法，贵以宽气为妙，
气顺则搐停，此自然之理。大凡幼稚欲令常时惊悸不作，在乎肾脏
和平，故戴氏曰：治惊不若补肾。谓心属火，火性燥，得肝风则烟
熘起，致生惊悸，补肾则水升火降，邪热无侵，虽有肝风，不生惊
骇。其法，当于申时进补肾地黄丸一服，或琥珀抱龙丸。用申时者，
盖水生于申，佐之以药，则肾水得平，心火不炎，自无惊矣。《钤
方》治法，大要用药有次序，有轻重，通关以后，且与截风定搐，
风搐既定，却下痰热，理为至当。若患在痰热，未有惊风，只可退
热化痰，不可妄投惊风药，盖药中多用寒凉，恐引[①]痰热入经络。凡
病在热，不可妄治痰，止当解表。病在惊，不可妄治风，盖惊由痰
热得，只可退热化痰，而惊自止。病在痰，不可便治惊，急须退热
化痰。病在风，不可便治搐，盖风由惊作，只可利惊化痰，其风自
散。若也有搐，须用截风散惊，至妙之道。若治惊而痰不化，热亦
不退，惊安得自止？化其痰，热若不退，风亦不散，痰安得去？是
知不治之治，所以治之之谓欤。急惊初传，风搐得定，而痰热一泄，
又须急与和胃定心之剂，若搐定而痰热无多，则但用轻药消痰除热
可也。然急惊虽当下，切不可过用寒凉，及水银、轻粉、巴豆、芒
硝等荡涤太骤，或当剂之，皆不得已，但使疾去即止，或不当用而
用，或可用而过焉，由此遂成慢惊矣。且如只下痰热，不必太骤，

---

① 引：此下原衍"入"字，据修敬堂本删。

但斟酌处用大黄一品足矣，且急惊证源在于去肝风，降心火，《幼幼书》以为至要之说也。〔薛〕急惊之候，牙关紧急，壮热涎涌，窜视反张，搐搦颤动，口中气热，颊赤唇红，脉浮洪数者，此肝经血虚，火动生风，盖风生则阴血愈散，阴火愈炽，火动则肺金愈亏，肝木愈盛，宜滋肝血，养脾气，若屡服祛风化痰、泻火辛散之剂，便宜认作脾虚血损，急补脾土。若风火相搏，抽搐目眴，筋急痰盛者，用四物汤以生肝血，加钩藤钩、山栀仁以清肝火，更用四君子以补脾，六味丸以滋肾。若肺金克木而兼呵欠者，用泻白散以泄肺邪，地黄丸以益肝血。若邪入肝，则用柴胡清肝散加龙胆草亦可。邪入心，用栀子清肝散加炒黄连亦通。邪入肾，用六味地黄丸。邪入肺，用地骨皮散。邪入脾，用六君子加柴胡、山栀。若不养肝血，不补脾气，纯用祛风化痰之药不已，则脾益虚，血益损，邪气延绵，必传慢惊矣。初有痰热，未有惊风，先且解表，祛肝风，降心火。

《和剂》香苏散　解肌加干葛见伤寒太阳证。

参苏饮　解惊风烦闷，痰热作搐，咳嗽气逆，脾胃不和。

人参去芦　紫苏和梗　前胡去芦　干葛　半夏　赤茯苓去皮。各七钱半　枳壳　陈皮去白　桔梗剉，炒　甘草各五钱

《钤方》去人参，加川芎。

上剉。每服二钱，水一钟，姜二片，煎七分。无时温服。

人参羌活散　治初作急惊，散风邪，除风热。

羌活　独活　柴胡　川芎　人参　甘草炙　白茯苓各一两　前胡　桔梗　地骨皮　天麻酒浸，焙。各半两　枳壳一两，麸炒

上㕮咀。每服一钱，水半盏，姜一片，薄荷一叶，枣半个，煎服。疹痘未发，亦可服。《直指方》每服三字末，紫苏、薄荷汤调。搐掣紧急者，去节麻黄煎汤调。或惺惺散加荆芥、防风亦可，免得遽施脑、麝。

惺惺散　除风热，及伤寒时气，疮疹发热。

白茯苓净　细辛　桔梗　栝楼根　人参　甘草炙　白术　川芎各等分

上为末。每服一钱，水半盏，姜一片，薄荷三叶，同煎。汤氏细辛减半。

独活汤　治胎惊，发散风邪。

羌活　独活各一分　槟榔　天麻　麻黄去节　甘草炙。各半分

上剉散，每服半钱，水煎。于内加南星末蜜调，可贴囟门。

木通散　治小儿肝心有热惊悸，用此药泻肝风、降心火、利惊热。

羌活　山栀子各二钱　大黄煨　木通　赤茯苓　甘草各一钱

上剉碎，每服二钱，入紫苏叶些少，用水一盏，煎至五分，不拘时服。

已风丹　祛风退惊。

天竺黄细研　防风　钩藤各一两　白僵蚕　干全蝎　白附子各半两

上为细末，炼蜜和如芡实大。每服一粒至二粒，麝香、荆芥汤化下。

加味导赤散

生地黄上　木通上　防风中　甘草中　山栀子中　薄荷叶下　麦门冬中

入灯心草、竹叶，水煎。

《仁斋》犀角汤　治心惊热盛。

犀角　防风　木通　赤茯苓　桑白皮炒　甘草炙，各等分

上剉细。每三字，水煎服。

急惊初传，且可通关、定惊搐。诸风搐搦，关窍不通，痰涎潮塞，气实使之。先用苏合香丸，以姜自然汁浸①，薄荷汤调与服，使气下则痰下，关窍自通。

通关散　治小儿惊风搐搦，关窍不通。

南星炮　僵蚕炒。各一钱　麝香一字　猪牙皂角二定　赤脚蜈蚣一条，炙

上为末，以手点姜汁，蘸药少许擦牙，或用物引滴入药两三点。涎自出，口自开。皂角，略烧存性，为末。

嚏惊散

半夏一钱　猪牙皂角半钱

① 汁浸：原作"侵"，据四库本改。修敬堂本"侵"作"汁"。

上为末。用一豆许，用管子吹入鼻。立醒。

茅先生夺命散

铜青　朱砂各二钱　腻粉半钱　麝香少许　蝎尾十四个，去针

上为末。每服半钱，薄荷、腊茶清调下。此治天钓、脐风、客忤、卒死、撮口、鹅口、木舌、喉痹、胙腮、风壅吐涎，后依证调理。

钱氏凉惊丸

草龙胆　防风　青黛各三钱　钩藤二钱　黄连五钱　牛黄　麝香　龙脑各一字

面糊丸粟米大。每服三、五丸，金银汤下。

《局方》天麻防风丸　治小儿惊风，身热喘粗，多睡惊悸，手足搐搦，精神昏愦。

天麻　防风　人参各一两　甘草　朱砂　雄黄各二钱半　蝎尾炒　僵蚕炒。各半两　牛黄　麝香各一钱

上为末。炼蜜丸樱桃大，朱砂为衣。每一丸，薄荷汤化下。

《三因方》治阳痫惊风热证，面赤、身热、发搐、直视、牙紧。

芦荟　白附子　甘草各二钱　胡黄连　朱砂各一钱　腻粉　麝香各半钱　蝎梢　僵蚕炒。各七个　金箔七片　赤脚蜈蚣一条，炙

上为末。二岁以上服半钱，金箔、薄荷汤下。

《全婴方》睡红散　治小儿急、慢惊风，手足搐搦，目瞪神昏。

牛黄　硼砂　脑子　真珠　水银砂子。各半钱　青黛　蝎尾炒　京墨烧　南星　半夏同上，姜制一宿　蛇含石淬。各一钱　金银箔各十片　麝香一字　乌蛇尾并项下七寸，酒浸一宿，取出，去皮骨，炙，一钱

上为末。三岁一字，薄荷汤下。

按：此治风热痰药，通关透肌骨之剂也，非风邪下陷者，不可轻用。

定搐散　治小儿急惊，定搐。

赤脚蜈蚣大者一条，酒浸，炙　麻黄去节　南星炮　白附子　直僵蚕炒　羌活　代赭石醋煅淬七次　蝎梢　川姜黄各二钱　朱砂一钱

上为末。每服一字，荆芥、紫苏煎汤调下。如搐不止，加乌蛇肉。

顺搐散　解男右女左搐不顺者。

枳壳制　钩藤去钩　荆芥　羌活　防风去芦　甘草各半两

上碎。每服二钱，水一盏，顺切姜二片，煎七分，无时，温服。或入薄荷同煎。

泻青丸　治窜视、发搐，痰热。

龙胆草焙　栀子仁　大黄煨　羌活　防风各一钱　川芎一钱半

上为末。炼蜜丸梧子大。每一丸，煎竹叶泡薄荷汤调下。钱氏有当归。

〔罗氏〕**镇肝丸**　治小儿急惊风，目直上视，抽搐昏乱，不省人事，是肝经风热也。此方，泻青之变

天竺黄研　生地黄　当归　竹叶　草龙胆　川芎　大黄煨　羌活　防风各二钱半

上为细末，炼蜜丸如鸡头大。每服二丸，砂糖水化下。先服此，后服天麻散。

凡欲下之，须当审问前人已下、未下，或曾经吐泻否，已下及吐泻者，不可再下，但驱风、化痰、消热而已，大约痰热十分，且泄其三之二，下剂中须用枳壳、菖蒲宽心通气之类佐之。急惊，急在一时，治不可缓，缓则候加深，若一时体认不明，又不可妄施药饵。急惊既已传截风、定搐，次第，风惊已定，而痰热下剂有三，初且轻下，又稍重下，又加重下之剂，下后和胃助气，而后定志宁神，驱风镇惊，防其再发，若下后诸证犹存，未易痊愈，更勿再下，当作慢惊推详。

〔**急惊轻下法**〕

防风汤　治风热痰壅，大便不通。

防风　羌活　枳实各半两　川芎　甘草炙　大黄煨。各二钱半

剉末。每服三字，姜枣煎。

小柴胡汤加枳壳、防风，最利风热，解血热。免用银粉、巴、硝重剂。一方，加大黄少许。

宣风散　疏导风、热、惊风、痰热，四证俱备者，极效。

鸡心槟榔二个　甘草　橘红各半两　黑牵牛取末，二两，半生半炒

上为末。每服半钱，蜜汤调下。

定命丹 治急惊、天吊、撮口，通利痰热。

全蝎七个　天麻　南星炮　白附子各二钱半　朱砂　青黛各一钱半　轻粉　麝香各半钱　龙脑一字

上为末。粟米糊，丸绿豆大。每一丸，荆芥、薄荷汤调下。先研半丸，吹入鼻中。

疏风散 治惊风痰热四证俱盛。

槟榔　陈皮去白，各二钱　牵牛　大黄略煨，各三钱

上为末。每服半钱，生蜜调下。演山加朴硝一钱。

《保婴方》大黄、黑牵牛、白牵牛，三味各半生半熟，槟榔，各半两，细末，蜜汤调。痰多，加轻粉。

〔演山〕治四证已作，八候未具，**截风丹**。

全蝎去毒，炒　僵蚕炒　白附子炮　南星炮　天麻各二钱半　朱砂一钱　赤足蜈蚣一条，酒炙　麝香一字

上为末，炼蜜丸梧子大。每服三丸，金银薄荷汤化下。

定搐散 治急惊、四证八候并作。

天麻　白附炮　南星炮，各半两　蝎梢炒　白花蛇头酒炙。各二钱半　朱砂　雄黄　乳香各一钱　代赭石一两，米醋淬七次　赤脚蜈蚣一条，酒炙　龙脑　麝香各一字

上为细末。每服半钱，金银薄荷汤下。炼蜜丸，调亦佳。

牛黄清心丸 治四证八候，去风痰，散惊热。

南星　半夏　白附　川乌各一两，并洗　川郁金半两

上五味，为粗末，用腊月黄牛胆两三枚取汁和药，入胆中札，悬当风处一月，干，取出，入添马牙硝、朱砂、雄黄、硼砂各一钱，脑、麝少许，加胆药一两，硝、砂四味各一钱，稀面糊、丸麻子大。金银薄荷汤下。一岁十丸，二岁倍之。

〔郑氏〕**比金丸** 治急惊壮热，喘粗痰嗽，大小便不利。

轻粉　滑石各钱半　南星一钱一字　青黛半钱

为末。稀糊丸小豆大。一岁二丸，薄荷汤调下。急惊头热足冷，口噤面青痰瘫，加一丸。桃皮汤下、名桃符丸，疏流蕴积涎热，疮痘余毒，宜服。又去青黛、加蝎稍半钱，名小青丸，同治。

利惊丸 急惊痰热潮搐。

轻粉　青黛各一钱　牵牛末半两　天竺黄二钱

上为末，糊丸或炼蜜丸小豆大。薄荷汤化下。

太白散　急惊搐搦涎盛。

粉霜二钱　轻粉　白牵牛炒。各一钱

上为末。每服一字，薄荷汤调。吐痰，效。

防风丸　治惊风痰热，神昏惊悸。

天麻　防风　人参　川芎各一两　全蝎　甘草　僵蚕　朱砂　雄黄　牛胆南星各二钱五分

上为末，蜜丸鸡头大。每一丸，薄荷汤下。

《保婴方》全蝎散　治急、慢惊风发搐，服之神效。急慢二证加减方法在内，制法更佳

全蝎二十四个，新薄荷叶包，以竹夹住，于慢火上炙数次，或干薄荷叶酒浸开包炙亦可　僵蚕半两，炒去丝嘴，用薄荷依法炙　南星一两，取末，以生姜一两切片，新薄荷叶二两同捣和，捏作饼，晒干

如急惊，不用南星，加大黄一两，煨。若慢惊，不用大黄，加制南星。

白附子炮，三钱　防风去芦叉　天麻　甘草炙　朱砂水飞　川芎各半两

上为末。一岁儿，服一字，二岁儿，服半钱，薄荷汤调下，量大小岁数加减。身热发搐，煎后火府散调。慢惊吐泻后发搐，生姜汤调。急惊搐，煎火府散加大黄汤调。

火府散　面赤、咬牙、发热、唇口干燥、小便赤涩，一切虚、实邪热并治。

生地黄　木通各一两　黄芩　甘草炙。各半两

上㕮咀。每服二钱，水煎，温服。无时。

〔**汤氏**〕**金星丸**　治急惊，壮热痰壅，大便不通。

郁金末　雄黄各二钱半　腻粉半钱　巴豆七个，取霜

上为末。醋糊、丸黍米大。一岁二丸，薄荷汤下。

〔**茅先生**〕**朱砂膏**　治惊热，惊积。

朱砂半两　硼砂　马牙硝各三钱　真珠一钱　玄明粉二钱　龙脑麝香各一字

各研，拌久自成膏。如诸惊，黄豆大，金银薄荷汤化。潮热，甘草汤。狂躁恶叫，生地龙自然汁。月内儿，调涂乳头，令吮。

大黑龙丸　治小儿急慢惊风，神效。

胆星　礞石硝煅。各一两　天竺黄　青黛各半两　芦荟二钱半　辰砂　蜈蚣烧灰，一钱半　僵蚕五分

上为末。甘草汁、为丸如鸡头大，每服一丸或二丸，姜蜜薄荷汤下。如慢惊，用桔梗白术汤下，即愈。

小黑龙丸　治小儿急惊轻者。

青礞石煅，一两　青黛一钱　芦荟一钱半　胆星一两

上为极细末，甘草汤、为丸如鸡头大。每一丸，姜蜜薄荷汤下。

上二方，礞石、胆星治痰之剂为君，痰多者宜之。

〔**急惊重下法**〕

〔谢氏〕**夺命丹**　治急惊不省人事，眼定不动，牙关不开，唇白并黑者。

南星　半夏各四钱，为末，并以生姜汁和作饼子，晒干　真珠新白者，二钱　巴豆去油净，一钱　朱砂四钱　金箔　银箔各十片　轻粉　麝香各半钱

上，各为末，和匀，飞罗面打糊为丸，如黍米大。每一岁儿一丸，灯心汤下。

比金丸　治小儿风热丹毒，急慢哑惊。

前，夺命丹中减去金银箔，加真郁金末三钱，丸如上法。

利惊丸

前，比金丸中去郁金，加脑子半钱，白颈蚯蚓一条，用刀截断首尾两头齐跳者用之，去土秤二钱，丸服如上法。

按：此三方导痰药也，白饼子加减法。

〔演山〕**青金丸**　治惊风痰热，四证壅盛。

巴霜半钱匕　青黛二钱半　南星半两，炮　轻粉一钱　滑石　全蝎去毒，炒。各二钱

上为末，稀糊丸如麻子大。一岁五丸，二岁七丸，大小加减，薄荷、茶清下。以通为度。一方，加白附子。

真珠天麻丸　治惊风痰热壅盛，及吊肠、锁肚、撮口，绝效。

南星炮　天麻　白附子炮。各一钱　腻粉半钱　巴霜一字　芜荑炒

全蝎面炒　滑石各一钱半

上为末，糊丸粟米大。一岁五、七丸，二岁十丸，大小加减，薄荷汤点茶清，送下。

〔郑氏〕**驱风膏**　肝风筋脉拘急，面红目青，眼上惊搐，及胎风。

辰砂　蝎尾　当归　龙胆草　川芎　山栀仁　大黄　羌活　防风　甘草各一钱

上为末，入麝香一字，炼砂糖，丸鸡头大。三岁三丸，薄荷、竹叶、蜜，汤化下。

睡安散　治急、慢惊风潮搐，不得安睡。

辰砂水飞　乳香　血竭各一钱，并细研　麝香半钱研　人参　酸枣仁炒　南星炮　白附各半两　全蝎二十一枚　蜈蚣一条，酥炙黄，酒浸一宿

上为末。一岁一字，薄荷汁、好酒煎沸调下。得睡效。

蛇头丸　治急慢惊，风涎搦搦来去，不问阴阳二候。

蛇头一个，炙　赤足蜈蚣三条　朱砂三钱　铅白霜　轻粉各二钱　龙脑　麝香各一钱　铁液粉　百草霜各半两　蛇含石一两，醋淬　一方，加全蝎一分

上为末，米糊丸鸡头大。三岁半丸，薄荷汤磨下。一方，慢惊加附子半两，去皮、尖，血竭一分。

《直指》**天麻丸**　利惊下痰，吊肠、锁肚、撮口，可通用。

南星炮，二钱　白附炮　马牙硝　天麻　川灵脂　全蝎焙，各一钱　轻粉半钱　巴霜一字

上为末，稀糊丸麻子大。每一丸，薄荷、姜钱，泡汤送下。

上，重下之剂，惟上壅下闭，血气充实，脉沉而有力者宜之。又阎氏所谓：候搐势定，下其痰热之类，是已。

〔利惊后调胃助气定志宁神防作慢惊〕

《直指》**银白散**　助胃驱风，呕吐作慢惊候者，通用。

莲肉　扁豆炒　白茯苓各一分　人参　天麻　白附子炮　全蝎炒　木香　甘草炙　藿香半分　陈米炒香，三钱　一方，加白术一分

上为末。每一钱，姜钱一片，入冬瓜子仁七粒同煎或陈米。调下。

醒脾散，大醒脾散，王氏惺惺散，皆和胃助气，可通用。三方见慢惊。

定志丸　治惊风已退，神志未定，以此调之。御院有乳香。

琥珀　茯神　远志肉姜制，焙　人参　白附子炮　天麻　天门冬去心　甘草炙　酸枣仁炒

上为末，炼蜜丸，皂子大，朱砂为衣。每服一丸，灯心、薄荷汤调下。

温胆汤　治惊悸烦痰。

制半夏　枳实炒　酸枣仁汤浸，去壳。各二钱半　白茯苓半两　陈皮去白　甘草各一钱半

上剉散。每服一钱，入竹茹少许、姜枣煎。

加味地黄丸

地黄八两　山药　山茱萸各四两　泽泻　牡丹皮　茯苓各三两　羌活　防风各二两

上为末，炼蜜丸，如桐子大。量儿大小加减。

〔海〕**五福丸**　治急惊风。生蚯蚓一条，研烂，入五福化毒丹一丸，再研如泥。煎薄荷汤少许调化，旋灌，量儿大小，加减服之。

五福化毒丹　治惊热，凉心膈。

生地黄　熟地黄焙。各五两　天门冬　麦门冬去心，焙。各三两　甜硝　玄参　甘草各二两，炙　青黛一两半

上，上六味为细末，后研入硝、黛，炼蜜丸，如鸡头大。每服半丸或一丸，食后，熟水化下。

安神丸　治小儿惊悸，热渴心闷，脉实面红，颊赤口燥。

麦门冬　马牙硝　白茯苓　山药　寒水石各半两　朱砂一两　甘草半两　龙脑一字

上为末，炼蜜丸，如鸡头大。每服半丸，砂糖水下。

上四方，甘寒泻火之剂为君，小儿血气虚而急惊者宜之。又，洁古、闫氏所谓：候搐止势减，宜安神镇心之类，是已。

〔曾氏方〕

五苓散　解伤寒、温湿、暑毒、霍乱，分阴阳，理烦渴。

泽泻去粗皮，二两半　白茯苓去皮　猪苓去皮　白术各一两半　肉桂去

粗皮，七钱半，不过火

上碎，入桂同研为末。每服一钱，温汤调下。不拘时。若作呋咀，用赤茯苓，分两同前，每服二钱，水一盏，煎七分，温服。

百解散　主和解百病。虚慢阴证不宜。

干葛二两半　升麻　赤芍药各二两　黄芩一两　麻黄制，七钱半
薄桂去粗皮，二钱半　甘草一两半

上碎。每服二钱，水一盏，姜二片，葱一根，煎七分。无时温服。有风热盛，加薄荷同煎。

木通散　主上膈热，小府闭，烦躁生嗔及淋证，诸疮丹毒。

木通去皮节　地萹蓄去老梗。各半两　大黄　甘草　赤茯苓去皮，各三钱　瞿麦去干根　滑石末　山栀仁　车前子　黄芩各二钱半

上件，呋咀。每服二钱，水一盏，灯心三茎，煎七分。无时、温服。或入薄荷同煎。

三解散　主上焦蕴热，伤风面红目赤，狂躁气急渴水，惊啼烦闷，丹毒口疮，痰嗽、搐搦。

人参去芦　防风去芦　天麻　茯神去皮木根　郁金无，以山栀仁代
白附子　大黄各二钱半　赤芍药　黄芩　僵蚕各五钱　全蝎十五尾，去尖毒　枳壳水浸润，去瓤，刬片，麸炒微黄，二钱　粉草六钱

上，碎，焙为末。每服半钱至一钱，用温薄荷汤，无时调下。或灯心汤。

牛蒡汤　主伤风发热烦躁，鼻塞气喘，痰嗽惊啼，及诸疮、赤紫丹毒，咽喉肿痛。

牛蒡子三两，略炒，研碎　大黄一两半　防风去芦　薄荷去老梗，各一两
荆芥去根老梗，四两　甘草一两一钱半

上件，呋咀。每服二钱，水一盏，煎七分，无时、温服。

防风汤　治急惊后余热未退，时复手足搐搦，心悸不宁，及风邪中入肝经，两目视人开眨不常。

防风去芦　川芎　大黄　白芷　黄芩　甘草各半两　细辛去叶，二钱
薄荷叶二钱半

上件，刬焙为末。每服一钱，用温汤无时、调服。

半夏丸　治痰证神效。若惊搐后风涎潮作，服之神效。

半夏生用，二两　赤茯苓去皮　枳壳制。各一两　风化朴硝二钱半

上，前三味为末，入乳钵同朴硝杵匀，用生姜自然汁煮糯米粉为丸，绿豆大。每服三十丸至五十丸，仍以淡姜汤，食后临睡送下。儿小，煮丸如粟谷大。

水晶丹方见癖积

宽气饮　主通利关节，除胸膈痞结，消痰逐水，进美饮食，及治蓄气而成搐，传变急、慢惊风，气逆不和，精神昏倦。

枳壳水浸，去穰，麸炒微黄　枳实制同上。各一两　人参去芦　甘草炙各半两

上，剉焙为末。每服半钱至一钱，净汤，无时调服。惊风发搐，姜汁葱汤同调。热极者，入宽热饮，薄荷、蜜汤调下。或麦门冬汤。

五和汤　主宣利脏腑积热，调和荣卫。

当归酒洗　赤茯苓去皮。各半两　甘草炙　大黄　枳壳水浸润，去穰，剉片，麸炒微黄。各七钱半

上件，㕮咀。每服二钱，水一盏，煎七分。无时，温服。

宽热饮方见发热

茯神汤　治心气不足，虚而惊悸，日常烦哭，及婴孩生下羸瘦多惊，宜子母同服，自然有效。

茯神去皮木根，一两　人参去芦　当归去芦尾，酒洗。各半两　甘草炙，二钱

上件，㕮咀。每服二钱，水一盏，煎七分。无时，温服。有微热烦躁，入麦门冬，去心同煎。

镇惊丸　主急、慢二惊，风痰上壅，手足抽掣，口眼㖞斜，烦躁生嗔，精神昏闷。常服，宁心镇惊，疏风顺气。

人参去芦，三钱　粉草半生半炙　茯神去皮，木根　僵蚕去丝　枳壳同前制。各五钱　白附子　南星制　白茯苓去皮　硼砂　牙硝　朱砂水飞。各二钱半　全蝎十尾，去尖毒　麝香一字

上，除牙硝、硼砂、麝香、朱砂四味，用乳钵细研，余九味，焙为末，入乳钵内和匀，前四味用糯米粉，水煮，清糊为丸，梧桐子大。就，带润以银朱为衣。每服三丸至五丸或七丸。急惊用温茶

清磨化服。慢惊以生姜、熟附子煎汤研化温服，薄荷汤化下或麦门冬汤。

截惊丸　治惊风搐搦，烦躁有热，两目上视，口禁牙关。

龙胆草去芦　防风去芦　青黛　钩藤和钩　黄连净　牛黄　甘草　朱砂水飞，各五钱　薄荷叶二钱半　麝香半钱

上，除牛黄、麝香外，余八味剉、炒为末，仍同前二味，乳钵内杵匀，炼蜜丸，如芡实大。每用一丸至二丸，温汤化服。或茶清。

朱砂膏　主五心烦热，喉痰壅盛，惊风搐搦，渴饮无时，睡中不宁，见人烦躁，口疮糜烂。

朱砂水飞，五钱　马牙硝　硼砂　玄明粉各二钱半　麝香一字　金箔　银箔各十五片　白附子　枳壳麸炒微黄。各三钱　川芎　粉草各四钱　人参去芦　黄芩　薄荷叶各二钱

上，前七味入乳钵细研，后七味剉焙为末，仍入钵中同前药和匀，炼蜜丸，芡实大。每服一丸至二丸，用麦门冬熟水，无时化服。

不惊丹　治因惊气而吐逆作搐，痰涎壅塞，手足掣缩，目睛斜视。常服，疏风顺气，自不作惊，和脾胃，进饮食。

枳壳去穰，麸炒微黄，一两　淡豆豉焙干　南星　茯神去皮根木，各半两　蝎梢五十尾，去尖毒　净芜荑二钱半，先入乳钵内极细研烂

上，除芜荑外，余五味焙为末，再同芜荑乳钵内杵匀，醋煮糯米粉糊为丸。周岁内婴孩，粟谷大，每服三十丸至五十丸，乳汁下，三岁以上者麻仁大，每服五十丸及六十丸，温米清汤下。候一时，得吃乳食。

〔薛氏方〕

四物汤见吐血　**四君子汤**　**六味丸**即补肾地黄丸　**泻白散**见肺脏　**柴胡清脾散**　**栀子清肝散**并见发热

参术柴苓汤　治肝经风热，脾土受克，其证善怒，睡中抽搐，遍身作痒，饮食少思。

人参　白术　茯苓　陈皮各一钱　柴胡　升麻各七分　山栀炒，八分　钩藤钩一钱　甘草炒，五分

每服一二钱，姜枣，水煎。

安神镇惊丸　惊退后调理，安心神，养气血，和平预防之剂也。

天竺黄另研　人参　茯神　南星姜制。各五钱　酸枣仁炒　麦门冬当归酒洗　生地黄酒洗　赤芍药炒。各三钱　薄荷　木通　黄连姜汁炒山栀炒　辰砂另研　牛黄另研　龙骨煅。各二钱　青黛一钱，另研

上为末，蜜丸绿豆大。每服三五丸，量儿大小加减，淡姜汤送下。

◎ 慢惊

慢惊之候，或吐或泻，涎鸣微喘，眼开神缓，睡则露睛，惊跳搐搦，乍发乍静，或身热，或身冷，或四肢热，或口鼻冷气，面色淡白淡青，眉唇间或青黯，其脉沉迟散缓。盖由急惊过用寒凉，或转太骤，传变成之。又有吐利不止而成者。有气虚暴吐泻而成者。有夏月脾胃伏热大吐泻，当解暑热不可专曰固阳。有脏虚洞泄成者。有久痢气脱而成者。有下积取泻成者，有吐血泻血而成者。有伤寒传变阴证成者。有得之久嗽作痫者。有得之发痫不已者。有得之虫积冲心者。有得之卵肿疝气腹痛，其或汗出太过，脾困烦渴，四肢浮肿，大小便闭，走马急疳，并传慢候。惟吐泻积痢成虚致之，则证变甚速。凡才经吐泻，便是慢惊，须用温中扶里。或搐来紧急，乃慢惊初传，尚有阳证，不可误作急惊用药。世言搐慢为慢惊，非也，若泥此，往往指慢脾为慢惊矣。凡慢惊，男子以泻得之为重，女子以吐得之为重。又，吐有五证，泻有五证，各明所因主治，古云：病家怕惊不怕泻，医家怕泻不怕惊，如因泄泻不止，且先治泻，若更治风，则惊风愈甚。如因他证例，当循原施治也。其慢惊候若从急惊传来，只可截风调胃，均平阴阳，不可全用阳药，使阳归阳，复作急惊之候，用药施治，无过、不及，可也。急惊以关格不通，略施脑麝开通，定其搐搦尚可，慢惊阴重阳亏，诸经已虚，不宜通关又凉其藏，易作慢脾风。慢惊危急，如眼睛昏定，定而眨，虽眨，不左右顾或窜视，四肢厥冷，汗出如流，口面黔黯，指甲黑，四体垂軃，至重。慢惊证眼半开半合，似睡不睡是也，其脉或浮或沉，身或热或凉，或吐或泻，或不吐泻，或食乳，或阻乳，名半阴半阳合病，即如伤寒半表半里也。治法，大要审问源流施治，不可概曰慢惊证，如因吐泻得之，用汤氏醒脾散之类，他证可以类推，次第

于后，然慢惊已传属阴，亦须准较阴阳亏盛浅深，不可温燥之剂太过。〔钱〕慢惊因大病后或吐泻，或只吐不泻，变成脾胃虚损，遍身冷，口鼻气出亦冷，手足时瘛疭，昏睡露睛，此无阳也，宜瓜蒌汤主之。东都王氏子吐泻，诸医用药下之至虚，变慢惊，其候、昏睡露睛，手足瘛疭而身冷。钱曰此慢惊也，与瓜蒌汤，其子胃气实，即开目而身温。王疑其子不大小便，令诸医以药利之，医留八正散等数服，不利而身复冷，令钱氏利小便。钱曰不当利小便，利之必身冷。一二日果身冷矣，因抱出，钱曰不能食而胃中虚，若利大小便，则脾胃俱虚，当身冷而闭目即死，今幸胎气实而难衰也。钱氏用益黄散、史君子丸四服，令微能饮食。至日午，果能饮食，所以然者，谓利大小便脾胃虚寒，当补脾，不可别攻也。后又不语，诸医作失音治之。钱曰既失音，何开目而能饮食，又牙不紧而口不噤也，诸医不能晓。以地黄补肾，钱曰此因用凉药利小便，致脾肾俱虚，今脾已实，肾尚虚，故补肾必安，治之半月而能言，一月而痊。〔洁〕慢惊者，阴证俱，脏受病，盖小儿吐泻病久，脾胃虚损，若不早治，则成慢惊，名曰瘛疭，似搐而不甚搐也。因脾胃虚损，故大便不聚，当去脾间风，先用宣风散导之，后用益黄散、史君子丸平之，则其利自止，既已失治，则脾胃俱虚，致被肝木所乘，是为慢惊，当用温补，羌活膏主之。〔垣〕阎孝忠编集钱氏方，以益黄补土，误矣。其药有丁香辛热助火，火旺，土愈虚矣，青橘皮泻肺金，丁香辛热大泻肺与大肠，脾实当泻子，今脾胃虚，反更泻子而助火，重虚其土，杀人无疑矣。其风木旺证，右关脉洪大，掌中热，腹皮热，岂可以助火泻金。如寒水来乘脾土，其病呕吐、腹痛，泻痢青白，益黄散圣药也。今立一方，先泻火补金，大补其土，是为神治之法，以黄芪二钱、人参一钱、炙甘草五分，加白芍药一钱，此四味皆甘温能补元气，甘能泻火，《内经》云：热淫于内，以甘泻之，以酸收之。白芍药酸寒，寒能泻火，酸味能泻肝而大补肺金，所补，得金土之位，金旺火虚，风木何由而来克土，然后泻风之邪。夫益黄散、理中丸，养神之类，皆治脾胃寒湿大盛，神品之药也，若得脾胃中伏火、劳役不足之证，及服热药巴豆之类，胃虚而成慢惊之证，用之必伤人命。夫慢惊风者，皆由久泻脾胃虚而生也，钱氏以羌活膏疗慢惊风，误矣。脾虚者，由火邪乘其土位，故曰从后来者为虚邪，火旺能实其木，木旺故来克土，当于心经中以甘温补土之源，更于脾土中泻火以甘寒，更于脾土中补金以酸凉，致脾土中金旺火衰，风木自虚矣。〔海〕惊啼，手足瘛疭，睡卧不稳，四君子加全蝎去尾尖毒炒，钩藤、白附子炒，等分，同煎。脾胃虚弱，生风多困，四君子加炒半夏曲、没石子，等分，为细末，入冬瓜子少许，同煎服。〔丹〕频吐泻，将成慢惊，用钱氏白术散加山药、扁豆炒，肉豆蔻面煨，各一钱，入姜一片，煎服。若慢惊已作，加细辛、天麻各一钱，全蝎三个去稍，白附子八分面煨。惊而泻，用参、苓、芍药酒炒，白术姜煎，夏月加黄连、甘草、竹叶服之。〔曾〕治慢惊者，考之古书，亦无所据，惟载阴痫而已。盖慢惊属阴，阴主静而搐缓，故曰慢，其候皆因外感风寒，内作吐泻，或得于大病之余，或传误转之后，目慢神昏，手足偏动，口角流涎，身微温，眼上视或斜转，及两手握拳而搐，或兼两足动掣，各辨男左女右搐者为顺，反此为逆。口气冷缓或囟门陷，此虚极也，脉沉无力，睡则扬睛，谓两目半开半合，此真阳衰耗而阴邪独盛，阴盛生寒，寒为水化，水生肝木，木为风化，木克脾土，胃为脾之府，故胃中有风，瘛疭渐生。其瘛疭证状，两肩微耸，两手垂下，时复动摇不已，名为慢惊。宜以青州白丸子、苏合香丸，入姜汁杵匀，米饮调下，虚极者加金液丹，次用冲和饮同七宝散，水煨姜煎服，使气顺风散，少解吐泻，间以胃苓汤救其表里，若吐不止可投定吐饮，泻不减宜服六柱散或曰生汤去胃风、定瘛疭、清神气，五苓散导其逆、调荣卫、和阴阳，若痰多唇白，四肢如冰，不省人事，此虚慢之极，用固真汤速灌之以生胃气，胃气既回，投醒脾散、沉香饮调理。〔薛〕慢惊之证，吐泻痰鸣气喘，眼开神缓，昏睡露睛，惊跳搐搦，乍发乍静或身热身冷，面淡青白或眉唇青赤，其脉迟沉而缓是也，禀赋不足，或久病脾虚，及常服克伐之药者，多致此证。若因土虚不能生金，金不能平木，木来侮土而致前证者，以五味异功散加当归、酸枣仁，佐以钩藤饮子补土平木。若脾土虚寒者，用六君子加炮姜、木香，不应，急加附子以回阳气，盖阴血生于脾土，宜四君子、当归、酸枣仁。凡元气亏损而至昏愦者，急灸百会穴，若待下痰不愈，而后灸之，则元气脱散而不救矣。

◎ 慢脾风

慢脾风之候，面青额汗，舌短头低，眼合不开，睡中摇头吐舌，频呕腥臭，噤口切牙，手足微搐而不收，或身冷身温而四肢冷，其脉沉微，阴气极盛，胃气极虚，十救一二。盖由慢惊之后，吐泻损脾，病传已极，总归虚处，惟脾所受，故曰脾风。若逐风则无风可逐，若治惊则无惊可治，但脾间痰涎，虚热往来，其眼合者，脾困气乏，神志沉迷，痰涎凝滞而已。然慢脾之名，又曰虚风，小儿或吐或泻之后，面色虚黄，因虚发热，才见摇头斜视，昏困额汗，身亦黏汗，声沉小而焦，即脾风之证，不必皆因急慢风传次而至，又当识之。又，慢脾之候，言脾而不言胃何也？盖胃为腑属阳，非若脾乃阴脏也，故小儿病传在腑多自愈，在脏不可不治。盖小儿纯阳之气，在腑为顺，在脏为逆，古人皆理其脏，未言治腑也。又，肾一脏，常主虚，不可攻治，若肾脏有患，但清心肺，缘心与肾，即既济也，肺与肾，又子母也，无与肾药及诸补药也。慢脾惟吐与泻，积与痢传入，慢候其证变至速，虚又速也，治必循次平和，无令速愈之理，药和且平，调脾养胃，不可过剂也。钱氏有黄土汤以土胜水，木得其平，则风自止，以脾土为本也。治法，大要生胃回阳，若眼半开半合，手足不冷，证候尚在慢惊，则勿用回阳，或已入慢脾而阳气未甚脱者，亦未可即用硫黄、附子等剂，手足渐暖，仍以醒脾散等调之。

曾氏用青金丹、天麻饮灌服，或六柱散、固真汤。

〔钱氏方〕

瓜蒌汤

瓜蒌二钱　白甘遂末，一钱

上同于慢火上炒焦黄，研匀。每服一[①]字，麝香、薄荷，汤调服。

上瓜蒌汤，钱氏治慢惊法，脉有力者宜用。盖湿痰积于膈中，

———————
① 一：原缺，据四库本补。

使风火不得开发而身冷，故用瓜蒌汤劫去湿痰，使风火得伸而身温搐止。若脉无力者，不宜用之，便当补脾及温白丸、羌活膏之类。

青州白丸子　治小儿惊风，大人诸风。

半夏生，七两　南星生，三两　白附子生，二两　川乌生，半两，去皮、脐

上为末。以生绢袋盛，井花水摆出，如未出者，更以手揉出，如有滓，更研，再入绢袋，摆尽为度。于磁盆中日晒夜露，至晓，撇去旧水，别用井花水搅，又晒，至来日早，再换新水，搅如此法。春五日，夏三日，秋七日，冬十日，去水晒干后，如玉片。研细，以糯米粉煎粥清，丸绿豆大。每服三、五丸，薄荷汤下。瘫风，酒下。并无时。

异功散　温中和气，治吐泻不思食。方见吐泻。

温白丸　治小儿脾气虚困，泄泻瘦弱，冷痃洞利，及因吐泻或久病，成慢惊瘛疭。

天麻生，半两　白僵蚕炒　白附子生　天南星剉，汤洗，焙干。各一两　干蝎去毒，一钱

上为末，汤浸寒，食面为丸，如绿豆大。仍于寒食面中养七日，取出用。每服五七丸至二三十丸，空心，生姜米饮下，量病势渐加丸数服之。寒食面，谓寒食日煮吃面，取之，以焙干贮用也。

钩藤饮子　治吐利，脾胃气弱，虚风慢惊。

钩藤七钱半　蝉壳　防风去芦　人参去芦　麻黄去节　白僵蚕炒黄　天麻　蝎尾炒，去毒。各半两　甘草炙　川芎各二钱五分　麝香一钱，另研　一方，有蚱蝉三个，去头足炙黄。

上为末。每服二钱，水一盏，姜三片，煎六分，温服，量多少与之。寒多者加附子半钱，服无时。

羌活膏　治脾胃虚，或吐泻后为慢惊者。亦治伤寒，无不效。

防风去芦　川芎　人参去芦　白附子炮　赤茯苓去皮。各半两　天麻一两　白僵蚕汤浸，炒黄　干蝎炒，去毒　白花蛇酒浸，焙。各一分　川附子炮，去皮、脐　麻黄去节。各三钱　肉豆蔻　沉香　母丁香　藿香叶　木香各二钱　轻粉　真珠末　牛黄各一钱五分　龙脑半字　麝香　辰砂　雄黄各一钱。以上七味各另研　羌活半两

上为细末，炼蜜作剂，旋丸如豆大。每服一二丸，食前服，或薄荷汤、或麦门冬汤化下。实热急惊，勿服，性温故也。

海藏返魂丹　治小儿诸癫痫，潮发瘈疭，口眼相引，项背强直，牙关紧急，目直上视。及诸病久虚，变生虚风多睡者，因荏苒不解，速宜服之。

乌犀剉屑，二两　水银　天麻酒洗，焙干　槟榔各半两　僵蚕去丝嘴，微炒　硫黄半两，研末，入水银，置磁石盏内，慢炒成沙，火要看紧慢　白附子炮　川乌炒微赤，留烟少许，入碗内，以一盏子盖上，新土围之，待冷取出　独活去芦　干蝎炙　草薢炒。各一两　肉桂去粗皮　当归酒浸，焙干，炒　细辛根　防风去芦　天南星姜汁煮软，炒黄　阿胶杵碎，炒　藿香洗去土　乌蛇酒浸一宿，炙熟，去皮骨　沉香　槐胶　羌活　白花蛇酒浸一宿，炙熟，去皮骨　麻黄去根节　半夏姜汁浸三宿，炒　羚羊角镑　陈皮去白，炒。以上各一两　天竺黄研　木香　人参去芦　干姜炮　茯苓去皮　蔓荆子去白皮　晚蚕沙微炒　败龟板醋酒炙黄　藁本去土　桑螵蛸炒　白芷　何首乌米泔浸一宿，煮，焙　虎骨酒醋涂，炙黄　砂仁　白术泔浸一宿，切，焙　枳壳炒，去白　丁香　厚朴去皮，姜汁涂炙。各三分　蝉壳炒　川芎　附子水浸泡，去皮、尖　石斛去根　肉豆蔻去壳，微炒　龙脑另研　雄黄研，水飞　朱砂研，水飞。各一两　腻粉另研　麝香另研。各一钱　乌鸡一只，去嘴翅足　狐肝三具。二味，腊月内入瓦瓶固济，火煅赤，候冷，取出，研用　金箔三十片，为衣

上药五十八味，炮制如法，炼蜜合和，捣三五千下，丸如桐子大，金箔为衣。每一岁儿，温薄荷自然汁化下。无时。

上阎氏宗钱氏治慢惊法，脉无力者宜之。其法以青州白丸子，兼异功散、羌活膏、温白丸、钩藤饮子之类，服之至有往往死中得生者。

〔**汤氏法**〕

凡吐泻成虚风慢脾，先用夺命散、青州白丸子末，煎如稀糊，入蜜调，控下涎后，服祛风醒脾等药。

夺命散方见后通治急慢惊下。

治虚风八仙散　风盛者服之。

白天麻　白附子　花蛇肉　防风　南星　半夏　冬瓜子　全蝎各

等分　加川乌。

上㕮咀。每服一钱，水半盏，姜二片，枣半枚，煎二分，热服。加薄荷尤佳。

醒脾散　昏困者服之。

白术　人参　甘草　橘红　茯苓　全蝎各半两　半夏　木香各一分　白附子炮，四个　南星炮，两枚　陈仓米二百粒。一方无白术、半夏，加莲肉一钱，亦可

上为末。每服一钱，水半盏，姜二片，枣半个，煎二分，渐渐服之。不可顿服，顿服必吐。

酿乳方

人参　木香　藿香　沉香　橘皮　神曲　麦芽各等分　丁香减半

上㕮咀。每服四钱，水一碗，姜十片，紫苏十叶，枣三枚，煎至半碗。乳母食后须去乳汁尽，方取服之，即仰卧霎时，令药入乳之络，次令儿吮数口，不可过饱，此良法也。如呕定一日，急宜截风，服八仙散，两日后，宜醒脾散，如前件药俱用不效，危困可忧，须诊太冲脉，未绝者，当灸百会一穴。前后发际两耳尖折中，乃是穴也，《方书》所载，但云顶上旋毛中，殊不审有双顶者，又有旋毛不正者，庸医之辈，习循旧本，误人多矣。灸后即当控涎，用青州白丸子末再煎如稀糊，入炼蜜调夺命散，良久涎下，细研灵砂，米饮调，旋抹口中，渐看退证。如风盛服八仙散，昏困服醒脾散，常令减乳，乳母服酿乳药，如此调理，无不愈者。间有禀受不坚，五行数短者，虽神圣工巧，不能夺其造化矣。若涎已离膈，但在喉中如锯，药不能入，又不可控，当用别法撩之，兼搐鼻喷嚏得出，次服夺命散，庶免再作。

撩痰方

川乌尖　白附尖各七个，去皮，生用　蝎梢七枚　石绿少许

上为末，一处和匀。用软鸡翎蘸药，入喉中逐渐抽出，频用帕子拭之。

上，汤氏治慢惊法，先用夺命散、白丸子控涎，候涎下一回，用八仙、醒脾，等一回令乳母用酿乳法，如危极者，却灸百会及撩痰法。但夺命用礞石，气虚者难用，必与东垣益黄散相兼服之，

可也。

〔**陈氏法**〕

治慢惊风，先服芎蝎散，用手法斡出寒痰冷涎，自不痴呆，次服油珠膏，后服益真汤温壮元气，时服前朴散宽上实下。

芎蝎散　治小儿脑髓受风，囟颅开解，皮肉筋脉急胀，脑骨缝青筋起，面少血色，或腹中气响，时便青白色沫，或呕吐痰涎，欲成慢惊搐、足胫冷者。

川芎　荜茇各一两　细辛　半夏酒浸一宿，汤洗，焙。各二钱　蝎稍去毒，一钱

上细末。一周儿，抄一铜钱，用数沸汤调，稍热，饥服。如痰满胸喉中，眼珠斜视，速与服。若目上直视、不转睛者，难救。或痰气壅塞，不能咽药，用一指于儿喉齶膈中探入，就斡去痰涎，气稍得通，次用补脾益真汤，或以油珠膏选用，此方累世活人多矣。

油珠膏　治气逆呕吐，风痰作搐。

石亭脂硫黄中拣取如蜡者　滑石各半两　黑附子炮，去皮、脐　半夏酒浸一宿，汤洗七次，焙干　南星醋浸一宿，汤洗七次，焙干。各一钱

上细末。每服一钱，用冷清齑汁半盏，滴麻油一点如钱，抄药在油珠上，须臾坠下，却去齑汁，与儿服之，更用清齑汁三五口咽下，肚饥服。服讫后一时，方与乳食。

补脾益真汤　治胎弱，吐乳便清，而成阴痫，气逆涎潮，眼珠直视，四肢抽掣。或因变蒸、客忤，及受惊误服凉药所作。

木香　当归　人参　黄芪　丁香　诃子　陈皮　厚朴姜制　甘草炙肉豆蔻面里，煨　草果　茯苓　白术　桂枝　半夏汤泡　附子炮。各半两　全蝎炒，每服加一枚

上㕮咀。每服三钱，水一盏半，姜一片，枣一枚，煎六分，稍热，饥服。服讫，令揉心腹，以助药力，候一时，方与乳食。渴者，加茯苓、人参、甘草，去附子、丁香、肉蔻。泻者，加丁香、诃子肉。呕吐，加丁香、半夏、陈皮。腹痛者，加厚朴、良姜。咳嗽，加前胡、五味子，去附子、官桂、草果、肉蔻。足冷，加附子、丁香、厚朴。恶风自汗，加黄芪、官桂。痰喘，加前胡、枳实、赤茯苓，去附子、丁香、肉蔻、草果。气逆不下，加前胡、枳壳、槟榔，

去当归、附子、肉蔻。腹胀，加厚朴、丁香、前胡、枳壳。

前朴散　治心腹结气，或呕哕吐泻，腹胀痛，惊悸。

前胡　白术　人参　陈皮　良姜　藿香　甘草　厚朴各等分

上剉。每服三钱，水一盏，煎七分，稍热，空心服。

小儿误服凉药，或用帛蘸水缴口，因此伤动脾胃，或泄泻，或腹胀，或腹中响。小儿面少血色，常无喜笑，不看上而视下。小儿囟颅高急，头缝青筋，时便青粪。小儿肥壮，粪如清涕，或如冻汁。小儿时时扎眼，粪便青白沫，有时干硬。以上五证，忽然呕吐者，必成阴痫，俗谓慢惊是也。小儿头虽热，眼珠青白而足冷，或腹胀而足冷，或泻而足冷，或呕而足冷，或渴而足冷。头热、目赤、痰塞鼻喉咽，皆无根之火逆也。以上五证，忽然吐而作搐者，名曰慢脾风，速与补脾益真汤一服，三钱重，加蝎一枚。如因惊而搐者，前朴散一服，三钱重，加附子、前胡各半钱，同煎。

上，陈文忠治慢惊法，其治之次第，自成一家，故另录之，以备采用。其医案所言芎蝎散、油珠膏累累取效。

〔曾氏方〕

冲和饮　治感冒风寒，头疼发热，肩背拘急，恶心呕吐，腹痛膨胀，兼寒湿相搏，四肢拘急，冷气侵袭，腰足痛疼。

苍术米泔水浸一宿，去粗皮，剉片，炒微黄色，一两二钱　人参去芦　前胡去芦　桔梗炒。各五钱　枳壳去穰，麸炒微黄色　麻黄去节　陈皮去白。各三钱　川芎　白芷　半夏汤洗七次，姜汁浸，晒干，炒　当归酒洗　薄桂去粗皮　白芍药　赤茯苓去皮。各一钱半　干姜　厚朴去粗皮，姜汁浸一宿，慢火炒干。各二钱　甘草炙，七钱半

上剉。每服二钱，水一盏，姜二片，葱一根，煎七分，无时温服。伤冷、恶心呕吐，煨姜同煎。开胃进食，加枣子煎，空心温投。寒疝痛，入盐炒茱萸、茴香、同煎。

七宝散　治时气、伤风、伤寒，头昏、体热、咳嗽，及脾胃肺脏不和，口中腥气异常，或牙缝微有鲜血，兼调理诸病后小证得中，以其品味不僭不燥，为佳。

紫苏去老梗　净香附各三两　甘草　陈皮去白　桔梗剉，炒。各二两半
川芎　白芷各一两

上㕮咀。每服二钱，水一盏，姜二片，煎七分，无时，温服。痰嗽，加制半夏，口臊气，入盐煎，调理诸疾，加枣子煎。

六柱散　治吐利泄泻，胃虚脾慢，手足俱冷，六脉沉微。

人参去芦　白茯苓去皮　熟附子　南木香　肉豆蔻　白术六味各半两

上碎。每服二钱，水一盏，姜二片，枣一枚，煎七分，不拘时温服。

日生汤　治吐泻痢后，将传慢惊、慢脾，神昏脉弱，饮食不进，睡露扬睛，昼轻夜重，急宜投服。

北南星一两，剉碎、瓦器盛、东壁土同醋、煮少时，滤干，切片，焙　人参去芦　冬瓜子仁打碎。各五钱

上件，㕮咀。每服二钱，水一盏半，姜三片，慢火煎七分，候温，无时少与缓服。投之急，必吐。

固真汤　主吐泻痢后，胃虚脾慢，四肢口鼻气冷，沉困不省人事。

人参去芦　附子汤浸泡裂，去皮、脐　白茯苓去皮　白术各二钱五分　山药去黑皮　黄芪蜜水涂炙　肉桂去粗皮　甘草湿纸裹，煨透。各二钱

上件，㕮咀。每服二钱，水一盏，姜三片，枣一枚，煎七分，空心温服，或无时。

醒脾散　主醒脾养胃，止吐痢，进饮食。及调理病后神昏、目慢、贪睡、多困、脉弱、微有痰涎，并宜投服。

人参去芦　白茯苓去皮　藿香叶　白术　甘草炙。各五钱　丁香四十粒不见火　大南星八钱，剉作小块，纸裹，水透湿，炮过用　缩砂仁四十粒

上碎。每服二钱，水一大盏，姜三片，冬瓜子仁五十粒、掏碎，慢火煎七分，空心，缓投服之。急必吐。

沉香饮　治吐痢后神昏倦怠，饮食减少，脾胃气虚，水谷不化，或随时直五心烦热，盗汗常出，或闻食心恶。

沉香　丁香　南木香　藿香叶各二钱半　陈皮去白　白术　半夏汤洗七遍，姜汁制　白茯苓去皮　肉豆蔻各五钱　粉草炙，三钱

上除沉香、丁香、木香不过火，余七味或晒或焙，仍同三味研为细末。每服半钱至一钱，用紫苏、木瓜煎汤，空心调服，枣汤

亦好。

天麻饮 治诸般风搐，不省人事。

天麻明亮者　川乌炮制，去皮、脐。各七钱

上剉。每服二钱，水一盏，姜三片，慢火煎若稀糊，无时勤与温服。

〔薛氏方〕

术附汤 治风湿相搏，身体烦疼，不能转侧，不呕不渴，大便坚硬，小便自利。及风证头目眩重等证。

白术四两　甘草炒二两　附子炮，去皮、脐，一两

上为末。入附子每服三钱，姜五片，枣一枚，水煎服。

愚按：附子温中回阳，为慢脾之圣药也，如元气未脱，用之无有不应，须用每只重一两三四钱，端正不尖，底平，周遭如莲花瓣者佳，否则误用川乌也。制法：切去皮、尖，以童便浸之。秋冬七日，春夏五日，每日一换。浸毕，切作四块，以湿草纸包数层，微火煨半日，取出切开，无白星为度。如急用，炮至裂纹，即投童便中，良久浸透，切片，如色白，再微炙之。气脱甚者急，生用，亦效。

太乙保生丹 治慢惊尚有阳证者。

全蝎青者，十四个　白附子生用　真僵蚕　牛胆南星　蝉壳　琥珀　防风　朱砂各一钱　麝香五分

上为末，米糊丸，桐子大。金箔为衣。每服一二丸，薄荷汤化下。

聚宝丹 治慢惊。

人参　茯苓　琥珀　天麻　真僵蚕　全蝎炙　防风　牛胆南星　白附子生用　乌蛇肉酒浸，焙一钱　朱砂半钱　麝香少许

上为末，炼蜜丸，桐子大。每服二丸，菖蒲汤下。

金箔镇心丸 治风壅痰热，心神不宁，惊悸烦渴，唇焦颊赤，夜卧不安，谵语狂妄。

朱砂一两　白茯苓　人参　甘草各半两　山药一两半　片脑　牙硝各一钱半　麝香五分　金箔十二帖　草紫河车二钱半，黑豆煎者

上为末，炼蜜为丸，每用五钱，作五十丸，以金箔为衣。每服一丸，薄荷汤化下。含化亦得。

天南星散　治慢惊，驱风豁痰。

南星重八九钱者一个，掘地坑深尺许，先用炭五斤烧通红，以好米醋一碗洒坑中，即投南星，以火炭密盖，又用盆覆，时许取出

上为末，入琥珀、全蝎各一钱。每服二字，煎生姜、防风汤下。

乌沉汤　治慢惊，驱风助胃。

天麻二钱　人参　真川乌生用　全蝎焙　南星焙　木香　沉香各一钱
甘草炒，半钱

上为末。每服三、五分，姜、水煎服。

沉香散　助胃气，止吐泻。

茯苓二钱　沉香　丁香　木香　藿香　厚朴制　甘草炙。各一钱
上为末。每服一字，米饮汤调下。

苏青丸

苏合香丸一分　青州白丸子二分
上和匀。每服五分，姜汤调下。

银白散　治胃虚吐泻。

糯米炒，二两五钱　扁豆蒸二两　藿香二钱　白术炒，一两　丁香二钱
甘草炙，三钱

上为末。紫苏、米饮调下。《直指方》加炮白附子、全蝎、木香、石莲，姜水煎。

钩藤散　治吐利，脾胃气虚生风。

钩藤钩二钱　蝉壳　天麻　防风　蝎尾去毒　人参各半两　麻黄　僵蚕炒　甘草炙　川芎各二钱五分　麝香五分

上为末。水煎服。虚寒，加附子一钱。

黑附子汤　治慢脾风，四肢厥冷。

附子炒，去皮，三钱　木香　人参各一钱半　白附子一钱　甘草炙，五分
上为散。每服三钱，姜五片，水煎。若手足既温，即止后服。

生附四君子汤　治吐泻，不思乳食。凡虚冷病，先与数服，以正胃气。

人参　白术　附子　木香　茯苓　橘红　甘草各等分
上为末。每服五七分，姜枣水煎服。

辰砂膏　治慢脾冷痰壅滞，手足冷而微搐者。

黑附子一枚重一两以上者，去皮、脐，顶上挖一孔，入辰砂末一钱，仍用附子塞之，炭火烧、存性　牛胆南星半两　白附子炮　五灵脂　蝎稍各二钱半

上为末，炼蜜丸，桐子大。每服二三钱，生姜汁泡汤下。

七宝辰砂丹　治风痰奇效。慢惊、慢脾，以辰砂为主，木香佐之，用开元钱一个，背后上下、有两月片者，放铁匙上炭火内烧，少顷成珠子，取入盏中，作一服，用木香煎汤送下，人参汤亦可。

观音全蝎散　治小儿外感风寒，内伤脾胃，致吐泻不止，遂成慢惊等证。

全蝎二十一个　天麻炮　防风去芦　羌活各半钱　川白芷　甘草炙扁豆姜制　黄芪蜜炙。各三钱　砂仁　赤茯苓各五钱

上，同为末。每服一钱，用冬瓜仁煎汤，不拘时调服。

吉州醒脾散　治小儿慢惊，神昏目慢，多困有痰。

人参　白术　木香　白茯苓　白附子　天麻　全蝎炒　僵蚕去丝嘴，炒。各等分

上剉碎。每服二钱，水一盏，生姜三片，枣一枚，煎至五分，不拘时服。

杂方

〔世〕治慢惊神效。用一粒丁香、一个蝎，一字辰砂、一点血。以上俱为末，男用男左手中指血，女用女右手中指血，蘸末擦唇上，愈。

〔本〕**醒脾丸**　治小儿慢脾风，因吐利后虚困昏睡，欲生风痫。

厚朴　白术　硫黄入豆腐中煮三五沸　天麻　全蝎　防风　官桂　人参各一钱

上为细末，酒浸蒸饼和丸，如鸡头大。每一丸，捶碎，温米饮下。

蝎稍丸　治小儿胎虚气弱，吐利生风，昏困嗜卧，或潮搐。

全蝎微炒　白附子煨制。各半两　硫黄　半夏姜汁制，焙干。各一两

上为末，姜汁糊丸，如麻子大。每服三十丸，荆芥汤下。量儿大小，加减服之。

〔世〕**治小儿慢惊风身冷瘈疭方**

天麻　防风　川乌　全蝎去翅足，薄荷叶包炒　南星

上咬咀，等分，水煎服。

〔汤氏〕**治慢惊方**

真川乌一枚，去皮，生用　全蝎等分

上二件，咬咀。分二服，水二盏，姜十片，煎半盏，旋旋滴入口中。

〔无〕阴痫，即慢惊风。

黑附子生用，去皮、脐　南星生　半夏各二钱　白附子一钱半

上研细。井水浸七日，每日换水，浸讫，控干，入朱砂二钱、麝香一钱，研匀。每服一字，薄荷汤调下，量儿加减。一方，用黑附子，生，去皮、脐，为末，每服二钱，以水一盏半，生姜二片，煎至半盏，分二服，量儿加减。吐者，入丁香五个，同煎，空心服，或水浸炊饼为丸，如粟米，每服二十丸，生姜汤下，亦可。

〔钱〕**回生散**　治小儿吐泻，或误服冷药，脾虚生风，成慢惊。大南星重八九钱以上者，用地坑子一个，深三寸许，用炭火五斤烧红，入好酒半盏在内，然后入南星，却用炭火三两条盖在地坑上，候南星微裂，取出剉碎，再炒匀熟，不可稍生，放冷，为末。每服半钱，浓煎生姜、防风汤调下。

又方　**梓朴散**

厚朴　半夏汤洗七次，姜汁浸半日，晒干，一钱

上，米泔三升，同浸一百刻，水尽为度，如百刻水未尽，少加火熬干，去厚朴，只将半夏为末，每服五分或一字，薄荷汤调下，无时。

豆卷散　治小儿慢惊。多因药性太温，及热药治之，有惊未退而别生热证者，有因病愈而致热证者，有反为急惊者，甚多，当问病几日，因何得之，曾以何药疗之，可用解毒药，无不效，宜此方。

大豆黄卷水浸黑豆生芽是也，晒干　管仲　板蓝根　甘草炙。各一两

上为末。每服半钱，水煎服。甚者三钱，药水内入油数点煎。又治吐虫，服不拘时。

上，诸家杂治慢惊，其首一方，用人血蘸药末擦唇者甚效，后

一方，解药太过之毒，尤见钱氏忧人之切也。

黄芪益黄散　治胃中风热。

黄芪二钱　人参　甘草半生半炙　陈皮不去白，各一钱　白芍药七分
黄连少许　白茯苓四分

上为粗末。每服，水二盏，煎五沸，去滓，温服。

〔**丹**〕治惊而有热者。

人参　茯苓　白芍药酒炒　白术

上入生姜煎服。暑月加黄连、生甘草、竹叶，煎服。

陈明远治小儿惊，因脾虚肝乘之，手足搐动，四肢恶寒而食少方。

白术二钱　茯苓一钱

上煎汤。入竹沥，热下龙荟丸二十丸，保和丸二十丸。

生气散

丁香三字　白术　青皮各二钱　甘草炙　木香　人参各一钱

上为末。每服半钱，沸汤点服。或用《和剂方》调气散亦可。

参苓白术散见不能食　**理中汤**见吐泻

王氏惺惺散　治小儿吐泻脾弱，内虚生惊。

人参　茯苓　木香　天麻　扁豆　全蝎全，炙　陈米炒。各等分

上剉散。每服二钱，姜枣煎服。

醒脾散　治吐泻脾困不食，痰作惊风。

人参　白茯苓　白附子炮　天麻焙　甘草炙　石菖蒲一寸九节者
木香　石莲肉　白术各一钱　全蝎焙，半钱

上为末。每三字，姜枣煎服。有热去木香，或加南星、半夏、陈皮、陈米。

大醒脾散　治吐泻，脾困不能食，痰作惊风。

南星　白茯苓　净陈皮各一分　全蝎焙　甘草炙　白附子炮　莲肉　人参　木香各半分　陈仓米二百粒

上为末。每服三字，姜枣煎。驱风、醒脾，二方通用，亦可酿乳，小儿胃虚，不消乳食，尤须节约。

〔**演山**〕**观音全蝎散**　因吐后传慢惊候，清神固气，补虚益脉，开胃止吐。

　　黄芪　人参各一分　木香　炙甘草　莲肉炒　扁豆炒　白茯
苓　白芷　全蝎　防风　羌活各一钱　天麻二钱

　　为末。每一钱，枣半个煎，无时服。慢脾尤宜服。

汤氏醒脾散　吐泻不止，痰作惊风，脾困不食。

　　白术　人参　甘草炙　净陈皮　白茯苓　全蝎各半两　半夏
曲　木香各一分　白附四个，炮　南星一个，炮　陈仓米二百粒

　　〔演山〕加天麻、僵蚕，无陈皮、半夏、陈米。

　　上为末。每服一钱，水半盏，姜二片，枣半个煎，时时服。频
则吐。

《直指》星香全蝎散　治慢惊风已传，昏迷痰搐。

　　南星湿纸煨，二钱　木香　人参　净陈皮各一钱　全蝎炙，二个　甘
草炙，半钱

　　剉细。每服一钱，入紫苏、姜、枣浓煎，旋以匙送下。有热，
加防风。

乌蝎四君子汤

　　四君汤加生川乌，焙过全蝎，为末，各少许，每服半钱，姜枣
煎服。如再服，即去川乌。

调气散　治小儿慢惊之后，以此调之。

　　木香　香附子　人参　陈皮　藿香　甘草各等分

　　上剉散。每服二钱，姜三片，枣一枚，水一盏，温服。

定志丸见前急惊

　　上方，皆以参、芪、白术、甘草为主，乃治慢惊之正药也。

黑附汤即前黑附子汤无人参

金液丹

　　舶上硫黄十两，研细，用磁合盛，令八分，水和赤石脂封缝，盐泥固济，晒
干，地上埋一小瓶子，盛水满，安合子在上，又以盐泥固济，以炭火煅三日三夜，候
冷取出，为末

　　上以柳木槌、乳钵，研极细，每服二钱，生姜汤下。

生附四君子汤

　　上以四君子汤加生附子四分之一，厥逆者对加，每服一钱，姜
三片，煎一匙，送下。

异功散

人参　茯苓　白术　甘草　橘红　木香各等分

上剉散。每服三字，姜枣煎。一方，无木香。

天麻饮　六柱散二方并见前。

大醒脾散　治慢脾风，内虚昏闷不省。

人参　茯苓　木香炮　全蝎焙　南星炮　白术　陈皮　石莲肉　甘草炙　丁香　砂仁　白附子炮。各等分　陈米一撮，炒

上剉碎。每服二钱，用水一盏，生姜三片，枣一枚，煎至五分，不拘时服，量儿大小加减与服。

实脾散　治脾胃虚冷，吐泻不止，乳食不进，慢脾等证。

人参　白茯苓　白术　砂仁　麦芽　神曲　陈皮　石莲肉　干山药　良姜炮　青皮　冬瓜仁各五钱　丁香　木香　薏苡仁炒　扁豆姜炒　香附子炒　甘草炙　陈米炒。各二钱　肉豆蔻二枚，煨

上为细末。每服半钱或一钱，用米汤，不拘时调服。

固真汤方见前。

上，皆慢脾风之主药也。

◎ 通治急慢惊

急惊合凉泻，慢惊合温补，此定法也。其间有急惊凉泻而不愈，变为慢惊，有慢惊温补而不愈，变为急惊者，宜用通治急慢惊药。

〔汤〕**夺命散**　大能控风涎，不问急慢惊风，痰潮壅盛，塞于咽喉，其响如潮，名曰潮涎，百药不能过咽，命在须臾，但先用此药，入喉痰即坠下，功有万全，夺天地之造化也。

青礞石一两，入甘窝子，同焰硝一两，炭火煅通红，须硝尽为度，候冷，如金色，取用

上为细末。急惊风痰壅上，身热如火，用生薄荷自然汁入蜜调，微温服之，良久，其药自裹痰坠下，从大便出，如稠涕胶黏，乃药之功也，次服退热、祛风、截惊等药。慢惊风亦以痰涎潮上，塞住咽喉，药食俱不能入，医者技穷势迫，以待其尽，但用此药，以青州白丸再研为末，煎如稀糊，熟蜜调下，其涎即坠入腹，次服花蛇、川乌、全蝎、蜈蚣等药。

大黑龙丸　治小儿急慢惊风，神效。方见急惊条。

镇惊丸

琥珀　辰砂　真珠母　青皮　甘草各二钱半　青黛　芦荟　柴胡　青礞石硝煅。各半两　天竺黄　胆星各二两　天麻　乳香各一两　雄黄一钱半

上为末，甘草膏丸，如鸡头大。慢惊，参术汤下；急惊，薄荷姜蜜汤下。

〔曾氏〕**镇惊丸**方见急惊。

小儿急慢惊风

全蝎四十九个，微炒黄　辰砂半两，研极细，和匀

上取蚯蚓十条，洗净，入小瓶内，以温火煅，蚯蚓化为水，和丸如胡椒大。每服三丸，用顺流水化下。

小儿急慢惊风

僵蚕三条　辰砂豆大一粒　全蝎一个　真珠末一撮

上末。取蓬蒿中小虫儿，每一个研作一丸，如麻子大。每一粒，用乳汁下。

保命丹《本事》　治小儿急慢惊风，四肢逆冷，眼直口噤，涎不止。

虎睛一对，安瓦上，以瓦盖之，慢火逼干　朱砂半两　全蝎　麝香各半钱　天麻一分　蜈蚣二条，去头尾，赤脚者

上为细末，炼蜜丸，如大豆大，瓦罐贮之，又入脑麝窨定。急惊，薄荷蜜汤化下，慢惊，薄荷汤化下，各三丸。

温惊丸一名粉红丸

南星为末，入腊月牛胆中阴干百日，为末，四两　朱砂一钱半　天竺黄一两　坯子胭脂半钱　龙脑五分，另研

上用牛胆汁和丸，如鸡头大。每服一丸，小者半丸，砂糖水下。

抱龙丸　治伤风瘟疫，身热昏睡气粗，风热痰实壅嗽，惊风潮搐，及蛊毒中暑沐浴后并可服，壮实小儿宜时与服之。丹溪云，抱龙丸，心肺肝药也

南星如无牛胆者，只将生者剉、炒熟用，四两　天竺黄一两　雄黄水飞　辰砂另研。各半两　麝香另研，一钱

上为细末，煮甘草膏，和丸皂荚子大，温水化下。百日小儿，每丸分作三四服，五岁儿一二丸，大人三五丸。亦治室女白带。伏暑，用盐少许，嚼一二丸，新汲水送下。腊月雪水煮甘草，和药尤佳。一法，用浆水或新水浸南星三日，候透，煮软，三五沸取出，乘软切去皮，只取白软者薄切，焙干，炒黄色，取末八两，以甘草二两半，拍破，用水二碗浸一宿，慢火煮至半碗，去滓，渐渐倾入南星末内，慢研，令甘草水尽，方入余药。

琥珀抱龙丸曾氏

抱龙之义，抱者，保也；龙者，肝也。肝应东方青龙木，木生火。所谓生我者，父母也。肝为母，心为子，母安则子安。心藏神，肝藏魂，神魂既定，惊从何生，故曰抱龙丸。理小儿诸惊，四时感冒风寒，温疫邪热，致烦躁不宁，痰嗽气急，及疮疹欲出发搐，并宜可投。其药性温平，不僭不燥，常服祛风化痰，镇心解热，和脾胃，益精神。

真琥珀　天竺黄　檀香细剉　人参去芦　白茯苓去皮。各一两半　粉草三两，去节　枳壳水浸，去穣，麸炒微黄　枳实水浸，去穣，麸炒微黄。各一两　朱砂五两，先以磁石引去铁屑，次用水，乳钵内细杵，取浮者飞过，净器内澄清，去上余水，如此法一般精制，见朱砂尽，晒干用　山药去黑皮，一斤，剉作小块，慢火炒令热透，候冷用　南星一两，剉碎，用腊月雄黄牛胆酿，经一夏　金箔百片，去护纸，取见成药一两，同在乳钵内极细杵，仍和匀前[1]药末用

上，前十二味除朱砂、金箔不入碾，内余十味，檀香不过火外，九味或晒或焙，同研为末，和匀，朱砂、金箔每一两重，取新汲井水一两重，入乳钵内略杵匀，随手丸如鸡头子大，阴干，晴霁略晒，日色燥甚则拆裂，宜顿放当风处，取其自干。治法，并用葱汤无时化服，或薄荷汤。痰壅嗽甚，淡姜汤下。痘疮见形有惊，温净汤下。心悸不安，灯草汤下。暑天闷迷，麦门冬熟水下。百日内婴儿每丸作三次投；二岁以上者，止一丸或二丸。其品剂修合之时，但缺一味不依制度，必无效矣。常用瓦瓶入麝香同收，毋使散泄气味。入珍珠末一两合和，名金珠散，盖珍珠能镇心宁肝，坠痰尤效。治法

---

[1]　前：原作"药"，据修敬堂本改。

汤使同前。

又琥珀抱龙丸　专治小儿急慢惊风发热，咳嗽作搐，痰喘惊悸，生姜薄荷汤下。时行痘疹发热，呕吐惊跳，白汤下。伤风发热，咳嗽鼻寒，惊哭，葱汤下。因著惊发热，睡卧不宁，灯心汤下。夏月发热呕吐，麦门冬汤下。因母发热，过乳温热不宁，甘草汤下。脾胃不和，头热黄瘦懒食，砂仁汤下。周岁小儿服一丸，未及者半丸，连进一二丸，无不效验。忌食鱼腥生冷，食乳者，乳母同忌[①]。

琥珀二钱半，包在精猪肉内煨过，取出研末，二钱　牛胆南星一两六钱，腊月用牛胆作成者妙　僵蚕二钱，炒　雄黄　辰砂　人参　白茯苓各三钱　天竺黄五钱　钩藤全用钩子，一两五钱　真正牛黄五分　真麝香一钱

上各味，不可短少分厘，碾为极细末，用粉甘草八两剉碎，以水四大碗，熬膏二盏，入药末为丸，每一丸五分重，金箔为衣，外用黄蜡包之。一料二百丸。

又琥珀抱龙丸　治病法如前。

琥珀一两五钱，研　牛黄一钱，研　人参　檀香　白茯苓各一两半　朱砂研　珍珠各五钱研　枳壳　枳实　牛胆南星　天竺黄各一两　山药十两　甘草三两，以上各为细末　金箔四百片　蜂蜜二斤　黄蜡二十五斤

此药，一料五百丸，每丸五分重。专治婴孩小儿诸惊，四时感冒，瘟疫邪热，烦躁不宁，痰嗽气急，疮疹欲出发搐，并皆治之。其药性温平，不寒不燥，驱风化痰，镇心解热，安魂定惊，和脾健胃，添益精神，葱白煎汤或薄荷汤下。痰壅咳甚，生姜汤下。痘疹见形有惊，白汤下。心悸不安，灯心汤下。并不拘时服。初生数月者，每丸作四次服，或三分之一，或半丸；数岁者，每服一丸。更量儿大小，加减酌用可也。

〔世〕**夺命散**　治急慢惊风，诸药无效，此药随手奏功。

白附子三钱　黑附子炮，去皮、脐，半两，急惊不用　南星炮，一两　天麻三钱　辰砂另研，二钱半　防风　半夏各半两　全蝎去毒，七枚　蜈蚣炙，一条　麝香半钱　僵蚕炒，慢惊不用

上为末。三岁儿半钱，薄荷、生姜自然汁加好酒、沸汤各少许

---

① 忌：原作"思"，据四库本改。

调服。急惊加轻粉、脑子各少许。

太乙保生丹见慢惊。

〔**汤**〕治慢惊甚验。

赤脚蜈蚣酒炙，一条　白僵蚕炒，七条　辰砂另研，一字　全蝎用薄荷叶包炙，七枚　青州白丸子三十九

上为末，入麝香少许。慢惊，人参、麦门冬汤调下。急惊，加脑子、牛黄各少许，金银薄荷汤调下。

〔**罗**〕**天麻散**　治小儿急慢惊风，及大人中风涎盛，半身不遂，言语艰涩，不省人事。

半夏七钱　天麻二钱半　甘草炙　茯苓　白术各三钱

上，用水一盏，入磁罐内煮药，令水干，将老姜三钱同煮，候干，为细末。每服一钱五分，姜枣汤调下。

雄黄散　主暴中急慢惊风，齁䶟痰涎满口，及雨侵闭汗不通，或凉或热，坐卧生烦。

雄黄红亮者，二钱半　白药去黑皮　川乌头炮制，去皮、脐　草乌头炮制，去皮　天麻明亮者　川芎五味各半两

上，除雄黄外，五味剉焙，同雄黄为末。惊风痰涌，每服半钱或一钱，用姜汁茶清调下。发汗，姜葱薄荷水煎。并投三服取效。

〔**经**〕治惊风坠涎。天南星一个重一两者，换酒浸七伏时取出，新瓦上炭火炙干烈①，地上去火毒，捣末，入朱砂二钱半，研为细末。每服五分，荆芥汤空心及午时各调下一服。

〔**田**〕**天麻防风丸**　治小儿惊风，身热喘粗，多睡惊悸，搐搦神昏，痰涎不利等证。

天麻　防风　人参各一两　蝎尾去毒，半两　甘草　朱砂　雄黄　牛黄　麝香各一钱　僵蚕炒，半两

上为末，炼蜜丸，如樱桃大，朱砂为衣。每服薄荷汤下一二丸。

〔**云**〕**七味羌活膏**　治急慢惊风壮热。

羌活　独活　天麻　全蝎去毒　人参　僵蚕炒。各半两　乌蛇肉酒浸一宿，焙干，一两

---

① 烈：修敬堂本作"裂"。

上为末，炼蜜和丸，如皂子大，每两作五十丸。每服一丸，荆芥汤下。

〔经〕治小儿惊风。全蝎一钱、不去头尾，用薄荷叶裹，炙干，同研为末，作四服，白汤下。

〔衍〕治小儿惊风。僵蚕、蝎稍等分，天雄尖、附子尖共一钱，炮过为末。每调一字，姜汤调下。

〔罗〕小儿惊风酿乳方。用白羊头一个，丁香同熬至熟，乳母空心尽食之。

〔丹〕孙女因胎中受湿热，日午发搐，唇黑面青，每日作一次，未半周，难与药，且酿乳饮之。

白术　陈皮　半夏　芍药　青皮各五分　人参　川芎　木通各三钱黄连二钱　甘草炙，一钱

上，分八服，姜五片，与乳母煎服。

小儿急慢惊风发热、口疮、手足伏热、痰热、痰喘、痰嗽，并用涌法，重剂以瓜蒂散，轻剂苦参赤小豆末、酒酸虀汁调服之，后用通神散蜜丸服之，间以桑牛阴干，研末调服，以平其气。

〔本〕**褊银丸**　治小儿急慢惊风积痼。

青黛三钱　水银一皂角子大，同黑铅锡炒砂子　寒食面　黄明胶炒焦为末。各二钱　轻粉炒，豆许　雄黄　粉霜　朱砂各一两　巴豆二十一粒，去油脑麝少许

上研细，滴水为丸，如麻子大，捏匾，曝干，瓷盒盛之。一岁一丸，随意加减，煎枣子汤送下。不得化破。

〔博〕治急慢惊风。乳香、甘遂各半两，同研细。每服半钱，用乳香汤调下，或用童便调下尤妙。

劫风膏　治急慢惊搐，脐风撮口，牙关紧闭，痰涎壅盛，咽喉肿痛。

威灵仙去芦，一两半，细剉，焙，研为末

上用皂荚三两，去皮弦捶损，挪温水一碗，绢滤过。慢火熬若稀糊，入醇醋半两，再熬三五沸，去火，候冷，用前药末亭分乳钵内杵匀，丸芡实大。先用盐梅肉擦牙根，次以此膏一丸或二丸，温白汤浓调，抹入右上牙关内，即开，续进别药。熬时，得瓦器为上，

银器尤佳。及解风痰壅盛，淡姜汤调化，无时少与含咽。咽喉肿痛，温茶清调下，或薄荷汤。

以上诸方，通治急慢惊风，盖谓虚实两见，急慢互出，故有通治之法。合而言之，急慢虽异，皆本之于痰，故礞石、星、半之属，通能治之者也；分而言之，礞石之属泻痰，青黛之属泻木，朱砂之属泻火，皆治气实之剂，参、草之属补土，天麻、全蝎之属补木，乌、附之属补火，又皆治气虚之剂，故补泻兼施，虚实通治之法也。

霹雳散 解急慢惊风，不省人事。

猪牙皂角_{三钱} 细辛 川芎 白芷_{三味各二钱} 踯躅花_{一钱半}

上剉，晒，为末。每以少许，用大灯心三寸长，蘸点鼻内，得喷嚏为验。前药不可焙，焙则不应。

◎ 目睛眴动

〔薛〕目者，肝之窍也。肝胆属风木，二经兼为相火，肝藏血，血不足则风火内生，故目睛为之眴动。经曰：曲直动摇。风之象也。宜用四物益其血，柴胡、山栀清其肝，阴血内荣，则虚风自息矣。若因肝经血燥而自病者，用六味丸以滋其源。因肺金克肝木者，用泻白散以平金邪。若眼眶眴动者，肝木乘脾土也，用抱龙丸。若愈后惊悸不寐，或寐中发搐切牙，目睛眴动者，血虚不能荣筋脉也，用补中益气汤或归脾汤加茯苓、五味。盖有余者，邪气实也，不足者，真气虚也，凡病气有余，当认为不足，此证兼属肝脾，多为慢惊之渐。

◎ 唇口蠕动

〔薛〕唇为脾之华，口乃脾之窍。又阳明之脉，环唇口而交人中，阳明胃也，是以脾胃虚者，多有此证，不独病后而已。夫脾主涎，脾虚则不能收摄，多兼流涎，或误认为痰，而用祛逐之药，则津液益枯，不能滋养筋脉，遂致四肢抽搐，病势愈甚。原其治法，与慢脾风相同，当用大补脾胃之药加升麻、柴胡，切勿用青皮、龙胆草之类。兼察其色，黄者脾弱也，青者肝胜也，青黄不泽，木来克土也，青赤相兼，木火风热也，黑为寒水反来侮土，白为气虚亡阳，凡此，宜用六君子汤加小柴胡汤。若四肢微搐，或潮热往来，或泄泻呕吐，面色萎黄，皆脾胃有伤也，宜用白术、黄芪、川芎、当归、人参、陈皮、肉豆蔻、神曲、干葛、白芍药、黄连、炙甘草、白茯苓以补胃气。若脾胃虚弱者用五味异功散，虚寒，加木香、炮姜。若脾气下陷者用补中益气汤以升其阳。作渴者用七味白术散以生津液。若肝木侮脾者用补中益气汤加茯苓、半夏、芍药，以制肝补脾。

◎ 目直视

〔薛〕小儿忽然惊搐目直者，皆肝之风热也。若肝虚生风，则目连札而不搐，及多欠切牙。若肝经风实，则目直大叫，呵欠项急顿闷。若肝经有热，则目直视不搐，得心热则搐，气热则外生，气温则内生。其证，手寻衣领及乱捻物、宜用泻青丸。壮热饮水喘闷，宜用泻白散。凡病之新久，皆能引肝风，风内动则上入于目，故目为之连劄。若热入于目，牵其筋脉，两眦俱紧，不能转视，故目直也。亦有饮食停滞中焦，致清阳不升，浊阴不降，肝木生发之气不得升，致生虚风者，须详审。若胸满腹痛，呕吐恶食，轻则消导化痰，重则探吐滞积，更须审其所伤寒物热物。亦有因感冒吐泻，致使土败木侮而生虚风者，不可遽服惊药，宜用六君子加芍药、木香、柴胡制肝补脾。若因脾土虚而自病者，用五味异功散。凡饮食停滞，痰涎壅满而见惊证者，实因脾土虚弱，不能生金，金虚不能平木，故木邪妄动也，宜健脾消食，其证自愈。若辄用惊风之药，反成其风而益其病也，况脏腑脆嫩，不可投以峻厉之剂，治者慎之。

◎ 睡中惊动

〔薛〕小儿睡中惊动，由心肾不足所致。盖心主血与神，肝藏血与魂，肺主气与魄，肾主精与恐，小儿脏腑脆弱，易为惊恐，恐则气下，惊则心无所依，神无所归，且夫人之神气，寤则行于目，寐则栖于肾。今心肾既虚，则不能宁摄精神，故睡中惊动也，治宜清心安神，用茯苓补心汤加酸枣仁、茯神、五味子。亦有惊吓而作者，因击动其肝，故魂不安也，治宜镇惊定魂，用安神镇惊丸。若饮食间因惊而停滞者，用六君子加神曲、厚朴。食既消而惊未定，用茯苓补心汤。若木火太过而心神不宁者，用导赤散。风热相搏者，用柴胡栀子散。食爵生痰，惊动不安者，用四君以健脾，神曲、半夏以化痰，山栀、芍药以清热。

◎ 目动咬牙

〔薛〕小儿惊后目微动切牙者，皆病后亡津液，不能荣其筋脉也，亦有肝经虚热而生风者，当审其气血有余不足而治之。其日中发热饮冷而动者，气有余也，用泻青丸。夜间盗汗及睡不宁而动者，血不足也，用地黄丸。或因肝经风邪传于脾肾者，亦令咬牙，先用柴胡清肝散，次用五味异功散、六味地黄丸。若因脾胃虚热，用补中益气汤加芍药、山栀。实热用泻黄散。盖牙床属手足阳明故也。若肝肾热，用六味地黄丸。

◎ 泄泻

〔薛〕小儿惊泻者，肝主惊，肝木也，盛则必传克于脾，脾土既衰，则乳食不化，水道不调，故泄泻色青或兼发搐者，盖青乃肝之色，搐乃肝之证也。亦有因乳母脾虚受惊，及怒动肝火而致者。经曰：怒则气逆，甚则呕血及飧泄，法当平肝补肺，慎勿用峻攻之药。脾气益虚，肝邪弥甚，甚至抽搐反张者，亦肝火炽盛，中州亏损之变证也。凡见惊证，即宜用四君、六君、异功散等方加白附子定风，柴胡平肝引经以杜渐，则必不至泻搐而自安矣。今已见泻吐惊搐，尚不知补脾平肝，以保命、抱龙、镇惊等药治之，其亦去生远矣。

◎ 腹痛

蝉蜕钩藤饮　治肚疼惊啼。

钩藤钩　天麻　茯苓　川芎　白芍药各三钱　甘草　蝉蜕各一两
上，入灯心，水煎服。

◎ 烦渴

阎氏云：惊风或泄泻等证烦渴者，皆津液内耗也，不问阴阳，宜煎钱氏白术散，使满意取足饮之，弥多弥好。

清心丸　治惊热烦躁。

人参　茯神　防风　朱砂　柴胡各三钱　金箔三十片

上为末，炼蜜丸，如桐子大。每服一二丸，竹沥调下。

神芎丸　治风热壅滞，头目昏眩，口舌生疮，牙齿疳蚀，或遍身疮疥，咬牙惊惕怔忡，烦躁作渴，或大便涩滞，或积热腹满，惊风潮搐等证。

大黄生　黄芩各二两　生牵牛末一两　滑石四两　黄连　薄荷叶　川芎各半两

上为末，水糊丸桐子大。每服三四丸，温热水下。

◎ 潮热似疟

〔曾〕又有急惊天钓之后，变作潮热，手足逆冷有似疟疾，盖因病愈之时，不善将护，外感风邪，乘虚而入于经络，再未解散，以致如此。经曰：重阳必阴。又曰：亢则害，承乃制。此其义也。宜服柴胡加桂汤及当归散，气实者则以乌犀丸、水晶丹略与通利，匀气散止补，后以参苓白术散调理，自然平愈。此证所用药品，间使苦寒之味，务在消阳盛之火，肺金得胜，肝木自平，而风邪亦散，斯为良法。

柴胡加桂汤见伤寒　**当归散**见痫　**乌犀丸**　**水晶丹**并见癖积　**匀气散**见腹痛　**参苓白术散**见泄泻

◎ 杂证类惊

海藏云：心神不安，四君子加辰砂半分，枣汤调下。又有一证，欲发疮疹，先身热惊跳，或发搐搦，此非惊风，当用发散药。〔曾〕暑风一证，因夏月感冒风热太甚，致面垢唇红，脉沉细数，忽发惊搐，不省人事，治用消暑清心饮、辰砂五苓散及琥珀抱龙丸自安，切勿以温剂调补。

消暑清心饮　解伏热中暑，烦躁作渴，神气不清，及有惊搐，名暑风证，投之即效。

香薷去老梗　泽泻去粗皮。各一两　扁豆炒熟，去壳，研　净黄连羌

活　猪苓去皮　厚朴去粗皮，姜汁浸透，炒　白术　干葛　赤茯苓去皮
升麻　川芎各半两　甘草三钱

上剉。每服二钱，水一盏，煎七分，无时，带凉服。治暑风证
先投此剂得效，次服却暑丹，其搐不发矣。

薛氏于急慢惊痫之外，又出惊风一证，其候虚惕怔忡，气怯神
散，痰涎来去，泄泻色青，盖惊之轻而虚者也。若惊入心，则面赤
夜啼，用栀子清肝散加黄连。入肝则面青眼窜，用柴胡清肝散。入
脾则面黄呕吐，虚汗嗜卧，用六君加柴胡、山栀。入肺则面白喘急，
用异功散加柴胡、桔梗。入肾则面黑，齿奶咬牙，用六味地黄丸。
若因乳母恚怒肝火，或膏粱积热，遗儿为患，或儿吐泻伤脾，清气
不升，风木陷入太阴传变等因，皆能致此，当随主治，否则必成慢
脾也，须预慎防为善。

◎ 针灸

小儿急惊，灸前顶一穴 [①]，三壮，取法，在百会前一寸，若不愈，
灸两眉心，及鼻下人中一穴，炷如小麦大。小儿慢惊，灸尺泽穴，
各三壮，在肘中横纹约上动脉中，炷如小麦大。若睡中惊掣，灸足
大趾次趾之端去爪甲如韭叶许，各一壮。若角弓反张身强，灸鼻上
入发际三分，三壮，次灸大椎下节间，三壮。若睡中惊，不合眼目，
灸屈肘后横纹中三分，各一壮。

◎ 诊

〔钱〕咬牙甚者，发惊。目直面青，身反折者，生惊。呵欠面青
者，惊风。呵欠面黄者，脾虚惊。目赤兼青者，发搐。

惊痫发搐，男发搐，目左视无声，右视有声。女发搐，目右视
无声，左视有声。相胜故也，更有发时证。洁古先生云：男为木，故左
视木位无声，右视金位，相击则有声。女为金，故右视金位无声，左视木位亦相击
有声。李寺丞子三岁，发搐自卯至巳，目右视，大叫哭。钱见曰此逆
也，男为阳，本发左视无声则顺，右视有声则逆，所以然者，左肝

---

① 一穴：原作"二穴"。《素问·骨空论》任、督二脉均为单穴，据改。

木也，右肺金也，逆则二脏相战，金木相击，而有声也，治宜泻强补弱。假令女发搐，目左视，是肺来乘肝，肝不能任，故叫哭也，当泻其肺，后治其心，续治其肝。若病在秋日西时同，肺兼旺位，当大泻其肺；若病在春早晨时同，此肝旺之时尚不能胜肺，是肺强而肝火弱也，当补其肝肾，大泻其肺。若男发搐，目右视，是肝来胜肺而叫哭，当泻其肝心。若病在春夏早晨日中时同，肝心旺时，当大泻其肝；若病在秋冬日晡时同，此肺旺之时尚不能胜肝，是肝强而肺极虚也，当补其肺，大泻其肝。所以言目反视者，乃肝主目也，凡搐则是风热相搏于内，风属肝，故外见于目也。今此病男反女证，故稍易治于女也，先泻其肺，以泻肺汤主之，二日不闷乱，知病退也，后用地黄丸补肾，三服后，用泻青丸各二服，以泻心肝，五日而愈。又，肺虚不泻者何也？曰假令男目右视，木克金，肝旺胜肺，而但泻肝，若更病在春夏，金气极虚，故当补其肺，慎勿泻也。〔汤〕凡搐，男左女右为顺，易治，男右女左为逆，难治。《脉诀启蒙》曰：小儿脉促急，为虚惊。《直指》云：浮数洪紧，为急惊。沉迟散缓，为慢惊。虎口脉纹青紫，为惊风。红者风热轻。赤者风热盛。紫者惊热。青者惊积。青紫相半，惊积风热俱有，主急惊风。青而淡紫，伸缩来去，主慢惊风。紫丝青丝或黑丝隐隐相杂，似出而不出，主慢脾风。形势弯入里者顺。出外者逆。

◎ 不治证

搐而不休，休而再搐。惊叫发搐。汗出足冷。痰满胸喉。口开目直。

急惊眼睛翻转，口中出血，两足摆跳，肚腹搐动，或神缓而摸体寻衣，或证笃而神昏气促，喷药不下，通关不嚏，心中热痛，忽大叫者不治。慢惊四肢厥冷，吐泻咳嗽，面黯神惨，鸦声胃痛，两胁动气，口生白疮，发直摇头，眼青不转，涎鸣喘嗌，头软，大小二便不禁，手足一边牵引者，皆为不治。慢脾身冷黏汗，直卧如尸喘嗽，头软背直，口噤摇头，痰如牵锯之声，面无润泽之色，缩唇气粗者，不治。

◎ 禁忌

治小儿急惊方搐，不用惊扰，此不足畏，慢惊虽静，乃危病也。急惊方搐时但扶持之，不可擒捉，盖风气方盛，恐流入筋脉，或至手足成拘挛也。

◎ 惊悸

〔薛〕人身有九脏，心藏神，肝藏魂，二经皆主于血，血亏则神魂失宁而生惊悸也。经曰：东方青色，入通于肝，其病发惊骇。又曰：二阳一阴发病，主惊骇。惊者，心卒动而恐怖也。悸者，心跳动而怔忡也。二者因心虚血少，故健忘之证随之，用四物安神之类。丹溪谓：亦有属痰者，宜用温胆汤加辰砂、远志之类。若思虑便动，虚也，用养心汤。时作时止，痰也，用茯苓丸。触事易惊，心胆虚怯也，用温胆汤。卧惊多魇，血不归源也，用真珠母丸。梦寐不宁，肝魂失守也，用定志丸。恐畏不能独处，胆气虚冷也，用茯神汤。睡卧烦躁，胆气实热也，用酸枣仁丸。眩运惊悸，风痰内作也，用《本事》辰砂远志丸。思虑郁结，脾虚气滞，用归脾汤。前证虽曰属心与肝，而血之所统，实主于脾，脾之志曰思，思虑多则血耗损，而不能滋养于肝心者，脾使之也。思虑内动，未尝有不役其心者。夫心为君火之脏，十二官之主也，夫君之德，不怒而威，无为而治，故宜镇之以静谧，戒之以妄动，动则相火翕合，煽烁阴精。精血既亏，则火空独发，是以惊悸怔忡之所由生，五志之火，心所不能制者矣。故治脾者不可不知养心，养心者不可不知镇静而寡欲，然人孰无思也，思之正，则无妄动之欲矣。朱子曰：必使道心常为一身之主，而人心每听命焉。此善养于心者也。

温胆汤　治心胆虚怯，触事易惊，或梦寐不祥，遂致心惊胆慑，气郁生涎，涎与气搏，变生诸证，或短气悸乏，或复自汗，胆虚不能制脾，则脾之水饮作矣。

半夏汤洗　竹茹　枳实麸炒　橘皮去白。各二两　甘草炙，一两
白茯苓一两半

上，每服四钱，水一盏半，姜五片，枣一枚，煎七分，食前服。

宁志丸　治心虚多惊，若有痰，宜吐之。

人参　白茯苓　茯神　柏子仁　琥珀　当归　酸枣仁温酒浸半日，去壳　远志炒。各半两　乳香　朱砂　石菖蒲各三钱

上为末，蜜丸桐子大。每服三十丸，食后枣汤下。

茯神散　治五脏气血虚弱，惊悸怔忡，宜用此安神定志。

茯神去木　人参　龙齿另研　远志去心　桂心　防风　独活　酸枣仁　细辛　白术炒。各三钱。干姜炮，三两

上为末。每服四五钱，水煎服。蜜丸亦可。

《治要》茯苓补心汤　治心气不足，喜悲愁怒，衄血面黄，五心烦热，或咽喉间痛，舌本作强。

茯苓四钱　桂心　甘草炒。各三分　紫石英煅　人参　麦门冬去心。各一钱　大枣二枚

上，水煎服。

茯神汤　治胆气虚冷，头痛目眩，心神恐畏，不能独处，胸中烦闷。

茯神去木　酸枣仁炒　黄芪炒　栀子仁炒　白芍药炒　五味子杵，炒　桂心　熟地黄自制　人参各一两　甘草五钱，炒

上，每服五钱，姜水煎。

酸枣仁丸　治胆气实热，不得睡卧，神志不安，惊悸怔忡。

茯神去木　酸枣仁炒　远志去心　柏子仁炒　防风各一两　枳壳麸炒　生地黄杵膏。各半两　青竹茹二钱五分

上为末，蜜丸梧子大。每服七八十丸，滚汤下。

定志丸　治心神虚怯，所患同前，或语言鬼怪，喜笑惊悸。

人参　茯苓各一两五钱　菖蒲　远志去心。各一两

上为末，蜜丸如梧子大。每服七八十丸，滚汤下。

《治要》茯苓散　治心经实热，口干烦渴，眠卧不得，心神恍惚。

茯神　麦门冬各一两半　通草　升麻各一两二钱半　紫菀　桂心各七钱五分　知母一两　大枣十二枚　淡竹茹五钱　赤石脂一两七钱五分

上，每服一两，水煎。

朱雀丸　治心病怔忡不止。

白茯苓二两　沉香半两

上为末，蜜丸小豆大。每服三十丸，人参煎汤下。

世传密陀僧散　治惊气入心络，不能语者。昔有人为狼及犬、蛇所惊，皆以此而安。

密陀僧研极细末如粉

上，茶清调一钱匕。

丹溪朱砂丸　治劳役心跳。

朱砂　当归身　白芍药　侧柏叶各三钱　川芎　陈皮　甘草　黄连炒。各一钱半

上用猪心血为丸，粟米大。每服百丸，龙眼汤下。

《本事》辰砂远志丸　消风化痰，镇心安神。

人参　石菖蒲去毛　远志去心　茯神各一两　川芎　山药　白附子　麦门冬　细辛　铁粉　辰砂各五钱

上为末，用生姜汁入水糊丸，绿豆大，以朱砂为衣。每服一二十丸，临睡生姜汤下。

加味归脾汤　去丹皮山栀，即归脾汤。治脾虚弱损，健忘惊悸等证。

人参　黄芪　茯神去木，各一钱　甘草五分　白术炒一钱　木香五分　远志去心　酸枣仁炒，研　龙眼肉　当归　牡丹皮　山栀炒。各一钱

上水煎服。

愚按：前方，若乳母忧思伤脾，血虚发热，食少体倦，或脾虚不能统摄，以致阴血妄行，或健忘怔忡，惊悸少寐，或心脾作痛，自汗盗汗，或肢体肿痛，大便不调，或妇人经候不调，晡热内热，或茧唇流注等证，致儿为患者，令子母俱服之。

辰砂胆星膏　治小儿痰热气热，气急喘嗽，惊悸不安。

辰砂一钱　牛胆南星一两　琥珀　青礞石末各一钱　天竺黄二钱　甘草五分　麝香少许

上为细末，炼蜜丸，如芡实大。每服半丸，不拘时，生姜汤化下。

木通散　治小儿肝心有热惊悸，用此药泻肝风，降心火，利惊热。

羌活　山栀子各二钱　大黄煨　木通　赤茯苓　甘草各一钱

上剉。每服二钱，入紫苏叶些少，水一盏，煎至五分，不拘时服。

痫

〔楼〕惊痫，即急慢之证，但惊痫发时仆地作声，醒时吐沫，急慢惊则不作声，不吐沫也。仁斋曰：痫，小儿之恶候也，盖小儿血脉不敛，气骨不聚，为风邪所触，为乳哺失节，停结癖积而得之。其候，神气怫郁，瞪眼直视，面目牵引，口噤涎流，腹肚胀膨，手足搐掣，似死似生，或声或哑，或项背反张，或腰脊强直，但四体柔弱，发而时醒者为痫，若一身强硬，终日不醒，则为痉证矣。

◎ 阴阳二痫

阳痫初作时，病先身热瘈疭，惊啼叫唤①而后发，脉浮者为阳痫，乃急惊也，内在六腑，外在皮肤，为易治。若病先身冷，不惊，不啼呼，而作脉沉者为阴痫，乃慢惊也，此病内在五脏，外在骨髓，剧者难治。〔曾〕阳痫者，因感惊风三次发搐，不与去风下痰则再发，然三次者，非一日三次也，或一月、或一季，一发惊搐，必经三度，故曰三次，所谓惊风三发便为痫，即此义也。其病，主身热自汗，两目上视，嚼沫切牙，手足掣搦，面色红紫，六脉浮数，以百解散加五和汤，水煎疏解，次下痰，用水晶丹或半夏丸。阴痫者，因慢惊后去痰不尽，痰入心包而得，四肢逆冷，吐舌摇头，口嚼白沫，牙关紧闭，但不甚惊搐作啼，面色或白或青，脉息沉微，故《婴孩宝书》云，睡中吐舌更摇头。正此之谓，治以固真汤加口生汤同煎，调宽气饮和解。

◎ 风惊食三痫

《千金》云：小儿之痫有三，风痫，惊痫，食痫也。风痫，缘衣暖汗出，风因入也，初时，先屈指如数物乃作。惊痫，起于惊怖大

_____

① 唤：《广韵》别训作"狂"，"叫唤"或即狂叫之谓。

啼乃作。食痫，其先不哺乳，吐而变热后发。然风痫、惊痫，时时有之，十儿之中未有一二，凡是先寒后发热者，皆食痫也。惊痫皆按图灸之，风痫当以猪心汤，食痫当下乃愈，紫霜丸佳。

按：此论三痫，盖有三因之分，风痫属外因，惊痫属内因，食痫属不内外因也。

又按：《全婴方》云：风痫因将养失度，血气不和，或厚衣汗出，腠理开舒，风邪而入之，其病在肝，肝主风，验其证目青、面红、发搐，宜驱风膏、大青膏、琥珀散、镇惊药，有热四顺饮，退后与利惊丸下其痰涎。惊痫因血气盛实，脏腑生热，或惊怖大啼，精神伤动，外邪所入为之，其病在心，心主惊，验其证忽然叫声发搐，宜琥珀散、红龙散、镇心丸，有热四顺饮、利惊丸下之，不生别病也。食痫其病在脾，脾纳食，验其证嗳吐酸气，即发搐，此病或大便酸臭，紫丸子下之。以上三证，大同小异，并属阳也，各目睛鲜斜，手足潮搐，或作猪声，发过即瘥，皆十生一死也。

◎ 五脏痫

《三因》云：古方有五痫、五脏痫、六畜痫等，名证不同，难于备载。《别录》有五痫之证，一曰马痫，作马嘶鸣，以马属在午，手少阴君火主之，故其病应于心。二曰羊痫，作羊叫声，以羊属未，足太阴湿土主之，应乎脾。三曰鸡痫，作鸡叫声，以鸡属酉，足阳明燥金主之，应乎胃。四曰猪痫，作猪叫声，以猪属亥，手厥阴心包主之，应乎右肾。五曰牛痫，作牛吼声，以牛属丑，手太阴湿土主之，应乎肺。此五痫应乎五畜，应乎五脏者也，发则旋晕颠倒，口眼相引，目睛上摇，手足搐搦，背脊强直，食顷乃苏，各随所感，施以治法。〔钱〕凡治五痫，皆随脏治之，每脏各一兽，犬痫反折上窜，犬叫，肝也。羊痫目瞪吐舌，羊叫，心也。牛痫目直视腹满，牛叫，脾也。鸡痫惊跳反折手纵，鸡叫，肺也。猪痫如尸吐沫，猪叫，肾也。五痫重者死，病后甚者亦死，轻者五色丸主之。〔薛〕面赤目瞪，吐舌齿舌，心烦气短，其声如羊者，曰心痫。面青唇青，两眼上窜，手足挛掣反折，其声如犬者，曰肝痫。面黑目振，吐涎沫，形体如尸，其声如猪者，曰肾痫。面如枯骨，目白反视，惊跳反折^①，摇头吐沫，其声如鸡者，曰肺痫。面色萎黄，目直，腹满自利，四肢不收，其声如牛者，曰脾痫。五痫，通用五色丸为主，仍参以各经之药。心痫属血虚者用养心汤。发热饮冷为实热，用虎睛丸；发热饮汤为虚热，用妙香散。肝痫者，虚证用地黄丸。抽搐有力为实邪，用柴胡清肝散。大便不通用泻青丸。肾痫者，用地黄丸、紫河车丸之类，肾无泻法，故径从虚治之。肺痫者，属气虚，用补肺散。面色萎黄者，土不能生也，用五味异功散。面色赤者，阴火上冲于肺也，用地黄丸。脾痫者，用五味异功散。若面青泻利，饮食少思，用六君子加木香、柴胡。

按:《千金》叙六畜痫，无五脏之分属，钱氏始分之，而无马痫一证，曾氏谓初发作羊犬声者，咽喉为风痰所梗，声自如此，其理甚明，言六畜者，特强名耳，故丹溪谓于经既无所据，而治法亦未见有五者之分，所以不必分五也。

◎ 治法

仁斋曰：大概血滞心窍，邪气在心，积惊成痫，通行心经，调平血脉，顺气豁痰，乃其要也。假令小儿有热有痰，不欲乳哺，眠睡不安，常常惊悸，此皆发痫之渐，即以紫霜丸导之^{方见变蒸热}，时间量与紫霜丸，减其盛气，则无惊风痫钓之患。痫证方萌，耳后高骨间必有青纹纷纷如线，见之则为爪破，须令出血啼叫，尤得气通。诸痫发不能言者，盖咽喉为气之道路，风伤其气，以掩声音道路之门，抑亦血滞于心，心窍不通所致耳，南星炮为末，雄猪胆汁调和，少许啜之，辄效。若夫钱氏五痫丸并南星散，以菖蒲煎汤调下。甘遂猪心汤和苏合香丸一丸，皆治痫之要药也。〔刘〕小儿神尚弱，惊则神不守舍，舍空则痰涎归之，或饮食失节，脾胃有伤，积为痰饮，以致痰迷心窍而作者，治法当寻火、寻痰，而前人多用镇坠清心之药，固可以治热，可以清痰，若有顽痰胶固者，此药未易驱逐，在上者必用吐，吐后方宜服此药，有痰实在里者，亦须下之，随病轻重而用之也。〔洁〕如有客痰发热而有声，煎大黄、荆芥汤下

---

① 折：原作："拆"，据四库本改。

五色丸。潮热有时，积热也，桃枝丸主之方见积热。壮热不退，当用地骨皮散方见潮热下五色丸。风热，当用防风、黄芩汤下大青膏。身温不热，当用白虎汤加苍术下五色丸。〔薛〕此皆元气不足之证，须以紫河车即小儿胞衣丸为主，而以补药佐之。设若泛行克伐，复伤元气，则必不时举发，久而变危，多至不救。一老人生子方周岁，秋初暴冷，忽发搐似惊痫，过则气息淹淹。此元气虚弱所致，与补中益气汤而愈。一小儿十岁，一小儿七岁，各有痫证，岁发二次，后因出痘及饮食停滞，举发频数，用六君子、补中益气二汤而愈。一小儿患前证，每发吐痰困倦，半饷而苏，诸药不应，年至十三而频发。用紫河车生研烂，入人参、当归末，丸桐子大，每服三五十丸，日进三五服，乳化下，一月渐愈，又佐以八珍汤全愈。一小儿七岁发惊痫，每作，先君令其恣饮人乳，后发渐疏而轻。至十四岁复发，仍用人乳，不应，余令用肥厚紫河车研烂，人乳调如泥，日服二三次，至数具而愈，后常用加减八味丸而安。至二十三岁发而手足厥冷，仍用前法，佐以八味丸、十全大补汤而痊。

◎ 通治五痫

钱氏五色丸

朱砂研，半两　水银一分　雄黄熬，一两　铅三两，同水银熬　真珠末研，一两

上，炼蜜丸，如麻子大。每服三四丸，金银薄荷汤下。

《三因》六珍丹

雄黄　雌黄　未钻珍珠各一两　铅二两，熬成屑　水银一两半

上，研令极匀，蜜丸，桐子大。每服三丸至五丸，姜枣汤下。须捣二三万杵，乃可丸。

◎ 风痫

《口议》云：先用化痰宽利胸膈，开通关窍，安镇心神，然后与治风痫药服之。又云：先用化风丹，去其风热，次服夺魂散定痫。

散风丹　治小儿风痫，先用此药。

牛胆南星二钱　羌活　独活　防风　天麻　人参　川芎　荆芥

穗　细辛各一钱

上为末，炼蜜为丸，如梧桐子大。每服二丸，用薄荷、紫苏汤不拘时送下。

保安丸　治小儿诸风痫，久后亦验。

五灵脂半两　川乌生用，去皮、尖，二钱半

上为末，猪心血为丸，如梧桐子大。每服一丸，用生姜汤化下，不拘时服。

独活汤　治小儿风痫，解表通里。

独活　麻黄去节　川芎各一钱　大黄　甘草炒。各半钱

上剉碎。每服二钱，用水一钟，生姜二片，煎至四分，不拘时、温服。

细辛大黄汤　治小儿风痫内热。

天麻　防风各半两　细辛　大黄焙　川芎各二钱半　甘草炙，一钱半

上剉碎。每服二钱，入犀角少许，用水一钟，煎至四分，不拘时服。

牛黄丸　治小儿风痫迷闷，抽掣涎潮。

牛胆南星　全蝎焙，去毒　蝉壳各二钱半　防风　牛黄　白附子生直僵蚕炒，去丝嘴　天麻各一钱半　麝香半钱

上为末，以煮枣去皮核取肉，和水银半钱，研极细，次入药末和丸如绿豆大。

每服三五丸，用荆芥、生姜煎汤送下，不拘时服。

化风丹　凉风化痰，退热定搐。

牛胆南星二钱　羌活　独活　天麻　防风　甘草　荆芥穗　人参　川芎各一钱

上件，为末，炼蜜为丸，如皂子大。每服一丸，薄荷汤化开服。

一方，有全蝎一枚。一方，有细辛，无甘草。

◎ 惊痫

《口议》先凉三焦，利惊去热，安神定志，平调脏腑，温化痰涎，然后与治惊痫药服之。

比金丹

人参　白茯苓　远志去心　山药　辰砂　天麻　石菖蒲　川芎　甘草炙。各一分　天南星炮，二钱，生姜汁制　麝香一字

上为细末，炼蜜为丸，皂子大。每服一粒，煎金银薄荷汤化下。一方，有琥珀二钱、青黛一钱，无山药。

〔钱氏〕**蛇黄丸**　治惊痫，因震骇恐怖，叫号恍惚，是也。

蛇黄真者三个，火煅，醋淬　郁金七分一处为末　麝香另入一匙

上为末，饭丸，桐子大。每服十二丸，煎金银、磨刀水化下。

镇惊丸　治小儿一切惊痫。

茯神去木　铁粉　远志去心，姜制焙　紫石英烧，醋淬，研　人参去芦　琥珀　滑石　蛇黄煅，醋淬　南星炮。各二钱半　龙齿　熊胆各半分　轻粉三分

上为细末，炼蜜为丸，如梧桐子大，朱砂为衣。每服三五丸，煎金银汤磨化，不拘时服。

虎睛丸　治小儿惊痫，邪气入心。

虎睛细研　远志姜制焙，去心　犀角镑　大黄湿纸裹煨　石菖蒲　麦门冬去心。各二钱半　蜣螂三枚，去足翅炒

上为细末，粟米粉打糊为丸，如梧桐子大。每服五七丸，竹叶煎汤磨化，或金银煎汤亦可，不拘时服。

七宝镇心丸　治小儿惊痫心热。

远志去心，姜制焙　雄黄　铁粉　琥珀各二钱　朱砂一钱　金银箔四片　麝香少许

上为细末，煮枣取肉为丸，如梧桐子大。每服三五丸，煎去心麦门冬汤化下，不拘时服。

清神散　治小儿惊痫。

犀角　白鲜皮　石菖蒲　远志去心，姜制焙　半夏汤泡。各二钱半　茯神半两　大黄焙　人参　甘草炙。各一钱半

上为末。每服半钱，煎去心麦门冬汤调，不拘时服。

◎ 食痫

妙圣丹　治小儿食痫，通利。

雄黄　蝎梢　朱砂　代赭石煅，醋淬　轻粉　麝香各二钱半　巴豆三个，去皮出油　杏仁去皮、尖，微炒，二钱

上为末，蒸枣肉为丸，如梧桐子大。每服三五丸，木香煎汤磨化，不拘时服。

天麻丸　治小儿食痫，有痰。

南星炮，二钱　白附子炮　天麻　牙硝　川灵脂　全蝎焙。各一钱　轻粉半钱　巴豆霜去油，二钱半

上为末，稀面糊为丸，如麻子大。每服十丸，用薄荷煎汤或姜汤送下亦可，不拘时服。

◎ 清镇

蛇黄散　治小儿诸痫。

蛇黄一个，煅，醋淬七次，研细　郁金　雄黄各二钱　青礞石　朱砂各一钱　铁粉筛净，细研，三分

上为末，捣粳米饭为丸，如梧桐子大。每服三五丸，人参煎汤磨化，不拘时服。

地龙散　治小儿诸痫，发歇无时。

干地龙半两，焙　虎睛一对，炙　人参二钱半　金银箔三十片　天竺黄　朱砂　代赭石煅，醋淬　铁粉各二钱半　雄黄一钱半　轻粉半钱

上为末。每服半钱，紫苏汤调，不拘时服。

龙脑安神丸

茯苓三两　人参　地骨皮　甘草　麦门冬　桑白皮各二两　马牙硝二钱　龙脑　麝香各三钱　牛黄半两　朱砂二钱　乌犀一两　金箔三十五片

上为细末，炼蜜为丸，如弹子大，金箔为衣。如风痫，冬月温水化下，夏月凉水化下，不以时。二三岁者日进二服，小儿一丸分二服。虚劳发热咳嗽，新汲水下。

夺魂散　定痫。

白僵蚕去丝，炒令黄色，半两　蛇含石烧红，用米醋淬七八次，碾碎　白附子炮，各二分　生银　生金　牛黄如无，以胆制，倍加用之　乌梢蛇头七八寸许，酒炙　白茯苓　天麻各二钱　天南星末，一分，生姜汁浸一宿，焙

半夏末，二钱，姜汁浸一宿，焙　赤脚蜈蚣一条，酒浸炙焦　犀角镑，二钱
脑子少许　麝香少许

上件为末，蒸枣肉为丸，如麻子大。每服十丸至十五丸二十丸，
煎金银薄荷汤下。朱砂为衣。

《本草》古镜，味辛，无毒。主惊痫邪气，小儿诸恶疾。煮取
汁，和诸药煮服之。弥古者，尤佳。

◎ 镇心

雌黄丸　治小儿癫痫欲发，眼暗，瘛疭，声恶嚼舌。

雌黄　黄丹各一两　麝香研，一钱

上为末，拌令极匀，用牛乳汁半升熬成膏，入前药末，杵
三五百下，丸如绿豆大。每服三丸，温热水下，一日三服。此方得
自名医之家，极有神效。

《拔萃》妙香丸　安神通关，辟恶气。

辰砂研，九两　龙脑　腻粉　麝香研。各七钱半　牛黄半两　金箔
九十片，研

上合研匀，炼蜜去蜡净，入沙蜜白者七钱半，同炼匀，为丸，
每两作三十丸。米饮化下。

镇心丸

朱砂　龙齿　牛黄各一钱　铁粉　琥珀　人参　茯神　防风　全
蝎七个，炙

上为末，灯心汤调下。三岁一字。

密陀僧散　治心痫不语及诸惊失音。用密陀僧为末，每服一匙，
米醋汤调下。大人服一钱，热酒下。

代赭石散　治阴阳痫。

代赭石煅，醋淬，研为末，水飞过，晒干

上为末。每服半钱，以金银煎汤，和金箔银箔调，连进二服。
脚胫上有赤斑，乃邪气发出，可治，无赤斑，则难治。

神应丹

辰砂不以多少，研

上以猪心血和之，得所，以蒸饼裹剂，蒸熟取出就丸，如桐子

大。每服一丸，后食、临卧，煎人参汤下。

◎ 清心

牛黄清心丸　治小儿躁闷，项背强直，腰背反张，时发时醒。

牛黄一两二钱，研　麝香研　龙脑另研　羚羊角末镑，各一两　当归去芦　防风去芦　黄芩　麦门冬去心　白芍药　白术各一两半　柴胡去苗　杏仁去皮、尖、双仁，麸炒黄，另研　桔梗　白茯苓去皮　芎莇各一两二钱半　阿胶剉碎，蛤粉炒　肉桂去粗皮　大豆卷碎，炒。各一两七钱半　蒲黄炒　人参去芦　神曲炒，各二两半　甘草炒，五钱　雄黄八钱，另研飞　白蔹　干姜各七钱半　金箔一千二百片，内四百片为衣，余入药内，另研　犀角末二两　干山药十两　大枣一百枚，蒸熟去皮核，烂研成膏入药

上，除枣、杏仁，及牛黄、麝香、雄黄、龙脑四味，另为细末，入前药和匀，炼蜜与枣膏为丸，每两作十丸，用金箔为衣。每服一丸，温白汤化下，食后服。小儿惊痫，即酌度多少，以竹叶煎汤，温温化服。

比金丸　**虎睛丸**二方俱见前

清神汤　治惊痫。

犀角镑　远志姜制，焙　白鲜皮　石菖蒲　人参　甘草炒。各一钱半
上为末。每服五七分，麦门冬煎汤调下。

酸枣仁丸见惊悸

◎ 养心

定志丸见惊悸

养心汤　治心血虚怯惊痫，或惊悸怔忡，盗汗无寐，发热烦躁。

黄芪　白茯苓　茯神　半夏曲　当归　川芎　辣桂　柏子仁　酸枣仁　五味子　人参各三钱　甘草炒，四钱
上，每服一二钱，姜枣水煎。

妙香散　治心气不足，惊痫或精神恍惚、虚烦少寐、盗汗等证。

辰砂三钱　麝香一钱　木香煨，二钱五分　茯苓　山药　茯神　远志　黄芪炒。各一两　桔梗　甘草　人参各五钱
上，各另为末。每服一钱，温酒或白汤调服。

◎ 治痰

半夏丸方见惊搐

星苏散　治诸风口噤不语。

天南星略炮，剉

上，每服五七分，姜四片，紫苏五叶，水煎，入雄猪胆少许，温服。

治痫方　治太阳阳明二经为病。

荆芥穗四两　白矾为细末，二两

上，枣肉为丸，如桐子大。每服二十丸，荆芥汤下，次三十丸，四十丸，又次五十丸，俱食前。

矾丹

虢丹　晋矾各一两

上，用①砖凿一窠，可容二两许，先安丹在下，次安矾在上，以炭五斤煅，令炭尽，取出细研。以不经水猪心血为丸，如绿豆大。每服十丸至二十丸，橘皮汤下。

《元戎》二白丸

白矾一块，约一两

上用生蒸饼剂裹，蒸熟去皮，可丸，入轻粉一字或半钱，量虚实加减，丸桐子大。每服二三十丸，生姜汤下。小儿丸小。

朱砂滚涎散　治小儿五痫。

朱砂　白矾生用　赤石脂　硝石各等分

上为细末，研蒜膏为丸，如绿豆大。每服三十丸，食后，荆芥汤下。

琥珀寿星丸

天南星一个，掘坑、用火煅烧，坑红，出炭净，入好酒一升在火穴中，放入南星，盖穴，勿令通气，过一宿取出，焙，末　琥珀四两　朱砂二两半，为衣

上以猪心血打干糊，丸如桐子大。每服五十丸，煎人参汤送下。

---

① 用：原"丹"，据修敬堂本改。

南星五生丸

南星　半夏　川乌　白附子　大豆去皮。各一两

上为细末，滴水为丸。每服二丸至五丸，不过七丸，姜汤下。

断痫丸　治小儿诸痫痰盛。

皂角盈尺者三挺，去皮，捶碎，水三升浸，收汁滤过，磁器内熬成膏　白矾煅枯，研细，一两半　蝎梢炒　直僵蚕炒　雄黄另研　朱砂另研　白附子各半两　麝香一钱，另研　乌蛇酒浸，取肉，焙干，二钱半　南星湿纸裹，炮熟，一两　赤蜈蚣一条，酒浸炙，去头足

上为末，用水煮半夏糊，和前项皂角膏为丸，如梧桐子大。每服三五丸，用生姜汤磨化，不拘时服。

定痫丸　治小儿五痫。

赤脚蜈蚣一条，去头足，酒浸，炙　蝎梢去毒　乌蛇肉酒炙　白附子生　天南星末　圆白半夏末，用姜汁和一宿。各二钱半　熊胆　白矾新瓦上煅枯。各一钱二分半

上为末，稀面糊为丸，如梧桐子大，朱砂为衣。每服二三丸，用薄荷煎汤磨化，不拘时服。

治小儿惊痫。

胆星二两　全蝎去毒，炒，半两　白附子　僵蚕炒　川芎各一两　薄荷半两

上为末，粥丸，青黛为衣。每服一二丸，姜汤下。

〔吐痰〕

碧穹丹

石绿研九度，飞，十两　附子尖　乌头尖　蝎梢各五十个

上为末，入石绿令匀，面糊丸，如鸡头。每服，用薄荷汁半盏，化下一丸，更以酒半合温服之，须臾，吐出痰涎，然后随证治之。

〔下痰〕

控涎丸

川乌生　半夏各半两　僵蚕生姜汁浸一宿，半两　全蝎去尖，七个　铁粉三钱　甘遂二钱半

上为末，生姜自然汁，或薄糊丸，如绿豆大，朱砂为衣。每服

十五丸，姜汤下。忌甘草。

治小儿痫。用甘遂末一钱，猪心一个，取三管头血三条，和甘遂末，将猪心批作两片，入药在内，以线缚定，外湿纸包裹，入文武火煨熟，不可过度，取药细研，入辰砂末一钱，和匀，分作四丸。每服一丸，猪心汤化下，再服另取猪心煎汤。此方神效。

◎ 下剂

水晶丹方见癖积　**四顺饮**　**五和汤**二方并见热　**利惊丸**方见惊搐
紫霜丸方见变蒸热

当归大黄汤　治小儿诸痫作热，利下心中恶血。

大黄湿纸裹，微煨　甘草炙　当归　赤芍药各三钱　半夏制　川芎各二钱

为末。每服一钱或二钱，水八分，煎四分，无时服。

◎ 表剂

百解散　**大青膏**并见惊搐　**驱风膏**泻青加辰砂、全蝎

◎ 温剂治阴痫宜之

固真汤　**日生汤**并见惊搐　**茯神汤**方见惊悸
《元戎》小灵宝丹

附子炮，一两　天麻　全蝎　白僵蚕炒　藿香叶　南星炮　白附子炮。各半两

上为末，酒糊丸，桐子大。温酒下一十五丸。

罗谦甫治魏敬甫之子四岁，从长老摩顶授记，众僧念咒，因而大恐，遂发惊搐，痰涎壅塞，目多白睛，项背强急，喉中有声，一时许，方醒，后每见皂衣人辄发，多服朱、犀、龙、麝镇坠之药，四十余日前证犹在，又添行步动作、神思如痴。予诊其脉沉弦而急，《黄帝针经》云：心脉满大，痫瘛筋挛。又云，肝脉小急，痫瘛筋挛。盖小儿血气未定，神气尚弱，因而惊恐，神无所依，又动于肝，肝主筋，故痫瘛筋挛。病久气弱，小儿易为虚实，多服镇坠寒凉之剂，复损其气，故添动作如痴。《内经》云：暴挛痫眩，足不任身，

取天柱穴是也。天柱穴乃足太阳之脉所发，阳跷附而行也。又云：癫痫瘛疭，不知所苦，两跷主之，男阳女阴。洁古云：昼发治阳跷申脉，夜发治阴跷照海，先各灸两跷各二七壮，次处**沉香天麻汤**。

沉香　益智　川乌炮，去皮、脐。各二钱　天麻　防风　半夏汤泡　附子炮，去皮、脐。各三钱　羌活五钱　甘草炙　当归　姜屑各一钱半　独活四钱

上咬咀。每服五钱，生姜三片，水煎，温服。《举痛论》云：恐则气下，精怯而上焦闭。又云：从下上者引而去之。以羌活、独活、苦温，味之薄者，阴中之阳，引气上行，又入太阳之经为引用，故以为君。天麻、防风辛温以散之，当归、甘草辛甘温以补气血之不足，又养胃气，故以为臣。黑附子、川乌头、益智仁大辛温行阳退阴，又治寒客伤胃。肾主五液，入脾为涎，以生姜、半夏燥湿化痰。《十剂》云：重可去怯，沉香辛温，体重气清，去怯安神，故以为使。气味相合，升阳补胃，恐怯之气，自得平矣。

牛黄丸　治因惊中风，五痫，天钓，客忤，潮涎灌壅。

白花蛇酒浸取肉　白附子　全蝎　真川乌一枚半两者，生　天麻　薄荷叶各半两，以上六味，先为细末，次入　雄黄五两　辰砂三钱　脑子另研，半两　牛黄叁钱　麝香一钱

上为一处和匀。麻黄去根二两，酒一升，煎麻黄至一盏，去麻黄用酒，熬药得所，勿至焦赤，众手疾丸如芡实大，密器盛之。一丸作五服，煎金银薄荷汤磨化。大能发散惊邪。

治五痫得效方

露蜂房焙　石绿各一两　桂心　远志去心　人参各半两　朱砂一钱

上为末，粥丸，如桐子大。每服二三十丸，白汤下。

◎ 补剂

断痫丹　治痫瘥后复作，连绵不除，服之有验。

黄芪蜜水涂炙　钩藤钩　细辛　甘草炙。各半两　蛇蜕皮二寸，酒炙　蝉蜕去土，四个　牛黄一钱，另研

上为末，煮枣肉，丸麻子大。煎人参汤下。每服数丸，量儿加减。

紫河车丸

紫河车,即小儿胞衣,肥厚者一个,洗净,重汤蒸,烂研,化入人参、当归末,和匀为丸如芡实大。每服五六丸,乳汁化下。

八味地黄丸　即六味地黄丸加附子、肉桂各一两　治禀赋命门火衰,不能生土,以致脾土虚寒,或饮食少思,或食而不化,脐腹疼痛,夜多漩溺等证。经云:益火之源、以消阴翳。盖谓此也。或乳母命门火衰,儿饮其乳致前证者,子母并宜服之。

加减八味丸　治禀赋肾阴不足,或吐泻久病,津液亏损,口干作渴,或口舌生疮,两足发热,或痰气上涌,或手足厥冷等证。即地黄丸加肉桂一两,五味子四两。

地黄丸　治小儿肝经虚热血燥,或风客淫气、而患瘰疬结核,或四肢发搐,眼目抽动,痰涎上涌。又治肾疳脑热,肢体消瘦,手足如冰,寒热往来,滑泄肚胀,口臭干渴,齿龈溃烂,爪黑面黧,遍身或两耳生疮,或耳内出水,或发热自汗盗汗,便血诸血,失音等证,其功不能尽述。即六味地黄丸。方见肾脏。

八珍汤　治气血俱虚,阴火内热,或因克伐之剂,脾胃亏损,肌肉消瘦等证。即四君、四物二汤。方见虚劳。

十全大补汤　治气血虚弱,或禀赋不足,寒热自汗,食减体瘦,发热作渴,头痛眩晕,最宜用之。方见虚劳。

◎ 灸法

小儿癫痫惊风目眩。灸神庭一穴,七壮,在鼻柱直上入发际五分。小儿诸痫如哕吐清沫。灸巨阙穴三壮,在鸠尾下一寸陷中是穴。小儿鸡痫,善惊及掣目摇头。灸少阴二壮,取法,在掌后去腕半寸陷中是穴。小儿惊痫者,先惊叫乃发也。灸顶上旋毛中三壮,及耳后青络脉,炷如小麦大。小儿惊痫。灸鬼禄一穴,三壮,取法,在上唇内中央弦上是穴。小儿食痫者,先寒热洒淅乃发也。灸鸠尾穴上五分,三壮。小儿牛痫,目视直腹胀乃发也,灸鸠尾一穴,三壮,取法,胸蔽骨下五分陷中是穴。小儿马痫,张口摇头,身折反,马鸣也。灸仆参穴,各三壮,取法,在足跟骨下白肉际陷中,拱取之是穴。小儿羊痫,目瞪吐舌,羊鸣也。灸第九椎下节间,三五壮。

按：《灵枢经》云：暴挛，足不任身，取天柱，天柱穴，足太阳也。
又云：癫痫瘛疭，不知所苦，两跻之下，男阳女阴。洁古云：昼发
灸阳跻，夜发灸阴跻，各二壮。阳跻起于跟中，循内踝上行至咽喉，
交贯冲脉，照海穴也。

◎ 不治证

〔钱〕五痫，重者死，病后甚者，亦死。小儿痫病，目直无声，
目睛不转，眼生白障，眼慢唇黑，瞳人瞬动，目间青黑，面青指黑，
口出涎沫如白脓，口噤肚胀不乳，喉如牵锯之声多睡不乳，身热下
血不乳，身体痿软不醒，腹内虚鸣，唇逆而痛，吐利不止，汗出壮
热不止，卧久不寝，身体反张，大人脊下容一手，小儿脊下容一指，
并不治。

中风

张涣等方有中风方论，今见小儿绝无患者，而用药多犯香燥，
恐血热生风、类中风证，误用之，则为害不浅，故一切削而不载。
薛氏云：中风之证，西北方有之，东南气温，腠理疏泄，人患之者
皆类中风也。况小儿元气未充，皮毛不固，易虚易实，外邪乘之，
则壮热抽掣，气粗涎涌，甚至昏愦口噤，即似中风，误以续命等汤
投之，多至不救，大人且无真中，况小儿乎。凡有前证，当辨其因，
若阳明经气虚，风邪所乘，筋脉拘急者为外因。足厥阴肝火炽盛，
筋脉偏急者为内因。脾肺虚弱，腠理不密，外邪乘入，或惊风过服
金石之剂，耗损肝血，或吐泻后内亡津液，不能养肝，致口眼㖞斜
者，皆肝血不足，肝火生风之类中风之类证也。

角弓反张

〔钱〕肝有风，甚则身反张强直，不搐，心不受热，当补肾治
肝。补肾，地黄丸；治肝，泻青丸。丹溪云：痉比痫为虚，宜带补，
多是气虚有火兼痰，用人参竹沥治之，不用兼风药。此论实发前人
所未发，汤氏虽云痉候十无一生，盖未尝有此法施于人也。〔薛〕钱
仲阳曰角弓反张者，由风邪客于太阳经也。经曰：风从上受。足太

阳主周身之气，其脉起于目内眦而行于背，肝属木主风，所以风邪
易侵也。夫小儿肌肤未密，外邪易伤，肝为相火，其怒易发，若身
反张强直，发热不搐者，风伤太阳也，宜用人参羌活散、小续命汤。
若因暴怒而击动其肝火者，宜用泻青丸。若饮前剂，其证益甚者，
此邪气已去而脾气亏也，宜用异功散加芎、归补之。若因肝经虚热，
或因克伐真气，虚热生风者，宜用异功散、地黄丸补之。若因下而
脾气困惫，腹肚膨胀者，此中气损也，宜用白术散补之。若气血素
弱，或服攻伐之剂，而手寻衣领，切牙呵欠者，肝经虚甚也，急用
地黄丸以补之，仍与肝脏参览。一小儿忽腰背反张，目上视，面青
赤。曰青属肝主风，赤属心主火，此风火相搏。用柴胡栀子散倍加
钩藤钩顿安，而痰如旧，又用抱龙丸而愈。一小儿忽腰背反张，服
治惊之药后不时举发，面色黄白，肢体甚倦。余用五味异功散十余
剂而愈。后因惊兼饮食不节，不时举发，随用前药即愈。遂日以参
术末每服五七分，炮姜、大枣煎汤调下，服至二两而不发。以上二
证，元气虚而病气实也，若用攻邪之药，皆误矣。一小儿素患前证
痰盛，面色素白而兼青。余谓肺气不能平肝，肝气乘脾，脾气虚而
生痰耳。先用抱龙丸二服以平肝，随用六君子汤以补脾肺，月余而
瘥。半载之后复发，谓非逐痰不能全愈，遂用下剂，痰涎甚多，而
咽喉如锯声。余曰乃脾不能摄涎也，咽间鸣，乃肺气虚甚也，遂用
人参五钱、炮姜三分，水煎服而醒，至第四剂后，加枣二枚，人参
服数两而愈。后每发，非独参汤不应。若执常方，鲜有不误者。

人参羌活散 方见惊搐　　**小续命汤** 方见杂病中风　　**泻青丸** 方见肝脏
异功散 方见吐泻　　**柴胡栀子散** 方见积热　　**抱龙丸** 方见惊搐　　**六君子汤** 方见
吐泻

◎ 灸

角弓反张。鼻上入发际三分，灸三壮。大椎下节间，灸三壮。

◎ 诊

汤氏曰：身软时醒者为痫，身强直反张如弓，不时醒者为痉，
痉候，十无一生。

摇头

〔汤〕肝风摇头，诸方不载，郑都丞子患七年摇头，三年下血，已服百余方，前后所服治摇头者，无非风药，止血者，或作痢，或作肠风，百药无效。予既视其病，又知其详，亦不明其标本，退而思之，乃肝血液盛，外有风热乘之，肝属木，盛而脾土为木所克，脾与肺是子母，俱为肝所胜，而血遂渍于大便，故便血不止，遂处一方，但损肝祛风而益脾，初亦一时之见，只数服而愈，十余日后，血止而下白脓，遂得以安。

清肝益胃丸

犀角屑　甘草各一分　栝楼根　黄芪蜜炙　羌活　白芍药各半两
蛇蜕皮炙赤　钩藤钩　麻黄去节。各一钱　防风五两

上为末，枣肉丸。食后薄荷汤下。只二服，作效，头摇即止，便血随愈，次间服胃风汤，数日顿除。沈舍人子服之亦验。

〔薛〕经曰：诸风掉眩，皆属肝木。木得风则摇动，乃肝经火盛而生虚风也。便血者，风木摇动，则土受凌窄而不能统血也，或食酸味过多，以益其脾，致令阴结。经曰：结阴者便血一升，再结二升，三结三升。又，邪在五脏则阴脉不和，阴脉不和则血留之。结阴之病，阴气内结，不得外行，渗入肠间，故便血也。血亦有乳母恚怒，风热炽盛；或肝木伤脾，使清气不升；或风邪侵入大肠者。治法，若因风热，用柴胡清肝散。若因怒火，用加味小柴胡汤。若清气不升，脾气下陷者，用补中益气汤。若风邪侵于大肠者，用清肝益胃丸。肝经血热妄行者，用六味地黄丸。脾土不能培肝木者，用六君、柴胡、钩藤钩。肝木胜脾土者，用四君、芍药、钩藤钩。结阴者，用平胃地榆汤。一小儿伤风咳嗽痰涌。余谓脾虚肺弱，腠理不密，风邪外乘。用六君子汤加桔梗、桑皮、杏仁而愈。后饮食停滞，作泻腹胀，仍用六君子加山楂、厚朴而安。又停食作泻，服消导之药，更加咳嗽。余谓当调补脾土，不信，自用发表克滞，前证益甚，更加摇头。余以天麻散倍加钩藤钩，及异功散而愈。一小儿项间结核，面色萎黄，肌体消瘦，咬牙抽搐，头摇目劄。此肝木克脾土也。用六君子汤及九味芦荟丸，顿愈。一小儿病后遇惊，即

痰甚咬牙抽搐，摇头作泻，恪服脑、麝、朱砂等药，以致慢惊而卒。

〔海〕《食疗》云：蛇蜕皮，主去风邪明目，治小儿一百二十种惊痫，寒热痔，蛊毒，安胎，熬用。治痫弄舌摇头者，宜用全蜕。

余犹忆少时闻友人孙彭山云：尝见姻家一小儿患惊搐，延专科治之，诸证悉退而摇头不止，后一老医至，于常服药中加入紫河车，即时愈。按：紫河车，草名，《神农本经》名蚤休，《唐本》名金线重楼，《钱氏方》名白甘遂，主治惊痫摇头弄舌，乃《本经》正文。古人谓遵白字疗病多效，不虚也。

偏风口噤

〔薛〕小儿偏风者，属少阳厥阴肝胆二经证也，噤者筋急，由风木太甚而乘于脾，以胜水湿则筋太燥，然燥金主于收敛劲切故也。又曰：风之为病，善行而数变，或左或右，其因一也，治须审而药之。若足阳明胃经气虚，风邪所乘，其筋脉偏急者属外因。若足厥阴肝经风热乘脾，筋脉偏急者属内因。若脾肺虚弱，腠理不密，外邪所乘，或服金石之剂，耗损肝血，或吐泻后内亡津液，不能养肝，致口眼歪斜，或半身不遂诸证，皆属肝血不足，肝火生风，宣滋肾水，养肝血，壮脾土。治法，脾胃虚而动风者，异功散加柴胡、钩藤钩。脾肺虚而外邪所乘者，用钩藤饮。肝火血燥者，用六味地黄丸。津液不足者，用白术散。若兼目紧上视，寒热往来，小便淋漓，面色青洁，两胁胀痛之类，皆肝经之本病也。或唇口歪斜，腹痛少食，目胞浮肿，面色青黄，肢体倦怠之类，皆肝木乘脾之证也。当审五脏相胜而主之，设执其见证，概投风药，反成坏证者有矣。一小儿口眼㖞斜，面色或青或赤。此肝心风火乘脾也。朝用柴胡清肝散，夕用异功散加钩藤钩而愈。其时，有患前证服祛风导痰之药者，皆不能起。一小儿痫后患前证发搐，面色萎黄，肢体倦怠。此元气虚，克伐多矣。余用补中益气汤加钩藤钩子，服而渐愈。后因乳母七情饮食失宜，或儿乳食过多，前证仍作，服补中益气汤、五味异功散而愈。

〔钱〕**全蝎散**　治小儿惊风中风，口眼㖞斜，言语不正，手足偏废不举。

全蝎去毒,炒　僵蚕直者,炒　川芎　黄芩去心　甘草　桂枝　赤芍药　麻黄去节,各一两　天麻六钱　大南星汤泡七次,去皮、脐,切,焙干,五钱

上为粗末。每服三钱,水一钟半,姜七片,煎七分。温服,无时,量大小与之,一日三四服。忌羊肉。

胃风汤　治风冷乘虚入客肠胃,水谷不化,泄泻注下,及肠胃湿毒,下如豆汁或瘀血,日夜无度。

人参　白茯苓　芎䓖　肉桂　当归　白芍药　白术各等分

上为散。每服二钱,入粟米数粒同煎。食前服。

口喝失音论见前中风条

朱砂丸　治小儿口眼喝斜,筋脉牵引。

朱砂五钱　全蝎炒　天麻　白附子炮　僵蚕炒去丝嘴　干姜炮牛黄各五分　麝香一分

上为末,粳米糊、丸如黍米大。每服三十丸,用薄荷汤不拘时化服。

全蝎散　治小儿口眼喝斜,语言不清。

全蝎炒　川芎　黄芩　僵蚕炒去丝嘴　赤芍药　甘草　朱砂　南星汤泡,去皮、脐,焙　天麻各三钱

上为细末。每服一钱,用生姜汤不拘时调服。

宽气饮　治小儿风痰壅满,风伤于气,不能言语。

枳壳去穰,一两　人参去芦五钱　天麻　僵蚕炒去丝嘴　羌活　甘草炙,各三钱

上剉碎。每服二钱,用水一盏,生姜三片,煎五分。不拘时服。

木通汤　治小儿血滞于心,心窍不通,语言不出。

木通　石菖蒲多用　防风　枳壳　全蝎焙　僵蚕炒　甘草　木香　南星炮。各等分

上剉碎。每服二钱,用水一盏,猪心三片,生姜一片,紫苏五叶,煎至五分。不拘时服。

天钓 内钓附

天钓，亦惊风之证，但天钓发时头目仰视，惊风则无也。

〔汤〕小儿瘛疭不定，翻眼抬睛，状若神祟，头目仰视，名为天钓。凡有此疾，宜服苏合香丸，灸两手大拇指两甲肉相半，男先灸左，女先灸右，及两足大拇趾中间各三五壮，又灸前后手心各五壮，此皆得效之法。

九龙控涎散　治天钓。

赤脚蜈蚣酒涂炙，一条　滴乳　天竺黄二味另研。各一钱　腊茶　雄黄另研　甘草炙。各二钱　荆芥穗炒　白矾枯。各一钱　绿豆半生半炒，一百粒

上为末。每服半钱，人参薄荷汤调下。

钩藤饮　治天钓潮热。

钩藤　人参　犀角屑各半两　全蝎　天麻各二分　甘草半分

上为末。每服一钱，水煎服。

〔张〕小儿心膈壅滞邪热，痰涎蕴积，不得宣通，或乳母饮酒食肉，烦毒之气流入乳中，令儿宿滞不消，邪热毒气乘于心神，致使惊悸，眼目翻腾，壮热不休，四肢瘛疭，其病名曰天钓，甚者，爪甲皆青，状如神祟，今集经效名方，治之于后。

一字散　醒风爽精神。

天南星半两，微炮裂　蝉壳微炒　干蝎　白僵蚕各一分

上件捣，罗为细末，次入荞麦面一分，用醋石榴壳一枚，将诸药入在石榴壳内，以盐泥封裹，于灶下慢火上烧之，泥干燥为度，取出，再研匀。每服一字，温酒调下。

双金散　治天钓惊风，目久不下。

蜈蚣一个，去头足尾，用真酥涂，慢火炙黄，置砖子上面南立，用竹刀子当脊缝中亭利作两半个，左边者入一帖子内，写左字，右边者亦入一帖子内，写右字，不得交错即大误矣　麝香一钱，细研，先将左边者同于乳钵内研作细末，却入在左字贴内，收起，别用乳钵，将右边者入麝香同研极细，却入右字贴内收，不得相犯，每有病者眼睛钓上，止见白睛，兼角弓反张，更不能出声者

上，用细苇筒子，取左字贴内药少许，吹在左边鼻里，右亦如

之，用药不可多，若眼未全下，更添些小，以意量度，其眼随手便下，即止。

牛黄散 清心截风。

牛黄半两，细研 朱砂细研水飞 麝香 天竺黄并细研 蝎梢 钩藤俱为末。各一分

上件，一处研匀。每服一字，新汲水调下。

白银丹 治惊风涎潮。

天南星一两，一半炮，一半生用 白僵蚕半两 全蝎 白附子各一分牛黄研 麝香研 粉霜各半分。以上，捣罗为细末，次用牛黄等同研匀用 水银半两，煮青州枣肉二十个，同研水银，星尽成膏

上都和上件药，石臼内捣一二百下，如黍米大。每服五粒至七粒，薄荷汤下。

抵圣丹 治惊风胸膈不利，乳食不下。

锡恡脂一两，细研水飞，淘去黑水令尽 牛黄研 铅霜细研 熊胆各一分，研 麝香半分，研 蟾酥一钱，研

上件，通研匀，粳米饭和，如黍米大。每服五粒至七粒。新汲水下。

〔薛〕天钓者，发时头目仰视，惊悸壮热，两目反张，泪出不流，手足搐掣，不时悲笑，如鬼祟所附，甚者，爪甲皆青。盖因乳母厚味积毒在胃，致儿心肺生热痰郁滞，或外夹风邪为患，法当解利其邪，用钩藤饮。上气喘粗者用乌蝎四君子汤。内钓者，腹痛多喘，唇黑囊肿，伛偻反张，眼尾赤，此胎中受风，及外惊所致，若内藏抽掣，作痛狂叫，或泄泻缩脚，内证一作，外证亦然，极难调理，内证服聚宝丹，外证服钩藤饮，进乳食者可治。若腹痛、唇黑、囊肿之类，用聚宝丹。若外惊、内藏抽搐之类，用钩藤饮。若因乳母醇酒厚味，积毒在胃，用加味清胃散。若因乳母郁怒，积热在肝，用加味逍遥散、加味归脾汤，俱加漏芦，子母俱服。凡母食膏粱厚味，饲儿之时，先挤去宿乳，然后吮之。一小儿因乳母受惊，发搐时目赤壮热，腹痛哭而曲腰。用四物加柴胡、防风，又用加味逍遥散加熟地黄以清肝热、生肝血，再用地黄丸滋肾水以生肝木，母子俱安。一小儿曲腰而啼，面青唇黑。此寒气所乘，内钓腹痛也。用

五味异功散加木香、干姜一剂，与母服之，顿愈。后因母感寒，腹痛而啼，用人参理中汤一剂，与母服，其子亦安。一小儿曲腰干啼，手足并冷。用六君加干姜、木香服之，未应，又加肉桂，母子俱服而愈。一小儿忽干啼作泻，睡中搐，手足冷。此脾土虚寒，肝木侮之而作发搐，乃内钓也。用益黄散一剂而安，用四君加柴胡、升麻，乳食渐进而安。一小儿干啼，面青或赤，手足并热，或用清热之剂，久不愈。诊其乳母，有肝火气滞，用加味逍遥散及越鞠丸以治其母，时灌子数滴，不旬日，子母并愈。一小儿患前证，服魏香散而愈。后复作，服祛风镇惊之药，上气喘粗。此元气虚寒也。余先用乌蝎四君子汤，稍愈，但倦怠殊甚，用补中益气汤及五味异功散而痊。一小儿，因母每感寒腹痛饮烧酒，发热痰盛面赤，手足并热。属胃经实热之天钓也。用清胃散，子母服之并愈。后因伤乳吐泻，面色或青或白，手足并冷。属脾气虚寒。用六君、木香、干姜而愈。三岁后伤食腹痛，唇黑作泻，数去后而无粪，或粪少而青。此气虚寒下陷。用补中益气汤，渐愈。一小儿啼哭阴囊肿大，眼目上翻，赤脉流泪。此肝热内钓。用柴胡清肝散加钩藤钩治之，诸证渐愈，又用钩藤饮而痊。后复发，或用祛病根之药，致乳食日少，肚中胀痛，手足浮肿。余先用六君、升麻、柴胡数剂，诸证稍愈。又伤乳食吐泻，用平胃散一服即愈。一小儿，因乳母怀抱郁结，腹痛发搐，久而不愈。用加味归脾汤加漏芦，母子并服，渐愈。又母大怒发厥而苏，儿遂食乳腹痛作泻，面青作呕。先用小柴胡汤二剂，母子并服，少愈，其母又咽酸腹胀，用越鞠丸、加味归脾汤，佐以加味逍遥散而痊。

钩藤膏　魏香散二方并见腹痛

钩藤饮　治小儿脏寒夜啼，阴极发躁，此方主之。

钩藤　茯神　茯苓　川芎　当归　木香　甘草　芍药各一钱

上为末。每服一钱，姜枣水煎。若心经热、脸红、舌白、小便赤涩，用钩藤饮去木香，加朱砂末一钱，木通汤下。

钩藤饮　治天钓风搐。

钩藤　犀角　天麻各七分　全蝎五个　木香　甘草各五分

上作一服。水一钟，生姜三片，煎至五分，不拘时服。

钩藤饮子　治惊风天钓，卒然惊悸，眼目翻腾。

钩藤炒五分　麻黄去节　甘草炙。各三分　天麻　川芎　防风　人参各七分　全蝎炒，去毒，五个　僵蚕炒，七个

上作一服。水一钟，生姜三片，煎至五分，不拘时服。

乳香丸　治惊风内钓，腹痛惊啼。

乳香半钱　没药　沉香各一钱　蝎梢十四个　鸡心槟榔一钱半

上为末，蜜丸，桐子大。每服二三钱，菖蒲、钩藤钩煎汤下。

木香丸　治同前。

木香　全蝎各五分　没药　茯香　钩藤钩各一钱

上各别为末，以大蒜研烂，和丸桐子大，晒干。每服二丸，钩藤煎汤下。

牛黄丸　治小儿一切惊风，五痫天钓，客忤痰涎，四肢抽掣。

白花蛇酒浸，取肉　白附子　全蝎　川乌一只，重半两，生用，去皮、脐　天麻　薄荷叶各半两。以上先为细末，次入　雄黄半两　辰砂三钱　牛黄一钱　麝香　片脑各半钱，另研

上件，为细末，一处和匀。麻黄去节二两，酒一升，煎麻黄至一盏，去麻黄用酒，入蜜少许，熬成膏，剂前药末为丸如芡实大，用金箔为衣。每服一丸，用薄荷汤化下。大能发散风邪。

涂顶膏　治天钓风，备急。

乌头生用，去皮、脐　芸薹子各二钱

上为末。每用一钱，新汲水调敷儿顶上。

天浆子散　治小儿天钓惊风。

天浆子炙　蝎梢　犀角屑　丹砂另研　雄黄另研　附子去皮、脐　南星炮，去皮　白附子　半夏　水银另研　乳香另研　白僵蚕　腻粉另研　牛黄另研。各一钱　麝香一字，另研　银箔五片，另研

上为细末，和匀。每服一字，用薄荷汤调下，量儿大小加减服。

青黛丸　治小儿天钓，客忤，五痫，八痫，十二种惊痫。

青黛　天竺黄　干虾蟆一个，黄泥包裹，烧赤去泥　干蜗牛壳　黄连　人参　地龙去土　钩藤炒　龙胆草各二钱半　芦荟　熊胆各半两　牛黄　麝香　雄黄　丹砂各一钱　夜明砂去土净　胡黄连各三钱

上为细末，蒸饼糊为丸，如麻子大。一岁三丸，空心米饮汤

送下。

再生散　治小儿天钓，惊风潮搐，项筋紧强，手足厥冷。

乌蛇_{酒浸取肉}　天麻　南星_{炮，去皮}　全蝎_{炒，去毒。各二钱半}
麝香　腻粉各五分　丹砂二钱另研　牛黄另研　白附子_{炮。各一钱}

上为细末，和匀。每服半钱，煎金银薄荷汤调下，量儿大小加减服。

三白散　治小儿盘肠气钓，先服此药，后服钩藤膏。

白牵牛一两，炒　白术　桑白皮　陈皮　木通各三钱

上为细末。每服半钱，用生姜汤调，不拘时服。

《广利方》治痫迷、嚼舌、仰视。牛黄大豆许，和蜜水调。

◎ 拘挛

续命汤　治小儿手足拘挛，不能屈伸。

麻黄　人参　黄芩　川芎　芍药　甘草_炙　防风　杏仁_{去皮、尖，炒}
官桂_{去皮}　防己　附子_{炮裂，去皮、脐。各等分}

上剉碎。每服二钱，水一钟，生姜三片，煎至五分，不拘时服。

追风散　治小儿感冒发热，手足拘挛。

人参　茯苓　防风　川芎　柴胡　羌活　枳壳　桔梗　甘草_{各等分}

上剉碎。每服二钱，水一钟，生姜三片，煎至五分，不拘时服。

◎ 手拳不展

张涣云：小儿所受肝气怯弱，致筋脉挛缩，两手伸展无力。薏苡丹主之。

薏苡丹　治手拳不展。

薏苡仁_{汤浸去皮，研细}　当归_{洗，焙}　秦艽_{去苗}　防风　酸枣仁_炒
羌活各等分

上为细末，炼蜜和，如芡实大。每服一粒至二粒，麝香荆芥汤化下，不拘时候。《圣惠方》儿在胞，母脏腑虚，为风冷所乘，儿生，肝气不足，致筋脉挛缩，不得伸展，故手拳不展。

薏苡仁散_{前方，就此加减，以其平和，故列于首}

薏苡仁七钱五分　秦艽　防风　酸枣仁微炒　甘草微炙赤。各半两
当归焙　桂心各二钱半

为散。每一钱，水一小盏，煎五分，不计时候，量儿加减。

羚羊角散　治儿手不展，是风邪滞气所客，令荣卫不通。

羚羊角　羌活　五加皮　白鲜皮　桂心各二钱半　麻黄半两，去根节
甘草炙微赤，一钱二分半

为散。每服一钱，水一小钟，煎五分，量儿加减，不计时，
温服。

◎ 脚拳不展

张涣云：缘禀受肾气不足者，气血未荣，脚指拳缩无力，不能
伸展。海桐皮散主之。

海桐皮散　治脚拳不展。

海桐皮　当归汤洗，焙干　牡丹皮　熟地黄　牛膝酒浸，焙。各一两
山茱萸　补骨脂各半两

上为细末，每服一钱，水八分，入葱白二寸，煎至五分，去滓，
温服，食前。《圣惠》儿在胞，母脏府有积冷，为风邪所乘，生后，
肾气不足，气血未荣，故脚指拳缩不展。

宜当归散

当归焙　麻黄去根节。各半两　羌活　酸枣仁微炒　人参　杜仲微炙
桂心各二钱半

上为细末。每服一钱，水一小盏，姜少许，煎五分，量儿大小，
乳前分减服。

干地黄丸

生地黄　郁李仁汤浸，去皮、尖，微炒。各半两　牛膝　防风　桂
心　海桐皮　羌活　白茯苓　薏苡仁各二钱半

上为末，蜜丸，如绿豆。乳前，温酒下七丸；量儿加减。

◎ 惊瘫鹤膝

〔曾〕肝者，东方青龙木也，其动则应于风，病则主惊骇。诸热
引肝风，有风则生痰，有痰亦作搐。小儿惊风之际，手足动掣，当

听其自定，然后疗之，免生异证。或父母见其病势可畏，从而按伏之，岂知筋者，肝之合也，临病发时，若按束其手足，则筋不舒伸，遂至经络为风所闭，终为废人。《内经》曰：顽弱名缓风，疼重名湿痹。又有四肢痿痹不仁，致手足稍胀痛不堪忍者，此风毒之气使然。故传曰：风淫末疾是也。凡小儿心悸不常，及遍身肿痛，或手足不随，此为惊瘫候也。若治之稍迟，至臂、腕、膝、胫、骨节之间，流结顽核，或膝大而肿，肉消骨露，如鹤膝之状，或为瘫为疬，此名鹤膝候也。以上形证，并宜发汗为先，使腠理开通，则风热可除，有湿亦去，用百解散和㕮咀五苓散倍加麻黄，水姜葱煎服，微得汗为度，或以麻黄汤发散尤佳，次防己汤、祛风散及独活汤加桑寄生投服，并防风汤或黑虎丹，作小丸子间服，使风不生而痰不作，则其疾易愈。若为瘫为疬疼重者，用黑牵牛半生半炒，略研碎，煎无灰酒调下五苓散，以除流注之寒湿，则肿毒可消。如大腑闭而不通，此是风热内蕴，其右腮红紫，及右手三部脉浮而实滑，宜五和汤，或当归散、枳壳丸治之。其加减之法，尤在临机审处，若泥一方，非良医也。前证，更宜间服排风汤。

〔薛〕鹤膝风者，其腿渐细，其膝愈粗，状如鹤膝，是以名之。此因禀肾经不足，外邪所乘而患之，初则膝内作痛，外色不变，伸屈艰难，若一二月间，焮肿色赤而作脓者可治。肿硬色白而不作脓者难治。初起者用大防风汤为主，佐以益气养荣汤。脓成者用补中益气汤为主，佐以大防风汤。切勿用十宣、流气等药，若不溃、不敛，或发热等证者，须调补脾胃为善，否则必变败证矣。

大防风汤　治鹤膝风，肿痛不消，或溃而不敛。

附子炮　牛膝酒炒。各一钱　白术　羌活　人参　防风各二钱　杜仲去皮，姜制　川芎　肉桂去皮　黄芪炒　熟地黄自制　芍药炒，各一钱五分　甘草一钱

上，每服三五钱，水煎，仍量儿大小用之。

独活寄生汤

独活　桑寄生　杜仲炒　细辛　牛膝酒炒去土　秦艽　茯苓　白芍药炒　桂心　川芎　防风　甘草　人参　熟地黄　当归各等分

上，每服二三钱，水煎，空心，乳母同服。

益气养荣汤瘰疬　**百解散**惊　**五苓散**惊　**麻黄汤**伤寒

防己汤　治感冒风湿之气失于解表，流注两足，疼痛至两膝，浮肿不能屈伸，传成瘫痪。

防己去黑皮　麻黄去节存根，功全表里，剉碎，汤泡，滤过，焙干用　薄桂去粗皮。各半两　赤芍药　赤茯苓去皮　苍术米泔水浸一宿，去粗皮，滤，剉片，火炒至微黄。各一两　甘草炙，七钱半

上件，㕮咀。每服二钱，水一盏，姜二片，葱一根，煎七分，空心热服。或入薤白同煎。

祛风散　治卒暴中风，不能言全①，口眼㖞斜，惊瘫搐搦，痰实烦躁，神昏有热，睡卧不稳。

防风去芦　南星生用　甘草生用　半夏制　黄芩各一两

上碎。每服二钱，水一盏半，姜三片，慢火煎七分，不拘时，温服。

独活汤　治惊瘫鹤膝及中风湿，日久致腰背手足疼痛，昼轻夜重，及四肢痿痹不仁。

川独活黄色、如鬼眼者佳，半两　当归酒洗　白术　黄芪蜜水涂炙　薄桂去粗皮　川牛膝酒洗，各二钱半　甘草炙，三钱

上件，㕮咀。每服二钱，水一盏，姜二片，薤白一根，煎七分，空心热服，或无时。

防风汤惊

黑虎丹　治诸般风证。

草乌去黑皮，一两生用　川乌去黑皮，生用　甘草各七钱半　麻黄不去根节　甘松　熟干地黄净洗　藿香叶　白芷　油烟墨烧存性　猪牙皂荚　川芎　当归　何首乌　南星生用　僵蚕去丝　赤小豆　羌活　白胶香　木鳖子去油。各半两

上件，剉碎，或焙或晒，研为细末，糯米粉煮糊丸，麻仁大。每服三十丸至五十丸，或七十丸，稍空心，用淡姜汤下。儿小者，丸作粟谷大，治法如前。

五和汤热　**当归散**热　**枳壳丸**大便秘

---

① 全：校本同，修敬堂本作"语"。

排风汤　治中风狂言，失音不语，精神昏困，惊瘫，鹤膝等证，及肿疾才愈后偶感外风，满面遍体虚浮，并宜可服。

白鲜皮　白术　白芍药　薄桂去粗皮　防风去芦　川芎　当归酒洗　杏仁汤泡，去皮、尖　甘草炙。各半两　川独活　麻黄去根节　白茯苓去皮。各七钱半

上，每服二钱，水一盏，姜二片，煎七分，无时温服。

眼目

〔薛〕经曰：目者，五脏六腑之精，荣卫魂魄之所常营也，神气之所常主也。又曰：诸脉者皆属于目，目得血而能视。五脏六腑精气皆上注于目，而为之精。故白睛属肺，黑睛属肝，瞳人属肾，上下胞属脾，两眦属心，而内眦又属膀胱。五脏五色，各有所司。心主赤，赤甚心实热也，用导赤散；赤微者心虚热也，用生犀散。肝主青，青甚者肝热也，用泻青丸；淡青者肝虚也，用地黄丸。脾主黄，黄甚者脾热也，用泻黄散；淡黄者脾虚也，用异功散。目无睛光，及白睛多黑睛少者，肝肾俱不足也，用地黄丸加鹿茸。昼视通明，夜视罔见者，因禀阳气衰弱，遇夜阴盛则阳愈衰，故不能视也，用冲和养胃汤。凡赤脉翳物从上而下者，属足太阳经，用东垣选奇汤；从下而上者，属足阳明经，用《局方》流气饮。盖翳膜者，风热内蕴也，邪气未定谓之热翳而浮于外，邪气已定谓之冰翳而沉于内，邪气既深谓之陷翳，宜升发之，退翳之药佐之。若上眼皮下出黑白翳者属太阳寒水，从外至内者属少阳风热，从下至上绿色者属足阳明及肺肾合病也。疳眼者，因肝火湿热上冲，脾气有亏，不能上升清气，故生白翳，睫闭不开，眵泪如糊，久而脓流，遂至损目，用益气聪明汤、茯苓泻湿汤及四味肥儿丸。目闭不开者，因乳食失节，或过服寒凉之药，使阳气下陷，不能升举，故目不开，用柴胡复生汤。若胃气亏损，眼睫无力而不能开者，用补中益气汤。暴赤肿痛者，肝火炽盛也，用龙胆泻肝汤。多泪羞明者，肝心积热也，用生犀散。亦有肝肾虚热者，用地黄丸。风沿烂眼者，膈有积热也，用清胃散。时时作痒者，脓溃生虫也，用点药紫苏膏。眼睫连劄者，肝经风热也，用柴胡清肝散。若生下目黄壮热，大小便秘结，乳食不思，面赤眼闭者，皆由在胎时

感母热毒所致，儿服泻黄散，母服地黄丸。若乳母膏粱积热，致儿目黄者，令母服清胃散。若肢体、面目、爪甲皆黄，小便如屋尘色者，难治。又有痘疹后余毒未尽，上侵于目者，属肾肝虚也，用滋阴肾气丸。前证多宜审治其母，兼调其儿。

初生眼不开

胎赤并见初生门

◎ 目赤肿痛

〔曾〕热极夹风，则目赤肿痛，昼夜不开，惊啼不已。先用九仙散水姜葱煎服，次三解散温米泔水调下，及点以黄连膏。若夫天行时证暴赤肿痛，昼夜苦甚，久则昏朦，治法先以九仙散解表，次以小柴胡汤去半夏加大黄、薄荷、竹叶、生地黄，水煎服，并投草龙胆散，及点以黄连膏，贴以清凉膏。有孩儿胃气素虚，脾气实盛，眼胞赤肿，羞涩不开，遽按苦寒之剂以退赤肿，反伤脾胃，不吐则泻，或四肢微冷，复以温药调治，则目疾转加，宜先用㕮咀五苓散，水、姜、灯心煎服，次投泻黄散自愈。有心脾蕴热经久，及肝受邪热，致两目羞明，眼胞浮肿，微有紫色，大腑闭或流利，小便涩或通顺，先以百解散发表，次投明目饮，自然平复，仍忌酒荤三五日。有小儿薄劣，多致尘埃①入目，揩摩成肿，发热作痛，啼哭不已，宜用辟尘膏治之，立效。

〔汤〕**导赤散**　治心热小便赤，眼目赤肿。

赤芍药　羌活　防风各半两　大黄　甘草各一钱

上为末。灯心、黑豆同煎，食后服。

余平生无赤眼之患，用之如神，大人小儿可通用。凡眼赤涩之初，只用自己小便，张目溺出，用一指接抹眼中，便闭目，少顷即效，此以真气逼去邪热也。

〔本〕治小儿赤热肿眼。

大黄　白矾各等分

上为末。同冷水调作罨子，贴眼，立效。

――――――――

① 埃：此下原衍"尘"字，据下文辟尘膏"治尘埃入目"句及四库本删。

小防风汤　治小儿热毒眼患。

大黄_蒸　山栀子　甘草_炙　赤芍药　川当归_洗　防风　羌活_{各等分}

上剉碎。每服五钱，水一钟，煎至五分，食后服。

小流气饮　治小儿风毒眼患。

蝉蜕_{去足}　甘草　羌活　天麻　川当归　防风　大黄　薄荷　赤芍药　杏仁_{各等分}

上剉碎。每服五钱，水一钟，煎至五分，食后服。

小菊花膏　治小儿积毒眼患。

黄连　黄芩　大黄　菊花　羌活　苍术_{米泔浸}　荆芥穗　防风

上，各等分，为末，炼蜜和膏，如小指顶大。每服一饼，细嚼，白汤咽下，不拘时服。

通顶散　治眼疼，风热肿胀作楚。

瓜蒂　藜芦_{各一钱}　皂角肉_{半钱}　麝香_{少许研}

上为细末，研匀。每少许，吹入鼻中。

九仙散　解诸目疾，不拘岁月远近，并宜先服。

柴胡_{去芦}　苍术_{米泔浸，刮去粗皮，剉，炒燥。各二两}　赤芍药　荆芥　甘草_{各六钱半}　麻黄_{剉去节，汤泡滤，焙干}　川芎　薄荷_{连梗。各半两}　旋覆花_{去老梗，三钱}

上碎。每服二钱，水一盏，姜二片，葱一根，煎七分，不拘时，温服。

三解散　_{一名宁心汤}　主上焦蕴热，伤风面红，目赤狂躁，气急渴水，惊啼烦闷，丹毒口疮，痰嗽搐搦。

人参_{去芦}　防风_{去芦}　天麻　茯神_{去皮木}　郁金_{无，以山栀仁代}　白附子　大黄_{各二钱半}　赤芍药　黄芩　僵蚕_{各五钱}　全蝎_{十五尾，去尖毒}　枳壳_{水浸去瓤，麸炒，二钱}　粉草_{六钱}

上，焙为末。每服半钱至一钱，用温薄[①]荷汤无时调下，或灯心汤。

草龙胆散　治暴赤火眼，昼夜涩痛，作肿泪多。

草龙胆　木贼_{去节}　荆芥　菊花　防风_{去芦}　草决明_{半生半炒}　甘

---

① 薄：原脱，据四库本补。修敬堂本"温"改"薄"。

草七味。各半两

上剉。每服二钱，水一盏，煎七分，无时温服。痛甚加羌活、乳香同煎。

明目饮　治心脾蕴热，肝受风邪，致两目羞明，经久不愈。

山栀仁　净香附各一两　夏枯草去梗，半两

上剉。每服二钱，水一盏，蜜一匙，煎七分，无时温服。

金波散　治时行赤眼，肿痛成翳，有热多泪。

净黄连一两　硼砂　寒水石　大黄各二钱　海螵蛸　铜青各一钱　玄明粉二钱半　全蝎去尖毒，七枚　麝香一字

上，除玄明粉、麝香，余七味剉、晒为末，仍入玄明粉、麝香，乳钵内同前药末杵匀。每用一字至半钱，温净汤或凉水调化，澄清去滓，无时频洗。有风夹虫作痒，入轻粉取效。仍忌酒荤三五日。

黄连膏　治时行火眼，赤肿涩痛，昼夜烦啼。

净黄连二钱半

上件，细剉。鸡子一枚，箸觜札开一头大处，取清，瓦盏盛，入黄连和匀，酿一时，见黄色，以绢滤过成膏。患者仰面卧，外令人挑一字许频点目内，觉口中有苦味满舌上，药之验也。豆疮余毒攻眼，眵多有热，用之验。

清凉膏　治暴赤火眼肿痛，及血疔作疼发热。

大黄　净黄连　黄柏　赤葛　细辛和叶　薄荷叶　风化朴硝七味。各一两

上，前六味或晒或焙，为末，临入朴硝，乳钵内同杵匀。每用一钱至二钱，冷水加姜汁调，涂太阳，或新汲井水调妙，热疔以凉米汤水调搽患处。

辟尘膏　治小儿尘埃入目，揩成肿热作痛，啼哭不已。

上，以油烟细墨，新汲井水浓磨，入玄明粉半钱和匀为膏。用笔多点目内，三五次即效。仍忌饮酒一昼宵。

速效饮　治长成小儿，因他物或跌着触损两目，血胀肿痛。

荆芥穗　薄荷叶微炒　草决明微炒。各一两　甘草三钱，生用

上为粗末，和半生半炒芝麻等分。抄二钱，掌中盛，干嚼之，味尽，吐去渣。如此法投三五次即效。

〔薛〕一小儿目赤作痛，切牙寒热。余谓肝经风热。用柴胡饮子一剂，而赤痛止，又用四物、参、芪、白术、柴胡而寒热退，又用补中益气汤而饮食加。一小儿眼素白或青，患眼赤作痛，服降火之剂，眼如血贯，脉洪大或浮缓，按之皆微细。用十全大补汤加柴胡、山栀，数剂，外证渐退而脉渐敛，又数剂而愈。一小儿患眼赤痛，服大黄之药，更加寒热如疟。余谓脾胃复伤。用四君、升麻、柴胡、炮姜、钩藤钩而寒热愈，又用补中益气汤间服，而目疾瘥。一小儿目痛，恪服泻火治肝之药，反加羞明隐涩，睡中惊悸悲啼。此肝经血虚，火动伤肺也。用五味异功散加山栀补脾肺清肺金，用地黄丸滋肾水生肝血而安，仍兼服四味肥儿丸而瘥。

龙胆泻肝汤 方见疳　**生犀饮** 方见心

生熟地黄散　治眼初患之时，因误筑打^①蹙，肝受惊风，致目肿赤痛痒。

生地黄洗　熟地黄各一两　麦门冬去心，五钱　当归　枳壳米泔浸，去瓤，麸炒　甘草炙　防风　杏仁汤泡，去皮、尖，麸炒赤　赤芍药各二钱半

上，每服一钱，黑豆七粒，水煎服。

犀角饮　治脾火眼疼。

犀角一两，镑　射干　草龙胆炒　黄芩炒。各五钱　人参二两　茯苓二钱五分　钩藤钩七钱半　甘草三钱

上，每服一钱。水煎。

〔东垣〕**广大重明汤**　治两睑或两眦赤烂，热肿疼痛，及眼胞痒极，抓之至破烂赤肿，眼楞生疮痂，目多眵泪，隐涩难开。

草龙胆　防风　生甘草根　细辛苗叶各一钱

上，用水一碗半，煎龙胆至七分，入余药再煎至半碗。热洗，日五七次。洗毕，合眼须臾，瘥。

〔东垣〕**助阳和血补气汤**　治发后热壅，白睛红多，眵泪瘾涩，此过服凉药而真气不能通九窍也。

防风七分　黄芪一钱　蔓荆子　白芷各二分　升麻七分　炙甘

---

① 打：原作"倒"，据下文通睛候，汤氏牛黄丸"皆因失误筑打"句及修敬堂本改。

草　柴胡　当归身_{酒洗。}各五分

水一钟，煎至半钟。稍热服。

洁古方　治眼赤暴发肿。

防风　羌活　黄芩_炒　黄连_{炒。}各等分

上剉。每服一钱，水煎。如大便秘，加大黄二分，痛甚，加川当归、地黄各二分，烦躁不得卧，加栀子仁三分。

《保命》点眼药　除昏退翳，截赤定痛。

当归　黄连各二钱　防风二钱五分　细辛五分　甘草一钱

上，水一大碗，文武火熬，滴水中不散为度，入熟蜜少许，点用。

柴胡复生汤　治红赤羞明，泪多眵少，脑顶沉重，睛珠痛应太阳，眼睫无力，常欲垂闭，久视则酸疼，翳下陷者。

藁本　蔓荆子　川芎　羌活　独活　白芷各二分半　白芍药_炒炙甘草　薄荷　桔梗各四分　苍术　茯苓　黄芩_{炒。}各五分　柴胡六分五味子十二粒，杵

上，每服二钱，水煎，食后服。

黄连羊肝丸　治目中赤脉洪甚，眵多。

黄连_{为末，不以多少}　白羊肝一具

先以竹刀将羊肝刮下如糊，除去筋膜，再擂细，入黄连末，丸桐子大。每服十丸，茶清送下。

◎ 外障

小儿病目生翳，不可轻用点药，只以服药内消为主，看赤脉上下内外，分经处治，已见杂病第七卷及前薛氏总论，兹不赘录。〔薛〕一女子年十四，因恚怒，先月经不行，寒热胁痛，后两目生翳青绿色，从外至内。余谓寒热胁痛，足厥阴之证也，翳从外眦起，足少阳之证也，左关脉弦数按之而涩，肝经风热兼血滞也。遂以加味逍遥散加防风、龙胆草，四服，而寒热胁痛顿减，用六味丸月余而翳消。一小儿十五岁，两目白翳，腹膈遍身似疥非疥，晡热口干，形体骨立。此肝疳之证也。用六味肥儿丸而瘥。后阴茎作痒，小便澄白，疮疥益燗，状如大风。用大芦荟四味肥儿丸，诸证渐愈，

又用大芜荑汤而痊。一小儿九岁，素有肝火，两目生翳，服芦荟、肥儿等丸随愈。至十四岁后，遇用心过度，饮食不节，即夜视不明，用补中益气汤、人参补胃汤、四味肥儿丸而愈。一小儿，眼每生翳。皆因乳母恚怒而作。用九味芦荟丸、柴胡栀子散，母子并服而愈。一小儿，乳哺失节，服药过剂，腹胀少食，大便不调，两眼生花，服治眼之药，渐生浮翳。余用异功散加当归、柴胡，饮食渐进，便利渐调，少佐以九味芦荟丸，其眼渐明，乃用人参补胃汤、肥儿丸而痊。一小儿十二岁，伤寒咳嗽发热，服发散之药，目渐不明，服降火等药，饮食日少，目渐生翳。余谓中气虚。用人参补胃汤，饮食渐进，又用千金补肝丸，及熏眼之法而痊。一女子十二岁，目生白翳，面黄浮肿，口干便泄。用四味肥儿丸而痊。

《本事方》 治太阳寒水陷，翳膜遮睛。

防风　白蒺藜各一两　羌活一两半　甘菊花三两

上为末。每服二钱，入盐少许，百沸汤点服。

《保命》羚羊角散 治冰翳，久不去。

羚羊角屑　升麻　细辛各等分　甘草减半

上为末，一半炼蜜丸，桐子大，每服五、七十丸。一半泔水煎，吞送丸子。烁发陷翳，亦羚羊角散之类，用之在人消息，若阴虚有热者，兼服神仙退云丸。

〔东垣〕补阳汤 治阳不胜其阴乃阴盛阳虚，则九窍不通，令青白翳见于大眦，乃足太阳、少阴经中郁遏厥阴肝经之阳气，不得上通于目，故青翳内阻也。当于太阳、少阴经中是九泉之下以益肝中阳气，冲天上行，此乃先补其阳，后于足太阴标中泻足厥阴之火下伏于阳中。《内经》曰：阴盛阳虚则当先补其阳，后泻其阴。每日空心服升阳汤，临卧服泻阴丸。须预期调养体气和平，天气晴明服之，补其阳，使上升通于肝经之末，利空窍于目矣。

羌活　独活　当归身酒洗, 焙干　甘草梢　熟地黄　人参　黄芪　白术各一两　泽泻　橘红各半两　生地黄炒　白茯苓　知母炒黄色各三钱　柴胡二两　防风　白芍药各五钱　肉桂一钱

上，每服五钱，水煎，空心服。候药力行尽，方可饮食。

〔东垣〕羌活退翳汤

柴胡　甘草　黄芪各三钱　羌活　黄连　五味子　升麻　当归身各二钱　防风一钱五分　黄芩　黄柏酒浸　芍药　草龙胆酒洗。各五钱　石膏二钱五分

上，分二服，水煎，入酒少许，临卧热服。忌言语。

〔谦甫〕五秀重明丸　治眼翳膜遮睛，隐涩昏花，常服清利头目。

甘菊花五百朵　荆芥五百穗　木贼去节，五百根　楮实五百枚

上为末，炼蜜，丸桐子大。每服五十丸，白汤送下。

镇肝散　去痰热，退翳。

胡黄连　栀子仁各一两　甘草微炙　马牙硝　青葙子各半两

以上，捣罗为细末，次用

真珠末研　牛黄研。各二钱半

上件，都拌匀，细研。每服一钱，水八分，入荆芥、薄荷各少许，煎四分，去滓，温服，食后。

井泉石散　治眼疳，邪热攻于眼目，渐生障翳，致损睛瞳。

井泉石一两　石决明　甘菊花　夜明砂微炒　黄连去须　晚蚕沙微炒。各半两

上件，捣罗为细末。每服一钱，用米泔一盏，入生猪肝少许，煎五分，肝烂为度。放温，时时服，乳食后。

〔罗氏〕**煮肝散**　治小儿疳眼翳膜，羞明不见，服十日，必退，如大人雀目者，一服效。

夜明砂　青蛤粉　谷精草各一两

上件，为细末。每服一钱，五七岁以上二钱。独猪肝一大片，批开，糁药在内，摊匀，麻线缠定，以米泔半碗，煮肝熟，取出，肝汤倾碗内熏眼，分肝作三服，嚼讫，却用肝汤下，一日三服，不拘时候。大人雀目，空心服，至夜便见物，如患多时，日二服。

龙胆饮子　治疳眼流脓生疳翳，湿热为病，神效。不治寒湿为病者。

青蛤粉　蛇蜕皮　谷精草各半两　羌活　草龙胆各三钱　麻黄二钱半　黄芩炒　升麻各二钱　郁金　甘草炙。各半钱

上为细末。每服二钱，食后，茶清调下。

灸雀目疳眼法　小儿雀目，夜不见物。灸手大指甲后一寸内廉横纹头白肉际，各一壮，炷如小麦大。小儿疳眼。灸合谷二穴，各一壮，炷如小麦大，在手大指次指两骨间陷中。

◎ 内障

〔东垣〕**人参补胃汤**　治劳役饮食不节，内障眼痛，神效。

黄芪根　人参各一两　炙甘草八钱　蔓荆子　白芍药炒　黄柏酒拌炒四次。各三钱

上，每服二三钱，水煎，稍热服。临卧三五服[①]。

冲和养胃汤　治内障初起，视觉微昏，空中有黑花，神水变淡绿色，次则视歧，睹则成二，神水变淡白色，久则不睹，神水变纯白色。

柴胡七钱　人参　当归　炙甘草　干生姜　升麻　葛根　白术　羌活各一两　防风五钱　黄芪一两五钱　白茯苓三钱　白芍药六钱　五味子二钱

上，每服二钱，水煎服。

滋阴肾气丸　治神水宽大渐散，昏如雾露中行，渐睹空中有黑花，视物二体，久则光不收及内障，神水淡白色者。

熟地黄三两　当归尾　牡丹皮　五味子　干山药　柴胡各五钱　茯苓　泽泻各二钱半　生地黄酒炒，四两

上为末，炼蜜，丸如桐子大，辰砂为衣。每服十丸，空心滚汤化下。

泄热黄连汤　治内障有眵泪，眊矂。

黄芩　黄连　大黄并酒洗　柴胡各一两　升麻五钱　龙胆草三钱

上，每服一钱，水煎，午前服。

《千金》补肝散　治目失明。

青羊肝一具，去膜，薄切，以火烧新瓦上炙干　决明子一钱半　蓼香一合，熬令香

---

① 服：校本同，疑"钱"字之误。

上为末。每服方寸匕，日二服。久而有验。

《局方》菊睛丸　治脾肾不足，眼花昏暗。

枸杞子　肉苁蓉酒浸炒　巴戟去心。各一两　甘菊花四两

上为末，炼蜜丸，梧子大。每服十丸，空心，白汤送下。

真珠膏　专治眼病久不瘥，眊眊[①]不见物。

真珠末细研　甘菊花为末　香豉炒黄，为末　井泉石细研。各二钱半

上拌匀，用白蜜一合，鲤鱼胆一枚，同药慢火熬成膏，入好龙脑一钱同拌匀。每用少许，时时点眼中。

生熟地黄散见前

◎ 雀盲

《千金》治雀盲方

地肤子五两　决明子一升

上为末，煮米饮和丸。每服二三十丸。

世传方　治雀盲。

苍术米泔浸，去皮，切片，焙，四两

上为末。猪肝二两，批开，掺药在内，用麻丝扎定，以粟米一合，水一碗，砂锅内煮熟，熏眼。候温，临卧，每服三钱，大效。

《圣惠方》治雀盲，不计时月，用苍术一两为末，每服一钱。

复明散　治小儿每至日暮即不见物，乃雀目也。

苍术米泔浸，刮去皮，剉片，焙干，二两　谷精草一两　地肤子　决明子　黄芩各半两

上件，捣罗为细末。每服一钱，水八分，入荆芥少许，煎五分，去滓，温服，食后。

◎ 眼白多

初虞世曰：眼白多，多属虚，**山茱萸丸**主之。

山茱萸二两　熟地黄　牡丹皮　牛膝　茯苓　泽泻各一两　鹿茸半两

---

① 眊眊：原作"眹眹"，音义未详。据修敬堂本改。

上为末，炼蜜丸，如梧子大。食后，盐汤下二十丸。

〔薛〕一小儿白睛多，吐痰发搐。先用抑青丸四服而痰搐止，后用地黄丸年许而黑睛多。一小儿白睛多，三岁不能行，语声不畅，两足非热则冷，大便不实。朝用补中益气汤加五味子、干山药，以补脾肺，夕用地黄丸加五味子、牛膝、鹿茸，补肝肾，不三月而瘥。一小儿眼白，腿软，两足热，面似愁容。服地黄丸两月余渐健，服年余，白睛渐黑，出痘无恙。

◎ 通睛

汤氏牛黄丸　治小儿通睛，皆因失误筑打，触着头面额角，兼倒扑，令儿肝受惊风，遂使两目斗睛，名曰通睛，宜服此。

牛黄　白附子炮　肉桂　全蝎　芎劳　石膏煅。各一钱　白芷　朱砂各二钱，研　藿香半两　麝香一分

上为末，炼蜜丸，如芡实大。三岁以下，每服一丸，薄荷汤下，乳食后。忌油面猪肉。

◎ 眼劄

〔薛〕一小儿雀盲，眼劄。服煮肝丸而目明，服四味肥儿丸而目不劄。一小儿发搐目劄，属肝胆经风热。先用柴胡清肝散治其肝，后用地黄丸补其肾而愈。一小儿因惊眼劄，或搐。先用加味小柴胡汤加芜荑、黄连以清肝热，又用六味地黄丸以滋肾生肝而瘥。一小儿两目连劄，或色赤，或时拭眉。此肝经风热，欲作肝疳也。用四味肥儿丸加龙胆草而瘥。

目睛𥆧动

目直

目动俱见惊搐门。

胎黄见初生门。

小便不通

〔曾〕婴儿小便不通者，有阴阳二证。阴闭者，为冷湿乘虚入里，因而不通，名曰阴闭。以白芍药汤加南木香，及用炒盐以绢帕

兜，令带热熨脐四围，并投五苓散入灵砂末，盐汤空心调服，其效尤速。阳闭者，因暴热所逼，涩而不通，名曰阳闭。又有癃闭，与淋不同。《内经》宣明五气篇曰：膀胱不利为癃。盖癃者，乃内藏气虚，受热壅滞，宣化不行，非涩非痛，但闭不通，腹胀紧满，但以㕮咀五苓散加车前子、灯心之类，及投木通散、玉露饮、益元散皆可用之，或贴姜豉饼于脐上取效，不拘阴阳二证，悉能疗之，并与万安饮尤妙。〔薛〕东垣云：小便不利，有在气在血之异。夫小便者，足太阳膀胱之所主，长生于申，申者金也，金能生水，肺中伏热，水不能生，是绝小便之源也，治法，用清燥金之正化气薄之药，茯苓、猪苓、泽泻、琥珀、灯心、通草、车前、瞿麦、萹蓄之类，皆为淡渗能泄肺中之热，而滋水之化源也。若不渴，热在下焦，是热涩其流而溺不泄也，须用气味俱厚，阴中之阴药治之。二者之病，一居上焦，在气分而必渴；一居下焦，在血分而不渴，血中有湿，故不渴也。二者之殊，至易分别耳。窃谓前证若津液偏渗于肠胃，大便泻利，而小便涩少者，宜分利。若热蕴于下焦，津液燥而小便不行者，宜渗泄。若脾胃气涩，不能通调水道者，宜顺气。若乳母肝心二经有热者，用栀子清肝散。肝经怒火者，用柴胡栀子散。若因父母曾服燥剂而致者，用四物、麦门、甘草。数而黄者，用四物加山茱萸、黄柏、知母、五味、麦门。肺虚而短少者，用补中益气加山药、麦门。阴挺痿痹而频数者，用地黄丸。热结膀胱而不利者，用五淋散。脾肺燥不能化生者，用黄芩清肺饮。膀胱阴虚，阳无以生而淋沥者，用滋肾丸。若膀胱阳虚，阴无以化而淋沥者，用六味丸。若因乳母厚味、酒面积热者，用清胃散、五淋散。仍参诸淋览之。一小儿十四岁，肢体倦怠，发热晡热，口干作渴，吐痰如涌，小便淋沥，或面目赤色，躁不欲衣。此禀赋肾虚阴躁也。用补中益气汤、加减八味丸而愈。一儿五岁，小便不利，用五苓散分利澹泄之药，益加不通，小便阴囊渐肿。先兄谓：前药复损真阴也。用六味丸料加牛膝、肉桂、车前子，佐以补中益气汤而痊。一儿八岁，先小便涩滞，服五苓散益甚，加木通、车前之类，腹胀吐痰，加枳壳、海金砂，而胸满阴肿，遍身发浮。余用六味丸煎送滋肾丸而痊。此皆禀父气所致，其作湿热痰气治之，而殁者多矣。一儿八岁，先因小便黄赤，服五苓、导赤等散，后患便血。余以为禀赋虚热也，用六味丸及补中益气汤而痊。

〔钱〕**捻头散**　治小便不通。

玄胡索　川苦楝各等分

上同为细末。每服半钱或一钱，捻头汤调下，量大小多少与之，食前服。捻头汤即沸汤中滴油数点是。

〔汤〕**木通散**　治心经伏热，小便不通，啼叫。

木通一两　牵牛子炒, 半两　滑石一两

上为末。灯心、葱白水煎服。

冬葵子散　治小儿腹急闷。

冬葵子一两　木通半两

上为末。每服一钱，水煎。

〔张〕**葵石散**　治小便不通、闷乱者。

葵根一握, 剉　滑石　木通各一两　牵牛子半两, 炒

上件，捣为粗末。每服一钱，以水一大盏，入灯心、葱白各少许，煎六分，去滓，放温服，乳食前。

车前散　治热盛，积于小肠，甚则尿血。

牡蛎烧为粉, 半两　车前子　甘草炙微黄, 剉　川朴硝各一分

上件药，捣罗为散。每服一钱，以水一小盏，煎至五分，去滓，温服，不拘时。量儿大小加减。

苈黄散　治脏腑有热，小便涩，兼大便不通。

苈苈一两　川大黄剉, 微炒　郁李仁汤浸去皮, 微炒。各七钱半

上件，捣罗为散。每服一钱，以温水调下。量儿大小加减。

朱砂丹　治证同前。

朱砂细研水飞　续随子各半两　腻粉一钱

上件药，都研令匀，炼蜜和，如黍米大。每服七粒，以温水下，量儿大小加减，乳食后。

朱砂散　治心神烦躁，小便赤涩不通。

朱砂一两, 另研细　滑石　犀角屑各半两　黄芩　甘草炙微赤, 剉

车前子各七钱半

上件药，捣罗为散，入朱砂同拌匀。每服半钱，煎竹叶汤调下，

食前。

〔曾〕**白芍药散**见疳　**五苓散**见惊　**玉露饮**　**益元散**　**万安饮**俱见积热　**木通散**见惊

清肺散　治渴而小便闭，或黄或涩。

五苓散加琥珀半钱　灯心　通草　车前子炒。各二钱半　瞿麦半钱　木通　萹蓄各一两七钱半

上为粗末。每服三钱，水煎，食前服。

〔薛〕**八正散**　治蕴热咽干口燥，大渴引饮，心忪面热，烦躁不宁，目赤睛疼，或咽舌生疮，小便赤闭，或热淋血淋。

车前子　瞿麦炒　大黄面裹煨　山栀　滑石　萹蓄　木通　甘草炙。各一两

上为末。每服二三钱，入灯心水煎，食前服。

栀子仁散　治小便不通，脐腹胀闷，心神烦热。

栀子仁五枚　茅根　冬葵子各半两　甘草炙二钱

上为末。每服一钱，水煎，空心服。

滋肾丸　**栀子清肝散**　**柴胡栀子散**即柴胡清肝散，三方并见发热

淋

〔曾〕《巢氏病源》曰：诸淋皆肾虚所致，肾与膀胱为表里，主[①]水下入小肠，通于胞，行于阴而为溲，肾气通于阴，下流之道也。淋有五名，曰膏、曰冷、曰热、曰血、曰石，各具于后。膏淋，见小便有肥脂似膏，而浮于小便之上，此肾虚不能制其肥液而下行也。冷淋，先战慄而后小便，此亦肾虚而下焦受冷，冷气入胞，与正气交争，故小便涩而战慄。热淋，下焦有热，热气传于肾，流入于胞，其溺黄多而涩，间有鲜血而同来者。血淋，热之极也。心者血之主，外行经络，内行脏腑，热盛则失其常道，心与小肠为表里，故下流而入于胞，则为血淋。石淋，肾主水，水结则化为石，肾为热所乘，遇小便则茎中痛，不得流利，痛引小腹，则沙石从小便出，甚至塞痛，令人昏闷，遍身有汗而后醒，此痛之使然。盖五淋者，虽曰肾

---

① 主：原作"至"，据修敬堂本及《巢氏病源》改。

虚所致，然小肠为受盛之府，气通于膀胱，膀胱为津液之府，气通
于肾，余化下流而不通，皆曰肾气不足。热入膀胱，水道涩而不利，
出入起数①，脐腹急痛，蕴作有时，或如豆汁膏血，并以《局方》五
淋散下龙脑鸡苏丸，自然平愈，及香苇丸、补肾地黄丸与之，疏导
补益为上。〔薛〕夫小儿诸淋者，肾与膀胱热也，二经相为表里，俱
主水道，水入小肠，下行于胞则为溺，若膀胱热，则津液内涸，水
道不通。肾气热，则小便淋沥，或少腹引脐而痛。夫淋有五，石淋
者，肾热化石，内塞水道，痛引膀胱。气淋者，肺气壅热，小腹胀
满，小便涩滞。热淋者，三焦有热，传入肾、膀胱，流入于胞，小
便赤涩。血淋者，心热，血散，失其常经，溢渗入胞。寒淋者，膀
胱气冷，与正气交争，寒战气解是也。亦有因妊母肝热，及乳母恚
怒者，当分五脏蓄热治之。若心脏有热者，导赤散加黄连。肝脏有
热者，柴胡栀子散。大便不通，泻青丸。脾脏有热者，泻黄散。脾
气不足者，异功散。脾气下陷，补中益气汤。肺脏有热②者，泻白
散。肺气虚热，异功散加炒黑山栀。肾脏有热者，地黄丸。或因乳
母肝经热者，用栀子清肝散。恚怒者，用柴胡清肝散。乳母厚味者，
用加味清胃散。心小肠热者，用清心莲子饮。或儿早近色欲，小便
涩滞或作痛，及更去后大小便牵痛者，皆属肝肾不足也，用六味地
黄丸、补中益气汤加牛膝、车前、肉桂，未应，当参五脏所胜，不
可轻用渗泄寒凉之药，大损胃气，仍参前小便不通证览之。一小儿
小便不通，服五苓之类不应，颊间及左腮色赤。乃肝肾虚热也。用
四物、山栀及地黄丸而愈。后因感冒误汗，小便仍不利，余用补中
益气汤加麦门、五味而安。一小儿小便不利，茎中涩痛，时或尿血。
此禀父肾热为患也。先用五淋散以疏导，又用滋肾丸、地黄丸，补
肝肾渐愈。后出痘，色紫，小便短赤，颊间右腮或赤或白，用补中
益气汤、六味地黄丸，前证并愈。〔丹〕郑廉使之子年十六，初生七
个月患淋病，五七日必一发，其发则大痛，水道下③状如黍如粟者约

---

① 出入起数：犹言尿意频急，屡屡如厕。
② 热：原脱，据铜驼本补。四库本原句作"肺脏热者"。
③ 下：原脱，校本同，据下文"下如黍如粟者一大碗许"句补。

一杯许，然后定。诊其脉轻则涩，重则弦，视其形瘦而长，其色青
而苍，意其父必因多服下部药遗毒在胎，留于子之命门而然。遂以
紫雪和黄柏末，丸桐子大，晒极干，热汤下百丸，以食物压之，又
半日，痛大作腰连腹，水道乃行，下如黍如粟者一大碗许，其病减
十分之八，后又与陈皮一两，桔梗、木通各半两，作一贴与之，又
下如黍粟者一合许而安。父得燥热且能病，子况母得之者乎？予书
此以证东垣红瘤之事，此亦热在血分也。

五淋散

赤茯苓去皮　赤芍药炒　山栀子去壳　甘草生　当归去芦　黄芩炒
车前子　淡竹叶　灯心　木通去皮节　滑石水飞　葵子　葶苈炒

上㕮咀。用葱白一茎水煎，入车前草杵捣取汁，用五苓散调化，
食前服。或硝石末调化服。白淋，白茅根灯心煎汤服。有气淋，小
腹胀满，尿后有余沥，木通煎汤服。热淋，小便赤而淋沥，脐下痛，
新水煎服。或黄芩煎汤服。石淋，茎内痛，尿涩有砂石，令人闷绝，
滑石膈纸炒焦为细末，葵子煎汤服。

《局方》五淋散　治膀胱有热，水道不通，淋沥不出，或尿如豆
汁，或成砂石，或如膏，或热怫便血。

赤茯苓六钱　当归　甘草各五钱　赤芍药　山栀子各二钱

上㕮咀。每服三钱，水一小盏，入灯心煎服。

导赤散　治小儿血淋。

生地黄　木通各二钱　黄芩　甘草生用各一钱

上为末。每服一钱，井水入灯心煎服。仍以米饮调油发灰，空
心灌下。

葵子散　治小儿诸淋。

葵子　车前子　木通　桑白皮炒　瞿麦　赤茯苓　山栀子　炙甘
草各等分

上，水一盏，煎服。

香芎丸　治诸淋证，若患风闭，尤效。

浮香附盐水炒　川芎　赤茯苓去皮各半两　海金沙　滑石各一两
枳壳泡，去瓤，麸炒黄　泽泻　石韦去老梗，取叶　槟榔不过火各二钱半

上，剉晒为末，糯米粉煮为清糊，丸麻仁大。每服三十三丸至

五十五丸或七十七丸，并用麦门冬熟水空心送下。若小便涩痛，滴三五点者，取流水，用火微温，入盐少许调匀，空心咽下。

木通散见惊

清心莲子饮 治小儿上盛下虚，心火炎上，口苦咽干，烦渴微热，小便赤涩，或欲成淋，并宜服之。

黄芩 车前子 甘草炙 麦门冬去心 地骨皮各半两 黄芪蜜炙 白茯苓 石莲肉去心 人参各七钱半

上剉碎。每服五钱，水一盏，煎至六分，去滓，食前服。如发热加柴胡、薄荷。

金沙散 治小便淋沥不通。

郁金 海金沙 滑石 甘草各等分

上为末。每服一钱，煎地肤子汤调下。灯心、木通亦可。

又方 冬瓜，最治实热小便不通，内热口渴。

立效散 治小儿诸淋不通，茎中作痛。

木通 甘草 王不留行 胡荽 滑石 海金沙 山栀子 槟榔各等分

上，每服一钱，水煎。

治血淋神效方

紫草 连翘 车前子各等分

水煎服。

又方

海螵蛸 生地黄 白茯苓

上，等分为末。柏叶、车前草煎汤调下。

治气淋

赤芍药一两 槟榔一枚，面裹煨

上为末。灯心同枣子煎汤调下。

〔张〕**石燕丹** 治小便淋涩痛闷。

石燕烧赤，醋淬，放冷，细研 瞿麦 滑石各一两 木通剉 海蛤细研。各半两

上件，捣罗为细末，炼蜜和，如黍米大。每服十粒，以葱白汤下，食前。量儿大小加减。

石韦散　治诸淋涩水道中痛，脐下妨闷。

石韦去毛，一两　冬葵子　木通判　赤茯苓各半两　车前子　瞿麦　榆白皮　滑石　甘草各二钱半

上件药，捣罗为散。每服一钱，以水一小盏，入葱白五寸，煎至六分，去滓，温服，如人行十里，再服。量儿大小加减。

葵子散　治肾热水结，化为石淋，甚者水道中涩痛不可忍。

冬葵子一两　石楠　榆白皮判　石韦去毛　木通判。各半两

上件药，捣、罗为散。每服半钱，以葱白汤调下，日二服。量儿大小加减。

滑石散

滑石　栝楼根　石韦去毛。各等分

上件药，捣、罗为散。每服半钱，煎大麦饮清调下，日二服。量儿大小加减。

蒲黄散　治膀胱热甚血淋，水道涩痛。

蒲黄　冬葵子　生地黄各半两

上件药，捣、罗为细末。每服一钱，以水一大盏，煎至六分，去滓，温服。量儿大小加减。

遗尿

《原病式》云：遗尿不禁者为冷。《内经》云：不约为遗溺。仁斋曰：小便者，津液之余也。肾主水，膀胱为津液之府，肾与膀胱俱虚，而冷气乘之，故不能拘制其水，出而不禁，谓之遗尿。睡里自出者，谓之尿床。此皆肾与膀胱俱虚，而夹冷所致也，以鸡肠散主之。亦有热客于肾部，干于足厥阴之经，挺孔郁结极甚，而气血不能宣通，则痿痹而神无所用，故液渗入膀胱，而旋溺遗失，不能收禁也。薛氏用六味地黄丸。脾肺气虚者用补中益气汤加补骨脂、山茱萸。曾氏谓：乃心肾传送失度，小肠膀胱关键不能约束，有睡梦而遗者，皆是下元虚冷所致，亦因禀受阳气不足，用《三因方》家韭子丸治之，及参苓白术散、补肾地黄丸，然又当实土以存水，乃免渗泄之患，所谓补肾不如补脾，是也。平胃散倍加益智仁判碎，姜枣烧盐煎，空心温服。

鸡肠散

鸡肠一具，男用雌鸡，女用雄鸡，烧、存性　牡蛎　茯苓去皮　桑螵蛸炒。各五钱　桂去粗皮　龙骨各二钱半

上为极细末，仍以鸡膍胵一具，鸡肠一具，烧存性，研极细末。每用前药末一钱，用温酒调化，食前服。

〔张〕鸡肠散　治因膀胱有热，服冷药过多，小便不能禁止，或遗尿病。

鸡肠草　龙骨　麦门冬去心，焙　白茯苓　桑螵蛸各半两　牡蛎粉七钱半

上件药，捣为粗散。每服一钱，水一小盏，入生姜少许，枣二枚，煎至六分，去滓，温服。量儿大小加减。

按：此与前方，盖一方而传写之讹，窃详用鸡肠较是，而张氏、娄氏、薛氏皆主用草，今两存之。

益智丸　治脾肾虚热，心气不足，遗尿白浊。

益智仁　茯苓　茯神各等分

上为末，炼蜜丸，桐子大。每服五六十丸，空心，白滚汤下。

破故纸散　治膀胱虚冷，夜间遗尿，或小便不禁。用破故纸为末，每服一钱，热汤调下。

又方　破故纸，炒为末，黄柏汤调下。

《外台》疗小儿睡中遗尿不自觉。桂末、雄鸡肝等分，捣，丸如小豆大。温水下，日三服。

初虞世治小儿遗尿。薏苡仁一合，去心不去壳，敲碎，入盐一小撮，同炒黄色，用水二钟，煎至半钟，空心服之。累效。

《三因》家韭子丸方见杂病小便不禁

尿白便浊

仁斋曰：小儿尿白如米泔状，由乳哺失节，有伤于脾，致令清白不分而色白也，久则成疳，此亦心膈伏热，兼而得之。《全婴方》云：小便初出微赤，良久白浊者，乃热疳之邪也。初出黄白，久白浊者，乃冷疳之候也。冷者，益黄散主之。热者，牛黄丸主之。冷热者，芦荟丸主之。纯下白浊者，厚朴丸主之。诸失津液欲成疳而

小便白者，茯苓散主之。薛氏曰：小便如泔，或良久变白，亦有脾虚食积，湿热下注者，先用茯苓散五七服，次用四味肥儿丸。若乳食少思，或肚腹胀大，小便频数，此脾虚元气下陷也，朝用五味异功散，夕用四味肥儿丸。若肥体色黄，小便不调，发黄脱落，鼻下疮痍，嗜土少食，大便青褐者，用栀子茯苓汤。仍审其乳母饮食七情，治之。一小儿发热懒食，小便良久变白。余用四味肥儿丸即愈。或误以为积热，用清凉祛逐之剂，形体顿弱，虚证悉至，小便如疳，用补中益气汤及四味肥儿丸而愈。一小儿面色萎黄，眼胞微肿，作渴腹胀，饮食少思，小便澄白，大便不实。此脾疳之证也。用四君子加山栀、芜荑，兼用四味肥儿丸而愈。一小儿白浊，两耳内、耳外生疮，脓水淋漓。用大芦荟丸而愈。后遍身如疥，肌体消瘦，发热作渴，大便酸臭，小便白浊。用九味芦荟丸、五味异功散而愈。一小儿白浊，发热口干，体瘦骨立。余谓肾经虚羸，朝用补中益气汤，夕用六味地黄丸而愈。后两目或生白翳，面黄浮肿，小便仍白。此变肝脾疳证，用四味肥儿丸，月余渐瘥。

　　益黄散方见脾脏　**牛黄丸**方见疳积　**芦荟丸**方见疳

　　君朴丸　治小儿小便白浊，久则黄瘦，不长肌肉。

　　使君子煨，去壳　厚朴制　黄连各一两　木香三钱

　　上为末，蒸饼糊丸，桐子大。每服一二十丸，米汤下。

　　茯苓散　治乳食伤脾，或心经伏热，小便白浊。

　　三棱煨　蓬莪术煨　砂仁　赤茯苓各半两　青皮　陈皮　滑石　甘草各一钱半

　　上为末。每服一钱，灯心汤调下。

　　三棱散　治小儿尿白，久则成疳，宜补脾消食化积。

　　三棱炒　蓬莪术炒。各一两　益智仁　甘草　神曲炒　麦芽　橘皮各半两

　　上为末。每服一钱，白汤，点下。

　　清心莲子饮见前

　　又方　用大甘草头，煎汤服。

　　栀子茯苓汤　即大芜荑汤，方见疳

　　香砂丸　治婴孩小便白浊。

香附子炒，一两　缩砂去壳，五钱　三棱煨　蓬莪术煨　陈皮　麦蘖炒
芦荟各五钱半

上为极细末，煮面糊，丸如黍米大。用米饮、盐汤，食前服。

疝

〔曾〕按《内经》大奇论曰：肾脉大急沉，肝脉大急沉，皆为疝证。心脉搏滑急为心疝，肺脉沉搏为肺疝。盖疝者，寒气结聚之所为，故令脐腹绞痛者是也。又，巢元方曰：诸疝者，阴气积于内，复为寒气所伤，荣卫不调，二气虚弱，风冷入腹而成。故《脉经》云：急者，紧也。紧则为寒，为实，为痛。血为寒泣音涩则为瘕，气为寒聚则为疝。皆因本脏气虚，外感于寒湿，内伤于生冷，遂使脐腹绞刺激搏而痛，无有定处，仓卒之际不堪忍者，谓之疝也。并宜先用五苓散沸汤调服和解，轻则但以白芍药汤、乌梅散、钩藤膏为治，重者金茱丸、散气丸，未有不愈也。〔仁斋〕癞疝者，阴核气结肿大而钓痛也。多因小儿啼怒不止，动阴气，故阴气下系，结聚不散而得之；或胎妇啼泣过伤，令儿生下，小肠气闭，亦变此证。惟是阴气不得流行，加以风冷入焉，白水聚焉，故水气上乘于肺，先喘急而后疝痛。其状有如李者，亦有稀软者，亦有并肾肿大者，亦有大硬者，脐下痛楚，皆不能忍。用药行心气逐肾邪，利其大小二便，更无补法。〔薛〕小儿阴肿疝气者，多属肝肾气虚，及坐卧寒湿之地，或风邪所伤，血气相搏，或啼叫气逆，水道不行，或禀父肝经虚热，或妊娠肝气郁结，或乳母怒动肝火而致者。若儿肝经热，用栀子清肝散。儿啼躁怒，用匀气散。乳母恚怒，用柴胡清肝散。肝火气逆，用加味逍遥散。小腹作痛，小便涩滞，用龙胆泻肝汤。久坐冷地，小便不利，用四苓散加柴胡、山栀、车前子。不时寒热者，加味小柴胡汤。经云：肝气热则茎痿，宗筋弛纵，肾茎肿胀，或出白液痒痛，或里急筋缩，挺纵不收，或精随便下者，此名筋疝，俱属肝火，不系于肾，宜详治之。

茱萸内消丸　治小儿阴癞，偏大上攻，脐腹疞痛，肤囊肿胀，或生疮疡，时出黄水。

川楝子炒，一两半　大腹皮　五味子　海藻洗　玄胡索各一两二钱半

桔梗　青皮　山茱萸去核，各一两　木香七钱半　茴香炒　桂心　川乌头炮，去皮、脐　吴茱萸　桃仁麸炒，另研　食茱萸各五钱

上为细末，酒糊为丸，如麻子大。每服三十丸，空心，温酒送下。

当归散　治小儿癞疝。

牵牛微炒，取仁　辣桂各半两　当归　大黄各二钱半　全蝎一钱半　桃仁汤泡，去皮、尖，二钱半

上剉碎。每服三钱，水一钟，入蜜半匙，煎至五分，食前服。以利为度。

川楝丸　治小儿癞疝，小腹痛引腰脊，挛曲身不能直。

木香　槟榔　三棱　蓬莪术炮　青皮去白　陈皮去白　川楝肉　芫花米醋浸，炒。各半两　辣桂　牵牛生，取仁。各三钱　巴豆不去油，一钱

上为细末，飞面糊为丸，如麻子大。每服三丸，空心，用生姜汤送下。

五苓散方见惊搐

〔曾〕**白芍药汤**　治冷疝腹痛，及误汗误下，即坏证伤寒是也。并宜先服，次投对证之剂。

白芍药一两半　泽泻去粗皮，七钱半　甘草二钱，炙　薄桂去粗皮，一钱半

上件，㕮咀。每服二钱，水一盏，煎七分，空心，温服。误汗、误下，加人参、南木香各二钱。脐下痛，入生姜及盐同煎，或加钩藤亦好。

乌梅散　治腹疼及初生婴孩脐下冷痛、疝气等疾。

乌梅去核　玄胡索　粉草半生半炙。各五钱　乳香　没药　钩藤各二钱半

上件，㕮咀。每服二钱，水一盏，煎七分，空心、温服。

金铃散　治疝气腹痛，投诸药后，愈而复作，宜服。

金铃子肉六钱　三棱炮，剉　莪术醋煮，剉　青皮去白　陈皮去白。各二钱半　赤茯苓去皮　茴香各半两　南木香二钱　甘草炙，四钱　槟榔　枳壳去瓤，麸炒黄　钩藤和钩。各三钱

上，除槟榔、木香、不过火，余剉焙，仍同槟榔、木香为末。每服半钱至一钱，仍用炒茴香煎无灰酒，空心调服。不饮酒者，煎炒茴香汤调下。

钩藤膏方见夜啼

金茱丸　治冷疝气痛及肤囊浮肿。

金铃子肉一两　家园茱萸半两

上研末，酒煮面糊丸，麻仁大。每服三十丸至五十丸，空心，温盐汤下。温酒亦可。儿小者丸粟粒大，丸数、下法同前。

散气丸　理诸疝气小便利或不通，脐下作痛、不可忍者。

海藻汤浸洗七次，焙干　泽泻去粗皮　茴香炒　车前子焙　萝卜子瓦上、慢火干焙　川楝肉用蟹螯九枚去翅足，同炒、少时，去蟹螯　大腹皮净洗，焙干。各一两

上，剉焙为末，酒煮面糊丸，绿豆大。每服三十丸至五十丸，南木香煎酒，空心下，或防风、牡丹皮煎酒下，不能饮者，于木香汤、防风、丹皮汤中，各少入酒，并空心投，亦可。再用盐炒茴香煎汤尤妙。

〔汤〕治小肠疝气家传妙方

芫花醋浸，炒　木香　槟榔　三棱各半两　茯苓　青皮　全蝎　桂枝　附子　硇砂各二钱半

上为末，将硇砂浸，澄去土，顿在汤瓶上，候成膏子，和糖醋打面糊为丸，如豆大。每服三十丸，空心、温酒下。未效，再服。

匀气散　主调补通利后及冷疝腹痛，气滞不和。

桔梗二两，剉，炒　陈皮去白，一两　缩砂仁　茴香各半两　白姜二钱半，炮　粉草四钱炙

上，剉焙为末。每服半钱或一钱，空心，沸汤调服。冷疝腹痛，烧盐汤调下。

木香饮　治小儿小肠气痛。

川楝肉十个，用巴豆七粒，同炒令黄色，去巴豆不用，入茴香半两　玄胡索半两　南木香二钱　史君子五[①]枚，去壳

---

① 五：原缺，据四库本补，集成本作"十"。

上为极细末。用米饮，食前调服。

栀子清肝散　柴胡清肝散二方并见发热

龙胆泻肝汤　治肝经湿热不利，下部生疮，两拗肿痛，或腹中作痛，小便涩滞等证。

龙胆草酒拌,炒黄　泽泻　车前子炒　木通　生地黄酒拌　当归酒拌　山栀　黄芩炒　甘草各三分

上，水煎，食前服。

四苓散即五苓去桂

小柴胡汤方见发热

阴肿

《全婴方》云：小儿阴肿核肿者，由儿啼怒，气逆不顺，乘虚而行，阴核偏大。又因甘肥不节，生冷过度，致生疝气，气结不行，流入阴中。或伤暑毒，或触风邪，使血气与邪气相搏，停结不散，则成阴肿也。仁斋云：若肾经气虚，或坐石不起，冷气凝之，或近地经久，风邪湿气伤之，不为阴肿，几希矣。间有啼叫怒气，闭系于下，结聚不散，加以水窦不行，亦能发为此疾。治用桃仁丸主之。丹溪谓：脱囊肿大，坠下不收，用紫苏茎叶为末，水调，荷叶包之。一人传此方，用野白紫苏为末，湿则掺之，干则香油调傅，虽皮溃子坠，皆有神效。此用紫苏，盖亦同功也。〔曾〕巢元方论曰：诸筋会于阴器，邪客于厥阴少阴之经，与冷气相搏，则阴囊肿痛，而引缩经中，虽分四证曰肠癀、气癀、水癀、卵癀，然小儿患此，若治之不早，则成痼疾，如腰曲腹痛，冷汗自出，而阴囊二子，吊缩入腹，痛止方出，名为内吊。用乌梅散、匀气散、金茱丸、金铃散为治。有阴茎全缩不见，有阴囊光肿不痛，此因肝肾气虚，宜以橘子仁煎汤，调下金铃散、匀气散，皆可投之。《内经》曰：癀癃疝肤胀者，阴亦盛而脉胀不通，故曰癀癃疝。由是观之，乃阴气盛而致有此。吊缩者，筋急也，筋遇寒则引缩，遇热则弛张，故《三因》所用方法，以宽小肠气，疏风为治。然小儿此证，多因坐阴润之地，感风湿而得，用当归散加槟榔、苍术，水姜煎服，并青木香汤、钩藤膏，外以立消散傅之。有外肾无故，而肤囊肿大，不燥不痛，光亮如吹，

此名气虚所致，以匀气散调治，《三因方》家韭子丸主之。一证，外肾肤囊赤肿通明，及女儿阴户肿胀，乃心热之所传，皆以木通散、导赤散为治，或用薏苡仁煎汤调五苓散，及以外消散傅之，并投天花散，用无灰酒煎下，不能饮者水煎，少入酒同服亦好。张涣曰：小儿足少阴之经虚而受风邪者，冲于下经则成阴肿病，桃仁丹主之。

桃仁丹

桃仁七钱半，汤浸，去皮、尖、双仁者，麸炒微黄　牡丹皮　白蒺藜微炒，去刺　桂心各半两　郁李仁二钱半，汤浸，去皮，微炒

上件药，捣罗为细末，炼蜜和，黍米大。每服十粒，以温酒下，乳食前。量儿大小加减。亦可水煎服。

胡连散　治阴肿生疮。

胡黄连去须　胡粉各半两　白矾枯，二钱半

上，捣、罗为细末。每用少许，以生油调涂患处。

〔汤〕小儿阴肿，由啼叫怒气闭纵于下，成此疾，宜

海蛤散

海蛤三钱　莕香炒，七钱半　薏苡仁　白术　槟榔各半两

上为末。食前①，温酒调下，大小加减。

桃仁丸

桃仁去皮、尖，麸炒，三钱　桂枝去皮　牵牛炒，头末　蒺藜　牡丹皮各二钱

上为细末，炼蜜丸，如黍米大。用青皮、木香、葱白，入盐少许同煎汤，食前服。

三白散　治小儿解初中肿疾，四肢肤囊浮胀，大小便不利，皆因膀胱蕴热，风湿相乘。

桑根白皮炒　白术　木通去皮节　陈皮去白　白牵牛半生半炒　甘草炙。各五钱

上㕮咀。用水煎，食前服。

〔丹〕脱囊，即外肾肿大。

木通　甘草　当归　黄连　黄芩

---

① 前：原作“钱”，据四库本改。

上，水煎服。

〔钱〕**蚯蚓散**　治肾子肿硬成疝，用干蚯蚓为末，唾调傅，常避风冷湿地。*先用花椒葱汤避风处洗，却用此傅之累验。*

〔世〕治小儿囊肿如升，用甘草煎汁，调地龙末涂之，立退。累效。

傅药方

牡蛎粉二分　干地龙碾末，一分

上用津唾调，敷外肾。热者、鸡子清调敷。

牡蛎散　治小儿外肾肿大，茎物通明。

用牡蛎粉研十分细，先以唾津涂肿处，次以牡蛎粉掺。

又方　治小儿卵肿，研桃仁，唾调敷。

〔曾〕**乌梅散　匀气散　金茱丸　金铃散**方并见疝　**当归散**见痢

牡蛎大黄汤　治三五岁小儿，感受温湿之气，侵袭膀胱，致阴茎、肤囊浮肿作痛。

牡蛎用熟黄泥包裹，炭火煅透，出地上、候冷用　大黄纸裹，水浸透，煨过，候冷用。二味各一两

上剉研为末。每服一钱，无灰温酒空心调服，不能饮者，温汤调，少入酒同服。

青木香汤　治小儿阴茎无故而肿，或痛缩。因阳明经有风热湿气相搏，法当宽此一经，自愈。盖阳明受病，不能养其宗筋故也。咳嗽痰喘，亦宜服之。

青木香去芦　枳壳浸，去穰，麸炒。各半两　甘草二钱半

上每服二钱，水一盏，煎七分，不拘时，温服。

立消散　治膀胱久受热毒，致阴器肤囊赤肿胀痛。

赤小豆　赤芍药　生枳壳　商陆　风化朴硝另研，后入。各半两

上件，不过火，剉、晒为末。柏枝煎汤候冷，调二钱或三钱涂肿处，仍服咬咀五苓散加车前子、薏苡仁水煎。

木通散见惊

天花散　治外肾肤囊肿痛。

天花粉二两　甘草三钱

上剉。每服二钱，无灰酒一盏，煎七分，空心，温服。不能饮，

用水煎，少入酒同服。

偏坠

〔田〕小儿狐疝气，偏有大小，时时上下者。蜘蛛十四枚熬焦，桂枝半两，二物为散，每服八分，日再，酒调下，蜜丸亦通。

黑散

黄连　黄芩　大黄　黄柏各二钱

上同烧存性，为极细末。雄猪胆汁、蜜，同调傅。

偏坠亦宜防葵丸。令儿坐于土中，午时灸印下偏坠之处七壮。防葵丸未详。

小儿偏坠若非胎中所有，在后生者。于茎下、肾囊前中间弦子上，灸七壮，立愈。

〔明〕胎产疝卵偏坠。囊缝后十字纹上，灸三壮。春灸夏瘥，夏灸冬瘥。

阴疮

腊茶散　治小儿阴囊生疮，疼痛水出，久不瘥。

腊茶　五倍子各五钱　腻粉少许

上为末。先用葱椒汤洗，后用香油调敷。

一方　治阴囊生疮疼痛。

上先用川椒、荆芥、槐枝、柳枝、蛇床子，煎汤洗，后用朴硝为末，鸡子清调敷。

一方　治阴生疮，脓水不干。

上，用乌贼鱼骨为细末，干掺患处。

一方　用紫苏叶煎汤淋洗，及作细末掺之，妙。

一方　治小儿阴生疮，不干。

上，用轻粉、密陀僧，为末贴之。如痒，加山栀子、诃子，烧存性，研，同前药为末，先将米泔水洗净，然后敷贴此药。

不寐

〔薛〕经曰：阳明，胃脉也，胃者六腑之海，其气亦下行，阳明逆，不得从其道，故不得卧也。又曰：胃不和则卧不安。夫人身之卫气，昼则行于阳，夜则行于阴，阳主动，阴主静，寤则魂魄志意散于腑脏，发于耳目，动于肢体，而为人身指使之用，寐则神气各归五宫，而为默运之妙矣。若脾胃气盛，则腑脏调和，水谷之精，各各融化以为平和之气。若胃气一逆，则气血不得其宜，腑脏不得其所，不寐之证，由此生焉。当用四君、远志酸枣仁。肝肾虚热者，六味丸。心血不足者，真珠母丸。思虑过度者，归脾汤。精神短乏者，人参养荣汤。病后余热者，酸枣仁汤。胆虚不得眠者，人参竹叶汤。肝火不宁者，加味小柴胡汤。振悸不得眠者，四君、生姜、酸枣仁。夜啼惊哭不寐，各详别证，当参求之。

仲景酸枣汤　治虚劳虚烦不得眠。

酸枣仁炒，一钱　甘草　知母炒　茯苓　芎䓖　生姜各五分

上，水煎服。

《本事》鳖甲丸　治胆虚不得眠，四肢无力。

鳖甲　酸枣仁炒　羌活　黄芪炒　牛膝酒炒　人参各一两　五味子五钱

上为末，炼蜜丸，梧子大。每服三四十丸，温酒下。

《圣惠》治骨蒸劳热，烦心不得眠。用酸枣仁三钱，水煎熟，下地黄汁一蛤蜊壳服之。

《本事》真珠母丸　治肝胆二经，因虚内受风邪，卧则魂散而不守，状若惊悸。

真珠别研细，七钱半　当归　熟地黄各一两半　人参　酸枣仁炒　柏子仁各一两　犀角屑　茯神　沉香　龙齿研。各半两

上为末，炼蜜丸，小豆大，辰砂为衣。每服二十丸，白汤下，日午夜卧，各一服。

人参竹叶汤　治虚烦不得眠。

人参　竹叶　甘草各二钱　半夏　小麦　麦门冬各一钱五分

上，每服二三钱，姜二片，粳米一撮，水煎服。

人参养荣汤见盗汗　**归脾汤**见惊悸

咽喉

《心鉴》咽喉为一身之总要，与胃气相接，呼吸之所从出。若胸膈之间蕴积热毒，致生风痰，壅滞不散，发而为咽喉之病。喉内生疮，或状如肉腐，为腥为痛，窒塞不通，吐咽不下，甚则生出重舌，治之尤宜先去风痰，以通咽膈，然后解其热毒，迟则有不救之患。又有热毒冲于上腭而生疮，谓之悬痈。及脐寒亦能令人咽闭，吞吐不利。临病详审治之。咽喉之疾，本伤热毒上攻也，四时受热，藏心脐之间，一旦所触，上攻咽喉，所谓肾伤寒也。然其证有单肉蛾、双肉蛾，有重舌、木舌、痄腮，有悬痈肿胀，有里外皆肿，甚者上攻头面皆肿。大法，先法去口中舌上白苔，其次扫去风涎，如是单、双肉蛾，可针则针，有不可针者，则用熏掺药，退后，方依次用服药。如是木舌，服药之外，仍用掺药。痄腮则用涂药，轻者但服药而自退，不须用针及药，点其疮而自消也。〔薛〕小儿喉痹，因膏粱积热，或禀赋有热，或乳母七情之火、饮食之毒，当分其邪蓄表里与证之轻重、经之所主而治之。若左腮色青赤者，肝胆经风热也，用柴胡栀子散。右腮色赤者，肺经有热也，用泻白散。额间色赤者，心与小肠经热也，用导赤散。若兼青色，风热相搏也，用加味逍遥散。鼻间色黄，脾胃经有热也，用泻黄散。若兼青色，木乘土位也，用加味逍遥散。兼赤色，心传土位也，用柴胡栀子散。颏间色赤，肾经有热也，用地黄丸。凡此积热内蕴，二便不通者，当疏利之。风邪外客而发寒热者，当发散之。外感风邪，大便闭结、烦渴痰盛者，当内疏外解。若因乳母膏粱积热者，母服东垣清胃散。若因乳母恚怒肝火者，母服加味逍遥散。禀赋阴虚者，儿服地黄丸。大概当用轻和之剂，以治其本，切不可用峻利之药以伤真气也。一小儿喉间肿痛，惊悸饮水，服惊风降火之药益甚，仍欲攻风痰。余曰惊悸饮水，心经虚证，盖胃为五脏之本，先用五味异功散以补胃，加桔梗甘草以消毒，诸证顿退，后用牛蒡子汤加柴胡而愈。一小儿发热引冷，大便黄色，手足并热，不能吮乳。视口内无患，扪其喉间则哭，此喉内作痛，乃脾胃实热也。用泻黄、清胃二散，各一剂，母子并服而愈。后因乳母饮酒，儿躁不安，口内流涎，仍用前二散而愈。一小儿喉间肿痛，发热咳嗽，大便秘结。此肝与大肠有热也。先用牛蒡子汤加硝、黄一服，大便随通，乃去硝黄，再剂顿愈。审其母有肝火发热，用柴胡清肝散，母子并服而痊。

甘桔汤　治婴孩感冒风热，火气熏逼痘疮，蕴毒上攻，咽喉肿痛，痰气不顺，咳嗽失音。

人参去芦，半两　桔梗蜜浸，炒，一两　甘草半生半炙，三钱

上剉散。用水煎，不拘时候服。

立效散　治婴孩小儿咽喉痹痛，不能吞咽。

硼砂　龙脑　雄黄　朴硝各半钱

上为极细末，干掺。

吹喉散　治婴孩咽喉肿痛，气塞不通。

甘草生，二钱半　朴硝一两

上为极细末。干掺喉中，如肿甚者，用小竹管吹入喉内。

牛蒡汤　主伤风发热烦躁，鼻塞气喘，痰嗽惊啼，及诸疮赤紫丹毒，咽喉肿痛。

牛蒡子三两，略炒，细研　大黄一两半　防风去芦　薄荷去老梗。各一两　荆芥去根梗，四两　甘草一两一钱半

上㕮咀。每服二钱，水一盏，煎七分，无时，温服。

化毒汤　解风热上攻，咽喉肿痛，饮食不便。

桔梗剉、炒，半两　薄荷叶　荆芥穗　甘草各二钱半　山豆根取净皮一钱半。以上五味俱焙为末　牙硝　硼砂　朴硝　雄黄　朱砂各二钱。以上五味，乳钵细研

上，五味焙为末，五味研为末，同一处，再研匀。每用一字至半钱，干点舌上化下，或以温汤浓调，少与含咽，亦可。

备急散　治小儿诸般骨鲠，咽喉肿痛。

五倍子一两，研　先春茶末半两

上二味，和匀。抄一钱，温汤半盏调化，无时，少与咽下。依法服饵，不过三五次即效。如骨出或刺破处血来多者，硼砂末六钱，水煎消毒散饮调服，血止痛住，肿消食进。

牛蒡子汤

牛蒡子炒，杵　玄参　升麻　桔梗炒　犀角镑　黄芩　木通　甘

草各等分

上，每服一二钱，水煎。

《拔萃》桔梗汤　治热肿喉痹。

桔梗炒　甘草炒　连翘　栀子炒　薄荷　黄芩各等分

上为末。每服一二钱，水煎服。

消毒饮　解急惊风毒，赤紫丹瘤，壮热狂躁，睡卧不安，胸膈满闷，咽喉肿痛，九道有血妄行，及遍身疮疥。

牛蒡子六两　荆芥穗二两　甘草一两

上剉。每服二钱，水一盏，煎七分，无时，温服。

柴胡饮见积热　**东垣人参安胃散**见吐利　**《三因》玉钥匙**　**九味芦荟丸**见瘠　**《济生》犀角地黄汤**见吐血　**五味异功散**见吐利　**柴胡清肝散**见发热

集之三·心脏部一

心

〔钱〕心，主惊。实则叫哭发热，饮水而搐，虚则困卧，悸动不安。心病，多叫哭惊悸，手足动摇，发热饮水。视其睡，口中气温，或合面睡，及上窜咬牙，皆心热也，导赤散主之。心气热则心胸亦热，欲言不能，而有就冷之意，故合面卧。心气实则气上下行涩，若合面卧，则气不得通，故喜仰卧，使气得上下通也，泻心汤主之。心病见冬，火旺，心胜肾也，当补肾治心，轻者心病退，重者下窜不语，肾怯虚也。补肾、地黄丸，治心、泻心汤。〔洁〕心主热，自病或大热，泻心汤主之。实则烦热，黄连泻心汤主之。虚则惊悸，生犀散主之。肺乘心，微邪，喘而壮热，泻白散主之。肝乘心，虚邪，风热，煎大羌活汤下大青丸主之。脾乘心，实邪，泄泻身热，泻黄散主之。肾乘心，贼邪，恐怖恶寒，安神丸主之。〔刘〕凡心脏得病，必先调其肝肾两脏，肾者心之鬼，肝气通则心气和，肝气滞则心气乏，此心病先求于肝，清其源也。五脏受病，必先传其所胜，水能胜火，则肾之受邪，必传于心，故先治其肾，逐其邪也，故当退肾气、益肝气两方。或诊其脉肝肾两脏俱和，而心自生疾，然后审其心家虚实治之。〔薛〕仰面卧者，因其心胸实热，故喜仰面而向虚也。合面卧者，因心胸虚热，故喜合卧而就实也。实则调治心肝，虚则调补脾肺，二者别之，尽其状矣。其咬牙等证，多有雷同，不必拘泥。如用泻心、导赤等剂，邪气虽去而病仍作，当调补元气，或反甚，急温补元气。其心气冬见，或亥子时病益甚，或下窜不语者，乃肾水虚而心火甚也，用地黄丸，其乳下婴儿，须母服之。若叫哭发热，作渴饮水，抽搐有力，仰面而睡者，属心经实热，用泻心汤、导赤散。若发热饮汤，抽搐乏力，惊窜咬牙，合面而睡者，属心经虚热，用补心散。若喘嗽面赤，壮热饮水，肺乘心也，用泻白散。若摇头劄目，身热抽搐，肝乘心也，用柴胡清肝散。若合目昏睡、泄泻身热，脾乘心也，用泻黄散。若窜视惊悸，咬牙足热，肾乘心也，用安神丸。

〔海〕心苦缓，急食酸以收之，五味子。心欲软，急食咸①以软之，芒硝。以咸补之，泽泻。以甘泻之，人参、黄芪、甘草。心虚，以炒盐补之。虚则补其母，肝乃心之母，以生姜补肝。如无他证，钱氏安神丸，是也。

安神丸钱氏　治心虚疳热，神思恍惚。

麦门冬去心，焙　马牙硝　白茯苓　干山药　寒水石研　甘草各半两　朱砂一两　研龙脑一字，研

上，末之，炼蜜为丸，茨实大。每服半丸，砂糖水化下，无时。

八物定志丸海藏　补益心神，安定魂魄，治痰，去胸中邪热，理肺肾。

人参一两半　菖蒲　远志去心　茯神去心　茯苓去皮。各一两　朱砂二钱　白术　麦门冬去心。各半两　牛黄二钱，另研

上为细末，炼蜜丸，如桐子大。米饮汤下三十丸，无时。

髓竭不足，加生地黄、当归。肺气不足，加天门冬、麦门冬、五味子。心气不足，加党参、茯神、菖蒲。脾气不足，加白术、白芍药、益智。肝气不足，加天麻、川芎。肾气不足，加熟地黄、远志、牡丹皮。胆气不足，加细辛、酸枣仁、地榆。神昏不足，加朱砂、预知子、茯神。

心实，以甘草泻之，如无他证，重则泻心汤，轻则导赤散。

泻心汤钱氏　泻丁心。

黄连一两，去须

上为极细末。每服一字至半钱一钱，临卧，温水调下。海藏云：易老单方泻心汤出于此，乃实邪也，实则泻其子。

导赤散钱氏　泻丙小肠。

生干地黄　木通　甘草各等分

上，同为末。每服三钱，水一盏，入竹叶同煎至五分，食后温服。一本，不用甘草，用黄芩。

————————

① 咸：原作"酸"，据四库本及《汤液本草》改。

〔薛〕泻心散、导赤散，泻心小肠实火之剂，盖心为脾母，脾为心子，然心既病，则脾土益虚矣，用者审之。

生犀散钱氏　治心经虚热。

生犀锉取末，二钱　地骨皮自采，佳　赤芍药　柴胡根　干葛锉。各一两　甘草炙，半两

上为粗末。每服一二钱，水一盏，煎至七分，温服，食后。

〔薛〕前方云：治心经虚热，其所用药，多属泻心、泻肝脾之剂。虚热二字，恐鲁鱼也，如心经自病而血虚热者，用秘旨安神丸。脾虚夺心之气而热者，用秘旨补脾汤。肝木不能生心火而虚热者，用地黄丸。

秘旨安神丸　治心血虚而睡中惊悸，或受惊吓而作。

人参　半夏汤泡　酸枣仁炒　茯神各一钱　当归酒洗　橘红　赤芍药炒。各七分　五味子五粒　甘草炙，三分

上为末，姜汁糊、丸芡实大。每服一丸，生姜汤化下。

发热

◎ 辨证

〔钱〕风温热，壮热，相似。潮热，时间发热，过时即止，来日依时又热，此欲发惊候也。壮热者，一向热而不已，甚则发惊痫也。风温者，身不热，而口中气热又有风温证者，但温而不热。伤寒热，口热呵欠顿闷项急。曾云：伤寒热，十指稍冷，鼻流清涕，发热无汗，面惨凌振，右腮有紫纹。痘疮热，喷嚏，悸动，耳尖冷。曾云：麻豆热、面赤足冷，身发壮热，呵欠、顿闷、咳嗽、腰疼，时或作惊，腹痛自痢及中指独冷者，是也。变蒸热，唇上白疱珠起，耳冷。曾云：变蒸热、温温微热、气粗惊少、呗乳泻黄，上唇尖有小疱，如水珠子，即变蒸也，不须用药攻治。疳热，面黄，吃炭土，羸瘦，鼻下赤烂。惊风热，发搐悸痫，脉数烦躁，颠叫恍惚。曾云：惊风热、遍身发热，面光自汗，心悸不宁，脉数烦躁，治法与急惊证同，所用药饵，必先解表。〔杨〕小儿之病，惟热居多，夫热有潮热、惊热、夜热、余热、食热、疳热、壮热、烦热、积热、风热、虚热、客热、癖热、寒热、血热、疮疹热，十六者大同而小异。热之始发，

必有所因也，其潮热发歇有时，惊热颠叫恍惚，夜热夕发旦止，余热寒邪未尽，食热肚腹先发，疳热骨蒸盗汗，壮热一向不止，烦热心躁不安，积热颊赤口疮，风热汗出身热，虚热困倦少力，客热来去不定，痰热涎嗽饮水，寒热发如疟状，血热辰巳发热，疮疹热耳鼻尖冷，诸证得之，各有所归。其间或有三两证交互者，宜随其轻重而处治之。〔薛〕小儿之热，有肝心脾肺肾五脏之不同，虚实温壮四者之不一，及表里血气，阴阳浮陷，与夫风湿痰食，各当详之。心热者，额上先赤，心烦心痛，掌中热而哕，或壮热饮水，巳午时益甚。肝热者，左颊先赤，便难转筋，寻衣捻物，多怒多惊，四肢困倦，寅卯时益甚。脾热者，鼻上先赤，怠惰嗜卧，身热饮水，遇夜益甚。肺热者，右颊先赤，手掐眉目，喘咳，寒热饮水，日西热甚。肾热者，颏下先赤，两足热甚，骨苏苏如虫蚀，热甚不能起于床，夜间益甚。仍当辨其虚实，实则面赤气粗，口燥唇肿，作渴饮冷，大小便难，或掀衣露体，烦啼暴叫，伸体而卧，睡不露睛，手足指热，宜用表下。虚则面色青白，恍惚神缓，口中虚冷，嘘气软弱，喜热恶寒，泄泻多尿，或乍凉乍温，怫郁惊惕，上盛下泄，夜则虚汗，屈体而卧，睡而露睛，手足指冷，宜用调补。壮热者肢体大热，热不已则发惊痫。温热者肢体微热，热不已则发惊搐。阴虚则内热。阳盛则外热。以手轻扪之则热，重按之不热，此皮毛血脉之热，热在表也。重按之筋骨之分则热，轻手则不热，此筋骨之热，热在里也。不轻不重，按之而热，此肌肉之热，热在表里之间也。以虚实分属表里而言之，壮热恶风寒，为元气不充，表之虚热也。壮热不恶风寒，为外邪所客，表之实热也。壮热饮汤，为津液短少，里之虚热也。壮热饮水，为内火销烁，里之实热也。若夫内外皆热，则喘而渴，齿干烦冤腹满，四肢热，逢风寒如炙于火，能冬不能夏，是皆阳盛阴虚也。脉尺寸俱满为重实，尺寸俱弱为重虚。脉洪大，或缓而滑，或数而鼓，此热盛拒阴，虽形证似寒，实非寒也。热而脉数按之不鼓，此寒盛格阳，虽形证似热，实非热也。发热恶热，大渴不止，烦躁肌热，不欲近衣，其脉洪大，按之无力，或兼目痛鼻干者，此血虚发躁也，当补其血。如不能食而热，自汗者气虚也，当补其气。仲景论内外不足，发热自汗之证，禁不可发汗；如饮食劳役，虽病发热，误发其汗，则表必虚也。身热而汗出者，风也。发热身疼而身重黄者，湿也。憎寒发热，恶风自汗，脉浮胸痞者，痰也。发热头痛脉数者，食也。寸口脉微，为阳不足，阴气上入阳中则恶寒，尺脉弱为阴不足，阳气下入阳中则发热，阴阳不归其分，则寒热交争也。昼则安静，夜则发热烦躁，是阳气下陷入阴中也，昼则发热烦躁，夜则安静，是重阳无阴也，当亟泻其阳，峻补其阴。至若身热脉弦数，战栗而不恶寒者，瘅疟也。发热恶寒，脉浮数者，温病也。若四肢发热，口舌咽干，是火热乘土位，湿热相合，故烦躁闷乱也。若身体沉重，走注疼痛，乃湿热相搏，风热郁而不得伸也。

◎ 五脏热

〔钱〕肝热，手寻衣领及乱捻物，泻青丸主之。壮热，饮水喘闷，泻白散主之。〔薛〕肝热者，左颊先赤，便难转筋，多怒多惊，四肢困倦，寅卯时益甚，宜泻青丸、柴胡饮子。

心热，视其睡，口中气温，或合面睡及上窜切牙，皆心热也，导赤散主之。心气热、则心胸亦热，欲言不能，而有就冷之意，故合面卧。〔薛〕心热者，额上先赤，心烦心痛，掌中热而哕，或壮热饮水，巳午时益甚，宜泻心汤、导赤散、安神丸。

脾热，则目黄肚大，怠惰嗜卧，身热饮水，四肢不收，泻黄散主之。〔薛〕脾热者，鼻上先赤，其热在肌肉，遇夜益甚。

肺热，手掐眉目鼻面，甘桔汤主之；咳嗽寒热，壮热饮水，凉膈散主之；若肺虚热，唇深红色，少服泻白散。〔薛〕肺热者，右颊先赤，日西热甚，轻则用泻白散，重则用凉膈散及地骨皮散。

肾热，两足不喜衣覆，地黄丸主之。〔薛〕肾热者，颏下先赤，两足热甚，骨酥酥如虫蚀，热甚不能起于床，夜间益甚，宜用滋肾丸。

泻青丸见肝脏　**泻心汤　导赤散　安神丸**并见心脏　**泻黄散**见脾脏
泻白散见肺脏

栀子清肝散一名柴胡栀子散　治三焦及足少阳经风热发热，耳内作痒生疮，或出水疼痛，或胸乳间作痛，寒热往来。

柴胡　栀子炒　牡丹皮各一钱　茯苓　川芎　芍药　当归　牛蒡子炒。各七分　甘草三分

上，水煎服。

柴胡清肝散　治肝胆三焦风热怒火，或乍寒乍热，往来寒热，发热或头发疮毒等证。

柴胡一钱半　黄芩炒　人参　川芎各一钱　山栀炒，一钱半　连翘　甘草各五分　桔梗八分

上，水煎服。

柴胡饮子　解肌热、蒸热、积热，或汗后余热，脉洪实弦数，大便坚实。

黄芩七分　甘草四分　大黄八分　芍药七分　柴胡　人参各五分　当归一钱

上，每服一钱，姜水煎。

龙脑饮子　此泻脾经热，可代泻黄散用，治小儿蕴热，咽喉肿痛，赤眼口疮，心烦鼻衄，咽干多渴，睡卧不宁，及除痰热咳嗽，中暑烦躁，一切风壅。

甘草四两，炙　大栀子三两，炒　藿香叶半两　石膏一两　缩砂　瓜蒌各七钱半

上为末。每服一钱，蜜水调服，不拘时。治伤寒余毒，潮热虚汗，加竹叶煎服。

滋肾丸　治肾热。

黄柏酒拌，炒焦，三钱　知母二钱　肉桂五分

上为末，熟水丸，桐子大。每服二十丸至三十丸，食前，百沸汤下。

◎ 实热

小儿实热者，头昏颊赤，口内热，小便赤涩，状如豆汁，大便坚鞭，或秘涩不通，腹急，宜四顺饮子、大黄朴硝汤、八珍散，略挨动脏腑，即安。〔**杨**〕实则面赤浓黄，气粗口热，燥渴唇肿，大小便难，掀揭露衣，烦啼暴叫，宜四顺清凉饮加柴胡。薛氏又有伸体而卧，睡不露睛，手足指热等证。

按：实中宜分表里，表实宜汗，里实宜下，半表半里宜和解，今一以利下为主，非通论也。治法并方，更于后表里条内求之。云岐云：小儿实热在内者，四顺饮之类，在上者，吐之。丹溪云：小儿热病，六一散妙药也。

〔茅先生〕**三解牛黄散**　治实热，潮热。

白僵蚕　全蝎炙　防风　白附子　桔梗　川大黄　甘草炙　白茯苓　川黄芩　人参　川郁金皂角水煮

等分，末服半钱一钱，薄荷蜜汤调。

牛黄凉膈丸　治风壅痰实，蕴积不散，头痛面赤，心烦潮热，痰涎壅塞，咽膈不利，精神恍惚，睡卧不安，口干多渴，唇焦咽痛，颔颊赤肿，口舌生疮。

牛黄一两一分　甘草爁，十两　寒水石　牙硝枯　石膏各二十两　紫石英飞　脑麝各五两　胆星七两半

末之，蜜丸，每两作三十丸。温薄荷人参汤，嚼一丸，食后服。常服，半丸。治急惊，并薄荷水化。

◎ 虚热

虚热者，因患后平复，血气未匀，四体羸弱，时多发热，治宜调气补虚，其热自退，如钱氏白术散、异功散、四君子汤之类，或未退，人参生犀散治之。〔杨〕虚则面色青白，恍惚神缓，口中清冷，嘘气软弱，泄泻多尿，夜出虚汗，宜惺惺散。〔薛〕又有喜热恶寒，乍凉乍温，怫郁惊惕，上盛下泄，屈体而卧，睡而露睛，手足指冷等证。〔曾〕虚热，因病后发热无时，一日三五次者，此客热乘虚而作，先以胃苓汤加黄芪末，温米清汤调服，次投钱氏白术散，或固真汤带凉服，及用湿盐汤参入凉水，送下黑锡丹固守元气。海藏云：风热邪热，四君子汤加生姜、荆芥，煎。云岐云：小儿客热在内，先用导赤散，次用益黄散。薛氏，以虚实分属表里，及热盛拒阴、寒盛格阳、血虚气虚发热等证，俱仲景东垣诸圣医辨证妙法，宜详玩而熟记之，则虚热似实热之证，庶几不至误认而全活众矣。〔钱〕朱监簿子五岁，忽发热。医曰此心热也，腮赤而唇红，烦躁引饮，遂用牛黄丸三服，以一物泻心汤下之。来日不愈，反加无

力而不能食，又下之，便利黄沫。钱曰：心经虚而有留热在内，必被凉药下之，致此虚劳之病也，钱先用白术散生胃中津液，次以生犀散治之。朱曰：大便黄沫如何？曰：胃气正，即泻自止，虚热也。朱曰：医用泻心汤如何？钱曰：泻心汤者，黄连一物耳，黄连性寒，多服则利，能寒脾胃也。坐久，众医至，皆曰实热。钱曰：虚热，若实热，何以泻心汤下之不安，又加面黄颊赤，五心烦躁，不食而引饮？医曰：既虚热，何大便黄沫？钱笑曰：便黄沫者，服泻心汤多故也。钱与胡黄连丸，治愈。郑人齐郎中者，家好收药散施，其子忽脏热，齐自取青金膏三服并一服饵之，服毕，至三更，泻五行，其子困睡。齐言子睡多惊，又与青金膏一服，又泻三行，加口干身热。齐言尚有微热未尽，又与青金膏。其妻曰：用药十余行未安，莫生他病否。召钱氏至。曰：已成虚羸。先用前白术散时时服之，后服香菰丸，十三日愈。嘉靖甲寅，敬臣之女年十二，患脾胃素弱，自夏入秋，时泻时止，小腹微痛，至八九月间，遂成疳积之证，发热凡二十余日不止，汗泄热解，汗已复热，自中脘至小腹膨胀坚直，大便溏，气喘咳嗽作嗳，俱昼轻夜重，彻夜烦躁不睡，鼻塞眼暗谵语。其母以为必死矣。立斋先生诊之曰：脉浮大而无根，此大虚证也，非独参汤不可。乃用参一两，加熟附三分、煨生姜三片，日进二剂，仍并渣煎服之，大下疳积，其气则腥，腹渐宽，热渐减，脉渐敛，然手犹寻捻不已，鼻孔出血。先生曰：此肝证也，煎六味丸料与之，一服如脱。乃昼服独参姜附汤，夜服六味丸料，脉渐有根，诸证渐退。先此手足恒热，至是乃始觉寒，先生喜曰：此病邪尽退，而真气见矣。然犹饮食不进，乃单用六君子汤加炮姜，遂能食，咳嗽独甚，与补中益气汤，嗽遂止，夜始有睡。凡弱女之得生，皆先生力也，向非先生卓有定见，专治其本而其末自愈，则为丘中之骨，必矣！敬书施疗之颠末，以告同患此者，幸无所误。亦推广先生一念之仁于万一云尔。王敬臣书。

惺惺散方见痘疹　**钱氏白术散**方见渴　**异功散**方见吐泻　**人参生犀散**见后条　**固真汤**见慢惊　**黑锡丹**见杂病头痛

当归补血汤　治肌热躁热目赤，面红烦渴，昼夜不息，其脉洪大而虚，重按全无，此脉虚血虚也，若误服白虎汤，必死，宜此主之。

黄芪三钱　当归一钱

上，水煎服。

补中益气汤　治中气虚弱，体疲食少，或发热烦渴等证。

人参　黄芪各八分　白术　甘草　陈皮各五分　升麻　柴胡各二分

当归三分

上，姜枣水煎，空心午前服。

加味逍遥散　去牡丹皮、山栀即逍遥散。治肝脾血虚等证。

当归　甘草炙　芍药酒炒　茯苓　白术炒　柴胡各一钱　牡丹

皮　山栀炒。各七分

上，水煎服。

愚按：前方，若乳母肝脾血虚，内热寒热，遍身瘙痒，肢体作疼，头目昏重，怔忡颊赤，口燥咽干。或发热盗汗，食少不寐。或口舌生疮，耳内作痛，胸乳腹胀，小便不利，致儿为患，尤宜用之。又治妇人阴虚发热，儿饮其乳以致患疮者。

◎ 表里

〔钱〕身热不饮水者，热在外。身热饮水者，热在内。〔海〕四顺饮子，治热在内而不厥。连翘饮，治热在外而不厥。〔薛〕壮热，恶风寒，为元气不充，表之虚热也。壮热，不恶风寒，为外邪所客，表之实热也。壮热饮汤，为津液短少，里之虚热也。壮热饮水，为内火销烁，里之实热也。

按：伤风恶风，伤寒恶寒，岂可以恶风寒为元气不充，而不恶风寒为外邪所客乎？薛氏之意本圆而语则滞，痴人前岂可说梦，须以东垣外感内伤辨细别之，则无失矣。

◎ 表热

薛云：热而二便调和，风邪蕴结于里而发者，用惺惺散加麻黄汗之。

败毒散　治伤风、瘟疫、风湿、头目昏聩，四肢作痛，憎寒壮热，项强睛疼，或恶寒咳嗽，鼻塞声重。

柴胡　前胡　川芎　枳壳炒　羌活　独活　茯苓　桔梗　人参各
一两　甘草半两

上，每服二钱，生姜薄荷水煎。

消风散　治小儿解脱，致令风邪客于皮毛，入于脏腑，则令恶
风发热，胸膈痰涎，目涩多睡。即消风丸见风痫。

清解散　治感风发热头疼，鼻塞涕流，及温壮，悉主之。

北参　防风　天麻　北前胡　茯苓　北梗　枳壳刹　甘草各二钱
细辛　柴胡各一钱半　川芎三钱

上末。每一钱，水小盏，薄荷干三叶略煎，温和服。

《集验》荆术散　治小儿伤风伤寒，或疮或疹。此药无寒无热，
疏风顺气。一切诸热证。

荆芥穗　赤芍药各一两　苍术二两，制　甘草半两，炒

细末。随大小一二钱。又名冲和散。伤风伤寒，壮热咳嗽，鼻
塞声重，生姜葱白汤下。伤风潮热，或变蒸发热，薄荷汤下。风热
伤肺，鼻涕气粗，紫苏汤下。暴卒急惊风热，宜急惊门疏风散。久
病后急慢惊热，《保婴》全蝎散。发汗，去节麻黄汤调。盗汗自汗，
牡蛎浮麦汤调。丹毒风热，煎四顺饮汤调。眼暴赤热肿，煎羌活黄
芩生地黄汤调。口舌腮项热肿生疮，煎防风牛蒡子汤调。咽喉重舌，
煎升麻枳壳大黄防风薄荷汤调。

人参羌活散　治伤寒发热，头痛身疼，或潮热烦渴，痰实咳嗽。

羌活　白独活　柴胡　川芎　人参　甘草炙　白茯苓　枳壳各一两
前胡　桔梗　地骨皮　天麻酒浸，焙。各半两

㕮咀。每一钱，水半盏，姜一片，枣半个，薄荷一叶煎，温服，
无时。疮疹未发，亦可服。

羌活散　治伤风时气，头痛发热，身体烦疼，痰壅咳嗽失音，
鼻塞声重，及解时行下痢赤白。

人参去芦　羌活　赤茯苓去皮　柴胡去芦　前胡去芦　川芎　独
活　桔梗刹，炒　枳壳　苍术各如前制　甘草各一两

上刹。每服二钱，水一盏，姜二片，薄荷三叶，煎七分，无时
温服。发散风邪，入葱白同煎。痢证，姜仓米煎。

人参辛梗汤　治小儿伤风发热，鼻塞咳嗽，时行疮疹。

人参七分　细辛五分　桔梗　干葛　升麻　白术　茯苓　柴胡各七分
薄荷　甘草各五分

每服，水一钟，姜三片，煎五分，不拘时服。

红绵散　治小儿四时感冒寒风，遍身发热，变蒸诸惊，胎惊丹
毒等热，并皆治之，及急慢惊风，亦宜服之。

人参二钱半　天麻洗　僵蚕炒　麻黄去节　全蝎去毒。各二钱　甘草炙
辰砂一钱半，细研

上件为末，然后入朱砂和匀，再乳极细。每服半钱，用水半盏，
煎数沸，入干胭脂少许，再煎一沸，温温服，不拘时。

惺惺散见痘

◎ 里热

四顺清凉饮　治小儿血脉壅实，脏腑蓄热，颊赤作渴，五心烦
热，睡卧不安，四肢惊掣，及因乳哺不时，寒温失度，令儿血气不
顺，肠胃不调，大小便涩，欲发惊痫，或风热结核，头面生疮，目
赤咽痛，疮疹余毒。一切壅滞夹热，泄泻不止，加木香、煨大黄。

赤芍药　当归　甘草　大黄各等分

剉碎。三岁小儿用二钱，水六分，薄荷二叶，煎八九沸，去渣，
不拘时服。小便不通，加灯心、木通。

大黄朴硝汤　治小儿惊热涎风，前后不通。

川大黄蒸　甘草生　朴硝各一两

上剉碎。每服二钱，水半盏，入蜜少许，煎至三分，不拘时服。

柴胡饮子　治伤寒五六日，发热潮热，大便秘，乳母多服。

柴胡　人参　芍药　当归　黄芩　大黄　甘草炙。各半两

咬咀。随大小加减，姜煎。

五和汤　主宣利脏腑积热，调和荣卫。

当归酒洗　赤茯苓去皮。各半两　甘草炙　大黄　枳壳水浸润，去穰，
剉片，麦麸炒微黄。各七钱半

上件咬咀。每二钱，水一盏，煎七分，无时、温服。

宽热饮　主伏热在里，风壅满，气促昏闷，或脾胃停滞日久，
饮食减少，面黄脉实，发热无时，并宜服之。

枳壳去瓤，一两，剉片，巴豆十五粒，作二片，去壳膜心，同炒枳，壳见微黄色，去巴豆　大黄一两　粉草七钱半　玄明粉二钱半

上，前三味剉焙为末，临入玄明粉，乳钵内同前药末杵匀。无时调服半钱至一钱，儿小者抄一字，并用姜蜜汤或薄荷汤。

三黄丸　治三焦积热，眼目赤肿，头项肿痛，口舌生疮，心膈烦躁，不美饮食，大小便秘涩，五脏实热，或下鲜血，疮疖热证。

黄连　黄芩　大黄煨。各等分

上为末，炼蜜，丸桐子大。每服三十丸，白滚汤下。量大小加减服。

◎ 表里俱热

七宝散　治小儿温壮伏热，伤寒烦躁，面赤气喘，夜热晓凉。此药凉心脏，消风热。

川大黄蒸　赤芍药　甘草炙　川当归各二钱半　麻黄　白术　荆芥穗各二钱

上为末。一岁一钱，水半盏，葱白一寸，薄荷一叶，煎至三分，不拘时温服。

双解饮子即通圣散合六一散，方见伤寒太阳病发热条。

白虎汤　治伤寒或吐或下后七八日邪毒不解，热结在里，表里俱热，时时恶风，大渴舌上干燥而烦，欲饮数升者，宜服之。又治夏月中暑，汗出恶风寒，身热而渴。

知母三两　甘草一两，炙　石膏八两，另研　糯米三合

上每服二三钱，水煎，至米熟为度。

◎ 半表半里热

小柴胡汤　治伤寒温热，身热恶风，头痛项强，四肢烦疼，往来寒热，胁痛耳聋，呕哕痰实，中暑、疟疾，并服之。方见伤寒少阳病。

愚按：前方，若肝胆经风热，肝火瘰疬，寒热往来，日晡发热潮热不欲饮食。或怒火口苦，耳聋咳嗽；或胁痛肱满，小便不利；或泄泻吐酸苦水；或肢体搐动，唇目抽掣；及乳母有前证，致儿为

患者，并宜服之。

◎ 余热

余热者，谓寒邪未尽传经之遗热也。仁斋曰：伤寒汗下后而热又来，乃表里俱虚，气不归元，阳浮于外。不可再用凉药，盖热去则寒起，古人戒之，法当和胃气，使阳气收敛归内，其热自止，宜以参苓白术散主之。〔曾〕有小儿热证用表里药后，其热俱退。既退，复热者何也？疗病至此，难以概举。或再解表攻里，或施凉剂，热见愈甚，以阴阳辨之，何者为是，推其原乃表里俱虚而阳浮于外，阴伏于内，所以又发热。宜用温平之药和其里，则体热自除，投钱氏白术散去木香，加扁豆，水煎，及黄芪六一汤、安神散，自然平复。若日久汗多烦渴，食减，脉微缓，喜饮热，可服真武汤，虽附子性温，取其收敛阳气，内有芍药性寒，一寒一温，停分得宜，用之无不验矣。〔薛〕汗后血虚而热益甚者，六神散加粳米。汗后气虚而恶寒发热者，补中益气汤。汗后阴虚，阳无所附而热者，用四物汤加参芪。汗后阳虚，阴无所附而热者，用四君汤加芎归。

实脾散　治小儿余热不除。

川芎　茯苓　甘草　白术

上剉散。用水煎，食远服。

参苓白术散　主脾胃虚弱，饮食不进，多困少气，中满痞，噫呕吐逆，此药不寒不热，性味和平，常服调脾悦色，顺正去邪。

人参去芦　白茯苓去皮　粉草　白术　白扁豆如前制　山药去黑皮　缩砂仁　薏苡仁　桔梗剉、炒。各一两　莲子肉去心

上，剉焙为末。每服半钱至一钱，用枣汤空心调服，或温米汤亦可。

安神散　治吐泻诸病后心虚烦闷，触物易惊，气郁生涎，涎与气搏，睡不得宁，预防变生他证。

人参　白茯苓　半夏制　甘草炙　陈皮去白　枳实制。各五钱

上剉。每服二钱，水一盏，姜二片，枣一枚，竹茹小团，煎七分，无时温服。

有微热渴，入麦门冬去心同煎。

《简易》凝神散　治小儿经汗下热去复作，收敛胃气，清凉肌表，神效。

人参　白术　白茯苓　山药炒。各一两　扁豆　粳米　知母　生地黄　甘草各半两　淡竹叶　地骨皮　麦门冬各一分

细末。每二钱，水小盏，姜二片，枣一枚煎，无时。

钱氏白术散见渴　**黄芪六一汤**见自汗　**真武汤**见自汗　**六神散**见夜啼

◎ 壮热

壮热者，一向不止，由血气壅实，五脏生热，蒸熨于内则眠卧不安，精神恍惚，熏发于外则表里俱热，烦躁喘粗，甚则发惊痫也。轻剂，火府丹、地黄煎。重剂，双解饮、七宝散、大黄朴硝汤。

地黄煎　治小儿壮热烦心，眠卧不安。

生地黄汁一升　白沙蜜三合　酥三合　生门冬汁三合

上，重汤煮至成膏，每服数匙。

火府丹　治小儿壮热。

生地黄　木通　甘草　黄芩

上，水一钟，煎服。

金莲饮子　治小儿蕴积壮热，赤眼口疮，心烦躁闷，咽干多渴，潮热不止。

防风　甘草炙　连翘　柴胡去芦　山栀子各半两

上为末。每服二钱，用水六分，煎至三分，食后服。

黄龙汤　治发热不退，或寒热往来。

柴胡五钱　黄芩炒　甘草炙。各二钱　赤芍药三钱

上，每服一钱，姜枣水煎。

牛黄膏　治壮热，咽喉涎响，或不省人事，或左右手偏搐，或唇口眼鼻颤动，此热涎内蓄，风邪外感也，宜急服之。

蝎尾四十九枚　巴豆肉去油膜，一钱半　梅花脑半匙　辰砂研，二钱　郁金三钱，皂角水煮　牛黄少许　麝香一匙

上为末。每服一匙，蜜水调下。量儿虚实用之。

栀子仁汤　治阳毒壮热，百节疼痛，下后热不退者。

栀子仁酒炒　赤芍药　大青　知母各一两　升麻　黄芩酒炒　石膏

各二两　柴胡一两半　甘草五钱　杏仁二两，浸，去皮，麸炒微黄

上，每服三钱，生姜三片，水煎服。

六物黄芩汤　治壮热腹大短气，往来寒热，饮食不化。

黄芩酒炒　大青　甘草炙　麦门冬去心　石膏各半两　桂一钱

上，每服一二钱，水煎服。

五物人参饮　治壮热咳嗽，心腹胀满。

人参　甘草各半两　麦门冬去心　生地黄各一两半　茅根半握

上，每服二三钱，水煎服。

◎ 温壮

温壮与壮热，相类而有小异。一向热而不止是壮热也，但温温然不甚盛是温壮也。若大便臭而黄者，此腹内有伏热，以四顺饮子治之。若粪白而酸臭，则夹宿食不消，当服紫霜丸，轻者少服，重者节乳哺，增加丸药，当取微利可也。

紫霜丸见癖积

柴苓汤　治小儿温壮，伏热来去。

柴胡三钱半　麦门冬去心　人参去芦　赤茯苓　甘草各二钱半　黄芩五钱

上剉散。用水煎，入小麦二十粒、竹叶三片。

二黄犀角散　治温壮，心热神不安，大腑秘结。

犀角屑　大黄酒浸，蒸　钩藤钩　栀子仁　甘草　黄芩各半两

上为末。每服五分，热汤调下，量儿加减。

牛黄散　治温壮，常热或寒热往来。

牛黄研　甘草各半两　柴胡　栀子酒炒　龙胆草酒炒　黄芩炒，各二钱半

上为末。每服半钱，以金银薄荷汤调下。

◎ 惊热

惊热者，遍身发热，或热而不甚，面青自汗，睡梦虚惊，颠叫恍忽，有因惊而生热者，有因热而生惊者。钱氏导赤散、凉惊丸、

安神散^①之类，皆其治也。

七宝散见前

天竺黄散 治小儿惊风热。

天竺黄研 川郁金 山栀子 白僵蚕炒，去丝嘴 蝉壳去土 甘草各等分

上为末。一岁半钱，熟水、薄荷汤皆可，服不拘时。

甘露散 治小儿惊热，通利小肠，去惊涎，清心腑，止烦渴。安神稳睡加朱砂，名加朱甘露散。

寒水石研，软而微青、中有细纹者是 石膏研。各二两，坚白，有墙壁，如无，以方解石代之 生甘草末一两

上件为末和匀。量儿大小，或一钱或半钱，热月冷服，寒月热服，用薄荷汤调或灯心汤调。被惊心热不安卧皆可服。小便不通快，麦门冬灯心汤。若惊热，入朱砂少许，不拘时服。一方，有赤茯苓一两。《苏沈方》用滑石，不是石膏。钱氏名玉露散，每服一字或半钱或一钱，食后，温白汤调下。

辰砂金箔散 治小儿心膈邪热，神志不宁，惊惕烦渴，恍惚怔忡，夜卧不安，齿断肿烂，及痰实咳嗽，咽膈不利。

辰砂另研 桔梗各二钱半 人参 白茯苓各一钱半 蛤粉四钱，飞研牙硝枯，一钱半 甘草炙，一钱二分半 片脑一分半 金箔一片

上为末。一岁半钱，薄荷汤调，不拘时。百晬小儿脏腑多热，睡卧不稳，大便不利，蜜汤调一字。

〔本〕治小儿惊热。

全蝎 天南星取心，为末，一钱 人参三钱 蛇蜕三钱

上为末。薄荷蜜汤调下。

◎ 骨蒸热

小儿一岁至十岁，衣絮皆不得着新绵，又不得冬月以火烘衣被，勿令食桃杏杨梅果实，又不得食炙煿热面之类，皆令儿体热。或因伤寒后食肉太早，令儿体热者有之，或作骨蒸者，宜服生犀散、克

---

① 散：原脱，据修敬堂本补。

效汤、地骨皮饮、七宝散、金莲饮子，治之。〔曾〕骨蒸热，身体虚羸，遇晚而发，有热无寒，醒后渴汗方止，此乃疳病之余毒，传作骨蒸。或腹内有癖块，有时微痛。用参苓白术散、姜枣三棱煎汤调服。或投化癖丸先疗脾虚宿滞，次以柴胡饮为治。仍忌鸡酒羊面毒物。

人参生犀散　治小儿骨蒸肌瘦，颊赤口干，日晡潮热，夜有盗汗，五心烦躁，四肢困倦。及大病瘢后余毒不解。或伤寒病后食羊肉，体热不思食。

羚羊角镑　地骨皮　秦艽去土　麦门冬去心　枳壳麸炒　川大黄蒸　柴胡去芦　赤茯苓去皮　赤芍药　桑白皮炒　黄芪　人参　鳖甲去裙，醋炙黄。各等分

上剉碎。每服二钱，水半盏，乌梅半个，煎至三分，不拘时服。

地骨皮饮　治小儿骨蒸，潮热往来，心膈烦悸，及伤寒后气未解。

柴胡去芦　地骨皮各二两　知母　甘草炙　鳖甲醋炙黄　黄芩　人参各二钱半　赤茯苓半两

上剉碎。一岁二钱，水六分，姜、梅各一片，煎三分，不拘时服。

柴胡饮　治骨蒸疳气，五心烦热，日晡转盛，口干无味，渴多身瘦，胸满痰紧，小便黄色，食减神昏。

北柴胡　人参　当归酒洗　黄芩　赤芍药　甘草炙。各一两　大黄　桔梗去芦，剉炒　北五味去梗　半夏各半两

上剉。每服二钱，水一盏，乌梅小角，姜二片，煎七分，无时温服。

郑氏犀角饮　治小儿骨蒸潮热，盗汗肌瘦。

犀角屑　鳖甲醋炙　柴胡　知母各半两　地骨皮　胡黄连各一两　川大黄　桃枝各半两

㕮咀。三岁一钱[①]，水半盏煎服，无时。

灵犀饮　治骨蒸潮热，盗汗咳嗽，可食多渴，面黄肌瘦，肚急

_____
① 一钱：此下原有"服"字，据修敬堂本删。

气粗。虚热余热通用。

犀角屑　胡黄连各半两　白茯苓　人参　川芎　秦艽　甘草　羌
活　柴胡　桔梗　地骨皮各一两

哎咀。三岁一钱，水半盏，乌梅、竹叶各少许煎。

克效汤见潮热　**化癖丸**见癖

◎ 烦热

五心热甚，烦躁不安，手足时欲露出，小便赤涩，谓之烦热。
八珍饮子、七宝散皆可服之。若唇深红，饮水不止，以竹叶石膏汤、
加朱甘露散治之。

一粒金丹　治小儿五脏蕴热，胸膈烦闷，五心烦热。

人参　犀角　玳瑁　琥珀　防风各一钱　茯苓　寒水石煅　甘草
各二钱　龙脑　朱砂水飞。各半钱

上为细末，入麝半钱，用陈米糊丸，芡实大，金箔二十五片为
衣。麦门冬去心煎汤下。

绛雪丹　治小儿烦热。

芒硝一两　朱砂一两

上为末，饭丸，芡实大。三岁一丸，砂糖水化下。

地黄煎丸　治小儿风壅，上膈热烦，鼻衄口疮，咽喉肿痛，口
舌生疮，或血热五心常热，多渴饮水。

生地黄　熟地黄各一两　薄荷叶一两一钱　甘草微炙　山栀仁　玄
参各七钱半　片脑半钱

上为末，炼蜜为丸，如芡实大。每服一丸，白汤磨化，乳后服。

竹叶石膏汤　治小儿虚羸少气，气逆欲吐，四体烦热。

石膏三两　半夏洗　人参各七钱半　麦门冬去心，一两　甘草炙，七钱半
淡竹叶半把

上剉碎。每服二钱，用水六分，粳米三四十粒，生姜二片，煎
至三分，去渣，不拘时服。

加朱甘露散见惊热

◎ 潮热

　　热有作止、每日应时而发，谓之潮热，如潮信之不失其期也。钱氏云：假如潮热，是一脏实一脏虚而内发虚热也，法当补母而泻本脏则愈。且如日中发潮热者，是心虚也，肝为心之母，则宜先补肝，肝实而后泻心，心得母气则内平，以 [①] 潮热愈也。医见潮热，妄谓其实，乃以大黄、朴硝辈诸冷药利之，利既多矣，不能禁约，而津液内竭，纵取一时之瘥，鲜有不成疳病而身瘦也。〔薛〕潮热有风寒、疳积、食癖之分，阴阳、虚实、五脏之异，如汗出身热，呵欠面赤者，风热也。伤寒时疫，阴阳相胜，外感热也。肌瘦口干，骨蒸盗汗，疳热也。大小便秘涩，汗下不解，积热也。腹背先热，夜发旦止，食热也。涎嗽饮水，乳食不消，癖热也。又有烦热者，气粗喘促，心躁不安，颊赤口疮，兼发痫证。疮疹热者，耳鼻尖冷。血热者，巳午间发，至夜则凉。虚热者，困倦少力，发于病后。阳邪干心，则来去不定。阴阳相胜，则寒热如疟。前证在小儿，有因乳母或妊娠七情厚味遗热，或饮食停积，衣衾过暖，及频浴热汤而为患，若寅卯辰时热而力盛饮水者，肝经实热也，用柴胡清肝散。热而力怯饮汤者，肝经虚热也，用六味地黄丸。巳午时热，心经也，实，用导赤散；虚，用秘旨安神丸。申酉戌时热，肺经也，实，用泻白散；虚，用秘旨保脾汤。亥子丑时热，肾经也，用地黄丸。大凡壮热饮水，大便秘结，属实热，用二黄犀角散下之。热渴饮汤，大便如常，属血虚，用四物汤补之。若下后阴虚，阳无所附而仍热，用四物参芪。汗后阳虚，阴无所生而仍热，用四君芎归。若汗下后烦渴面赤，血虚发躁也，当归补血汤；若见惊搐等证，肝血虚而内生风也，用四物、天麻、钩藤钩。颊赤口干，小便赤涩，大便焦黄，表里俱实热也，用清凉饮子。如大便已利或热未止，表邪未解也，惺惺散，未应，加麻黄微汗之；既汗而仍热，此表里俱虚，气不归源，阳浮于外而虚热也，六神散加粳米。阳气下陷于阴中而发热者，用补中益气汤。若乳下婴儿，当兼治其母。曾氏，先用百解散发表，

---

① 以：四库本作"而"，修敬堂本作"故"。

次以当归散及三解散治之，脉实者以大柴胡汤下之，虚浮数者百解散微汗之，若发热而呕者小柴胡汤和解之。

〔钱〕**地骨皮散**　治虚热潮作，亦治伤寒壮热及余热。

知母　甘草炙　半夏洗七次　银柴胡去芦　人参　地骨皮　赤茯苓各等分

如有惊热，加蝉蜕、天麻、黄芩。若加秦艽，名秦艽饮子。

上为细末。每服二钱，生姜三片，水煎，食后，温服。量大小加减。海藏云：地骨皮散，即小柴胡汤加减法，自汗者，地骨皮散，无汗者，柴胡汤、三黄汤，仲景所用。钱氏改诸丸散，加减并出古法。

牛犀散见心部

〔田〕**犀角散**　治小儿骨蒸肌瘦，颊赤口干，晚①潮热，夜有盗汗，五心烦躁，四肢困倦，饮食虽多，不生肌肉。

犀角末　地骨皮　麦门冬　枳壳麸炒　大黄蒸　柴胡　茯苓　赤芍药　黄芪　桑白皮　人参　鳖甲醋涂炙。各等分

上为粗末。每二钱，入青蒿少许，水煎。量儿大小加减。一钟煎八分，食后，温服。

〔丹〕小儿潮热盗汗。胡黄连、柴胡等为细末，炼蜜，丸芡实大。每二丸，酒化开，入少水，煎小沸服。

〔钱〕**秦艽散**　治潮热，减食，蒸瘦。

秦艽去头，切，焙　甘草炙。各一两　薄荷叶切，焙，半两

上为粗末。每服二钱，水一钟，煎八分，食后，温服。

〔洁〕潮热有时，胸满短气者，**桃枝丸**。见积热。

人参芎归散　治小儿虚劳，内热潮热，或遍身疮。

北参　当归　远志浸，取肉姜制，焙　北前胡　柴胡　地骨皮　防风　北桔梗　枳壳制　半夏曲各一钱半　川芎　赤芍药　茯苓　麦门冬去心。各二钱　甘草三钱，焙

上剉细。每服二钱，水小盏，姜三片，紫苏叶三四叶。发疮者，兼服猪肚黄连丸，方见疳门，别作小丸，不惟治疮治渴，其发热而胀者，可与服二十丸。

十味人参散　治潮热身体倦怠。

---

① 晚：修敬堂本作"日晚"。

柴胡　甘草　人参　茯苓　半夏　白术　黄芩　当归　芍药　葛根

上吰咀。水一钟，姜三片，煎服。

〔薛方〕

柴胡清肝散见肝热　**六味地黄丸**见肾　**导赤散**见心部　**秘旨安神丸**见心部　**泻白散**见肺部　**秘旨保脾汤**见脾部　**二黄犀角散**见温壮　**四物汤**见失血　**当归补血汤**见虚热　**六神散**见夜啼

〔曾氏方〕

百解散　主和解百病。虚慢阴证不宜。

干葛二两半　升麻　赤芍药各二两　黄芩一两　麻黄制，七钱半　薄桂去粗皮，二钱半　甘草一两半

上碎。每服二钱，水一盏，姜二片，葱一根，煎七分，无时温服。有风热盛，加薄荷同煎。

当归散　顺调气血，和解表里，爽利心腹，疏理百病，及治温热停积自痢，烦躁不宁。

当归去芦，酒洗　赤芍药各二两　甘草半生半炙，一两　大黄半生半泡，一两二钱　川芎　麻黄制。各半两

上碎。每服二钱，水一盏，姜二片，煎七分，无时温服。

三解散一名宁心汤　主上焦蕴热，伤风面红，目赤狂躁，气急渴水，惊啼烦闷，丹毒口疮，痰嗽搐搦。

人参　防风各去芦　天麻　茯神去皮木根　郁金如无，山栀仁代　白附子　大黄各二钱半　赤芍药　黄芩　僵蚕各五钱　全蝎十五尾，去尖毒　枳壳二钱，如前制　粉草六钱

上碎，焙，为末。每服半钱至一钱，用温薄荷汤，无时调下。或灯心汤。

大柴胡汤　解利风热痰嗽，腹胀，及里证未解。

柴胡去芦四两　黄芩　芍药各一两半　大黄　半夏如前制。各七钱半　枳实如前制，七钱　甘草一两小方故加用

上碎。每服二钱，水一盏，姜二片，煎七分，无时温服。

小柴胡汤半表半里热

◎ 昼热

《全婴方》小儿每早食后发热，夜则凉，世医多谓虚劳，或为疳热，不知此血热证也，宜龙胆丸、地黄膏之类，时时与服即瘥。

按：《全婴方》所云"血热者，巳午发热，遇夜则凉"，与东垣所谓"夜则发热，昼则明了"不同。然东垣所云血热者，指阴虚而生内热也，夜则发热，昼则明了，取其昼阳夜阴也。郑氏所云血热者，指小儿血盛实而言也，盖谓巳午者，心火用事之时也，心主血，血气行至巳午，则阳气盛，阳气与正气相搏，故至期而发热。非其时者，非血热也。

〔薛〕一小儿寅卯时发热，或兼搐有痰。服抱龙、泻青二丸而愈。后复患，服前药兼咳嗽气喘，不时发搐，面赤色，或青黄，或浮肿，或流涎。予谓咳嗽气喘脾肺气虚也，不时发搐肝木乘脾也，面青黄肝入心脾也，浮肿流涎脾气虚也。用益智丸以养心血，补中益气汤以补脾气而愈。一小儿巳午时发热惊悸，发时形气倦怠，面黄懒食，流涎饮汤。予谓心气不足所致。不信，反服凉心之药，更加吐泻，睡而露睛，手足并冷，几至慢脾风。先用六君姜桂汤，佐以地黄丸而愈。一小儿申酉时发热面赤，腹中作痛，或用峻利之剂下之，致发搐吐痰，作渴腹痛，按之即止。此脾胃伤而变证也。用七味白术散、补中益气汤顿安。

龙胆丸　治小儿食后多发热，或夜则凉，此血热证。疳热皆可治。

宣黄连去毛　赤芍药各半两　草龙胆去苗　青皮去穰。各二钱半　槟榔一个大者　麝香少许

上为末。猪胆汁少入面糊为丸，萝卜子大。每三、二十丸，米饮，空心服。

六合汤　治小儿血热，每日巳午间发热，遇夜则凉。

当归　大黄　川芎　熟地黄

上为末。三岁一钱，水半盏，煎至三分，无时服。

猪胆丸　治小儿每日早饭后发热，夜则身凉，此血热也。

胡黄连二钱半　宣黄连　赤芍药各半两

上为末，猪胆汁和成剂，入在胆中悬，用浆水煮熟，取出，饭为丸，如豆大。三岁三十丸，米汤送下，日三服，无时。

◎ 夜热

海藏云：夜热属阴，四顺饮之类，此血热在夜也。《脉经》云：小肠有宿食，尝暮发热，明日复止。此宿食夜热也。〔薛〕治一小儿亥子时发热，形气倦怠，面黄懒食，流涎饮汤。用益黄散而愈。后复发，服前药及清热之剂，病发不时，嗜卧露睛，作渴少食，大便频黄。此脾虚而肝木胜之，兼元气下陷也。用补中益气汤，佐以地黄丸而愈。又治一小儿夜间发热腹胀。此脾虚肝盛。朝用五味异功散，夕用四味肥儿丸，热止，乃朝用六味地黄丸，夕用异功散而痊。〔钱〕朱监簿子五岁，夜发热，晓即如故。众医有作伤寒治者，有作热治者，以凉药解之不愈，其候多涎而喜睡，他医以铁粉丸下涎，其病益甚，至五日，大引饮。钱曰不可下之，乃取白术散一两，煎药汁三升，使任意取足服。朱生曰饮多不作泻否。钱曰无生水不作泻，纵多，不足怪也，但不可下耳。朱生曰先治何病。钱曰止泻、治痰、退热、清神，皆此药也。至晚服尽，钱视曰更可服三升，又煎白术散三升，服尽得稍愈，第三日又服白术散三升，其子不渴无涎，又投阿胶散二服而安。〔汤〕风痰热，晚热早凉，吃水无时，此候乃痰作潮而生风热，即宜金星丸下之，或气弱者不可下，宜夺命散以控下涎，次服惺惺散，加南星、白附子。

四顺饮见里热　　**益黄散**见脾　　**补中益气汤**见虚热　　**地黄丸**见肾　　**异功散**见吐泻　　**四味肥儿丸**见疳　　**白术散**见渴

金星丸　治风热结聚，喉内痰鸣，喘粗咳嗽，面红腮肿，咽膈壅塞，发热狂躁多渴。

郁金末　雄黄另研。各一分　腻粉半分　巴豆七枚，去油

上为末，米醋糊丸，麻子大。薄荷腊茶下。

夺命散见惊　　**惺惺散**见痘

四物二连汤　治血虚劳，五心烦热，昼则明了，夜则发热，胁肋并一身尽热，日晡肌热。

当归　生地黄　白芍药　川芎　黄连　胡黄连各等分

上，水煎服。

◎ 积热

久热也，疳热亦久，但兼面黄、吃炭土、鼻下烂也。《三因》小儿积热者，表里俱热，遍身皆热，颊赤口干，小便赤，大便焦黄。先以四顺清凉饮子利动脏腑则热去，既去复热者，内热已解、而表热未解也，当用惺惺散、红绵散，加麻黄微发汗，表热乃去。表热去后又发热者何也？世医到此，尽不能晓，或再用凉药，或再解表，或以谓不可医，误致夭伤者甚多。此表里俱虚，气不归元，而阳浮于外，所以再发热，非热证也，只用六神散入粳米煎，和其胃气，则收阳归内，身体便凉，热重者，用银白散。〔曾〕积热，眼胞浮肿，面黄足冷，发热从头，至肚愈甚，或闻饮食之气，恶心及肠疼呕吐。治法，详载伤积论中。

按：曾氏所谓积热，乃指腹中有癖而热，与久积之积不同，不妨并存之。

清凉饮子里热　　**惺惺散**痘疹

红绵散

白僵蚕炒，二两　天麻生用，一两　南星切薄片，油浸黄，二两　苏木节另研，二两半

上为末。每服一钱，水一小盏，入红绵少许，同煎至六分，温服。凡小儿风热，头目不清，并宜服之。若伤寒有表证发热者，每服入去节麻黄末五分。有里热心燥渴者，入滑石末半钱，同煎服之。

六神散

人参　白茯苓　干山药　白术　白扁豆　甘草炙。各等分

上为末。每服一大钱，水一小盏，枣一枚，姜二片，同煎至五分，服。此药用处甚多，治胃冷，加附子。治风证，加天麻。治痢，加罂粟壳。

银白散

干山药　白术　白茯苓各半两　人参　白扁豆　知母　甘草炙升麻各等分

上为末。每服一大钱，水一小盏，枣一枚，生姜二片，同煎，

温服，不拘时候。

桃枝丸　疏取积热及结胸。又名**桃符丸**。

巴豆霜　大黄　黄柏各一钱　轻粉　硇砂各半钱

上细末，面糊丸，粟米大。煎桃枝汤下。一晬儿五七丸，五七岁二三十丸。未晬儿二三丸，临卧服。

栀豉饮子　治小儿蓄热在中，身热狂躁，昏迷不食。

栀子仁七枚　豆豉半两

上用水三盏，煎至二盏，看多少服之，无时。或吐不吐，立效。

栀子汤　治小儿积热心脏，小便赤肿，口内生疮。

栀子仁　木通　当归尾　白芷各二钱　防风　甘草各一钱

上为细末。麦门冬煎汤送下。

三黄丸里热

〔曾〕**玉露饮**　治颊赤咽干，心烦躁，睡不稳，身热头痛。兼中暑发渴昏闷，小便不通，惊气入肾，梦中咬牙，加金珠散，薄荷汤空心调服。

寒水石中有细纹手可碎者　石膏洁白坚硬而有墙壁者。各一两　甘草三钱，晒干，天阴火焙

上，除前二味外，甘草剉晒或焙，同为细末。每服半钱至一钱，温汤，无时调服。或麦门熟水。

益元散　解暑毒，利小便，理烦渴，除惊悸。

滑石六两　粉草一两，细剉

上二味，或晒或焙，研为细末。每服一钱至二钱，温热水，无时调服。凉水亦可。

万安饮　推陈致新，除邪辅正，和益脾胃，宣通气血，调顺饮食，疏解风寒，宁心化痰，去烦理热，不拘证在表里，并宜可投。常服，百病不生，真元益固，补养诸虚，亦有奇验。此与《宣明论》当归饮相类不远，治法最多，其药品之外惟加枳壳、半夏。

人参去芦　当归酒洗　大黄生用　柴胡去芦　枳壳去瓤炒　半夏炮裂　芍药洗净　黄芩　防风去芦　甘草十味各一两　滑石末六两

上剉。除滑石末临入和匀。每服二钱，水一盏，姜二片，煎七分，无时温服。或加枣一枚同煎。

调胃散　桃枝丸取积热后服之。

人参三钱　白术二钱半　甘草炙　白茯苓　罂粟子各一钱　白附子半分　藿香　丁香各半钱

上为末。紫苏汤下半钱或一钱。

◎ 寒热

寒热者，证如疟状，阴阳相胜也，先寒而后热阳不足，先热而后寒阴不足，寒多而热少，阴胜阳也，热多而寒少，阳胜阴也，寒热相半，阴阳交攻也，寒热隔日阴阳乍离也，阳盛发热，阴盛发寒也。其有头疼汗出者，有呕吐不食者，有憎寒而饮水者，壮热而饮汤者，有筋骨疼痛者，或泻或秘，或内寒而外热，或内热而外寒，又有寒而腹中痛，热而腹中鸣，是有食积也。治法，因于食积者，当用白饼子下之，次行补助，以钱氏白术散。寒多热少者小柴胡汤加桂。热多寒少者白虎汤加桂。寒热相半者并用小柴胡汤主之。〔薛〕经曰：阳虚则外寒，阴虚则内热，阳盛则外热，阴盛则内寒。寒热往来，此乃阴阳相胜也，故寒气并于阴则发寒，阳气并于阳则发热，寸口脉微为阳不足，阴气上入阳中则恶寒，尺脉弱为阴不足，阳气下入阴中则发热，阳不足则先寒后热，阴不足则先热后寒，阴阳不归其分则寒热交争也。又上盛则发热，下盛则发寒，阳胜则乍热，阴胜则乍寒，阴阳相胜，虚实不调，故邪气更作而寒热往来，或乍寒乍热也。少阳胆者，肝之府，界乎太阳阳明之间，半表半里之分，阴阳之气，易于相乘，故寒热多主肝胆经证，以小柴胡汤加减调之。若只见寒热，起居如常，久而不愈，及大病后元气未复，悉属阴虚生热，阳虚生寒，宜用八珍汤补之，甚者，十全大补汤。有食积为病，亦令寒热，用保和丸消之。若兼呕吐泄泻，用六君子汤。厥冷饮热，人参理中丸。作渴不止，七味白术散。食积既消，而寒热尚作者，肝邪乘脾，所胜侮所不胜也，用异功散加柴胡、山栀。其疟证寒热，详见疟门。

白饼子癖　**白术散**渴　**小柴胡汤**半表半里热　**白虎汤**表里俱热　**八珍汤**虚羸　**十全大补汤**虚羸　**保和丸**宿食　**六君子汤**脾　**人参理中丸**吐泻　**异功散**吐泻

◎ 变蒸热

变蒸者，阴阳水火蒸于血气，而使形体成就，是五脏之变气，而七情之所由生也。盖儿生之日，至三十二日一变，每变蒸毕，即觉性情有异于前，何者？长生脏腑意智故也。何谓三十二日长骨添精神？人有三百六十五骨，以象天数，以应期岁，以分十二经络，故初生至三十二日一变生癸，属足少阴肾，藏精与志。六十四日二变一蒸生壬，属足太阳膀胱，其发耳与骭冷。至九十六日三变生丁，属手少阴心经，心藏神，其性为喜。一百二十八日四变二蒸生丙，属手太阳小肠，其发汗出而微惊。一百六十日五变生乙，属足厥阴肝，肝藏魂，喜哭。一百九十二日六变三蒸生甲，属足少阳胆，其发目不闭而赤。二百二十四日七变生辛，属手太阴肺，肺藏魄，生声。二百五十六日八变四蒸生庚，属手阳明大肠，其发肤热而汗，或不汗。二百八十八日九变生己，属足太阴脾，脾藏意智。至三百二十日十变五蒸生戊，属足阳明胃，其发不食，肠痛而吐乳。又手厥阴心包络，手少阳三焦，此二经俱无形状，故不变而不蒸也。前十变五蒸，乃天地之数以生成之，然后始生齿，能言，知喜怒，故云始全也。太仓云：气入四肢，长碎骨。于十变后六十四日为一大蒸，计三百八十四日，长其经脉手足，手受血故能持握，足受血故能行立。经云：变且蒸。谓蒸毕而足一岁之日有余也。师曰：不汗而热者发其汗，大吐者微止，不可别治。又六十四日为二大蒸，计四百四十八日，又六十四日三大蒸，计五百一十二日，共五百七十六日，变蒸既毕，儿乃成人也。变者，变生五脏也，蒸者，蒸养六腑也，所以成人。变者上气，蒸者体热，每经一变一蒸，情能既异，轻则发热微汗，其状似惊，重则壮热脉乱而数，或吐或汗，或烦啼躁渴，轻者五日解，重者七八日解，其候，与伤寒相似。亦有变蒸之余，续感寒邪者，但变蒸则耳冷骭冷，上唇发疱，状如泡珠，若寒邪搏之，则寒热交争，腹中作痛，而啼叫之声，日夜不绝。变者，易也，蒸于肝则目眩微赤，蒸于肺则嚏嗽毛耸，凡五脏六腑筋脉骨节，循环各有证应。其治法，和平之剂微表之，热实者，微利之，或不治亦自愈。〔汤〕《千金》变蒸论云：凡儿生三十二日一变，六十四日再变，变且蒸，九十六日三变，一百二十八日四变，变且蒸，一百六十日五变，一百九十二日六变，变且蒸，二百二十四日七变，二百五十六日八变，变且蒸，二百八十八日九变，三百二十日十变，变且蒸，积三百二十日，小蒸毕，后六十四日大蒸，蒸后六十四日复大蒸，蒸后一百二十八日复大蒸，凡小儿自生三十二日一变，再变为一蒸，凡十变而五小蒸，又三大蒸，积五百七十六日，大小蒸都毕，乃成人。小儿所以变蒸者，是荣其血脉，改其五脏，故一变竟，辄觉情态有异，其变蒸之候，变者上气，蒸者体热，变蒸有轻重，其轻者体热而微惊，耳冷尻冷，上唇头白疱起如鱼目珠子，微汗出，重者体壮热而脉乱，或汗或不汗，不欲食，食辄吐睍，目白睛微赤，黑睛微白。又云：目白者重，赤黑者微，变蒸毕，自精明矣，此其证也。单变小微，兼蒸小剧，凡蒸，平者五日而衰，远者十日而衰，先期五日，后期五日，为十日之中，热乃除耳，或违日数不歇，切不可妄治及灸刺。海藏云：言变蒸通一十八次，盖前三百二十日为十小蒸，后二百五十六日为十大蒸也。睍，乎典切，不呕而吐也。〔无〕若身热、耳热、尻亦热，此乃他病，可作别治。〔薛〕变蒸治法，平和者，微表之，实热者，微利之，古方紫霜丸、黑散子、柴胡汤皆可。有寒无热，并吐泻不乳多啼者，当归散、调气散主之。前证，盖小儿所不免者，虽勿药亦可也，前药峻厉，非惟脏腑不胜，亦且反伤气血，余尝见一小儿至一变发热有痰，投抱龙丸一粒，卒至不救，慎之慎之！其有不热不惊，略无证候，而暗变者，盖受胎气壮实故也。

紫阳黑散　治小儿变蒸壮热，亦治伤寒发热。

麻黄二钱半，去节　大黄一钱，同剉，炒黑，为末　杏仁去皮、尖，二钱半

上件，同一处捣和，并略烧存性，再以杏仁研膏和之，密器盛。每服一豆许，乳汁调和灌之。

紫霜丸癖积

柴胡汤　治变蒸骨热心烦，啼叫不已。

人参　甘草微炙　麦门冬去心。各二钱　龙胆草酒炒黑　防风各一钱

柴胡五分

上，每服一钱，水煎。

当归散　治变蒸，有寒无热。

当归二钱　木香　官桂辣者　甘草炙　人参各一钱

上，每服一钱，姜枣水煎。

调气散　治变蒸，吐泻、不乳、多啼，欲发慢惊。

木香　香附子　人参　橘皮　藿香　甘草炙。各一钱

上为末。每服一钱，姜枣水煎服。《幼科类萃》此方，有制厚朴一钱。

平和饮子　治婴儿变蒸，于三日后三日进一服，可免百病，百日内宜服。

人参去芦　甘草炙，冬半钱　白茯苓一钱，去皮　升麻二分，煨

上㕮咀。用水煎，不以时候服。禀受弱者，加白术一钱。肥大壮实者不用。

参杏膏　治小儿变蒸潮热。

人参去芦　杏仁去皮、尖　川升麻煨。各半钱　甘草二钱，炙

上为极细末。百日以前，每服一字，用麦门冬去心煎汤，食远调服。

心痛

小儿心痛，当于大人心痛门参用之。

心痛吐水者，虫痛。心痛不吐水者，冷心痛。

钱氏灵矾散　治小儿虫咬心痛，欲绝。

五灵脂二钱　白矾火飞，半钱

上，同研。每服一二钱，水一钟，煎至五分，温服，无时。当吐出虫。

《圣惠》治小儿心痛，但觉儿将手数数摩心腹即啼，是心痛不可忍，宜服。

芍药散方

赤芍药　人参去芦　白术　黄芩　川大黄微炒，锉　当归以上各一分

上，捣罗为粗散。每服一钱，以水一小盏，煎至五分，去滓，不计时候，量儿大小加减，温服。

〔茅先生〕治小儿心痛。**金铃散**

金铃子炮，去皮核　蓬莪茂炮、各一两　茴香　木香炮　荆三棱炮。

各半两

上为末。每服一钱半钱，用热酒调下。

烦躁

〔薛〕仲景云：火入于肺则烦，入于肾则躁。夫心者君火也，火王则金燔水亏，而火独存，故肺肾合而为躁也。《活人》云：但烦热者，虚烦也，诸虚烦热，与伤寒相似，但不恶寒，身[①]不疼，故知非伤寒也，头不痛，脉不紧，故知非里实[②]也。不可发汗攻下，当与竹叶汤，兼呕者与橘皮汤。又心虚则先烦而后渴，翕翕发热，其脉浮紧而大是也。盖烦者，心中烦扰而内热，故属阳。躁者，肢体躁动，或裸身欲入井中，为外热，故属阴。外热者，无根之火也，是以为虚。在小儿当辨其嗞煎不安是烦，嗞啀不定是躁。嗞煎者，心经有热，精神恍惚，烦满生惊。嗞啀者，心经有风，烦躁惊搐也。热甚者，黄连解毒汤；轻者，导赤散。风热者，至宝丹。脉数而实，便闭有热者，神芎丸。此皆实热之治法也。若烦而头痛短气，口干咽燥不渴者，虚也，用四君加芎归。因药攻伐而作渴者，用竹茹汤。烦而不得眠者，酸枣仁汤。心神颠倒，烦热欲吐者，朱砂安神丸。面戴阳，目内赤，六脉洪大按之全无者，血虚发躁，用当归补血汤。若躁而裸体欲入井中，脉沉细或浮大，按之如无者，此皆阴盛发躁也，宜用参附汤，有回生之功。

清热解毒丸　治五脏积热，毒气上攻，胸臆烦闷，咽喉肿痛，赤眼壅肿，头面发热，唇口干燥，两颊生疮，精神恍惚，心忪闷乱，坐卧不宁。及伤暑毒面赤身热，心烦躁而渴，饮食不下。

寒水石　石膏各八两　青黛四两

上研末，入青黛和匀，蒸饼七个水调为丸，如芡实大。每服一丸，食后，新汲水化下，或细嚼，生姜汤下。如中诸毒，并宜服之。及惊风潮热，痰涎壅塞，心胸烦躁，颊赤多渴，坐卧不稳，每服半粒，量大小加减。

---

① 身：原作"鼻"，校本同。据《活人书·十三问》改。

② 实：原作"寒"，校本同。同上改。

竹茹汤吐

橘皮汤

橘皮一两半　甘草炙　竹茹各半两　人参二钱五分

上，每服五钱，姜水煎，食前服。

黄连解毒汤　治时疾三日，汗已解，若烦闷干呕，口燥呻吟，发热不卧。

黄连炒，三钱　黄柏炒，半两　栀子炒，四枚　黄芩炒，二钱

上，每服二三钱，水煎。未效再服。亦治热痢。

导赤散心

至宝丹　治诸惊痫心热，及卒中客忤，烦躁风涎搐搦，或伤寒狂语，伏热呕吐。

生犀角镑　生玳瑁镑　琥珀　朱砂水飞　雄黄水飞。各一两　金箔五十片，一半为衣　银箔五十片　片脑一匙　麝香一钱　牛黄半两　安息香一两半，为末，酒搅去砂，取一两，酒煎成膏

上各另研为末，和匀，入安息香膏，如干，入熟蜜少许，丸桐子大。每服一二丸，人参汤化下。量儿加减用之。

神芎丸　治风热壅滞，头目昏眩，口舌生疮，牙齿疳蚀，或遍身疮疥咬牙，惊惕怔忡，烦躁作渴，或大便涩滞，或积热腹满，惊风潮搐等证。

大黄生　黄芩各二两　生牵牛末一两　滑石四两　黄连　薄荷叶　川芎各半两

上为末，水糊丸，如桐子大。每服三四丸，温水下。

酸枣仁汤

酸枣仁去壳取仁　甘草炙　生地黄　栀子仁　麦门冬　人参　当归身各等分

上剉细。加灯心，水一盏，煎七分，去滓温服，不拘时。

朱砂安神丸心　**当归补血汤**虚热

注夏

〔薛〕脾为太阴，位属坤土，喜燥而恶湿，故凡脾胃之气不足者，遇长夏润溽之令，则不能升举清阳，健运中气，又复少阳相火

之时，热伤元气，则肢体怠惰不收，两脚痿弱，嗜卧发热，精神不足，饮食少思，口中无味，呼吸短乏气促，目中视物𥉂𥉂，小便赤数，大便不调，名曰注夏。此皆禀赋阴虚，元气不足之证。丹溪补阴论言之详矣，育子者，其可不知冬月养阳之道乎。治法，用补中益气汤去升麻、柴胡，加炒黑黄柏主之。若因劳役发热，血虚脉大者，用当归补血汤。气血两虚者，八珍汤。肝肾阴亏者，地黄丸。大便作泻者，人参理中汤。若乳母肝火乘脾，寒热少食者，柴胡栀子散。胃火作渴者，竹叶石膏汤。小儿多因乳母之气不调而致，当戒怒气，调饮食，适寒温，则可以远病矣。又如今人夏月皆以香薷汤浸冷，代茶饮之，殊不知香薷利水，大损元阳，厚朴克伐，大泻真气，况脾性喜温而恶寒，夏月阴盛于内，冷啜伤脾，若胃强有火，湿热为病之人，固无大害，其脾胃虚弱，中气不足者，必为腹痛少食，泄泻寒中之疾矣，此大人亦所当戒者，况小儿乎？慎之慎之。

补中益气汤虚热　**当归补血汤**虚热　**八珍汤**虚羸　**地黄丸**肾　**人参理中汤**吐泻　**柴胡栀子散**发热　**竹叶石膏汤**发热

清暑益气汤　治暑邪干卫，身热自汗。

黄芪　苍术泔浸，去皮。各一钱　升麻七分　人参　白术　陈皮炒　神曲炒　泽泻各五分　甘草　黄柏酒浸，炒　当归身　麦门冬去心　青皮炒　葛根各三分　五味子九粒，杵

上，水煎服。

清燥汤　治小儿自汗，或因热伤元气，大小便秘涩。

黄芪炒　苍术各五分　白术　陈皮　泽泻　人参　白茯苓　升麻　麦门冬去心　当归身　生地黄　神曲炒　猪苓　黄柏酒拌，炒。各三分　五味子五粒，杵　黄连炒　甘草炙。各二分

上，姜一片，水一钟，煎服。

舌

舌者，心之候，脾之脉，络于舌也，二经有热，无所于泄，而发于舌。如舌络微紧，时时舒舌，谓之弄舌。附舌下，近舌根生，形如舌而小，谓之重舌。舌渐渐肿大，塞满口中，谓之木舌。〔曾〕凡患此证，是脾与心肝，屡受极热，有所谓重舌、木舌，又谓之舌

黄、鹅口，名虽异，皆热也，大抵重舌生于舌下，挺露如舌，故曰重舌，然脾之络脉系舌傍，肝之络脉系舌本，心之络脉系舌根，凡此三经或为湿热风寒所中，则舌卷缩，或舒长，或肿满，宜消黄散、绿袍散主之，及当归散、羌活散与服。

当归散发热　　**羌活散**发热

◎ 弄舌

〔钱〕弄舌者，脾藏微热，令舌络微紧，时时舒舌，治勿用冷药及下之，当少与泻黄散渐服之。田氏云：若肥实者、用牛黄散治之。或欲饮水，医疑为热，用冷药下之者，非也，饮水者，脾胃津液少故也，又加面黄肌瘦，五心烦热，即为疳，宜加胡黄连辈。若大病未已，用药后弄舌者凶。〔薛〕小儿舌微露而即收者，名弄舌，此属心脾亏损，用温脾散补之。舌舒长而良久不收者，名吐舌，乃心脾积热，用泻黄散主之。或兼口舌生疮，作渴饮冷，属胃经实热，亦用前散。作渴饮热，属胃经虚热，用四君子汤。食少作渴，或大便不实，脾胃虚弱也，用七味白术散。口角流涎，或腮颊患肿，胃虚风热也，先用人参安胃散，次用七味白术散。若午后甚者，脾血虚也，四物多加参术茯苓，未应，用补中益气汤，及审五脏相胜。若因疳瘦所致，当参诸疳门。

泻黄散脾　　**温脾散**腹胀　　**白术散**渴　　**人参安胃散**脾　　**四物汤**失血
补中益气汤虚羸

◎ 重舌

〔汤〕重舌，附舌下近舌根生，形如舌而小，谓之重舌。其著舌下如此者名重舌，其著颊里及上腭如此者，名重腭。其著齿断上如此者，名重断。皆刺之出血可也。治法，用苦竹沥渍黄柏末，点舌上，如不愈，后用真蒲黄傅之，不过三次愈。用真蒲黄微炒，纸铺地上出火气，研细，每挑些糁舌下，更以温水蘸熟帛裹指，轻轻按之，按罢掺药。马牙硝涂舌下，日三度。先用新水揉口并舌上下，后用皂荚针烧灰，入脑子少许，每用半字，掺舌上下，出涎、立效。亦治木舌。烧乌贼鱼[1]骨细研，和鸡子黄，傅喉及舌上。乱发灰细研，以半钱傅舌下，日不住用之。桑白皮煮汁涂乳，饮之。

〔张〕**乌鱼散**　治小儿重舌。

乌鱼骨一两　蜣螂烧灰　蒲黄各五钱　枯白矾二钱五分

上为极细末，用鸡子黄调。涂舌下。咽津无妨。

青液散　治小儿重舌及口疮。

青黛　朴硝各一钱　龙脑一字

上为细末，用蜜调。鹅翎蘸少许，傅之。

当归连翘汤　治小儿心脾有热，致生重舌。

当归尾　连翘　川白芷各三钱　大黄煨　甘草各一钱

上㕮咀。用水一盏煎，食前服。

一捻金散　治小儿重舌及木舌。

雄黄二钱　硼砂一钱　脑子少许　甘草半钱

上为细末。干掺舌上，或用蜜汤调，鹅翎刷，咽。

绿袍散　治重舌及满口内外疮毒，咽膈不利。

薄荷叶去老梗　荆芥穗二味各五钱　青黛　玄明粉　硼砂三味各二钱半　百药煎　甘草二味各三钱

上剉，焙为末，除玄粉、硼砂二味，在乳钵内细杵，同前药末再杵匀。用一字至半钱，干点舌上，令其自化，或新汲水入蜜调点舌上亦好。

◎ **木舌**

木舌者，舌肿渐渐粗大满口，不急治，即塞杀人也。〔曾〕木舌者，舌肿硬而妨乳食，此为风热盛也，以当归散、泻黄散、玉露饮，皆可服之，次消黄散点擦舌上。盖舌者，心之管，心热则生疮破裂，肝壅则血出如涌，脾闭则白苔如雪，热则肿满，风则强木，口合不开，四肢壮热，气喘语塞，即其候也。治法，凉解上焦及心肝脾三经邪热，疏风化痰，初用百解散加五和汤，水姜灯心煎投，次以牛

---

① 鱼：原作"无"，据铜驼本改。

蒡汤同当归散，入生地黄水姜煎服。治法用《局方》中紫雪二钱半，竹沥半合和之，时时抹入口中，自消。百草霜、滑石、芒硝，为末，酒调傅。

泻黄散脾　**玉露饮**积热

消黄散　治风热上攻，舌硬肿大不消。

风化朴硝　真蒲黄各半两

上，蒲黄晒干为末，同朴硝乳钵内细研匀。每用一字或半钱，点揩舌上下。

百解散急惊　**五和汤**失血　**牛蒡汤**咽喉

川硝散　治小儿木舌。

朴硝一两　真紫雪五钱　食盐二钱半

上为细末。每服五分，入竹沥三两点，用白汤调涂舌上。咽津无妨。

◎ 舌白苔

〔**丹溪**〕云：舌上生如微粒，桑白皮汁傅之，三两次妙。

◎ 舌上疮

《本草》治小儿舌上疮，饮乳不得。以白矾和鸡子置醋中，涂足底，二七即愈。《千金方》以蜂房烧灰、屋间尘各等分，和匀，傅之。又以桑白汁涂乳，与儿饮之。又以羊蹄骨中生体和胡粉傅之。《外台》小品以乌贼鱼骨烧末，鸡子黄和，涂之。《婴孺》烧葵根为灰，每日少许傅之。《张鸡峰方》野蔷薇根，剉碎，每用一匙头，以水二盏，煎至六分，去滓，热含，冷即吐了。治口舌生疮，久不瘥。

◎ 舌上血出

《千金翼》治舌上黑，有数孔出血如涌泉，此心脏病也方。

戎盐　黄芩　黄柏　大黄各五两　人参　桂心各二两　甘草一两，炙

上七味，末之，炼蜜丸，如梧子。每服十丸，日三服。仍烧铁

烙之。

诸失血证

〔曾〕小儿九道出血，何为而然？盖人之所有者，血与气也。心者，血之主。肺者，气之主。气主呴之，血主濡之，荣养百骸，灌溉丝脉，升降上下，荣卫谐和，自然顺适，一或不调，疾由生矣。或外为六淫所侵，内因七情所沮，气乃留而不行，血乃壅而不濡，内外抑郁，不能流注以荣于身，必有妄动之患。叔和以芤脉为失血之义，在七表属阳故也，阳明主乎多气多血，未有不因热而得，盖气血俱热，热郁内逼，失其常度，是以妄行。有在褓襁患此证者，固非七情所伤，皆因乳母执着，不自宽释，及啖辛辣之物，流于乳络，儿饮之后，停滞不散，郁蒸于内，亦能动血。或居重帏暖阁，火气熏逼，不令常见风日，积温成热，热极则涌泄，或吐或衄，或大小腑亦多血来者。有气虚而邪热乘之，则血不得循流故道，渗于诸经，亦生走失之证，其面㿠白，脉沉微，血淡紫，口气缓，是也。又况婴孩脆弱，易虚易实，因热内攻，血随气行，或壅而上逆，或下而忘返，遂有吐血、衄血、泻血、溺血之证，然而血不苟动，因气使之，风不自生，因热而起，由是而论，可以类推。治法，先明虚实，审得病源，随经施治，药饵无差，则不失其机要。实则小柴胡汤加生地黄、丝茅根，或苦参亦好，并用水煎服。或㕮咀五苓散合五和汤，亦加丝茅根、苦参水煎，及投消毒饮。次用《局方》鸡苏丸、三黄丸间服。虚则理中汤，及人参芎归汤皆可服。间有医者见其血盛，以为热极，过投凉剂，遂使血寒不能归源而妄流，其色紫黯而凝滞，或成小片，当服姜附之剂以温之，自然流畅，毋致妄行为佳。

小柴胡汤潮热　**五苓散**惊　**五和汤**里热　**消毒饮**喉痹　**《局方》鸡苏丸**大吐血　**三黄丸**里热　**理中汤**吐泻

人参芎归汤　治九道血妄行。

人参去芦　川芎　当归酒洗。各半两　荆芥二钱半

上每服二钱，水一盏，煎七分，温服，无时。

黄芩丸　治小儿衄血、吐血、下血。

上，以黄芩为末，炼蜜、丸如鸡头大。三岁一丸，浓盐汤下。柏叶、石榴花，为末吹鼻，治衄血吐血。一方，定州瓷器末，治呕血，破血止血。

茅花汤　治鼻衄不止，吐血下血。

用茅花一大把，水三盏，煎浓汁一盏，分二服，即瘥。无花，根梗代之。兼治血痢黑痢。

◎ 吐血

《全婴》论云：夫吐血者，荣卫气逆也。荣者血也，卫者气也，荣卫相济，不失常道，一有所胜，则致妄行。血者水也，决之东则东流，决之西则西流，气之使血，其势如此。巢氏云：血者是有热气盛而血虚，热乘于血，血性得热则流散妄行，气逆则血随气上，故令吐血也。又或饮食太饱之后，脾胃内冷，不能消化，忽吐所食之物，气血相冲，因伤肺胃，亦令吐血。若久嗽气逆，面目浮肿而嗽吐血者，是虚损也。〔薛〕清者为荣，浊者为卫，荣行脉中，卫行脉外，盖荣者，水谷之精气也，和调于五脏，洒陈于六腑，故能入于脉。夫荣者，阴血也，所主在心，统化在脾，藏内在肝，宣布在肺，输泄在肾，灌溉一身，滋养百脉，诸经由此而生毓焉。然血之所统者气也，故曰气主响之，血主濡之，是以气行则血行，气止则血止，阳生阴长，夫倡妇随之道也。若气一伤，则变证百出，故妄行则吐衄，衰涸则虚劳，降下则便红，热陷则溺赤，渗于肠胃则为肠风，阴虚阳搏则为崩漏，此皆气有盛戾之乖，而血乃生渗溢之患也。然养阴者可不先知养阳之道乎。小儿患之多因禀赋积热，或食膏粱厚味，或乳母七情郁火所致。治法，若气虚血弱，当以人参补之，阳旺则阴生血也。若四物汤者，独能主血分受伤，为气不虚也。若左寸关脉数而无力，血虚也，四物汤加参术。浮而无力，气虚也，补中益气汤。尺脉数或无力，肾虚也，六味地黄丸。右寸关脉数而有力者，肺胃热也，犀角地黄汤，后用四物汤加参苓白术。尺脉数而无力，阴虚也，用六味地黄丸。若面黄目涩，眵多手麻者，脾肺虚也，用黄芪芍药汤。

四物汤　治血虚发热烦躁，或晡热作渴，头目不清。若因脾虚不能生血者，用四君子汤。

当归　熟地黄_{各二钱}　芍药　川芎_{各一钱}

上，水煎服。

补中益气汤_{虚热}　**六味地黄丸**_肾

犀角地黄汤　治伤寒温病，失于表汗，致内有瘀血，吐血面色黄，大便黑，及疮痘出多，以此解之。

犀角_镑　牡丹皮_{各一两}　生地黄_{八钱}　赤芍药_{七钱}

上，每服二钱，水煎服。

黄芪芍药汤　治衄多岁，面黄眼涩，多眵手麻。

黄芪_{三两}　甘草_炙　升麻　葛根　芍药_{炒黄。各一两}　羌活_{半两}

上，每服三钱，水煎服。按：此手足太阴、阳明药也，然血虚久，则阳亦虚矣，故血不足则麻木，阴虚火动，变证百出，实非风也，此出升阳滋阴例。

人参黄芪散　治虚劳客热，消瘦倦怠，口燥咽干，日晡潮热，五心烦热，盗汗胸满，食少作渴，咳唾、时有脓血。

天门冬_{去心，三两}　半夏　知母_{炒黄}　桑白皮　赤芍药_炒　黄芪_炒　紫菀　甘草_炙　鳖甲_{醋炙。以上各半两}　白茯苓　柴胡　秦艽　生地黄　熟地黄　地骨皮_{各二两}　人参　桔梗_{各一两}

上剉散。每服三五钱，水煎服。大人亦得。一方，有生姜。

柏枝饮　治小儿衄血吐血。

柏枝_{干者}　藕节_{干者}

上等分为末。三岁半钱，藕汁入蜜，沸汤调下。一方，白芍药为末，磨犀角汁调，治咯血、衄血。

辰胶散　治小儿吐血。

阿胶_炒　蛤粉_{等分}　辰砂_{少许}

上为末，和粉红色。三岁一钱，藕汁和蜜调下。

紫参散　治吐血。

紫参　山栀子　生干地黄_{各一两}　刺蓟_{一分，烧灰}　乱发_{一分，烧灰，俱存性。以上捣罗为细末，次用}　蒲黄　伏龙肝_{各一分，并细研}

上件，都拌匀。每服半钱至一钱，煎竹茹汤调下。

◎ 衄血

衄血者，是五脏热结所为也。血随气行，通流脏腑，冷热调和，不失常度，无有壅滞，亦不流溢。血得寒而凝结，得热而流散，热乘于血，血随气发，溢于鼻窍也。又有因伤寒瘟疫，诸阳受病，不得其汗，热无所泄，故从鼻①而出也。春冬衄者，用生地黄研取汁，加生蒲黄少许，砂糖、井花水浸服之，愈。秋夏衄者，用车前草一握洗净，同生姜一处研取汁，入生蜜一匙；先拌渣塞鼻，次用新汲水和蜜，并车前草、生姜汁饮之，即愈。又方，生萝卜取根捣自然汁，仰头滴入鼻管中即止，次以新汲水和蜜、萝卜汁饮之良。〔薛〕因惊作气散，血无所羁而鼻衄者，用异功散加柴胡、山栀。左脸青而兼赤者，先用柴胡清肝散，后用地黄丸。右脸赤，乃肺大肠实热也，用泻白散。鼻色赤，乃脾胃实热也，用泻黄散。微赤，乃脾经虚热也，用异功散加升麻、柴胡。色深黄用《济生》犀角地黄汤，后用杨氏地黄散。淡白色，用六君子汤。颏间色赤，用四物汤加山栀。赤甚，用五淋散。小便赤色，用六味丸、补中益气汤。唇色白，用六君子汤。久不愈，用麦门冬饮子。若初病元气未亏，乳食如常，发热壮热，二便秘结，作渴饮水，卧不露睛者，悉属形病俱实，当治邪气。若病久元气已亏，食少发热，口干饮汤，呕吐泄泻，肢体畏寒，卧而露睛者，悉属形病俱虚，当补正气为要。

汤氏地黄汤　治荣中热，及肺壅，鼻血生疮，一切丹毒。

生地黄　赤芍药　当归　川芎各等分

上㕮咀。水煎，去渣，量大小加减服。如鼻衄，临熟入生蒲黄少许。生疮加黄芪等分。丹毒加防风等分同煎，累验。

柴胡清肝散肝热　**地黄丸**肾　**泻白散**脾　**泻黄散**脾　**异功散**吐泻　**六君子汤**脾　**五淋散**淋　**六味丸**即地黄丸肾

麦门冬饮子　治吐血久不愈者。

五味子十粒　麦门冬去心　黄芪各一钱　当归身　人参　生地黄各五分

---

① 从鼻：原作"鼻从"，据四库本改。

上，水煎服^①。

龙胆丸　治小儿衄不止。

黄连　龙胆草各等分

上为末，糊丸，如小豆大。三岁三十丸。或作散子，以浓盐水送下。

檗皮汤　治小儿衄血。

檗皮　山栀子各一两　甘草炙，半两

上咬咀。三岁一钱，水一小盏，煎三分，去滓服^②。

槐花散　治衄血。

槐花炒，一两　蒲黄半两　川面姜一分

上捣罗为细末。每服半钱，新水调下。

胶黄散　治小儿大衄，口鼻耳出血不止，十五六岁儿，阳盛多此病。

阿胶一两　蒲黄半两

上为末。三岁半钱，生地黄汁，微煎调下，食前服。

◎ 便血尿血

大便下血者，是大肠热结损伤所为也，脏气既伤，风邪自入，或蓄热，或积冷，或湿毒于脾胃，或疳食伤于脏腑，因兹冷热交击，疳湿互作，致动血气，停留于内，凝滞无归，渗入肠中，故大便下血也。或有腹胀，冷气在内攻冲，亦令大便下血。又因风冷乘虚客入脾胃，或瘀血在于肠胃，湿毒下如豆汁。又疳伤于脏，亦能便血，若上焦心肺积热，施注大肠，亦令大便下血也。亡血脾弱必渴，久则血虚，其人必肌体萎黄，头发不黑矣。溺血者，盖心主血，与小肠相合，血之流行，周遍经络，循环脏腑，若热聚膀胱，血渗入胯，故小便血出也。〔薛〕经云：肺朝百脉之气，肝统诸经之血。又云：气主呴之，血主濡之。盖荣血为水谷之精气，灌溉五脏六腑，四肢百骸，若脾胃有伤，荣卫虚弱，行失常道，故上为衄

---

① 当归身……上水煎服：原错简为"檗皮汤"之内容。据集成本正。

② 檗皮……去滓服：原赘"槐花散"方之后。据集成本正。

血吐血，下为尿血便血矣。若外感风邪，则血鲜为肠风，内伤则血浊为脏毒。又热入大肠，则大便下血，热入小肠，则小便出血。然小儿多因胎中受热，或乳母六淫七情，厚味积热，或儿自食甘肥积热，或六淫外侵而成，若因母食厚味者，加味清胃散。怒动肝火者，加味小柴胡汤。忧思郁怒者，加味归脾汤。禀父肾燥者，六味地黄丸。儿有积热，小便出血者，实热，用清心莲子饮，虚热，用六味地黄丸。大便出血者，犀角地黄汤。风邪外侵者，仓廪散。病后元气下陷者，补中益气汤。粪前见血者，四君加黄连制吴茱萸，粪后见血者，四君加吴茱萸制黄连。若婴儿，以治母为主，余当临证制宜。

清胃散齿　**小柴胡汤**潮热　**归脾汤**烦躁　**地黄丸**肾　**清心莲子饮**尿白

五倍丸　治小儿大便下血如肠风脏毒。

上以五倍子，干为末，炼蜜丸，如小豆大。三岁三十丸，米汤下。

诃灰散　治小儿因痔，大便有血。

上，以诃子烧灰存性，一半为末，米汤调下，食前，三岁一钱。

桃胶丸　治小儿小便出血，阴茎中痛。

上，以桃胶一块如枣大，水一盏半，煎三分，日进三服。下石子如豆，石尽，止药。

火府散　治小儿小便出血。

木通　生地黄　甘草　黄芩

上为末。水一盏，煎六分，不时温服。

车前散　治热盛积于小肠，甚则尿血。

牡蛎半两，烧为粉　车前子　甘草炙微黄，剉　川朴硝各一分

上捣罗为散。每服一钱，以水一小盏，煎至五分，去滓，温服。量儿大小加减，不拘时候。

语迟

五脏有五声，心声为言，若儿稍长，应语而语迟，由在胎时，母卒惊怖，内动儿脏，邪乘于心，心气不和，舌本无力，故语迟也。

〔钱〕**菖蒲丸**　治小儿心气不足，五六岁不能言。

石菖蒲三钱 人参切去芦，焙，半两 丹参二钱 天门冬 麦门冬去心，焙。各一两 赤石脂三钱

《直指》有当归、川芎、朱砂。

上，同为细末，炼蜜，丸如绿豆大，或麻子大。温水下五七丸至一二十丸，不计时候，日三四服。久服取效。又有病后肾虚不语者，宜兼服钱氏地黄丸。海藏云：地黄丸足少阴也，与菖蒲丸上下通经。

〔张〕**菖蒲丹** 治数岁不能语。

菖蒲一寸九节者 远志去心 桂心各一两 人参去芦 黄连去须 酸枣仁各半两

上为细末，炼蜜和，如芡实大。每服一粒至二粒，煎生姜汤化下，不拘时候。

《圣惠》治舌本无力，语迟。**芍药散**

赤芍药一两 黄芪七钱半 犀角镑 槟榔 甘草炙微赤。各半两

上为末，每服一钱，水一小盏，煎至五分，去滓，量儿不计时分加减，温服。

〔钱〕病吐泻及大病后，虽有声而不能言，又能咽药，此非失音，为肾怯不能上接于阳故也，当补肾，地黄丸主之。失音，乃猝病耳。口噤不止，则失音，声迟亦同。

鸡头丸 治小儿诸病后不能语。

雄鸡头一个，炙 鸣蝉三个，炙 大黄取实处，湿纸裹，煨熟 甘草剉、炙。各一两 黄芪切，焙 川芎 远志去心 麦门冬去心 当归去芦，焙。各七钱半 人参去芦 木通各半两

上，同为细末，炼蜜，丸小豆大。平旦用米饮下五丸，空心，日三四，儿大者加之。久服取效。鸡、蝉二物，宜求死者用之，不可旋杀，孙真人所谓：杀生求生，去生更远。不可不知也。

《明堂》治五六岁儿不语者，灸心俞三壮。庄氏，灸两足踝各三壮。

汗

〔郑〕夫汗者，心之所藏，在内为血，发外者为汗。盖汗乃心之

液，故人之气血平则宁，偏则病。经云：阴虚阳必凑，则发热而自汗，阳虚而阴必乘，则发厥而自汗。皆由阴阳偏胜而致也。小儿血气嫩弱，肤腠未密，若厚衣温暖，熏蒸脏腑，脏腑生热，热搏于心，为邪所胜，故液不能内藏，熏出肌肤，则为盗汗也。又或伤于冷热，冷热交争，阴阳不顺，津液走泄，亦令睡中汗自出。其间有虚实之证，虚者谓诸病后、大汗后、血气尚弱，液溢自汗，或潮热或寒热发过之后身凉自汗，日久令人黄瘦，失治则变为骨蒸疳劳也。丹溪云：盗汗者，谓睡而汗出也，不睡则不出，汗出，方其睡熟也，濈濈然出焉，觉则止而不复出矣，亦是心虚，宜敛心气，益肾水，使阴阳调和，水火升降，其汗自止。钱氏云：上至头，下至项，谓之六阳虚汗，不须治之。

◎ 自汗

〔薛〕自汗者，汗不待发表而自出也。经曰：饮食饱甚，汗出于胃，惊而夺精，汗出于心，持重远行，汗出于肾，疾走恐惧，汗出于肝，摇体劳苦，汗出于脾。又曰：阴虚而阳必辏，则发热而自汗，阳虚而阴必乘，则发厥而自汗。东垣云：表虚自汗，秋冬用桂，春夏用黄芪。丹溪云：汗者，心之液也，自汗之证，未有不由心肾俱虚而得之者。巢氏云：虚劳病，若阳气偏虚，则津液发泄而[1]为汗[2]。夫心[3]为主阳之脏，火也，阳主气，人身津液，随其阳气所在之处而生，亦随其火所扰之处而泄，则为自汗矣。治法，当用参芪甘温益气之药，使阳气外固而津液内藏，则汗止矣。若元气虚者，夏月用六君子汤加山药山茱萸，冬月用加减八味丸、十全大补汤。血虚者四物加参芪。有热者，当归六黄汤。气血俱虚者，十全大补汤。心肾虚热者，六味丸。虚寒者，八味丸。心经血虚者，团参汤。胃经气虚者，六君子汤。饮食劳倦者，补中益气汤。嗜卧倦怠者，升阳益胃汤。热伤元气者，清燥汤。暑干心胞络者，清暑益气汤。外伤

---

① 而：校本同，《巢氏病源·虚劳候》作"故"。
② 汗：修敬堂本作"自汗"。
③ 心：原作"自心"，据修敬堂本删"自"。

风邪者，惺惺散。虚劳羸瘦者，人参养荣汤。思虑伤脾者，归脾汤。怒动肝火者，小柴胡汤。肝经虚热者，加味逍遥散。肝经湿热者，龙胆泻肝汤。泄泻脉微者，人参理中汤。手足汗者，补中益气汤。胸腹汗者，四君子汤。当心一片有汗者、茯苓补心汤。黄汗者，茵陈五苓散。血汗者，血余散敷之。此皆去汗之大法也，仍推五脏相胜主之。若汗出如油，喘而不休，此为命绝。柔汗发黄，此为脾绝。汗出不流如贯珠者，为绝汗。数者并不治。若六阳虚，则汗出上至头，下至项，亦多主难治。〔曾〕小儿脾虚自汗，多出额上，沾黏人手，速救胃气，全蝎观音散用姜枣煎汤调服，及沉香饮为治。脾虚泻自汗，遍身冷而出有时，遇泻则无，泻过即有，此候太虚，急当补脾，投益黄散、参苓白术散、附子理中汤。肺虚自汗，其候右脸色多㿠白，肺脉按之无力，盖久因咳嗽，连声不已，痰少不活，乃肺经虚气上壅，致令汗出，宜令补肺散为治，及以藿香饮调脾，此又益母救子之义也。慢惊自汗，遍体俱有，其冷如冰，此证已危，金液丹、固真汤主之。

有实证自汗，外因感冒风邪，发热无间，昏醒浸浸汗出，当救表解肌，用百解散水煎服，或间投五苓散温白汤调下。

〔钱〕治病有等，张氏三子病，大者汗遍身。次者上至顶下至胸。小者但额有汗。众医以麦煎散治之，不效。钱曰大者与香瓜丸。次者与益脾散。小者与石膏汤。各五日而愈。

香瓜丸

胡黄连　大黄瓜黄色者一枚　大黄湿纸裹煨　柴胡去芦　鳖甲醋炙黄　黄柏　黄连　芦荟　青皮各等分

上，除黄瓜外同为细末，将黄瓜割其顶，填入诸药至满，却盖口，用杖子插定，火内煨熟，将黄瓜及药同用面糊、丸如绿豆大。每服二三丸，食后冷浆或新水下，大者五七丸，不及十丸。

胃怯汗，上至顶，下至脐，此胃虚，当补胃，益黄散主之。

〔钱〕六阳虚汗，上至顶，不过胸也，不须治之。喜汗，厚衣卧而额汗出也，**止汗散**主之。

止汗散　用故蒲扇灰研细，每服三钱，温酒调下，无时。

薛氏方十全大补汤　治诸虚不足，自汗不食，时发潮热等证。

白茯苓　人参　当归　白术　黄芪炒　川芎　肉桂　白芍药炒　熟地黄　甘草炒。各等分

上，每服三五钱，加姜枣，水煎服。

八珍汤前方去肉桂、黄芪，治验见各门

人参养荣汤　治病后时自汗，或发潮热，口干食少，心虚惊悸，欬而下利。前方去川芎，加陈皮、五味子、远志。

升阳益胃汤痢　**加减八味丸**虚羸　**清燥汤**　**清暑益气汤**并注夏　**惺惺散**痘　**归脾汤**惊悸　**小柴胡汤**发热　**加味逍遥散**女科发热　**龙胆泻肝汤**杂前阴诸疾　**人参理中汤**泻　**茯苓补心汤**喑

茵陈五苓散黄胆

〔曾氏方〕

全蝎观音散吐泻　**沉香饮**吐泻　**益黄散**脾　**参苓白术散**吐泻　**理中汤**吐泻　**补肺散**欬嗽　**藿香饮**脾弱　**金液丹**　**固真汤**并慢惊　**百解散**　**五苓散**并急惊

团参汤　治小儿虚汗，或心血液盛，亦发为汗，此药收敛心气。

新罗人参　川当归各三钱

上剉细，用雄猪心一个，切三片，每服二钱，猪心一片，井水一盏半，煎至一盏，食前，两次服。

牡蛎散　治血虚自汗，或病后暴虚，津液不固自汗。

牡蛎煅　黄芪　生地黄各等分

上剉散。每服二钱，或加浮麦煎。

扑汗方

黄连　牡蛎粉　贝母各半两

上，用米粉一升，傅之。

血余散　治汗不止。

用男子乱发一握，煅存性，为细末，以绢袋盛置，干扑之。

◎ 盗汗

睡则汗出，寤则自收也。钱氏曰：小儿睡而自汗出者，肌肉虚也，止汗散主之。遍身汗出者，香瓜丸主之，上至胃下至脐，此胃虚也，当补脾，益黄散主之。〔薛〕自汗属阳虚，盗汗属阴虚，盖阳

为卫气，阴为荣血，血之所主心也，所藏肝也，热搏于心，故液不能内敛而外泄于皮肤，人卧则静而为阴，觉则动而为阳，故曰自汗属阳，盗汗属阴也，多因心肾不交，水火不能既济，肾虚则闭藏之令失守，故有是证，宜用六味丸、十全大补汤。血虚内热者，当归六黄汤。心经有热者，导赤散。肝经虚热者，六味地黄丸。血脱盗汗者，当归补血汤。肝胆风热者，柴胡清肝散。食积内热者，二陈、枳实、山栀。胃气虚热者，六君子汤及浮麦散。血气俱虚者，人参养荣汤。余证见自汗，当参览之。〔曾〕有夜睡中而汗自出者，名盗汗。此因阳虚所致，久不已者令人羸瘠枯瘦，心气不足，津液妄出故也，用茯神汤加黄芪，水姜枣烧盐汤①服。

〔钱〕黄芪散　治虚热盗汗。

牡蛎煅　黄芪　生地黄各等分

上为末。煎服，不拘时。

白术散　治自汗、盗汗。

白术三两　小麦一合，炒

用水一钟半，煮干去麦为末。以绵②黄芪煎汤，量儿大小调服。忌萝卜辛辣炙煿之类，乳母尤忌。又，团参汤亦治盗汗。

当归六黄汤　治血虚盗汗，内热晡热者。

当归　熟地黄各五分　生地黄炒，三钱　黄连炒黑　黄柏炒黑　黄芩炒黑。各三分　黄芪炒，五分

上，水煎服。

沉香鳖甲丹　治潮热盗汗。

沉香　草龙胆　当归洗，焙干　鳖甲童子小便浸一宿，去裙襕，酥炙黄绵黄芪剉。各一两　川黄连　川大黄微炮。各半两

上件捣，罗为细末，炼蜜和，如黍米大。每服十粒，用麦门冬去心煎汤下，量儿大小加减。

苁蓉丹　治血少肌瘦盗汗。

肉苁蓉酒浸一宿，刮去皱皮，火炙令干　鳖甲涂酥炙黄，去裙襕。各一两

---

① 汤：原作"烧"，据四库本改。修敬堂本作"煎"。

② 绵：原缺，据修敬堂本补。

当归　绵黄芪　何首乌各半两

上件捣，罗为细末，炼蜜和，如黍米大。每服十粒，温米饮下，食前，量儿大小加减。

升麻汤　治肌热盗汗。

川升麻　绵黄芪　人参去芦头。各一两　熟干地黄半两　以上捣罗为细末。次用天竺黄　牡蛎粉各半两，研匀

上件，通拌匀。每服半钱至一钱，煎竹叶汤调下。

牡蛎散　止盗汗。

牡蛎粉二两　麻黄根为末　赤石脂细研　糯米粉各一两　龙脑一钱，研

上件，再研，拌匀。每用一匙头，新绵包，每日及夜，常常扑身体头面有汗处。

虎杖散　治实热盗汗。虎杖水煎服，量多少与之，无时。

〔海〕晋郎中子，自婴至童，盗汗凡七年矣，诸药不效。予与凉膈散、三黄丸，三日病已。盖肾为五液，化为五湿，相火逼肾，肾水上行，乘心之虚，而入手少阴，心火炎上而入肺，欺其不胜己也，皮毛以是而开，腠理玄府不闭，而为汗出也。出于睡中者为盗汗，以其觉则无之，故经曰：寝汗憎风是也。先以凉膈散泻胸中相火，相火退，次以三黄丸泻心火以助阴，则肾水还本脏，玄府闭而汗为之自已。

〔曾〕有小儿，无疾睡中遍身汗出如水，觉而经久不干，此名积证盗汗，脾冷所致，用三棱散，水煨姜煎服，次投益黄散、参苓白术散。

三棱散癖积

有时时冷汗微出，发根如贯珠，面额上漐漐然，此为惊肝证，宜镇惊丸或琥珀抱龙丸，及茯神汤加麻黄根，水煎服，取效。

镇惊丸　**琥珀抱龙丸**　**茯神汤**三方并见惊搐

噫气

〔薛〕经曰：脾病则面黄善噫。噫者，寒气客于胃，厥逆从下上散，复出于胃而为噫。又善思善味，其证当脐有动气，按之牢若痛。

其病腹胀满，食不消，体重节痛，怠惰嗜卧，四肢不收。经曰：脾主四肢，有是者脾也。又曰：二阳一阴发病，主惊骇背痛善噫。何谓也？窃谓上焦受气于中焦，中焦气未和，不能消谷，故为噫耳。中焦，亦脾胃之分也，脾土虚寒，由命门火衰，不能温蒸水谷，古人有服菟丝子旬日间饮食如汤沃雪，亦此义也。补脾宜人参理中汤。补右肾宜用八味丸。胃气虚不能运化水谷者，六君子加木香。郁结伤脾者，加味归脾汤。木克土者，四君柴胡、升麻，兼嘈杂者，加吴茱萸、半夏。治者审之。

理中汤吐泻　　**八味丸**虚羸　　**加味归脾汤**惊悸

《本事》枳壳散　治心下痞闷，或作痛多噫。

枳壳去瓤，炒　白术各半两　香附子炒，一两　槟榔三钱

上为末。每服一钱，空心，米饮调下。

四味萸连丸　治腹胀噫气吞酸，食不能化。

吴茱萸炒　黄连炒　神曲　荷叶各等分

上为末，煮神曲糊丸，桐子大。每服二十丸，白汤下。黄连，当量病微甚，或炒黑炒黄用之。

下气

〔薛〕刘河间云：肠胃郁结，谷气内发而不能宣通于肠胃之外，故喜噫下气也。若癫痫劳瘵，气下泄而不止者必死，乃真气竭绝，腠理闭塞，谷气不能宣通于肠胃之外，故从肠胃中泄出。娄全善云：下气属心虚。经云：夏脉者心也，心脉不及，下气为泄者是也。经又云：饮食入胃，游溢精气，上输于脾，脾气散精，上归于肺，通调水道，下输膀胱，水精四布，五经并行，此平人也。若七情内伤，六淫外侵，饮食不节，房劳过度，致脾土之阴受伤，转运之官失职，不能输化，故下气也。又曰：阴精所奉，其人寿，阳精所降，其人夭。阴精者，乃五谷之精，上荣心肺，以降肾肝，故曰其人寿。阳精者，乃胃中之清气，陷入肾肝，不能升浮，上输心肺，故曰其人夭。若饮食过度，肠胃郁结，用平胃散。癫痫劳瘵，用补中益气汤。心气虚弱，用补心丸。心气虚寒，用补心汤。脾胃虚寒，用理中汤。肝木乘脾，用六君子汤加木香。脾气郁结，用加味归脾汤。脾气下

陷，用补中益气汤。命门火衰，用八味丸。肾气不足，用六味地黄丸。大凡噫气下气者，其脉不及本位，内经云：短则气病。以其无胃气也。诸病见此脉难治，但纯补胃气为善。

平胃散不能食　**补心丸**即茯神散为丸，方见惊悸　**补心汤**瘄　**理中汤**吐泻　**加味归脾汤**惊悸　**八味丸**不能食

寻衣撮空

〔薛〕寻衣撮空，许叔微谓之肝热。夫肝主筋，筋脉血枯而风引之，故手指为之撮敛也，宜确服六味地黄丸，间有回生之功。钱仲阳用泻青丸，此治肝经实热，盖寻衣撮空，皆病后之败证耳，求其实热，则百无一二矣，治者审之。王海藏治血脱寻衣撮空摸床，手扬摇头，错语失神，脉弦浮而虚，血脱内躁，热之极也，气粗鼻干，此为难治，用生地黄连汤主之。王少参孙女年十二岁，脾胃素弱，后成痄症发热，小腹膨胀坚直，大便溏泻，气喘咳嗽，彻夜烦躁，不睡鼻塞，眼暗谵语，其脉大而无根。用人参一两，附子三分，腹胀渐减，脉渐敛，然犹寻衣撮空，鼻孔出血。用六味地黄丸料二服如脱，乃昼服独参姜附汤，及服地黄丸料，脉渐有根，诸证渐愈，又用六君子、补中益气汤而痊。一小儿停食，夜惊腹痛，服消食丸，泻数次，寻衣撮空，面青黄或色白。此脾土受伤、肺金休囚，肝火旺而然耳。先用异功散加升麻以补脾土，用六味地黄丸料以滋肝血，稍定，各二剂渐愈，却用补中益气汤、六味地黄丸、间以异功散而痊。一小儿膝痈，误触其膝，出血甚多，患前证，恶寒面白。此阳随阴散而虚寒，用十全大补汤加附子三分，四剂未应，用人参一两，附子五分，姜枣煎服稍退，又二剂，顿退，乃朝用异功散，夕用八珍汤而安。一小儿伤风，表汗后，患前证，恶风面白手足冷。用补中益气汤加五味子，汗顿止而诸证渐退，又用四剂而安，乃服十全大补汤而愈。

生地黄连汤　治血脱，寻衣撮空，摇头妄语。

川芎　生地黄　当归各七钱　赤芍药　栀子　黄芩　黄连各三钱　防风一钱五分

上，每服三钱，水煎服。

喜笑不休

〔薛〕经曰：心藏神，有余则笑不休。又曰：在脏为心，在声为笑，在志为喜。又，火太过，曰赫曦，赫曦之纪，其病笑谑狂妄。又云：少阴所至，为喜笑。又云：精气并于心则喜。此数者，皆言属心火也，若笑不休，呻而为腹痛，此水乘于火，阴击于阳，阳伏热生，狂妄谵语不可闻，心之损矣。扁鹊云：其人唇口赤色者可治，青黑者死。若肾水亏涸，不胜心火，而喜笑不休者，用六味地黄丸。肝火炽盛，能生心火，而喜笑不休者，用柴胡清肝散。余兼别证，各从其证而参治之。一小儿喜笑常作，不安，面赤饮冷，手足并热。先用黄连泻心汤末，二服稍定，又用六味地黄丸料煎服顿愈，常服此丸则安，月许不服，仍复作，又服，愈矣。一小儿患前证，面青赤。此肝心二经风热所致也。用柴胡栀子散、六味地黄丸渐愈。又因乳母大怒发热。先用加味柴胡汤，又用加味逍遥散，母子服之并愈。一小儿年十四岁，用心过度，饮食失节，患喜笑不休，脉洪大而虚，面色赤而或白。余用补中益气汤而愈。次秋科举，饮食劳倦，前证复作，或兼谵语，脉[1]洪大，按之微细如无。用人参一两，姜枣煎服，稍定，又三剂而愈。又因劳役用心，自汗作渴，烦躁似痫证。先用当归补血汤，二剂顿安，又十全大补汤而寻愈。

疮疡

痈疽证治已详疡医准绳，其在小儿，虽肌体柔脆，而天真未凿，鲜五发之毒，亦无五善七恶之诊，初生周晬前后，遍体生疮，俗忌疗治，其他小小痈疖，自可敷贴而消，若憎寒壮热，沉困躁扰，为心腹之害，又当求其本而治之，乳下婴儿，母子俱服，是在医师神而明之，无按图索骥之理，薛氏乃掇大科痈疽证治，赘附《保婴》，近于骈拇枝指矣，若夫溯流穷源，明经络，分表里，审顺逆，则无大小之异，有专科书在，又何赘焉。今第以小儿所专者集为是编，以至危且急，杀人顷刻，莫如丹毒，故首列之，且独加详焉。

---

① 脉：原脱，据四库本补。

〔郑〕夫疮疡，皆因脏腑不调，经络壅滞而得，或由胎毒，或是风化为虫，或则热气有盛，或是惊入皮肤，其大者是滞于血脉而横出于皮肤之间，若节其气血则易破，若或风缠，则生瘾疹，或是外邪所入，即多瘼痒而不定，其食毒则滞死其血气，久则化为脓也。或作惊疮者，惊本无物，亦蹉其血气，在脏而为积，在腑故出皮肤为疮，发遍身而四肢难较^①。风疮，亦发遍身，其形甚小，世呼为疥热毒疮，发处不定，节滞其血，故作疮虫窠，疮常发于胫后作其窠，窠内有虫如虮子，盖因腹中蛲虫随气而化，其疮即较而再发，或片子如癣相似，甚有死血痒，若以药傅较，只是归腹中，须是取却虫方瘥，及与杀虫药。

〔曾〕《内经》曰：诸痛痒疮疡，皆属心火。火郁内发，致有斯疾，盖心主乎血，血热生风，热郁内甚，递相传袭，故火能生土，血注阳明主肌肉，风热与血热相搏，发见皮肤，其名不一，有黄脓而白者，土生金，母归子也，始生微痒而热轻，肿痛溃烂为热极，血凝化水，气滞成脓，甚至寒热作而饮食减，尤为可虑，宜宣泄风毒，凉心经，解胃热，用当归散加黄连、升麻、干葛，水、姜、葱、灯心煎服，及三解散、牛蒡汤、木通散，虽服，涂以四黄散、一抹金。

当归散潮热　　**三解散**惊　　**牛蒡汤**咽喉　　**木通散**淋

四黄散　治小儿身上一切热毒疮疾燥痒，抓破有汁不干。

净黄连　黄柏　黄芩　大黄　滑石五味各半两　五倍子去虫屑，二钱半

上剉、晒，为末。用清油和调二钱至三钱，涂搽患处。仍服四顺散、消毒饮。

一抹金　治小儿遍身生疮，溃烂如糜梨，燥痛，脓汁不干。

藜芦净洗，焙　蛇床子去埃土　红丹水飞过。三味各五钱　硫黄　赤石脂　明白矾火飞过　五倍子去虫屑　黄柏去粗皮。五味二钱半　轻粉五十帖

上，前八味或晒或焙，为末，仍同轻粉在乳钵再杵匀，用生肥

---

① 较：通"校"，唐人方言以疾病稍可为"校"，乃指病势之好转而言。《外台秘要·痢门》有"疗痢初较"条，冯班《才调集》黄蜀葵诗有"记得玉人春病校"句，均此谓也。

猪膏碎切，以瓦钵和药末烂杵。涂抹患处，或清油调搽亦可。

〔汤〕小儿血气凝滞，而有热毒之气乘之，故结聚成痈疖肿毒也，未结之先，微见有红头瘰子、隐起作疼者，急用不语唾，夜半频频涂之饮酒了不可用即消散。若已结成，当用天乌散贴方。若内显躁热不宁等证，即须内服漏芦散，真良方也，热甚者用青解毒丸，四顺清凉饮加防风、连翘，玄参剂亦可服，五福化毒丹尤良，连翘汤可服，青露散掩之留小孔，后用惊毒掩子收疮口。热甚者凉膈散亦可服。方类列于后。

◎ 胎毒疮疡

〔薛〕《宝鉴》云：初生芽儿一块血，也无形证也无脉，有惊即系是胎惊，有热即系是胎热。婴儿实与乳母一体，凡患疮疾，但审乳母肝经有热，用加味小柴胡汤之类，肝经虚热用加味逍遥散之类。肾水不能生肝用地黄丸。心经积热用柴胡栀子散。心经虚热用茯苓补心汤。膏粱积热，用东垣清胃散。脾经郁热，用钱氏泻黄散；脾经虚热，用钱氏异功散。若服犀角丸、化毒丹，外敷寒凉之药，复伤生气，乃促其危也。

◎ 热毒疮疡

因食膏粱厚味，或乳母七情郁火所致，若肿臖作痛，气血凝滞也，用仙方活命饮。口渴便秘，热毒内蕴也，用四顺清凉饮，佐以如圣饼。肿硬色赤，热毒凝聚也，用活命饮，佐以隔蒜灸。肿焮不消，欲作脓也，用托里消毒散。不成脓或成脓不溃，气血虚也，用八珍汤。溃而肉赤不敛，脾血虚也，用四物参术。肉白而不敛，脾气弱也，用四君芎归。食少体倦而不敛，脾气虚也，用六君当归升麻。凡药对证，无有不愈，设或妄行攻毒，元气亏损，则变恶证而难治矣。大抵疮疡属腑者易治，元气无亏者不治自愈。属脏者难治，元气亏损者则变为恶证。误行克伐，元气亏损，尤难疗理，故切不可用峻厉之剂。观东垣、丹溪云，但见肿痛，参之脉证，虚弱便与滋补，血气无亏，可保终吉，若用驱逐败毒，不免有虚虚之祸矣。

漏芦散 治小儿痈疮及丹毒疮疖。见丹毒 **当归散** 见潮热。

解表消毒饮　治小儿疮疡，肿高焮痛，便利调和，脉浮而洪，有表证者用之。

黄芪上部、酒拌炒，中部、米泔拌炒，下部、盐水炒，一钱半　葛根　升麻　赤芍药　玄参　牛蒡子炒研　麻黄去根节　甘草各五分　连翘一钱

更看是何经分野，加引经药：手少阴加细辛三分。足少阴加独活七分。手太阴加桔梗、白芷各五分。足太阴加苍术七分。手厥阴加柴胡七分。足厥阴加柴胡、青皮各五分。手太阳加藁本五分。足太阳加羌活七分。手阳明加白芷五分。足阳明加升麻、葛根各七分。手足少阳加柴胡七分。

水一钟，生姜三片，葱白一根，煎七分，温服，不拘时。

攻里消毒饮　治小儿疮疡，肿硬痛深，大便秘涩，脉沉而实，有里证者用之。

瓜蒌连皮子，细切，三钱　连翘　牛蒡子炒，研　当归　白芍药各一钱　川大黄一钱半　芒硝五分　甘草七分

上，用水一钟，煎至七分，大温服。未利，再服。

连翘散　治痈疖等。

连翘一两　沉香　黄芪各半两　白蔹　川朴硝　川大黄炮　甘草各一分

上，捣为粗散。每服一钱，水一盏，抄入麝香一钱，煎五分，去滓放温，食后服。

寄生散　治毒肿甚者。

桑寄生　独活　川大黄各一两　犀角屑　朴硝　甘草各半两

上，捣、罗为细末。每服一钱，水一盏，煎五分，去滓放温服，量儿大小加减。

玄参剂　解诸般热，消疮疖。

生地黄　玄参各一两　大黄

末之，炼蜜、圆桐子大。每服一圆，灯心、竹叶，煎汤化下，入砂糖少许，亦可加羌活、川芎、赤芍、连翘、防风。

凉膈散　治小儿脏腑积热烦躁，多渴头昏，唇焦咽燥，舌肿喉闭，目赤鼻衄，颔颊结硬，口舌生疮，痰实不利，涕唾稠黏，睡卧不宁，谵语狂妄，肠胃燥结，便溺赤涩，一切风肿，并宜服之。

川大黄　朴硝　甘草炙。各一两　连翘二两　栀子仁　黄芩　薄荷叶去土。各半两

上，剉散。每服二钱，水一盏，入竹叶七个，蜜少许，煎四分，食后温服，大小加减。

四顺清凉饮发热

上，解表攻里之药，皆为肿疡夹有内证者设也，溃疡勿拘此例。

托里荣卫汤　治疮疡外无焮肿，内亦便利调和，乃邪客经络，宜用此药调理。

黄芪炒　红花各一钱　苍术米泔浸，炒　柴胡　连翘　羌活　防风　当归身酒拌　甘草炙　黄芩　人参各一钱　桂枝七分

上，用水一钟，酒半钟，煎八分，食远服。

秘方托里散　治一应疮毒，始终常服，不致内攻。

瓜蒌大者一枚，杵　当归酒拌　黄芪如前法制　白芍药各一两半　皂角刺炒　金银花　天花粉　熟地黄各一两

上为粗末。每服，以三岁儿为率，用药一两，以酒一钟，入磁器内厚纸封口，再用油纸重封，重汤煮之，仍覆以盖，煮至药香，取出分服，直至疮愈。

仙方活命饮

金银花　橘皮各三钱　皂角刺炒　穿山甲蛤粉同炒　防风　没药　白芷　乳香　当归各一钱　贝母　天花粉　甘草节各八分

上，每服五钱，酒煎服。婴儿每服一两，母子同服。为末酒调服亦可。毒在表者加麻黄散下毒，在内者加大黄下之，当临时制宜。此解毒回生起死妙剂。

神效解毒散　治一切疮毒初起，肿者即消，已溃仍肿者即散，已溃毒不解者即愈。

金银花一两　甘草节五钱　黄芪　皂角刺炒　当归各三钱　乳香　没药各二钱

上为散。每服二钱，酒煎，温酒调服亦可。婴儿病乳母亦服。如疮已溃，肿痛已止者，去乳没金银花，倍加黄芪甘草。

治发背痈疽方

羌活一两　穿山甲炒焦，半两　生人骨煅存性，半两　麝香少许

上末，煎麻黄、薄荷，酒调。如阴疮，头平向内者服之即突出，其功效不可尽述，若小儿痘疮黑陷者，只一服而起，万不失一。

玄参丸　治疹痘后余毒不散，遍身生疮不已，大能解毒。

玄参　赤芍药　生地黄　赤茯苓　荆芥　防风　木通　桔梗　黄芩　朱砂　青黛各等分

上为细末，炼蜜圆，芡实大。每服一丸，薄荷汤下，大小加减服之。

五福化毒丹　治热毒蕴积，颊赤咽干，口舌生疮，或头面疮疖，谵语不宁。方见惊搐

按：前方，生血凉血，解毒寒中之剂，形病俱实者殊有良验，但一二丸即止，不可过多，过多则反伤元气，变证不可言也。

犀角消毒丸　治积热及痘疹后余毒生疮。

生地黄　防风　当归　犀角镑屑　荆芥穗各一两　牛蒡子杵，炒　赤芍药　连翘　桔梗各七钱　薄荷　黄芩　甘草各五钱

上为末，炼蜜、丸如芡实大。每服一丸，薄荷汤化下。

按：前二方，善损中气，伤阴血，若大人形病俱实，脾胃健旺者庶可用之，恐芽儿脏腑脆嫩，不能胜此。经云：气主嘘之，血主濡之。气者，胃中冲和之元气，若胃气一伤，不能嘘濡消散，脓已成者不能腐溃，脓已溃者不能生肌收敛，因而难治，甚致不起，不可不慎也。

托里消毒散　治胃经虚弱，或因克伐，致疮不能溃散。疮未成即消，已成即溃，腐肉自去，新肉自生。

人参　黄芪　当归酒拌　川芎　芍药炒　白术炒　茯苓各一钱　金银花　白芷　甘草炙　连翘各五分

上，作二剂，水煎，徐徐服。

托里散　治疮疡因气血虚，不能起发，腐溃收敛，及恶寒发热，宜用此补托之。

人参气虚倍用　黄芪炒　当归血虚倍用　白术倍用　茯苓　芍药酒炒各五分　熟地黄二钱，生者自制

上，作两三剂，水煎服。

八味茯苓补心汤　治心气不足，血气不和，而患疮证。薛制

茯苓　酸枣仁炒。各二钱　五味子炒　当归各一钱　人参一钱五分
白术炒，一钱　菖蒲五分　远志去心，六分　甘草炒，五分

上，作二三服，水煎。

〔外治〕

天乌散贴方

天南星　赤小豆　草乌　黄柏

上等分，为末。生姜自然汁调贴患处，用米醋调尤佳。

青露散　治背疽一切恶疮围药不胤开。

白及　白蔹　白薇　白芷　白鲜皮　朴硝　青黛　黄柏　大
黄　天花粉　青露叶即芙蓉叶　老龙皮即老松树皮

上各等分，为细末。生姜自然汁调涂，留小孔，如干，再用生
姜汁润。

惊毒掩　治疮疖初发，掩上即退，已成速破。

葱根七个　木鳖子七个　白芷三个　巴豆十四个　黄丹二两　香油四两

上，先用油入前四味，武火熬，用柳木篦搅，以白芷焦黑为度，
用绵滤去滓，再入铫用文火煅，却入黄丹，煅令紫黑色成膏为度。
治诸般疮疖，去脓收疮口。

惊毒诸般肿痛掩子

蒲黄　大黄　黄柏　连翘　白芷　白及　白蔹　真粉　牡
蛎　丹参各等分

上为末。水调涂肿处。

敷药铁箍散　治一切疮疖痈疽。

芙蓉叶　黄柏　大黄　五倍子　白及

上为末。用水调搽四围。

按：前方，乃寒凉解热收敛之剂，或有用白蔹、商陆根者，有
用寒水石、天花粉者，有用苍耳、金银花者，有用芭蕉、赤小豆者，
有用草乌、白芷之类者，皆不分寒热温凉之杂饵。《内经》云：先肿
而后痛者，形伤气也，先痛而后肿者，气伤形也。又云：五脏不和，
九窍不通，六腑不和，留结为痈。《外科精义》云：凡疮肿高而软
者，发于血脉，肿下而坚者，发于筋脉，肉色不变，发于骨髓，盖
必有诸中，而后形诸外，故受证之经与所患之位，各有不同，岂宜

一概外敷凉药，惟脾胃无亏，血气不和者，庶几有效。若服化毒之类，脾胃复伤，血气凝滞，亦不能消矣。至如疔疮之类，正欲宣拔其毒，若复用前药，肌肉受寒，血气凝滞，必致毒气入内而不救。治法必察其肿之高漫，色之赤白，痛之微甚，作脓之难易，出脓之稠薄，生肌之迟速，以别其属阴属阳，或半阴半阳，或纯阴纯阳，而用相宜之药以凉之、热之、和之。又当审受证之傅变，五脏之相胜，而以调补脾胃为主，庶不致变恶证也。

神功散　治疮疡初起肿焮者，用之可消，加血竭更好，丹毒未砭者亦可用之。

黄柏炒　草乌生用

上，各另为末，等分。用漱口水调敷，常漱口水润之。

上，敷贴、散肿、排脓、生肌、收口等方，并见《疡医准绳》，宜于彼中查之，兹不赘述。

◎ 丹毒

《圣惠》凡小儿一切丹，皆由风毒在于腠理，热毒搏于血，蒸发其外，其皮上热而赤，如丹涂之状，故谓之丹也。若又不歇，则肌肉坏烂。若毒气入腹，则杀人也。今以一方同疗之，故号一切丹也。《婴童宝鉴》小儿诸丹毒歌：丹火初成似火烧，天火浑身赤转饶，伊火髈边青黑色，厉从额上起根苗，臀并谷道燖丹毒，如带黳红暴火调，留火发时一日甚，改变无常五色标，家火颊连双腋乳，天灶内踝及阴尻，背并膝赤飞丹病，股内脐阴尿灶招。巢氏云：火丹候，往来如伤寒，赤着身，而日渐大者，是也。又云：丹火候，状发赤如火烧，须臾燖浆起，是也。《婴孺方》云：火丹者，往来如伤寒，赤着身体，不从伤火而得名，如日出时，以从其处，又名日丹，宜同用《千金》漏芦散。〔曾〕经云：赤紫丹瘤，皆心火内郁而发，赤如丹砂。心主血，而火性热，血热相搏，阴滞于阳，即发丹毒，心虚寒则痒，心实热则痛，自腹生出四肢者易治，自四肢生入腹者难疗。先用百解散表之，次以当归散加连翘、荆芥，水煎服，及牛蒡汤加炒麻仁研碎同煎，与宣热拔毒，其次赤葛散，或初用化丹汤亦好。有身上发时，亦如前证，不甚燥痒，但见出浮于遍体，神昏不悦，名阴湿毒证，先以冲和饮加南木香水姜煎服，次用当归散、雄黄散，然此二证不问赤白，若入腹入肾，多致为害，不可轻视如常，自取困尔。〔汤〕小儿丹毒，乃热毒之气极，与血相搏而风乘之，故赤肿及游走遍身者，又名赤游风，入肾入腹则杀人也。大抵丹毒虽有多种，病源则一，有赤丹毒遍身痒者，或女子十五六而脉未通者多发丹疹，皆由血有风毒乘之，宜服防己散。

葛根白术散　治小儿赤白丹毒。

白术　枳壳各一钱　茯苓二钱　木香一钱半　葛根三钱　甘草二钱半

上剉散。用水一盏煎，不拘时服。

犀角解毒散　治小儿赤丹瘤。壮热狂燥，睡卧不安，胸膈闷满，咽喉肿痛，遍身丹毒。

牛蒡子炒，一两五钱　防风　甘草各二钱半　荆芥穗五钱　犀角一钱半

上剉散。用水煎，不拘时服。

防风升麻汤　治小儿丹瘤赤肿。

防风　升麻　山栀去壳　麦门冬去心　木通　甘草节各一钱

上㕮咀。用淡竹叶三片煎，食远服。

荆芥散

防风　天花粉　羌活　生地黄　当归　蝉蜕各等分

上。水煎服。

百解散惊

防己散

汉防己半两　朴硝　犀角　黄芩　升麻各一分　黄芪各一分

上㕮咀。竹叶水煎，量大小加减。

牛蒡汤咽喉

化丹汤　解利丹毒遍身燥痒，发热烦啼。

川独活　射干　麻黄去根节　青木香　甘草　黄芩　薄桂刮去粗皮。各五钱　石膏末

上剉。每服二钱，水一盏，煎七分，无时温服。

治小儿一切丹毒。**漏芦汤**一名漏芦散。

漏芦　麻黄去根节　连翘　川升麻　黄芩　白蔹　甘草　川芒硝

各一分　川大黄一两，剉，微炒　一方，加枳实一分，麸炒微黄，赤芍药一分，剉

上为粗末。每一钱，水一小盏，煎至五分，去滓，温服，无时。

〔丹〕小儿黑癍、红癍、疮痒、瘾疹。并用防风通圣散治之。

治小儿月内发一切丹。**蓝叶散**

蓝叶一两　黄芩　犀角屑　川大黄剉，微炒　柴胡去芦　栀子仁以上各一分　川升麻一分半　石膏一分半　甘草半分，微炙

上为粗末。每服一钱，水一小盏，煎至五分，去滓。下竹沥半合，更煎三两沸。放温，无时，量儿大小加减服，后同。气怯弱者可去大黄

治小儿一切丹，遍身壮热烦渴。**升麻散**

川升麻一分　黄芩一分　麦门冬三分，去心　葛根三分　川大黄微炒，一分　川朴硝一分

上为粗末。每服一钱，水一小盏，煎至五分，去滓，温服，无时。

治小儿一切丹毒遍身赤痛。**大黄散**

川大黄半两，剉，微炒　防风半两，去芦　川升麻一分　黄芩一分　麻黄一分，去根节　秦艽去芦，一分　川朴硝二分

上，同㕮咀。每服一钱，水一小盏，煎至五分，去滓，温服，无时。

治小儿丹疮，脏腑壅热太过，心神烦闷，大小便不通。

大黄散

川大黄微炒　川升麻　川朴硝　葵子各半两　栀子仁一分

上为粗末。每一钱，水一小盏，煎五分，去滓，量儿加减温服。以利为度。

治小儿一切丹，发无常处，身热如火烧。宜用**升麻膏**。

川升麻　川大黄　护火草　蛇衔草　栀子仁　寒水石　川芒硝　蓝叶　生地黄　芭蕉根　羚羊角屑　梧桐皮各半两

上细剉。以竹沥浸一宿，明日漉出，却入铛中以腊月猪脂一斤，慢火熬一食久，乘热以绵滤去滓，候冷成膏，瓷盒盛。旋取磨涂之，兼以膏如枣大，竹沥化服之。

《千金》治小儿热毒痈疽，赤白诸丹。**毒气疮疖方**

漏芦　连翘　白蔹　芒硝　甘草炙。各一分　大黄四分　升麻　枳实　麻黄去节　黄芩各一分半

上，以水一升，煎取五合。儿生一日至七日，取一合，分三服。八日至十五日，取一合半，分三服。十六日至二十日，取二合，分三服。二十日至三十日，取三合，分三服。三十日至四十日，五合，分三服。

又方　治小儿丹毒，大肿身热，百治不折。

寒水石十六分　干蓝青切　竹沥各一升　犀角　柴胡　杏仁去皮、尖，熬，研。各八分　生葛汁四合，澄清　知母十分　甘草五分　羚羊角六分　芍药七分　栀子十一分　黄芩七分　蜜二升　石膏十三分

上水五升，并竹沥煮三升三合，去滓，内杏仁脂、葛汁、蜜，微火煎二升。三岁儿服二合，大者量加之。药分太大，婴儿服未得。

又方　治小儿丹，数非一，皆主之。

大黄　甘草　当归　川芎　白芷　独活　黄芩　芍药　升麻　沉香　青木香　木兰皮各一两　芒硝三两

上，以水一斗二升，煮取四升，去滓，内硝汤中。适寒温拓之，干，再用，差乃止。

〔汤〕张三太尉女年十五岁病此，诸医百药俱试而不能中，召余视之。以生料四物汤加防风、黄芩，一日而愈。

生料四物汤　治血热生疮，遍身肿痒，及脾胃常弱，不禁大黄等冷药，尤宜服之。

生地黄　赤芍药　川芎　当归　防风各半两　黄芩一钱半

上㕮咀。水煎，量大小加减，忌酒、面、猪羊肉、豆腐。

〔丹〕小儿赤瘤，主伤血热。宜生地黄、木通、荆芥、苦药带发表之类，外以芭蕉油涂患处。

治小儿一切丹毒，大赤肿，身体壮热如火。已服诸药未减，宜服**蓝青散方**。

蓝青　知母　栀子仁　甘草微炙　杏仁去皮、尖、双仁，麸炒微黄。各半两　寒水石　石膏　犀角屑　柴胡去苗　黄芩各一两　赤芍药　羚羊角屑各三分

上为粗末。每服一钱，水一盏，煎至五分，去滓，入竹沥、蜜、生葛等汁，共一合，更煎三两沸。放温，无时服，量儿大小加减。

解毒散

寒水石　滑石　石膏各等分

上为末。入辰砂少许，量儿大小，灯心汤下。

赤葛散　治因血热与风热相搏，遍身丹毒燥痒，日久不消。

赤葛二两　甘草三钱

上碎。每服二钱，无灰酒一盏，煎七分。无时，温服。不饮酒者，止用水一盏，入酒一大匙同煎服。

泉州大智禅师文宥经进必效方载神圣治小儿头面皮肤，忽生疮疡火燎丹，发起赤肿晕，有碎小疮及赤晕上疮，初发如钱，渐晕开一二尺，良久遍身，入口耳到脏腑，即不救，此证可畏，速治之，此乃自积热得。

甘草一两或半两

上，拍破，入水一盏或半盏煎汤，温温，令乳母全口呷，含漱，徐徐吐，淋洗病处，以手掌与揩，不得犯指甲，仍与儿甘草汤吃，一用即不晕开，良久再淋，三用立瘥。

治丹毒，并土虺咬。**红散子**

茜根半斤

上为末。每服二钱，温酒调下。立效。

治小儿一切丹毒通用

护火草半两　紫葛　硝石各半两

上为末。冷水调涂，干即再涂，以瘥为度。

治小儿一切丹毒，遍身发热。**硝石散**

硝石一两　乳香一分

上为末。以鸡子清调，涂之。

又方

太阴玄精石一两　白矾一分

为末。水调、涂。

治小儿诸丹，遍身如火，缠腰，即杀人。

芸薹子不以多少

研细，酒调饮，兼涂丹上。一方，以酒研细，温服，无时。

治小儿一切热毒丹及赤肿疼痛。

大黄　马牙硝研。各一两

上，先将大黄为末，入牙硝同研，水调，涂患处。干再易之。

《简要济众方》治小儿丹毒从脐中起。

灶下黄土年深者细研

上，以屋漏水或新汲水和成泥，贴之，干、即易。

《子母秘录》治小儿一切丹烦。

柳叶一斤

上，用水一斗，煮三升。日洗七八次。

绿袍散

绿豆五钱　大黄二钱

上为极细末。用生姜、薄荷汁入蜜，涂。

白玉散

白玉即滑石　寒水石各二钱半

上为极细末。用醋调涂。或井水调涂亦得。

碧雪

芒硝　青黛　寒水石　石膏　朴硝　马牙硝　甘草各一钱

上为极细末。傅。

冰黄散　治小儿赤瘤丹、毒丹，铍刀子疏去瘤头赤晕恶血毒汁。

土硝五钱　大黄一钱

上为极细末。用新井水调匀，涂。

〔汤〕又傅丹毒方，只一夜消尽，用花蕊石、生姜、薄荷、自然汁调，鹅毛刷上患处，为妙。

◎ 胎毒发丹

〔薛〕胎毒发丹者，因胎毒内伏，或频浴热汤，或著烘衣，或乳母饮食七情内热，助邪为患。发于头面四肢，延及胸腹，色赤，游走不定。古人云从四肢起入腹囊者皆不治，当急令人随患处遍吮毒血，各聚一处砭出之，急服活命饮，惟百日内忌砭，以其肌肉难任也。若发散过剂，表虚热而赤不退者，用补中益气汤加防风、白芷。

寒凉过剂，胃气受伤而热赤不退者，用异功散加柴胡、升麻。或兼发搐等证，用四君、升麻、当归、钩藤钩。若复用攻毒，必致不起。头额间患者，当卧镰砭之。一小儿患丹，赤晕走彻遍身，难以悉砭，令人吮四肢胸背数处，使毒血各凝聚而砭之，先用活命饮末酒调二服，又以金银花、甘草节，为末，用人乳汁调服渐愈。月余后两足皆肿，仍砭之，服前药而瘥。数日后两足复赤，或用犀角解毒丸之类，致乳食不进，肚腹膨胀。此复伤脾胃而然也，傅神功散，服补中益气汤加茯苓而瘥。一小儿腿如霞片，游走不定。先以麻油涂患处，砭出恶血，其毒即散，用九味解毒散而安。一小儿，臂患之，砭出毒血而愈，惑于人言，服护心散以杜后患，服之，吐泻腹胀，患处复赤，手足并冷。余谓此脾胃虚弱，前药复伤。用六君子汤一剂顿愈，又以异功散加升麻、柴胡而瘥。一小儿腿上患之，神思如故，乳食如常。余谓毒发于肌表。令急砭出毒血自愈。不信，外傅寒凉，内服峻剂，腹胀不乳而死。一小儿患此，二便不利，阴囊肚腹俱胀急。用砭法，随以活命饮加漏芦、木通、大黄为末，时用热酒调服，至两许，二便俱通，诸证顿退，却去三味，仍前时服而愈。一小儿患此，二便不利，腹胀咳嗽。用活命饮加漏芦、木通、麻黄为末，时时热酒调服，二便随通，遍身出汗，诸证顿退，鼻息似绝，无气以动，时或似躁。此邪气去而元气虚也，急用当归补血汤而愈。砭法，治丹毒赤色游走不定，令口吮毒血，各聚一处，用细磁器击碎，取锋芒者，以箸头劈开夹之，用线缚定，两指轻撮箸头，稍令磁芒对聚血处，再用箸一根频击，刺出毒血。轻者止用口吮出毒，用药傅之。如患在头者不用砭法，止宜用针卧倒挑患处，以出毒血，迟则毒血入腹而难起矣。神功散治丹毒最效，若砭后毒甚者宜用，如毒轻者，砭后不可用，恐砭处皮肤既破，草乌能作痛也。方见前条。

◎ 伤食发丹

伤食发丹者，因脾胃之气未充，乳食过多，不能运化，蕴热于内而达于肌表也。若因乳食停滞者，先用保和丸消之；大便秘结，量加大黄通之。乳食既消，而丹尚作者，用清中解郁汤治之。丹邪既去，而乳食不思者，用五味异功散补之。发热作渴，或饮食少思者，用七味白术散补之。大凡饮食厚味所致者，赤晕或行而缓慢。若饮烧酒，或误吞信石所致者，遍身赤晕，其行甚速。又有疮疡发㿋，周围有赤晕，其热消散，或脓出自退，凡此俱忌砭法，皆宜安里为主，不可攻伐。若自吐泻，亦不可止之，吐泻中有发散之意。因饮烧酒者，饮冷米醋一二杯解之，此神妙之法也。因母多食炙煿膏粱，或饮烧酒，或服辛热燥药，或郁怒伤肝脾，致儿为患者，当参胎热毒疮疡治之。

◎ 惊丹

〔曾〕婴孩生后百日之内，半岁以上，忽两眼胞红晕微起，面带青黯色，向夜烦啼，或脸如胭脂，此伏热在内。亦有脸不红者，始因居胎之时，母受重惊，惊邪伤胎，递相传袭，形发于外，初发时散生满面，状如水豆，脚微红而不壮，出没休息无定，次到颈项，赤如朱砂，名为惊丹。用四圣散先洗其目，次百解散加五和汤同煎，与解惊热丹毒，牛蒡汤、当归散、三解散、黄芩四物汤，皆可为治。如惊丹发至胸乳间，微有痰喘作搐，急宜宣热拔毒，免致内流，为害不浅，五和汤加升麻、生干地黄，水、姜、灯心煎服，则自消除，仍用前数药调治，不生他证。或投万安饮。

黄芩四物汤 治诸疮、丹毒、赤瘤、燥痒。

黄芩一两 当归酒洗 生干地黄 赤芍药 川芎四味各半两 何首乌去粗皮 草乌炮，去皮 玄参三味各二钱半 甘草六钱 薄荷二钱

上㕮咀。每服，水一盏，煎七分，无时，温服。

四圣散初生目不开 **石解散**惊 **五和汤**发热 **牛蒡汤**咽喉 **当归散** **三解散**俱发热

◎ 五色丹

《圣惠》夫小儿五色丹者，由丹发而改变无常，或青黄白黑赤，此是风毒之热有盛有衰，或冷或热，故发为五色丹也。

《孔氏家传》用小柴胡汤如法煎服，以滓傅丹上，良。川大黄、川芒硝、栀子仁、黄芩、干蓝叶、商陆各等分，为细末，水调涂。枣树根四两、丹参三两、菊花一两半、剉细，每二两，水五升，煮

三升。避风，适寒温浴儿。苎根叶一斤细剉，赤小豆三合，以水五升，煮三升，去滓。避风处温浴儿。青栗球有刺者柞碎，水煮，浴儿。蒲席灰、鸡白和涂。牛屎傅之，干即易。猪槽下烂泥傅之，干即易。缚母猪头骨，卧枕之。

◎ 白丹

夫白丹者，由夹风冷之气、故使色白也，初发痒痛，微虚肿如吹姒起，不痛不赤，而白色也。

酸母草、五叶草各五两，绞汁涂。川大黄杵为末，以马齿苋自然汁调涂。烂杵蓼叶涂。烂杵兰香叶涂。醋和梁上尘涂。猪脂和鹿角灰涂。烧猪粪灰，鸡子白和涂。

〔张涣〕**香豉散**　治白丹痜痛，虚肿如吹[1]方

香豉二两，炒焦　伏龙肝一两

上为末，生油调，涂之。

《圣惠》又云：夫白胗者，由风气折于肌中，与风相搏，遂为胗也，得天阴而冷则剧，出风中亦剧，得晴暖则灭，身暖亦差，宜用此方。

枳实剉

上用水煮，取汁，洗拭丹上。

治小儿风热毒肿白色，或有恶核瘰疬，附骨痈疽，节解不举，白丹走满身中，白胗搔不已。**五香连翘汤**

青木香　薰陆香　鸡舌香　沉香　麻黄　黄芩各一分　大黄八分
麝香半分　连翘　海藻　射干　升麻　枳实各二分　竹沥汁三合

上，水四升，煮药至一半，内竹沥，煮取一升二合。儿生百日至二百日，一服二合。二百余日至晬，一服五合。

《外台备急》治白丹。

苎根三斤　小豆四升

上，以水二斗煮，日浴三四次。兼治一切丹，妙。

---

① 吹：修敬堂本作"吹奶"。

◎ 赤丹

《圣惠》夫赤丹者，由风毒之重，故使赤也，初发脉起，大如连钱，小者如麻豆，肉上生粟，色如鸡冠，故亦谓之茱萸丹也。

治小儿赤丹毒肿。**升麻膏**

川升麻　白蔹　漏芦　川芒硝各一两　黄芩　枳壳　连翘　蛇衔草各一两半　栀子仁　蒴藋各二两

上剉细。以猪脂一斤半，慢火煎诸药令赤色，去滓，放冷，瓷盒收。旋取涂之。

治小儿面身卒得赤丹，或痒或肿，不速疗之，即杀人，宜用此方。

羚羊角屑八两

上，以水五升，煎一升，绢滤。入炼了猪脂五两和涂。

〔张涣〕**升麻膏**　治赤丹初发，肉如火，色如鸡冠，又名茱萸丹。

川升麻　白蔹　漏芦　芒硝各一分　连翘　栀子仁各半两

上细剉。以猪脂半斤，慢火同煎诸药，令赤色，去滓，放冷涂。

《千金》云：凡小儿丹初从背起，遍身如细襭，一宿成疮，名茱萸丹。赤小豆为粉，粉之，如未成疮，以鸡子白调傅之。

治小儿赤丹。

醋和荞麦面涂之。唾调胡粉，从外向内涂之。猪脂和锻铁屎傅之。鸡白调黄米粉涂。赤足蜈蚣为末，入硫黄研匀，水调，翎扫，头焦即止。天茄儿叶，俗名老鸦眼睛，取叶和醋擂，傅。以蓼子盐汤洗了，挼蓼涂之。

《千金》治小儿火丹，色如朱，皮中走。

醋研豉成膏，傅。鲤鱼血频频涂。研粟米涂。

◎ 黑丹

《圣惠》夫黑丹者，由风毒伤于肌肉，故令黑色也，初发痒痛或臁肿起，微黑色也。

风化石灰二两，屋四角茅草三两，烧灰为末，鸡清调涂。茺蔚子、蛇衔草、护火草，各二两，杵烂，鸡白调涂。青羊脂熟摩病上，日三五度用之。如无青羊，白羊亦可，但不及尔 猪槽下泥涂。又，以喂猪杓子炙令热，熨之。

〔张涣〕**祛毒丹** 治丹黑色，痒痛肿起。

川升麻 漏芦 芒硝各二两 黄芩 栀子仁各一两

上为粗末。每以水三盏，煎两匙头末，微热，以帛拓丹上，以消为度。

◎ 天火丹

《圣惠》夫小儿丹发肉中，有如丹赤色者，大者如手，剧者遍身赤痒，故号天火丹也。

《本事》天火丹从背起赤点，用桑白皮末、羊脂调涂。麻油五合，生鲫鱼半斤，同杵如泥，涂丹上，干即易。虎脂二两，黄丹一两，研为膏涂。桑根白皮二两，甘菊花一两半，丹参、莽草各一两，剉匀，每用二两，水三升，煮二升，去滓，温浴儿，避风。以小儿埋胞衣瓶子中水一二合，时时与儿服，及涂身上有毒处。

《千金》治天火丹病，初从髀间起，小儿未满百日，犯行路灶君，若热流阴头，赤肿血出，方用伏龙肝为末，鸡清调涂。

又方 鲫鱼肉剉，五合，小豆末三合，杵成膏，水和，傅之良。又诸火丹，天火龙火着肉作疮，急以盐汤喷，次以山药涂。如无生者，只以干者为末，水调涂 又方，以羊脂调赤石脂末涂之。

◎ 鬼火丹

小儿丹发两臂，赤起如李子，名鬼火丹，治之方：景天草五两，蛇衔草三两，杵如泥，以鸡血调涂。戎盐一两，附子一枚，烧灰为末，雄鸡血调涂。

张氏戎盐散

戎盐一两 附子一枚 雄黄半两，水飞

上同研为末。每用少许，以雄鸡血调涂。

《颅囟经》治鬼火丹从面上起。以鸡清调灶下土涂，立瘥。

◎ 野火丹

《圣惠》小儿丹发赤斑，斑如梅子，遍背腹，名野火丹。《千金》凡遍身皆赤者名野火丹。雄黄、戎盐各半两，为末，鸡白调，频涂，以瘥为度。灶中黄土一两，青竹叶二两，烧灰为末，鸡白调涂。白僵蚕二七个，护火草一两，杵烂涂之。酒涂。油涂。鸡清和赤豆末封之，遍身者合涂之令遍。

◎ 家火丹

《圣惠》小儿丹初发，着两颊、两髀上、两腋下，名家火丹。梓木白皮、蓼叶各三两，烧灰，鸡白调，频频涂之，以瘥为度。

《婴孺方》治家火丹攻喉入腹，大不利，方。

用硝石、凝水石，铜器中熬干，研服方寸匕。

又方　乌头一分，赤石脂三分，研细，鸡清调涂，神良。

◎ 殃火丹

《圣惠》小儿丹，初发两胁及腋下、腿上，谓之殃火丹。用川朴硝研为末，每服以竹沥调下半钱，更量儿大小加减。浮萍杵汁，时时服之。《千金》用伏龙肝为末，生油调涂，干易之，若入腹及阴，绞护火草汁服之。

〔张涣〕**拔毒散**　川朴硝一两，栀子仁半两，为末。醋调涂。

又方　山栀子仁四两　生鲫鱼半斤　同杵如泥。每以醋化少许，涂丹上。兼治神火丹

◎ 神火丹

《圣惠》小儿丹发两膀，不过一日便赤黑，谓之神火丹。景天草花绞汁，先微揩丹上，后涂之，以瘥为度。鲫鱼半斤，杵如泥，涂之，频涂为良。醋调栀子仁末涂。

◎ 荧火丹

《圣惠》小儿丹发如灼，在胁下正赤，初从额起，或从耳起而多

痛，名荧火丹。赤小豆一合，硝石半两，寒水石一分，为末，每以冷水调半钱，日三服，量儿加减。张氏用冷水调涂　灶中黄土一合，生油二合，同研如泥，时用涂之，以瘥为度。若痛上阴，不治即杀人也。景天草杵烂，以醋调涂。

◎ 朱田火丹

《圣惠》小儿丹先发于背，遍身，一日一夜而成疮，名朱田火丹。治法取棘根煮汁洗之，若已成疮，用小豆末傅之，未成疮，即以鸡清调小豆末傅。蓝靛涂。鸡清涂。

◎ 天灶火丹

《圣惠》小儿丹发两髀里尻间，正赤，流至阴头赤肿血出者是也。治之方

莽叶三两　赤小豆一合　锻炉门上灰一两　青羊脂三两　葱白二茎，切

上相和，杵如膏。磨之，燥再磨之。

又方　细辛一两，糯米一合，景天草三两，杵如泥，涂丹上瘥。

又方　伏龙肝、赤小豆等分为末，鸡子白调涂。又桑根煮汁浴之。车前子为末，水调涂。蚕沙一升水煮，去滓洗。铁落末，饧和如膏，涂。杵生浮萍傅。

《千金》云：小儿丹从髀起，小儿未满百日，犯行路灶君，若热流下，至阴赤肿血出。以鸡清调伏龙肝傅。又以鲫鱼肉同赤白豆杵烂，入少水和傅。

◎ 废灶火丹

《圣惠》小儿丹发从足跗起，正赤者是也，治之方

寒水石　硝石各半两　莽草一两

上为末。每以新汲水调下半钱，更量儿大小加减。张氏用水调涂

又方

赤小豆一两　牛角二两，烧灰

上为末。鸡白调涂。

又方　五加叶根五两，烧灰，以锻铁槽中水调涂。枣树根水煮汁，浴三五次。桑根煮汁洗。

◎ 尿灶火丹

《圣惠》小儿丹发膝上，从两股起，及脐间走入阴头者是也。治之方，桑根白皮一斤，到，以水七升，煮四升，去滓，看冷热避风浴之。李树根半斤，烧灰为末，取田中流水调涂。以屋四角茅草，烧灰为末，鸡白调涂。以桑白皮、李根同到，煎汤洗之。

◎ 赤流

《圣惠》夫小儿身上或一片片赤色如胭脂及渐引[①]，此名丹毒，俗谓之流，若因热而得者色赤，或因风而得者色白，皆肿而壮热也，可用一铍刀散镰去恶血，毒未入腹者可疗也。

治小儿心热，身上赤流，色如胭脂，皮肤壮热。**升麻汤**

川升麻　川大黄到，微炒　川朴硝　玄参各半两　犀角屑　黄芩　栀子仁　木通　甘草微炒。各一分

上为末。每服一钱，水一小盏，煎五分，去滓，温服，无时，量儿加减。

《千金》治赤流丹肿。

杵赤小豆五合，水和取汁，饮之一合良，滓，以傅五心。又，服黄龙汤二合，并傅患上。小柴胡汤去半夏名黄龙汤。

乳香散　定疼。

天仙藤一两，焙干，为末　乳香一钱，研

上，每一钱，温酒下。

晏元献公明效方**牛黄散**　治小儿初生至二三岁，一切风发赤白流，走遍四肢方。

牛黄　朱砂　蜗牛肉　全蝎　白僵蚕　天麻　白附子　乳香　麝香各一分　生龙脑一钱　螳螂翅五对，五月中采

上十一味为细末。每服一字，薄荷水调下。初生小儿洗了后，

---

① 渐引：修敬堂本作"渐引遍身"。

用乳调少许涂口中，胎疾永除。

〔**张涣**〕方治小儿赤流，热如火，宜用。**大黄散**

川大黄生　郁金　黄药　腻粉　猪牙皂角去皮子。各半两

上为末，生油调涂。

又方

护火草汁三合　赤地利末三钱　腻粉一钱

上相和。量儿大小加减服之。良久，泻下血片为效。其滓，傅在赤处亦佳。

治小儿赤流，半身色红，渐渐展引不止方

牛膝去苗，一两　甘草生，半两

上剉。以水一大盏，煎五分，去滓，调伏龙肝末涂，效。

又方　大黄一两，生，赤小豆半合，炒，紫色，川朴硝三分，为末。鸡白调傅，勿令干。

又方　李子油三两，朱砂末一分，调如膏涂之。

《千金》治小儿赤游丹，一日一夜即成疮，先从背起，渐至遍身，如枣大正赤色者，用煮棘根洗法。其法已见朱田火丹下，所用傅药并同。

玄胡散　治小儿赤流。

玄胡索一两　天南星二两　朴硝半两　巴豆二七个，去油

上为末。芸薹汁调，毛翎扫之。

治赤流、白流、火焰、诸丹等方

好生胆矾一钱重　乌鲗鱼骨一钱重　蜈蚣一条全者，焙　麝香三十文　轻粉二十文

上，一处乳钵内研极细。看丹多少用药，醋调令稀，毛翎扫丹上，立止。

治赤白流　雄黄半两，白矾一分，白芥子一分，为末。水调扫。

治小儿表里受热之甚，忽发遍身赤肿，状似丹疹，若于腹中周遭，则不可救，名曰赤油肿，此药如神。

胡荽不以多少

上，研取自然汁调水银粉，又曰轻粉，鹅毛扫上病处，须臾，赤色便变为白，或上有白瘰子，不妨，或自破，亦无害，乃是病去

也，调时不须太稠。

《圣惠方》云：取摩萝叶汁，涂赤处，随手便瘥。

《幼幼新书·谭氏殊圣方》歌云：五游忽发遍身形，恐悚令人怕怖惊，乍睡刹那生满体，莫冤神鬼错看承，甘泉硝石苍龙骨，感摄消磨去痛疼，更取铁槽连底水，调和频扫便身轻。宜**消肿散**

清泉硝石　白龙骨各一两

上，研匀，净器收。以铁槽水调一钱，扫涂，立瘥。

◎ 身有赤处

《圣惠》小儿因汗，为风邪热毒所伤，与血气相搏，热气蒸发于外，其肉赤而壮热也。

治小儿身上有赤，引于颊上或口旁、眼下，赤如胭脂，向上皮即皱剥，渐渐引多，此是心热血凝所为，其治法，宜以小刀子锋头镰破，令血出后，宜服**丹参散**。

丹参　黄芩　枳壳去白，麸炒　葛根　犀角镑。各一分　麻黄去根节，半两

上为末。每一钱，水一小盏，入竹叶十片，竹茹半钱，煎五分，去滓，放温，量儿加减，无时服。

治小儿身上有赤烦热。**麦门冬散**

麦门冬去心　芦根剉　葛根剉　犀角屑　漏芦　甘草炙微赤。各半两

上为末。每服一钱，水一盏，竹叶十片，去滓，放温，量儿加减，无时服。

治小儿身上有赤或瘀肿，或如火丹，烦渴，浑身赤，壮热。**铅霜散**

铅霜研　绿豆粉各半两　用芸薹菜自然汁调涂。

又方　伏龙肝一两，为末　乱头发二两锻，灰研　水调涂赤处。

又方　桃仁去皮研烂，以面脂和涂。水煮黄蒿稷浓汁，入盐少许温服。细研白矾末，生油调涂。杵芭蕉根汁涂。杵水中苔，水调涂。水调芒硝末涂。炒米粉令焦黑，为末，津唾调涂。生蛇衔草，捣烂涂。

◎ 蛇缠丹

治蛇缠丹、匝腰则死。捣莴苣烂涂，或研莴苣子涂之。《戴氏家传》用芦箔上草绳经子烧灰，同生油调涂。《广利方》杵马齿苋傅之。

◎ 土鬼丹

《灵苑方》治土鬼丹，此病初发如汤疱，顷刻则大，连发不已，或至数处，便能致困，宜速治之方

赤足蜈蚣一条　鸡肠草　金荞麦各一分　铜绿一钱　麝香少许

上为末。如患者用针穿破，却用针眼上度药在丹内上面，用醋面膏子掩之。如人有患不觉，数日后吃食不得，即先服下项药。

大黄　甘草各等分

上为末。新汲水下半钱或一钱，立瘥。

治土鬼丹及马汗入疮，大效。

乌梅焙　糯米　杏仁去皮、尖，研　淀花各一两　盐豉一两半　巴豆二十粒，去心皮，油煎，研

上为末，糊丸。先挑破疮，即以醋磨药涂，更以醋面盖之，服一二丸，亦佳。

王师禁土鬼丹及蛇缠丹

霹雳霆霜霡

一气念二十一遍，吹在病处，自立东南方上，令病人在西北，以大指掐中指本节文，以第二指掐大指中节，两手皆然，吹时即放手，持咒四十九日，于五更初向北受持可用。

◎ 骨火丹

其疮见骨，著足踝者是也。

《千金》杵大小蒜，厚封之。《婴孺方》刺肿上，入二分，以牛胆汁调大黄末涂之。

◎《颅囟经》二十二种丹证治

〔**灶囟丹**〕先从头上起，满身胤，其丹赤色。用猪槽下土并桃柳根皮捣末，生油调傅。〔**灶尾丹**〕从腰起，黑色，遍身疼痛。用堂屋四角草烧灰，入白矾末，鸡子白和涂。〔**龙火丹**〕先从腹起至心胤，黄赤色。用屋脊上草烧灰，松花、白鸡子黄、猪槽内水调涂。〔**君灶丹**〕从右手上起，引似蛇行，赤色。用灶下土，油调涂。〔**母灶丹**〕从左脚上起。用焯猪汤，灶额上灰傅。〔**女灶丹**〕从阴上起，紫赤色。用女儿小便，生梅灶右边砖缝上土，和调涂。〔**朱黄丹**〕从右脚起，胤至遍身。用屋四角草、铁匠家磨刀水调傅。〔**星子丹**〕从头起，胤遍身，如钱子大，赤色。用桃树向北枝烧灰，油调傅。〔**蜂子丹**〕从头面四向胤。用灶头上土入腻粉，以鸡子白调傅。〔**乱神丹**〕天下恶证，从肚内起，出口内，紫黑色。用善火草、白矾末，并蜜入洗银水调服之。〔**住火丹**〕从背上起，黄赤色。用壁上土、猪槽下土、白矾末、生姜汁、生油调涂。〔**母子丹**〕从眼眶上起。用白矾、蛤粉、樟柳根杵汁和涂之。〔**火焰丹**〕从前心起，头痛如火烧。用善火草、猪槽下土、鸡子黄调涂。〔**蜘蛛丹**〕满身病。用白矾、皂荚烧灰、猪槽下泥和涂之。〔**佛家丹**〕从耳起。用乳香、善火草、瓦溜内土，油调傅之。〔**神气丹**〕从头背起。用牯牛骨烧灰，羊脂调涂。〔**熛火丹**〕从背甲起。用生麻油合猪槽下泥，涂之。又巢氏云：丹发于背、臀及谷道者，名熛火丹，《婴孺方》治熛火丹用景天草十两，真珠一分，杵为膏，封丹上。〔**胡漏灶丹**〕从脐中起。用屋漏水调灶中土涂。〔**胡吹灶丹**〕从阴上起。用水茄窠下泥，和苦酒涂之。〔**土灶丹**〕从踝起。用屋四角茅草、灶横麻烧灰，鸡子白调涂。〔**野灶丹**〕从背起。用柔香茸、蒴藋、赤小豆末涂之，立瘥。〔**神灶丹**〕从肚起。用土蜂窠、杏仁、腻粉、生油调涂。

◎《本事方》十种丹瘤肿毒所起证治

一飞灶丹，从顶头起先肿。用葱白研取自然汁涂。

二古灶丹，从头上红肿痛。用赤小豆末，鸡子清调涂。<small>谭氏方同，不拘何处皆治。</small>

三鬼火丹，从面起赤肿。用灶心土，鸡子清调涂。按：不拘何处皆治妙。

四天火丹，从背起赤点。用桑白皮末，羊脂调涂。

五天灶丹，从两肾赤肿黄色。柳叶烧灰，水调涂。肾一作臂。

六水丹，从两胁虚肿。用生铁屑研末，猪粪调涂。

七胡火丹，从脐上起黄肿。用槟榔为末，米醋调涂。

八野火丹，从两脚赤肿。用乳香末，羊脂调涂。

九烟火丹，从两脚有赤白点。用猪槽下土，麻油调涂。

十胡漏丹，从阴上起黄肿。用屋漏处土，羊脂调涂。

上，此十种丹毒，变易非轻，治之或缓，则致不救，故予不惜是方，能逐一仔细辨认，依此方法治之，万不失一，如经三日不治，攻入脏腑，则终不救，不可缓也。

◎ 赤白游肿

《圣惠》云：夫小儿有肌肉虚者，为风毒热气所乘，热毒搏于血气，则皮肤赤而肿起，其风随气行游不定，故名也。又云：夫游肿之状者，为青黄赤白，无复定色，游走于皮肤之间，肉上微光，是也。

治小儿赤游，皮肤作片片赤肿，此是风热所致，宜服。

犀角散

犀角屑　黄芩　黄芪　川升麻　栀子仁　汉防己　川朴硝各一分　牛黄半分，研

上为末。煎竹叶汤调半钱，无时，量儿加减。

治小儿头面身体赤毒，肿起作片，宜用**升麻膏**。

川升麻一两　犀角屑　射干　赤芍药　玄参　黄芩　栀子仁　川大黄　大青　蓝子羚羊角屑各半两　生地黄二两

上剉，以猪脂一斤半，于铛中慢火熬，不住手搅，药色变，膏成，去滓，瓷合盛，频摩肿处。

又方

黄柏末　川大黄末　川朴硝各半两　马勃　水银各一分。水银于手心内，用津，研令星尽　鸡子三个，去壳

上，同研成膏。先以铍针铍破，然后以膏涂之。

又方

鸡冠花　商陆　紫草　川大黄各半两

上为末。以鸡清入生油等分调涂，干再涂。

又方

附子去皮、脐，半两　川椒半两，去目　石盐三分

上为末，以炼了猪脂四两相和，慢火熬成膏，瓷合盛，候冷，频频涂，以瘥为度。

治游肿攻头面焮肿，赤热疼痛，宜用**郁金散**。

郁金半两　赤小豆一合　甜葶苈半两　伏龙肝二两　川芒硝半两　川大黄生，半两

上为末。以生鸡子白并蜜少许调，令稀稠得所，涂之，干再涂。

治游肿赤者。川大黄末二两　护火草五两　上相合，杵涂之，干易。

治赤白游肿。芸薹子半合　盐一钱　米醋一鸡子壳　上杵如泥，看大小涂纸上贴之，如走，即随处贴之，不三两上，效。

治青白赤游肿，手近微痛。

川大黄生　蒲黄　伏龙肝各二两

上为细末。水和如薄泥，涂之，干再用。

又方

川大黄一两生　豉一合　紫檀一两

上为末。醋和涂，干再用。

又方　紫檀香二两为末，水调涂。

治游肿，流遍身赤色，入腹即死。以生猪肉傅上，数数换之，其肉，虫鸟不食，臭恶甚也。

治游肿，以生布一片，揾油以火燃之，持照病上，咒曰，日游日游不知着脂火燎你头，咒七遍，即瘥也。

治白游肿，杵生羊脾涂之。

又方　栝楼根二两，为末　伏龙肝半两，细研　醋调涂，干再用。

《子母秘录》治小儿赤游，行于体上下，至心即死，以芒硝纳汤中，取浓汁，拭丹上。杵菘菜傅之。取白豆末，水和涂，干再用。

《千金》中兴治赤游肿，若遍身入心腹，即杀人，用灶下黄土为末，油调涂，勿令干，若已入腹及阴者，以护火草取汁一盏服之，干者即末之，水调服。

治赤白游肿　簇上白臭死蚕治白游，赤死者治赤游，并捣涂之。

治赤游肿，捣瓜蒌傅之。

《本草》云：赤游、白疹，醋磨五毒草傅，亦杵茎傅之，恐毒入腹，亦煮服之。五毒草，一名五藏，又名地圃，平地生，花叶如荞麦，根似狗脊。

◎ 丹入腹

杵马齿苋汁饮之，以滓傅之。又用生麻油涂之。又浓煮大豆汁涂之。

《婴孺方》主丹入腹，及下至卵者不治方

麻黄炒　升麻各三分　硝石四分

上为末。以井花水服方寸匕，日三服。一方，加大黄半分。

《刘氏家传》治走马胎赤肿，走入心腹则不救方

生槐叶一握　生瓜蒌去皮，同槐叶捣　赤白豆末各三分

上和涂患处，其效如神。

◎ 丹痛

捣竹萹汁，及一升，作一服，只一二服效。

◎ 丹痒

捣韭菜，入些盐与香油，以手摩热，于丹上揩之，立愈。

◎ 傅丹杂方

治一切丹瘤。

以土硝为末，姜汁、醋调涂，日三四上。土硝即蛶螂土囊，蛶螂窠也。蓖麻子五个，去壳细研，入白面一钱，水调，微微涂之，甚妙。冷水杵茨菰叶茎，鸡翎扫，肿便消。研护火草汁涂。研五叶草汁涂。水调大黄末涂。水研栀子仁涂。水调黄芩末涂。水研蒟蒻汁涂。腊

脂调屋尘涂。油调桦皮末涂。唾调粟米粉涂。水研糯米汁涂。水煮白矾末涂。醋调红蓝花涂。煮白芷根叶涂。杵鲤鱼令烂，涂。蜜和干姜末涂。水调地龙粪涂。杵大麻子汁涂。烧粉家洗瓮水涂。水调韭畦中土涂。鸡清调榆根白皮涂。不犯水羊脂，炙涂，以白粉傅之。研胡荽汁涂。醋磨诃子涂。杵鬼目汁涂。杵荏子汁涂。研酱取汁涂。研地黄汁涂。研豆叶汁涂。研海藻汁涂。油调豉末涂。水调青黛涂。水研地龙涂。水煮粟米涂。酒煮石楠涂。水调鸡粪涂。杵梧桐皮涂。苦①汁涂。并服捣蒜涂。治五色丹尤妙。

《千金方》言：凡方中用鸡子者，皆取先破者用之，它皆无力。又言：凡天下极冷，无过藻菜，但有患热肿毒丹等，取渠中藻菜，细切熟捣，傅丹上，厚三分，干即易之。予谓不可以此涂，若毒在表，犹可措手，若抑之，则外不得泄，势必入里，必先服托里药，方可施此。

◎ 辨小儿欲发丹毒候

初生小儿，蓄伏胎热欲发丹者，必先见于外，但人不之察耳。小儿在襁褓中无故眼生厚眵者，此丹毒欲发之候也。更微喘急者，毒气已甚而上乘于肺也。才觉有此证，急以水调龙脑饮子，或蓝根、犀角等药，潜消其毒，如浑身已有赤处，即更以芸薹等外挫其锋，消息而次第治之。予家凡两儿，初生眼有厚眵，后俱发丹。何宰宜人外孙女生七日，眼生眵，已而小腹下有赤丹一点如钱，渐渐引开，上至腹心而死，不可不知也。初虞世谓：百日内，发必死，不治，然亦有可治者，不可不治也。

◎ 禁忌

大凡小儿病诸丹肿，其势虽盛，切不可遽用大黄、芒硝辈决药大下之，恐毒气乘虚入里，以客为主，即难施功也，但用性平解毒托里药，常调停脏腑，微微通利而已，此则护元气而排外邪，庶保十全也。比舍陶氏子半岁病丹，医以青金丹下之太过，蓄毒入里，

---

① 苦：此下原缺一字，校本同，待考。

发喘生惊而死。盖婴孺肌肤柔弱，易虚易实，而服药复不能多，治之固不可怠慢，然亦不可躁急，全在精专调护，以保无虞，世俗多不知此，故广记而备言之。小儿丹发，若预度其势必展引至咽颈、腹心、阴尻、诸虚处，可先涂药以护之，仍砭砂其引头所向，微出恶血以泄其毒，或谓当以篦子刮去恶血令尽，直至清黄水出即止，此必势危气壮而血热者始宜之，大抵此疾人受之有轻重，年长气实乃能禁当，若未满月儿，而感之又重，恐不可概用此法。无为主簿张康道子二岁，得火焰丹，鲁医为砂之，出恶血盏余，两日而殂，不可不知也。《本草》云：大人小儿丹毒，宜食鲫鱼鲙及蛇。蛇即水母，俗名海蛰者是也，然不可以宜食而恣食之，反能为害。鲫鱼亦鱼类，得无不宜。

◎ 禁法

无为南汰寺僧宋澄师传西川文法禁火焰丹，用松明五条，细如箸，以火点着一头，右手执之，大指掐定第二指中节纹，左手亦如此掐定，面北立，静想北方壬癸水，渺漫无际，一口吸尽，吹在火上，再想再吹，如是三次，将火向自己口中试，如不烧人，即以松明火于小儿丹上周回淬一遭，兼于丹上十字淬过即已，如试得烧人疼，更想吸水，正旦及端午日受持。

◎ 疔疮

〔薛〕诸疮惟疔毒为甚，杀人亦速。古云：疔有十二种，种各不同，内三十六疔，满其数即不可救，亦有不满其数而死者，乃毒气走散故也，若痘毒染人，发于头面或遍身者，又非此类。在小儿多因乳母食有毒之物，或儿卒中饮食之毒，或感四时不正之气，皆能致之。其疮多生头面四肢，形色不一，或如小疮，或如水疱，或痛或痒，或麻木不仁。外证寒热、呕吐、恶心、肢体拘急，大要当分邪之在表在里，急用隔蒜灸法并解毒之剂，若不省人事，牙关紧闭，急以夺命丹为末，热酒调灌，如食生冷之物，或用凉水淋洗，则轻者难愈，重者不治。其生于两足者多有红丝至脐，生于两手者多有红丝至心，生于唇口之内者多有红丝入喉，急用针挑出恶血，以泄其毒，可保无虞。其在偏僻之处，药难导达者，惟灸法有回生之功，若投峻厉之剂，是保其危矣。小儿肌肉柔脆，且不能言痛否，灸法须将蒜切薄片，著肉一面略剜少空，灼艾燃蒜，先置大人臂上，试其冷热得宜，然后移着疮上，又别灼艾，如前法试之，以待相易，勿令间歇。

飞龙夺命丹　治疮毒、发背、脑疽等证。

真蟾酥_{干者，酒化}　轻粉　枯白矾　寒水石　铜绿　乳香　没药　麝香　朱砂_{各六钱}　蜗牛_{四十个，另研，如无亦可}

上，各为末。入蟾酥、蜗牛，或加酒少许，糊丸绿豆大。每服一二丸，温酒或葱汤下。重者，外用隔蒜灸法。

◎ 时毒

〔薛〕小儿时毒，因感四时不正之气，致鼻面耳项或咽喉赤肿，寒热头痛，甚者恍惚不宁，咽喉闭塞，状如伤寒，五七日间亦能杀人。脉浮数者邪在表，脉沉涩者邪在里。在表用葛根牛蒡子汤，在里用栀子仁汤，表里俱病者犀角升麻汤，甚则宜砭，及用通气散宣泄其毒，旬日自消。若不消而欲作脓者用托里消毒散，欲收敛者用托里散。若咽肿不能言、头肿不能食者，必死。

通气散　治时毒焮痛，咽喉不利，取嚏以泄其毒。

玄胡索　猪牙皂荚　川芎_{各一钱}　藜芦_{五分}　羊踯躅花_{三分}

上为细末。用纸捻蘸少许鼻内取嚏，为效。

犀角升麻汤　治风热，口唇、颊车连牙肿痛。

犀角_{镑，二钱}　升麻　防风　羌活　川芎　白芷_{各五分}　黄芩　甘草_{各一钱}　白附子_{四分}

上，每服三五钱，水煎。

栀子仁汤　治时毒肿痛，大便秘结。

郁金　枳壳_{麸炒}　升麻　山栀仁　牛蒡子_{研碎，炒}　大黄_{炒。各等分}

上为细末。每服二三钱，蜜水调服。

葛根牛蒡子汤　治时毒肿痛。消毒解热。

葛根　管仲　甘草　江西豆豉　牛蒡子_{半生半炒，研碎。各等分}

上，每服三五钱，水煎。

◎ 流注

〔薛〕小儿流注，乃气流而滞，血注而凝，元气不足之证也。或因闪跌堕伤，或因肝火气逆，或因六淫内侵，或因脾虚食积，或因禀赋所致。结于四肢节髎，患于胸腹腰臀，或结块，或漫肿，或作痛，悉用葱熨之法，须固元气为主。闪跌者和血定痛丸，肝火者九味芦荟丸，食积者四味肥儿丸，药能对证，未成自消，已成自溃。若脓成不溃者，元气虚也，先补而针之，庶使毒气不致内攻，气血不致脱陷。若脓出而反痛者，气血虚也，用八珍汤。作呕少食者，胃气虚也，用四君子汤。欲呕不食，或腹作胀者，脾气虚也，用六君子汤。口噤搐搦者，气血虚极而变症也，十全大补汤。内热晡热，阴血虚也，四物、参、芪、白术。表热恶寒，阳气虚也，十全大补汤。热来复去，或昼见夜伏，昼伏夜发者，虚热也，当大补元气。若色赤肿起而脓稠者尚可治，不赤硬而脓清，或脉洪大，寒热发渴，及不受补者，皆不可治。

健脾渗湿饮　治疮疡初起，焮肿作痛，或湿毒下注，或环跳穴痛。

人参　白术　苍术　防己酒拌　黄柏炒　川芎　陈皮　当归　茯苓各五分　木瓜不犯铁器　柴胡梢　甘草各三分

上，姜水煎服。如三五剂不退，加桂少许，酒煎亦可；小便涩，加牛膝；身痛，加羌活。

和血定痛丸一名黑丸子　治流注、膝风，或闪跌瘀血，肢节肿痛，服之自消。若溃而发热，与补药兼服，自效。

百草霜五两　赤小豆半斤　川乌炮，一两五钱　白蔹八两　白及　南星炮。各二两　芍药　当归　牛膝各五两　骨碎补四两

上为末。酒糊，丸桐子大。每服二三十丸，白汤下。

神效葱熨法　治流注结核，或骨痛鹤膝等证。先用隔蒜灸，若余肿尚存，用此熨之，以助气行血，散其壅滞，功效甚速。又治跌扑损伤，止痛、散血、消肿之良法也。其法，用葱细切、捣烂、炒热，频熨患处，冷则易之，如鹤膝风，兼服大防风汤而愈。

隔蒜灸法　治流注及痈疽、鹤膝风等证。每日灸二三十壮，痛

者灸至不痛，不痛者灸至痛，其毒随火而散，盖火以畅达，拔引郁毒，此从治之法，有回生之功。其法用大蒜去皮，切三文钱厚，安患处，用艾壮于蒜上灸之，三壮，换蒜复灸，未成即消，已成者亦杀其毒，如疮大，用蒜杵烂摊患处，将艾铺上烧之，蒜败再易。如不痛，或作脓，或不起发，及疮属阴证者，尤当多灸，凡疮不痛、不作脓、不起发者，皆气血虚也，多主不治。惟患在头面者，不宜多灸。论中婴儿灸法，见疔疮。

如圣饼　治流注及一切疮疡，不能消散，或溃而不敛。

乳香　没药　木香　血竭　当归各等分　麝香减半

上为末。用酒糊、和饼二个，乘热熨之。毒疮加蟾酥。

当归补血汤　治流注及溃疡肌热、面赤、烦渴，脉洪大而虚，重按全无，此血虚证也，误服白虎汤，必死。方见虚热。

益气养荣汤　治流注气血虚弱，不能消散，或四肢颈项患肿，不问坚软、赤白，或痛或不痛，日晡发热，或溃而不敛。方见后。

十全大补汤　治诸疮血气虚弱，不能消散、溃腐、收敛。或寒热汗出，口眼歪斜，肌瘦少食。或日晡发热，自汗盗汗。或朝寒暮热，疮口不敛等证。方见自汗。

◎ 天蛇毒

〔薛〕手指头生疮，俗名天蛇毒，然五指各有经络，拇指属手太阴肺经，食指属手阳明大肠经，中指属手厥阴心包络经，无名指属手少阳三焦经，小指属手少阴心经。亦有患于足者，足跌属肝胆胃三经，大指属肝脾二经，次指属胆经，小指属膀胱经，各当随经而治。其致患之由，或因胃中积热所发，或因乳母膏粱厚味所致，或因湿热下流，或因风毒外中，大率多由所禀足三阴之经虚，故邪得以入之也。其初患肿痛者，先用仙方活命饮，次用托里消毒散。元气下陷，重坠作痛，久而不溃者，用补中益气汤。若服败毒散，及敷寒凉之剂，则疮口变黑，或胬肉突出，或指皆黑，大抵手足为气血难到之处，手属于胃，足属于脾，不可损其真气。丹溪以臂居僻位，尚言气血罕到，况肢末乎，故寒凉克伐之药，所宜深戒者也。

◎ 天疱疮

〔薛〕天疱疮状如水疱，属肺胃二经风热，若发热焮痛，邪在表也，用人参败毒散。发热咳嗽，邪在肺也，用加味泻白散。热渴便秘，邪在内也，用加味清凉饮。此肌肤之证，当去毒水，以金黄散或黄柏蚯蚓敷之，当归膏亦善。既安，不必服药，若因攻伐过度，元气虚而变生别证者，当参各门治之。

柴芍参苓散　治肝胆经分患天疱等疮，或热毒、瘰疬之类。

柴胡　芍药　人参　白术　茯苓　陈皮　当归各五分　牡丹皮　山栀炒　甘草各三分

上，每服二钱，水煎服。

加味解毒饮　治天疱疮，发热作痛。

玄参　连翘　升麻　芍药　当归　羌活　生地黄　牛蒡子炒。各三钱　茯苓　甘草各二钱　金银花　漏芦各五钱

上，每服一二钱，水煎服。或为末，蜜丸亦可。

金黄散　治天疱疮，消毒止痛。

滑石　甘草

上，各另为末，和匀。傅患处，如疱，挑去水傅之。加黄柏尤好。

◎ 杨梅疮

〔薛〕杨梅疮乃天行时毒，亦有传染而患之，或禀赋所得者，受证在肝，故多起于下部，治失其宜，多致蚀伤眼目，腐败肾茎，拳挛肢节。初起之时，上体多者先用荆防败毒散。下体多者先用龙胆泻肝汤。大便秘者用大连翘饮，后用换肌消毒散。若蚀伤眼目，兼用九味芦荟丸、六味地黄丸。肢节拳挛，兼用蠲痹解毒汤。若因脾胃亏损而不能愈者，先用异功散，后用换肌消毒散。若用轻粉之药，多致败证也。

按：杨梅疮起于近代，多淫夫御不洁之妇，传染而致者，其在小儿，得之乳抱传染者轻，得之父母遗体者重，治法与大人同，更当求之专科，薛氏治法，未可尽遵用也。

换肌消毒散 一名草薢散　治杨梅疮，不拘初患、日久，并效。

土茯苓即草薢　当归　白芷　甘草　皂角刺　薏苡仁　白鲜皮　木瓜不犯铁器。各等分

上，水煎，食前，并空心服。

又方　治大人之剂，如用前方未应，或儿长大，宜用此方。

土茯苓五钱　当归　白芷　皂角刺炒　薏苡仁各一钱　白鲜皮　木瓜不犯铁器　木通　金银花各七分　甘草　连翘　防风各五分　茯苓　芍药各一钱，炒　黄芪炒，二钱　川芎　生地黄各八分

上，作二三剂，水煎出[①]，幼者作一剂煎，分两三次服。

◎ 王烂疮

《圣惠》云：夫小儿腑脏有热，热熏皮肤，外为湿气所乘，则变生疮，其热偏盛者，其疮发势亦盛，初生如麻子，须臾王大，汁溃烂如汤火所伤灼，故名王烂疮也。

治小儿王烂疮，一身尽如麻子，有脓汁，乍痛乍痒，或时壮热。

赤芍药　甘草　白蔹各三分　黄芩　黄连去须　黄柏微炙。各半两

上为末。蜜水调涂，日三两上，瘥。

治小儿王烂疮及恶疮。

秫米　竹篾

上，烧灰细研。以田中禾下水调涂之，立效。

治小儿王烂疮，初患一日肉色变，二日疱浆出，或四畔时赤，渐长，若疱浆匝身，即不可治，其状如汤火烧，宜速用**黄连散**。

黄连末　胡粉各一两

上，研匀。以生油调涂之。

治小儿王烂疮，初起疱浆似火烧疮，宜用此方。又，桃仁，汤浸，去皮，研细，以面脂和涂。又，以艾烧灰傅，干，即用生油涂。又，十字街土、并釜下土研傅之。又，烧牛粪灰傅。又，酒煎吴茱萸汁涂。又，酥和赤地末傅。

---

① 出：四库本作"服"。

◎ 浸淫疮

治小儿身体发疮，初出甚小，后有脓汁，浸淫不已，渐大，名浸淫疮，若先从四肢起，渐向头面者难治也。

鲫鱼一尾长三寸者　豆豉一合

上杵如膏涂之。又疗马鞍疮。

又方　苦瓠一两　蛇蜕半两，烧　露蜂房半两，微炙　梁上尘

为末，油调涂。

又方　伏龙肝三分，乱发三分，烧为末，猪脂和涂。又方，取鸡冠血涂。鸡冠血和黄连末涂。煎鲫鱼膏涂。生切鲫鱼片，和盐贴患处。烧胡燕窠，水和涂之。

◎ 红丝疮

有一种红丝疮，虽非丹胗，其毒实同，多生于两手中指节上，男左女右，则尤甚也。其状，但一水疱，清澄光莹，如小鸡头大，其底下溅溅然数十小针孔，不痒不痛，都无妨碍，疱边当有一丝脉如红丝，隐隐在皮里，其行甚速，循臂而上，过肘则危，至心即死。有此证者，急以针迎头挑断，或剜耳塞，或嚼白梅封之，丝即不行。绍兴庚午，无为宰方梓，字楚材，与先子为同年，秩满代归，三日而殂，询其所以，云无疾，但左手中指生一小水疱耳，盖不知其为红丝疮也。又卫提辖宜人云：比邻有女子，忽中指节生一水疱，色极清澈，其底尽细细针孔，历历可数，傍有红丝一缕，举家嬉笑，忽有老妪来见，惊曰，此红丝疮也，当害汝命，急就其疱上灼艾数十壮，仍于丝上数处挑断，遂免。

◎ 恶核瘰疬

巢氏云：小儿遇风热毒气，与血气相搏，结成顽核，生于颈项，遇风寒所折，不消，结成瘰疬，久而溃脓成疮也。汤氏用宜服清凉饮子及升麻汤等，《千金》连翘丸、龙胆汤皆可服。〔曾〕瘰疬一证，先贤名曰九漏，究其所因似热，稽考形状非一，不过随象命名，大概初发于颈项肌肉之间，未成脓者，从本引末，可使衰去，针之、

灸之、傅之，从其所因而施疗，然小儿幼弱，岂堪针灸，但以服饵涂贴之剂为治。此疾多生于耳后及颈项两旁，初发止是一枚，次必连生，大小十数，缠绕项下，累累如贯珠，逐个先肿，作脓穿破，轻者可愈，重者难除，先穴漏脓，长岁不干，谓之漏项。原其得病之初，自是三阳感受风热，与血气相搏而成。治以百解散加当归散，水姜葱灯心煎服，次用玄参饮及牛蒡汤、木通散、内消丸，与之宣热化毒，洗以槲皮散，涂用白及散、二香散，使气血行，脓干汁尽，则自愈矣。仍忌臊毒野味，其证不致再作。

〔薛〕胎毒瘰疬者，乃禀肝胆二经郁火气滞所致，盖肝胆经行人身之侧，若因肝火动而受患，故发于肝胆二经部分，当审其因而药之。或因乳母恚怒，或血虚内热者，当审其所因而调其母，不可用峻厉之药，恐伤元气也。一小儿落草，颈间有疬五枚。审其母素多怒，时常寒热，或乳间作痛，或胁肋微肿，悉属肝胆经证。先用小柴胡汤加当归、芍药，寒热顿退，又用加味逍遥散，母服两月余，其儿亦愈。一小儿因乳母肝经有热，耳前后患之。用加味逍遥散治其母，其儿自愈。一小儿颈间耳下，各结核三岁，久服消毒之剂，患处益甚，元气益虚。诊乳母素郁怒，致肝脾血虚而有热。用加味归脾汤为主，佐以加味逍遥散，母热渐退，却与儿日各数匙，两月余而愈。一小儿自落草时颈间患有四枚，至五岁，耳前后如贯珠，元气虚甚，寒热往来，饮乳不彻。此禀肝胆经气滞之证。用八珍、逍遥二散，与壮年妇人服之，儿饮其乳，半载之后，儿体渐充，其核渐消，又服地黄丸、逍遥散而全愈。一小儿生下，颈间瘰疬三枚，将期敷药，延及耳前。余谓此禀肝胆二经所致。诊其母，肝胆脉尚洪数，余谓母子一体，治其母，儿自愈。不信，另用必效散一服，吐泻并至，一夕而殁。

热毒瘰疬乃手足少阳、足厥阴二经风热之证，或肝疳食积所致，其证发于项腋或耳前后，或如贯珠，当分表里虚实，若焮赤肿者，肝经热毒也，用人参败毒散。作痛寒热者，肝火内作也，用加味小柴胡汤。不痛而小便黄，肝血虚也，用六味地黄丸。隐于肉里，而色不变者，肝疳内作也，用九味芦荟丸。脓成而不溃，或溃而不敛者，脾气虚弱也，用益气养荣汤。凡此肿焮疼痛，寒热作渴者，属病气有余，形气不足，治宜清肝火，生肝血；肿硬不溃，溃而不敛者，属病气形气俱虚，治宜补肾水，实脾土。若因乳母恚怒，肝火遗患者，又当随所因而治之。一小儿脓水淋漓，其核未消，发热憎寒，此肝经气血虚而有热也，用补阴八珍汤为主，间以清肝益荣汤而愈。后复结核，小便赤涩，晡热作渴，用参术柴苓汤为主，佐以六味地黄丸料加柴胡、山栀，及四味肥儿丸而敛。一小儿十五岁，患此发热作渴，日晡颊赤，脉数无力，属阴虚而有热，用补阴八珍汤五十剂，加参芪又二十剂而溃，但脓水清稀，肌肉不生，此脾气虚弱也，以参芪归术为主，佐以芍药、熟地黄、麦门、五味，气血乃复，遂进必效散一服，毒下而瘥。一小儿患此，服克治之药，致寒热腹膨，此肝脾疳证，先用五味异功散加柴胡、升麻，佐以九味芦荟丸渐退，又用四味肥儿丸、五味异功散而消。一小儿九岁，患此面色常青，肿硬不溃，肉色不变，乃伐肝化痰。余曰当调补肝脾。不信，果虚证峰起。复请治，仍欲伐肝。余曰面带青色，肝虚而本色见也。面色变白，肺虚而本色见也。痰涎上涌，脾虚而不能摄也。两目连劄，肝血虚而生风也。经云：胃为五脏之本，当先救胃气。遂用五味异功散加升麻、柴胡，元气稍复，乃朝用补中益气汤，夕用五味异功散，佐以九味芦荟丸，面色始黄，而核渐消，又以四味肥儿丸，间服地黄丸而愈。

百解散惊　　**当归散**潮热　　**牛蒡汤**咽喉

大圣散　治瘰疬，消风毒肿上壅内热，多生瘾疹风丹风证，食煎煿多致此疾。

羌活　荆芥　升麻　薄荷　防风　甘草　大黄　黄芩　玄参各等分
或加赤芍药、连翘

上为末。每二钱，水一盏，煎六分，温服。又方，用牡蛎二两，火煅为末，玄参一两，甘草半两，为末，每服二钱，茶清调下。

玄参饮　治瘰疬，及头上生恶核肿痛。

玄参　升麻各五钱　川乌炮裂，去皮、脐　草乌炮裂，去皮　当归酒洗
川芎　赤葛　生干地黄　赤芍药各二钱半　甘草三钱　大黄半生半炮，四钱
上剉。每服二钱，水一盏，姜二片，煎七分，无时温服。

升麻汤

升麻　射干　连翘　犀角屑　大黄微炮　朴硝各半两

上㕮咀，水煎。大小加减。忌酒、面、炙煿物。

木通散淋　·

柴芍参苓饮　治肝火血热，遍身瘙痒，或起赤晕，或筋挛结核。

柴胡　芍药　人参　白术　茯苓　陈皮　当归各五分　牡丹皮　山栀炒　甘草炒。各三分

上，姜枣水煎服。

清肝益荣汤　治肝胆经风热血燥，筋挛结核，或作瘰子。

柴胡　龙胆草酒拌，炒。各五分　当归　川芎　芍药各一钱　熟地黄自制　白术炒　木瓜不犯铁器　山栀炒　茯苓　薏苡仁各五分　甘草三分

上，水煎服。

加味小柴胡汤　治肝胆经风热，耳前后肿痛，或结核焮痛，或寒热晡热口苦耳聋等证。

柴胡二钱　黄芩炒，一钱　人参　半夏各七分　甘草炙，五分　山栀　牡丹皮各一钱

上，姜水煎，徐徐服。去山栀、牡丹皮，即小柴胡汤。

益气养荣汤　治气血虚弱，四肢颈项等处患肿，不问肿溃日久不敛，俱宜服之。

人参　茯苓　陈皮　贝母　香附炒　当归酒洗　川芎　黄芪炒　熟地黄自制　芍药炒。各一钱　甘草炙　桔梗各五分　白术炒　柴胡六分

上，每服二三钱，姜水煎。

必效散　治瘰疬元气无亏者，宜用此方。若元气怯弱者，宜先补而后服之，疬毒已下，便与滋补，庶无他患。若孕妇及虚劳气郁所致者，尤不可服，世以此方为良剂，故并注之。

南硼砂二钱五分　轻粉一钱　麝香五分　巴豆五粒，去皮心膜　白槟榔一个　蟹螖四十个，去头足翅，同糯米炒，去米

上为末。取鸡子二个，去黄，用清调药入壳内，以湿纸数重糊口，甑蒸熟，取出曝干研细。每服五分，用炒生姜酒，五更调服。如毒出小便涩痛，用益元散一服，其毒出而不痛。

贴恶核方

赤小豆　猪牙皂荚　硝石　黄药　木鳖子各半两

上末。鸡子清调涂患处。

贴散瘰神效方

白胶香　降真香用心无土气者　海螵蛸

上等分，为末。掺患处，外以水纸掩之，一夜而退。

兴化李八哥传贴瘰疬膏药，未破者即消，已破者即出恶物收敛，神验良方。

轻粉　麝香　珍珠　血竭　没药　乳香　黄蜡　铜青各六分　松香八钱　杏仁二十枚，去皮、尖　蓖麻子二十枚，去壳

以上十一味，各研极细末，搅和，用磁杵钵捣成泥膏。不犯铁器，不见火，将膏揞①傅绢上，以手扑薄贴。

治瘰疬破溃不敛者方

用烧人场上红黄土，研细，洗净患处掺之，神效。

〔薛〕惊风结核，属肝胆二经风木相火用事，木旺生风，热同化，其病抽掣扰动，此乃风热血燥而然耳。盖风动则肝火盛，火盛则肝血内消，血不能养筋，故筋挛，结核如贯珠。然颈项两侧，正属肝胆经部分，治宜滋肾水，清肝火，养阴血，壮脾土，盖肾水旺则肝火自清，肝火清则阴血自生，阴血生则相火自宁，火既宁则无热伤元气，火乘土位之疾矣。一小儿甫周岁，项间结核，两臂反张，索败毒之药。余意此属肝经血燥，询之，果前患惊风，曾服朱砂等药。遂与六味地黄丸滋其肝血，数服而愈。一小儿项侧结核，痰盛发搐，服金石香燥之剂，手足筋挛。此肝血复伤，即急惊也。遂用加味小柴胡汤加钩藤钩、山栀、芎、归，六味丸料加五味、麦门而痊。一小儿每受惊，项间结核，发热减食，睡间四肢微抽。此肝木侮脾土也。用五味异功散加柴胡、升麻、钩藤钩，随愈。毕姻后，腿臂腕间结核，误服行气破血药，腿臂筋挛，肌体消瘦如瘵证。余考绩到京，用地黄丸生肝肾之血，佐以补中益气汤补脾肺之气而愈。一小儿耳前后结核，遇惊即痰盛咬牙，抽搐摇头，恪服香燥之药，

---

① 揞：四库本作"摊"。

以致慢惊而卒。

皂角子丸　治肝胆经风热，项胁两侧结核。

皂角子用仁，炒，二两　连翘八钱　当归　柴胡　芍药炒　山栀炒　川芎各一两　桔梗炒　龙胆草酒拌，炒黑　甘草炒。各四钱

上为末，米糊，丸绿豆大。量儿大小加减，滚汤下。

人参败毒散　治小儿风热瘙痒，顽核毒疮，或解脱衣裳，风邪所伤，恶风发热，胸膈生痰，头目不清。方见后。

九味柴胡汤　治肝经热毒下注，患便毒肿痛，或小腹胁间结核，凡肝胆经部分一切疮疡，或风毒恶核瘰疬。

柴胡炒　黄芩炒。各五分　人参　山栀炒　半夏　龙胆草炒　当归　芍药炒。各三分　甘草二分

上，水煎服。若肿痛赤色，元气无亏者宜用。溃后肿消痛止者不宜用。大凡肿硬不溃，溃后不愈者，因元气虚也，午前宜用四君、归、芪、升麻；午后宜用四君、芎、归、柴胡为主，佐以九味芦荟丸。若饮食少思者，宜用五味异功散专补胃气。若脓水清稀而见一切诸证，皆因血气内亏，但温补脾胃，饮食加进，血气化生，诸证自退。设治疮邪，是虚其虚也，祸不旋踵矣。

琥珀膏　治瘰疬不溃，或溃而不愈，变成漏证。

琥珀　木通　桂心　当归　白芷　防风　松香　朱砂　丁香　木香　木鳖子肉。各二两

上，先用琥珀、丁香、桂心、朱砂、木香为末，其余㕮咀。以麻油二斤六两，慢火煎至白芷焦黑，滤去渣，徐下黄丹一斤，以柳枝不住手搅至黑色，滴水捻软硬得中，却入琥珀等末，搅匀，于磁器盛之。用时取少许摊贴。

益脾清肝散　治肝火侮脾，饮食少思，发热或寒热往来，疮不能消散。方见后。

补阴八珍汤　治元气虚弱，不能溃敛，或内热、晡热，肌体消瘦。即八珍汤加酒炒黑黄柏、知母。

◎ 疮疥

〔海〕小儿经络蕴热，头面及身体生疮，四君子加栝楼根、桔梗

各半钱，煎服。〔汤〕小儿恶疮，天气温和，频与澡洗更衣，名曰外宜，亦不宜服药。小儿不得已而服药，此乃下法。若将养合宜，何疾可侵，更令乳哺有节，勿令过饱，其身乃如药树，此养生之理也。

〔汤〕恶疮方　频浴身安，外宜无病。

春用柳条荆芥　夏用枣叶槐枝　秋冬用苦参　俱煎汤洗浴。

加味羌活散　治小儿四气外搏肌肤，发为瘾疹，憎寒发热身痒。

羌活　前胡各一两　人参　桔梗　茯苓　甘草炙　川芎　枳壳麸炒　天麻各半两　蝉蜕去须　薄荷各二钱

上剉碎。每服三钱，水一盏，生姜三片，煎至六分，不拘时服。

当归饮子　治小儿心血凝滞，内蕴风热，发见皮肤遍身疮疥，或肿或痒，或脓水浸淫。

当归去芦　赤芍药　川芎　生地黄　蒺藜炒，去刺　荆芥穗　防风去芦。各一两　何首乌　黄芪去芦　甘草炙。各半两

上剉碎。每服四钱，水一盏，姜三片，煎六分，服无时。

胎毒疮疥，因禀胎热，或娠母饮食之毒、七情之火，初如干癣，后则脓水淋漓，或结靥成片。如发于两耳眉，或耳前后发际之间，属手少阳经。若发于四肢，属脾胃经。发于两胁，属肝经。发于额，属心经。发于脑，属膀胱经。发于颏颊，属肾经。当随各经所主，五脏胜负，及乳母食啖厚味，郁怒所传致而调治之，不可辄用化毒、犀角等丸，设元气复伤，转变他证，尤为难疗。一小儿遍身患之，服牛黄解毒丸皆愈，惟头结痂作痒出水。此禀肾经虚热。用地黄丸、解毒散而愈。一小儿患于发际之间作痒，诊其母有肝火，用加味逍遥散加漏芦，用牛黄解毒丸、解毒散而愈。解毒散一名托毒散。一小儿患于左耳发际，渐延上头作痒，此禀肝胆二经热毒。用柴胡清肝散，母子并服而愈。后不戒膏粱复发，脓水淋漓，右颊赤色，此胃经有热，先用清胃散，仍用柴胡清肝散治肝火，母子俱服，又用立效散、牛黄解毒丸而愈。一小儿两眉患之，延及遍身四肢为患，脓水淋漓，寒热往来。属肝脾积热。用清胃散、小柴胡汤、立效散而愈。后眉间复患，两目连劄，小便白浊。用四味肥儿丸、九味芦荟丸而愈。一小儿因乳母不戒七情厚味，患此久不愈。母用清胃、逍遥二散，子用牛黄解毒丸愈。后儿食甘味，眉间生疮，痒痛目劄。用四味肥

儿丸为主，佐以加味逍遥散、清胃散而愈。一小儿遍身患之，两胁为甚。子用四味肥儿丸、立效散，母用柴胡栀子散而愈。

牛黄解毒丸　治胎毒疮疖，及一切疮疡。

牛黄三钱　甘草　金银花一两　草紫河车五钱

上为末。炼蜜丸，量儿服。

立效散　治鬓疮、耳疮，及一切疮疖。

定粉末　松香末　黄柏末　黄连末　枯矾末。各一两

上，各另为末，用清油、烛油调搽。

敷药解毒散　治一切毒疮风疹痒痛。

大黄　黄柏　山栀　寒水石各等分

上为末。水调搽。若破而脓水淋漓，用当归膏或清烛油调，尤善。

柴胡栀子散发热　**四味肥儿丸**瘀　**九味芦荟丸**瘀　**金黄散**天疱疮

热毒疮疖，因乳哺过早，或嗜甘肥，脏腑积热，或母食膏粱厚味，或七情内火所致，当分脏腑所属之因，病之虚实，调其血气，平其所胜。如肝经实热，用柴胡清肝散，虚热用六味地黄丸。心经实热，用导赤散，虚热用补心汤。脾经实热，用泻黄散，虚热用补中汤。肺经实热，用泻白散，虚热用五味异功散。肾经热，用六味地黄丸。大凡手足冷者，属虚寒，手足热者，属实热，脉沉数有力，作渴饮冷，大便干实，此邪在里，宜内疏。若脉浮数有力，作渴饮冷，此邪在表，宜发散。若脉浮大，按举无力，或作渴饮汤，乳食少思，此真气虚而发热也，调理脾胃，其病自愈，切不可用寒凉之剂，复损真气。婴儿宜调治乳母为主。一小儿胁间患此，寒热如疟，小便频数。此禀肝火所致。先用柴胡清肝散，又用加味逍遥散而愈。后因乳母肝火动而复发，用加味逍遥散及八珍汤加牡丹皮、山栀，母子服之，并愈。一小儿腹间患此，发热便血，面黄少食，或作呕，或作泻，手足时冷，右关脉弦数。此脾土虚弱，肝火为患。先用五味异功散加升麻、柴胡、山栀，益肝气，清肝火，后用地黄丸滋肾水，生肝血而愈。一小儿腿内股患此，色赤不愈，发热，面色或赤或青。此禀肾阴不足，而木火炽盛。先用柴胡栀子散以清肝心，后用地黄丸以补肝肾而愈。一小儿肘间患此，作渴饮冷，右寸关脉数

而无力。此胃经积热，传于肺经也。先用泻黄、泻白二散，渐愈，后用五味异功散、四味肥儿丸而愈。一小儿嗜膏粱甘味，先患背胛，后沿遍身淋漓。此饮食之热而伤脾血也。先用清胃、泻黄二散而愈，但形气怯弱，用五味异功散而元气复。

诸疳疮疥，因脾胃亏损，内亡津液，虚火妄动，或乳母六淫七情，饮食起居失宜，致儿为患，当分其因，审其经而平之。如面青寒热，或白翳遮睛，肝经之证也。面赤身热，或作渴惊悸，心经之证也。面黄体瘦，或作渴泄泻，脾经之证也。面白咳嗽，或鼻间生疮，肺金之证也。面黧体瘦，或喜卧湿地，肾经之证也。婴儿宜调治乳母，若不审五脏胜负，形病虚实，妄行败毒，多致不救。

〔汤〕**傅疮药方**

剪刀草　黄连　苦参

上等分，为末。先洗净，次用麻油、轻粉调傅。

〔田〕疮癣治法，浸淫疮，宜用苦瓠散涂之。干癣，宜用羊蹄根绞自然汁，调腻粉涂之。湿癣，宜用青金散贴之。

苦瓠散　治小儿浸淫疮，渐展不止。

苦瓠二两　蛇蜕烧灰　蜂房微炒。各半两　梁上尘一合

上为细末。生油调，涂摊帛上贴。

青金散　治小儿湿癣、浸淫疮。

白胶香研，一两　轻粉半两　青黛二钱半

上研为细末。干糁疮上。

《秘录》治小儿风疹。白矾十二分，热酒熔化，马尾蘸酒涂。

〔山〕小儿头面烂疮。木耳春细，蜜调傅。又，冷水调平胃散傅，俱干则易之。

◎ **癍疹**

洁古云：癍疹之病，嫩肿于外者，属少阳相火也，谓之癍。小红靥隐于皮肤中者，属少阴君火也，谓之疹。癍疹并出，则小儿难禁，然首尾俱不可下，大抵安里药多，发表药少，小便秘则微疏之，身温者顺，身凉者逆，大忌外敷寒凉，内用疏导，无此二者，可保无虞。

葛根橘皮汤　治发癍烦闷，呕吐清汁，兼治麻痘等证。

葛根　陈皮　杏仁去皮、尖　麻黄去节　知母炒　甘草炙　黄芩各半两

上，每服二三钱，水煎服。

玄参升麻汤　治癍疹已发未发，或身如锦纹，甚则烦躁，语言，喉闭肿痛。

玄参　升麻　甘草

上，每服二三钱，水煎服。

化癍汤

人参　石膏　知母　甘草各二钱

上，每服二钱，水一盏，入糯米半合，煎六分，米熟为度，去滓，温服。

荆防败毒散即人参败毒散加荆芥、防风

人参败毒散　治疮疡邪气在表应发者，若憎寒壮热，项强脊疼，或恶心咳嗽，亦宜用之。

人参　茯苓　川芎　羌活　独活　前胡　柴胡　枳壳麸皮，炒　桔梗　甘草炒，等分

上，每服二三钱，水煎。

〔东垣〕**人参安胃散**　治癍疹因服峻厉之剂，脾胃虚热，泄泻呕吐，饮食少思等证。

人参一钱　黄芪炒，二钱　生甘草　炙甘草各五分　白芍酒炒，七分　白茯苓四分　陈皮三分　黄连炒，二分

上为末。每服二钱，水煎服。

犀角消毒散　治癍疹、丹毒发热痛痒，及疮疹等症。

牛蒡子　甘草　荆芥　防风各五分　犀角镑末，二分　金银花三分

上，水煎熟，入犀角，倾出服。

地龙散　治小儿风热瘾疹，状如伤寒，耳尖及手足冷。

地龙洗去土，半两，焙干　穿山甲半两，以皂角灰炒令黄　朱砂二钱，研细

上，前二味为细末，后入朱砂，一处再研和匀。每服一钱，用紫草煎汤调下，不拘时，量儿大小加减。

消毒饮咽喉　**清凉饮子**里热

治大人小儿瘾疹入腹即杀人方。

用芜菁子末，酒调服三钱，小儿加减。又，酒服牛膝末三钱，小儿减之。又，以盐汤洗了，按蓼子傅。

治风肿及瘾疹。

巴豆五十个，去皮，以水三升，煮取一升，以绵浸汤中，适寒温以拭病上，随手瘥。

治风疹入腹，身体强肿，舌干燥硬。

蔓荆子三两，为末，每用温酒调一钱。

治风疹痒不止。

酪五合，盐一两，二味相和，煎过，摩病处立瘥。

又方　蛇蜕皮一条，水一升，煎半升，鸡翎扫揩上即瘥。

又方　白矾五两为末，以酒三合，小便一升，煎如稀膏，以绵蘸药，于病上轻手揩之，令热彻入皮肤，须臾消尽。此方神奇，能治百计不瘥者。出《圣惠》。

◎ 黄水黏疮

〔薛〕小儿黄水黏疮，属肝脾二经风热积热所致，邪在表而痛痒者，轻则犀角消毒散，重则连翘防风汤。邪在内而大便秘者，轻则九味解毒散，重则大连翘饮。若头目不清，憎寒壮热，作渴便秘者，表里俱有邪也，加味清凉饮。若误服克伐之药，而致发热恶寒者，肺气伤也，用四君、桔梗、柴胡。发热呕吐，胃气伤也，用异功散。发热作泻，脾气虚也，用六君子汤，并加柴胡、升麻。余当随证裁之。

大连翘饮　治风毒、热毒，发热作痛，二便不利，表里俱实。方见胎肥胎怯

柴胡栀子散　治肝胆风热，生疮作痛发热，或疮破而脓水淋漓，或发寒热、晡热。方见瘟后余毒证治

犀角消毒散　治热毒积毒，发于肌表而头面生疮，或痛或痒者。方见瘟疹

荆防败毒散　治风热相搏，邪气在表，患疮疡之类寒热作痛者。

方见前

补中益气汤　治疮疡之类，过服败毒之药，致中气虚弱，发热或寒者。方见虚热

六君子汤　治疮疡脾胃虚弱，不能饮食，更或呕吐而疮不愈者。方见脾

九味解毒散　治热毒胎毒而发疮疡之类，未溃作痛者。

黄连炒　芍药　防风　甘草各三分　金银花　连翘各一分　当归八分　山栀四分　白芷六分

上作一剂，水煎，母子并服。

加味清凉饮　治热毒、积毒在内，患疮疡、大便不通而欲痛作渴者。

当归　赤芍药　甘草炙　大黄炒。各三分　山栀炒，三分　牛蒡子炒，杵，四分

上，水煎服。

人参消风散　治诸风上攻，头目昏眩，项背拘急，肢体烦疼，肌肉颤动，耳若蝉鸣，鼻塞多嚏，皮肤顽麻瘙痒[1]瘾疹，目涩昏困。

人参　白僵蚕　茯苓　防风　芎䓖　藿香　蝉蜕　厚朴姜制　羌活各三钱　荆芥穗　炙甘草　陈皮各五钱

上，每服一二钱，水煎。

连翘防风汤　治小儿肝脾风热时毒，头面生疮。

连翘研碎　防风　黄连　陈皮　芍药　当归　独活　白蒺藜炒，去刺　荆芥　茯苓　甘草　黄芩　牛蒡子炒，研。各等分

上，每服二钱，水煎服。

和肝补脾汤　治风热疮疹，脾土不及，肝木太过。

人参　陈皮　川芎各五分　山栀炒，四分　白术　茯苓　芍药各七分　柴胡　甘草炙。各三分

上，分二剂，水煎服。

益脾清肝汤　治肝脾风热疮，寒热体痛，脾胃虚弱。

人参　白术　茯苓　甘草　川芎　当归　黄芪各三分　柴胡　牡

---

① 痒：原脱，据修敬堂本补。

丹皮各二分

上，水煎服。

三黄散　治风热疳热生疮，水浸淫，脓流处，便湿烂。

松香　五倍子　黄连　黄丹　海螵蛸各一钱　轻粉　雄黄各少许

上为末。用莹肌散煎洗，渗之，干者油敷。

立效散

定粉　松香　黄柏　黄连　枯矾各一钱

上为末。用清烛油调搽。

◎ 头面疮

〔薛〕人身诸阳之气，会于首而聚于面，其有患疮痍者，因脏腑不和，气血凝滞于诸阳之经，或禀赋肾阴虚肝火，或受母胎毒，或乳母六淫七情，或食膏粱醇酒，或儿食甘肥厚味所致，其因不同，当各辨其经络，审其所因而治之。若发于目锐眦、耳前上颊抵鼻至目内眦者，皆属小肠经。发于巅及头角下颊耳后脑左右者，皆属胆经。发于颊前鼻孔及人中左右者，皆属大肠经。发于鼻之夹孔，下唇口及承浆、耳后颊车、耳前发际额颅者，皆属胃经。发于目内眦上额尖，至后脑项者，皆属膀胱经。既察其经，即当分治，若禀肾火者用六味地黄丸肾。胎毒者犀角消毒丸见前。食积疳者四味肥儿丸疳。乳母膏粱者东垣清胃散齿。至于诸腑受病，必兼诸脏，故患于额间属心经，发热饮冷者为实热，用导赤散心。发热饮汤者属虚热，用养心汤。左腮属肝经，或颈项劲强者为实热，用柴胡清肝散热。或咬牙顿闷者为虚热，用六味地黄丸。右腮属肺经，喘嗽饮冷者为实热，用泻白散肺。发热咳嗽者为火刑金，用人参平肺散嗽。鼻间属胃经，发热饮冷，大便黄硬者为实热，用泻黄散脾。发热饮汤，大便青白者为虚热，用异功散。患于颏及耳轮者属膀胱经，肾无实证，唯用地黄丸。若疮已溃，久而不愈，则当审其脏气之相胜，病邪之传变，而以调补脾胃为主。若因乳母遗热为患者，当先治其母，则儿病自愈也。

养心汤　治心气不足，虚热上攻而患疮疡者。

黄芪炒　白茯苓　半夏曲　当归　川芎　辣桂　柏子仁　酸枣仁炒

五味子_杵　人参各三钱　甘草炒，四钱

上，每服一二钱，姜枣水煎。为末服亦可。

牛黄解毒散　治胎毒头面生癞，或延及遍身，痒痛不安，浸淫不愈，及眉炼疮。

生甘草一两　牛黄五钱，膏粱之子必用之　金银花一两

上，各为末。每服二三分，乳汁调服。或用甘草煎膏为丸，芡实大。每一丸，白汤化服。外傅青金散亦可。

拔毒散　治证同前，及疥癞疮癣。

黄芩　黄连　白矾三味俱生用　雄黄各五钱　铜绿二钱，痒甚、加之松香

上，各另为末。干糁患处。或用油调搽。疥疮，宜加枯矾三钱。

〔**头疮**〕

小儿头疮，是六阳受毒热而攻头成疮也，若头上散成片，常常燥痒，毛发稀少，有类白屑，此因积热上攻，名曰秃疮。疮虽生于头，世人只知以药外傅得愈，不逾旬月，其疮又发，何为而然。盖头者，诸阳所会之处，《洪范》五行，火曰炎上。热毒上攻，两阳相灼，故疮生于头，法当解陈莝音剉之积热，导心经之烦躁，斯可矣。

〔**世**〕治久癞头。用黄连细末傅之。治年久癞头，内用苦参丸食后服之，外用苦参末油傅之，二月愈。

〔**丹**〕又方　用防风通圣散酒制，除大黄另研为末，再用酒拌，晒干为末。每一钱，水煎服，日四五服。至三十帖见效。

又方

川芎　片芩酒　芍药酒　陈皮各半两　白术酒　当归酒。各一两　天麻酒，七钱半　苍耳七钱半　黄柏酒　粉草酒　防风各三钱

上㕮咀。煎服，四五次服之，服过，睡片时。

小儿癞头。用烧红炭淬长流水令热，洗之，仍用芜荑子煎猪脂，去滓，用脂傅患处。

又法，用胡荽子、伏龙肝、悬龙尾、黄连、白矾为末，油调傅。

头疮方

猪油一钱，半生半熟　雄黄　水银各二钱半

上，研和匀，傅疮上。

又方　治小儿癞头，并身癞等证。用松皮烧灰、白胶香、枯矾、大黄、黄柏油调傅患处。又方，用腊月马脂油搽患处极效①。

〔简〕头疮。大笋壳烧灰，量疮大小，用灰调生油傅。又加腻粉佳。

《秘录》小儿头身诸疮。烧鸡卵壳和猪脂傅之。

〔世〕治癞头。

松香一两，干銚熔开，安在石上、候冷，取起轻轻研细　黑龙尾即屋尘垂挂者　黄丹各三钱　白芷半两　松树皮烧灰、存性　水银　雄黄　白矾各二钱

上为末。以血余入香油煎烂，调傅患处。

鳝攻头疮方

用败龟板酥炙，为末，以飞面少许和油调，涂顶上。留孔出毒，不可调太柔。

〔**面疮**〕

〔世〕治小儿面疮，通面烂，无全肤，脓水流漓，百药不效者。陈年腊猪油，不入盐者，傅之神效。

◎ 眉炼疮

〔薛〕眉炼者，谓小儿两眉间生疮如疥癣，当求其因而药之。盖眉属胆经，若原禀肝胆经热，或乳母肝胆经有热者，用柴胡栀子散。或乳母食厚味醇酒者，用加味清胃散。或乳母有郁怒者，用加味逍遥散。俱与乳母服，子亦饮少许，仍参前证主之。

〔田〕眉炼治法，用青金散傅之，如不愈，烧小麦存性，研细，好油调涂。

青金散　治小儿疥癣眉炼，或延及遍身瘙痒，或脓水淋漓，经年不愈。

松香二两　真蛤粉五钱　青黛二钱五分

上为末。用烛油调搽，或干糁之。或加轻粉、枯矾各三钱。以治前证及胎毒、疥癞，尤效。

---

① 效：原缺，据铜驼本补。

◎ 耳疮

〔丹〕小儿耳后月蚀疮，蚯蚓粪烧，以猪油和傅。胡粉、鸡清和傅。黄连末傅。竹叶烧末，猪脂和傅。

水银膏　治月蚀疮，多在两耳上及窍傍，随月虚盈。

水银二钱半　胡粉　松脂　黄连去须，为末，各半两　猪脂四两

上，先熬猪脂令沸，下松脂诸药末及水银搅令匀。磁盒盛。先以盐汤洗净疮，涂敷，日三五度。

胡粉散　治月蚀疮。

胡粉炒，微黄　白矾煅　虢丹煅　黄连净　轻粉各二钱　胭脂一钱　麝香少许

上末。先以温浆水入盐洗拭后掺药，如疮干，麻油调敷。

汤氏云：耳有五般，常出黄脓者为聤耳，出红脓者为脓耳，出白脓者为缠耳，痡臭者为五耳，耳内虚鸣出青脓者为震耳。证虽五般，病源一也，皆由风水入耳而因有积热上壅而成，若不早治，久则成聋，宜胭脂膏治之，仍服化痰退热等剂，即愈也。

蔓荆子汤　治内热，耳出脓汁。

升麻　木通　麦门冬　赤芍药　生地黄　前胡　甘菊　甘草　桑白皮　赤茯苓　蔓荆子各等分

上，用姜枣水煎，食后服。

清上散　治上焦风热，耳出浓汁，头面疮疖，亦治胎热眼睛肿赤，粪色稠黄，肚热啼哭，及身上红肿。

川郁金　甘草　北桔梗　天花粉　干葛　薄荷叶各等分

上为末，入蜜拌匀。白汤下三五七分或一钱。仍用艾叶煎浓汤，温浸足底，以引其热下行。

当归龙荟丸　治肝胆风热，耳中鸣，出青脓，名曰震耳，大便秘，小便黄。常服，宣通血气，调顺阴阳。

当归　龙胆草　柴胡各一两　青黛　胆星　大黄　芦荟各五钱　麝香五分　栀子　酒黄芩　酒黄连　黄柏各一两　木香二钱五分

上为末，炼蜜丸，小豆大。每服二十丸，姜汤送下。

清黄散　治耳出黄脓，名曰聤耳，内有风热，外为水湿所干，

酝久而成。

防风　滑石飞，五钱　甘草炙，一钱　栀子酒炒，三钱　藿香　酒黄连各二钱

上为末。白汤调二钱，食后服。

清心丹　治耳出红脓，名曰脓耳，及舌上生疮如杨梅状者。

黄连酒炒，三钱　滑石飞，六钱　甘草　辰砂飞，各一钱　薄荷六分　犀角镑屑，二钱

上为末。每服一钱五分，蜜拌，薄荷汤下，夜再服。

清白散　治肺热痰火上壅，耳出白脓，名曰缠耳，兼治咳嗽。

桑白皮蜜炒　地骨皮各三钱　甘草一钱　贝母二钱　寒水石煅，三钱　天花粉　酒芩　天门冬各一钱半

上为末。以蜜水调，食后服。或白通草煎汤下，尤妙。

交感丹　治耳中疳臭，名曰五耳，或怒气上逆，上下不得宣通，遂成聋聩。

香附子童便浸透，炒，三钱　茯神　黄连各二钱　桂心　甘菊花各一钱

上为末。每服一钱五分，灯心汤下。

禹余粮丸　治聤耳出脓水。

禹余粮煅，醋淬，七次　海螵蛸去背上硬骨　百草霜　伏龙肝各二钱五分　大附子去皮、脐，生用，一枚

上，末。以绵裹如员眼核大，安耳内，日再易之。如不瘥，乃有虫也。

龙骨散　治诸脓耳。

枯矾　龙骨　胭脂胚各一钱　麝香少许

为细末。以绵裹杖子，拭去耳中脓，再吹一字入耳中，日再。加海螵蛸一钱，尤妙。

羊角散　治耳内脓汁不干。

山羊角，烧存性，为末。每吹二三分入内，一日二次。三日全瘥。

滋阴地黄丸　治耳虚鸣，脓汁不干，肾阴不足。

熟地黄一两　白茯苓四钱　山茱萸五钱　甘菊四钱　牡丹皮四钱

何首乌黑豆、蒸三次　黄柏各四钱

上为末，炼蜜丸，梧子大。每三五十丸。

白蔹散　治小儿冻耳成疮，或痒或痛。

黄柏　白蔹各半两

上为末。先以汤洗疮后，用生油调涂。

◎ 口疮

〔曾〕口疮一证，形与名不同，故治法亦异。有发于未病之前，有生于已病之后。大抵此疾不拘肥瘦，有血气盛者，又加将养过温，或心脾二经有热，或客热在胃，熏逼上焦，而成其疮。此为实证，宜宣热拔毒，使无炎炽，自然作效，可用当归散加升麻、干葛、黄芩，水姜葱灯心煎服，及投牛蒡汤、拔毒饮、木通散，点以消黄散。若口内白烂于舌上，口外糜溃于唇弦，疮少而大，不甚为痛，常流清水，此因脾胃虚热上蒸，内已先发、而后形于外，宜百解散疏表，当归散水姜枣煎服，和胃气，理虚热，次投牛蒡汤、三解散，涂以绿袍散、立效饮、黄金散，或投天竺黄散、地黄膏。若疮生于口角，是脾有积热，才开口，则燥痛，饮食多难，甚至再有外风吹着，便觉坼裂，微有清血，谓之燕吻疮。治法同前药饵，轻者用甑盖上炊流汁涂之，亦验。有口唇下成小片赤烂，此因饮食腻汁，淋漓不洁，盖以婴儿皮肉脆嫩，浸渍成疮，及有风热乘之，名曰承浆疮，又谓之疳蚀疮，其所因者一也。治法同前证内药剂。有无故口臭糜溃而不成疮，或服凉剂，或涂末药不能疗者，此名元焦。故《叔和脉诀》曰：阴数脾热并口臭。是脾家有虚热上攻于口，宜服回阳散，儿大者用黑锡丹，早食前新汲水入盐少许，调匀送下，以正元气，及参苓白术散、调元散服之，以立效饮、黄金散干点溃烂处，或用蒸蜜同熟水调点舌上，令其自化，咽下无妨，仍忌毒物。

当归散潮热　**牛蒡子汤**咽喉

拔毒饮　解风热毒气上攻头项，浮肿作痛，发惊。又治发癍。

天花粉去粗皮，一两　生地黄净洗　白芷　当归尾酒洗　桔梗剉片，蜜水、炒过　甘草五味各半两上剉。每服二钱，水一盏，煎^①七分，无时，温服。

木通散淋　**消黄散**舌　**百解散**惊　**三解散**潮热　**绿袍散**舌

立效饮　主口内、牙根、舌上、发疮作痛，致语言饮食不便。

净黄连一两　北细辛去叶，二钱半　玄明粉二钱

上细剉，或晒或焙，为末，仍同玄明粉乳钵内杵匀。每用一字，干点患处。或以一钱，新汲井水调涂疮上。儿小者畏苦不肯点咽，用蜜水调傅患处，令其自化。咽痛，茶清调下。

黄金散　解口内舌上疮毒。及治痘疮后目生翳膜。

黄柏去粗皮，用生蜜润透，烈日晒干，再涂蜜晒，几十数次　粉草二味各一两

上剉研为细末。治口疮，用药末干点患处，或用麦门冬熟水调点舌上，令其自化。若痘疮后目生翳膜，汤疱澄清，无时，频洗，仍投糖煎散、柿煎散二药。

天竺黄散　主上焦风热，口鼻生疮，两目赤肿，咽膈不利，涎壅、滞气不通畅，惊搐烦闷，神思昏迷。

天竺黄　郁金无，山栀仁代　茯神去皮根　甘草四味各半两　硼砂牙硝　白芷　川芎　僵蚕去丝　枳壳麸炒微黄。各二钱半　朱砂水飞，二钱　麝香一字　蝉壳十五枚，洗，去泥土嘴足

上，除硼砂、牙硝、朱砂、麝香四味，乳钵细杵，余九味焙干为末，同入乳钵内，再杵匀。每服半钱或一钱，温薄荷汤无时调服。或麦门冬汤。

地黄膏　治口内舌上生疮作痛，饮食难进，昼夜烦啼。

山栀仁　绿豆粉各一两半　粉草六钱

上，或晒或焙，为末，用生地黄烂杵取汁一两半，好蜜一两半，以薄瓦器盛，在铜铫中水煮成膏，稠糊相似，候冷，亭分入前药末，同在乳钵内再杵匀，丸茨实大。每以一丸至二丸，麦门冬熟水无时化服。儿大者每用一丸，纳口内含化，或以新汲水调点舌上。

回阳散吐泻　**黑锡丹**大科头痛　**参苓白术散**不能食　**调元散**解颅

〔薛〕诸疳口疮，因乳哺失节，或母食膏粱积热，或乳母七情

①　煎：原脱，据四库本补。

郁火所致。其证，口舌齿龈如生疮状，若发热作渴饮冷，额间色赤，左寸脉洪数者，此属心经，先用导赤散清心火，次用地黄丸滋肾水。若寒热作渴，左颊青赤，左关脉弦洪者，属肝经，先用柴胡栀子散清肝火，次用六味地黄丸生肝血。若两腮黄赤，牙龈腐烂，大便酸臭，右关脉洪数，按之则缓者，属脾经，用四味肥儿丸治脾火，以五味异功散补脾气。若发热咳嗽，右腮色赤，右寸脉洪数，按之涩者，属肺经，先用清肺饮治肺火，次用五味异功散补脾胃。若发热作渴，两颊黧色，左尺脉数者，属肾经不足，先用六味地黄丸以生肾水，次用补中益气汤以生肺气。又有走马疳者，因病后脾胃气血伤损，虚火上炎，或痘疹余毒上攻，其患甚速，急用铜碌散、大芜荑汤，轻则牙龈腐烂，唇吻腮肿，重则牙龈蚀露，颊腮透烂。若饮食不入，喘促痰甚，此脾胃虚而肺气败也。颊腮赤腐，不知痛者，此胃气虚甚而肉死也。并不治。

经云：手少阴之经通于舌，足太阴之经通于口，因心脾二经有热，则口舌生疮也。当察面图部位，分经络虚实而药之。若元气无亏，暴病口生白屑或重舌者，用乱发缠指，蘸井花水揩之，或刺出毒血，以①柳花散傅之，上若②肿胀或有疱者，并令刺破，敷前散，或以青黛搽之，刺后又生，又刺。若唇吻坼裂者，用当归膏调柳花散敷之。若元气亏损，或服寒凉之药，或兼作呕少食者，此虚热也，用五味异功散加升麻、柴胡。若泄泻作渴者，脾胃虚弱也，用七味白术散。若腹痛恶寒者，脾胃虚寒也，用六君、姜、桂。若因母食酒面煎煿者，用清胃散。若因母饮食劳役者，用补中益气汤。肝脾血虚者，用加味逍遥散。郁怒内热者，用加味归脾汤，母子并服。若泥用降火，必变慢脾风矣，仍参吐舌弄舌治之。凡针重舌，以线针直刺，不可横挑，恐伤舌络，致言语不清也。

〔东垣〕**清胃散** 治胃经有热，齿牙作痛，或饮冷作渴，口舌生疮，或唇口肿痛，焮连头面，或重舌马牙，吐舌流涎。若因服克伐之剂，脾胃虚热，口舌生疮，或弄舌流涎，或呕吐困睡、大便不实

---

① 以：原作"敷以"二字，据修敬堂本删"敷"字。
② 若：原作"以"，据修敬堂本改。

者，用五味异功散。

升麻五分　生地黄四分　黄连　牡丹皮各三分　当归梢四分

上，水煎服，婴儿母亦服。

清热消毒散　治实热口舌生疮，及一切疮疡肿痛，形病俱实者。

黄连炒　山栀炒　连翘　当归各五分　川芎　芍药炒　生地黄各六分
金银花一钱　甘草二分

上，水煎服，婴儿母同服。

四君子汤　治脾气虚热，口舌生疮，或但胃气复伤，饮食少思，或食而难化，若作呕泄泻，尤宜用之。如兼痰嗽气逆，肢体倦怠，面目浮肿，宜用六君子汤。

六君子汤　治脾胃气虚，吐泻不食，肌肉消瘦，或肺虚痰嗽，喘促恶寒，或惊搐口直口噤诸证。二方见不能食。

五味异功散　治脾胃虚热，口舌生疮，或因误服克伐之剂，脾胃复伤而口舌生疮，或弄舌流涎，吐泻不止，饮食少思，或惊搐痰嗽，睡而露睛，手足并冷。若母有病致儿患者，子母并服。方见

柳叶散　治热毒口疮。

黄柏炒　蒲黄　青黛真正者　人中白煅。各等分

上为末。敷之。

〔简〕**如圣散**　治小儿口疮，不能吃乳者。江子一粒或二粒，研烂不去油，入朱砂、黄丹，傅纸绢上，少许剃开小儿囟门，贴在囟上，如四边起粟米疱，便用温水洗去药，恐成疮，更用菖蒲水洗，其效如神。

〔世〕**南星膏**　治口疮小儿难用药。以大天南星去皮，取中心龙眼大为末，却用酸醋涂脚心，甚妙。

〔千〕治小儿口疮饮乳不得。以白矾如鸡子大，置醋中，涂儿足底，二七次即愈。

〔无〕**牡蛎散**　治小儿口疮。

牡蛎煅通红，取出、候冷，研细，纸裹，入土中七日、出毒，三钱　甘草炙，为末，一钱

上，和匀。时时挑少许掺口中，或吐，皆无害。

〔田〕口疮治法，乳母同儿宜服洗心散、泻心汤，后用黄柏末研

细糁之。泻心汤方，黄连一味，为末，蜜水调，不可煎。

〔汤〕治口疮验方

黄柏蜜炙赤，半两　青黛一分

上二件，为末。频糁口内愈。

〔斗〕口疮，服凉药不愈者，此中焦气不足，虚火泛上，宜附子理中汤。

◎ 腮痛

〔薛〕腮属足阳明胃经，其生痛者，多因儿食甘甜厚味，脾胃积热所致，亦有乳母郁怒，儿受其患者。若因热积于内，二便不通者，用凉膈散。风邪相搏，二便如常者，用漏芦汤。胃经风热，或兼咽喉肿痛，用升麻防风汤。若禀赋阴虚火动，颏间或两耳内生疮，或出脓不止者，宜用地黄丸。若因乳母肝火乘脾，用加味逍遥散。脾经郁热，用加味归脾汤。膏粱积热，用东垣清胃散。脾胃风热，用清咽利膈汤。仍参口疮治之。

升麻防风汤　治胃经实热，咽痛，口燥，腮痛等证。

升麻　防风　黄柏炒　茯苓　芍药炒　陈皮各五分　连翘　当归各七分

上，每服二钱，水煎，仍量大小用之。

清咽利膈汤　治心脾蕴热，或咽喉腮舌肿痛。

玄参　升麻　桔梗炒　甘草炒　茯苓　黄连炒　黄芩炒　牛蒡子炒，杵　防风　芍药炒。各等分

上，每服一二钱，水煎。

《本事方》治小儿毒气攻腮，赤肿可畏者。

皂角去核，二两　天南星生用，二钱　糯米一合

上为细末。姜汁调涂，立效。

◎ 臂痛

〔薛〕臂痛之证，当分经络所属，受证之因而治之。上廉属手阳明经，下廉属手太阳经，外廉属手少阳经，内廉属手厥阴经，内之上廉属手太阴经，内之下廉属手少阴经，或经络热郁，风邪外干，

气血有乖，即生痈毒。若因心经有热者，导赤散加黄连。心包络有热者，柴胡栀子散。肺经有热者，泻白散。大肠经有热者，大连翘饮。焮肿作痛者，气血凝结也，用仙方活命饮。肿痛不消者，欲作脓也，用托里消毒散。脓熟不出者，气血虚也，用托里消毒散。脓出反痛者，气血虚甚也，肌肉不生者，脾胃气虚也，用五味异功散。不可外傅生肌散，恐反助其邪而肌肉难长也。

白芷升麻汤　治手阳明经分，臂上生疮。

白芷　升麻　桔梗各一钱　黄芪炒　黄芩酒炒。各二钱　生黄芩五分　红花　甘草炙。各五分

上，水酒半钟煎，食后温服。

大连翘饮即大连翘汤　治肺热生疮。

连翘　瞿麦　荆芥　木通　赤芍药　当归　防风　柴胡　滑石　蝉壳　甘草炒　山栀子　黄芩各等分

上为末。每服二钱，加紫草，水煎服。大便不通，量加大黄。

◎ 腋痈

〔薛〕腋痈属足少阳手少阴手厥阴三经，小儿患之，多禀赋肝火所致。初起先用活命饮。次用柴胡栀子散。五七日间作脓焮肿作痛者，亦用活命饮杀其大势，虽溃亦轻而易敛。若脓已成，用托里消毒散。已出用托里散。如有变证，当随证治之。

◎ 胁痈

〔薛〕胁肋者，足厥阴、少阳之经，相火之司也，乃木之主，肝胆之气不平，则风火内搏，荣逆血郁，热聚为脓，而痛肿之所由生也。亦有禀赋母气肝胆之热，恚怒之火而致。然初患焮肿作痛者，宜用柴胡栀子散。未消者，用仙方活命饮。其热既杀而肿不消者，则必成脓也，乃用托里消毒散。其脓既成，以代针膏决之，仍用托里散自愈。若脓出而痛止肿消，则不必用药也。

加味归脾汤　治小儿因乳母忧思郁怒，胸胁作痛，或肝脾经分患疮疡之证，或寒热惊悸无寐，或便血盗汗，疮口不敛等证。

人参　黄芪炒　茯神去木　甘草炒　白术炒。各一钱　木香五分　远

志去心　酸枣仁　龙眼肉　当归　牡丹皮　山栀炒。各一钱

上，水煎，乳母服，儿亦服之。

小柴胡汤　治肝胆经分一切疮疡发热潮热，或饮食少思。加山栀、牡丹皮，名加味小柴胡汤。方见发热。

柴胡清肝散　治肝经风热，或乳母怒火患一切疮疡。见肝热。

栀子清肝散一名栀子柴胡散　治三焦及足少阳经风热生疮，或发热耳内生疮作痒，或出水疼痛。见肾热。

◎ 腹痛

〔薛〕腹痛者，患于脐下或傍二寸许，属脾经。近胁、属胆经。盖因脾经阴虚气滞血凝，或因脾虚饮食积热所患，若焮肿作痛者，泻黄散。坚硬肿痛者，清胃散。肿痛便秘者，清凉饮。如此而仍痛者，瘀血凝滞也，活命饮。既用此药而不消，则内欲作脓也，用托里消毒散。若脓出而痛不减者，毒未解也，亦用前药。若脓出而反加痛，及脓水清稀者，气血虚也，用参芪托里散。若食少体倦者，脾气虚也，用五味异功散加当归、柴胡、升麻。晡热内热者，脾血虚也，用四君、当归、丹皮。如有他证，当随证治之。

◎ 臀痛

〔薛〕臀痛属膀胱经湿热，或禀赋阴虚。若肿硬作痛，用内托羌活汤。微肿微痛，用托里消毒散。若初起大痛，或五日之间，似消不消，似溃不溃者，先用仙方活命饮，后用托里消毒散。若已溃食少体倦，疮不生肌，脾胃虚弱者，用五味异功散加柴胡、升麻。禀赋阴虚，小便数而不敛者，加减八味丸。气虚久不生肌收口，用豆豉饼及补中益气汤培养元气。若用解热攻毒，及敷围寒凉之剂，则气血受伤，必成败证矣。

内托羌活汤　治尻肾生痛，坚硬肿痛。

羌活　黄柏酒制。各一钱　防风　藁本　当归尾各五分　肉桂　连翘　甘草炙　苍术　陈皮各三分　黄芪八分

上，作二剂，水一钟，入酒一杯煎，空心服。

◎ 腿痛

〔薛〕腿痛之证，所主之经不同，而所治之法亦异。发于内侧者，属肝脾二经，发于外侧者，属胆胃二经。漫肿坚硬者，元气虚弱也，用内补黄汤。肿势高焮者，元气未虚也，用内托柴胡黄芪汤，外并用隔蒜熨法。若瘀血凝滞而不消，或不作脓者，用活命饮。血气虚弱而不能溃，及不生肌肉者，用托里散。此其梗概云尔。一小儿腿内侧前焮患毒，溃后肿硬色黯，脓清不敛，面色青黄。此脾虚肝旺，兼寒邪袭于患处也。当壮元气为主，先用异功散加柴胡、升麻，及葱熨法，脾气渐复，患处渐愈，佐以八珍汤、豆豉饼而愈。一小儿腿外侧痛肿，肉色如故，用托里消毒散二剂而肿始赤，又四剂而肿赤亦退，又六剂溃而脓出清稀，食少体倦，用异功散加芎、归，仍用托里散补其元气而愈。一小儿漫肿坚硬，肉色不变，此阳气虚而不能成脓也，用托里散、如圣饼，肿起色赤，用托里消毒散，而脓成，针之，用八珍汤加肉桂渐愈。因伤食吐泻，患处夭白，饮食少思，先用六君、干姜，次用八珍汤及葱熨法而愈。一小儿患此久不愈，脓水清稀，面色萎黄，腹大青筋，此脾气虚，为肝所侮也。朝用补中益气汤，夕用五味异功散，元气稍复，乃佐以四味肥儿丸及葱熨之法，两月余而愈。一小儿腿外焮肿一块，服消毒之药，其肿益甚，肢体羸瘦，饮食少思，更加作痛。余曰先肿而后痛者，形伤气也，先痛而后肿者，气伤形也。当补接阳气。不信，仍投疏泄之药，后果殁。《机要》云：荣卫之气充满，抑遏不能行，故闭塞气血，腐而为痛者，当泄之，以夺盛热之气。若人饮食疏，精神衰，气血弱，肌肉消薄，故荣卫之气短促而涩滞，故寒搏腠理，闭郁而为痛者，当补之，以接虚怯之气，信矣！

◎ 肺痛

齐氏云：肺痈肺痿，因脾肺气虚，腠理不密，外邪所乘。或母食辛辣厚味，遗热于儿。或儿有病，过于汗下，内亡津液，虚火烁肺。或服克伐之药，亏损脾胃，不能生肺金。其证恶风咳嗽，鼻塞项强，呼吸不利，甚则四肢微肿，咳唾脓血，若吐臭秽，胸中隐痛，脉数而实者为肺痈，咳唾涎沫，脉数而虚者为肺痿。恶寒喘嗽者，寒邪内蕴也，小青龙汤。咳唾脓秽者，肺痈内溃也，桔梗汤。窃谓前证若喘咳短气者，脾肺气虚也，五味异功散。咳唾脓痰左尺脉数而无力者，肾气虚也，六味地黄丸。咳唾脓痰右关脉数而无力者，脾气虚也，七味白术散。若发热喘嗽，唾脓，不食者，脾肺虚甚也，难治。大要，补脾肺，滋肾水，为善。仍审五脏相胜，乳母七情，后证仿此。

小青龙汤　治伤风冒寒，咳嗽喘急，肺胀胸满，鼻塞流涕，或干呕热咳，或作渴，或作噎，或小便不利，或小腹胀满。此仲景之法，审有是证，用之及时，殊有良验。

麻黄去节　赤芍药　半夏各七钱　细辛　干姜炮　甘草炙　桂枝各三钱　五味子半两，杵　附子二钱脉浮，不用

上，每服二钱，水煎。

桔梗汤　治咳嗽，脓血腥秽，已成痈证。

桔梗炒　贝母去心　知母炒　桑白皮炒　枳壳各一钱　地骨皮　瓜蒌仁　薏苡仁　杏仁杵。各五分　当归　黄芪炒。各一钱　五味子杵，炒　百合炒。各一钱五分　防己一钱　甜葶苈炒，五分

上，每服二三钱，水煎服。

升麻汤　治肺痈，脓血秽臭，胸乳皆痛。

升麻　桔梗炒　薏苡仁　地榆　条芩炒　牡丹皮　芍药炒　甘草各等分

上，每服二三钱，水煎。

排脓散　治肺痈，此方排脓补肺。

黄芪盐水拌，炒　白芷　人参　五味子炒，研。各等分

上为末。每服一二钱，蜜汤调下。

射干汤　治胃脘痈吐脓血。

射干去毛　栀子仁　赤茯苓　升麻　赤芍药一两三钱　白术五钱

上，每服三五钱，水煎，入地黄汁少许再煎，服。

人参平肺散　治心火克肺金，传为肺痈，咳嗽喘呕，痰涎壅盛，胸膈痞满，咽嗌不利。

人参　陈皮　甘草　地骨皮　茯苓各一钱　知母炒，七分　五味子炒　青皮　天门冬去心，四分　桑白皮炒，一钱

上，每服二三钱。

参芪补脾汤　治肺痈，脾气亏损，咳吐脓涎，或中满不食，必服此药补脾土以生肺金，否则不治。

人参　白术各二钱　黄芪炒，二钱五分　茯苓　陈皮　当归各一钱　升麻三分　麦门冬七分　桔梗炒，六分　甘草炙，五分　五味子杵，四分

上，作三服，姜枣水煎。

人参补肺汤　治肺证咳喘短气，或肾水不足，虚火上炎，痰涎壅盛，或吐脓血发热，小便短涩。

人参　黄芪炒　白术　茯苓　陈皮　当归各一钱　山茱萸　干山药　五味子杵　麦门冬去心　甘草炙　熟地黄自制　牡丹皮各五分

上，每服五钱，水煎服。

◎ 肠痈

张仲景云：肠痈之证，因饮食积热，或母食辛热之物所致。小腹按之则痛，小便数似淋，腹急，恶寒，身皮甲错，或自汗恶寒，若脉迟紧，未有脓者，用仙方活命饮以解其毒。脉洪数，已有脓者，服太乙膏以下其脓。小腹疼痛，小便不利者，脓壅滞也，牡丹皮散主之。

窃谓，经云：肠痈为病，不可惊，惊则肠断而死。故坐卧转侧之间，须令徐缓，时少饮薄粥，及用八珍汤固其元气，静养调理，庶可保也。

大黄汤　治肠痈，小腹坚肿，按之则痛，肉色如常，或焮赤微肿，小便频数，汗出憎寒，脉紧，脓未成也，急服之。

大黄炒　朴硝各一钱　牡丹皮　瓜蒌仁　桃仁去皮、尖，各二钱

每服二三钱，水煎。

薏苡仁汤　治肠痈腹中痛烦躁不安，或胀满不食，小便涩滞。

薏苡仁　牡丹皮　桃仁各三两　瓜蒌仁四两

上，每服四钱，水煎。

桃仁汤　治肠痈腹中痛，烦躁不安，壅痛，大便闭涩。亦有绕脐生疮者，但用此药无妨。

桃仁　大黄炒　牡丹皮　芒硝　犀角镑　冬瓜仁研。各二钱

上，水煎，入犀角末服。

牡丹皮散　治肠痈腹濡而痛，时下脓汁，或下血。

牡丹皮　人参　天麻　白茯苓　黄芪炒　薏苡仁　桃仁　白芷炒　当归　川芎　官桂　甘草各五分　木香二分

上，每服三五钱，水煎。

◎ 便毒

〔薛〕便痈因肝火、肝疳，或禀肝经热毒。若初起肿硬作痛者，先用龙胆泻肝汤一二剂。肿痛不减，用仙方活命饮二剂。五七日不减，肿尚硬，亦用前二药各一剂。如不消，或更痛，欲成脓也，用活命饮一剂，却用托里消毒散加柴胡、山栀一二剂。若脓已成而不溃者，血气虚也，用托里消毒散 [①] 一二剂。脓已溃而痛不止者，毒气不解也，用活命饮一剂。若脓已出而反痛者，血气虚也，用内补黄芪汤。脓已溃而发热烦躁者，气虚血脱也，用当归补血汤。脓已溃而恶寒发热者，血气俱虚也，用十全大补汤。脓已溃而恶寒者，元气虚也，用补中益气汤。脓已溃而不生肌者，脾气虚也，用六君子汤。若禀赋怯弱，或因饮食劳倦而为患者，恒用补中益气汤加射干自消。设使不分经络，不别虚实，概行攻伐，亏损气血，则轻者难治，重者必变瘵证，甚至不起。

龙胆泻肝汤疝　**仙方活命饮**见前　**托里消毒散**见前

内补黄芪汤薛制　治溃疡脓水出多，或过服败毒之剂，致气虚血弱，发热无寐，或兼盗汗内热，或不生肌。

黄芪炒，二钱　人参　白术炒　茯苓　陈皮　当归各一钱半　酸枣仁炒，一钱　五味子杵　甘草炒。各五分

上，水煎，徐徐服。

当归补血汤虚热　**清心莲子饮**淋　**补中益气汤**虚热　**十全大补汤**汗

◎ 囊痈

〔薛〕囊痈属肝经湿热，或禀胎肝热所致。初起肿痛，小便赤

---

① 散：原脱，据本候"热毒疮疡"条本方补。

涩者，湿热壅滞也，先用龙胆泻肝汤。如不消，用仙方活命饮。若肿痛数日不止，欲作脓也，用托里消毒散。若肿未溃而小便不利者，毒气壅滞也，当分利之。脓已成而小便不利，毒气未解也，当针泄之。脓出而反痛者，气血虚也，当补益之；若元气无亏，虽阴囊悉溃，睾丸悬露，亦不为害。若乳母恚怒，令儿患此者，加味逍遥散。肝经气血虚者，八珍散、加味柴胡、山栀，俱加漏芦，子母并服。

托里清肝散

人参　黄芪炒　当归　川芎　芍药炒　白术　茯苓　金银花　白芷炒　甘草炒　连翘　柴胡各七分　山栀四分

上，每服二三钱，水煎。

钱氏蚯蚓散　治肾子肿硬。先用葱椒汤煎洗，次以干蚯蚓粪津唾调敷。须避风冷湿地。世传治小儿阴囊肿大。用甘草煎浓汁，调蚯蚓粪涂之，立效。

山药膏　治两拗及小腹肿痛或痒。用山药研烂，频敷患处，干则易之。

◎ 脚冻疮

〔薛〕足指冻疮，因受禀虚怯，故寒邪易乘，气血凝滞，久而不愈，则溃烂成疮。治法，须壮脾胃，温气血，则死肉自溃，良肉自生。若骨脱筋连者，宜急剪去，否则毒延脚面而死。盖肢末之处，气血难到，又为外邪遏绝，则气血不能运行，若用汤烫火烘，其肉即死而不仁，至春必溃腐脱落。元气无亏，虽患无害，如外敷寒药，内服消毒之剂，则元气受伤，必成败证。凡初冻时热手频熨之为妙。北方冻耳，莫误以手触之，其耳即落，大寒能裂肤堕指，信然。

汤氏生附散　治烂脚疮。用生附末，面水调敷之，愈。

白蔹散

用白蔹一两，黄柏炒黑，五钱为末，干掺患处。

◎ 汤火疮

〔薛〕汤火之证，若发热作渴，小便赤涩者，内热也，用四物加山栀、连翘、甘草。若肉未死而作痛者，热毒也，用四君加芎、归、山栀、连翘。若肉已死而不溃者，气血虚也，用四君加当归、黄芪，外傅当归膏，或柏叶末蜡油调搽至白色，其肉自生。若因烟熏将死者，以生萝卜汁灌之即苏。若饮食后被汤火所伤，发热腹胀，恶食发搐变证者，当参食积惊搐门治之。

神效当归膏 治汤火等疮，不问已溃未溃，肉虽伤而未坏者，用之自愈，肉已死者，用之自溃，新肉易生，搽至肉色渐白，其毒始尽，生肌最速。盖当归、生地黄、麻油、二蜡，皆主生肌止痛，补血续筋，与新肉相宜。

当归 生地黄各一两 麻油四两 黄蜡一两，白者，止用五钱

上，先将当归、地黄入油煎枯，去滓，将蜡溶化，候冷搅匀，即成膏矣。用涂患处，将细纸盖之。发背痈疽杖疮溃烂，用之尤效。凡死肉溃烂将脱，止有些须相连者，宜用利刀剪去，盖死肉有毒，去迟则伤新肉，死肉去尽，尤宜速贴，盖新肉最畏风寒，不可忽也。

乳香定痛散 治伤损，一切疮疡溃烂疼痛。

乳香 没药各五钱 滑石一两 冰片一钱

上为细末。搽患处，痛即止。

猪蹄汤 治一切痈疽、杖疮溃烂，消肿毒，去恶肉，润疮口。

白芷 黄芩 当归 蜂房蜂儿多者、为佳 羌活 赤芍药 生甘草各五钱

上，用猪蹄一只，水四五碗，煮熟，去油渣，取清汤入前药煎数沸，去渣，温洗，随用膏药贴之。

治汤火所伤方

用黄蜀葵花浸油内，以油傅患处。或收黄蜀葵花晒干碾末，香油调敷亦可。

又方

用定粉碾极细末，腊月猪脂调敷患处。

又方

上，用蓖麻子肉碾烂，入蛤粉等分，如干，再入香油些少调搽患处。

◎ 翻花疮

〔薛〕翻花之证，由疮疡溃后，风寒袭于患处，或肝火血燥生风，或乳母肝火生风，必致疮口胬肉突出如菌或如指，大小长短不同。如风邪乘袭者，先用补中益气汤加防风、天麻。风寒凝滞者，先用十宣散加羌活、天麻。儿，肝火生风者，先用加味逍遥散加天麻、羌活。母，肝火生风者，先用加味小柴胡汤，次用加味逍遥散加漏芦、天麻。其风邪所乘，外用豆豉饼。风寒所凝，外用葱熨法，更用太乙膏护疮口。突肉不消，更以藜芦膏涂之。如疮口不敛而恶寒发热者，元气虚也，用补中益气汤。晡热、内热者，气血俱虚也，用八珍汤倍加参、芪。食少难化者，脾气虚也，用五味异功散。若饮食少思，大便不调，或肌肉消瘦，小便澄白者，此兼肝脾疳证也，用九味芦荟丸以清肝火，用五味异功散以补脾气，外仍用熨治之法。

藜芦膏　治疮口胬肉凸起，或出二三寸肉者。

藜芦不以，多少为末，以生猪脂擂和。搽凸胬肉上。

◎ 多骨疽

〔薛〕多骨疽，由疮疡久溃，脾胃亏损，气血不能营于患处，邪气陷袭，久则筋烂骨腐，故骨脱出，非禀胎所有也。当补脾胃，壮元气，内用大补汤、地黄丸，外以附子饼、葱熨法，祛散寒邪，补接元气，则骨自脱，疮自敛，若用克伐之剂，复伤真气，鲜有不危。婴儿患之，当调补乳母，外用葱熨，以岁月除之，尤不可用追蚀之药。

◎ 漏疮

〔薛〕漏疮之证，因禀气血不足，或久病血气虚弱，或儿肝脾食积内热，不能生肌，或乳母七情不和，脾气不能收敛。当审其所因，调补元气，佐以如圣饼、葱熨之类为善。若用流气、破血、追蚀等药，反为败证矣，余当参各门主之。

集之四·心脏部二

痘疮上

◎ 溯源

钱氏曰：夫胎在腹中，月至六七，则已成形，食母腹中秽液入儿五脏，食至十月，即秽液满胃，至生时，儿口中犹有不洁，产母以手拭净，则无疾病，俗以黄连、汞粉，下其脐粪之秽。此亦母之不洁余气入儿脏中，本先因微寒，又遇风寒，邪气相搏，而成痘疹也。未出欲作之时，热动五脏，则五脏之证先见，初欲病时，先呵欠顿闷惊悸，乍凉乍热，手足冷，面腮颊赤燥，咳嗽喷嚏，此五脏证俱见也。呵欠顿闷者，肝也。时发惊悸者，心也。乍凉乍热、手足冷者，脾也。面赤、腮颊赤、咳嗽喷嚏者，肺也。惟肾无候，以在府^①下不能食秽故也。凡疮疹乃五脏毒，若出归一证，肝水疱，肺脓疱，心为癍，脾为疹，肾虽无证，其候恶者，疮变倒靥而黑陷，则归肾也，此由不慎风冷而不能食，内虚所致也。东垣曰：癍疹始出之证，必先见面燥腮赤，目胞亦赤，呵欠顿闷，乍热乍凉，咳嗽喷嚏，足稍冷，多睡，睡惊，并疮疹之证。或生脓疱大癍，或生小红癍，或生瘾疹，此三等不同，何故俱显上证而后乃出。盖以上诸证，太阳寒水起于右肾之下，煎熬左肾，足太阳膀胱寒水夹脊逆流，上头下额，逆手太阳丙火不得传道，逆于面上，故显是证，盖壬癸寒水克丙丁热火故也。诸癍证皆从寒水逆流而出也。医者当知此理，乃敢用药。夫胞者，一名赤宫，一名丹田，一名命门，男子藏精施化，妇人系胞有孕，俱为生化之源，非五行也，非水，亦非火，此天地之异名也，象坤土之生万物也。夫人之始生也，血海始净一日二日，精胜其血，则为男子，三日四日五日血脉已旺，精不胜血，

---

① 府：四库本作"肺"，修敬堂本作"脐"。

则为女子，乃二物相搏，长先身生谓之神①，又谓之精。其子在母腹，十月之间，随母呼吸，呼吸者阳气也，而生动作，滋益精气神，饥渴皆随母血，儿随日长，筋骨皮肉，血脉形气俱足，十月降生，口中尚有恶血，啼声一发，随吸而下，此恶血复归命门胞中，僻于一隅，隐伏而不发，直至儿因内伤乳食、湿热之气下陷，合于肾中，二火交攻，荣气不从，逆于肉理，恶血乃发。诸癍疹皆出于肾水，其疡后聚肉理，归于阳明，故三番癍始显之证，皆足太阳壬膀胱克丙小肠，其始出皆见于面，终归于阳明肉理，热化为脓者也，二火炽盛，反胜寒水，遍身俱出，此皆从足太阳传变中来也。万氏曰：痘疹之原，有论秽毒者，有论淫火者，有论时行正病者，靡有定论，将谓秽毒淫火耶，则一岁之中，大而郡县，小而村落，病者相似，而死相继，未必人人若此之甚也。将谓时行正病邪，何以自少至老，但作一度，厥后再无传染也。盖父母于子，一体而分，精血之毒，已蓄于阳施阴化之始，固不待诞生之顷，咽其血而后有胎毒也。况男子惜其气以养其精，女子耗其气以养其血，一失所养，即贻他日之患。子之受于父母者虽殊，其为毒则一也，岂有男子淫火起于气，为阳毒而易治，女子淫火起于血，为阴毒而难治之理邪？至于天行正病，亦有其时，但观夫年之所加，及有四时不正之气，即知有是正病也，然则待时而发者，胎毒也，或速而危，或徐而持，或暴而死者，气之微甚所使也，发则其毒泄矣，所以终身但作一度，后有其气，不复传染焉。痘为胎毒，昭昭矣，其间或疏而轻，或蜜而重，或重变轻，或轻变重，变化叵测，是又有说也。疏而轻者，始终如一，蜜而重者，变怪百出，或因父母相传而然，或因疫疠相染而然，或因鬼疰相著而然，杳冥恍惚，出于闻见，思虑之所不及，此与智者道之，痴人前不必说梦也。何者？盖痘疹之毒，父母原自有之，虽尝②作过一番，而脏腑、经络、皮毛、肌肉、骨髓之间，余毒犹有存者，一旦分形化气，注之于子，其毒亦随之泄矣，所以子之疮癍，多肖亲也，加之调摄失宜，放恣无忌，其毒益甚，疮痘之候沉困危

① 神：原作墨圈，无字，据铜驼本补。四库本全句作"长育人生之谓也"。
② 尝：原作"常"，据铜驼本改。

笃者，未必非父母之所致也。凡子之侏儒跛躄，必肖于亲，况疹痘之毒乎？且人受天地之气以生，天地之气变，人之气亦变，或遇迁正失守，淫胜郁复之纪，德令乖常，眚菑①迭见，自然厉气传染，证候相似，所以轻则俱轻，重则俱重，若有主之者，是则疫疠之所为也。故人之疠疾而死者，精灵不散，游魂往来，随气而行，常以其气，疰于平人而为之疾，如瘵癞之传染，然形质庞厚，福泽悠远者不能相及，苟体虚福薄之人，阴阳舛乱之岁，则膏肓之坚，台骀之祟，互相染著，反复变化，术不能禁，工不能治也，此非鬼疰之害乎。夫治此三者当奈何？曰必为之豫解其毒，平其气，迁其处，庶乎可免矣。

按：痘疹之发，显是天行时气，厘市村落，互相传染，轻则俱轻，重则俱重，虽有异于众者，十之一二而已，岂可概谓胎毒哉。然疫疠终身不染者，比比皆是，而痘疹无一人得免，疫疠一染之后，不能保其不再染，而痘疮一发不再发，则胎毒之说，又何可尽废乎。至谓淫火秽血，古亦有之，而何独无痘疹之患，欲以破胎毒之说，则又不然。天下之无而忽有者多矣，草有名虞美人者，虞美人项王宠姬也，为项王死，世哀之，为之歌，对草倚声凄恸，而草辄摇，草无情识也，方其未有楚，则宠姬亦无，况有草耶？一切众生，自妄颠倒，而成三界，如之，又何疑乎痘疹。

◎ 预防

〔万〕痘疮之病，皆由父母胎毒，蓄于命门之中，命门者，右肾相火也，为人身生化之本，故毒藏焉。如遇冬令温和，阳气暴泄，人则感之，触动相火，至春夏生长之时，其毒乃发，传染相似，是谓天行疫疠也。未出痘疹者，但觉冬温，即当预防，宜服解毒之药，如辰砂散、三豆汤、代天宣化丸，皆可用也，频频与之，使疮疹之毒轻减，自然易出易收，无陷伏郁遏留连之患。其辰砂散、三豆汤、代天宣化丸，以解时行疫疠之毒则可，或因父母精血不足者，或其

---

① 眚菑：灾害。《后汉书·郎颛传》"景云降集眚沴息矣"，《诗经·大雅》"无菑无害"。

人素有他疾者，或发热之时别脏形证发见者，并宜兼而治之，不可徒恃解毒而竟忘其本也。如脾胃素弱者，宜以养脾为重，解毒次之，养脾丸服三之二，解毒三之一。如因父母奉养过厚，精血蓄毒，素多胎病者，宜二毒并解，以溯源解毒汤、代天宣化丸相间服之。丹溪云：痘疹初出时，或未出时，见时人有患者，宜预服此药，多者令少，重者令轻。以丝瓜近蒂三寸，连皮子烧灰存性为末，砂糖拌匀干吃，入朱砂末更妙。

三豆汤

赤小豆　黑大豆　绿豆各一升，生　小甘草三两，生剉

上，以三豆淘净，同甘草用雪水八升如无，用长流水代之煮，豆熟为度，去甘草，将豆晒干，又入汁再浸再晒，汁尽为度，逐日取豆、水煮，任意食之。

代天宣化丸即韩氏五瘟丹加减也

人中黄属土，甲巳年为君　黄芩属金，乙庚年为君　黄柏属水，丙辛年为君　栀子仁属木，丁壬年为君　黄连属火，戊癸年为君　苦参佐　荆芥穗佐　防风去芦，佐　连翘酒洗，佐　山豆根佐　牛蒡子酒淘、炒，佐　紫苏叶佐

先视其年所属，取其药以为君，其余主岁者为臣，为君者倍之，为臣者半之，为佐者如臣四分之三，于冬至日修合为末，取雪水煮升麻，和竹沥调神曲为丸，外用辰砂、雄黄为衣。每服，竹叶汤下。

制人中黄法，取甘草大者不拘多少，用新竹一节，纳甘草于中，仍紧塞无节空处，放屎缸中浸七七日，取出晒干，听用。

溯源解毒汤

当归身　川芎　生地黄　白芍药　人参　连翘　黄连　生甘草　陈皮　木通各等分

上剉细。加淡竹叶十片，水一盏，煎半盏，去滓，温服，无时。

养脾丸

人参　白术　当归　川芎各一钱半　木香　青皮　黄连　陈皮各一钱　砂仁　山楂肉　神曲炒　麦芽炒。各五分

上为细末。水调神曲糊丸，如麻子大。每服三五十丸，陈仓米饮下。

消瘟丹未曾出痘及临出者，宜择疗病日预服

辰砂研为极细末，水飞过，周岁以下者服五六分，一岁以上者服一钱　丝瓜近蒂者三寸，烧存性，为末，亦如前数

上，用蜜调下。或将鸽子及鸠煮熟，以辰砂搽上，令儿服之亦可。屡试有验。

秘传保婴丹

真紫草去芦，酒洗，勿犯铁器　缠豆藤烧灰存性。各四两。二味为君　升麻取新者盐水炒，引下，不使侵肺气　川防风去芦及叉　荆芥穗去梗　牛蒡子炒。各二两。四味为臣　真天竺黄　蟾酥自取，勿用赤眼者　真牛黄三味各一钱二分　大朱砂麻黄、紫草、荔枝壳煮过，就将其汤飞研，取净末三钱。四味为佐　甘草梢去皮，二两和　赤小豆　黑小豆　绿豆各四十九粒，炒，勿令焦。三味为使

上，各取细末和匀，另用紫草三两，入水三碗煎，去渣，熬成膏半碗，入生砂糖半碗，和剂为丸如芡实大，另用飞过朱砂为衣。未出痘之先，浓煎甘草汤，每服，小儿磨一丸，大人二丸。如已发热之时，生姜汤磨服，厚盖取汗，多者可少，少者可无，大有神效。

袁氏痘前治法　凡欲治痘，须在未发之先，预识其证而分别用药，重者可轻，轻者必愈，但未痘而愈，则医者无功，故多不肯尽心，及其既发，又无及矣，仁者须以救生保婴为心，宁我无功，不可使婴儿失命，备陈十八证治法于后。

孩儿未痘之先，感冒风邪，身中火烙，头痛自汗，咳嗽不已，伤寒未愈而痘随出焉，痘家谓之猿猴跳锁。伤寒之后，元气器漓，须滋阴补血，解热疏风，有滋阴三宝散可服。

滋阴三宝散

当归　黄芪　生地　白茯苓　芍药　川芎　橘红　甘草　防风　玄参　麦门冬二味加倍

上剉细。姜枣煎。

有饮食不能樽节，暑湿不能护养，肚腹伤坏，泄泻频仍，饮食懒进，肢体羸瘦，愈未几而痘随出焉，痘家谓之观音拂座。此与先泄而出痘者不同，平居无恙，忽泄而痘出，此则毒随泄减，其痘反美，今久泄初愈而痘出，则脾虚元气弱，如单服补药，恐来虚胀，

若冷药则毫厘不可用者，只宜调脾，如四制白术之类可也。

四制白术散

白术八两，分作四分，一分，砂仁炒；一分，糯米炒；一分，麸皮炒；一分，壁土炒，拣净，为末，量大小，乳酒调服。

患疟之后，寒热消烁，肌肉渐瘦，或乍愈而痘出，或带疟而患痘，名为马驰剑道。多有湿热酿成此祸，草果、常山断不可用，即柴胡亦是劫药，须参、芩、白术，微加消食祛热之药，如八珍膏、卫元汤可用也。

八珍膏

人参一两　蜜四两　乳汁　梨汁同熬

上，加制过紫河车，酒服两匙。

卫元汤

人参　白术　全蝎　山楂　半夏　当归　橘红　枳壳　乌梅

上，姜枣煎，加乳服。

小儿才五六岁，元体薄劣，身发火热，干渴患嗽，疹出未几而痘随出焉，此太阴脾经证也，痘家谓之一苇航海。此与寻常先疹后痘者不同，凡先痘后疹者谓之逆，先疹后痘者谓之顺，此则身弱发热，原患嗽渴，又病疹初愈而痘随后出，其势颇危，须补阴、清肺、培脾，黄芪毫厘难犯，内托至奇汤可用也。

内托至奇汤

天门冬　麦门冬　人参　白术　当归　茯苓　薏苡仁　川芎　陈皮　甘草　桔梗　银杏去皮

上，加糯米煎，频频服。

小儿平时患疳积，肚大有青筋，四肢羸瘦，变为丁奚，倏然痘发，此谓之三仙入洞。治之且莫消疳积，厚朴、槟榔、柴、连冷药及抱龙丸之类，皆不可用，宜服益黄散、滴滴金可也。

滴滴金

虾蟆肚内有黄金，取出金来和酒服。

小儿风寒腠理，时发火热，自头连身，遍启丹瘤，愈未几而痘随形焉，痘家谓之倒挂银瓶。多发肝心二经痘，忌用三黄，宜犀角地黄汤、紫草散可也。

犀角地黄汤

犀角用乳汁磨，一钱　牡丹皮　芍药　生地黄

上，加灯草，水煎服。

小儿未痘之前，火烙脸赤，眼睛直竖，手足撒搐，口燥谵语，惊厥屡次，不数日而痘随形焉，痘家谓之霜桥印迹。此与寻常惊后出痘者不同，凡先惊后痘，痘出惊止，决系心经之痘，多是吉征，此则惊甚体虚，或见痘而惊不止，朱砂、金石毫不可用，宜茯神汤可也。

茯神汤

生地　当归　甘草　白芍药　茯神　远志　桔梗

上，加灯草、姜煎服。

小儿未痘之前，身热自汗，口中咯血，或鼻衄，或溺血，不数日而痘随形焉，谓之藕池踏水。心官失守，致血妄行，宜清心按火，不可妄用寒凉之剂，野仙独圣散可用也。

野仙独圣散

扁柏　玄参　地榆　血见愁　生地黄　木通　芍药　当归身　甘草　干姜

小儿未痘之先，身发火热，饮食懒飡，肚腹膨胀，眼胞浮肿，睡卧不安，不数日而痘随形焉，谓之石鼓无鸣。宜理脾补气，参苓白术散加减用之可也。

参苓白术散加减

人参　茯苓　山药　白扁豆　白术　陈皮　莲肉　薏苡仁　当归　防风　枳实

上，剉为散。随宜加减。

小儿身发火热，自汗不止，眼睛昏花，呵欠啼叫，未愈而痘随见焉，谓之赤泽栽莲。宜敛汗补肝，宜黄芪熬人乳，频频服之，并固真汤可用也。

固真汤

绵黄芪二两，蜜炒　酸枣仁四两　人参　白芍药　当归　生地黄　茯苓　甘草　陈皮

上咬咀。生姜煎服。

小儿平时父母不能护从，恣其出入，跌磕伤损头面肢体，未愈而痘随出焉，谓之破瓮澄浆。宜补血扶脾，笼金汤可用也。

笼金汤

木香　生地黄　芍药　红花　当归　甘草　白芷　土木鳖　橘红　木通　桔梗　白术

上，加姜枣煎服。

儿辈胸膈饱胀，饮食厌恶，身发火热，呕吐频频，未愈而痘随发焉，医家谓之逐鹿亡羊。此与寻常先吐后出痘者不同，大凡因发痘而吐，毒随吐减，出痘必轻，今则先因胃气有伤，腹胀恶食，吐又频频不止，则危迫之象矣，须要调理脾胃，如紫霞黄露饮可用也。

紫霞黄露饮

干姜　半夏　藿香　砂仁　枳壳　陈皮　豆蔻　白术炒　青皮

上咬咀。水煎服。

小儿面色萎黄，时作潮热，眼胞浮肿，肚腹绞痛，此为小痴未愈而痘随出焉，医家谓之推车陷雪。此因脾胃有伤，渐成疳积，祛虫逐积之药，俱不可用，惟调理脾胃为上策，龙旋散最妙。

龙旋散

青皮　干姜　官桂　玄胡索醋炒　丁香　豆蔻　砂仁　枳壳　槟榔　厚朴　香附　山楂　艾叶

小儿遍身生疮，头颈脓窠旋绕，手足关轴，如蛇皮缠裹，寒热不时，喷嚏不止，未愈而痘随出焉，医家谓之霜逐梧桐。法宜凉血卫脾，贞元散可用也。

贞元散

甘草　桔梗　人参　白芍药　黄芪　茯苓　木通　红花　白术　生地黄　白芷　升麻　陈皮　天花粉

上，用灯草煎服。

孩儿心中刺痛，未愈而痘随出焉，医家谓之犯夺天梯。此非气逆，即为寒积，龙蟠饮可用也。

龙蟠饮

人参　当归　枳壳　白豆蔻　丁香　木香　官桂　青皮　半夏　山楂　三棱　二蚕沙　厚朴

上，用生姜酒煎服。

小儿两眼风热，红肿羞明，刺痛难忍，未愈而痘随出焉，医家谓之弹打天乌。法宜清肝祛火，滋玄窖，提阴气，谷精龙胆散可用也。

谷精龙胆散

生地黄　红花　荆芥　龙胆草　木通　甘草　赤芍药　谷精草　白茯苓　鼠黏子

上，加灯心煎服。

小儿饮食过度，伤损脾胃，或饱闷，或吞酸，或吐泻，未愈而痘随出焉，医家谓之风燕失巢。痘全资脾胃，急宜消食理脾，消导饮、磨积散相兼而用可也。

消导饮

厚朴　枳实　砂仁　山楂肉　半夏　神曲　槟榔　三棱　蓬术　丁香

上，加干姜煎服。

磨积散

干蒿　陈皮　麦芽　二蚕沙

上，加生姜煎服。

儿辈小腹硬胀刺痛，小便赤涩难通，欲尿则啼，不尿则痛，未愈而痘随发焉，医家谓之断桥失渡。此系心经郁火，积于小肠，浚牛膏是对证之药。

浚牛膏

大田螺，用葱盐加少麝，捣烂为膏，热烘，细绢摊贴小腹，用手摩之。

◎ 运气

〔**袁**〕痘内发于脏腑，外应乎运气，天动人随，毫发不爽，是故治痘者，以明运气为急也。历稽往者，大率三年一发，虽各年零出，间一有之，而其大发之期，则三年为准也。所谓三年者，多系子午卯酉之年，子午少阴君火司天，而阳明燥金在泉，卯酉阳明燥金司天，而少阴君火在泉，诸疮非火不发，非金不收，痘以少阴、阳明二经为正者，为是故也。然玄化密移，主客互用，五运有平气、太过、不及之殊，六气有常化、淫胜、反胜、相胜之异，几微不同，则全体尽别，痘有当盛行而不盛行，有不当盛行而传染周遍者，是不可执一论也。

〔万〕疮疹之候，或间数年而发，或发则连年不已，何也？经曰：不知年之所加，气之盛衰，虚实之所起，不可以为工矣。盖司天者，主行天之令，上之位也；岁运者，主天地之间人物化生之气，中之位也；在泉者，主地之化行乎地，中下之位也。一岁之中，有此上中下三气，各行化令，气偶符会而同者，则通其化，其中于人，则病矣，所以疮疹必待其年而发也。六十年中，天符十二年，戊子戊午己丑己未戊寅戊申乙卯乙酉丙辰丙戌丁巳丁亥。其中又四年为太乙天符，戊午己丑己未乙酉。谓之天符者，司天与运同也。太乙天符者，司天与运及辰之同也。岁会八年，丙子己丑丁卯甲辰甲戌戊午己未乙酉。谓之岁会者，运与支同也。同天符六年，甲辰甲戌庚子庚午壬寅壬申。同岁会六年，癸卯癸酉癸巳癸亥辛丑辛未。谓之同者，谓岁运与在泉合其气化，阳年曰同天符。阴年曰岁会也。此五者，杂而言之，共三十六年，合而言之，止有二十六年。经曰：天符为执法，岁位为行令，太乙天符为贵人，邪之中人，则执法者，其病速而危，行令者，其病徐而待，贵人者，其病暴而死也。又子午之岁，少阴君火主之，寅申之岁，少阳相火主之，经曰：少阴所至为疡疹。少阳所至为嚏呕疮疡，恶病暴死。凡此数年，刚柔失守，升降窒抑，旧者不退，新者不迁，则连年发而不已也。

按：运气之说，《内经》几居其半，而世罕行用，盖泥其常，不通其变，则以为无验。余友缪仲淳高明善医，至排斥五运六气之谬，不容口。余以王炎、沈括之说折之，亦不服，盖未尝虚心而细求之也。假令厥阴用事，其气多风，民病湿泄，岂普天之下皆多风，普天之民皆病湿泄耶，至于一邑之间，而雨旸有不同者，此气运安在，欲其无谬，不可得也。大凡物理有常有变，运气所主者常也，异气所主者变也，常则如本气，变则无所不至，而各有所占，故其候有从逆、淫郁、胜复、太过、不足之变，其发皆不同。若厥阴用事，多风而草木荣茂，是之谓从；天气明洁，燥而无风，此之谓逆；太虚埃昏，流水不冰，此之谓淫；大风折木，云物浊扰，此之谓郁；山泽焦枯，草木凋落，此之谓胜；大暑燔燎，螟蝗为灾，此之谓复；山崩地震，埃昏时作，此之谓太过；阴森无时，重云昼昏，此之谓不足。随其所变，疾疠应之，皆视当时当处之候，虽数里之间，但气候不同，而所应全异，岂可胶于一定？熙宁中，京师久旱，祈祷备至，连日重阴，人谓必雨，一日骤晴，炎日赫然，沈时因事入对，上问雨期，沈对曰雨候已见，期在明日，众以谓频日晦溽，尚且不雨，如此旸燥，岂复有望？次日果大雨，是时湿土用事，连日阴者，从气已效，但为厥阴所胜，未能成雨，后日骤晴者，燥金入候，厥阴当折，则太阴得伸，明日运气皆顺，以是知其必雨。呜呼！今安得如存中者，而与之言运气哉。

◎ 疫疠

〔万〕疮疹虽胎毒，必待时令不正之气相传染而发，盖春气温和，夏气暑热，秋气清凉，冬气冷冽，此四时正气之序，若春应燠而反寒，夏应热而反清，秋应凉而反热，冬应寒而反温，此非其时而有其气，乃不正之令也。夫人感之，或为寒热，或为疟痢，或为喉痹，或为肿，或为癍疹，谓之天行正病。又云：疫疠是以一岁之中，彼此传染，大小相似，又若冬温阳气暴泄，至于来岁必发疮疹，何也？盖小雪以后，为终之气，太阳寒水主之，水德不彰，使厥阴、少阴木火之气，反来乘之，阳气早发，奉生者少，故来春民多病也，况疮疹之毒，藏于至阴之下，发于太阳之经，当其时而动其气，毒乃发矣，此冬温之后，必发疮疹也。凡此不正之气，发之、泄之、解之、平之，勿犯岁气，是谓良工，故治疫疠者，以解毒为急。

◎ 辨疑似

〔钱〕伤寒，男，体重，面黄。女，面赤，喘息急。各憎寒，口中气热，呵欠顿闷项急。疮疹则腮赤躁，多喷嚏，悸动昏倦，四肢冷。伤寒当发散之。疮疹当温平之，有大热者宜解毒。昏睡、喜嚏、悸者将发疮疹。

〔垣〕辨癍证：呵欠，喷嚏，睡中急惊，耳尖冷，眼涩。辨伤寒：口热，口中醋气，奶瓣不消，腹中疼痛。〔蔡〕或传染，或伤风，或伤食，或痘疹，其证不一。头与肢节疼痛无时者，为时疫传染热也。面赤汗出而鼻流清涕者，为伤风热也。午后发热，头与肚热，右额有纹者，为伤食热也。乍寒乍热，呵欠顿闷，惊悸，咳嗽嚏喷，两腮赤红，飐凉耳凉者，为痘疹热也。浑身壮热，妄言鬼神，口鼻衄血，惊搐不止，几死而复生，为痘疹实热在内也。

〔钱〕疮疹候，面燥腮赤，目胞亦赤，呵欠顿闷，乍凉乍热，咳嗽嚏喷，足稍冷，夜卧惊悸、多睡，此疮疹症天行之病也。疮疹始出之时，五脏证见，惟肾无候，但见平证尔，尻凉耳凉是也。尻耳俱属于肾，其居北方，主冷也。

〔张〕痘之始发，有因伤风伤寒而得者，有因时气传染而得者，有因伤食呕吐而得者，有跌仆惊恐蓄血而得者，或为窜眼惊搐如风之证，或口舌咽喉腹肚疼痛，或烦躁狂闷昏睡，或自汗，或下利，或发热，或不发热，证候多端，卒未易辨，须以耳冷、尻冷、足冷、鼻尖冷验之，并视其耳后有红筋赤缕者为真。又，脉洪大而弦数，诊脉之际，身略战动，是其证也。

歌曰：五指稍头冷，惊痫不可安，若还中指热，必定是伤寒。中指独自冷，麻痘正相干，男左女右别，分明仔细看。

秘法，凡入门看痘，未知是否，但见心窝皮肤内有红色，两耳尖冷，耳筋红。见此，痘征也。看耳筋法，未出之先紫筋者不治，预以凉血解毒之剂治之，亦有愈者。若二便秘结，宜先通利。大红者可治而愈，水红者不药而愈，桃红者分轻重治之。分男左女右看。

〔验热时候〕

〔钱〕始发潮热三日以上，热晕入皮肤，即发疮疹而不甚多者，热留皮腠之间，潮热随藏出，如早食潮热不已，为水疱之类也。〔张〕痘疮皆因发热而出，即其热之有时，可知其自何脏发出，寅卯辰时潮热者属肝，当出水疱。巳午未时潮热者属心，当出瘢疮。申酉戌时潮热者属肺，当为脓疱。亥子丑时潮热者属脾，当出疹子。

〔用药验是否〕

〔王〕验瘢此所谓瘢，即痘也法，若三日未觉形迹，当以生酒涂身上，时时看之，状如蚤痕者是也。或曰伤寒、伤食、潮热，与瘢疹不能辨者，宜以辛凉之剂调之，五日以里发出即汗，五日以外无者非癥也，各随应见而治之。

〔验证施治〕

〔阎〕治小儿壮热昏睡，伤风、风热、疮疹、伤食皆相似，未能辨认间，服升麻葛根汤、惺惺散、小柴胡汤甚验，盖此数药通治之，不致误也。惟伤食则大便酸臭，不消化，畏食或吐，宜以药下之。海藏云：宜以药下之者，当察其所伤何物，生硬寒热不等，不可遽以巴豆之类大毒之药下之。升麻葛根汤太阴阳明也。惺惺散治风热咽不利，脾不和，少阳渴，小便不利也。小柴胡汤治往来寒热，胸胁微痛，少阳也。然欲知其经，当以脉别之。小儿耳冷尻冷，手足乍暖乍凉，面赤，时嗽时嚏，惊悸，此疮疹欲发候也，未能辨认间，服升麻汤、消毒散，已发未发皆宜服，仍用胡荽酒、黄柏膏。暑月烦躁，食后与白虎汤、玉露散。热盛，与紫雪。咽喉或生疮，与甘桔汤、甘露散。余依前说，大人小儿同治法，惟大小不同耳。海藏云：消毒散，太阳药也。白虎汤，治身热目疼鼻干不得卧，阳明药也。甘露散，肺肾药也。甘桔汤，少阳药也，紫雪、天冬、麦冬、黄芩、生地，为血剂。玉露散，肺肾药也，石膏、寒水石，为气剂。以上五方，皆泻时暑之药。

◎ 五脏见证

〔钱〕五脏各有一证，肝脏水疱，肺脏脓疱，心脏癍，脾脏疹，归肾变黑。〔海〕肝脏水疱色或青，肺脏脓疱色或白，脾脏疹或如麸糠色，心脏癍其色赤，变归肾则色黑矣，此五色。凡痘疹，一色者善，或二色三色相合而作者凶。第一大小不等小儿在胎十月，食五脏秽血，生下则其毒当出，故疮疹之状，皆五脏之液，肝主泪，肺主涕，心主血，脾为裹血。其疮出有五名，肝为水疱，以泪出如水，其色青而小。肺为脓疱，以涕稠浊如脓，其色白而大。心为癍，主血，其色赤而小，次于水疱。脾为疹，其色赤黄，而小。涕泪出多，故脓疱、水疱皆大，血荣于内，所出不多，故癍、疹皆小。又，病水疱、脓疱者涕泪俱少，以液从疱出故也，譬如疱中容水，水去，则疱瘦矣。〔楼〕上水疱者，俗谓之水痘也。脓疱者，俗谓之痘子也。癍者，俗谓之瘄子也。疹者，俗谓之麻子也。痘之形状最大，水痘次之，癍、瘄又次之，麻子最小，隐隐如麻子也。〔张〕四脏之疮，名状不同，肝为水疱，肝之液为泪，泪出如水，其色微青而小。肺为脓疱，肺之液为涕，涕如脓，色微白而大。心主血，其疮为癍，色赤而小。脾主裹血，其疮为疹，色赤黄而浅。此言其初发之状不同如此，及五七日后，不问其初出自何脏，悉成血疱，血疱成脓疱，脓疱之后，结痂疕而愈矣。或谓肺为脓疱，而血疱之后又成脓疱何耶？盖肺为脓疱者，言其初出淡淡如脓，其色白而非黄，若血疱后所结脓疱，乃其疮已熟，包裹黄脓，其色黄而非白，所言脓疱虽同，而所以为脓疱则不同也。又如脾为疹，亦自其初出色黄微赤，有小癍疮而言之耳，其成脓结痂，收靥而愈，与所谓肤疹者，名同而实则大不同也。心为癍，与所谓温毒、冬温、发癍者，亦大不同。〔万〕凡疮疹五脏见证，要察何脏之证为甚，即主其脏之毒多，如肝证毒多者，必发水疱，生瘙痒，成目疾，宜预解肝之毒，羌活汤加青皮、柴胡。肺证毒多者，必增喘嗽烦渴不止，手掐眉目鼻面，宜预解肺之毒，泻白散合甘桔汤，加牛蒡子、天花粉。心证毒多者，必伏不起，谵妄饮水，烦哭咬牙，宜预解心之毒，导赤散加黄连、辰砂。脾证毒多者，必成灰白色，痒塌吐利，宜预保养脾胃，以解其毒，四君子汤、调元汤，加白芍药、防风、连翘。肾不见平证，耳尻俱热者，死候也。

羌活汤发热　**泻白散**肺　**甘桔汤**咽喉　**导赤散**心　**四君子汤**吐泻
调元汤即保元汤

◎ 部位

〔万〕诸疮皆属心火，心之华在面，疮痘之候，但以面之部位占之，思过半矣，且痘疹阳毒，诸阳皆聚于面，吉凶善恶，尤易见也。额属心火，如印堂以上，发际以下，横两日月角位先见红点，先作浆，先结靥者，此恶候也，盖心为君主，毒发于心，故先见于其位，君危，则十二官皆危，其死速矣。左脸属肝木，右脸属肺金，如两脸先见红点磊落者吉，如相聚作块，其肉硬肿者死，盖肝藏魂，肺藏魄，生意既绝，魂魄将离，故不治也。颏属肾，承浆横抵两颐，先见红点，先发，先靥者吉，此位虽属肾，然三阴三阳之脉皆聚于此，阴阳和，故可治也。鼻属脾土，若准头先出，先靥者凶，盖脾属土，四脏禀命于脾，毒发于脾，土败则四脏相随而败，故绵延日久，后毙也。肾之窍在耳，又云心开窍于耳，心肾皆少阴君火也，又少阳相火之脉，行耳之前后，凡在耳轮先见红点者凶，盖君相二火用事，燔灼之势，难可扑灭也。惟口唇四围，先出、先起、先靥者大吉，盖阳明之脉侠口环唇，胃与大肠主之，无物不受故也。

痘家有八门、五枢、三关、两煞、五轴之分。心为赤帝门附心胞络，两颧为心枢。肝为青阳门附胆，两眼眶为肝枢。脾为黄央门附胃，两腮颐为脾枢。肺为肃杀门，喉突为肺枢。肾为玄武门，两耳垂为肾枢。胸膛乳阜心之关，脐封脾之关，阳球肾之关。白帝煞门座于气窝，右太阳，青帝煞门座于眼眶，左太阳。颧阜胸乳心之轴。左太阳左胁，眼胞、两臀，肝之轴；右太阳右胁，项颈、气突、肺之轴。腮颊中庭口角肚腹手足，脾之轴，地阁后颈耳窍背俞腰脊阳球，肾之轴。袁氏阅痘，重门、栏、辅、轴四字，门犯则验栏，栏犯则验辅，辅犯则验轴，至轴而变态尽矣。门凡八，栏辅各十有八，轴凡一百五十四，各分经络而验之。天庭穹窿之地名赤帝门，胸堂名炎车门，两手掌心名正离门不属心而属阳明，阳明透彻则鼻先形而掌心次之，阳明迅暴则掌心先形而鼻次之。标于鼻者顺，标于掌者逆。眉心一带统上下寸地，号五将门；眼下丝竹泪堂名青阳门；气窝天突穴名肃杀门；两耳窍圈为玄武门；脐封之处脾经所注，名黄帝门。八门与前稍异，至栏、辅、轴，抑又异矣，图诀繁俚，无关治疗，故今不取。

◎ 脉候

痘疹之疾，有形之证，无所用诊。又，岁气主之，似不必诊。经曰：微妙在脉，不可不察，察之有纪，从阴阳始。是则不可不诊也。先哲有言曰：痘疹脉静身凉者生，脉躁身热者死。可见痘疹亦用诊矣。大抵小儿之脉，多带紧数，痘毒之脉，又多浮大而数。伤寒论云：浮为风虚，大为气强，风气相搏，必成瘾疹。又曰：数脉不时，则生恶疮也。七岁以上，五至为平，七岁以下，六至为平。过则为太数，邪气实也。不及为迟，正气虚也。浮而数，表热也。

浮而迟，阳气衰也。沉而紧，里热也。沉而细，元气脱也。疮疹为
阳病，其脉浮沉俱宜带洪实，若弱而无力，为阳病见阴脉，凶。凡
诊得浮而无根，瞥瞥如羹上肥，数而急疾，连来如雀之啄，细而欲
散、萦萦如蛛之丝，迟而欲绝，滴滴如屋之漏，沉而时见，如鱼之
跃，皆死脉也。凡痘子势重者，以脉候之，脉洪实者吉，浮数虚小
者凶。丹溪治一男子年十六岁，发热而昏，目无见，耳无闻，两手
脉皆豁大而略数。知其为劳伤矣，时里中多发痘者，虽不知人，与
药则饮，与粥则啜，遂教以参、芪、当归、苍术、陈皮大料浓与之
饮，至二十余帖，痘始出，又二十帖，则成脓疱，身无全肤。或曰，
病劳可畏，何不用陈氏全方治之？予曰此但虚尔，无寒也，只守前
方，又数十帖而安。后询其病因，为先四五日，恐有出痘之患，遂
极力采樵，连日出汗甚多。此以脉之豁大而知其虚，乃痘疹因脉施
治之一例也。

◎ 气血

〔万〕人之一身，本乎荣卫，卫者阳气，所以开阖橐籥，运动
枢机者也。荣者阴血，所以充溢脏腑，灌溉肢体者也。故气虚则神
机息，血虚则化源绝，二者不可偏胜也。痘疹之毒，本于五脏之
液，各随经络部位，直犯荣卫而出，气血从之，观其裹来坚厚，窠
囊充长者，气之足也。根芽红活，形色润泽者，血之足也。气血既
足，则痘易发易靥，不须施治，以蹈实实之戒。如平陷嫩薄者气之
病也，干枯紫黑者血之病也，责而治之，不可因循以贻后悔。然脾
胃者，气血之父也，心肾者，气血之母也，肝肺者，气血之舍也，
脾纳水谷，其悍气注于肾而为气，肾舍于肺而为卫，以温分肉，充
皮毛，肥腠理，司开阖也，卫气虚则疮不起发，其毒乘气之虚而入
于肺，肺受之则为陷伏，而归于肾矣。脾纳水谷，其精气注于心而
为血，心舍于肝而为荣，以走九窍，注六经，朝百脉也，荣血虚则
疮不光泽，其毒乘血之虚而入于肝，肝受之则为痒瘩，而归于心矣。
凡治此者，气病治气，血病治血，寒则温之，热则清之，虚则补之，
实则泻之，仍以脾胃为主，不可犯之也。

◎ 虚实

〔万〕不知虚实者，不可以为工。经曰：无虚虚，无实实。虚实之分，不可不知也。经曰：必先度其形之肥瘠，以调其气之虚实。此以形体别虚实也。又曰：谷盛气盛，谷虚气虚。此以饮食别虚实也。又曰：脉实血实，脉虚血虚。此以脉别虚实也。又曰：邪气盛则实，精气夺则虚。此以邪正别虚实也。大抵实者、邪气实也，虚者、正气虚也。经曰：邪之所凑，其气必虚，留而不去，其病则实是也。又云：五实死者，谓邪气之实也。五虚死者，谓正气之虚也凡入诊同。疮痘之证，其人形体肥健，饮食能多，六脉洪实，素无疾病，大便如常，疮色红润者，此表里正气俱实也，不须服药。若形体羸怯，素多疾病，饮食减少，六脉微弱，吐利频频，疮色淡嫩者，此表里正气俱虚也，陈氏温补之法可用。如疮势太盛，焮肿痛胀，大热不退，烦渴昏睡，大小便秘，此表里邪气俱实也，钱氏凉泻之法可用。如疮本稠密，焮发红活，吐利不食者，此表实里虚也，于补汤中加解毒药。如疮色淡白，发不透满，大小便秘，浩饮大嚼者，此里实表虚也，于解利中加发药。又如疮痛者邪气实也，当活血以开其郁。若痛如刀剜，闷乱大叫者，勿治。疮痒者，正气虚也，当补气以燥其湿，如爬搔不定，破烂皮脱者，勿治。灰白者，气虚也，参芪之功为大。干燥者，血虚也，归芎之力宜多。虚则补之，实则泻之，中病即已，无过其制，此治之权衡也。若本实而反补之，则毒气弥盛，或为溃烂，或为痈肿，或为目病，或为咽疮，或为失血，皆补之过也。如本虚而反泻之，则正气益虚，或为吐，为利，为厥逆，皆泻之过也。经云：母致邪，母失正，绝人长命。其此之谓欤。

〔翁〕夫气有生血之功，血无益气之理，故气不可亏，亏则阳会不及，而痘之圆晕之形不成。血不可盈，盈则阴乘阳位，而痘之倒陷之祸立至。是痘有气血虚实之殊也。大抵寒为虚，热为实，气虚则宜温补，气实热则宜清凉，血虚则宜补血，血热则宜解毒，必取其气血中和，无过不及可也。何谓气血虚实，且如气过则疱，血过则瘢，气不及顶陷不起，血不及浆毒不附，凡痘色淡白，顶不坚实，不碍指，不起胀，皆属气虚，大宜保元，倍加酒炒黄芪、肉桂、川芎、丁香、人乳、好酒同服。根窠不红，或红而散乱，以手摸过即转白，痘上如寒毛竖起，枯涩不活者，皆血虚也，宜保元加川芎、当归、酒洗红花，及下山楂以消参芪之滞，再下木香数分以行滞气，而血自活也。凡用黄芪，当在痘尽出之后，凡用热药，当看毒尽解之时，又察气血虚实而治之，则药无不效矣。凡补血首尾用地黄，防滞血必用姜制，用芍药恐酸寒伐胃气，必用酒炒。

〔**虚证调护论**〕痘证以元气为主，元气充实，则毒易出易化，故善治痘者，惟保元气于虚弱之前，使不致于耗散为贵耳。然其治法惟何？一曰实腠理而固肌表，二曰节饮食而保脾土，肌表固则外陷之患不足虑，脾土实则下陷之患不足忧，更加以参芪补益之功，则元气自然充实，而痘之出也，自然易以成浆，变证不生，而结靥顺候矣。是以禁用寒凉荡涤之剂，如大黄、滑石、车前、生地、鼠黏、紫草、枳壳之类，恐其荡涤润下，遂伤脾胃，脾胃伤，则元气由此而下陷，气脱内攻而死，势所必至，是则药杀之也。禁用滑润发散之剂，如鼠黏、人牙、蝉蜕、麻黄、干葛、升麻、紫草、桔梗、羌活、防风、荆芥之类，恐其发散太过，遂致表虚，表一虚，则元气由此而外耗，塌痒外剥，命由此丧，谁之过欤。

〔**虚证补气不补血**〕虚弱痘证，精神倦怠，面青㿠白，盖气不充则精神倦怠，血不荣则面青㿠白。今治虚证，补气不补血者何也？气有神而无形，补之则易充，血有形而无神，补血之药，难收速效，况气阳而血阴，阴从阳，血从气者理也，故补气不补血，使气盛而充，则血自随而亦盛矣。况补血之剂如当归、生地，皆能润燥滑下，多用恐致溏泄故耳。然虚证痘疹，亦有白陷不荣，不得已而用当归、芍药补血之剂，亦有虚火外浮，痘点繁红，而类于血热之证，不得已而用紫草、红花、生地活血凉血之药，并用酒炒，以折其润下之性，借酒力而行之达表，则补血活血之中，而有升发达表之妙，庶无润肠溏泄之患矣。

〔**虚证坏势必至辨**〕气虚痘证，初发身热悠悠，乍热乍凉，肌慢神倦，面青㿠白，饮食减少，手足时冷时热，呕吐便溏，痘点方见，隐隐不振，淡红皮薄，三四日陆续不齐，不易长大，五六日不易成浆，少食气馁，伤食易泄，七八日塌陷，灰白不起，自汗微渴，或腹胀喘渴，泄泻塌痒，闷乱咬牙寒战，头温足冷，势所必至。故治虚痘初发之际，不宜投参苏饮、人参败毒散、黄连解毒汤、升麻葛根汤、紫草三豆饮，当用参芪饮。气粗皮燥无润色亦忌之，只以四君子减人参，少加桔梗、川芎、腹皮，补益之中略佐以升提之法为妙。点子出齐，重用参芪，及至八九日间，无他凶证，用法如常。若或顶陷灰白不起，浆清自汗微渴，大补汤加桂。塌陷灰白，腹胀泄泻，木香散。塌痒闷乱，腹胀渴泻，喘嗽头温足冷，寒战咬牙者，急进异攻散救之。

〔**虚证变实**〕气虚痘证，父母能守禁忌，及用药不误，调燮顺候，则元气充实，腠理坚固，脾胃强健，饮食如常，二便清调矣。若补益太过，浆足之后，重用参芪，容亦有腹胀喘急之患，用枳壳汤。误用五苓木通，多则有大便秘塞之患，用宽中散。便实而渴，麦门冬汤。过用丁桂辛热之剂，则亦有咽喉肿痛，烦躁闭渴之变，滋阴润燥汤。盖喘急腹胀，大便秘坚，烦渴咽痛，皆类实证也，然而气虚变实者，非真实也，是病浅而用药过深之失也，只宜斟酌，不宜疏通，重治疏利之过，则方生之气复虚，而脱证将至矣。

〔**虚证似实**〕气虚痘证，或为饮食生冷，调理失宜，致伤脾胃，遂成泄泻，津液下陷，虚火上盛，必发而为渴。元气下陷，则虚阳上拥，下气不续，必发而为喘。夫渴与喘，实证也，起于泄泻之后，则为津液暴亡而渴，气虚而喘，岂有实热而渴，气拥而喘，生于泄泻之后哉？故治渴则用参苓白术木香散。渴泻不止，异攻散。喘则用人参定喘汤、独参杏仁汤。喘渴而泄，木香异功散。闷乱腹胀，毒成内攻，眼合自语，已名失志，谬认为实，医何愚哉！

〔**实证似虚**〕身发壮热，毛直皮燥，睡卧不宁，腮红睛赤，气粗烦渴，腹胀便秘喘急，皆实证也，此热盛毒重，壅遏之故，而又见呕吐之证。呕吐似虚也，然未知热毒在内，不得伸越，则上逆攻冲而吐，经云"诸逆攻冲，皆属于火者"是也。或为寒冷所搏，或因乳食不节，致伤风冷，则使内热不得发越，冷暖相拒而吐。毒不得伸越者，从升阳发散为最，相拒而吐者、引之使下，如猪苓、泽泻、橘皮之类。又有泄泻之证兼见者，泄泻似虚也，然因热毒郁盛，熏炙脾胃，不得外达，则毒从下陷，寻窍而泄，所谓热毒下注者是也，古云：未出而泻者生，既出而泻者死，概可见矣。治法以升提发散，引毒达表，毒得外解，则内泄自止，兼伤食而泻者，轻则加消化之剂，重则从之。又有不思饮食，书云"不思饮食，皆属内虚者"是矣。然不知郁热之证盖因毒气在内，不得伸越达于肌表，二便秘结，腠理阻塞，热毒壅盛，腹胀满急，不思饮食者，必然之势也，治法以升提发散，引毒达表，则热气有所伸越，而脏腑和平，饮食自进矣。若误用丁、桂、半夏等热药于呕吐、泄泻、不食之证，是以热攻热，而转增烦剧，用人参、黄芪、茯苓、白术等补剂于腹胀不思饮食之证，则邪得补而愈盛，药一入口，立见杀人，医之过也，可不慎欤。他如龙骨、豆蔻虽能止泄，神曲、麦芽、硇砂虽能助脾化食，皆不当用于壅热不食之证，继予业者鉴之。

〔热证变虚〕血热痘证，只宜清凉发散，不宜峻用苦寒，若过投寒剂如升麻、芩、连及滑泄之药，必致内伤脾胃，外冰肌肉，脾胃伤轻则饮食减而溏泄，重则洞泄无度，而遂致虚寒。肌肉冰则热蒸之气不行，腠理闭涩，痘不肥大，不起发，不行浆，而遂成伏陷。此热证变虚之验，虚证既明，便从虚治，参芪丁桂，亦所不忌，五六日后见之，则木香异攻，在所宜施，惟在审证而斟酌之也。

〔壅热变虚〕毒盛壅遏，固宜升提发散为主，而佐以清凉解毒为善，又宜得平乃止，若发散太过，必致肌表空虚，元气耗散，内贯清浆，或虚抬空壳，或痒塌外剥，或溃烂不收，百变皆至，见此数端，皆成表虚。表既虚，则元气从此耗泄，而内气亦不能以自守，略伤饮食或生冷，则成泄泻，泄泻不止，遂成虚寒而气脱，烦渴闷乱，寒战咬牙，无所不至矣。既知虚证，治从虚例，参芪白术丁桂姜附，亦所不忌，六七日后见之，虽木香异攻亦宜急进，在察证而酌量之也。

〔壅热用异攻辨〕实热壅遏之证，多用寒凉，致冰伏泄泻，发散太过，或成表虚。既成冰硬，药宜温和，姜桂之热，亦所不忌。泄泻之后，热气自散，真气自虚，既成气虚，药宜补益。气虚必寒，虚寒既明，药宜温补。是以始出之时虽为血热壅遏，至于三四日后，身反不热，肌肤冰冷，痘疮不长，焉得不进以温和之剂如官桂、干姜、川芎之类，使内气一暖，则外气自和。泄泻之后，其内必虚，虽有腹胀烦渴喘急，焉得复为实热，不过内虚伏陷，毒成内攻而然。故实热之证，七八九日曾经泄泻，皆从虚治，有木香异功之证，便进木香异功为贵。如无冰硬之证，切勿误投温剂，无泄泻之证，勿得误投木香异攻等，盖塌陷、倒靥、干枯而无冰硬泄泻之患者，多因热毒内攻而然，故宜百祥、猪尾等方以治之可也。

◎ 阴阳

痘出有三阳三阴之异，常须辨之，勿令误也。太阳病寒，身热小便赤涩，出不快，宜荆芥甘草防风汤。少阳病，乍寒乍热，出不快，宜连翘防风汤。阳明病，身热目赤，大便闭实，疮遍肌肉，出不快，宜升麻葛根汤初热加紫草。太阴病，自利，四肢逆冷，宜附子理中汤泻、木香散泻。少阴病，黑陷，口舌干燥，宜四物汤加紫草、红花。厥阴病，卵缩舌卷，时发厥逆，宜大异功散出不快加防风、青皮。三阴病，法当救里，故宜以温剂助之。

〔辨三阳证治〕

凡痘疹、春夏为顺，当纯阳之时也，古人治法，与伤寒同。

足胫热，两腮红，大便秘，小便涩，渴不止，上气急，脉洪数。以上七证，不宜服热药。

疮疹一发，有密如蚕种者，或如糠秕者，合清表，宜连翘升麻汤见形。或未出而先发搐，是兼外感风寒之邪，宜茶汤下解毒丸痘惊，及犀角地黄汤失血。疮出不快，清便自调，知其在表，当微发散，升麻葛根汤初热。若疮青干黑陷，身不大热，大小便涩滞，是热蓄于内，宜煎大黄汤下宣风散发热。若表大热者不可下。黑陷甚者百祥丸黑陷。若疮已发，稠密微喘，渴欲饮水，宜微下之，当归丸及庞氏地黄膏见形，外以黄柏膏见形涂面。值盛夏暑热正炽，适疮大发，烦渴大便实者，宜玉露散吐泻及甘露饮子咽痛。或昏冒不知人，时作搐搦，疮倒靥、黑陷者，宜猪心龙脑膏黑陷。

〔辨三阴证治〕

凡疮发于秋冬为逆当纯阴之时也。

足胫冷，腹虚胀，粪青色，面㿠白，呕乳食，目睛青，脉沉微。以上七证，不宜服寒药。

痘疮盛出，四肢逆冷或自利，系在太阴脾经，宜急温之，用异功散出不快、附子理中汤泻、调中丸泻。痘疮平塌，灰白色不泽，此是正气不足，宜十补托里散，倍黄芪、加熟附子。或四肢厥冷，时作搐搦，系在厥阴，宜温之，异功散出不快加防风、青皮，或白术散渴去干葛、藿香，加附子、肉桂。

痘疮证，有阳盛阴虚，有阴盛阳虚，阳盛者饮冰雪不知寒，阴盛者饮沸汤不知热。凡发热作渴，手足逆冷，大便自利，喜饮热汤，皆阴盛阳虚也，薛氏用大异功散出不快、八味丸治之。若发热作渴，而大便秘结，手足并热，喜饮冷水，皆阳盛阴虚也，薛氏用四顺饮热、地黄丸肾治之。若烦热作渴，面赤睛白，此为肾经虚热，亦宜地黄丸之类。陈文中治阴盛阳虚用大异功散加木香、当归，以补阳是矣，治阳盛阴虚，用木香散加丁香、官桂，以补阴，不为以火济火乎，此陈氏方所以为一偏之术，而见讥于前哲也。学人不察，而误用之，夭枉可胜道哉。

◎ 形气

凡疮疹已出后有声音者，乃形病而气不病也，身温者宜解毒防风汤大法，大便闭者宜当归丸便秘。疮疹未出，先声音不出者，乃形不病而气病也，宜补肺散失音加生黄芪。若疮疹出而声音不出者，是形气俱病也，小儿禀赋素弱者宜预服十奇散即十宣散见起发倍归、芎，少木香煎服。或云，宜十补散，或大异功散，或云形气俱病者，当清其肺，宜八风汤，并凉膈散去硝黄主之。

〔辨形气不足法〕

肺主气，气不足，则致后三证。

自汗声不出、疮顶陷塌、不绽肥，并宜十奇散。自汗倍黄芪，声不出倍桔梗。

心主血，血不足，则致后三证。

灰白色、根窠不红、不光泽。并宜芎归汤加芍药、紫草、红花，良验。

◎ 轻重

〔钱〕凡疮疹若出辨视轻重，若一发便出尽者必重也。痘夹疹者半轻半重也。出稀者轻。里外肥红者轻。外黑里白者微重也。外白里黑者大重也。疮端里黑如针孔者热剧也。青干黑陷，昏睡汗出不止，烦躁热渴，腹胀啼喘，大小便不通者困也。凡疮疹，当乳母慎口，不可令饥及受风寒，必归肾变黑，难治。〔海〕或热极反兼水化者，亦能变黑，当以凉药主之，不可不察，以脉别之可也。或有出色正者，内素有热，头反陷，色或灰青似黑，中有针眼下陷，当急以清凉药疏之，便结者大黄、牵牛之类，便软者金花丸之类主之。

〔陈〕轻者作三次出。大小不一等。头面稀少。眼中无。根窠红。肥满光泽。

重者一齐并出。密如蚕种。身热腹胀。疮灰白色。稠密无缝。泻渴不止。头温足冷。

轻变重。犯房室。不忌口。先曾泻。饮冷水。饵凉药。

重变轻。避风寒。常和暖。大便稠。不燥渴。忌生冷。忌外人。

上，饮冷水，饵凉药，若内有实热者不须忌之。

二日三日，痘疮始见，微微才出如粟米大，或如黍米大，或如绿豆大，似水珠光泽明净者佳，不须服药。

四日五日，痘疮大小不等，根窠红活，光泽明净者轻。如稠密陷顶，灰白色泻渴者重。

六日七日，痘疮肥红光泽者轻。如身温气促，口干腹胀，足指冷者重。

八日九日，痘疮长足，肥满苍蜡色者轻。如寒战闷乱，腹胀烦渴，气急咬牙者，至重也。

十日十一日，痘疮当靥，疮痂欲落而愈。如身热闷乱，腹胀泄泻，寒战咬牙者重。

〔翁〕轻痘歌　热缓神清痘小稀，根窠红活出参差，四肢温暖无寒热，乳食如常渴泻除，太阳面颊俱光润，手足累累圆似珠，更兼腰项当心少，但宜调护不须医。

重痘歌　初热一日即便出，稠密鲜红减饮食，泄泻烦渴头面多，红瘢夹疹二便涩，平阔灰白欠光明，疔毒脓疮水流湿，若此重证须预防，莫待临期有疏失。

〔万〕古人云：轻变重，重变轻，轻者，指出稀者，里外肥红者，人见其轻，遽生怠忽之心，不避风寒，不节饮食，不慎禁戒，不择医巫，以致感风寒则生外热，伤饮食则生内热，热气熏蒸，或翻出疮痘稠密者，或痘后目盲发痈者，或腹胀，或烦躁，或吐利，犯禁戒则为瘙痒，为溃烂，医之误，则补所不当补，泻所不当泻，巫之诬，则咒水洒之以伤其表，令之饮水以伤其里，往往变为重疾，归之气数，抑何愚哉。重者，指出密者，外黑里赤者，外白里黑者，能存忧惧之心，适寒温，慎饮食，禁戒必守，医巫必择，自然易发易靥，能变为轻，非人能胜天乎。

〔辨不药而愈〕

痘脚稀疏。根窠红绽。不泻不渴。乳食不减。四肢温和。身无大热。

以上六证，并不须服药，惟宜善加调护，须使房室温盖，屏诸秽气，忌见外人，毋犯房色，及往来妇人月水并腋臭者，皆不可近。惟宜烧大黄、苍术，以辟恶气，勿宜烧沉、檀、降真、乳香、脑、麝，帏帐之内，宜悬胡荽，或以胡荽渍酒喷床帐，并烧木香为佳。夫痘疮之毒，最怕秽恶之气触犯，切不可信僧道看经解秽，况无纤毫之力，而返恐被其秽恶之气触犯，亦不可恃其能解而不预防，戒之，戒之。

〔辨五不治证〕

痒塌，寒战咬牙，渴不止。痘紫黑色，喘渴不宁。灰白色陷顶，腹胀。头温足冷，闷乱饮水。气促泄泻渴。

◎ 顺逆

〔钱〕大抵疮疹属阳，出则为顺，故春夏病为顺，秋冬病为逆，冬月肾旺又盛寒，病多归肾变黑。又当辨春脓疱，夏黑陷，秋瘫子，冬疹子，亦不顺也。凡疮疹只出一般者善。先发脓疱，从发疹子者顺。先发水疱，后发疹子者逆。先发脓疱，后水疱多者顺，少者逆。先发水疱，后发瘫子多者逆，少者顺。先发疹子，后发瘫子者顺。先发脓疱，后发瘫子者逆。海藏云，此一句足以知杂出者，诸藏相合而不齐也，用药亦难矣。前断云：五色各随五脏，亦有二色相合，或有三色，即无定也，此与前后脓水、瘫疹大小不同，先后逆顺、大意相若。疮疹既出，而有逆顺者三，有时之顺逆，有虚实之顺逆，有出入之顺逆。盖春夏阳气发生，疮疹为顺；秋冬阳气伏藏，疮疹为逆，此时之顺逆也。大小便闭而能食者为实，为顺；大小便利而不能食者为虚，为逆，此虚实之顺逆也。疮疹出者为顺，倒靥陷伏者为逆，此出入之顺逆也。〔万〕春夏为顺，秋冬为逆，此亦语其生长收藏之理尔，岂有春夏皆顺而吉，秋冬皆逆而凶者乎？如春失奉生，夏失奉长，则春夏亦逆；秋能养收，冬能养藏，则秋冬亦顺也。惟痘出一般，疏密得所，不愆其期，证之顺也。痘出夹杂，带瘢带疹，稠密无缝，常失其期，证之逆也。噫！春夏为顺，秋冬为逆。古人之言，岂真拘拘于时令之说耶，盖春夏发生之令也，秋冬杀伐之令也，痘疮之出，起发者得春夏之令，所以为顺，陷伏者得秋冬之令，所以为逆，其斯之谓欤。或云春疱金克木、夏黑陷水克火、秋瘢火克金、冬疹土克水为之逆者，此不经之谈。黑陷一证，四时不治，何但在夏邪，故非其时而有是证者，气血和平，脏腑充实，莫不皆顺。如其时而有是证者，气衰血弱，脏腑虚怯者，莫不皆逆。古人著书，有泛语其概者，有直道其实者。以意逆志，不以词害意可也。钱氏小方脉之祖，医中之圣，无出其右者，宜若所著之论，更无可议矣。然亦有未可尽信者，或泛语其概，或后人补之者也。如云先发脓疱，后发疹子者顺，脾肺相生也；先疹子后瘢子者顺，心脾相生也；先发水疱后发疹子者逆，肝克脾也；先发脓疱后发瘢子者逆，心克肺也；先发脓疱后发水疱多者顺，少者逆，肝多肺少，木乘金衰；先水疱后瘢子多者逆，少者顺，子衰母旺则顺，火乘木衰则逆也。此皆泛语其概耳。其曰凡疮疹只出一般者善，此则直道其实者也。夫四毒之发，各有其时，脓疱最酷，疹次之，水疱又次之，瘢为轻。分作四番，其毒则微；一并夹出，其毒则甚矣。如云春夏为顺，秋冬为逆；春脓疱，金克木也；夏黑陷，水克火也；秋瘢子，火克金也；冬疹子，土克水也。此亦泛语其概耳。其曰黑者无问何时，十难救其一二，此则直道其实者也。盖四者之毒，常乘天地不正之令而发，乃疫疠之气，传染相似，时亦不得主之也。又云冬月肾旺又盛寒，病多归肾变黑，此则后人因秋冬为逆，而杜撰以补之者也。钱氏谓春夏为顺，秋冬为逆者，盖以疮疹属阳，春夏为阳，秋冬为阴，从其气则顺，违其气则逆，不过欲人常和暖，而从春夏之化，未尝拘定某证必某时为顺也。即如冬月变黑之说，则凡冬月出疮疹者，不分轻重皆变黑而死，天地之气必不如是之隘，钱氏之意，亦不如是之拘也。但曰冬盛寒，腠理闭塞，气血凝滞，非和暖疮难成就可也，何必以变黑归肾，独主于冬乎。彼夏盛热，腠理开张，气血淖泽，亦有变黑归肾而死，何不云夏有黑陷乎。设云夏火旺，肾不主事，则夏黑陷为逆之言，又何自而取乎。况黑陷为逆，四时皆然，亦不独在于夏也。

◎ 动静

凡物得其平则静，失其平则动。经曰：阳气者静则养神，柔则养筋。又曰：阴气者静则神藏，躁则消亡。夫患痘者，阴阳俱病，息欲其匀，语欲其少，寐欲其定，寤欲其宁，饥则索食，渴则少饮，触其疮则吟，拂其欲则鸣，此平人之候，神清气定，谓之静而吉也。如呻者，身有苦也。自语者，神不清也。喘粗者，内热也。肠鸣者，泄也。坐卧不定者，心烦也。啼叫不止者，痛也。摇头者，风也。指欲搔者，痒也。咽物难者，咽痛也。咬牙者，心肝热也。若闷乱躁扰，谵妄昏眩，如见鬼状，摇头扭项，手舞足掷，目睛上翻，寒战咬牙，语音不出，则皆死候矣。如病向静，忽作扰动者异也，以法求之，如疮色变，无他候者，此戾气所触。如疮色不变，又无他证，此必有因，但俟自定。其有目瞑息微，四肢僵直，口噤疮坏，昏睡不醒者，此真气将脱、魂魄欲离之兆。又不可作静诊也。

◎ 形色

或云痘疮之候，无以脉诊言，形色可辨也。谓之形者，痘之形也，故尖圆坚厚，始出之形。发荣滋长，欲壮之形。饱满充足，成浆之形。敛束完固，收靥之形。与大豆豌豆绿豆相似者，皆正形也。或平或陷，形之变也，如初出时空若蚕种之蜕，隐如蚊蚤之迹，薄如麸片，密如针头，若热之痱，寒之粟者，不能起发而死。黏聚模糊，肌肉虚浮，溶软嫩薄，皮肤溃烂者，不能收靥而死。谓之色者，痘之色也，喜鲜明而恶昏暗，喜润泽而恶干枯，喜苍蜡而恶娇嫩，红不欲焰，焰则易破，白不欲灰、灰则难靥，由红而白，白而黄，黄而黑者，此出形、起发、成浆、结痂之正色也。出形而带紫，起发而灰白，此色之变。能辨痘之形色，可知死生之期。

先贤看痘有四，曰根、曰窠、曰脚、曰地，用是以验吉凶，断死生，不易之法也。何谓窠，中透而起顶者是也。何谓根，外圈而红者是也。即圈之红否，而其中之虚实，与痘毒之浅深可见矣。即窠之起否，而根之浅深，气血之盈亏可定矣。所谓脚地，则本乎根窠之圆混，痘子之稀密也，红晕之处谓之脚，彼此颗粒界限分明，不散不杂者，此痘脚明净也。空隙之处便谓之地，彼此颗粒不相连缀者，此地面明净也。根欲其活，窠欲其起，脚欲其固，地欲其宽，四者俱顺，痘虽密，无虑矣。

圆者，气之形也，气盛则痘窠必圆满周净。晕者，血之形也，血盛则痘窠必光明红活。气虚则顶陷，气散则塌阻，或有气虚极而不塌陷者，乃火载之，虽见圆满，实空壳如疱然也。血虚则晕淡，血愈则晕枯，根必散，或有血虚极面犹红色者，乃火上浮，虽见圈晕，实枯槁而不润泽也。痘色之明暗，系于血气之虚实，如色之红者，痘初出也。白者，毒未解也。黄者，毒将解也。干黄者，毒尽解也。灰白者，气衰而血不附也。紫者，毒盛而血滞也。黑者，热极而兼水化也。焦褐者，气血枯也。红变白，白变黄者，顺而生。红变紫，紫变黑者，逆而死。

初验之时，以红纸蘸清油，燃火照之，验其生意有无，又以手揩摩面颊，如红色随手转白，随白转红，谓之血活，生意在矣。如揩之不白，举之不红，是为血枯，纵疏不治。又看目睛神光瞭然，口唇尖上红活如常，无燥白之色，乃为吉证，万无忧也。

◎ 疏密

痘欲其疏，疏则毒少，不欲其密，密则毒甚，此古今确论也。疏密之分，各有喜忌，如头面欲疏，元首不可犯也，颈项欲疏，管籥不可塞也，胸背欲疏，脏腑俞募之所附也，若夫手足，不忌其密矣。谓之疏者，非但稀少也，铺排磊落，大小匀净，亦可以言疏。谓之密者，非必盛多也，攒聚粘连，片复一片，虽只数处，亦可以言密。疏而凶者亦有数等，如初出时才见红点三两处，其热便退，可以语其疏也。苟大热不解，唇口燥裂，大小便秘，烦躁不宁，或身无热，但增烦渴者，此由毒甚郁遏于中，不能遽出，日复渐出，渐加稠密，一也。又如初出一两点，顶尖焦黑，或三四粒作一堆者，仅见数处，他无所出，喜睡不食，烦渴，大小便涩，此由毒伏于中，加谵妄者，不待起发而死，若能起发，后必发痈毒也，二也。亦有出现实疏，遂生玩忽之心，禁忌不守，风寒不避，饮食所伤，汤丸之试，变生不测，三也。设有密而吉者，治之早，卫之严，里无病，而疮悉成也。

◎ 老嫩

常观朝华之草，夕而零落，松柏之坚，凌冬不衰，夫以草木坚脆不同，坚者难坏，脆者易伤，况于人质有厚薄、气有强弱邪？彼疮痘之毒，喜老而恶嫩，苍蜡、娇红，色之老嫩也。紧实、虚浮，形之老嫩也。浓浊、清淡，浆之老嫩也。坚厚、软薄，痂之老嫩也。老嫩之故，卫气主之，经曰：卫气者，所以温分肉，充皮肤，肥腠理，司开阖者也，是故卫气强，则分肉坚，皮肤厚，腠理密，而开阖得也，所以收敛禁束，制其毒而使不得以放肆，故色苍而蜡，形紧而实，浆浓而浊，痂厚而坚，自然易壮易靥，虽有邪风秽毒，不能害也。如卫气弱，则分肉脆，皮肤薄，腠理疏，而开阖失也，所以不胜其毒，而毒得以恣其猖狂之性，故色娇而红，形虚而浮，浆清而淡，痂软而薄，易破难靥，不待邪风秽气，而先败坏矣。观夫疮之老嫩，则气不可不养也。

◎ 干湿

丹溪云：疮干者宜退火，湿者宜泻湿。退火止用轻剂，荆芥、升麻、葛根、连翘之类。泻湿，乃肌表间湿，宜用风药，防风、白芷之类。痘初起时，自汗不妨，盖湿热熏蒸而起故也。

◎ 荣枯

夫物湿则润泽，燥则干枯，荣枯之分，血实主之，故血者，所以营阴阳，濡皮毛，流关节也。疮本疏者，血不在多，而易充足，疮本稠密，贵乎血之有余矣，苟血有余，则经脉流行，沦于肌肤，浃于皮毛，灌溉滋润，肥泽长养，自然形色鲜明，根窠红活也。如血不足，则经脉壅遏，窠囊空虚，黑燥而不鲜明也，枯萎而不肥泽也，皮肤皴揭而启裂也。经曰：诸涩枯涸，干劲皴揭，皆属于燥。又曰：燥胜则干。由其人血常不足，加之以毒火熏灼，反兼燥金之化，精血并竭，是以有此证也。法宜活血养液，散热解毒，清金润燥，则干涸可回，观夫疮之荣枯，而得养血之理。其或湿气太过，疮本浸淫，犯之则破，溃烂难靥者，此又火极而兼水化也，脾强则生，脾弱则死。

◎ 标本

病有标本，治有先后，有从标者，有从本者，有先标后本者，有先本后标者，有标本兼治者，视其急缓，不可胶柱而鼓瑟也。痘疮之候，自人身而言，气血为本，疮疹为标，自疮疹而言，疮疹为本，别证为标，如疮子稠密，在标之病也，视其气之不匀，血之不周，以匀气活血，兼行解毒，此则标本兼治也。疮若起发，气或虚者补其气，血或虚者补其血，此缓则治其本也。气血充实，疮或壅遏者，单行托里解毒之剂，此急则治其标也。疮势太甚，咽喉肿痛者，以治咽喉为主，此急则治其标也。疮势太甚，自利不止者以自利为主，此急则治其标也。利久不止，渐成坏证，救里发表，兼而行之，此亦标本兼治也。先救其里，后攻其表，此则先标后本也。大小便秘，烦躁喘呼者急利之，此急则治其标也。疮势太甚，烦渴不止，以解毒为主，兼治其渴，此先本而后标也。凡此之类，扩而充之，以尽其余，则治不紊矣。

◎ 始终

治痘之法，贵乎谨之于始，而虑其所终，庶无后日之悔，经曰：上工治未病，中工治将病，下工治已病。未病施治，十全八九，治将病者，十全四五，治已病者，功莫能施。发热之初，大热渴烦，大便秘，腹痛腰痛，鼻干唇燥，惊悸谵妄，此毒气郁遏于内，即当防其伏而不出也。吐利不止，即防其中气虚弱，不能助疮成就，或致倒陷也。故热则解之，便秘则利之，惊则平之，吐利则止之。且如初出一点血，此春之气，发生之令也。至于起发，此夏之气，长养之令也。水化为浆，此秋之气，成实之令也。脓干结靥，此冬之气，闭藏之令也。初出而便有水，将发而便戴浆，脓未成而便收靥，此未至而至，谓之太过，必有陷伏，发表、托里、解毒，切不可缓。应出不出，应起不起，应收不收，此至而不至，谓之不及，必责以气衰血微，而匀气、活血、解毒之法，不可不急施也。又如初出色艳者皮嫩，皮嫩则易破，当防其痒塌也。相聚成块者，不可谓之疏，此有伏也。壳空无水者，后必发痈。头面预肿者，防其易消而倒陷。咽痛者，急解之，防其失声呛喉也。中多水疱者，后必自利。目涩泪出者，防其有肤翳也。频更衣者，防其倒靥，疮破不结痂，此倒靥也。尧夫云：与其病后才服药，孰若病前能自防？其此之谓欤。

《指南》云：气色白也，血色红也，痘毒初出之际，血气未定，吉凶未兆，而红白之形色未分，见于腮耳口鼻年寿之间一点淡红而已，既而其中稍有微白，而外则淡红如故也，至此而吉凶已判矣。既而根窠圆混而其中之白渐大，而外之淡红渐细，至此，吉凶悔吝之机著矣。既而其痘形色尖圆光泽，中之白色遂充，而外之红晕渐细，痘至于此，始有成浆之意，其中白色，略带微黄而又红活也。进而五六日之中，内之白色虽将变黄，犹未离于红白之间也，外之红圈虽将渐细，而尚未至于微也。进而六日七日，则中之白色变而纯黄，犹未至于老也，外附红晕，微有一线红润光洁之色而已。既而八日九日之中，则痘成浆，圆洁饱满，有黄色而无红晕，至此气血顺序，治定功成矣。至十一十二日，渐见干黄，或如青痘色，气血平复之时也，虽然，犹有倒靥之患，未可忽也。至十二十三日，干黄皮皱结成老靥，自头面而及手足者顺也，自手足而及头面者逆也。至十三十四日，则靥老而落矣。然犹有老而不落之患，名曰漆面刺肉，身体发热，眼红面赤，心烦口渴者有矣，面虚目肿恶心者有矣，靥老而后，从靥肉溃烂者有矣，身热不退，口生疳蚀，舌生白苔者有矣，或四肢发毒，或发疔肿者有矣，眼生白障，或眼露白睛者有矣，痘虽平复，祸变百出，乌得以靥老而不知防乎？靥老脱卸光洁，治痘若愈矣，然犹未也，靥落而疤白者有矣，有经月之余而犹发寒热者矣，或生流注溃烂，或身生疥癞，或发渴狂烦，或喘渴不宁，痂虽脱落，余证相仍，死生未可保也。治痘者，又可以痂落为平安哉！

◎ 日数

〔**汪**〕前人谓小儿虚实不等，不可拘以日数，有热三日而成癍，有热六七日而生癍者，有至十余日而生癍者，但足上有癍为出齐。出齐之后，长成血疱，血疱七日，当结脓窠，苟或血疱之中，尚有红点相夹而生，则又不可拘以日数，待其皆作血疱为齐。血疱七日结脓窠，此乃荣卫调和，内外无诸感冒，方能如期，且如血疱正作之际，遇天令①寒暑燥湿风不节，气候异宜，因而迟速失序，亦不可拘以日数，但以红点皆为血疱日为齐。若出血疱七日，病患气虚，尚有红点未能皆成血疱者，为毒气弥盛而不敛，急用猪尾膏，则随时结痂疕矣。〔**万**〕世俗谓几日发热，几日出形，几日起发，几日作浆，几日收靥，此大略之言耳。痘有疏密，毒有微甚，人有虚实，岂可一切拘以日数？如疮本疏者其毒微，其人中气实，又能食，自然易出易靥，固不待于旬日者。如疮本密者，其毒甚，其人中气实，又能食，荣卫调和，内外无诸伤犯，至十二三日，可以刻期收靥也。若其人中气虚，食少，或内外曾有伤犯，或遇气候乖变，因而难靥，岂可必拘以日数哉？

◎ 禁忌

闻人氏云：禀气实者，夏酷暑而不甚畏热，冬严寒而不甚畏冷，禀气怯者，易寒易热，天寒阴雨，则感寒湿而濡泻，天气稍炎，则伏热而中暍。是故先知节候者，能辨阴阳寒暑之盛衰。经云：阳盛人耐冬不耐夏，阴盛人耐夏不耐冬。此亦知人禀受之不同，且自立夏气变纯阳，万物盛大，治药者用热远热，如桂枝、麻黄之辈，必加知母、升麻、石膏等服之，立冬气合纯阴，治药者用寒远寒，如用诸凉剂，中病即止，不必尽剂。又如冬温暖则虚者安而实者病，夏寒凉则实者安而虚者病，冬温暖、夏寒凉非节之气，来暴而去速，

---

① 令：原作"冷"，据修敬堂本改。

在人将摄之如何尔。如天大寒，盖覆常宜温暖，勿使受寒，恐毒气为寒所触而不得出也，如天大热，不可盖覆，却宜清凉，勿使客热与毒相并，致增烦躁，使疮溃烂也，如时有迅雷烈风豪雨之变，宜谨帏帐，添盖覆，多烧辟秽香，以辟一时不正之气。卧处常要无风，又要通明，切忌幽暗，夜静不断灯火，不离亲人看守，恐要饮食，一时得具，或有痒痛，与之抚摩，恐他人未必尽心如法也。

闻人氏云：木得桂则枯，雌黄遇胡粉则黑，柑得脯则坏，物之相畏，有如此者，痘疮之畏秽恶杂气，其理亦如是也。房中淫泆气、妇人经候气、狐臭漏腋气、醉酒荤秽气、硫黄蚊药气、霉烂蒸湿气、误烧油发气、泼粪淋尿气、熬油煎卵气，一切腥臊气、五辛之气、远行染带之气，以上最宜避忌，仍令人谨伺门户，勿令生人辄入，勿扫房室，勿动沟渠，勿启溷厕，勿烧脑、麝酷烈诸香。仲景云：疮痘欲出之间，宜烧苍术、猪甲二物。床帐左右前后，宜挂胡荽，以酒喷之，或烧乳香尤妙。盖荣卫得香则运行甚速，可使疮毒易出，苟防备一不如法，则祸患踵至，欲出者使之不出，已出者斑烂成片，甚者疮黑陷伏，加以烂臭，痛如刀剸，闷乱而死，其中纵得安者，亦令瘢痕经年黑色，或反成疥癣，不可不戒。凡痘疮初出，即当禁戒房事，室中常烧辟秽香，令烟不绝，更多烧硬石，以水浇之，若有触犯，疮或色变，或作痒者，以茵陈熏法解之。

辟秽香灌浆　茵陈熏法起发
〔袁〕治痘触变焦紫方

痘触变焦紫，候时喘急起，急觅丝瓜皮，取末蜜调处，甘草地黄汤，一服痘更起，若加烦谵时，犀角磨汤水，此是四五朝，治触当如此，期若至七八，空壳触必死，浆半犯触证，按验莫糊指。丝瓜皮，须要看他未生筋时，取来燥干，临用只取皮、蒂为末。

治触变灰白痘方

痘触变灰白，枭痒忍不得，附子紧黄芪，愈多功愈特，助药已备前，何须甚分悉，凭君自摅奇，奇处如应敌。此痘，须详察盘座，有元红则挽治得全，若无真元根缕，不必疗治。

治痘被月经触变方

痘正匆匆才翕浆，适为月水正当场，不知净洁相防护，致使花栏倏变常，月月红花一样药，不分枝叶取煎汤，嫩杪煎汤投酒服，根枝浓沸活花郎，不消时刻还归正，任汝经红触满床。

治痘被麝触痒方

麝香一触痒难熬，点点花心带黑椒，急把升麻苍耳草，浓煎慢浴转明饶，内托应须求卫气，参芪归芍橘甘遭，生地防风蝉蜕倍，红花赤豆共成标。详考赤豆，非家种赤小豆，是生于山谷，粒粗而扁，越人取而镶嵌首饰，色极红美，若无，以家赤大豆代之。

治痘被尸厌触变方

死尸触变目番斜，痘必沉潜吐沫加，速把元荽并枣艾，为筒烧喷正灵家，外取辰砂煮姜醴，时时引呷振栏花，虽然尸厌未戕痘，主此依然丽美葩。愚治此痘，宜元荽和辰砂姜酒服，外烧其方药，而辰砂性沉滞，善能振痘，不宜多服者也。

治痘被客忤触变方

客忤相侵似若惊，啼号不歇面浑青，丝瓜细结含花者，露摘蒸来焙粉成，见证蜜调多少服，随儿大小要详明，此时莫说丝瓜贱，一寸丝瓜一寸金。

治痘被兽惊缩方

痘五六朝，正要灌浆禽脓时候，偶为猫犬诸兽惊吓，而痘随缩匿，或色变为斜，或形沉于底，盖心失其主 [①] 而血不能以归辅，气弗协以充托也，急服乌龙散。

乌龙散方

乌龙散治痘中惊，惊系猪猫犬马形，只求远志菖蒲等，蝉脱须将水洗清，再加醴酒频频煮 [②]，去却菖蒲远志们，独留蝉脱研为末，砂糖调服酒含噙。

远志净一两，菖蒲净细实者一两，和酒煮熟，去二味，蝉蜕焙为末，将药酒进服，再投鸡鸣散，无不全美者矣。

钱氏云：凡疮疹，当乳母慎口，不可令饥及受风冷。闻人氏云：凡人一日不食则饥，触风冷则病，况小儿当疮痘之际，正欲赖谷气

---

① 主：原作"生"，据修敬堂本改。
② 煮：原作"者"，据四库本改。

以助其内，避风寒以护其外，苟谷气亏少，风寒侵袭，则为患可胜言哉。乳下婴儿，宜常令其母饮食充足，居处避风，能食童子，专令老成耐事人时时管顾，虽然，事亦贵得其平，或者以失饥、冒风寒为戒，遂致过饱极温，非徒无益，而又害之，疮痘之家，宜备知之。陈氏云：痘疮发热，口干烦渴不止者，切不可与水吃，亦不宜与蜜、红柿、西瓜、橘子等冷物食之。若脉实，中有实热者，不必忌生冷。痘疮欲靥已靥之间，忽不能靥，腹胀烦渴，不可与水、蜜等冷物食之，或头温足指冷，或泻渴气促，亦不可与之。十二日十三日，疮痂已落，其瘢犹黯，或凹或凸，肌肉尚嫩，不可澡浴，亦不宜食炙煿物、酸辣五辛有毒之物，恐热毒熏膈，眼目多生翳障。海藏云：世人徒知怜惜过爱，信其俗而不药，病已成而方忧，摩抚从容，无所不从，岂知爱之适足以害之，惜之适足以弃之，始不早治，治不全终，卒之殒毙，劳而无功，至是咎医，呜呼，其计亦缪矣！

◎ 汗下

钱氏云：疮疹惟用温平药治之，不可妄下，及妄攻发。《活人书》云：小儿疮疹与伤寒相类，头痛身热，足冷脉数，疑似之间，只与升麻汤解肌，兼治疮子，已发未发皆可服，但不可疏转，此为大戒。伤寒身热，固不可下，疮疹发热在表，尤不可转，世人不学，乃云初觉以药利之，宜其毒也，误矣。海藏云，此论虽当，在经则可，若热甚过极足冷，或内伤腹热足冷，宜以寒药如洗心、调胃，及化食药通膈之类主之，然当求责脏腑秘与不秘，脉道何如耳。许氏云，上热下冷，伤食也，瘢疹初热，手足亦冷，惟伤寒一身尽热，不与足冷相类，此伤食，非伤冷也，若伤冷不宜用。王德孚用感应丸治之。痘疮已出，不可疏转，出得已定，脓血太盛，却用疏利、亦非也。海藏云，此言若在经而出不尽者为当，若腹胃有垢腻，便时后重如痢疾，及脉滑在里者，亦当微下。大抵疮疹首尾皆不可下。海藏云，脏府有凝滞者，不可拘此。小儿身耳尻冷，咳嗽，辄用利药，即害人。海藏云，此言里和而少阳之气，在经热者，故用化毒犀角汤，为气出里，若气未出，里未尽，求责疏利，亦可。凡治疹痘，才泻则令内陷，决不可轻易转下，惟大小便多日不利，宜微微利之，及痘已靥，尚有余热停留，或作热，或作疮痍，或成痈，宜四顺饮下之，不特消余毒，亦免生他证，累试累验。每见疹痘者服发表麻黄药出汗，阳气尽出肤表，遂至癍烂脏虚，虚则腹痛自利，或作寒战，或作阴痛，死者多矣。凡疮疹证见及癍点既生，若无内外寒热虚实者，但安养之，任其自然，则非惟不生他证，亦易于调理。今人则才见癍点，不顾所蕴轻重，惟恐不出，用药表之，服以紫草、蝉蜕，副以人齿、猴梨，并与酒曲、芫荽，无所不试。曾不知毒气遇发，则一倍变为十倍，十疮合为一疮，名为癍烂，五内七窍，至于皆有，则重者不救，轻者为声哑，为目疾，为癍烂，为闭耳塞鼻之患。又有过用表药，里无阳气以应之，为虚脱者多矣，此妄表之过也。大抵疮疹已出，正赖胃气运其毒气，善攻其热者，热甚则利小便，盖小便利，则心火有所导引，虽不用冷药，热亦自减矣。热轻则解其热，盖小热不解，大热必生，小热而利其小便，则虑损气，故但当解热也。利小便之药导赤散为上，解毒之剂如玳瑁汤、独胜散、安癍散、如圣散、紫草汤、犀角饮皆可选用。昧者但言疮疹是热，时进凉剂，致胃气转虚，令儿胸满腹胀，又且下之，内虚毒入，则杀人甚速，此不善下之过也。若小儿鼻塞唇焦，内伏热也。脉细，面色萎黄或青色，皮肤慢，口吐青涎者，此误下证也。或里无蕴热，亦何可下？要之，治热以温，凉而行之，未至于冷。治寒以温，未至于热，当从其渐而已。洁古云：大凡癍疹，首尾皆不可下，恐动则生变，此谓少阳通表，宜和之也。当先安里解毒，次微发之，解毒须安五脏，防风汤是也。如大便不秘者，须微发之，药宜钱氏方中选而用之。如大便过秘，宜微利之，当归丸、枣变百祥丸是也。初知癍疹，若使之并出，小儿难禁，是以别生他证也。首尾不可下者，首曰上焦，尾曰下焦，若既吐利，安可下？便宜安里。若不吐泻者，先与安里药三五服，如能食而大便秘结，内实者，宜疏利之。若内虚而利者，宜用安里药一二服，末后一服调以微发之药。要之，安里之药多，发表之药少，秘则微疏之，令邪气勿壅并，而能作番次出，使儿易禁也。身温者顺，身凉者逆，二者宜多服防风汤和之。防风汤方见大法。海藏云：假令五日已里，诸病与癍疹不能别辨者，不可疑作癍疹，必须发之，但各从其所伤应见治之，皆不妨癍出，若强发之，其变不可胜数矣。前人言首尾俱不可下者，为癍未显于表，下则邪气不得伸越，此脉证有表而无里，故禁首可下也。尾不可下者为癥毒已显于外，内无根蒂，大便不实，无一切里证，下之则癥气逆陷，故禁尾不可下也。又言温暖盖覆，不令通风，以癥未出，或身表凉而恶寒，或天令寒而恶冷，温暖盖覆，不令通风也。若癥已出，身热天暄，何必用盖覆而不使之通风乎？后人执此二句，首尾俱不敢下，温燠不令通风，不知天令之所加，人身之所盛，致使误人多矣。大抵前人之言，随时应变，后之人不知其变，故常执而不移也。噫，首尾俱不可下者，以其始终脏腑元无凝滞也，若有一切里证，及大便结者，安得不下？温暖不使之通风，以其发在冬时，故如此也，若发在夏时，癥虽未出，亦不用此也。癥之用药，大率以脉为主，浮中沉之诊，平举按之，候察其虚实，定其中外，则可以万全矣。〔万〕今之治痘者曰首尾不可汗下，听者和之，曰痘宜温补，汗下，不可也。此亦喜补恶攻之遗弊。殊不知治痘之法，莫要于解毒，或攻或补，务使毒气得解而已。如其气血和畅，荣卫流通，表里无邪，其出则尽，其发则透，其收则时，非但不可汗下，虽温补亦不可用也。设使外感风寒，约束皮肤，闭密腠理，疮出不快，此当汗之，令阴阳和，荣卫通，而疮易出，毒得解散可也。苟不汗之，则毒无从得出，留伏于内，未免闭门留寇之祸矣。如大热不退，烦渴转增，谵妄昏沉，便溺阻塞，此毒蓄于肠胃之间，与谷气并，宜急下之，使脏腑疏通，陈莝涤去可也，苟不下之，则藏污①蓄毒，煎熬于中，宁无养虎遗患之悔乎？故大要曰：谨守病机，各司其属，有者求之，无者求之，盛者责之，虚者责之，必先五胜，疏其血气，令其条达，而致和平。此之谓也。

◎ 证治大法

〔钱氏法〕疮疹惟用温平药治之，不可妄下，及妄攻发，受风冷。海藏云：温平者、非热剂，如荆芥、薄荷、防风、牛蒡子、甘草之类。《活人》鼠黏子汤，与洁古解毒防风汤相兼选用是也。丹溪云：鼠黏子、连翘、山楂、甘草，此四味，痘疮始终必用之药。诊睦亲宫中十大王疮疹云：疮疹始终出，未有他证不可下，但当用平和药，频与乳食，不受风冷可也。如疮疹

---

① 污：原作"㲈"，据四库本改。

三日不出，或出不快，即微发之鼠黏子汤之类，如疮发后不多出，即加药_{如一日一帖即加至二帖}，加药不出，即大发之，_{升麻葛根防风羌活独活麻黄桂枝之类}。如发后不多，及脉平无证，即疮本稀，不可更发也。有大热者当利小便，小热者当解毒。_{利小便、四圣散之类}。若不快，勿发，勿下攻，止用抱龙丸治之。疮疹若起，能食者大黄丸下一二行即止。有大热者当利小便。有小热者宜解毒。若黑紫干陷者，百祥丸下之，不黑者，慎勿下。身热烦躁，腹满而喘，大小便涩，面赤闷乱大吐，此当利小便。不瘥者，宜风散下之也。若五七日痂不焦，是内发热气，蒸于皮中，故疮不得焦痂也，宜宣风散导之，用生犀角磨汁解之，使热不生，必著痂矣。

〔**东垣师弟法**〕〔洁〕论曰：癍疹之病，其为证各异。疮发焮肿于外，属少阳三焦相火也，谓之癍。小红靥行皮肤中不出者，属少阴君火也，谓之疹。凡显癍疹，若自吐泻者，不可妄治而多吉，谓邪气上下皆出也。大凡癍疹首尾皆不可下。_{云云，详前汗下条。}

安里**解毒防风汤**

防风_{一两}　地骨皮　黄芪　芍药　荆芥　枳壳　鼠黏子_{各等分}

上为末。水煎四五钱服。若能食而大便实，宜当归丸微利之。

当归丸　枣变百祥丸_{并大便秘}

〔垣〕**消毒救苦汤**　治癍证悉具，消化便令不出，若已出，稀者再不生癍。十一月立此方，随四时加减，惟通造化、明药性者能之。

麻黄根　羌活　防风　升麻　黄柏_{酒炒。各五分}　柴胡　川芎　细辛　藁本　葛根　黄芩_{酒炒}　苍术_{各二分}　黄连　归身_{各三分}　苏木　白术　甘草_生　橘皮_{各一分}　吴茱萸_{半分}　红花_{少许}　连翘_{半钱，初出者减，出大者加}　生地黄_{五分}

上㕮咀。每服五钱，水二大盏，煎至一盏，去渣，稍热服。癍疹者，因内伤必出，癍乃荣气逆故也，大禁牵牛、巴豆峻药，宜半夏、枳实、大黄、益智仁之类去泻止吐，若耳尖冷、呵欠、睡惊、嚏喷、眼涩，知必出癍也，宜：

升麻　葛根　白芍药　甘草　归身　连翘_{各等分}

上㕮咀。水煎服。此定法也，后随证加减：

如肺出脓癍，先显喘嗽，或气高而喘促，少加人参黄芩以泻伏火，而补元气。如心出小红癍，必先见嗌干惊悸，身热肌肉肿，脉弦洪，少加黄连。如命门出瘾疹，必先骨痛身热，其疼痛不敢动摇，少加生地、黄柏。诸癍疹皆为阴证疮，皆因内伤乳食，脾胃不足，荣气逆行，虽火势内炽，阴覆其外，故钱氏制四物升麻汤发之，如有传变证，依加减法服之。

〔世〕如疹痘，则发于脾，宜陈氏人参清膈散。疹者皮肤隐隐如麻名曰麻子。水疱者，多因伤寒热毒而发，宜升麻散及羌活散。

〔**丹溪分气血虚实**〕〔**丹**〕小儿痘疹，分气血虚实，以四君、四物、酒炒芩连等服之。气虚，参术加解毒药。血虚，四物加解毒药。〔**楼**〕加解毒药者，酒炒芩连是也。海藏云：解毒者，三黄汤、金花丸之类。

痘疹分人之清浊，就形气上取勇怯。痘疮紫，属血热，凉血为主。白，属气虚，补气为主。中黑陷而外白色、起迟者，则补气中略带凉血药。

〔**万**〕痘疮主治，解表、和中、解毒三法也。解表，兼发散之义，使邪气尽出于外，不使留伏于中，如防风、白芷、荆芥穗、升麻、葛根、柴胡、桂枝之属。和中，专主脾胃，兼助血气，使里气常实，血气不亏，助养痘疮而待其成，不致痒塌倒陷，如黄芪、人参、白芍药、当归、木香、陈皮之属。解毒，只泻火凉血清气，使毒邪有制，不为正害，如山豆根、大力子、紫草、连翘、芩、连、栀子之属。

〔**翁**〕〔**仲仁分气虚血热热壅三证**〕辨法详虚实条　凡气虚之证，初发身热手足厥冷，乍凉乍热，精神倦怠，肌肉㿠白，饮食减少，四肢倦而睡卧安静，便清自调，虚证无疑。未见点前用参芪饮加轻剂发散，如紫苏、防风、白芷。见点之后用参芪饮加轻剂，如川芎、桔梗。见点四日之后重用参芪饮随病加减处治。七八日浆足之后，保婴百补汤调养气血而已。此证末梢塌陷黑靥者，多用木香异功散收功。凡血热之证，初发身热壮盛，腮红脸赤，毛焦色枯，烦躁渴欲饮水，日夜啼哭，睡卧不宁，好睡冷处，小便赤涩，热证无疑。未出之前，升麻葛根汤或升麻流气饮虽皆可服，总不若十神解毒汤为稳。未出至见点三四日后，热证悉平，势将行浆，从太乙保和汤加减。八九日浆足之后，则有保婴百补汤调养之。此证七八日间，有紫黑干枯及青灰干黑陷者，则有夺命大造、谈笑博金、一字金，或百祥、牛李、猪尾、独神等方，皆可审用。惟经泄泻之后有黑陷干红者，则从木香异功散治之。此祖宗世业不传之秘，万试万中者也。凡热毒壅遏之证，初发身热壮盛，腮红脸赤，毛焦皮燥，气粗喘满，腹胀烦躁，狂言谵语，睡卧不宁，大便秘结，小便赤涩，面浮眼胀，多啼多怒，的系热毒壅遏，未见点时，先须升麻葛根汤一服，随服羌活散郁汤。至见点三日之内，诸证悉平，势将行浆，则服益元透肌散加减。浆足之后，服婴童百补汤调养而已。六七日外有紫黑干枯及青灰干白陷者，则有夺命大造、谈笑博金、一字金、百祥、牛李、猪尾、独神等方，皆可审用。惟曾经泄泻，有木香异功证，则从木香异功散治之。治虚弱痘证有二法，的系气虚，则宜补气，气虚易寒，又宜温之，温补一法之中，酌量轻重处治，方为妙用。治血热壅遏有五法，表热盛则痘必干枯，表太凉则冰伏，内热盛则秘结，内太凉则泄泻，气壅盛则腹胀喘满，热毒为所抑而不得伸越，则腹胀狂乱，毒气弥盛则表里受重、而婴童难任，是故治痘之法，在安表、和中、匀气、透肌、解毒五者而已。安其表，使无干枯冰伏之患。和其中，使无便结泄泻之变。匀其气，使无壅盛喘满之过。透其肌，使热毒得以伸越而达表。解其毒，使内外有所分消。五者不失，则血热壅遏之证势虽绵密，亦不足忧矣。

参芪饮即保元汤 专治元气虚弱，精神倦怠，肌肉柔慢，面青㿠白，饮食少进，睡卧宁静而不振者，不分已出未出皆治。

人参一钱 黄芪二钱 甘草五分，初热生用，出定炙用

杨仁斋谓其能补益元气，更名保元汤，盖为元气虚弱者立也。后世治痘者多主之，不分元气虚实之异，概用于血热毒壅之证，是为以实攻实，岂不误哉。

上，用水一钟，姜一片，煎四五分，不拘时服。

参芪饮加减禁忌法

如前虚证，辨认不差，以此方为主，前后始终，皆不可易，中间杂证兼见，虽或不同，要皆气虚所致，则以本方而斟酌加减之，毋得过投发散、苦寒之剂。初热未出之际，只可少济以开提匀气之

功，如桔梗、川芎之类。浆足之后，助以收敛，如白术、芍药、茯苓焉尔。

　　出不快，加川芎、官桂，禁用蝉蜕、鼠黏子、人牙、紫草。小便赤，加大腹皮、茯苓，禁用车前、滑石、瞿麦、山栀。大便溏，加白术、茯苓、肉果，禁用猪苓、诃子、龙骨、矾石。小便短涩，加大腹皮、木通，禁用滑石、瞿麦。大便实秘，加酒炒当归，禁用大黄、枳壳、生地。泄泻，加白术、肉果、木香，禁用龙骨、石脂、枯矾。呕吐，加干姜、丁香、橘皮，禁用半夏。烦渴，加麦门冬、芍药、五味子，禁用天花粉、葛根、乌梅、半夏。减食，加白术、人参、神曲，禁用山楂、砂仁。伤食，加神曲、麦芽、山楂，禁用枳实、蓬术、三棱、巴豆、大黄。喘急在三四日前者，加桔梗、蝉蜕、杏仁。风，则微散之，加紫苏、防风、枳实。痰，则从痰治，加杏仁、贝母。有虚证见者，决非实喘，不过是毒不得外达，上乘于肺耳，禁用麻黄、莱菔、苏子、枳壳下气等药。六七日后，或先曾泄泻而后气喘者，虚之极也，加人参则喘自止。腹胀，加大腹皮、厚朴，兼发散开提。禁用枳壳、莱菔宽中下气等药，仍视小便秘与伤食否，亦有伤于生冷，或寒气郁遏而然，从内伤外感而治。内伤，用丁香、官桂、神曲、木香。外感，用防风等药发散治之。当热不热，四五日间手足厥冷，冰硬不起，加丁香、官桂、炙黄芪、川芎。夏月减丁香。四肢不起，加防风，减川芎。浆不足，加白术、当归、川芎。灌水疱，加白术、防风、白芷、芍药。灌清浆，加白术、茯苓。喘嗽，加五味子、杏仁、麦门冬，禁用天花粉、桑白皮。发痒，加川芎、当归、芍药、白术、茯苓，禁用僵蚕、蒺藜。痒甚，外用茵陈烧烟熏之，禁用沐浴发散之药，恐成气脱。

　　十神解毒汤　专治身发壮热，腮红脸赤，毛焦色枯，已出未出，三日以前痘点烦红，燥渴欲饮，睡卧不宁，小便赤涩者，此热盛也，并皆治之。

　　当归尾　生地黄　红花　牡丹皮　赤芍药　桔梗　木通　大腹皮　连翘　川芎

　　此方，治血热痘疹，以凉血行血为主，佐以桔梗、川芎，有开提发散之功，引以大腹皮、木通，有疏利热毒之效，臣以连翘、牡丹皮，有解毒之良，用此以治血热痘疹，则能内外分消，热毒虽盛，庶几解散，表里自然和平矣。古人用黄连解毒汤，恐骤用寒凉，不惟冰伏热毒，及出不快，抑且热毒为其所抑，则郁于脏腑，或肚痛腹胀，内溃而死者有之，岂若此方用之为稳当，若不得已而用黄连芩檗，亦须酒炒，一以制其寒凉之性，一以助其上行之势，借连、檗以解毒耳。

十神解毒汤加减法

身热壮盛，加葛根、前胡。毒盛绵密，加荆芥、鼠黏子。渴，加天花粉、竹叶、滑石。小便尿血，加犀角、山栀。大便黑，加犀角、黄连，或桃仁。吐血干呕，加黄连、犀角。发红癍，加犀角、黄芩、黄柏、山栀、玄参。小便赤，加山栀。小便短涩，加猪苓、泽泻。小便秘，加滑石、瞿麦。大便秘，加枳壳、前胡。大便秘，喘，加枳壳、前胡、大黄。烦躁，加麦门冬、天花粉。烦渴，狂乱谵语，加知母、麦门冬、石膏。呕吐，加猪苓、泽泻、黄连。咽喉痛，加甘草、鼠黏子、荆芥。泄泻，加猪苓、泽泻、防风。呕，加橘皮。

以上，并用灯心十四根，水煎服。

血热痘证，热毒弥盛，然毒气无所分消，只宜重用升提发散，使毒得以达表而从外解，引以渗泄，使热得以润下而从内消，佐以清凉消毒、行血凉血之剂，则痘虽稠密，亦能消散，自易浆而易化也。所谓轻其表而凉其内，此方盖得安表、和中、解毒三法尽善，诚痘科之神方也。丹溪曰：热者清之，实者平之。其此方之谓欤。是故发热至见点之后，三日以前，毒气未尽达表，内外弥盛，血热之证悉具，辨认不瘥，并只以本方处治之，切不得下参、芪、白术、茯苓补气之药于热证，未浆之前，如误而用之，是谓以实攻实，腹胀气喘，狂乱谵语，咽喉肿痛，口舌生疮，变证百出，所谓邪得补而愈盛也。呕吐泄泻，慎不得用半夏、丁、桂、干姜、木香、藿香、诃子、肉果，如误而用之，则是以热助热，气得热而愈亢也，燥证，必至咽疼狂乱，失血便秘，无所不至矣。至于龙骨、枯矾、涩滞之物，且能使气道阻塞，是欲其出而闭之门也，腹胀之患生，而喘急之势至矣，尤宜戒之。及至血疱已成，气血定位，头顶白光，势将行浆，又宜易方，另行别议。

羌活散郁汤　专治实热壅盛，郁遏不得达表，气粗喘满，腹胀烦躁，狂言谵语，睡卧不宁，大小便秘，毛竖面浮，眼张若怒，并有神效。并为风寒外搏，出不快者同治。

防风　羌活　白芷　荆芥　桔梗　地骨皮　川芎　连翘　甘草　紫草　大腹皮　鼠黏子

上为粗散。水一钟，灯心十四根，煎六分，温服。

身初发热，及见点之际，毒气壮盛，外为风寒所抑，或肌肉粗浓，腠理坚闭，肌窍不通，经络阻塞，使清气不得引毒达表循窍而出，则热毒壅遏于内，为腹胀，为喘急，为秘结，为狂烦，为惊搐，为失血，皮燥毛直，面急眼胀，睡卧不宁，惊啼多哭，此热毒壅遏之证，辨认不差，急宜用发散开提之剂，佐以和解透肌之法，则热毒不壅，而其出自易矣。羌活、白芷、防风，有升提发散解毒之长，桔梗有开提匀气之能，荆芥、连翘、鼠黏善解郁热，地骨皮消壅热于筋骨之间，且能整肃脏腑，紫草滑肌通窍，大腹皮引热下行，使内外有所分消，用此以治热壅之证，效大而功用极妙。若骤用寒凉如芩、连、升麻之类，则热为寒气所抑，不得伸越，逗遛经络，为疽为疖者有之，冰伏硬闭者有之，至于人参、黄芪、白术、茯苓温补之剂，误用则其壅盛，祸不旋踵，他如丁、桂、木香、姜、附之类，以热攻热，杀人立至，尤宜戒慎。故发热之初，至见点之后，并宜以本方处治，依后法而加减之。

羌活散郁汤加减法

初发身热壮盛，腮红面赤，毛焦皮燥，咳嗽喘急者，加升麻。烦渴，加天花粉、干葛。腹胀，喘急鼻塞，面赤若怒，毛直及枯，加麻黄。便秘，加当归、枳壳，甚则加大黄。呕吐，加猪苓、泽泻、橘皮，禁用生姜、丁香、木香、半夏。洞泄，加升麻，禁用白术、茯苓、豆蔻、龙骨等剂。喘嗽恶风，加桑皮、紫苏。失血，加犀角、地黄、黄连。发癍，加黄连、黄芩、山栀。小便赤涩，加滑石、山栀、地黄、芍药。鼻衄，加黄芩、犀角。惊悸，加木通、山栀。搐，加青皮。不思饮食，加山楂。伤食，加山楂、神曲、麦芽。见点二三日间出不快利，加鼠黏子、山楂、蝉蜕，名透肌散。烦红赤色，加生地黄、红花、牡丹皮，去白芷、防风。皮急肉紧，身热壮甚，加葛根、前胡。

见点三日之内，并依本方加减，及三日之后，痘疮出齐，血疱已成，而前证悉平，不得复用此方，恐发散太过，难于行浆，另有方药在后。其禁用药剂，并从血热痘证法而裁治之，故此方不立禁忌辨。

太乙保和汤 又名紫草透肌汤

专治血热痘证服十神解毒汤后，热证悉去，内外和平，见点三日之后，不易长大，粗肌者用之，则能保和元气，活血解毒，助痘成浆，易痂易落也。

桔梗　紫草　川芎　山楂　木通　人参　红花　生地黄　甘草　糯米五十粒

上，用灯心七根，姜一片，水一钟，煎六分，温服。

使涩腹胀，加大腹皮。繁红不润，加当归、蝉蜕。出不快，加鼠黏子。陷塌，加黄芪。痛，加白芷。不匀，加防风。水疱，加白术、芍药。嗽，加五味子、麦门冬。渴，加麦门冬。痒，加白术、芍药。

七八日后浆足，身复壮热，便秘烦渴，腹胀喘急，前胡枳壳汤。浆足，禁用此方，另立汤饮在后。

益元透肌散　专治壅热痘证，服羌活散郁汤后，壅证悉开，气血和平，见点三四日后不肥大者、不成浆者用之，则能匀气解毒，透肌达表，领出元阳，助痘成浆，而易结脓窠也。加减与保和汤同论，浆足之后，另有保婴百补汤在后。

即太乙保和汤去生地、红花，加蝉蜕、鼠黏子、陈皮。

上，水一钟，加灯心十四根，枣二枚，煎六分，温服。

保婴百补汤　专治痘疮八九日浆足之后，别无他证，并以此方调理气血，资养脾胃，不拘实、热二痘，皆可服之，惟气虚证八九日后，本方加黄芪二钱、官桂少许，若有别证，在审虚实随证加减而已。

当归　芍药　地黄　白术　人参　茯苓　山药　甘草

上，水一钟，枣二枚，煎六分，温服。

〔陈氏惟主温补〕〔陈〕痘疮未出已出之间，或泻渴，或腹胀，或气促，谓之里虚，速与十一味木香散治之。如已出之间，其疮不光泽，不起发，根窠不红，谓之表虚，速与十二味异功散治之。如已出之间，其疮不光泽，不起发，根窠不红，或泻渴，或腹胀，或气促，是表里俱虚也，速与十二味异功散送下七味肉豆蔻丸治之。丹溪云：木香、异功散二药，治寒的当，若虚而不寒者，祸不旋踵。如疮始出一日至十日，浑身壮热，大便黄，是表里俱实也，其疮必光泽，必起发，必饱满，必易靥，而不致损伤，若无他疾，不宜服药。表里俱实者易出易靥，表里俱虚者易出难靥，表虚难出，里虚难靥，随证治之。张巽之《治痘要法》吐泻少食为里虚，陷伏倒靥灰白为表虚，二者俱见，为表里俱虚，全用异功散救之，甚至姜、附、灵砂亦可用。若止里虚，减官桂，若止表虚，减肉豆蔻，不减官桂、丁香。若能食便秘而陷伏倒靥者，为里实，当用钱氏及丹溪下法。若不吐泻，能食为里实，里实而补，则结痈毒。红活绽凸，为表实，表实而用表药，则溃烂不结痂。凡痘，但见瘢点，便忌葛根汤，恐发得表里俱虚也。

〔丹〕读前人之书，当知其立言之意，苟读其书而不知其意，求适于用，不可得也。痘疮之论，钱氏为详，历举源流，经络分明，表里虚实，开陈施治之法，而又证以论辨之言，深得著书垂教之体，学者读而用之，如求方圆于规矩，较平直于准绳，引而伸之，触类而长之，可为无穷之应用也。今人不知致病之因，不求立方之意，仓卒之际，据证检方，谩尔一试，设有不应，并其书而废之，不思之甚也。近因《局方》之教久行，《素问》之学不讲，抱疾谈医者，类皆喜温而恶寒，喜补而恶解利，忽得陈氏方论，皆用燥热补剂，其辞确，其文简，欢然用之，翕然信之，遂以为钱氏不及陈氏远矣。或曰，子以陈氏方为不足欤？曰陈氏方诚一偏之论，虽然，亦可谓善求病情者，其意大率归重于太阴一经，盖以手太阴属肺，主皮毛，足太阴属脾，主肌肉，肺金恶寒而易于感，脾土恶湿而无物不受，观其用丁香、官桂，所以治肺之寒也，用附、术、半夏，所以治脾之湿也，使脾与肺果有寒与湿而兼有虚也，量而与之，中病则已，何伤之有。今也不然，但见出迟者、身热者、泄泻者、惊悸者、气急者、渴思饮者，不问寒热虚实，率投木香散、异功散，间有偶中，随手获效，设或误投，祸不旋踵。何者？古人用药制方，有向导，有监制，有反佐，有因用，若钱氏方，固未尝废细辛、丁香、白术、参、芪，率有监制辅佐之药，不专务于温补耳，然其用寒凉者多，而于补助一法，略示端绪，未曾深及。痴人之前不可说梦，钱氏之虑，至矣！亦将以候达者扩充推广用之耳。虽然，渴者用温药，痒塌者用补药，自陈氏发之，迥出前辈。然其多用桂、附、丁香，辛芳燥热，恐未为适中也。何者？桂附丁香辈当有寒而虚者，固是的当，虚而未必寒者，其为患当何如耶！陈氏立方之时，必有夹寒而用一偏之方，宁不过于热乎。予尝会诸家之粹，求其意而用之，实未敢据其成方。至正甲申，阳气早动，正月间，邑间痘疮不越一家，率投陈氏方，童幼死者百余人。虽由天数，吾恐人事亦或未之尽也。

王汝言曰：若痘疮虚怯，淡白色，痒塌，此属虚寒，宜用陈文中方。若发热壮盛，齐勇红紫色，燥痒，此属热毒，急宜凉血解毒。自陈文中方盛行后，属虚寒者率得生，属热毒者悉不救。痘是胎毒，古人治法只解毒。然气血虚，则送毒气不出，及不能成就。故陈文中之法亦千载妙诀，补前人之未备者。但温补之法既行，而解毒之旨遂隐，故救得一边，又害了一边。

凡治痘子，要识证候，如痘脚稀疏，根窠红润，不泻不渴，乳食不减，四肢温和，身无大热，如此候者不须服药，惟善调护以待成就而已。若痒塌寒战，咬牙渴不止，痘紫黑色，喘渴不宁，灰白色顶陷，腹胀，头温足冷，闷乱，饮水，气促，泄泻渴，如此候者，不必服药，虽强治之，亦无功也。

凡治痘疮，善攻不如善守，表里无邪，不须妄治。有等贪利之人，不分虚实，妄投汤丸，谓曾治某病、治某病，贪天功以为己有，以致虚虚实实，致生变异，误人性命，此医之罪也。

〔**用药**〕

〔**万**〕凡痘子，用药须分气血虚实，毒气微甚而治，故灰白者、不起发者、痒塌者、吐利者、寒战咬牙者、手足冷者，皆气虚也，宜用补气之剂。疮干者、不红活者、脓水少者，皆血虚也，宜用补血之剂。稠密者、燋肿者、红紫者，皆毒甚也，宜用解毒之剂。陷伏者兼气血解毒治之。凡用补气，宜四君子汤，如疮带湿，或有自利，用之可也。若疮干者，白术燥津液，茯苓渗津液，或便秘实者，不可用也。凡用补血，宜四物汤，如疮干，或色大娇，用之可也。若不能食者，生地黄泥膈，白芍药收敛肠胃，不可用也。凡解毒，不过黄连、黄芩、黄柏、栀子、连翘、牛蒡子、升麻之属，俱用酒制，恐寒凉反损脾胃也。若欲行表，须少加桂枝，他如紫草、山豆根、葛根之类，则不必用酒制矣。凡用解毒药，要别脏腑，分阴阳而治之，如黄连解心火，黄芩解肺火，栀子解肝火，黄柏解肾与三焦火，石膏解脾胃火，木通解小肠火，黄芩又解大肠火，连翘、牛蒡子解疮毒火，山豆根、紫草解痘毒火，升麻解疫毒火，各有主治不同也。又，岁半以上，属阳，心肺主事，宜芩、连多用之，岁半以下，属阴，肾肝主事，宜黄柏、栀子多用之。

秘传八味二花散

桃花蕊五钱　梅花蕊二味不拘多少，阴干，共一两六钱二分　穿山甲取四足者，酒炒，一两　朱砂水飞过，一两　紫河车水洗去红筋，焙干，为末，一具　天灵盖一具，以皂角煎汤洗净，酥制，为末，四方共一钱七分　鹿茸去毛，酥制，三方共一两二钱　人参官拣者，一两

上，各为末。痘疹未出之先，以朱砂一两为君，梅花二钱、桃花三钱，共一处和匀，每服五分或三分或二分半，用雄鸡与酒二杯灌之与食，倒悬刺血入杯中，以热酒调前药，同服。初发不起，以梅花一两为君，加桃花一钱，天灵盖五分。气血虚，灰白色，用紫河车一两为君，加天灵盖一钱，鹿茸一钱五分，梅花一钱，桃花一钱或八分。黑陷不起，以穿山甲一两为君，加桃花一钱，梅花八分，天灵盖七分，麝香五分。气血虚不能灌浆，以鹿茸一两为君，加紫河车二钱，桃花一钱，梅花八分，天灵盖七分，麝香五分，人参一钱。气血虚不能收靥，以鹿茸一两为君，天灵盖五分，桃花七分，梅花九分。落靥之后，瘢色白，气血虚，以人参一两为君，加紫河车二钱，鹿茸一钱，梅花一钱五分。以上咸仿首条服法。

保生散

紫河车制如前　龟板酥炙，一分　鹿茸酥炙，各一两

上为末。量儿大小用。血虚，川归、茯苓、紫草汤下。气虚，人参、黄芪、甘草汤下。

◎ 初热证治

〔海〕小儿瘢疹初发，未能辨认间，但求所出之由，因内因外及不因外内，随其所伤，如法服饵，防其变故，抑其盛气，比之他证，尤不可缓。或发或泻，或解其肌，或化其毒，求其所起之由，凉血清肺，调其脏腑，平其饮食，谨其禁忌，严其养摄，适其寒温，将理有法，俾尽其道，使出无不快之经，成无不痂之溃，既愈之后，不致游毒流汗虚腠，目疾膜翳，疮疖痈瘤，喉闭嗌肿，潮热汗泄，此治之大略也。海藏所谓瘢即痘也非心为瘢之瘢。又云：外者外治，内者内治，中外皆和，其瘢自出。至于恶寒者发之，表大热者夺之，渴者清之，大便秘结者下之，小便不通者利之，惊者安之，泄者分之，可以执一为哉？大抵伤寒同治，随经用药，最为高论。假令五日已里，诸病与瘢疹不能辨别者，不可疑作瘢疹，必须发之，但各从其所伤应见治之，皆不妨瘢出，若强发之，其变不可胜数矣。如外伤，升麻汤主之。内伤，枳实丸主之。大便软者，枳术丸主之。若伤冷者温之，神应丸。恶寒者发之，宜防风苍术汤。表大热者，夺之，此表者，通言三阳也，夫阳盛者，气必上行，言夺者，治之不令上行也，是知无三阳表证，有三阳里证染于有形也，此言表，总三阳之名也。渴者清之，大渴者白虎汤。暑月用之。小渴者凉膈散。凉膈散，去硝黄加甘桔者、稳。大便秘结者下之，桃仁承气汤、四顺饮子、柴胡饮子选用，察其在气在血，必内实能食而秘者可用，但当微微润之。小便不通者利之，导赤散、八正散之类，当求上下二焦何经而用之。惊者安之，凉惊丸。重者泻之，泻青丸。泄者分之，寒则异功散、四君子汤。热则泽泻茯苓汤。〔吕〕凡疮欲出而未出，因发搐者，是外感风寒之邪，而内发心热也，宜王氏惺惺散或人参葛根汤、木香参苏饮。凡疮欲出未出而吐利者，是中焦停寒，或夹宿食也，宜四君子汤加砂仁、陈皮或和中散，如夹宿食者用紫霜丸。〔张〕治痘，全在发热之初看其热势微甚，微者固不必治，甚者当解则解，当汗则汗，当下则下，使毒气得以发泄，则后去不能为害，痘亦稀少平顺，失此不治，则热毒渐盛，难以解救，大抵此际热甚，非汗则表不解，非下则里不解，然药味之轻重，当随病势之微甚而用之。〔垣〕痘证少具，痘未发，与升麻汤三五钱，带热服之，待其身表温和，痘证已显，止药。如其身凉，痘证未出，只时时与甘桔汤宽胸膈，利咽喉。大便酸臭，不消化，畏食或吐，乃内伤饮食，宜枳术丸。伤冷食饮，神应丸。如见伤食，又见痘证，先与不犯大黄、巴豆药克化过，再与升麻汤，如食重伤，前药不能过，再与犯大黄、巴豆药过之。此须分证之表里虚实而斟酌之，先里后表，亦非古法，如克化药不能过，多是脾气虚、而克化药又重伤之，若无便秘里实之证，其可遽用大黄巴豆下之乎。凡初发疑似，但肌表热而无内伤证者，宜用辛凉之剂调之，以四物解肌汤主之。或云，凡发热疑似之间，宜用人参败毒散一剂以发之，是与不是，一发便明，大抵疮疹只要发尽，不使留伏于中也。凡发表，宜保婴丹加姜葱煎汤化下，一也。或升麻葛根汤去升麻，加苏叶姜葱，二也。或羌活散加制砂、姜葱，三也。此可行之于已发热之时。未发热之前不可行也，既见红点之后亦不可行，恐表虚故也，如或行之，只宜参苏饮调保婴丹，厚盖取汗。凡初发表，要看天时，如时大寒，则腠理闭密，气血凝涩，防其发泄得迟。有毒气壅遏之变，以辛热之药发之，宜桂枝葛根汤、五积散去干姜主之。如时大热，则腠理开张，气血淖泽，防其发泄太急，有溃烂之变，以辛凉之药解之，宜升麻葛根汤、双解散主之。如不寒不热，天气温和，只人参败毒散，甚佳。〔翁〕小儿出痘，凡里有大热，当利小便，使心火有所引导，虽不用凉药，其热自去矣，导赤散主之。若里有小热，不宜利小便，当解毒，若小热利小便，反泄肾气，宜犀角地黄汤、消毒饮。〔万〕或曰，痘疮发热，何以能预识其轻重而解之耶？曰：凡发热午进午退，气色明莹，精神如常，大小便调，能食不渴，目清唇润，此毒轻也，痘必稀疏，纵出多，亦自易发易靥。如壮热不减，气色惨暗，精神昏闷，大便或秘或泻，不能食，目赤唇焦，此毒甚也，痘必稠密，宜预解之。其出疏者，防其有伏，未可便许为疏，但看热减渴止，精神爽快，清便自调，能食，更无他苦，是真疏且轻也。或曰，既识其候，知痘稠密，何以解之？曰诸疮皆属于心，心之华在面，如初发热，青筋现露，目中泪出，此毒发于肝，肝木生心火，从后来者为实邪，肝为水泡，风火相煽，必作瘙痒，宜先解肝之毒。面赤如锦，额上红筋露现，谵妄多惊，此毒发于心，心火自旺为正邪，君主不明，必有陷伏，不治。口干唇焦，面黄而燥，此毒发于脾，心火生脾土，从前来者为虚邪，脾为癥，心为疹，必有夹癥夹疹，又脾主肌肉，为火所灼，必作溃烂，宜先解心脾之毒。面色㿠白，鼻中干燥，或流清涕，或衄出，此毒发于肺，心火刑肺金，乘其所胜为微邪，宜略解肺之毒。面色黑气如烟浮，目中见鬼，头热足冷，此毒发于肾，肾水克心火为贼邪，必成黑陷不治。

疮疹发热，热气微者，其毒必少，痘出自疏，易发易靥，不须服药。热气甚者，其毒必多，痘出自密，难发难靥，且多他变，宜预解之，宜连翘升麻汤或如圣汤并合代天宣化丸主之。或有热微痘出反密者，其人必口燥渴，唇焦烈，小便赤少，大便秘，身虽不大热，却蒸蒸然，此毒深热亦深，故表不大热而里热也，宜急解之。若烦渴引饮，大热如炙，头痛如破，或自汗，或无汗，宜白虎汤主之，甚者石膏用至半斤，溽暑之时有此症，尤宜用之。或有热甚痘出反疏者，其人必不渴，唇润，目中无赤脉，大小便调，身虽大热，但熇熇然，此毒浅热亦浅，故表热里气和也，只以升麻葛根汤。乍凉乍热，疮疹常候，若遍身如火，昼夜不休，此心火亢甚，脾土益燥，为失其常，宜消详表里证候以施治也，如口燥渴，目赤，唇焦，大小便不利，此表里俱热也，双解散，或连翘升麻汤，或黄连解毒汤烦躁，送下七物升麻丸四方俱本条。如咽喉痛，甘桔汤加牛蒡子，或射干鼠黏子汤俱咽喉加桔梗，使咽喉爽快，胸膈开豁，失今不治，他日咽喉闭塞，水入则呛，谷入则呕，暴哑失音，悔之无及。

如初发热时时恶寒，身振振摇动如疟之状，其人卫气素虚，荣血亦弱，不能逼毒快出，使毒邪留连于经络之中，欲出不出，与正相争，故振振者火之象也，以柴葛桂枝汤加黄芪主之，疮出即愈。不可错认作寒战，妄投陈氏辛热之剂以误人也。

古人养生或治病者，常顺四时之气，谓之勿伐天和，如春夏养阳，秋冬养阴，饮食起居，各有攸宜。凡疮疹发热之时，其初发表解肌，四时各有主方，春用羌活汤痘发热，夏用五苓散惊，秋用参苏饮，冬用五积散，四时通用人参败毒散。又如春肝旺，风木主事，调养之法，宜四物汤失血加防风、黄芩、木香、青皮、羌活，以折风

木之胜，又以四君子汤_{不能食}加白芍药、桂心，以补脾之受制，相间
服之。夏心旺，热火主事，宜黄连解毒汤_{烦躁}加麦门冬、五味子，以
补肺之不足。秋肺旺，燥金主事，宜泻白散_肺合甘桔汤_{咽喉}加牛蒡子、
马兜苓，以散肺中之邪，又以四物汤去川芎，加天麦门冬、天花粉，
以润其燥。冬肾旺，寒水主事，宜五积散以散表之寒，理中汤_{泄利}加
黄芪、炙木香、丁香，以胜里之寒。此四时之治法也。如天有暴风，
连日不止，恐有风邪，桂枝葛根汤。夏月盛暑，或非时之热，人参
白虎汤_渴。冬月严寒，或非时之寒，四君子汤加桂枝、生姜。久雨
湿盛，五苓散加苍术。此四候者，必疮变色有异证，可依其法治之，
苟无他候，不可妄治也。惟谨帷幙，远风寒，毋令大热，毋令大寒，
但常和暖，更常服蝉蜕膏，盖此膏能御风邪，辟恶气，透肌快瘢疹
也。房室之中，常烧辟秽香_{禁忌}，勿得间断。

　　凡初发热二三日间有惊搐者，以导赤散_心、羌活汤_{痘发热}、辰砂散
_{本条}主之。大便秘者，三黄丸_{发热微}利之。小便涩少者，导赤散。渴
甚者，葛根解毒汤_{痘渴}。腹中痛者，桂枝大黄汤_{痘腹痛}。腰痛者，人
参败毒散_{本条}。自利者，黄芩汤_{痘泄利}。吐利者，黄芩加半夏汤_{痘吐利}。
如脾胃素弱，自利清白者，理中汤丸_{痘泄利}、或四君子汤_{不能食}、肉豆
蔻丸_{痘泄利}合而服之。余详各门。

　　〔发表〕

　　升麻汤　治大人小儿时气瘟疫，头痛足冷，脉数发热，肢体烦
疼，及疮疹疑二之间，并宜服之。或未经解利而疮毒已发。又云，
证候未全，或未明者，但可与解散之也。又云，患疮疹，大便自如
常者，亦可服升麻汤。盖用升麻，其性苦寒无毒，主解百毒，杀鬼
邪，辟瘟瘴蛊毒，中恶腹痛，咽喉口疮，皆毒也，疮痘亦毒故也。
其次用葛根，性平，治消渴大热，解肌发表，出汗开腠理，治头痛。
升麻葛根二药，皆治伏热毒动，心恍惚，惊悸烦躁，大抵疮疹是蕴
热毒，葛根解热，升麻去毒也。病热而药性微寒，冷热相攻，则芍
药治时行寒热，又活血痹，使疮痘易出也，又利小便，疮疹有大热
者，则利小便也。次有甘草调和之，况《新书》言，疮疹渴燥甚者，
亦用炙草散主之。四者解毒治热，调荣卫，为治疮疹之要药也。为
其疑二之间，非疮疹伏热而发热者，有伤寒、伤风、伤食、惊证兼

患疮疹，而禀气怯者皆发虚热，而非实热，若服之，是疮疹者则毒减而愈，他证者反以为害，不能尽述其由，但有壮热而面青目白，睛不黄赤，大便不秘，小便清者，皆不可服，里无蕴热故也。此药治未发疮疹之前，疮疹已愈之后，服之消毒故也，非正出时服。

升麻　葛根　芍药　甘草_{等分}

上为粗末。每服二钱，水一盏，同煎至半盏，去滓温服，不拘时候。亦可为细末，汤调服。身心烦热即温服，寒多即热服。

海藏云：升麻葛根汤，太阳阳明之药。陈文中云：身热腹痛者、身热泄泻者、身热惊悸者、身热汗出者、身热足冷者，俱不宜服升麻葛根汤。张巽之云：凡痘见瘢点，忌葛根汤，恐发得表虚也。万氏曰：古人谓但见红点，便不可服升麻葛根汤，恐发得表虚也。此盖为痘疏毒少者言，后人不达立言之旨，遽谓凡出痘子才见红点，真不可服，殊不知升麻葛根汤四味，乃发表解毒、疏通血气、升降阴阳之剂，痘出太密，正宜常服以解之，令陷者升之，燥者润之，郁者疏之，过者平之，阴精不衰，而阳毒不亢也。苟谓痘疏毒少者，虽他药不可服，况葛根汤乎？

古人治痘，以葛根汤为主，后世好奇，多立方法，法愈多而治愈难矣，苟能变通，自发热以至收靥，葛根汤皆可增损用之，不特发表解肌而已，今以葛根汤为主治，随证立增损法于后。

初发热解表，加柴胡、羌活、白芷、桔梗、防风。口干渴，内热也，加葛粉、天花粉、麦门冬。自利，加条实黄芩生用。呕吐，加半夏、生姜。腹中痛，加木香、青皮、枳壳、山楂肉。腰疼，加独活、北细辛。头疼，加羌活、藁本、蔓荆子。惊搐，加木通、生地黄、灯心。小便少，加木通、车前子、瞿麦。大便秘，加大黄。衄血，加山栀仁、玄参、生地黄。

发热三四日，热不减，加解毒药大力子、连翘、紫草、桔梗。疮不出，加防风、蝉蜕、荆芥穗、红花子。眼痛，加密蒙花、柴胡、龙胆草。

疮出太稠密，加人参、当归、木香、紫草、大力子、防风、桔梗。咽痛，加桔梗、连翘。疮干或带紫，或色大赤者，血热也，加当归梢、生地黄、红花、地骨皮、牡丹皮。疮灰白色平陷者，气虚也，加人参、黄芪、防风、木香、官桂。手足疮不起，脾胃不足也，加防风、官桂、人参、黄芪。

　　疮密起发不透，又渴者，此津液不足，加人参、麦门冬、天花粉。泄泻者，里虚也，加人参、白术、诃子、白茯苓。疮不著痂者，湿热也，加黄芪、防风、官桂、白术。李氏，加紫苏五分，笋尖、山楂、牛蒡子各一钱，冬月加制过麻黄一钱。

　　惺惺散　治数证，皆为纯阳人所用，古人处为小儿药，非乃里寒者可服，且以药对其证用之意，大抵浑身壮热，必由风热疮疹，伤寒时气，且先与之也，其头痛目涩鼻流清涕者，用细辛。喘粗者，用桔梗、人参。多睡者，用茯苓。恐伤寒时气乘里弱者，用白术也。治风热疮疹，栝楼根也。瓜蒌，味苦寒，治身热，烦满大热，除肠胃中痼热，八疸[1]面黄，燥渴，通月水，止小便利，热而胸痹不下乳，阳证伤寒，治痈下乳，皆攻其热也，故非里寒者可用。其里寒者，由身有大壮热，不渴而大便反利，小便不赤，面青目白，睛不黄赤，皆里寒证也，其中虽有白术以温，终非为虚热者用。人之脏腑寒，则寒药先效，热药未必能制之，脏腑热，则热药先效，寒未能制之，此势之自然也，岂得不辨表里冷热而用药也。《和剂方》小儿伤寒壮热，当先服此，大效。次服羌活散。如壮热未退，切不可与通利大便及凉药，恐是疮疹，服药则误矣。

　　苦桔梗　细辛去叶　人参　甘草炒　白茯苓去皮　栝楼根　白术各一两半

　　上为细末。每服二钱，水一盏，入薄荷二叶，同煎至三分，去渣，温服。要和气，入姜煎，不拘时候。身虽壮热，大便自利者不可服。

　　海藏云：惺惺散治风热，咽不利，脾不和，少阳渴，小便不利也。

　　荆芥散　治麻痘子兼瘙痒，或瘾疹，大便自过。
　　上，用荆芥少许，烂研，以新井水将布帛滤[2]过，入一滴许麻

---

[1]　八疸：原作"八疽"，校本同，据《政和本草》引《名医别录》"八疸身面黄"句改。

[2]　滤：原作"裂"，据修敬堂本改。

油，打匀，令饮之，便不乱闷。麻痘已出，用黄蜡煎青胶水饮，即安青胶水乃牛皮胶也。荆芥治血风，麻子是疹子，常言风瘙瘾疹，则皆出皮肤，其毒轻而浮，又以麻油打匀，此滑窍之理，又以黄蜡煎青胶水服则安，此滋血行荣卫，荣卫既顺，麻疹出矣。《指迷方》荆芥汤，乃消毒饮加薄荷煎服之。

羌活散　解热散毒，治风壅、欲作疮痘者。

羌活　独活　川芎　桔梗　蝉蜕　前胡　柴胡　地骨皮　甘草炙　瓜蒌　天麻炙　荆芥　防风各等分

上为细末。每服二钱，水三分盏，薄荷三叶，盏内煎至二分，通口服，量大小加减药水。此药，详其药味治风、治寒、治惊、下痰、凉脾、治血热、透肌，但实热发，无所不治。如禀受怯弱、或脾胃弱、或外热目白睛青色，皆里无热，不可轻用。

薄荷散　小儿才觉是疮疹，宜服之。

薄荷叶一两　麻黄去节　甘草炙。各半两

上为细末。每服二钱，水一中盏，枣二枚，生姜三片，同煎至六分，去渣，放温，日三两次服。此是小儿禀受壅实，毒气甚者宜服之，盖此方云：小儿才觉是疹痘便服之。服之而汗出者，服调中散。服薄荷散若作寒热，脉反迟者，进脱齿散以温之。详其理，非下药之法也，实者服之未必安，虚者用之必危殆。

参苏饮方见急惊　**人参羌活散**方见急惊

羌活散　此方，初热暂用，兼治惊搐。

羌活一钱二分　独活　荆芥各八分　前胡　防风各一钱　柴胡　白芷　蝉蜕　甘草各四分　细辛一分

上，加薄荷三叶，水一钟，煎五分，不拘时服。发搐及热盛不退者，暂服。煎熟用制砂调下，治搐如神。

人参败毒散　治伤风、瘟疫、风湿，头目昏眩，四肢痛，憎寒壮热，项强，目睛疼。寻常风眩拘倦，风痰身体项疼，及咳嗽鼻塞，声重寒热，并治之。

柴胡　前胡　川芎　枳壳　羌活　独活　茯苓　桔梗　人参各一两　甘草半两

上为粗末。每服三钱，生姜薄荷煎。

李氏败毒散　治初热壮盛等证。

即前败毒散加升麻、荆芥、牛蒡子、蝉蜕、山楂、地骨皮、薄荷、紫苏、紫草，减独活、柴胡、茯苓、人参。

如热甚，加柴胡、黄芩。夏，加香薷。冬，加麻黄。泻，加猪苓、泽泻。

上，姜一片，水煎，临服加葱白汁五茶匙。

正气散

甘草炙，三分半　陈皮　藿香去梗　白术各五分　厚朴姜制　半夏姜制，各一钱半

上细切，作一服，加生姜三片，大枣一枚，水煎服。

调解散

青皮　陈皮　枳壳麸炒　桔梗去芦，炒　人参　半夏炮七次　川芎　木通　干葛各四分　甘草　紫苏各二分

上细切，作一服，加生姜三片，大枣一枚，水煎服。一方，加紫草、糯米。

苏解散　治痘初壮热，头疼腰痛，腹疼作胀，一切热毒甚者。

紫苏　葛根　防风　荆芥　白芷　蝉蜕　紫草　升麻　牛蒡子　木通　甘草各等分

上，加灯心、葱白各七根，水煎，热服。

和解汤　解表和中。

升麻　干葛各一钱半　白芍一钱　人参　防风各七分　川芎八分　甘草五分

上，用姜一片，水煎服。

上十七方，发表平剂。

王朝奉四物解肌汤

芍药　黄芩　升麻　葛根

每服四钱，水一盏，煎至七分，去渣服。或云，小儿伤寒疫疬，潮热疮疹，五日已衰，疑似不能辨别者，并皆辛凉之剂调之，即以四物汤解肌之类。海藏云：此论即有表也，若内伤腹中有物，未得大便而发热者，当以食药去其物则可，若得便后，仍发热在表者，亦宜此解肌汤，比钱氏升麻葛根汤减甘草，加黄芩，以有表热之

意也。

防风苍术汤　治小儿邪热在表，恶风恶寒，疮疹未出，可解表，发瘢疹。

防风　甘草炙。各半两　苍术　石膏各一两　川芎　黄芩各二两

上为粗末。每服二钱，生姜三片，薄荷七叶，水煎，日二服。

双解散　即防风通圣散、益元散二方也。

防风　川芎　当归　白芍药　薄荷叶　大黄　连翘各五分　石膏　桔梗　黄芩各八分　白术　桂枝　荆芥穗各二分　滑石二钱四分　甘草一钱

上剉细。加生姜三片，水二盏，煎至一盏，去渣，温服，无时。

葛根橘皮汤　治冬温未即病，春被积寒所折不得发，至夏热得其寒解，冬温始发，肌肉斑斓，瘾疹如锦纹，而咳，心闷，但呕吐清汁，服此。

葛根　橘皮去白　杏仁去皮、尖　知母　黄芩　麻黄去节　甘草炙

上剉散，等分，每服抄三钱，用水一盏，同煎半盏，去渣，温服，不拘时候。

上四方，辛凉之剂，表有实热者宜之。

五积散

白芷　川芎各三分　桔梗一分半　芍药　茯苓　甘草炙　当归　桂枝　半夏各二分　陈皮　枳壳　麻黄各五分　苍术一钱　厚朴四分

上，除桂枝、枳壳二味别为粗末外，一十二味剉细，慢火炒令转色，摊冷，次入二味末，令匀。水一盏半，生姜三片，煎至一盏，去渣，温服无时。

桂枝葛根汤

桂枝　葛根　赤芍药　升麻　防风　甘草各一钱

上剉细。加生姜三片，淡豆豉一钱，水一盏，煎七分，去渣，温服无时。

柴葛桂枝汤

柴胡　葛根　甘草　桂枝　防风　人参　白芍药各等分

上剉细。加生姜三片，水一盏，煎七分，去渣温服，不拘时。

上三方，辛温之剂，表有寒邪者宜之。

〔攻里〕

大便酸臭，不消化，畏食或吐，乃内伤饮食，宜枳术丸，伤冷食饮，神应丸。紫霜丸变蒸　神应丸　枳实丸　枳术丸俱大科伤食

七物升麻丸

升麻　犀角　黄芩　朴硝　栀子仁　大黄各二两　淡豉二升，微炒

共为末，蜜丸如黍米大。凡觉四肢大热，大便难，即服，取微利为止。

备急丸

木香二钱半　大黄　牵牛末各五钱

上为细末，神曲糊丸，绿豆大。每服五七丸，食前，山楂煎汤下。

〔和中〕

加味四君子汤

人参　白术　茯苓　砂仁　橘红各一钱　甘草五分

水一钟，煎六分，食前温服。

和中散

厚朴姜汁制，炒，一钱半　人参　白术　茯苓各一钱　干姜炮　甘草炙。各六分

姜、枣煎服。

〔六一例〕

六一散　治诸热证，暂用。

桂府滑石水飞过，六两净　大甘草去皮，为末，一两

上，和匀。每用一钱，薄荷汤或冷水调下。内加制辰砂三钱，名辰砂六一散，治狂言、发搐、惊闷，用防风、荆芥、薄荷、天麻煎汤，候冷调下。更加牛黄三钱，缠豆藤三钱，名退火丹，治痘初出时大热不退，及标影稠密成片者，用紫草、木通、蝉蜕、地骨皮、红花、牛蒡子、片芩、灯草各等分煎汤，候冷调下，能减标稀痘，极良法也。本方加郁金，名牛黄六一散，治痘后疮疖毒壅，及天行瘟疫，冷水调下，多服大效。

大灵丹　治壮热癫狂，惊搐谵语，红紫斑焦干陷，一切恶证。

白滑石飞过三两　雄黄飞过　犀角各三钱　辰砂飞过三钱半　牛黄　冰片各一钱　麝香五分

上研极细，和匀，用升麻、甘草、防风、薄荷、灯草、牛蒡子、红花、紫草、黄连各三钱，水二碗，煎至半碗，细绢滤去渣，加蜜四两同熬，滴水成珠，和前药丸，如小龙眼大，金箔为衣。每用一丸，灯心汤下，暑月冷水化下。

无比散　初热服之，甚能稀痘，又治痘夹黑点子，及黑陷、黑痘等证。

辰砂一钱　冰片　麝香　牛黄各五分，如无牛黄用牛胆南星代之　腻粉二钱

一方，有蟾酥。

上，研细末。一岁儿服一字，大者五分，刺猪尾血三两点，新汲水调和送下，取下恶毒如烂鱼肠、葡萄穗状，即愈。

小无比散　治痘壮热口渴，小水涩，大便秘，口气热，烦躁不宁，或焦紫，或红斑，自发热至起壮时有热者，皆可用，痘后余热亦可用。

桂府滑石飞过，六两　石膏飞过，一两　粉草　寒水石各五钱　郁金蝉肚、小者，甘草汤煮干，为末，七钱

上，俱制净末，和匀。每五岁者服二钱，大人再加。冬月，灯心汤下。夏月，井水调下。热甚不解者，井水磨犀角汁调下。若红紫顶陷不起，加穿山甲末一分、麝香半分，紫草煎汤，加酒一二匙调下，即起。

大无比散　治热毒太甚，惊狂谵语引饮，痘疮红紫黑陷。

桂麻滑石飞过，六两　粉草一两　辰砂飞，三钱　雄黄飞，一钱

上为末。每三五岁服一钱，十岁服二钱。发热之初，用败毒散调下，亦能稀痘。若报痘后，用灯心汤下。

〔凉血解毒〕

犀角地黄汤失血　**消毒饮**咽喉

玳瑁汤　治时行豌豆疮及赤疮疹子，未发者令内消，已发者解利毒气，令不太盛。

生玳瑁　生犀各以冷水浓磨汁二合

上同搅令匀。每服半合，微温服，一日四五服为佳。

又治出而未快者，宜服之。又云：毒气内攻，紫黑色，出不快，用玳瑁水磨浓汁一合，入貒猪心血一皂子大，以紫草浓煎汤，都作一服服之。玳瑁、犀角，其性微寒，以治热毒，则知其无失也，二药皆治瘟疫蛊瘴，解百毒，通血脉，消痈肿，故用之以解蕴毒，可宜服也。

犀角饮子　解热毒，去风疹。

犀角　甘草炙。各半两　防风二两　黄芩一两

上为粗末。每服五钱，用水一小盏，煎至半盏，去渣温服，不拘时候。

犀角汤　治小儿疹痘疮及赤疮子。

犀角屑　大黄炒　桑白皮蜜炙　钩藤　甘草炙　麻黄去节。各一两　龙胆草半钱　石膏　瓜蒌　黄芪炙，各半两

上为粗末。每服一钱，水一小盏，煎至四分，去滓温服，量儿大小加减服。疮子退后，浓磨犀角水涂之，更良。钱氏亦附方同以此药治疗疮疹太盛，令不入眼，则名调肝散。此药治风盛气实，心肝血热，津液内燥，大便不通，毒气上盛，表热未散之药也，且大黄、瓜蒌治内燥，钩藤、龙胆治风血热，桑白皮、石膏治上焦热，麻黄、黄芪散肌热，犀角、甘草解毒，大抵用药贵于与病相主，则病去而正气自复，苟为不然，则反为大害，如犀角散，自非大便数日不通、喘急闷乱、烦躁谵语者岂可服之，恐病药不相主治也。

夺命散　治疮疹已发未发，并宜服之。

升麻　糯米　紫草　甘草各半两　木通二钱半

上，剉为散。每服一大钱，水七分，煎四分，去滓，温服。出疮疹热毒势甚者可服，解蕴热，利小便。疮痘初发气盛，亦宜服。

牛蒡散　凉血解毒。

上，用牛蒡子炒为末，水煎一盏服之，小儿，冬月有非节之暖，及春月天气暄暖，或甘肥之过，或重衣温厚，帏帐周密，伤皮肤，害血脉，疮疡发黄，是生多疾，宜预常服之也。

独胜散　治小儿发疮痘，早微热，晚大热，目黄胁动，身热手冷，发甚如惊者。又名牛蒡僵蚕散。

牛蒡子半两　白僵蚕一分

上为粗末。每服一大钱，水六分盏，紫草二七寸，同煎至四分盏。连进三服，其痘便出。此药用牛蒡子出痘透肌，白僵蚕治遍身瘾疹，疼痛成疮。为末，酒调服之，立瘥。又，以紫草煎之，令利窍，是疮疹证无虚寒证者，服之立出也。

解毒疏痘汤　预服，解热去毒。已出，解热毒癍疹，又治红紫口干、壮热谵语。

防风　荆芥　羌活　柴胡　川芎　白芷　当归　连翘　黄芩　黄连　鼠黏子　紫草　蝉蜕

上，姜葱水煎服。

安癍散　调理疮疹。

升麻　赤茯苓　羌活　黄芪　人参　桔梗炒　枳壳麸炒　甘草各等分

上为细末。每服一钱，水七分盏，紫草、薄荷少许，同煎至四分盏，去渣，放温服之，量儿大小增减。此药为解毒凉血，生肌宽肠，导热利小便快膈之药也，患疮疹有热无寒者，可服之。

西来甘露饮　清热解毒如神，凡发热之初，五日以前，而热不退，痘色红紫，口渴大便结燥，服之即能红润，亦治疹家烦热，口干咳嗽，疹色枯燥，或谵语喘急，睡卧不安。

丝瓜藤霜降后三日、近根二尺煎断，将根头一节，倒插入新瓦瓶中，上以物掩之，勿使灰尘飞入，次日以好新坛一只，将瓶中之汁倾入坛中，仍将藤照前插入瓶内，三日后，汁收尽，将坛封固收藏，听后取用

若发热烦躁口渴，未见红点，将茜根一两，水煎浓汁二酒杯，搀丝瓜藤汁二酒杯，相和服之，立安。痘出亦轻。若已见标，颜色红紫及稠密者，用紫草煎浓汤冲服，便见红润。若夹斑者，犀角、紫草、茜根煎汤冲服，寒月用酒煎冲服。盖此汁极能解毒清热，尤治天行时疫，每以生姜汁少许，加蜂蜜调匀，服之有神功。

浑元汁

即紫河车，不拘男女，初胎者尤妙，入新瓦罐内封固，其口上以碗覆，埋于土中，久则化而为水，是也。专治气虚血热，痘色红紫，干枯黑陷等证，以此汁清而补之，其效立见，气虚甚者，人参、

紫草煎浓汤冲入服之。

蝉蜕膏

蝉蜕去毒　当归　防风　甘草　川芎　荆芥穗　升麻各等分　加白芍药

上为末，炼蜜丸如芡实大。每服一丸，薄荷汤化下。

辰砂散

好辰砂一钱　丝瓜近蒂三寸、连子，烧灰、存性，此物发痘疮最妙

上研末。蜜水调服。云：多者可少，少者可无，或以紫草、甘草汤调服，尤佳。

◎ 初热吉凶

发热时身无大热腰腹脚膝不痛，过三日才见红点，又坚硬碍指，此为吉证，不须服药。

发热时浑身温热，不时发惊，痘自心经出也，乃为吉证，可治而愈。

按：近年，屡有痘前惊而终凶者，好事不如无，未可言吉。

发热之初，腹中大痛，腰如被杖，及至报痘干燥，而前痛犹不止者，死不治。先腹痛，后止，可用助血气药救之。

初发热一日，遍身即现红点稠密如蚕种，摸过不碍手者，死不治。

初发热时，头面一片红如胭脂者，六日后死。

初发热时，用红纸捻蘸油点火，照心头皮肉里，红如一片胭脂，或遍身皆有成块红者，八九日后死。

◎ 见形证治

痘疮之期，始于见点，从见点而数之，期止七日，七日之内，如花之始蕾而发也，其气日盛以出，七日之后，气敛而花谢矣，故服药者当于七日之内，日夜连服，毋或姑息，苦之以七日，所以全之于百年，人不知此，而惟务姑息，七日之外，服无益矣。予尝谓痘毒之在血气，譬若糠秕之在米也，惟血气充足，运转迅急，若筛米然运转不停、则糠秕不混于米，而腾起浮聚，自作一团，血气充

足周流，则毒不滞于荣卫之中，而自然收敛以成疮，故痘疮及时贯脓，未尝烂肌损肉，只是将皮肉红色毒气，收贮窠囊而已，其有日久才发臭烂者，此皆变证，而非本然如此也，今举世以食物发痘，而不知其本无益也，惟服补气血药，以助其营运推出之势可也。

发热三日之后，热退身凉，大小不等，作三次出，淡红色如水珠光泽者，不须服药。凡痘子出现，疏则毒轻，不可妄治，密则毒甚，却要磊落大小分明，不相粘连，略与托里解毒之剂快斑汤、消毒饮主之，使之易发易靥。如出太密，粘连模糊，其毒尤甚，托里解毒之剂，宜多饮之，以防痒塌黑陷之变，更察外证，可治则治，不可则勿治。凡痘子出形，皮肉如常，根苗明润，此毒轻也，不可妄治，如皮肉昏黑或赤肿，根苗干枯青紫或灰白者，此毒甚也，以消毒饮、夺命丹合服。

快斑汤

人参五分　当归　防风　木通各一钱　甘草三分　木香　紫草　蝉蜕各二分

上剉细。水一盏，煎七分，去渣温服，不拘时。

消毒饮

牛蒡子　连翘　甘草　绿升麻　山豆根　紫草各等分

上，剉细。水一盏，煎七分，去滓温服，不拘时。

夺命丹

麻黄　升麻各半两　山豆根　红花子　大力子　连翘各二钱半　蝉蜕　紫草各一钱半　人中黄三钱

上，研细末。酒蜜和丸，辰砂为衣。薄荷叶煎汤下。

凡痘子之出，最要唇润舌润，红鲜如常，其毒则轻，如唇焦破裂，舌燥有芒，为毒火太甚，表里郁遏，急宜解之，黄连解毒汤加大力子。

黄连解毒汤烦躁

◎ 发热一二日便出

如才发一二日间，痘便一齐涌出者，须问其曾数日前有热否，如曾数日前乍热乍凉，以过期论。惟原未发热，至今才热便痘现，此表气虚，毒气盛，荣热卫弱，腠理不密，肌肉不坚，不能约束于外，使毒气冲击，故出太骤也。宜用实表之剂，可以无痒塌，无溃烂。实表解毒汤主之。一方，用羌活散调紫草膏，或保婴丹加紫草、牛蒡子、蝉蜕与服。热盛不退，以羌活散调退火丹进之，另用灯草、木通、蝉蜕、地骨皮煎汤候冷服。此用发表之剂，与表虚卫弱之说背驰，盖亦有初发热时见表证失于解散，实热壅遏而怒发者，此法犹可施也，然得全者，鲜矣。

实表解毒汤

黄芪　人参　当归梢　生地黄　白芍药　地骨皮　甘草　酒片芩　柴胡　玄参　升麻

上到细。加薄荷叶少许，淡竹叶十片，水煎温服，无时。

消毒快癍汤

桔梗　甘草节　荆芥穗　牛蒡子　防风　当归尾　赤芍药　天花粉　黄芪　玄参　连翘　前胡　木通

水煎服。

清地退火汤　治痘带热而出，名为火里苗，急用此方以退其热，则后无青黑变陷之候。

地骨皮　地肤子各一钱　牛蒡子　紫草　葛根各八分　连翘六分　当归五分　木通三分　蝉蜕二分

上，加姜一片，水煎服。如热不退，再服一剂，或为末，灯心汤服。

羌活散本门初热　**保婴丹**本门预防　**退火丹**即六一散加牛黄缠豆藤见初热

◎ 发热四五六日始出

如发热四日至五六日后始出者，须审视曾有外感内伤否，盖伤风寒伤食之热，久而不去，则所蕴疮痘之毒，亦能乘间而出，不可以过期论。惟无内伤外感之因，一向热而不出，此里气虚，不能驱逐其毒，使之即出，而毒邪得以留连停伏于脏腑肠胃之间，宜先用托里之剂，令其快出，次以和中之剂多服之，可以无伏无陷无倒靥，托里宜托里快癍汤或十宣散，和中宜四君子汤加黄芪，或保元汤合匀气散主之。

托里快癍汤

当归 黄芪 川芎 木香 青皮 牛蒡子 紫草 连翘 木通 防风 桂枝 蝉蜕

上剉细。加淡竹叶十片，水煎，温服，无时。

十宣散一名十奇散，一名托里十补散

黄芪 人参 当归各二钱 厚朴姜制 桔梗各一钱 桂心三分 川芎 防风 甘草 白芷各一钱

上为细末。每服一钱或二钱，木香汤调下。

增损八物汤

人参 黄芪 白术 甘草 当归 川芎 牛蒡子炒 赤芍药 防风 荆芥穗 连翘 桔梗 葛根

上，用水煎服。

匀气散

木香 青皮各五钱 山楂肉二钱半

上为细末。每服一钱，甘草汤调服。

◎ 应出不出

痘疹之出，自有常期，如过期应出不出，有数证不同不可不辨。如内素实之人，皮厚肉密，毒气难于发越，一旦恃其体厚，不怯风寒，又为外邪所袭，或体素弱者，风寒易感，以致腠理闭密，气血凝涩，故应出不出也。其证头痛，四肢拘急，偎倚盖覆，常恶风寒，此类宜发之。气强者用双解散，气弱者用参苏饮或惺惺散俱初热。或内虚者，脾弱食少，宜用补脾之剂加行气发表药，四君子汤不能食、调元汤即参芪饮、见大法，并加木香、青皮、黄芪、桂枝。或脏腑自利，宜用温里之剂，黄芪建中汤腹痛、益黄散脾，并与夺命丹合进，利未止者，豆蔻丸泄利合进，盖里温则气不消削，气不消削则不陷伏矣。若依上法分治，犹不出者，此毒壅伏于三焦，不久而变生焉。

加减参苏饮

人参 紫苏叶 葛根 陈皮 前胡 白芷 桔梗 枳壳 甘草 羌活 防风

上，用竹叶为引，热服。

加减调中汤

人参　白术　黄芪　甘草炙　木香　桂枝　白茯苓　藿香　白芍药酒炒　陈皮

上，用生姜为引，煎服。

闻人氏云：是痘疹证热数日而不发见者，进退皆难，便欲大发之，惧其本稀而成瘫烂，不发之，又无以出其毒气，古人立论，始以药微发之，微发不出，则加药，加药不出，则大发之，大发之后，所出不多，气候和平无他证者，即是疮本稀，不可更发也。以此言之，发不至太过，守不至不及，乃用药之圆活也。

愚按：古方用发表者，升麻葛根汤轻剂也，惺惺散重剂也，谓微发，谓加药者，或先用轻剂，后用重剂，或只用本剂先小作汤少饮之，后渐加大多饮之，非谓于本方之外，再加辛热大发之药也。

凡痘疹过期，应出不出者，或因外感风寒，依上发表之法，或因内虚泄泻，依上和中之法。如按法调治，犹不出快，热反甚，大渴腹胀满，大便硬结不通，烦躁不安者，此毒邪壅伏于内，三黄丸、七味升麻丸初热择而用之，甚则三乙承气汤主之大便秘。闻人氏云：且身热脉数，大便秘而腹胀，此热毒壅遏，未见形状者，当微下之，非微下则热不减。此是始者，热在里瘫未出之时也，若瘫点隐隐在皮肤中者，是已发越在表，疮正发时，则不可妄下也。又有结脓窠痂疕之际，脉尚洪数能食，而大小便秘，此表已罢，里有热毒，宜微利之。大抵脏腑有热，往往利大小便者，以其主出而不内故也。

张氏从道云：疮痘气匀即出快，盖气匀则荣卫无滞，匀气之药，如桂枝、防风、荆芥穗、薄荷叶，所以行在表之气，而使之无滞也，故凡发表之剂多用之。木香、青皮、枳壳、木通，所以行在里之气，而使之无滞也，故凡和中之剂多用之。又，疮出之时，常宜和暖如三春发生之气，则气血和畅，自然其出快，其发透，其靥齐。若偏于太热，则壮火食气，其气反虚，而不能行，偏于太寒，则气凝涩而不得行矣。

痘疮之证，其初不免于发热者，未出毒邪在里，煎熬气血，熏蒸脏腑而然，疮既现形，则毒泄而热解，所以疮出热退者，疮本必疏。若疮已出，热不少减，此毒蕴于中，其势方张，其疮必密，宜急解其毒，连翘升麻汤加防风、荆芥穗、地骨皮，或解毒防风汤大法加升麻，或东垣鼠黏子汤本条，兼服代天宣化丸预防。服药之后，疮或不出，或再出，其热顿减者为气和也。热若不减，疮渐加多，再消详大小便何如。大便不通七物升麻丸初热，小便不利连翘汤小便不利，小大便俱不通八正散小便不利；自利者黄芩汤自利加白头翁、酒黄连，调赤石脂末。里气和，毒解矣，如更加渴，烦躁不已，或谵妄，或腹胀满气促，或自利不止手足厥冷，此逆证，勿治。

◎ 出太密

〔洁〕一发便密如针头，情势重者，合轻其表而凉其内，连翘升麻汤主之。然稠密之处，各有经络部分所属，额主心，面主胃，腹与四肢主脾，胁主肝，两腋主肺，下部主肾，肩背主膀胱，当随见证治之。若面色黄，大便黑，烦躁喘渴，或腹胀者，瘀血在内也，用犀角地黄汤，或抱龙丸生犀角汁，但根窠分明，肥满者，无妨。〔薛〕前证，若属心经，用导赤散之类，胃经用犀角散之类，肝经用柴胡汤之类。大凡稠密者，热毒炽盛也，若密而不痛，用东垣消毒散。若密而作痛，用仙方活命饮。若密而小便不通，用八正散。若密而大便不通，用承气汤。若密而恶寒发热，用麻黄甘草汤。

连翘升麻汤洁古连翘升麻汤，即升麻葛根汤加连翘一分是也，此又万氏所增定

连翘一钱　升麻　葛根　桔梗　甘草各七分　牛蒡子一钱　木通八分白芍药五分　薄荷叶少许

上剉细。加淡竹叶、灯心，水一盏半，煎一盏，去渣温服，无时。

东垣鼠黏子汤　治癍疹已出，稠密，身表热急，与此药防后青干黑陷。

鼠黏子炒，二钱　当归身酒浸　甘草炙　柴胡　连翘　黄芩　黄芪各一钱　地骨皮二钱

上㕮咀。每服三钱，水煎，去渣温服。空心服药毕，且勿与乳食。

犀角消毒散　治瘢疹丹毒，发热痛痒，及疮疹等证。

牛蒡子　甘草　荆芥　防风各五分　犀角镑，二分　金银花三分

上，水煎熟入犀角，倾出，服。

东垣消毒散即消毒救苦汤，见大法　仙方活命饮余毒

〔**发表**〕痘出太盛，烦喘甚者，麻黄黄芩汤。痘出太盛，烦喘咽痛而嗽者，麻黄汤，入麝香尤妙。

麻黄甘草汤　治表实，痘毒焮盛稠密。

麻黄　生甘草

上，水煎服。

〔**攻里**〕洁古云：瘢已发，密重，微喘饮水者，有热也，用去风药微下之。沧洲翁云：疮已发，稠密，微喘渴欲饮水，宜微下之，当归丸及庞氏地黄膏，外以黄柏膏涂面，佳。痘出太盛，喘促腹满，小便赤，手足心并腋下有汗，或狂言妄语，大便不通，宜四顺饮、小承气汤，下后诸证悉退，不可再下。

〔**表里**〕

田氏调肝散　治疮疹太盛宜服，令疮不入眼。

生犀二钱半　草龙胆　麻黄去节　钩藤钩各一钱　黄芪　桑白皮炒黄　石膏各半两　大黄　瓜蒌仁去皮　甘草炒。各二钱

上为粗末。每服三钱，水煎，食后温服。微利，效。

〔**凉血**〕

海藏云：出太多者，犀角地黄汤、地骨皮鼠黏子汤即地骨皮散。加鼠黏子

庞氏地黄膏

生地黄四两　豆豉半升　雄黄一钱　麝香半钱

上以猪膏一斤和匀，露一宿，煎五六沸，令三分去一，绞去，下雄黄、麝香搅均，稍稍饮之。毒从皮肤中出，即愈。

〔**丹**〕又解疮毒药

丝瓜　升麻　芍药酒炒　甘草生　山楂　黑豆　赤小豆　犀角

上咬咀。水煎服。

或云：一见皮肉累累红点稠密，急用缠豆藤烧灰加制砂，连进三四服。或薄荷汤调退火丹进之，仍以牛蒡子为末，傅囟门上，以

散热毒。非惟能使痘疏，且免侵眼之患。用缠豆藤烧灰为末，加入退火丹内，又用灯草、木通、蝉蜕、地骨皮煎，水调退火丹，连进二三服，则痘之稠密不分者遂分明矣，后再用干葡萄五十个，茜草根一两，荔枝连肉壳核五个，芫荽子五钱，无子，茎叶亦可，用好酒二碗，煎一碗，徐徐以熟水搀薄，常与服之，服尽，滓再用水煎，准茶常与之服，则痘之稠者以退，不作害，未退者遂令如水珠起壮，灌脓结靥矣。

凡痘子初出，磊磊落落，似稀疏之状，其后施加，日多一日，此毒伏于里，里气虚弱，不能托之即出，要大补兼解毒，或十可救其一二也，十宣散加无价散主之。

十宣散见前　**无价散**倒靥

王汝言曰：痘疮多者，是毒气多，便先宜解毒，然多则恐气血周贯不足，故随亦宜兼补药，以助成脓血。痘毒自内出外，一二三日方出齐，毒气尚在内，出至六日，则当尽发于表，七八九日成脓而结痂矣。若毒气盛，不能尽出，过六日，毒反内入脏腑，故须于六日以前，毒气该出之时，急服凉血解毒之药以驱出之。六日以后，医无及矣。

◎ 出不快

〔钱〕疮疹三日不出，或出不快，即微发之鼠黏子汤之类。如疮发后不多出，即加药如一日一帖即加至二帖。加药不出，即大发之升麻、葛根、防风、羌活、独活、麻黄、桂枝之类。如发后不多，及脉平无证，即疮本稀，不可更发也。有大热者当利小便四圣散、六一散、四苓之类，小热者当解毒，若不快，勿发，勿下攻，止用抱龙丸治之。〔楼〕钱氏消毒散、化毒汤，《活人》鼠黏子汤，皆发疮痘温平温凉药，钱氏所谓微发之者是也。如微发不出者，即就与前项药该每服二钱者，即加至三四钱，该每日二服者，即加至三四服，如加药又不出者，即用升麻、葛根、麻黄、桂枝大发之。如大发后不多，及脉平无事者，即疮稀不可更发。如脉洪有热，有大热者当用四圣、导赤、八正辈利小便，有小热者当用芩、连及金花丸辈解毒。若利小便解毒后，又不快，则勿发勿下，止用抱龙丸治之。此钱氏心法也。〔洁〕若出不快，清便自调，知其在表不在里，当微发，升麻葛根汤。若青干黑陷，身不大热，大小便涩，则是热在内，煎大黄汤下宣风散。若身表大热者，表证未罢，不可下。若瘢已出，见小热，小便不利，当以八正散利之。

〔海〕太阳出不快身之后也，荆芥甘草防风汤。

阳明出不快身之前也，升麻加紫草汤圣惠方升麻、葛根加紫草。

少阳出不快身之侧也，连翘防风汤即连翘散。

四肢出不快，防风芍药甘草汤。

〔吕〕凡痘疮出不快者有五证，临病审而调之。一证，天时严寒，为寒所折，不能起发，宜散寒温表，冬三月，寒甚，红瘢初见，宜五积散、正气散、参苏饮、杨氏调解散俱初热、陈氏木香散泄利。一证，炎暑隆盛，烦渴昏迷，疮出不快，宜辰砂五苓散煎生地黄、麦门冬汤调服。身热者，小柴胡加生地黄。热甚烦渴而便实者，白虎加人参汤。轻者，人参竹叶汤加生地黄俱伤寒煎服。一证，服凉药损伤脾胃，或胃虚吐利，当温中益气，宜理中汤泄利。吐利甚者加附子，或陈氏异功散出不快、木香豆蔻丸泄利。一证，或成血疱，一半尚是红点，此毒气发越不透，必不能食，大便如常者，宜半温里半助养之剂，用四圣散加减，及紫草木香汤、丝瓜汤、阮氏万全散、汤氏安瘢汤。一证，外实之人，皮肤厚，肉腠密，毒气难以发泄，因出不快，宜消毒饮、透肌散。如大便秘实，于消毒饮内加大黄、栀子仁煎服。疮出太稠，宜犀角地黄汤、张氏解毒防风汤。血气不足，宜十奇散。咽嗌不利，宜如圣汤加薄荷、枳壳。口中气热，咽痛口舌生疮，宜甘露饮子。惊风搐搦，宜抱龙丸。烦渴，宜独参汤、黄芪六一汤。

〔张〕疮已出而不遍匀者，闻人氏云：惟透肌解毒，无壅塞之患，则自然出匀，以必胜散、大紫草饮、胡荽酒之类主之。痘出不长，隐于肌肤者，人参透肌散主之。出不快，有数证不同，内虚热极而不发者，朱汝明用四君子加黄芪、紫草发之。有内虚甚而生寒，大便利而出不快者，宜理中姜附辈以温之，则气不消剥，自不伏陷。有内实而兼诸热证出不快者，用四圣散、加味四圣散、紫草饮子、紫草木香汤、紫草木通汤、快斑散、丝瓜汤，俱可选用。或气实痰郁而发不出者，苍术、白芷、防风、升麻、黄芩、芍药、连翘、当归软为主痰郁之药乎等分煎服，兼化抱龙丸。若毒根在里，或血气虚弱，或邪秽冲触内陷而出不快者，托里散。

彭氏云：疹痘发未透，宜四君子汤加黄芪、紫草、糯米煎，凡医百病，不可损胃气，故用四君子及糯米等助其胃气。服此药后，若患者身全不热，又以菟丝子醋制为末方在后，大人一钱，小儿七分或三分托之，则痘疏疏出矣。此药大补助火，不可多，多则托出太多矣。隐于肌肉不起，宜紫草饮子煎服，又不可过用，候三日，齐后，以保元汤加好酒人乳一二服，最稳。紫草二两，细剉，以百沸汤一大盏沃之，以器合定，勿令泄气，量儿大小，温温服。

〔微发〕

消毒散　治疮未出，或已出未能匀遍，又治一切疮，凉膈去痰，治咽喉痛。

牛蒡子炒，三两　甘草炙，半两　荆芥穗二钱半

上，同为粗末。每服三钱，水一盏半，煎七分，去渣温服。海藏云：此药皆温平之剂。一云[1]加防风薄荷。

鼠黏子汤　治小儿痘疮欲出，未能得透皮肤，热气攻咽喉，眼赤心烦。

鼠黏子炒，四两　荆芥穗　甘草各一两　防风半两

上为细末。沸汤点服，临卧。大利咽喉，化痰涎，止嗽，皆宜。海藏云，太阳、少阳之剂，首论温平者此也。

又法　用牛蒡子炒熟为末，同荆芥煎服。

上三方，消毒饮加减法也。

化毒汤　治小儿痘疮，已出，未出，并宜服之。

紫草茸　升麻　甘草炙，各等分

上咬咀。水二钟，粳米五十粒同煎。此阳明之药也。

海藏云，出不快者、化毒汤。《本事方》用糯米、去粳米。

〔丹〕亚玉痘出两日，不甚透，食稍进，汗微出，热略减，但食物口中觉有恶味，此出得迟，发未透，须微微表之。

---

① 云：原作"去"，据铜驼本改。

升麻　甘草炙　紫草　白术　陈皮　芍药炒，半钱

作一帖，加少酒同煎，白芍须炒。见其大便虽出不多，却白、带溏滑。

透肌汤　治痘不透。

紫草　白芍药　升麻　秫米粉炒。各半两

上三方，皆化毒汤加减法也。

〔**大发**〕头面出不快，此太阳经也，当用荆芥、甘草、羌活、防风、天麻共煎。胸胁出不快，此少阳经也，当用柴胡、黄芩、紫草、木通、紫苏共煎。四肢出不快，此阳明经也，当用升麻、葛根、紫苏、芍药、甘草、连须葱白共煎。遍身都出不快，当用九味羌活汤。以上四证，药味内各加姜葱为佐，连进二服，痘出快矣。

九味羌活汤

羌活　防风　苍术　细辛少　白芷　黄芩　川芎　生地黄宜以芍药易之　甘草

水煎，量大小、轻重加减。

〔**散寒**〕**五积散　正气散　调解散**三方俱见初热

〔**清暑**〕

辰砂五苓散五苓散、加辰砂细研末，是也

人参竹叶汤　治夏月吐逆，烦躁口渴，心闷不宁，及疹后余热不退，小便赤，或赤斑者。

人参　半夏　麦门冬　当归　淡竹叶各等分

上剉散。每服三钱，水一盏，生姜一片，煎服。

白虎汤

石膏四两　甘草节八钱　知母一两六钱

上为粗末。每服三钱，水一盏，粳米二十粒，同煎至半盏，去渣温服，不拘时。

加入人参一两二钱，名人参白虎汤。《圣惠方》加干葛。

小柴胡汤发热

〔**攻里**〕汪机云：有红斑点出，日数未尽，其内实而肌热者，宜疏利之。〔**紫草例**〕海藏云：小儿疮疹，出未快，可浓煎紫草汁服。

按：紫草通腠理，利九窍，凉血活血，故为痘家欲出未出必用

之药，若出已透而大便利者，忌之。

紫草散　发瘢疹。

钩藤钩子　紫草茸各等分

上为细末。每服一字，或五分、一钱，温酒调下，无时。

四圣散　治疮疹出不快及倒靥。一方，有黄芪。

紫草茸　木通　甘草炙　枳壳麸炒

上等分，为粗末。每服一钱，水一钟，煎至八分，温服无时。刘提点云：疹痘最要大小分晓，钱氏四圣散用木通、枳壳、极好，若大小流利，不必苦泥。

紫草回瘢散　小儿痘疹出不快，或倒靥，毒气入腹。

紫草茸　黄芪　桑白皮　木通　枳壳　白术各等分

上为粗末。每服三钱，水酒各半盏，麝香少许，同煎服。

紫草木通散　治小儿疮疹。

紫草　木通　人参　茯苓　粳米各等分　甘草减半

上为末。每服四钱，水煎。此小便不利之剂也。

人参蝉蜕散　治小便不利，疮痘不散，烦躁多渴，夏牙咬齿，气粗喘满。

人参　蝉蜕　白芍药　木通　赤茯苓　甘草　紫草茸各等分

上，用水煎服。

透肌散

紫草茸　绿升麻　粉甘草各一钱

上细切。水煎服。或与消毒饮同煎服，尤妙。

紫草透肌汤　治痘热而出不快，及顶陷者。

紫草一钱　升麻　木香各五分　牛蒡子　防风　荆芥　黄芪各八分甘草三分

上，姜水煎服。如色紫腹痛，加蝉蜕一钱。

紫草快瘢汤　治痘疹血气不足，不能发出，色不红活等证。即紫草汤

紫草　人参　白术　茯苓　当归　川芎　芍药　木通　甘草　糯米

上，每服二钱，水煎。

乌金膏　治发热至七日以前，或因风寒，痘不起发，或红紫，或惊搐，俱可用。

僵蚕酒洗　全蝎去足尾，酒洗　甘草　紫草　白附子味苦内白者真　麻黄各五钱　穿山甲炒、末，二钱半　蝉蜕去头足，酒洗净，二钱

上为末，将红花、紫草各一两，好酒二钟，熬去大半，去渣，入蜜五两，慢火同熬，滴水成珠为度，丸如龙眼核大。每服一丸，灯心汤化下。

紫金散　治痘疮出不快，及倒靥，亦治远年不愈恶疮。

紫草　蛇蜕炒焦　牛蒡子炒。各五钱

上为细末。每服一钱，水半钟，煎减半，温服。

独胜散初热

萝卜汤　治痘疹出不快者。

上，用开花萝卜煎汁，时时饮之。盖痘疹气匀即出快，萝卜治嗽定喘，下气消胀，解毒。

野通散　治痘疮出不快，及伤寒不语。

干野人粪即猕猴粪，火烧、存性　冰片　真麝香各等分

上为细末。每服五分，看大小，用新汲水入蜜调下。十岁以上者，服一钱。按：野人粪治蜘蛛咬疮，此治痘出不快大效。若蜘蛛咬疮久而不愈，其丝生皮肤，延蔓遍身不愈者，加雄黄、青黛水调，以蜘蛛试之，立化为水，屡验，盖此三味，是治疮疹当用之药，取山中者，若人家所养之猴，食物味杂，即不效，失其本真也。

〔补虚例〕

〔丹〕勉奴痘已出，第三日色淡不肯发，此血气俱虚，与此方。

人参　诃子煨。各一钱　白术炒　黄芪酒炙　当归身酒洗，各二钱　陈皮二分　甘草炙，少许　豆蔻煨，一钱半

上煎。入好酒些少，饮之。

六一汤见灌浆

秘传大透肌散

人参　芍药　川芎　甘草　茯苓　白术　木通　陈皮　黄芪　糯米

上，各等分，为粗散。每服四钱，水煎服。

活血散　治疮子，或出不快，用白芍药末酒调，如欲止痛，只用温热水调，咽下。海藏云，张和之治四肢出不快，加防风大效，此证乃太阴药也。

〔世〕**四物汤**　治痘疮出不快，不甚红活，不起根窠，缘血虚故也，此药能活血，调顺痘疾，无如此方，自古及今，用之如宝，只加甘草服之。

通天散　治痘发热不出，或已出而色不红活。

人参　陈皮　桂枝各八分　川芎　熟地黄　芍药各一钱　当归　紫草各一钱半　红花　木香各三分　甘草六分　知母八分　荔枝壳十个

上，用鸡汁一钟，枣三枚，糯米一撮，煎服。初服到颈，再服到脐，三服到脚，神效。

人参透肌散　治痘疮虚而有热，虽能出快，长不齐整，隐于肌肤间者。

人参　紫草如无，以红花代之　白术　茯苓　当归　芍药　木通　蝉蜕　甘草　糯米各等分

上，每服三钱，水一盏半，煎半盏，徐徐服。

升均汤　治痘疮已出不均，或吐泻热渴。

升麻　干葛　芍药　人参　白术　茯苓　甘草　紫草茸如无，红花代之

上，每服三五钱，姜水煎，量服之。

秘方　菟丝子一味，醋浸一宿，焙干为末，发热时每一岁儿服七分，量儿大小加减，好酒调服。甚易发、易胀、易靥，且后无余证。此方，气血弱者未出之先可用，既出之后不可用，用则托出太多。此方，系胡黄谷祖仰山公宦游广东得之，用者百发百中，但元气厚者，服之不免太密，乃大补助火故也。或曰痘未出之先既可服此，又奚取于保婴丹乎，殊不知保婴以解毒而使之稀，此则气血弱，不能出者，服此而托之使出也。

又方　腊月梅花，将开时采，晒干为末，炼蜜为丸，未出之先、量儿大小三四服，可令豆稀，加朱砂尤妙。

二花散　治痘疹已出未出，不发不起，隐在皮肤之间，热证并治。

梅花一两，阴干　丝瓜五钱，阴干　桃花五钱，阴干　朱砂二钱，水飞过
甘草一钱，去皮，火煨

上为细末。每服五分半，未痘时，蜜水调下。

服前药仍不快，无诸恶候者，可服八味二花散。见大法

〔**虚寒例**〕

〔**丹**〕女子疟后出痘，血气俱虚，又值冬寒，热易退，不出。

丁香五粒　附子　肉桂　陈皮　当归酒洗。各五分　人参半两　黄
芪一钱　甘草炙，二分

〔**陈**〕**异功散**　治痘疮已出之间，不光泽，不起发，根窠不红，
谓之表虚。

木香　当归各三钱　桂枝　白术　茯苓各二钱　陈皮去白　厚朴姜制
人参去芦　肉豆蔻各二钱半　丁香　半夏姜制　附子炮，去皮。各一钱半

上呚咀。每服二钱，水一盏，姜五片，枣三枚，煎服。

上治虚寒。虚而不寒者，宜用前方血气俱虚之剂，不宜用此，必脉虚细、四
肢身体冷者，方可用之。

十补散　滋养气血，调养[①]脾胃，能使疮毒速出，有寒证者用
之。加紫草、木香、糯米，名参芪内托散。

黄芪　人参　当归各二钱　厚朴　桔梗　川芎　防风　白芷　甘
草各一钱　桂心三分

每服四钱，水煎服，或为末，温水调下一钱五分。

〔**虚热例**〕

蓝根散　治疮疹出不快，及倒靥，一名二圣散，救小儿垂死。

板蓝根一两　甘草炙，七钱半

上，末。每服半钱，取雄鸡冠血三两点，同温酒少许，食后调
下，无时。其则三五服，立效。丹溪云，蓝，能分散败血。

丝瓜散　发疮疹最妙，丝瓜连皮烧灰存性，百沸汤调下，或以
紫草、甘草煎汤调服尤佳，米汤亦可。

萝卜汤见前

---

① 调养："养"字原缺，据铜驼本补。四库本作"和"。

〔烦不得眠例〕

痘疹烦不得眠者。**甘桔加栀子汤**

桔梗　甘草　栀子

上，各等分，煎服。

〔《活》〕治痘出不快，烦躁不得眠者，水解散、麻黄黄芩汤、升麻黄芩汤主之。海藏云：莫若定其气血，用石膏栀子之类，尤佳，麻黄黄芩汤、升麻黄芩汤亦当求责，的是太阳阳明，方可用之。

水解散　治天行头疼壮热一二日，兼治疱疮未出烦躁，或出尚身体发热者。

麻黄去节，四两　大黄　黄芩　桂心　甘草炙　芍药各二两

上为粗末。患者以生熟汤浴讫，以暖水调下二钱，相次二服，得汗利便瘥。强人服二方寸匕。风实之人，三伏中亦宜用之。若去大黄，春夏通用。

升麻黄芩汤　治痘疮出不快，烦躁不得眠。

麻黄黄芩汤　治痘疮出不快，益烦躁昏愦，或出尚身疼热者。二方见小儿伤寒门。

胡荽酒　胡荽一味，细切四两。以好酒二盏，煎一二沸，入胡荽再煎少时。用物合定，放温。每吸一大口，微喷，从顶至足匀遍，勿喷头面，病人左右常令有胡荽气，即能辟去污气，疮疹出快。

《指南》有禁疮之说，云痘毒奔溃，由气血虚弱，不能拘领其毒，以致毒盛而聚于腠虚之处，故痘之初出也，或一点二点见于隐僻腠节之处，及方广四肢之间。此痘一出，则诸痘不得宣发成浆矣，故曰禁疮。其禁有五：一曰胃禁，二曰火禁，三曰水禁，四曰风禁，五曰寒禁。胃禁者，毒火炙胃，不能发散于肌表，脾胃溃烂，其外证之痘，出于唇口之间者，或二三四五点相连，诸痘未浆，此痘已先黄熟，知由热毒内攻，胃已腐烂，故诸痘不得成浆也。如唇口一见此痘，当察其面色烦红，气粗热甚，口臭异常者，是其验也。火禁者，小儿初发之际，或因身发寒热而误以火熏炙其衣被，或睡卧于火箱之中，使皮肤干燥，故痘毒发泄不出，又兼气虚而不能拘其毒，则毒停皮肤之内，隐隐不能发出肌表也。细看皮内，觉有红点无头无脚，或于四肢头面方广之处，见一二点痘子，则诸痘皆从此

痘上发泄为孽，而皮内隐隐不出之痘，终不能快出，名为火禁。以水杨加荆芥煎汤浴之，则诸痘自发矣，轻则升麻和解散主之。水禁者，初发热之际，阴阳未分，毒气方炽，或误食生冷，则毒停于皮肉之间，隐隐有红点，或于方广两胁手足头面之际，发有水疱者是也，盖冷气在内则腹疼肚胀，在外则发热恶寒，此其验也。以丁、桂、茯苓、升麻、大腹之类逐之，冷食遗积脾胃，须防下泄，再加山楂。风禁者，发热之初，失于不避风，则风入肌表，痘不能发，或肌肤麻木，不知痛痒，或不麻木而干燥，或毛直而干焦，或皮痒欲搔，或重则狂烦谵语，此风与火搏故也。治法，以升麻汤加羌活、荆芥以逐之，甚则蒺藜、蝉蜕以攻也。寒禁者，发热之初，误经冷水沐浴，或睡卧于铁漆寒冷之处，或衣被单薄，感冒寒气，则痘必不能宣露，有手足麻木不知痛痒，有四肢冷痛不能举动者，有麻木冷痛之处不出痘子，惟于委曲避风之处，或头面发际之上，痘出如瘾疹者，是其验也。内以丁、桂、川芎、升麻逐之，外用绵衣以温之。曾见小儿年十一二岁，发热之初，卧新漆床上，初因热极，父母不防出痘，任小儿手贴漆床而卧，致令寒气侵入手臂，其余四肢面腹方广之处，俱出有痘，唯一臂麻木不仁，无一点痘见，诸医视之，并不知其故，请予至，详察其由，乃以前方治之，后见一臂痘发出比他处尤为稠密，臂痘一出，诸痘俱起，九日而平复如故。

◎ 出见部分

经曰：诸痛痒疮，皆属心火。心之华在面，痘疮之火，其出先在于面，但观其出之部位，可以知其候之凶吉。如先在唇四畔出者，或两颐出者吉，盖太阳之邪，下传阳明，阳明者胃与大肠，积陈受朽，气血俱多，又口为水星，颏颐属肾水，火为水制，不能作虐也。如在额角眉心先出者凶，盖太阳，足壬膀胱水，手丙小肠火，丙火独旺，不受壬水之制，其毒并于膀胱之经而先自病，膀胱多气少血，又正额属心火，火不务德，妄行无忌，心为君主之官，主危则十二官皆危矣。凡起发、成浆、结痂、亦如此论。经曰：头者精明之府。又曰：春气者，病在头。可见头乃人真元会聚之所，为发生之本。又面列五官，分五行，而五脏之华皆见于面，是头面者，人君之象，至贵至尊，不可凌犯者也。咽者，胃脘水谷之道路也，主内而不出。喉者，肺脘呼吸之往来也，主出而不内，在人之身，譬犹关津要路也。疮痘之出，最要头面稀少，颈项无，方是吉兆，若头面多者，谓之蒙头，诸阳独亢，五官俱废，神明失守，精华自萎。经云：神去则机息，气止则化绝者此也。颈项多者，谓之锁项，内者难出，外者难入，上者不升，下者不降。经云：一息不运，则机缄穷，一毫不续，则霄壤判者此也。故皆不治。陈氏文中曰，痘疮轻者，作三四次出，头面稀少，胸前无，盖头面者，诸阳之会，胸者，诸阳之所受气，此数处痘子宜少不宜多，以清阳之分，不可浊乱也。手足虽诸阳之本，乃身所役使，卒五卑贱之职，非若头面为元首也，又居四末，非若胸膈心肺之居神明之舍也，故虽稠密不必忧也。若头面、胸项、手足，稠密琐细一样者，却愁气血衰微，脾胃虚弱，不能周流灌注，起发不透，收靥太迟，而生他变矣。凡痘子初出，便自手足先出者，他处未起，而手足先起，他处未收，而手足先收者，此阳火大旺，宜用解毒抑阳扶阴之剂，四物汤失血合黄连解毒汤烦躁主之。如他处俱起，而手足起迟，他处俱收，而手足不收者，此脾胃虚弱，不能行其气血达于手足，宜补脾胃，十全大补汤汗、桂枝芍药汤腹痛主之。一出红点数粒，发于山根之上，为毒盛气虚，而毒乘虚犯上，或发三五粒一块者，皆不吉之兆也，宜急用凉血解毒，以防危急。若腮颐地阁之间，疏疏发见，淡血润色，三次出者，乃吉证也。

◎ 出见形色

凡痘疮之出，不论疏密，而论磊落，若磊磊落落，如珠如豆，颗粒分明，尖圆紧实，虽密无妨，此谓出尽无留毒也。如黏聚成丛，模糊作块，不分颗粒，恰如红瘤，虽只一二处，未可言疏，此谓之伏，出未能尽，若待后者再出，则先者或陷而复隐，或痒而俱溃，成坏疮矣，此犹淹延引日，久而后毙。若如蚕之壳，如蛇之皮，此气至而血不荣也，谓之干枯。如蚤之咬，如蚊之嘬，此血至而气不充也，谓之陷伏，不能引日，奄忽而死矣。痘疮初出，与未病时皮色一般者善，若疮太赤，根下皮色通红，此血热气不管束也，后必起发太骤，皮嫩易破，痒塌而不可救，宜急解血分之热，四物汤失血加升麻、地骨皮、红花、紫草，或消毒饮、活血散起发合而饮之，待色少淡，急补气分之不足，四君子汤不能食加黄芪、防风、木香，或调元汤大法、参苓白术散痘渴合而饮之，仍用血气二方相间而服，若成浆不破损者吉。服药不效，反增瘙痒者，命也。痘疮初出，有四善：红活明润。紧实坚厚。尖圆布散。磊落稀疏。盖痘[1]子赖血以润之，血活则其色如丹砂，如鸡冠，若毒凝血聚，则遂成黑色，今头焦黑者，乃荣血不能流内联外，毒气壅遏，此证甚危，其人必大小便秘，喘急烦躁，宜用七物升麻丸初热、当归丸便秘、通关散便秘、三乙承气汤便秘，看轻重紧慢用之，以解里之急。得利后，以紫草饮、加味四圣散调无价散，以解表之毒。仍用胭脂涂法，疮变红活，以渐起发者吉。若更干黑者凶。庄氏云：斑疮倒靥而黑色者，谓之鬼疮。痘子赖气以束之，脾胃强气实，则肌肉厚，皮肤坚，今痘皮嫩薄，溶溶如淫湿之状，乃脾胃气虚，其人必少食或自利，宜用十全大补汤自汗去生地黄，加防风、白芷，外用天水散即六一散见初热蜜水调拂疮上，以解表之湿热，疮若起发成浆者吉，渐变痒塌者凶。闻人氏云：疮痘作痒，深为可虑。能调和爱护，勿令有此，乃为上策。痘出如灰色白者，气虚也，候齐后，以保元加木通、川芎、肉桂最稳，用木通者，取通心气也。出不红活，淡色者，血虚也，保元汤中加酒制当归、酒炒赤芍药及川芎。血热者，仍加生地黄姜汁拌晒倍黄芪。痘出皮肤干燥枯涩者，必难起胀，用溪中白石洗净，烧红，以井花水渍之，使湿气蒸于痘上，顷间，光泽甚易起，又能辟秽。一出与地皮相似，无臂起之意，乃是红斑，急宜凉血解毒，宜羌活散加酒炒芍药、紫草、红花、蝉蜕、木通、糯米，连进数服，或以六一散、保婴丹、紫草膏随意用之亦可。癍退，以保元加木香、豆蔻煎服，以解紫草之寒，防其泄泻，若夹疹，同此。如治稍迟，则变成黑癍，实难救矣。大抵下紫草必下糯米五十粒，则不损胃气，无泄泻之患，惟大热大便秘者，不下糯米，以糯米黏腻故也。余详夹癍夹疹条。一出真红焮赤，摸过皮软不碍手者，此系贼痘，过三日变成水疱，甚至紫疱、黑疱，此危证也，急少加保元，大加紫草、蝉

---

① 痘：原作"头"，据四库本改。

蜕、红花解之，或煎灯草、木通汤调六一散，利去心热，而红紫自退，如已成水疱，则保元中大下四苓利之。此千金妙法也，不然则遍身擦破，赤烂而死。痘子初出，不成颗粒，但皮肤间济济簇簇，如寒风粟子之状，或虽出形，与针头相似，稠密无缝，此皆恶候，虽有良工，无能为矣。

紫草饮

紫草　芍药　麻黄　当归　甘草各等分

上剉细。水一盏煎，不拘时服。

加味四圣汤

紫草　木通　木香　黄芪炙　川芎　甘草　人参各等分　蝉蜕十个

上剉细。加糯米百粒，水一盏，煎服。

胭脂涂法

先以升麻一味，煎浓汤，去渣，却用胭脂于汤内揉出红汁，就以本绵蘸汤，于疮上拭之。

〔阮氏〕万全散　治痘疮出不红润。

防风　人参　蝉蜕各等分

上细切。每服四钱，水一盏，入薄荷三叶，煎六分，温服。热而实者加升麻。

化毒汤　治痘已出，而热毒未解，宜清热凉血，毒一解，不致黑陷，血一凉，不致红紫。

紫草　升麻　甘草　蝉蜕　地骨皮　黄芩酒炒　木通

上，各等分，水煎服。

解毒散　治毒先发肿者，名为痘母，后发者十有九死，先发者吉。

金银花五两　甘草一两　木通　防风　荆芥　连翘　牛蒡子各三钱

上，用酒水各一钟，煎服。如泄，加诃子、豆蔻。痘红者，加炒黄芩、芍药。疮痒者，加归身、生地，或加何首乌尤佳。疼痛者，加赤芍药。

露桃花散　痘形一两日，枭红罩锦，或色焦紫，恶渴烦躁，睡卧不宁，再不宜以药下之，准服露桃花散，自然红活。

露桃花　紫草　红花　白芍药加倍　木通　生地黄　茯苓　甘草　橘皮

上，用灯草煎服。露桃花性阴而和阳，取时须待将开含笑，清晨摘取，饭锅上蒸熟，焙干，带蒂入药，不宜多用，多用则恐作泻，若不预收。多加紫草茸、芍药可也。

黄连解毒汤　痘出三两朝，身中热烁，焦紫无红活色，枭炎猛烈之甚也，或眼红脸赤，或小便涩结，须服黄连解毒汤、加减犀角地黄汤，可也。

黄连　生地黄　芍药　甘草　木通　车前草　僵蚕　桔梗　连翘　牛蒡子　荆芥水煎服。或去僵蚕、翘、芥，加紫草茸、灯心，热甚加柴胡、地骨皮，饱胀加全瓜蒌、枳实、山楂，气弱不用枳、楂。

加减犀角地黄汤

犀角　木通　生地黄　芍药　红花　紫草　茯苓　车前草鲜者　地骨皮鲜者　甘草

水煎服。犀角须用井水磨浓，俟药煎如度，投下服之，不可和内煎也。若身热惊厥，加纹银一块同煎，盖因肝木旺而心火炎上，故金以克之耳。

五龙汤　痘一见形，就是蚊蚤咬的形者，是痘毒紧捄心肝二经而然也，极是犯君，痘经云，臣陵于主逆天条，有福儿童蓦地逃，总然和顺成功去，也在刀山走一遭。好把化瘷汤浴之，内服五龙汤。

黄连　紫草茸　芍药各三钱　生地黄九钱

煎浓，入水磨犀角汁和服。王氏治此，多用大黄汤下之，彻逐其毒，随用升表之剂，固为美法。下后不能提峻，速致其死，不若五龙之为妥也。

化瘷汤

金线薄荷　大水杨柳　荆芥　苍耳草

四味共煎浓，去渣，将头发滚汤洗去油垢，团柭，仍汤热徐徐浴之，必须置之暖处，外再服前药，瘷去而痘自鼎峻矣。

四仙散　痘起遍身，俱是黑色，论备载在前矣，要是元癸夺权争先，如青天晴极而云雾，静水风动而波行，第一奇痘也，只以化瘷汤浴之于外、而内服四仙散，自然色变而为美矣。

甘草、紫草与通草，三般遇此多是宝，黄连、连翘与石莲，三味合浸共一炒，研末惟在空心时，砂糖调服霎时好。此痘，得者甚鲜，非富贵之至者，不能见此，若见形而盘缕失天元者，不在此列。

　　按：此即所谓鸦翎痘也，虽黑而光润圈圆顶峻，与常痘同，得之者必主大贵。

　　玉泉散　痘形一朝，就结焦粒，是枭炎彻于肝荣而玄水弗克和解，急服玉泉散，庶可挽治。

　　犀角二钱　白芍　黄连各一钱，为细末　冰片三分，另研

　　浓煎甘草汤或建糖调服，大者五分，小者再减。

　　此方，屡治痘焦者恒获速效，但犀角，人不谙用法，必须粗砺瓦盘，井水磨之，待澄净去水，刷于绵纸上，略有干燥，方和前药用之，若以铁器锉下细末，犀不渍水，则不效。

◎ 出多热不退

　　凉血解毒汤　痘出热不退，红不分地，或痘苗干枯黑陷，急用此方，可起壮灌浆。

　　紫草一钱　生地黄　柴胡各八分　牡丹皮七分　赤芍药　苏木　防风　荆芥　黄连　木通各三分　牛蒡子四分　天麻　红花　甘草各二分

　　上，用姜一片，灯心二十根，糯米百粒，水煎服。

　　清地退火汤见前

　　加味犀角饮　痘已出不匀，心烦壮热，口舌生疮。

　　犀角　牛蒡子　荆芥　甘草　防风　升麻　桔梗　麦门冬

　　水煎服。

◎ 护咽喉

　　凡疮疹，未有咽不痛者，心胃有热，上攻于咽，干涩而疼，宜于发热初出之时预解之，甘桔汤加牛蒡子，甚者射干鼠黏子汤，令毒火解散，不停留于咽喉之间，致生他变也。若初时隐忍，不即解之，以致毒留咽喉，发而为疮，肿胀溃烂，水谷不入，呼吸不能，声哑难言，却欲呼医，悔无及矣。所以甘桔汤疮出之后，常宜饮之利咽喉，宽胸膈，清肺金，解毒火也。如兼口舌生疮，齿浮龈肿者，宜甘桔汤合黄连解毒汤加牛蒡子。水浆不入者，射干鼠黏子汤加桔梗、荆芥穗、山豆根。以上证候，须能食，脏腑亦热方可用，如上

焦虽热，却觉小便清，大便溏，饮食不进者，只用甘桔汤，不须加牛蒡子，盖其性凉，为疮疹所宜服者，能透肌出痈疮，是以疮疹亦出也。大便利，则不可服。

甘桔汤　射干鼠黏子汤俱咽喉

◎ 护目

痘疮方出之时使不入目。以神应膏涂眼四周，或只以胭脂取汁涂之，或傅以水调黄柏末，或以牛蒡子为末蜜调贴囟上，或以白芥子末水调涂足心，此皆养护之良法也。若眼中流泪或多眵，或目中红赤，此肝火大旺，宜早解之，洗肝明目散加蝉蜕。又有忌食之法，如酸厚滋味，牛鸡鹅鸭，皆不可食，食鸡鹅鸭卵，未有不为目害者，但令食淳淡之物，或少入盐亦无害。如湫隘①之家，不可煮鸡鹅鸭卵，其气相袭，亦能损目，不可不知。

神应膏

黄柏一两　真绿豆粉一两半　甘草四两　红花一两

上为细末。用胭脂水和蜜水调涂两眼四畔之疮痘上。

黄柏膏　如疮疹已出，此药涂面，次用胡荽酒外治法。

黄柏一两　绿豆粉　红花各二两　甘草四两

上，同为细末，生油调。从耳前至眼眶，并厚涂之，日三两次，如早涂，疮不至面，纵有亦少。彭氏云，痘疹护眼，人多用胭脂，据亢医云，不如钱氏黄柏膏最好，诸家护眼法，无出此方也。痘疮初出，用鼠黏子为末，水调，傅囟门。并无患眼，亦妙。

洗肝明目散眼目

◎ 夹疹夹瘢

钱氏云：痘疮只出一般者善。凡痘初出，其间碎密若芥子者，夹疹也。皮肉红肿成片者，夹瘢也。疹由心热，瘢由胃热，宜急解其毒，消疹用黄连解毒汤烦躁合消毒饮。化瘢用人参白虎汤痘渴合消毒饮。或只以升麻葛根汤。夹疹者加防风、荆芥穗、木通、麦门冬、

① 湫隘：低下狭小。《左传》昭公二年："子之宅近市，湫隘嚣尘，不可以居。"

黄连。夹癍者加石膏、人参、大青、玄参、淡竹叶。如疹散癍解，现出正痘，疏密停匀者吉。痘被癍疹夹杂，不能起发者凶。

◎ 疱疮

闻人氏云：伤寒热邪在表，里未能作汗，或当汗不汗，热郁于肌肤，故发疱疮，色白或赤如火丹，头作浆白脓者轻，根下紫色隐隐在肌肉者重，甚者五内七窍皆有之，其形亦如痘，小儿肌肉嫩薄，尤多此证，非正疮痘也。又云：六腑属阳，有热则易出，是以作肤疮，一出即遍满肌皮之上，如痹痱疮细疱子，见而便没，其所受气浅故也。五脏属阴，有热则难出，其为疮痘，在肌肉血脉之间，必先发红癍，而后如豆，故名疮痘，其所受气深故也。大抵暴热而便出者必肤疹，久热而难出者必是正疮痘，肤疹非正疮痘也。

愚按：痘疮初出，五脏不同，肝水疱，其色微青而小。肺脓疱，其色微白而大。心为癍，色赤而小。脾为疹，色赤黄而浅。及五七日之后，不问其初出自何脏，悉成血疱，血疱成脓疱，正如豆样，脓疱之后，结痂疕则愈，此方是正疮痘也。或人疑之曰，肺既为脓疱，而血疱之后，又成脓疱者何耶？盖脓疱之出于肺者，言其初时淡淡如脓，其色白而非黄，俗称白痘者是也。若血疱之后所结脓疱，则是其疮已熟[①]，譬如果之成实，饱足充满，包裹黄脓，其色黄而非白也。

◎ 子母痘

〔袁〕痘经于心者，必涌出而无渐，经于肾者，必沉匿而难见，痘焉有子母耶！若肝肺脾三经来者，或作两三次而尽标，或作四五次而尽标，或一边灌浆，一边表暴，或回尽而旁隙处痘又臻焉，或头面先稀少，身体多布列，而后上焦又添出焉，或身体先稀少，头面多布列，而后下焦又倍出焉，此所谓子母痘者也。盖因元气以渐而至，枭炎以渐而微，不失之峻速，以贻莫胜之悲，不失之隐滞，而踵攻激之害，疔癍可消溶于起点之时，痈毒自祛除于厴痂之后，

---

① 熟：原作"热"，据修敬堂本改。

非阳明胃、太阴脾二经弗克致也，世俗以先标者谓之望痘，后出者谓之赠痘，意有在焉。

◎ 禁忌

疮痘本因热而出，热势甚则其出愈难，故瘢点未见之时，惟当用平和药如升麻葛根汤、参苏饮<small>俱初热</small>、东垣鼠黏子汤<small>出太密</small>、惺惺散<small>初热</small>等解利之。或有不问虚实，便以辛热之剂大发之，施之虚者，犹庶几焉，若盛实之人，热毒弥漫，荣卫闭塞。里毒甚者，大便不通，小便如血，是谓郁毒不散，毒气无所从出，反攻脏腑。表毒盛者，疮凹而不起，遂成倒陷，或为溃烂，或为痈疮。当此之际，不能解利，至于毙者多矣，是阳盛热炽，无阴气以感之也，用消毒饮<small>咽喉</small>、七物升麻丸<small>初热</small>，得毒气解散，荣卫流通，疮子将自起矣。

◎ 见形三朝生死

凡小儿发热三日之间，热退身凉，凉而复热，热而复凉，然后报痘，从口角颧骨上两两三三，成对报点，至三四五日出齐者，顺之兆也。其或发热只一日或二日即见红点，或吐泻腹痛，或战栗身温，不食昏卧，三四日痘不起发，不光泽，惨暗不明，根窠色白，皆虚寒之候也，所谓险也，可治而愈。苟发热太甚，烦躁闷乱，喘急不食，及[①]热而复凉，连热一齐突出，红紫黑色不起涣，不光润，为表中实热。或自太阳天庭方广出起，皆凶之兆，难治。

报痘时头面稀少，胸前背后皆无，根窠红润，顶尖碍手，如水珠光泽者，上吉也，不必服药。

报痘时烦躁不宁，腰腹痛不止，口气大臭，出紫点者死。亦有出青瘢如蓝靛色者，皆死证也。

报痘时色白皮薄而光，根窠全无红色，或根带一点红，三五日即长如绿豆大，此痘决不能灌浆，久后成一包清水，擦破即死，不可因其好看，妄与下药。

报痘全不起顶，又顶如汤疱及灯草火烧之状，十日后痒塌而死。

---

① 及：原作"反"，据修敬堂本改。

报痘时起红瘢如锦纹者，六日死。遍身如蛇皮者死。

报痘时黑瘢如痣状，肌肉成块黑者，即日死。

痘身发热未透，而即报点现标，已而复没不见，又出又没者，谓之弄标痘。盖痘疮全凭热透，则肌肤通畅，自然易出。今热不透，则地皮未熟，出而复没，隐而又出，气血衰弱之甚，无力发泄故也，难治。

痘色红紫焦枯，贴肉不起，皮厚黑如铁，挑之不破，无浆血者，谓之铁甲痘。乃气涩而不营，血枯而不润，磅礴皮肉，八九日内死。

凡疮子已出，头面要稀疏磊落，颈项上宜少不宜多，胸前要少而疏，如此者其毒则轻。如面上模糊一片，未发先肿，缠项稠密，胸前亦密，此毒甚也，勿治。

凡痘子出尽，正将起发，其中有发血疱者，此毒伏于心，即死。有发水疱者，此毒伏于肝，旋见痒塌而死。

集之五·心脏部三

痘疮中

◎ 起发证治

〔万〕痘疮之证，热三日，出三日，后方起发，此常论也。盖先出者先起，后出者后起，痘疏毒轻，气禀厚者，自易出易发易靥。痘密毒重，气禀薄者，自难出难发难靥，未可拘定日数。时师不知虚实补泻之理，但于起发之初，便用补脾，果内气不足少食者，用之允当，若内实便秘能食之人，宁不党邪为恶乎，非徒无益，而反害之。痘疮之出，有轻有重，观其形状，即可知之，如一发便出尽者必重也。疮夹疹者，半轻半重也。出稀者轻。里外微红者轻。外黑里赤微重也。外白里黑者至重也。疮端里黑点如针孔者势剧也。青干紫陷，昏睡汗出，烦躁热渴，腹胀啼喘，大小便不通者困也。善用药者，能使轻者易安，重者不致大困，斯可谓之十全矣。凡痘疮疏则无毒，密则有毒，痘疏毒少者，邪不胜正，其气和，其势顺，不须服药。痘疏密布散，邪正相持，其气病，其势险，此宜抑邪扶正，使邪气亟夺，不为正气之贼。痘稠密无缝，正不胜邪，其气乖，其势逆，善治者什可救其二三，不善治者束手待毙而已。故顺者不必治，逆者不可治，险者贵治，此以下专言险逆者之证治也。痘子轻者作三四次出，大小不一等，其起发亦先后循次，大小分明，不相连串，颗粒尖圆，根窠红活，光壮肥泽，此表无病。饮食如常，小大便清润，此里无病。表里无病，大吉之兆，不须服药。凡痘密者，多难起顶，但欲皮厚有脓，浆色以灯影之，苟非皮薄水疱光润，虽平，亦无伤。

凡痘子出得稀疏者，自然易发易靥，不可妄治，若疮稠密，常患其发不能透，宜细视之，但红活不甚长大者，气不足也，用四君子汤合匀气散加烧人屎治之。如燉肿色带红紫者，血热也，用四物汤失血合消毒饮见形加烧人屎治之。如不润泽而干者，此血弱也，用活血散加消毒饮与之。如不起发，不红活，平瘟灰白者，此气血俱虚也，用十全大补汤汗加烧人屎、牛蒡子与之。如有青干者，内服快瘟汤见形加烧人屎，合夺命丹见形与之，外用四圣散瘟疔合胭脂涂法，或用胡荽酒俱见形，或用水杨汤浴法，务求光壮红活而后已。如中间有成水疱者，防其痒瘟，宜先补脾胃，疏风泻火，使肌肉实，不作痒可也，十全大补汤汗加防风、大力子主之。

疮子起发，只以出匀为期，不可拘定日数，疮出以渐，其发亦以渐，谓之适中，若已一齐涌出，便皮肉虚肿，一齐欲发者，此表气虚，毒气奔溃而出，表虚不能收敛，必生痒瘟，或成溃烂，急宜救表，十宣散调无价散、活血散合消毒饮相间服之。若出已尽，当起不起，或起不透，此里气虚，毒气留伏壅遏而不出，必增烦躁腹满喘促，或后为痈毒，急宜救里，十全大补汤合匀气散，或参苓白术散调无价散服之。痘至四五，停住不甚起者，少后力，宜助之，用生黄芪三五钱，人参二三钱，当归、鹿茸一二钱，煎服，或磨入木香少许，儿大者倍之，俟浆满足而止。

十宣散见形

活血散即芎归汤

当归　川芎各等分

上为细末。每服一钱，红花汤调服。

消毒饮见形　**十全大补汤**汗　**匀气散**见形　**参苓白术散**渴　**无价散**倒靥

参芪四圣散　治痘疮已出六七日，不能长，不生脓，或痒塌。

当归　芍药炒　黄芪　川芎各五分　白术　茯苓　紫草如无红花代之　木通　防风各三分　糯米二百粒

上，水煎。母同服。

胎元散　痘不起发，不红润，是血气俱虚。

胎元焙干为末，加麝香少许，酒调服三五分。

独参汤　治阳气虚弱，痘疮不起发，不红活，或脓清不满，或结痂迟缓，或痘痕色白，或嫩软不固，或脓水不干，或时作痒，或畏风寒。

用好人参一两、生姜五片、大枣五枚、水二钟，煎八分，徐徐温服。婴儿乳母亦服。

〔**干枯灰白红紫青黯**〕〔**丹**〕如将出成就之际，却色淡不正者属血虚，宜用补血药当归、川芎、白芍酒洗之类，或加红花。如将成就之际，却色紫不正者属热，宜用凉药解毒，升麻、芩、连、桔梗、连翘之类，甚者用犀角屑_{如用后项诸药，色仍不正者，宜兼用二法治之}。

痘疮之毒，必气以响之、血以濡之，而后可得成熟也，故于起发之时光壮者，气有余也。肥泽者，血有余也。气血有余，表里俱和，不须服药。如形长大而色枯燥者，此气至而血不荣也，宜四物汤_{失血}加人参、麦门冬。色红润而形平陷者，此血至而气不充也，宜四君子汤_{不能食}加黄芪、官桂、川芎。形平陷，色枯萎者，此气血俱不足也，宜十全大补汤_汗合无价散_{倒靥}主之。色灰白者，气虚也，四君子汤加黄芪、当归、官桂。色红紫者，血热也，四物汤加红花、地骨皮、牡丹皮。

凡痘疮起发迟滞，顶平，色灰白者，气虚也。其人平日食少，脾胃不足，人参白术散_{渴去葛根}，加桂，十全大补汤_{汗去地黄}，加木香主之。如曾有吐泻，以致气弱者，四君子汤_{不能食}合益黄散_脾主之。泻未止者，四君子汤吞肉豆蔻丸_{泄利}，甚者陈氏木香散主之_{泄利}。若红紫色焮肿者，血热也，四物汤_{失血}合消毒饮_{见形}加红花，外用胭脂涂法_{见形}解之。干枯者，血虚也，四物汤加人参、麦门冬、地骨皮，外用胭脂涂法、水杨汤浴法。_{灰白另立门在下卷。}

起发之时，根窠红活，形色润泽者，此血随气行，灌注诸疮，自然红活肥泽，不须服药。如虽起发，干枯无水，谓之不肥泽。带青紫黯色，谓之不红活。其变为黑陷，乃血虚也，四物汤_{失血}加人参及麦门冬、紫草、红花，间进，调无价散_{倒靥}或吞服夺命丹_{见形}，外用胭脂涂法_{见形}。

水杨汤

水杨柳五斤，净洗，春冬用枝，秋夏用枝叶，剉断，用长流水[①]一大釜，煎六七沸，先将三分中一分，置浴盆内，以手试，不甚热，

_____

① 水：原脱，据修敬堂本补。

亦不可太温，先服宜用汤药，然后浴洗，渐渐添汤，以痘起发光壮
为度，不拘次数。

祛邪汤　痘号天花，最忌诸秽臭、恶血，五六朝间，痘本美丽
鼎峻，而一时失防，或触于腥血，或感于秽臭，倏忽更变，外宜祛
邪汤浴之，而内服玉枢正气丹可也。

鸡毛拔细软者　升麻　荆芥　木通　紫苏　荔枝壳　水杨条
上，用水煎浓，去渣，洗浴。

玉枢正气丹

玉枢正气神功捷，生地红花并甘桔，参芪须倍橘红扛，蝉蜕防
风羲爱觅，寅谷相朝嫩桃杪，五个和姜甘草列，煎浓投酒服须臾，
不觉痘自还元吉。

〔**顶陷**〕起发之时不徐不疾，以渐长大，尖圆磊落，光壮坚实，
根脚红活，此气充足，载血而行，透彻诸疮，自然尖圆光壮，不须
服药。如虽红活，顶平中陷，不成尖圆，色嫩皮薄，不能坚厚，其
变为痒痦，为留伏壅遏，乃气虚也，四君子汤不能食合匀气散见形加黄
芪、官桂，或人参白术散渴加黄芪、官桂、防风，或调元汤大法加官
桂、防风、白芷、荆芥穗，或十全大补汤汗去地黄、加防风、白芷，
或十宣散见形皆可选用。若疮皮薄，色娇，淫淫如湿者，此气不胜
血，宜补气凉血，四君子汤、四物汤去川芎、地黄，加黄芪、官桂、
防风、荆芥穗。如浮囊虚起，壳中无水者，此气不依血，血不附气，
其变为痒痦，为痈肿，十全大补汤去白术，加大力子、连翘、防风、
烧人屎。痘疮起发，尖圆为贵，如四围起，中心平陷者，此有二种。
有血化成水，四围高起，中心略低凹者，俗呼为茱萸豆，此中气不
足，发未透彻故耳，能食者至养浆之时，尽充满而起矣，不能食者，
宜扶中气，人参白术散主之。有四围沸起，中心落陷无水，犹是死
肉，其形如钱，宜急攻之，若待渐变黑点，不可为矣，此名鬼痘，
四君子汤合九味顺气散加烧人屎，或紫草饮出不快，或紫草饮子，连
进服之，外更用胭脂涂法见形。出齐后，痘有小孔，自顶直下至脚，
不黑不白，与痘色相同，名为蛀痘，皆因表虚而腠理不密，成此证
也，失于早治，大泄元气，不起不发，祸不旋踵，急用保元汤下生
糯米、川芎、肉桂、丁香，其孔自密，甚为捷径，连进二三服，必

待孔闭而痘自起。孔若黑色，则为丁矣。顶陷色白，皮薄晶光者，气虚也，大下保元，倍加酒炒黄芪、肉桂、川芎、丁香、茯苓皮、人乳，好酒进之。

九味顺气散又名匀气散

白术　白茯苓　青皮　白芷　陈皮　乌药　人参各五分　甘草炙，二分半　木香一分半

上剉细。水一盏，煎七分，去渣，温服。

紫草饮子

紫草茸　人参　白芍药　蝉蜕　甘草　穿山甲土拌，炒。各等分

上剉细。用水一盏，煎五分，作三四次温服。

内托散　治痘疮毒根在里，顶陷，灰白色，不起发，根窠不红，内托毒化，立验。

人参　甘草　肉桂　白芷　白芍药　川芎各一两　黄芪一两五钱　桔梗　防风各二两　用当归五钱　木香二钱

上，水煎服。泻，加诃子肉、肉豆蔻。有癍，减肉桂，加紫草、酒炒黄芩、黄连、牛蒡子之类。

治痘塌陷不起。**回阳丹**

此方用于四五朝前，其效甚速，若用于六七日后，则噬脐矣。制法，将弥月将生胞羊，酒洗净，随用黄麻缠拢一团，把腊糟裹外，置新瓦上四围炭火炙之，俟其外糟焦了如墨样，削去其糟，再焙干，另为末，入官桂末、丁香末各五钱，人参末一两，木香末三钱，再研极细。升麻煎酒浆调服，十岁以上服二钱，十岁以下服一钱，十五岁以上服三钱，年多服多，年少服少，加减而用，无不获效。若加大附子一两，去木香，则为附子回生丹。胞羊须预嘱屠肆，遇便收制，若特杀伤生，大不祥。

〔**顶凸**〕痘疮起发，有中心凸起，四围干平无水者，或里红外黑者，此由平日感受风寒，皮肤坚木，以致痘毒郁而不散，宜桂枝葛根汤初热十宣散见形以散表邪，外用水杨汤浴之见前。

〔**粘连**〕痘疮起发，贵于颗粒分明，如其彼此相串，皮肿肉浮，或于本痘四傍，旋出小痘，攒聚胖长，渐成一块，此候最重，宜以快癍汤合消毒饮俱见形加烧人屎服之，更宜禁忌，以防瘙痒之变。

〔陷伏〕凡痘疮，以起发光壮，红活肥泽为顺，若将起发之时，中间有干黑不起者，须急治之，不可因循，以致传变加多，不可救药矣。

痘疮内而不出谓之伏，外而复入谓之陷，疮痘黑陷，当分四证。

一则感风寒肌窍闭塞，血凝而不行，必身痛，四肢微厥，瘢点不长，或变黑色，或青紫瘾疹，此为倒伏也。宜温肌发散，桂枝葛根汤初热加麻黄、蝉蜕，或以紫草饮出不快吞夺命丹见形，外用胡荽酒喷之，须令温散寒邪，然后热气复行，则其瘢自长矣。

二则毒气太盛，内外蒸烁，毒复入里，必心烦狂躁，气喘妄言，如见鬼神，大小便秘，渴而腹胀，此为倒陷伏也。病邪轻者，宜利小便解毒，连翘汤、通关散俱便秘，甚者以百祥丸、牛李膏俱黑陷，以泻膀胱之毒，令阳气复还，脾胃温暖，服之身温，欲饮水者可治，是脾强胜肾，陷者当复出矣，若加以寒战身冷汗出，耳尻反热，死。然百祥丸太峻，今以宣风散发热、三乙承气汤便秘代之，外以水杨汤浴之见前。

三则内虚而不能使阳气以副荣卫者，出而复没，瘢点白色，或黑色，其人必不能乳食，大便自利，或呕或厥，此胃虚而不出，谓之陷伏也，宜用温中之剂，令其胃暖，荣卫复行，则当自出矣，宜调元汤大法加丁香、官桂，理中汤泄利加黄芪、官桂，甚则陈氏木香散泄利异攻散出不快皆可用也。外用胡荽酒见形喷之。或因误下之后，毒气入里而黑陷者，则宜温养而表出之，先以理中汤温养其里，后以桂枝葛根汤疏解于表也，不出，再加麻黄。

四则被房室等杂秽恶气冲触而黑陷者，则宜熏解之，内服紫草饮子见前，外用胡荽酒喷之，及茵陈熏法。余详前禁忌条内。

茵陈熏法

用干茵陈研末，捣枣膏，和丸如鸡子大，晒干。烈火烧烟熏之。

〔大便〕痘疮自起发之后，大便常宜坚实，缘小儿脆弱，身热而大便不通者则易实，大便自利者则易虚，虽四五日不便，无忧也，不能食者听其自便，赖旧谷气为养，至五日后则脓成毒化，解利之剂可用也。能食者三日后不通，不腹满，不里急后重，则亦不必攻之，可用胆导法便秘导之，不通，以当归丸便秘微令润过，使气道升降，无壅遏之患，不可妄下。凡能食者，大便喜润，赖新谷以为养，而旧污之不留，自然脏腑流利，血气和平，不可妄用温补，反增里热之证。胃主腐熟水谷，大肠主传送已化之物，故食多少，可以知人谷气之虚实，大便滑涩，可以知人脏腑之冷热，大便如常，是亦疮疹之一顺也。如起发之时忽然泄泻，此宜急止之，恐肠胃虚，真气脱也，须辨冷热虚实，如泻而手足冷，面色青白，疮不红绽者，冷证也，理中汤丸、豆蔻丸俱泄利、益黄散脾，甚则陈氏木香散泄利、异功散出不快皆可用也。泻下之物黄又酸臭，渴，手足心热，面赤，疮红绽燉发者，热证也，黄芩汤泄利、五苓散惊搐主之。脾胃怯弱，精神慢而不食者为虚，当温养之，益黄散。身热中满，渴而不食者为实，当清利之，五苓散。其人或脏气自脱，或因服寒药，致令疮毒陷入大肠，泻下如豆汁，或便脓血，或便黑汁，口内臭气，唇焦目闭，加腹胀者必死之证。方论详泄泻本门。

不二散　治痘当起胀灌浆时泄泻不止，以此止之，只一服愈，如服此不已，是元气已脱，不可为矣。

莲肉炒，去心，一两　真鸦片二钱，另研

上，各取净末，和匀。每服三四分，米饮调下。此方不但止泻，亦治烦、痒二证。夫固大肠之滑脱，易知也，敛心火之浮游，难知也。

〔**手足**〕痘疮起发欲透，惟四肢稍远，难得均齐，必脾胃素强能食多者，不须虑此，若脾胃素弱又食少者，手足上疮常发不透，盖脾主四肢，脾虚则不能行其津液溉灌四肢，所以发迟，以补脾为主，快癍越婢汤，如不令透，其后手足必作痈毒。又手足疮痘，多发水疱者，此肝乘脾也，先泻肝，羌活汤发热加柴胡。后补脾，人参白术散渴去葛根加桂。如见而复隐，起而复塌，色紫黑者，此肾乘脾，不可治。

快癍越婢汤

黄芪炙　白芍药　桂枝　防风　甘草炙

上剉细。加生姜一片，枣一枚，水煎，温服，不拘时。

〔**头面**〕头面属阳，疮疹亦属阳，以类相从，故出现、起发、收靥自头面始，升生浮长，阳之性也，痘疮起发，头面以渐肿大，升生浮长之性，不须忧恐，只要疮子磊落红活，光壮肥泽，待至成脓之后，毒化结痂，而肿亦渐消矣。如疮粘连通串，模糊成饼者，又要红活润泽，以快癍汤、消毒饮并见形合而饮之，或消毒化癍汤以解其毒，更以甘桔汤咽喉加牛蒡子相间与之，以利咽喉，宽胸膈，令饮食无阻也。又以神应膏护目见形。若灰白青黄干燥，疮面肤起者，皆死证也。其头面肿，有不闭目者，毒浅而轻，有闭目者，毒深而重，亦待疮熟肿消而目自开，若疮未成，肿消目开者，此陷也，勿治。

消毒化癍汤

升麻　柴胡　桔梗　甘草　龙胆草　牛蒡子　连翘　防风　蝉蜕　密蒙花

上剉细。加淡竹叶十片，水一盏半，煎一盏，去渣，食后服。

凡将起发，头面预肿者，此时行疫疠之气，名大头瘟，其毒最酷，急用羌活救苦汤解之。

羌活救苦汤

羌活　白芷　川芎　蔓荆子　防风　桔梗　黄芩　大力子　连翘　升麻　人中黄各等

上剉碎。加薄荷叶七片，水一盏，煎七分，去渣，食后温服。

〔痘疔〕痘疹之毒，自内而出，冲突气血，发散腠理，初出一点血，乃身中气血被毒驱逐，现于皮肤之外，其成形者气也，成色者血也，毒火太甚，煎熬气血，先至之气则削矣，血则枯矣，气削血枯，腠理反闭，毒不得出，未免复入于里，遂成陷伏，时人以黑疮子为痘疔，又曰鬼痘者，深恶而畏之词也。此乃毒气郁遏，非外感风寒，内虚吐利，杂气触犯者可比，古人立方，如大小便秘，腹胀烦躁者则下之，但大小便秘者，则利小便解毒，自利者以泻脓血为顺，水谷为逆，却不立方，以毒虽入腹，皆泻出也，攻之则无所攻，补之则不可补，昏闷不醒者，用龙脑膏黑陷以去心中之邪。枯黑不起者，或内用无价散倒靥以解在里之邪，或外用水杨汤见前、四圣散痘疔，胭脂涂法见形以解其表，使邪气得出，皆良法也。为工者，合下即下，合利即利，合发即发，或解其里，或解其表，应变出奇，勿泥常法可也。

〔发疱〕痘疮发疱，亦与黑陷相类，外出内入虽不同，而毒气壅郁则一也。或发水疱，或发血疱，或赤、或紫、或黑，但见此证，十无一生。然亦有似是而非者不可不辨。其人身上原有灌疮或破伤，疮未痊，或虽痊瘢痕尚嫩，一旦痘出，则疮瘢四围，痘必丛集者，物从其类之理也。发生之后，必然作疱者腐败，皮肉气色先变，宜与完肤有别也。治此者先以针刺破，吮去恶血，后以胭脂涂法见形合百花膏收屬傅之。此疮又易作痒，起发之后，常宜以茵陈熏法见前熏之，勿令爪伤，若被爬搔，则反复灌烂，淹延不愈，变为疳蚀坏疮。以致不治者多矣。〔袁〕痘起六七朝，脓浆未曾充裕，头面身背或手足关轴遽起水疱，或似葡萄样，或似鹳子大，或如被单联盖，因肝荣不能以资溉，而肺金窃势以凌侮，准服三化丹。歌曰：七朝疱起势相凌，三化丹中二味金，白术茯苓俱二两，四般法制用工深，一两要同归酒浸，一两和却乳参蒸，一两再和雄附煮，一两分与炒米停，为末必须甜醴服，自然疱里注黄金。痘里起疱，多患乎脓浆不能充灌，若虚疱结轴，十中八九疱内微有脓浆。滋养元气，振援两仪，寒剥之剂，毫不可投，或单用浑天汤和人参酒服。但恐痒作而疱溃，死在旦夕耳。

〔起发不透〕痘疹起发欲透，磊落尖圆，光壮肥泽者上也。根脚横开，皮起水涨者次也。顶皮不起，根脚不开，犹是先出之形，不见新生之水，此谓起发不透。审查证候，如气本实者，必曾感风寒，以桂枝葛根汤初热合夺命丹见形发之。如气本虚，必不能食或吐利，以人参白术散渴合夺命丹以补中气，而发表邪。如欲成陷伏者，依前四法治之。若时日已多，发犹不透，或烦躁不安者，此毒热在里，心恶热，以导赤散心送服牛黄清心丸痘烦躁以解散热毒，导引心火也。或啼哭者，凡人五脏平和，则神宇安静，今五脏蕴毒，内外蒸郁，神不安舍，以导赤散送服安神丸痘谵妄使郁热解散，神宇清快也。若谵言妄有见闻，时狂叫者，此五脏热毒蕴积，阳气独盛，无阴气以和之，大便必不利，以当归丸便秘微利之，再行胆导法便秘，使无留滞，易快利也，甚则三乙承气汤主之便秘。若昏不知人，腹胀喘呼，死证也。

　　鸡鸣散　男女发热三四五日，或痘未形，或痘形隐隐，或才形于外而不能快利，或烦躁谵语，或腹疼呕吐，或痰喘恶渴，急服此药，则毒自表出矣。

炒术　当归　川芎　甘草　大力子　茯苓　木通　桔梗　蝉
蜕　升麻　橘红　山楂　红花

灯草生姜煎，临服，入雄鸡血并酒，妙。

震蛰丹　小儿热三四朝，痘或隐隐伏于皮肤，或形于头面一二
颗，或标于身体四五颗，上不宜补，下不宜泻，当服震蛰丹。穿山
甲四钱，酒洗净，和砂仁、陈米炒，卷去砂仁米，用白芍酒浆煮焙
四钱，红曲三钱，蟾酥三钱，和匀，共研细为末。每用酒浆量儿大
小增减，大者一分，小者半分，若逾十二三岁者斟酌加之，用升麻
煎酒调服，其效立见。

天元接髓丹　男子十七八岁，或二三十岁，破阳亏元，倏一时
患痘，稀少者虽年大无妨，倘多密连布，欲其鼎峻充灌，势必难矣，
急服天元接髓丹。

歌曰：男儿阳破痘来临，不遇奇方坐视沉，天元接髓丹功捷，
世上医家尽不明，真正酒浆澄十碗，一毫酸苦莫相侵，人参黄芪各
二两，橘蝉归地半加赢，鹿茸乳炙一两半，附桂半两要调停，慢火
瓮中煨熟后，去渣出火莫胡斟，每钟人乳三杯和，薄薄生姜二片存，
再匀一沸仍温服，立建奇功若有神。此方屡获明效，但制法要详明，
当归去头尾，怀地拣粗软，人参觅清河，黄芪选绵白，橘红连本
蒂，蝉蜕要身全，附子连皮脐，官桂削外皮。煨时度候，只以米熟
验之，人乳取来就不宜过夜入尘。辛酉年杭城邵语溪子年二十六岁，
平素寡弱，患痘，痘势沉匿不起，单以此方倍加人参服之，竟后
保全。

内托散　痘不起发，根窠不红，或灰白色，咬牙寒战等证。

人参　黄芪　甘草　川芎　当归　防风　白芷　桔梗　白
芍　厚朴　木香　肉桂

上，姜一片，枣一枚，水煎服。色红紫者，去肉桂、木香，加
紫草、蝉蜕。浆不满，水酒各半煎服。色淡白者，去防风、白芷，
加糯米。大便燥，加人乳。

治孩儿百日里痘。歌曰：全蝎要身全，五个蜜焙干，蝉蜕不可
脱，完身又完足，五个酒浆洗，和炒研细末，再加酒芍药，砂糖调

来服，自然痘森森，那怕月不足。月里患痘，稀美者多，密恶者少，变蒸未逾，猛浪之剂不宜妄投，是方斟酌，百投百效。

痘至五六朝，忽然手脚牵缩一团，不知者以为惊使然耳，岂知阳明受枭毒之熬铄，而筋络不能荣血以滋养故也，谓之一把缚，须服羚羊散。歌曰：

白玉羚羊一两霜，木通紫草生地黄，芍药僵蚕全蝎桔，橘红甘草荆芥防，按法服来随妥贴，误看惊治即多伤。此痘多起于四五六朝则为是，若起于两三朝则为惊缩，若起于八九朝则作寒战，治之可也，羚羊角必取其锐尖处用之。

〔阳毒〕七日前阳毒者，凡疮也，以儿未出痘之先，或生疥疮，有形窠而成脓，因而发热出痘者。或凡疮未痊，因而出痘者。或凡疮方结成癜，因而出痘者。盖凡疮未痊，及初结癜处，肉分必虚，毒趋虚处而出，故阳疮阳毒，杂为一党，气血俱盛，则易成浆，气血衰弱，则枯燥干红，与诸疮俱不成浆，治法与顶陷同。

起发最忌泄泻，故特著之，其他证候如发热、痛痒、腹胀、烦躁、谵妄等，各有本门，宜就彼中查之，兹不赘叙。

〔起发吉凶〕痘疮放标以后，渐渐起胀，先出者先起，后出者后起，微红光泽，根窠明润，面目渐肿，能食无杂证者吉。大抵痘胀一分，则毒出一分，至六七日不尽胀，又黑色者死。鼻有涕，口有涎，眼有泪者，可治，俱无者，大凶。凡痘子已出，自放标之日箒起，如当起发，不应有浆先有戴浆者。如当作浆，不应收靥便有干收者。此皆恶候，治之无功。口唇者，脾之外候，人以脾胃为本，不宜受伤，如初发热，唇焦裂者，此毒发于脾，便宜用泻黄散解之，不知早治，痘子之出，丛集于唇，及至起发之初，诸痘尚未试浆，此痘已熟，内带黄浆者，此恶候也，待诸痘成浆，此疮已靥，唇皮搨脱，渐变呕食呛水，昏睡而死矣。大抵起发之初，疮头便戴白浆者，不分何处，并非佳兆，不特口唇为然，盖痘疮初出一点血，血化为水，水化为脓，脓成而毒解，此自然之序也。若初出之时半是水疱，或才起发，便有带浆者，或未成脓，即干收者，火性躁急，失其自然之序，不应至而至，所谓早发还先萎也，此毒火所为，倏忽之间，焰息气尽而死矣。痘疮最要以渐起发，磊落红活，如一发都起，无复颗粒，模糊串连，不红活，带灰白色，面上浮肿如锡饼形，此恶候也，其人能食，大小便如常，无它证候者吉，若食顿减，或原不能食者凶。凡起发之时，痘疮稠密，又见陷伏、烦躁、狂叫之证，或口中出臭气者，此毒火熏煎，肺烂胃败之气也。或不饮食失声者，此咽喉肿烂也。寒战咬牙者，邪传肾也。或闷乱者，神已丧也。或体寒者，阳脱也。或呕或泻者，肠胃俱败也。经云：五脏气绝于内者利不止，六腑气绝于外者手足厥。凡见以上诸证者，皆不可治。

◎ 灌浆证治

万痘疮初出一点血，只成小小血疱，起发则渐长大，血化成水为水疱，至水疱转作脓疱，始成实矣，成实之时，却要个个成脓，肥泽饱满，根脚红活又苍蜡色，如此者，可以刻定日数，而知收靥之期。痘疮初出，或中心陷下者，或顶平者，或根窠白色者，其人能食，或治不乖方，以至起发之后，陷者尽起，平者复尖，白淡者变红活，窠中血水，已化为脓，夫陷起平尖，起发可谓透矣，红活饱满，气血可谓足矣，水化为脓，毒亦解矣，表无痒痛之证，里无吐泻之证，是表里又无病矣，如此者，坐待收靥，不可妄投汤剂。痘子轻者，常作三四次出，有大小，有先后，起发亦作三四次，先出者先起，后出者后起，大者自大，小者自小，亦如初出之样，待至养浆，则先长者先作浆，后长者后作浆，大小亦如之，磊落分明，不相粘连者上也。痘子密者，长大胖壮，以至作浆，未有不相串者，只要陷者尽起，无处不透，转成脓浆，次也。脓成之后，毒气已解，无复留伏矣。人言痘疮只到成脓，则毒气化解，便称无患，不知脓亦有凶有吉，如疮皮坚厚，脓浆混浊，约束完固，无少破损，此真吉兆。若疮皮软薄，脓水清淡，渗漏淫湿，易于破损，此犹凶也。惟疮久熟，时日已过，当靥不靥者，则脓复化为水，皮亦易破，勿依此论。

痘疮起发之初，已当避风寒，远人物，节饮食，守禁戒，到此养浆之时，比之起发，尤加谨焉可也。盖前此，人病未久，气血犹强，足以御乖戾之变，至此则气耗血亏，精神减损，少有乖戾，不能任之，况疮始成就，尤易触犯，不可不加谨矣。如天大热，则彻去衣被，令常清凉，但谨门窗帷帐，勿使邪风透入。天大寒，则添厚盖覆，令常温暖，更用亲人左右夹之。房室中可明亮勿绝灯火，常烧辟秽香加乳香，令香气袭入，日夜常用一人看视，互相更代，勿令疲倦，恐或作痒，为之抚摩，莫使误破，以致灌烂，结痂不美。

辟秽香

苍术一斤　大黄半斤

上剉细。捻放火炉中烧之，不可间断。

〔**不作脓**〕凡痘疮出欲尽，发欲透，至于养脓，便要成脓。饱满者，脓已成也。混浊者，脓之形也。黄白者，脓之色也。若当作脓之时，犹是空壳，此气载毒行，血不附气，毒者血也，血既不至，则毒犹伏于血中而不出，四物汤失血合紫草饮见形加蝉蜕主之。如已成水，清淡灰白，不能作脓，此气血俱虚，所有之水，乃初时一点血，气解而为水，非自内潮起之水，十全大补汤汗主之。此二证者，为痒瘤，为痈毒，不可不知也。痘疮初发之后，正待作脓，却不作脓者，此与不起发而黑陷者分四证同论。如感风寒，则当温散，桂枝葛根汤初热加黄芪、白芷、防风。毒气盛，则宜托里解毒利小便，紫草饮子起发、连翘汤便秘相间服之。大便秘者，宣风散痘发热。内虚，宜温里，十全大补汤、陈氏木香散泻。触犯，宜熏解，内服紫草饮，外用茵陈熏法起发。若烦躁昏闷者，龙脑膏黑陷。薛氏云：若灰白色，或痒而脓不贯，用紫草、四君、木香。色赤，或痒而脓不贯，用紫草木通汤出不快。贯而脓清稀，用参芪内托散痒瘤。不应，加附子，缓则不救。《秘要》云：顶陷无脓为逆，急用保元加川芎、肉桂、归、芍、木香、糯米，煎熟加人乳、好酒温服。色白如水晶，内无脓者，宜保元加糯米，人乳好酒进之。

按：病者元气素弱。或出痘时因稠密故，服解毒之药太多。或起发时曾有吐利等证。俱伤元气，虽用参芪等助发脓浆，而犹恐元气薄弱，止灌清浆，或缺而不满，且有痒瘤、痈毒之虑，宜于煎药内加上好鹿茸，及咽紫河车丸药，仍进八味二花散为妙。曾见痘疮初出磊落，起发亦透，只待结脓窠之时，却不作脓，往往变为坏证者。或因其人不能食，脾胃虚，又自利不知调理者。或出未匀，发未透，毒气陷伏，妄谈稀疏者。此皆人事之不修，非干时毒而然也。

六一汤 专发痘疮之脓。

黄芪六钱 甘草炙，一钱

上㕮咀。每服二钱，水六分煎，入酒二分同煎至半盏，温服。更加橄榄同煎尤好。加山药亦得。

助浆丸 治痘疮七八日，浆稀不来者，急服。

黄芪蜜炙，三两 白芍药酒炒 当归酒洗。各一两半 鹿茸鲜润、色如琥珀，作鹿角胶香者，乳炙 紫河车酒洗去红筋，炙干 白术煨 人参各一两

上为细末，炼蜜为丸如芡实大。每服一二丸，炒糯米煎汤，化下。

参芪四圣散起发 **秘传大透肌散**见形

升天散 即灌脓起顶散。治痘灰白，或红紫黑陷干枯，或清水不成浆，八九日十日皆可服。

人参六分 黄芪 山楂各八分 白术土炒 当归 川芎 橘红各五分 甘草三分 淫羊藿 穿山甲土炒黄 木香各二分 肉桂三厘，此引经之药，多则痒

上，姜一片，枣一枚，水煎服，或为末服亦可。如呕吐，生姜汤下。泻，米饮下。肚痛，神曲煎汤下。烦躁，麦门冬汤下。渴，用麦门、五味子煎汤下。吐泻，藿香、陈皮汤下。痘不成浆，多服数帖，无妨。

补浆汤 痘灰白不起壮，或浆清。

淫羊藿三分，多则发痒 人参 当归 山楂各八分 穿山甲土炒，三分 黄芪一钱半 枸杞子一钱 川芎 甘草 陈皮各五分 木香二分 白术土炒，六分 官桂三厘 黄豆三十粒 笋尖三个

上，加姜枣糯米，水煎服。一方，有白芷、防风。

治痘白色带寒战方 痘标六七朝，正要翕会脓浆，遽乃色白洋洋，无红活鼎峻之美，有土铁塌陷之凶，火热不退，而有寒战之状宜服。**田单火牛汤**

人参 黄芪 蓼子择细叶者是，若川蓼则大叶，叶中有青点，宜细辨之，和穿山甲炒，甲气尽、去甲 当归各二钱 附子一钱 甘草五分 桂三分 橘红八分

上，水煎服。

〔**脾胃**〕痘疮已长，脓浆欲成之时，专以脾胃为主，脾胃强则气血充实，自然脓浆易成，饱满坚厚，不须服药。脾胃弱则气血衰少，不能周灌于身，使之作浆，虚软清淡，虽有浆亦水而已，宜十全大补汤汗去地黄加木香，或人参白术散渴去葛根加黄芪、官桂，多服乃佳。然脾胃强弱，于食多少，大便坚利求之，食少大便坚者，脾胃之气犹足也，若泄泻则脾胃益虚，四君子汤不能食送下豆蔻丸泻利止，复以人参白术散去葛根加黄芪、官桂服之。便清，要能食，不能食者亦依上法。如能食大便坚，数日未更衣者，用胆导法大便秘通之，使气得疏通，荣卫和畅，不致癥烂也。

〔**泄泻**〕痘疮出形起发，并不宜泄泻，恐里气虚，毒邪不出，反成陷伏，故以泄利非佳兆也。若成浆之时，尤不宜利，比之于前，殆有甚焉。盖前此为病未久，脾胃尚强，足以任之，今则病久，津液已衰，脾胃已弱，若复泄泻，则仅存之气，重竭于内，方张之毒，不能成于外，或为痒瘤，或为倒靥，或寒战咬牙，虚羸而死，轻则人参白术散去葛根加木香、官桂、黄芪，甚则陈氏木香散泻、异攻散出不快、肉豆蔻丸泻可以并进。不效，亟服不二散起发。

〔**便秘手足厥冷**〕痘疮手足和暖为贵，养浆之时，手足发热，手足必有汗，此毒热郁于中，必大小便不通，脉沉滑数疾，宜利之，三乙承气汤大便秘去芒硝主之。手足厥逆者，此阳气欲脱，必自利不止，或吐，脉沉细微弱，或浮大而虚，宜急温之，理中汤泻加熟附子，或陈氏异攻散出不快。服药后手足和暖者生，厥者死。若大便秘，小便不通，烦躁狂妄，腹胀喘而渴，脉沉滑数，疮不起者，此陷伏之证，为阳厥，百祥丸黑陷三乙承气汤主之。

〔**烦躁**〕疮痘始终贵于安静，脓成之时，毒已化解，脏腑平和，神宇爽快，尤宜安静也。若忽加烦躁不得眠者，但就痘子上辨之，如脓多清淡，尚不满足，此毒犹在里，未得尽出也，龙脑膏主之黑陷。如脓已成，又饱满，因发热干浆而烦者，此宜利小便，导赤散主之心。如疮子太密，脓成之后，心血亏虚，虚烦不得眠者，四物汤失血去川芎，加人参、麦门冬、栀子仁。又，酸枣仁汤烦躁主之。

〔**错喉呕哕**〕凡痘疮密，咽中亦有之，成浆之时，咽疮早熟，肉虚皮薄，易致破损，疮瘢新嫩，触之即痛，痂皮沾滞，痰涎缠裹，所以堵塞，饮食难入，勉强吞咽，则为疼痛所苦，痰涎所隔，是以水入则呛，谷入则呕也。如语言清亮者可治，甘桔汤^{咽喉}加牛蒡子、天花粉利咽膈，化痰涎，惟多饮之，自然平愈。若声哑嗄，语言不出者，咽喉溃烂，不可治矣。

〔**痒**〕凡痘疮皮嫩色娇者，到成脓时，多生瘙痒，先当调理，勿令有此可也。若失于早治而发痒者，内服消风化毒汤^{痒瘤}，外用茵陈熏法^{起发}。破者以白龙散^{痒痛}傅之。大抵痘疮作痒，乃是恶候，吉少凶多，如其人能食，或大便坚，抓破之处，复灌成脓，原无痘处续出，大小不等，虽尽痒破，可治，内服十全大补汤^汗、苦参丸^{痘癞}间而与之，外以灭瘢救苦散^{痘癞}合百花膏^{收屬}涂之。若瘙痒之时，其人颠倒闷乱，抓破之处，不复肿灌，或成坑窟，或即干黑，或皮自脱，又加以呛水呕食，水浆不入，或泄泻，或寒战咬牙，或失声，或手足厥逆，或狂叫，皆死证也。

〔**头面**〕凡视痘疮，以正面为主，五脏精华，皆萃于面故也。身上疮有痒者，或至抓破，不能为害，惟正面疮，不可犯动一处，苟于眉目鼻面之间抓破一处，此肺有热也，急用甘桔汤^{咽喉}加牛蒡子以解之，其痒即止，乃佳兆也。若痒不止，浸淫渐开，气愈泄而痒愈急，必至满面抓破而死。凡痘疮起发养浆之时，额上疮如火烧汤浇之状，溃烂破坏，无复完肤。或两颊之傍亦如是样，不待爬搔而自破烂者，以渐而开，沙崩之势，莫之能御，壳焦水去，似屬非屬，阳气脱而死。痘疮作浆之初，面上诸疮未尽成脓。或鼻准头疮先干如橘子色者。或眉心疮自干黑者。或唇上疮焦黑者。或两耳上疮自收者。或两颊疮如饼中间干陷者。此名倒陷，乃死之候，不可认作正收，对人妄言。

〔**手足**〕手足痘疮最要脓浆饱满，乃脾胃强，气血足也。若灰白色，或清淡水，或虚馁瘟塌，此脾胃弱，快癍越婢汤主之。如此者纵得收屬，之后必手足腕膝及关节之处，发痈毒也。

快癍越婢汤^{起发}

〔**肩背臀**〕痘疮初出起发，邪气虽旺，正气亦强，足以任之，至于成浆，则气血渐耗，精神渐弱，有不胜之状，起止艰难，多喜仰卧，惟肩膊背臀之疮，展转摩擦，最受亏苦，若痘子好者，自然坚厚，耐久不破。其次则收靥稍迟，脓熟自溃。最可恶者，如汤火之疱，水去皮脱。又疮自破，清水非脓，黑黯干焦，是皆不治之证。

〔**漏浆**〕歌曰：才试浆时未饱囊，疮头有孔漏脓浆，依然团聚封疮孔，泄去真津毒气藏。盖痘疮作脓窠之时，最要皮厚，包裹完固，若脓未成，忽然疮头有孔，其水漏出，或结聚成团，堆于孔外者，或水去窠空，自干黑者，俗名漏疮，必死。若脓熟之后，窠皮亦熟，浆水沸出，因而结靥，此头额正面之间多有之，俗谓之堆屎收，不可以漏疮例论，盖漏疮脓未成，堆屎收脓过熟也。

〔**咽喉不利涕唾稠黏**〕疮痘者，每至作脓窠之时，咯唾痰涎，稠黏脓结，或有脓血夹杂者，咽喉不利，饮食亦少，此肺受火邪，津液不足，故多黏痰，喉舌牙齿之间，疮溃血出，惟用甘桔汤_{咽喉}加牛蒡子、天花粉清肺化痰，利咽膈，直待收靥之后，自然平和，不可妄用大凉之剂。

〔**睡梦呢喃**〕痘内之脓，皆身中之血熏蒸而成，疮痘稠密，脓血周遍，津液消耗，心主血，血虚则舍空，故心热者虚烦不得眠，酸枣仁汤_{烦躁}主之。心虚者，喜睡梦中呢喃，如与人言者，多怪诞之事，唤之不醒，安神丸主之_{谵妄}。若昏闷甚者，先以龙脑膏_{黑陷}开其心窍，后以安神丸，人参、麦门冬汤下。

〔**腹痛**〕痘疮初出腹痛者，毒在里也。起发不透腹痛者，陷伏也。若作脓，则毒已出，又无陷伏，忽然腹痛，其人不大便者，必然燥屎也，当归丸、胆导法俱_{大便秘}以通之。便清者，必受冷也，急与理中汤加桂_{腹痛}，或黄芪建中汤_{腹痛}加木香主之。痘疮，其出已尽，其发已透，其脓已成，表无邪也。能食小便清，大便润，里无邪也。一向平安，忽然腹胀作痛，烦躁喘促，痘疮色变如灰木之状，此必伤食得之，先以丁香脾积丸_{宿食}原物汤下去其宿食，后以人参白术散渴去葛根、加青陈橘皮，与养脾丸_{宿食}相间调之。

〔**瘟烂**〕夫痘疮脓熟溃烂者，常候也，若未成脓，先即溃者，此名瘟烂。瘟烂之由，病当发散而不发散，则毒气闭塞，喘促闷乱。不当发散而误发散，则热毒随阳气暴出，遍身皮肉溃烂，此不善表之过。治之宜调脾进食，令大便得所，安养荣卫，生肌解毒，解之不至于冷，调养不至于热，方为良法，宜十全大补汤汗，去桂枝加防风、荆芥穗，多服佳。大便秘，以胆导法便秘润之。脓水不干，以败草散溃烂衬之。瘢烂作脓痛甚者，以天水散即六一散见初热和百花膏收靥涂之。又有发表过甚，外为瘢烂而内虚，阳气不守，脏腑自利，此又急当救里解表，陈氏木香散泻利主之。厥逆者，异攻散出不快。

〔板黄〕〔袁〕痘澄脓则毒尽全美矣，何有乎板黄。岂知玉不在乎厚薄，而在乎体之纯，珠不在乎大小，而在乎体之明，痘浆不在乎饱满，而在乎黄活。夫黄者，中央土之正色，浆汲乎脾，其黄自润正者也。彼痘，气得其卫而不逆，血养其荣而不伤，囊橐鼎竦，脓浆澄注于中者，活动而不腻塞，明润而不死色，乌有所谓板黄者哉。若阴阳离其正气，枭毒肆其残虐，根橐薄劣，囊房夷委，脓浆之澄注于中者板腻，牢则死塞而不活动，干蜡而不明黄，以手指抵之，凝结板定，五经瘅而二气截矣，此谓之板黄。若方广天庭板黄，而余者润活，痈毒必结于脑项。腮脸板黄，而四体润美，痘痈必发于肩阜。肚腹板黄者，痈起于曲池、三里。背脊板黄者，痈结于两轴尻骨。遍身板黄者死。项颈前后板黄者死。头面板黄者死。眼眶唇上板黄者死。两胁、阳球板黄者死。观此而痘囊之脓，固欲其充黄，尤宜润活也。

澄泉散 治痘中板黄。

黄芪上 当归中 红花下

上，和酒入坛，固密煮之，另用 蝉蜕 金丸即雄鸡尾后硬石子二味，细研，以药酒调服。

转环丹

鸡一只，以参、芪、当归、红花、桂，和蜜、酒煮熟，食之。

◎ 灌脓吉凶

灌脓时根橐红润，脓浆满足，如黄蜡色，二便如常，饮食不减，此为吉证，不须服药。

灌脓时纯是清水，皮白而薄，与水疱相似，三四日后，抓破而死。

灌脓之时痘中干枯，全无活血，此名空仓，不治。

灌脓时吐利不止，或二便下血，乳食不化，痘烂无脓者死。或二便不下血，犹可用止泻健脾之药。

灌脓时二便闭，目闭声哑，腹中胀满，肌肉变黑者死。

◎ 收靥证治

痘疮成脓之后，鲜明肥泽，饱满坚实，以手拭之，疮头微焦硬者，此欲靥也，大小先后，以渐收靥，不失太急，不失太缓，已靥者痂壳周圆无有突凸陷凹者，干净无淫湿破溅者，此为正靥，否极泰来之象也。凡痘疮收靥，不可以日数拘也，大抵痘本稀、元气实者，自然易出易靥，若疮本稠密，元气虚者，难出难靥也，只要先后有次，疾徐得中，饮食如常，便无他证。如收太急者，毒邪未尽，煎熬津液，以致速枯，非正收也，必为目病，为痈毒，为诸怪疾，甚则夭亡，微则残废，宜微利之，以彻其毒，当归丸主之大便秘。如收太迟者，中气已虚，脾胃太弱，不能荣养肌肉，使之完就，以致溃烂，内服十全大补汤汗，外用败草散溃烂衬之。海藏云：瘾疹脓而不焦，此本治失清凉之气，有如五谷得阳气而成熟，非凉风至则不能实也，天地严肃之气一加，则万物秀而实矣，与瘾疹何异？须察何经而清凉之，或下而成严肃之气，则疮气必不至于脓而不痂矣。要当知之，余毒不尽而疾作，盖出于此当是清凉饮子下之是也。非阳和则苗不秀，非严肃则秀不实。钱氏云：五七日痂不焦，是内发热，蒸于外，故不得焦痂也，宜宣风散痘发热导之，用生犀磨汁解之，必著痂矣。刘洙疮子诀云：痘发，如脓窠不肯靥者，但调砂糖水与吃。刘提点云：亦曾试用，但后来结瘢痕白。

〔薛〕陈文宿先生云：痘欲靥不靥，其痂欲落不落，若腹胀烦渴，忌食水蜜生冷之物，若食之，转渴而死，急与木香散救之。如身热烦渴者，宜服人参麦门冬散。身热大渴，人参白术散。如不愈，仍服木香散。窃谓前证乃脾胃气虚，津液不足所致，非实热为患也，如身热烦躁，手足发热，脾胃有热也，用人参麦门冬散。身热作渴，手足微冷者，脾胃气虚也，用人参白术散。腹胀泄泻，或寒战咬牙，脾胃虚寒也，用十一味木香散。泄泻气促，手足并冷，脾气脱陷也，用十二味异功散。凡疮结痂作靥，皆由元气充实而内融也，若审见虚弱，便与滋补，血气无亏，可保终吉，若见不靥而投补剂，恐无及矣。一小儿出痘，贯脓不靥，证如实热。余谓血气虚甚之假热也。用十全大补汤数剂渐愈。忽又恶寒，余又曰，此邪气退，而真气遂见虚象也，仍用前药，内参、芪各五钱，数剂而愈。一小儿痘不结痂，用补中益气汤、地黄丸料，煎服而愈。次年毕姻后，寒热作渴头运，脉洪数，按之微细。此脾肾虚火上炎也，以前药各加肉桂五分，引火归经而愈。

治痘日久不靥。歌曰：防风剉五钱，炒术与茯苓，当归大腹皮，煎服得安宁。昔古杭俞氏，专以四制白术散治痘疮日久不肯结痂收脓者，亦此方之遗意也。但回靥之痘，元气充托者则可，若元气不足，而回速必宜保护，不如痘之随期而迟回，何必勉强用药，以速其收功也。

回浆散　治痘不收浆结痂。

何首乌　白芍药　黄芪　人参　甘草　白术　白伏苓
上，姜水煎服。

象牙散　治同上。

人参　黄芪　白术各一钱　甘草七分　茯苓一钱半　何首乌二钱
上，加糯米二钱，枣二枚，水煎，调下象牙末一钱。

〔溃烂〕痘疮过期不收，遍身溃烂者，此与瘢烂不同，乃熟太过也，其候不同。或因天寒失于盖覆，使疮受冻而不收者，宜内服五积散初热，外用乳香烧烟于被内熏之。或因天热，过求温暖，使疮被蒸而不收者，宜内服人参白虎汤见形或五苓散惊，外减去衣被，令少清凉，以天水散即六一散扑之。或大便秘结，内外极热，毒气散漫，无阴气以敛之而不收者，宜内服宣风散痘发热或三黄丸热、四顺清凉饮热，外用胆导法大便秘以败草散衬之。或泄泻气虚，脾胃弱，津液少，肌肉虚而不收者，宜内服陈氏木香散泻，外用败草散。或因渴饮冷水过多，以致水渍脾胃，湿淫肌肉而不收者，内服五苓散。如因食少气虚而不收者，人参白术散渴去葛根加桂主之。以上诸证，以法治之，已溃者结薄痂，未溃者结痂，方为佳兆。若痂皮俱不结者，成倒靥矣。痘已成脓之后，过期不靥，以致溃烂，脓汁淋漓，不可着席，黏惹痛疼者，用败草散或荞麦粉以绢袋盛，于身体上扑之，更多布席上，衬卧尤佳，面上欲不成瘢黡者，用灭瘢散和百花膏敷之。

败草散

多年屋上烂茅草，择净者为末，掺之，墙上烂草亦佳，以多受风露之气，故能解痘疮毒。

荞麦粉

荞麦一味，磨取细面，痘疮破者，以此敷之，溃烂者以此遍扑之，绢袋盛扑，以此衬卧尤佳。

灭瘢救苦散

蜜陀僧　滑石各二两　白芷半两

上为细末。湿则干掺之，干则好白蜜调傅。

百花膏

石蜜不拘多少，略用汤和，时时以鹅翎刷之，疮痂亦易落无痕。

〔倒靥〕痘子初出，磊落成个，后来长大作脓，始相连串，外虽相串，皮下犹一个是一个，至于结痂，肿消脓干，现出初来本形，所以收藏敛束，要完全坚厚，复成个数为贵。或根脚相通，皮肉尽串者，结痂之时，亦要干净，无有淫湿及溅破者，次也。若未成痂者溃烂，已成痂者只是嫩皮，此倒靥也。痘毒当靥不靥，复入于里者，谓之倒靥，此死证也，元气素怯，又不食，常自利者，陈氏木香散泻、异攻散出不快，死中求活圣药也。如原无泄泻，大便久秘，今添腹胀喘呼，此毒盛，薄蚀元气，复入于里，宜急下之，排毒散。若不急下，则肠胃不通，荣卫不行，益加喘满躁闷而死矣。若毒入里，忽然自利者，此人脾胃素强，毒气难留，故自利，须看利下之物，如利痂皮脓血者，毒气得出为顺，不可止之，待利尽脓血自愈。如利水谷者，此毒气反驱水谷，脾虚不能制之，其证为逆，不可治也。

排毒散

大黄一两　白芷　木香各半两　穿山甲七片，土炒焦卷

共为细末。看虚实大小加减，长流水煎沸调服。

如痘疮破损溃烂者复肿灌作疮，不致干枯，原无痘疮处，复出一层如初出之状，亦以渐起发作脓者，此里气充实，毒不得入，犹

在于表，未成倒靥，逆中之顺证也。但疮子重出一番，必其人能食，大便坚，足以胜其再作之毒，如食少大便润者，用十全大补汤、人参白术散、肉豆蔻丸主之，盖病久气虚，惟利温补，不可再解毒也。

〔不靥闷乱哕气腹胀〕〔薛〕陈文宿先生云：痘疮十一日至十二日当靥不靥，身热闷乱不宁，卧则哕气，腹胀泄泻，寒战咬牙，急用异功散加木香、当归，以救阴阳表里，助其收靥。窃谓前证若手足并冷，属脾胃虚寒，宜用十二味异功散。手足微冷，属脾胃虚弱，宜用五味异功散加木香。若手足热，大便秘，属脾胃实热，宜用清凉饮救其阴，以抑其阳。一小儿痘不结痂，发热饮汤，哕气腹胀。此脾气虚弱，用五味异功散、参芪四圣散而愈。后噫气下气，欲服枳壳之类，余谓噫气属心火虚，下气属脾气虚，朝用六君子汤加姜桂，夕用补中益气汤而愈。一小儿哕气喘咳，腹胀下气，手足不冷不热。此脾虚不能摄气而腹胀下气，肺虚不能摄气而哕气喘咳，用五味异功散加升麻而愈。

〔泄泻〕痘子初出以来，表里俱病，收靥之时，表邪已解，里气当和，大便宜润，小便宜清，忽尔洞泄水谷者，此中气暴虚，不能禁固水谷。或毒气乘虚入里，欲作倒靥。并宜陈氏木香散泻、异攻散出不快、肉豆蔻丸泻主之，利止者佳。利不止者，阳脱而死。

〔面〕痘疮溃烂先伤于面者，面乃诸阳之会，痘乃纯阳之毒，以类相从，如水就湿，火就燥也。又，心之华在面，诸疮皆属于心，心火上炎之象。如面疮已破，肿消目开者，此不著痂先已干燥，病为倒靥，死在旦夕。如已破复灌，满面成饼，焦裂溅起，脓血淋漓，食谷则呕，饮水则呛，咯唾黏涎，语音哑嗄，口中气臭者，此脏腑败坏，故诸证尽见也，淹延闷绝而死。如疮溃肿，饮食无阻，大小便调，更无他苦如上证者，此则可治，内用十全大补汤、升阳解毒汤相间服之，外用灭瘢救苦散、百花膏合而敷之。

升阳解毒汤

当归　升麻　柴胡　桔梗　甘草　牛蒡子　密蒙花　蝉蜕　连翘　防风　荆芥穗各等分

上剉细。水一盏，煎七分，去渣，食后温服。

〔人中〕人中为任督交会之衢，督乃阳脉，自人中而上，任乃阴脉，自人中而下，故自准头至印堂，与颏至鸠尾相应，印堂至发际，与鸠尾至膝相应，发际以上，与膝以下相应，痘疮收靥，但观面上收到之处，则知身上收到之处矣。凡痘子自人中上下左右，先出先靥者吉，阴阳变合相济之理也，若自额角先靥者，孤阳不生，足下先靥者，孤阴不长，皆凶兆也。

〔**头足**〕造化之理，生于阳者阴成之，生于阴者阳成之，故痘疮收靥，头自发际以上，阳气独盛，谓之孤阳，足自膝以下，阴气所聚，谓之寡阴，所以诸疮皆靥之后，此二处难靥，乃造化自然之理，不可作倒靥论。

〔**疳蚀**〕〔陈〕痘已靥未愈之间，忽被风邪搏之，成疳蚀疮，宜雄黄散、绵茧散治之，久不愈，多渍骨、伤筋、杀人。〔薛〕前证属足阳明胃经，其方解毒杀虫之剂，若毒发于外，元气未伤者，用之多效。若胃气伤损，邪火上炎者，用芜荑汤、六味丸。若赤痛者，用小柴胡汤加生地黄。肝脾疳证，必用四味肥儿丸及人参白术散，更佐以九味芦荟丸。〔万〕痘疮结脓窠之先，或曾伤犯破损者，灌烂成疮，至于收靥，此独不靥，脓汁不干，更多痛楚，若不急治，渐成疳蚀疮，损骨伤筋，以致横夭，宜内服十全大补汤，外用灭瘢散和百花膏傅之。痘子已成疳蚀疮者，若在肢节及诸虚怯软弱、血气俱少之处，色青紫黑，肿痛溃烂，以渐延开，血自出者难治，若所生之处，在于阳分，不痛不烂，色不变，血不出者，以绵茧散主之。

雄黄散　治小儿牙龈生疳蚀疮。

雄黄一钱　铜绿二钱

上二味同研极细。每用，量疮大小，干贴。

绵茧散　治小儿因痘疮，身体及肢节上生疳蚀疮，脓水不绝，用出蛾绵茧，以生白矾捶碎入茧内令满，炭火烧令白矾汁尽，取出研极细，每用，干贴疮口上。

〔**口疳**〕〔袁〕痘八九朝之期，虽澄黄结蜡，而口中恶臭喷外，上下牙床溃烂，舌板堆裹黄垢，名曰口疳。若不早治，则床脱牙落，而成漏矣，速将出白散吹之。歌曰：痘中疳臭世休轻，脱床落齿漏淹成，出白散方多不识，细茶薄荷共煎浓，乱发滚汤摩洗净，指缠拭口去膜腥，才将青黛硼砂片，薄荷僵蚕些铜青，按制研为极细末，吹来顷刻痘疮平。余治痘疮，单用人中白煅过，和片脑薄荷吹之，朝夕用细茶、黄连、薄荷煎汤频频漱口后吹之，极效。

〔**喉痹**〕〔**袁**〕痘至七八朝之际，而喉内锁紧，肿痛难咽，毒峻于阳明而然也，金虚则鸣，当以稀涎散吹之。歌曰：喉中锁痛觅稀涎，山豆根真效可言，薄荷熊胆相圭合，再把茶芽总共研，随时吹入喉门里，顷刻之间痛遂痊。此方甚妙，熊胆、山豆根，须要识得真正者，方可用此获效，否则以为无用之方矣。

〔**发热**〕痘疮常宜温暖，有热不可尽去，如一向身温，今反发热者，俗名干浆，此亦常候。只怕内伤饮食，外感风寒，以致发热，又当别论。然病久气虚，不可轻用汗下，因外伤者，桂枝葛根汤初热加人参，因内伤者，木香大安丸伤食主之。

歌曰：待到浑身脓水干，人情倦怠尽偷安，不知禁忌多翻变，一篑终亏九仞山。盖收靥之时，人心怠忽，居处饮食，不知禁忌，以致变生异证者，纷纷皆是也，行百里者，半于九十，可不慎哉。

◎ 收靥吉凶

痘疮收靥，圆净坚厚如螺靥者上也。头穿脓出，堆聚成痂如鸡矢者次也。皮破脓出，痂薄如纸者又其次也。皮烂脓溃，不成痂皮，脓汁腥臭者斯为下矣。如已过期，譬如瓜果熟久则烂，此造化之常，还作顺看。若未及期，则为瘪烂，乃逆候也，变倒靥而死。

结靥时色转苍蜡，一二日从口唇四边结靥，由胸腹收至两腿，然后脚背和额上一齐结靥，落而愈者吉。

结靥时遍身臭烂，如搭饼臭不可近，目中无神者死。

结靥时遍身发痒，抓破无脓，皮卷如豆壳干者死。

结靥时寒战手足颤掉，咬牙噤口者死。

落痂后瘢痕雪白，全无血色者死，急宜补气血，养脾胃，庶几可活。

〔**袁**〕患痘八九日，充灌回谢，宜保全矣，然有回至项颈而死者，有回至胸前而死者，有回至脐上而死者，有回至阳物而死者，其故何欤？曰消息盈虚，自有定数，若痘证仅取其浆灌则可也，倘元气所禀者本是薄劣，痘兼多蔓，遂用毒物尽以发之，再投升劫之剂，尽把元气赶上，痘虽充灌，然外囊实而内体耗蠹矣，五经伤而不能翰补矣。颈上喉突气窝，肺之关辖也，肺气先绝，回至此则蝛绊而死。胸阜，心之关辖也，心脉先绝，回至此则死。脐乃脾之关辖也，脾脉先绝，回至此则死。眼眶乃肝之关辖也，肝脉先绝，回至此则死。阳物乃肾之关辖，肾脉先绝，回至此则死。本拔则枝枯，源塞则流涸，自然之道也。若语其变，风寒不知慎护，而致枭邪逼于中，饮食不知樽节，而致脾胃伤于内，肚腹肿胀，痰喘不息，于是回至各关辖而死者，亦有之也。又有一样嚣痘，视之若似黄脓灌满，回至胸前则死，此真蝛痘也。

◎ 落痂证治

〔瘢赤黑〕〔万〕疮痂落后，其面瘢或赤或黑者，用四白灭瘢散，临睡以清蜜水调搽面上，至晓以水涤去之，自然白莹，脱去更宜爱护，不得早见风日，经年不灭。如疮瘢突起成凸者，此热毒未尽，解毒防风汤主之见形发热，外更用蚬子内水摩之。如陷下成凹者，此脾胃虚不能长肌肉也，人参白术散痘渴加黄芪主之。

四白灭瘢散

白芷　白附子　白僵蚕　鹰矢白　密陀僧各等分

共研极细末。以水调搽面黥，神效。

韶粉散　治痘疮才愈，毒气未尽，疮痂虽落，其瘢犹黯，或凸凹肉起，当用此药涂之。

韶粉一两　轻粉一钱

上研细末。猪骨髓熬熟调成膏，薄涂疮瘢上。如痘疹欲落，当灭瘢痕，一名灭瘢散。

〔瘢黑暗〕凡疮瘢头面浑身并黑暗者，未可便说无事，犹恐日前未甚作脓，收靥太急，此倒靥归肾也。但察其表里，如壮热大渴未除，烦闷昏睡少食，或大便不通，或自利，此真倒靥归肾也，若身温暖爽快，食渐加，大小便调者，此疮瘢本色，无虑也。

〔痂不脱〕〔万〕痘疮收后，其痂自脱者佳，不脱，以百花膏润之，令其速脱，稍迟则干硬，深入肌肉，经久方脱，遂成瘢痕。然久而不脱者，脾胃虚也，人参白术散加黄芪、官桂主之，不可扪掐剥去，若不禁手，反伤皮肤，复灌作疮，番覆溃烂，一时难愈，其后多成疥癞也。〔黄〕痘疮黏着皮肉，不肯脱落，此表虚也，尤当禁忌，以防异变，用调元固表汤主之。

调元固表汤

黄芪　人参　当归　甘草　蝉蜕

人参固肌汤　治痘表发太过，致肌肉不密，痘痂黏肉，久不落者。

人参　黄芪　甘草　当归　蝉蜕各等分　糯米一撮

上，用水煎服。

人参清神汤　治痘痂不落，昏迷沉睡者。

人参　黄芪　甘草　当归　白术土炒　麦门冬　陈皮　酸枣仁　黄连酒炒　茯苓

上，各等分，加枣子、糯米，水煎服。

马齿苋散　治痘痂不落，成瘢痕者。

马齿苋捣汁　猪脂膏　石蜜

三味共熬成膏，涂肿处。

凡疮痂日久，当脱不脱者，胸背手足无妨，惟面上不脱，必成瘢陷，未脱者以百花膏润之收靥，令其易脱，脱尽之后，瘢痕黑黯者，以四白灭瘢散涂之。

羊髑骨髓　治痘痂欲落不落，瘢痕。

羊髑骨髓一两，炼入轻粉一钱，研成膏，涂之。

如收靥既迟，疮痂不落，昏昏喜睡者，此邪气已退，正气未复，脾胃虚弱，宜调元汤即参芪饮见大法加麦门冬，合安神丸痘烦躁。或只用酸枣仁汤烦躁缓缓调理，待气血平复，荣卫和畅而安矣。

〔瘢肿成脓〕痘疮收靥之后，痂皮尽脱，曾见瘢痕凸起，复作脓窠，依旧结一层疱子者，或因收靥太骤，毒气未尽，或因误服温补之药，多啖肥甘之物，饮酒喜食煎炒辛热，或因出风太早，荣卫郁而不通，皆能复成此证，亦与前日一般，但无苦耳，若此者，毒邪外散，决无留毒之患。痘疮遍身溃烂不结痂者，倒靥也。或三五处肿灌溃烂，不结痂者，疳蚀疮也。若已正靥，痂起自脱。或面上，或手足，或片结硬疮，头虽焦，中蓄脓浆者，此是原出疱子之初，其处太密，糊涂成片，无复颗粒，所以毒壅于里，不能起发作脓结痂也，但用灭瘢救苦散_{收属}和百花膏_{收属}涂之，待脓尽痂起自愈。或手足腕膝之间，疮窠连串作大一块，脓化作水，停蓄于中，恰如囊袋，皮不破，水不去，日久只如是者，此里面肌肉已好，原日疮皮、剩于外也，宜用针决去其水，自干脱矣。

〔能食不能食〕疮痂既落，中气暴虚，多不能食，必藉人 ① 参白术散去葛根，加陈皮、木香以调养之。其间或有疮痂起而能食者，是胃中宿有蕴热故也，盖胃热则消谷，所以能食，其人必大便稍秘，或大便难，当用三黄丸利之，否则恐胃热不去，郁为口臭，齿腐生风之证，流散四肢，则发为痈疽肿毒。然有一等脾胃素壮实者，平素能食，大便亦不至有秘结之患，此又不可一概论也。

〔瘢痕赤白〕痘痕赤白，各有所因，治法亦异。凡痕赤而作痒，血虚而有热也，用四味牡丹皮。赤而作痛，余热也，用四君、连翘、金银花。若发热而大便调和者，脾胃虚热也，用五味异功散。若发热而大便秘结者，肠胃内热也，用《圣济》犀角地黄汤。若母有肝火，用加味逍遥散。若母有郁怒，用加味归脾汤，佐以加味逍遥散治之。白者，属气虚而血衰也，宜固元气为本。痒而作渴者，气血俱虚也，十全大补汤之类。乳食减少，四肢倦怠者，中气虚也，五味异功散之类。气虚发热者，补中益气汤之类。血虚发热者，当归补血汤之类。须参兼变之证治之。此证若服药而渐红活者可治，色不转者不治，虽经年后多患泻利而死，若妄投攻伐，祸在反掌。一小儿痘疮如期而愈，痕赤如赭。余谓此乳母有热也，诊之，果有肝脾郁火，先用加味逍遥散四剂，与母服之，子各饮少许而并愈。一小儿痘痕色赤作痛，热渴喜冷，大便不利。先用前胡枳壳散，便利渴止，再用《圣济》犀角地黄汤而安，又用芹菜汁而属。一小儿十六岁，痘痕白，用独参汤数斤，色渐如旧，又用地黄丸、大补汤而安。

〔禁忌〕痘疮新瘥之后，气血未复，视之未属，尤加调护可也。盖痂皮起落，肌肉新嫩，不宜洗澡，增减衣服则表已虚，寒暑之气

---

① 人：此下原衍"人"字，据四库本删。

易袭也。疮毒内作，脏腑俱伤，毒虽外散，肠胃已弱，不宜饮冷，伤饥过饱则里气虚，饮食之物易伤也，时俗不知此理，谓之已痊，再无他变，恣玩纵弛，致生后灾，一旦病生，悔之晚矣。

〔栲栳痘〕〔袁〕按：孙氏揭栲栳痘以垂世，而不注解其详，迨黄石峰尽注明白。且痘澄脓结痂，自头抵足，靥已脱矣，又身发火热，旧靥盆处，重出一番痘，辣囊聚脓，痛愈加甚，服药调护，庶免夭亡，倘饮食不节，风寒不避，邪气感迫，囊破溃烂，肚腹渐胀，阴阳不分，死在旦夕矣。若起于头面者，须防陋井涌泉陋井，腮颊穿陋，涌泉，眼沿陋之患，起于背腹者，应虑蜂螫沉石之虑蜂螫，遍身刺痛也，沉石，皮肉四烂也，起于手足者，不免有罄笔之罹，起于阳球者，预宜防脱囊之害。玉函云：天花结果庆奇全，栲栳归门痘倒颠，不是渠塘番泅浪，便教关节结痛缠。为父母者，庶几慎之。

◎ 发热

疮疹发热，与伤寒相似，但伤寒只见一经形证，若疮疹则面燥腮赤，呵欠顿闷，乍凉乍热，多睡咳嗽，喷嚏惊悸，吐利手足稍冷，颏凉耳凉也。然发热者，疮疹常候也，不可尽除之，但热微毒亦微，热甚毒亦甚。

初发热时精神清爽，唇鼻滋润，更无他证者，此热在表，其疮必疏，不须施治。初发热时浑身壮热，熇熇然不渴，清便自调，此邪在表，拂郁于皮肤之间，宜以轻扬之剂发之，升麻葛根汤主之初热，甚则羌活汤主之本条。初发热时，其热烙手，目赤鼻干唇燥，小便赤，大便秘，烦闷不安，此表里俱热，毒气壅遏，宜发表攻里，双解散主之初热。初发热时，表不大热，其人烦躁不安，此热在里也，以三黄丸微利之本条。初发热时，或乘疫疠之气，人参败毒散主之初热。初发热时，或为风寒所袭，出不快者，桂枝葛根汤、羌活汤、双解散去大黄主之三方俱见初热。

痘疮之证，其初不免于发热者，未出，毒邪在里，煎熬气血，熏蒸脏腑而然，疮既现形，则毒泄而热解，所以疮出热退者，疮本必疏。若疮已出，热不少减，此毒蕴于中，其势方张，其疮必密，宜急解其毒，连翘升麻汤见形加防风、荆芥穗、地骨皮，或解毒防风汤大法加升麻，或东垣鼠黏子汤见形兼服代天宣化丸预防，服药之后，疮或不出，或再出，其热顿减者，为气和也。热若不减，疮渐加多，再消详大小便何如，大便不通，七物升麻丸初热。小便不利，连翘汤小便不利。小大便俱不通，八正散小便不利。自利者，黄芩汤自利加白头翁、酒黄连、调赤石脂末，里气和，毒解矣。如更加渴，烦躁不已，或谵妄，或腹胀满气促，或自利不止，手足厥冷，此逆证勿治。如疮已出，但微发热，不须治之，盖疮疹属火，非热不能成就也以上见形而热。

钱氏云：有大热，则当利小便。小热当解毒。大热，谓身热脉实，大小便秘，津液燥而渴，惧其变生他疾，故利小便，八正散、通关散，大便润者连翘汤三方俱利小便不利，导赤散心加人参、麦门冬，使心火有所导引，则虽不用冷药，热亦自减去矣，疮痘不至热过，不为冷误，甚为良法。小热解毒之说，谓小热不解，大热必生，利其小便、则虑损气，故但可解毒而已，甘桔汤咽喉加牛蒡子、荆芥穗以上起发而热。

如疮浆脓已成，毒气已尽，又复发热者，俗呼为干浆，不须施治。

如结痂之后，其热不退者，此邪气未尽，正气未复，热微者不须治之，热甚者当视其虚实。

羌活汤

羌活　川芎　防风　山栀子　龙胆草　当归各等分　甘草减半

上剉细。加薄荷叶少许，淡竹叶水一盏，煎七分，去渣，温服无时。

加味葛根汤　治痘失表，发热谵语。

升麻　葛根　赤芍　甘草　桔梗　柴胡　荆芥　防风　连翘　牛蒡子　木通

上，水煎服。

如圣汤　治痘已出，身热如火。

紫草　升麻　葛根　白芍　甘草　木通　猴梨

各等分，加姜一片，葱白三茎，水煎，热服。心烦，加麦门冬、赤茯苓。烦渴，加生脉散。七八九日身如火者，加酒炒黄芩、地骨皮。

柴胡麦门冬汤　治痘壮热，经日不退。

柴胡　麦门冬　甘草　人参　玄参　龙胆草

上，水煎服，热退，即止。一方，无人参。

〔丹〕胡宅痘疮发热，此血少有余毒也。

陈皮　白术　当归身　白芍药各三钱　牛蒡子研破，炒，二钱　木
通　犀角　生甘草　川芎各一钱半

上，分六帖，水盏半煎，食前，稍热服。

〔《活》〕**连翘散**　治一切热，兼治疮疹如神。

连翘　防风　栀子　甘草各等分

上为末。水煎服。海藏云，治热在外而不厥，此少阳药也。

易老云凉膈去大黄、芒硝者，能解六经中热，此不惟解热，治
小儿瘢疹热候，亦使发之，则本药与防风、荆芥二物各半，白水
煎服。

〔河〕**栀子金花丸**

黄芩　黄连　黄柏　山栀炒。各等分

上为末。滴水丸如豆子大。每服五丸，白汤下。

〔钱〕**三黄丸**　治诸热。

黄芩半两　大黄煨　黄连各二钱半

上为细末。糊丸，绿豆大。每服五七丸至十五二十丸，食后，
米饮送下。

上，钱氏云：有小热者解毒。海藏谓：解毒者，三黄丸、金花
丸之类是也。

四圣散〔海藏〕　**紫草木通汤**二方俱见形　**导赤散**心　**八正散**小便
不利

〔丹〕有初起烦躁谵语，狂渴引饮，若饮水，则后来靥不齐，急
以凉药解其标，如益元散之类可用。

上五方，利小便、退热之剂。钱氏云：有大热者，利小便。又
云：身热烦渴，腹满而喘，大小便涩，面赤闷乱大吐，此当利小便，
盖此用导赤散之类是也。

〔钱〕**宣风散**

槟榔_{两个}　陈皮　甘草_{各半两}　牵牛_{四两，半生半熟}

上为细末。三二岁蜜汤调下五分，以上一钱，食前。易老加防风。

通膈丸　利上下气血药也。

大黄　牵牛　木通_{各等分}

上为细末。滴水丸如粟粒大。每服三五十丸，量儿大小虚实加减。

上，钱氏云：有大热，利小便不瘥者，宜宣风下之。

◎ 渴

〔万〕疮疹渴者，里热也。盖三焦者，水谷之道路，津液者，水谷之精华，变化流行，以灌溉乎三焦也。疮疹之火起之于内，销烁水谷，不得以变化津液，灌溉脏腑，故渴也。又疮本稠密，津液外泄，化为脓浆，不能滋养真气，亦渴也。小渴者，常病也，不须治之，大渴者，视其虚实以法治之，切不可以冷水、红柿、梨、橘、西瓜等物与之，恐损脾胃，致生灾异也。〔薛〕前证，若二便自调，饮食温和，口渴饮汤，手足不热，是为虚热，不可食生冷之物。若二便秘结，饮食喜冷，口渴饮水，手足并热，是为实热，可与冷水饮之。凡痘出而热未止者，既出尽，则热自止。

如发热时便大渴者，热在里也，葛根解毒汤主之，不止，更加黄连以泻心火之有余，黄柏、知母以滋肾水之不足，舌润则生，舌如芒刺则死。盖舌乃心之苗，少阴之脉，荣于舌也，如发热自利而渴者，津液不足也，黄芩汤加人参、白术、麦门冬主之。丹溪云：初热烦躁渴引饮者，急以凉药解其标。钱氏云：身热烦渴，腹满而喘，大小便涩而赤，闷乱大吐，此当利小便，不瘥者，宣风散下之。

葛根解毒汤

葛粉　天花粉　麦门冬　生地黄　升麻_{各等分}　甘草_{减半}

上剉细。取糯米泔水一盏，煎七分，去渣，入茅根自然汁一合，服之。

黄芩汤_{痘泄利}　**五苓散**_惊　**宣风散**_{痘发热}

如疮已出，或起发，或收靥，一向渴不止者，人参麦门冬散主之。海藏云：若身热小渴者，六味人参麦门冬散治之。如不愈，或身热大渴者，七味人参白术散治之。又不愈，十一味木香散。

人参麦门冬散

麦门冬　葛粉各二钱　人参　甘草　升麻　白术各一钱

上剉细。加粳米一合，淡竹叶七片，水一盏，煎米熟，去渣温服。

六味人参麦门冬散

麦门冬去心，一两　人参去芦　甘草炙　陈皮　白术　厚朴姜制。各半两

上㕮咀。每服三钱，水一盏，煎至六分，去渣温服。虚人减厚朴。

〔庞氏〕**地黄膏**见形

退火回生散　治痘血热，枯涩发渴。

滑石　辰砂各一钱　冰片三厘

上为细末。冷水调服一分，睡片时，必转红活矣。

如能食而渴者，肺热也。经曰：心移热于肺，传为膈消，由心火上炎，乘于肺金，熏蒸焦膈，传耗津液，故渴也。治在上焦，人参白虎汤加黄连主之。

人参白虎汤又名化瘢汤

人参　甘草各一钱　知母三钱　石膏五钱　粳米一合

上剉细。水二盏，煎待米熟，去渣温服，无时。

竹叶石膏汤　治痘疮表里俱虚，胸中烦闷，小便赤涩，多渴。成赤瘢点者，又宜服犀角散。

石膏　知母各二两　麦门冬　甘草各一两

上剉散。每服三钱，水一盏，淡竹叶一握，煎半盏，温服，不拘时。

麦门冬汤　治瘢疹烦渴吐泻，及痂后余热。

麦门冬　人参　甘菊　赤芍药　赤茯苓　升麻各一钱　甘草五分　石膏三钱

上，用水煎服。

如不能食而渴者，脾虚也。叔和云：口干，饶饮水，多食亦饥，虚由脾素弱，不能为胃行其津液，故渴也。治在中焦，参苓白术散主之。

人参白术散又名参苓白术散

人参　白术　藿香　木香　甘草　白茯苓各一钱　干葛二钱

上剉细。加生姜一片，水一盏，煎七分，去渣，温服无时。

〔丹〕陈十妹年廿岁，出痘，而有孕七个半月，大渴，不甚出透，寒热交作，血虚气虚。

人参　白术　黄芪　陈皮　甘草炙　当归身各一钱

姜三片，酒水各半盏，煎服。

自利而渴，轻则人参白术散，甚则陈氏木香散。自利而渴者邪传肾也。《正理论》云：自利而渴者，属少阴虚，故引水自救，盖肾主五液，其脉络于肺，系舌本，邪传于肾，则开阖不司，故自利，利则津液下走，肾水干，不能上润于舌，故大渴也，治在下焦，宜温之，陈氏异功散主之出不快。

面白腹胀，自利而渴者，陈氏十一味木香散主之。文中云：腹胀渴者，泻渴者，足指冷渴者，惊悸渴者，身温渴者，身热面㿠白色渴者，寒战渴不止者，气急咬牙渴者，饮水转水泻不已者，以上九证，即非热也，乃津液少，脾胃肌肉虚故也，宜木香散治之。如不愈，更加丁香、官桂。此说，必加审用之，胀渴、泻渴、惊悸渴、寒战渴、咬牙渴，亦多属热者，不可不察。如渴而大便秘者，宜利之，四顺清凉饮主之热。海藏云：疮疹大肠闭涩，或发热，四君子加栝楼根、桔梗主之。

痘子稠密，津液少者，十全大补汤汗。

生脉散　止烦渴，首尾通用。

人参　五味子　麦门冬

水煎，当茶饮。

神功散　治痘作渴。

人参　黄芪　甘草　牛蒡子　红花　生地黄　前胡　紫草　白芍药

上，水煎服。

红花汤　治同上。

红花或子，随意煎汤饮，其渴即止，纵口中如烟，饮之即止。加牛蒡子尤妙。

◎ 烦躁

〔万〕烦者，扰扰而烦。躁者，愦躁之躁。合而言之，烦躁皆热也，析而分之，烦阳也，热之轻者，躁阴也，热之甚者。《难知集》曰：火入于肺烦也，火入于肾躁也，疮疹烦躁，须宜忌之。若吐利厥逆，腹胀喘促而烦躁者，昏不知人，谵妄狂扰而烦躁者，谓之闷乱，皆不治之证。凡痘疮出不快，发不透，靥不齐有烦躁者，此有二证，如面黄，大便色黑，烦躁喘渴，或如狂，或喜忘，腹胀或痛，此为有瘀血在里也，宜当归丸痘便闷或四顺清凉饮发热并加桃仁泥、红花，甚者桃仁承气汤主之失血。如便血下黑粪，而又睡不醒，心为血之主，睡不醒则心之神昏矣，玄参地黄汤失血加木通、麦门冬。若无面黄屎黑、如狂喜忘之证，只大便不通、烦躁腹胀者，此有燥屎也，此却真狂谵妄，以三黄丸、四顺清凉饮俱发热、三乙承气汤、当归丸、胆导法俱便秘看病轻重，择而用之，如偏执不可下之说，以致陷伏而死者，医之咎也。〔薛〕东垣云：火入于心则烦，入于肾则躁，皆心火为之。盖火旺则金烁水亏，故心肾合而为躁，宜用栀子豆豉汤。凡痘疮盛作之时，必令心火有所导引，苟或毒气出而未尽，遂生烦躁，以生黑豆煎汤，或生犀磨汁饮之亦可。若津液不足，虚烦不得卧者《活人》酸枣仁汤。此证多因脾胃气虚，或服克伐之剂所致，但当调补中气为善。

〔万〕如肺热而烦者，坐卧不安，审于何时，若初发热便烦者，此毒火内郁，人参白虎汤发热加栀子仁主之。若疮发见犹烦者，此毒伏于内，未尽出也，消毒饮见形、夺命丹起发合而服之。若疮出尽，又已起发犹烦者，此内热也，牛黄清心丸主之。如肾热而躁者，必曾自利，轻则陈氏木香散泻，甚则陈氏异功散见形主之。如扬手掷足，欲去衣被者，此热甚于表也，羌活汤主之，泻青丸去大黄、加甘草。如神识昏迷、反复颠倒者，此热甚于里也，导赤散心、牛黄清心丸合而治之。吐利不食而烦躁者，正气虚也，陈氏木香散主之。如昼日烦躁，夜则安静者，此阳盛于昼，至夜则阳气退而安静也，人参白虎汤加栀子仁主之。如昼日明了，夜则烦躁者，此阳陷入于阴，夜则阴盛，阴阳交争，故烦躁也，四物汤加栀子仁主之。

《活人》酸枣仁汤　治痘疹，虚烦惊悸不得眠。

酸枣仁炒　甘草炙　知母炒　白茯苓　麦门冬去心　川芎　干姜炒

各三分

上，水煎，温服。儿大倍之。

栀子豆豉汤

山栀四个　豆豉半两

上，水二盏，先煮栀子一盏，内豆豉煎至七分，去滓温服。得快吐即止。

黄连解毒汤　治发癍，热甚心烦不得眠。

黄连　黄芩　黄柏　山栀各等分

上，每服四钱，水二钟，煎五分，温服。若癍毒甚者，加青黛一钱，调入汤内服之。凡脉弦数，内外热甚谵语者，合小柴胡汤主之。若脉洪数，内外热甚，舌燥烦渴者，合化癍汤主之。

牛黄清心丸

黄连五钱，生　黄芩　山栀仁各三钱　郁金二钱　辰砂一钱半　牛黄

二分半

共研细末，腊雪调面糊，丸如黍米大。每服七八丸，灯心汤送下。

人参蝉蜕散　治小便不利，痘疮不发，烦躁作渴，咬牙喘满。

人参　蝉蜕　白芍药　木通　赤茯苓　甘草　紫草茸

上，每服三四钱，水煎。

人参竹叶汤　治虚烦不得寐，或兼自汗。

人参　竹叶　甘草各二钱　半夏二钱五分　小麦　麦门冬各一钱五分

上，每服二三钱，姜二片，粳米一撮，水煎服。

◎ 谵妄

谵，多言也，妄，虚妄也，谵妄者，妄有闻见而语言无伦也，皆邪气炽盛，正气虚弱，神识不清之所致。夫言为心声，心热则多言，睡中呢喃者，热之微也，寤而语言差谬，热则甚矣。亦有胃热

而谵语者，大便必硬，数日不更衣，方是。〔薛〕陈文宿先生云：痘紫色顶陷，心烦狂躁，气喘妄语或如见鬼神，内热便秘者宜用龙脑膏子、猪尾膏，如无内热，大便不实，不可轻服。窃谓前证多因初起热盛之时，失于解利所致，亦有因痘毒未尽，有因胃经有热，有因肺胃有热，有因心脾有热，烦躁痘裂出血，便血衄血，屎黑痕赤，详见各证。大凡作渴发热，手足指冷，或大便秘结者，内有热也，切不可禁其饮水，观张子和述水中儿事，良可验矣，盖热极，故得水而生也。一小儿痘疹狂喘，热渴饮冷，痰涎不利。先君用十六味清膈饮、犀角地黄汤而瘥。一小儿出痘发狂，作渴饮冷。此上焦热炽也。用黄连解毒汤、芹菜汁而止，又用紫草快癍汤，将靥，因间药饵三日，色黑倒靥，用紫草散，渴止，又用人参白术散而瘥。一小儿痘愈后，时发狂兼喘，发过面色黄白，手足并冷。此脾胃虚弱也。余用补中、八珍，二汤各三十余剂，或云当先降火邪而后补元气，乃服芩、连、朴硝之类，汗吐不止而殁。

初发热，便妄有所见闻，妄言如见鬼状，此为恶候。盖毒攻于里，心志昏惑，神识不清而然。况小儿神气怯弱，鬼魅易侵，又厉鬼常乘疫气而行，乘人之虚而瘥之，故凡痘疹妄见、妄闻、妄言如见鬼者，不可治也。须审发于何脏，如目直视，手寻衣领乱捻物，此发于肝，为亡魂。闷乱喘促，手掐眉目鼻面，此发于肺，为亡魄。上窜咬牙，多叫哭惊悸，或不能言，此发于心，为丧神。困睡，手足瘛疭，不思饮食，此发于脾，为失意。目无精光，畏明，欲坠下而缩身，此发于肾，为失志。故曰：真脏见者不治。或发热时无此证，因大便秘结却有之，此内热也，先以宣风散发热解利其热，后以导赤散心送下牛黄清心丸惊或粉红丸惊以镇其神，病已者可治，连作不已者，勿治。如胃中有燥屎，三五日未更衣者，宜涤肠解毒，宜四顺清凉饮、三黄丸俱发热主之。如初发热狂乱，大便自调者，五苓散加辰砂主之，大便秘者，轻则三黄丸，甚则承气汤主之。

如起发、成浆、欲靥之时，忽然神昏谵语者，此由疮本稠密，精血外耗，不能养神，宜养血泻火，安神丸主之。

安神丸

黄连　当归身　麦门冬　白茯神　甘草各半两　朱砂一两　龙脑二

分半

上为末，汤浸蒸饼，和獖猪心血捣匀，丸如黍米大。每服十丸，灯心汤下。

栀子仁汤　烦躁谵语，惊狂发癍。

栀子仁　黄芩　石膏_{各二钱}　知母　杏仁_{各一钱半}　大青　柴胡　豆豉　赤芍药_{各一钱}　升麻_{八分}　甘草_{五分}

上，水煎服。

如昏不知人，语言无伦者死。经曰：衣被不敛，言语不避亲疏者，神明之乱也。故不可治。如初发热便妄有闻见，状如见鬼而恐怖者，不治。此证自始至终，皆不可有，乃神志俱丧，躯壳徒存，不过引日而已。

◎ 惊搐

〔钱〕疮疹搐由风火相胜也，惟癍疹能作搐，疹为脾所生，脾虚而肝旺乘之，木来胜土，热气相击，动于心神，心喜为热，神气不安，因搐成痫。癍子为心所生，心生热，热则生风，风属于肝，二脏相搏，风火相争，故发搐也。治之当泻心肝补其母，瓜蒌汤主之_{方见惊}。海藏云：诸痛痒疮，皆属于心。火无论虚实，皆从心火上说，脾虚则肝乘之，肝与心火相合，故用瓜蒌汤。若脾土实，火旺逆乘而成痫者，此实邪也，便结者泻青丸，便软者泻青汤，亦当以脉别之。〔翁〕经曰：诸风掉眩，皆属肝木。然痘出之始，虽有四脏，心实主之，心火热盛，肺金受克，不能制伏肝木，热则生风，风火相搏，神气不安，故发惊搐。医者当辨痘疹惊搐，不可遽投凉心之药，苟不审而概以惊药治之，则心寒而肌敛，毒气内陷，痘何由而出也。治法，当平肝木利小便为切要，泻肝则风去，利小便则心热退，风热既定，则痘随出而惊搐自愈矣。然痘先惊者多吉，痘后惊者多凶，何也，痘未出之先，热蕴于内，故作惊搐，痘出惊止而内无凝滞，故吉。痘出之后，气血虚弱，复感风寒，热毒反滞，又毋敢轻易发散清利，故凶。然有非痘证而慢惊者亦属于肝，而治法专理脾土何也。盖由平日或吐或泻，脾土虚弱，不能当肝木所克，此非肝木之本病也，治法只须温补脾土为主，而肝木自宁，譬如土薄而上有大木不能乘载，故无风而自动，栽培者当厚填其土，使根深本固，而自无风邪之害也。痘后有此证者，亦由气血虚极使然也，必为难治。《疮疹论》夹热吐泻，不可投燥药。伤寒身热，不可投凉药。疮疹发搐，不可投惊药。此皆外同而内异，盖疮疹出于心，惊搐亦出于心也。疮疹本热，热则动心，此理之自然，夫心火独盛于上，肺金受火克而不能制伏肝木，热则生风，木气盛则脾土衰，热气动于心神，心喜为热，心脏瘹，脾脏疹，泻肝则风去，利小肠则热退也，风热既退，则惊搐自愈矣。昧者不知，投以银粉、脑、麝、青黛、朱砂、硝石凉心损胃之药则误矣。故见证似惊风，用药当作疮疹防之。盖疮疹之初，似惊风者多，大抵疮疹发惊，必先咳嗽痰涎，心悸烦躁，呕吐唇红，颊赤发渴，耳冷足冷，脉数舌白，如有此数证，则银粉等凉药切不可用。盖心凉则并损胃而毒气敛伏，又况心主血，寒则血凝而不行，且中焦既冷，上焦热愈不降，何由运出。又有小儿平常无病，忽然发搐者，必是疮疹，尤当审谛。盖毒气内盛，但当发散，如惺惺散、消毒散、升麻汤、红绵散，兼以快气、利小便、祛风等药与之，待其热气得泄，心气亦自定矣。或有风寒与内热相搏而惊搐者，各随证治如前法，但加匀气药为妙。张氏云：疮疹气匀即出快，气匀则荣卫无滞，有毒亦散，疮疹当自出矣诸方并见初热。如大吐，面青，唇眼动，手足时搐，慢脾风证也。宜小异功散加升、柴、木香、干姜治之。〔洁〕凡未出而发搐者，是外感风寒之邪、内发心热之所作也，当用茶粉下解毒丸、犀角地黄汤主之。〔世〕治疮痘欲出，身热烦躁，忽发惊搐，宜驱风膏、小如圣饮。小便不通，八正散。涎盛，利惊丸、抱龙丸量证施之。〔丹〕欲发疮疹，先身热惊跳搐搦，此非惊风，宜发散药。〔薛〕前证，痘疹未见而先发搐者，乃毒气自心经出也，若病势轻缓，或形气虚弱者，不宜用峻厉之剂，恐元气内损，则毒气内陷，而疮不能起发也。或外感风寒之邪，内因疮疹之热而相搏，或肝血虚，火动而内生风，当补元气为主，佐以见证之剂。然前方多峻厉之剂，审有是证方可用，须察其色赤白，而以脾胃为主，虚则用温补，实则用解毒。〔张〕痘疮始作，未形见之间，忽发惊搐，是毒气自心经而出也，苟不以内外证辨明之，便用银粉、青黛等药，则心寒而毒气内陷，往往气绝之际，或隐癍方出，已无及矣。治法，但当以导赤散加防风、辰砂末，与泻青丸合而治之。搐甚者，抱龙丸。如再不止，小便利者可治以导赤散送下牛黄清心丸或粉红丸。小便不利者，勿治。

惺惺散初热　**升麻汤**初热

红绵散　解表之药。

全蝎五个　麻黄去节　僵蚕　白芷　川芎　桔梗　天麻各二钱　甘草　苏木各一钱

上为末。每服一钱，加红绵少许，水煎。有热，加荆芥稍热服。一方，入薄荷叶三片，好酒四五点同煎。

羌活散　调三制辰砂末，加防风、荆芥表之。方见初热证治。

〔世〕**麻痘风搐方**

人参　羌活　防风　僵蚕醋炒　南星姜制　白附子姜制　甘草炙

上等分，生姜三片，水煎服。其搐立止。

上皆解表之剂，洁古所谓外感风寒之邪，丹溪所谓宜发散药者是也。

解毒丸

寒水石研　石膏研，各一两　青黛半两

上，以二石细研如粉，入青黛和均，汤浸蒸饼为丸，如芡实大。每服一丸，食后，新汲水化下，或细嚼姜水下亦可。三岁儿服半丸，量岁数加减服之。

犀角地黄汤失血

柴胡二连丸　治肝经实火。

柴胡　宣黄连　胡黄连

上为末。糊丸桐子大。每服二三十丸，白汤下。

上解毒、凉血、泻肝火之剂，有热者宜之。

导赤散心脏　**八正散**小便不利　**六一散**热

上利小便之剂，小便不利者宜之，然泻丙火以泻肝之子，乃治惊搐第一要法，不独小便不利者为当用也。

紫草快癍散即加减大紫草散，有木通、无黄芪，方见痘灰白　**东垣消毒散**即消毒救苦汤，见大法　**参芪四圣散**灌脓　**八物汤**虚羸　**柴胡栀子散**即栀

子清肝散，见五脏热　**地黄丸**肾脏　**小异功散**即四君子汤加陈皮　**益气汤**即补中益气汤

上皆薛氏所用方，大抵主于养脾补肾，乃补虚例也。

抱龙丸　牛黄清心丸并见惊搐　**粉红丸**即温惊丸，见慢惊条

上镇惊豁痰例，痰涎潮壅，及曾被外物惊者，用之。

〔钱〕瘢疹病后欲发搐，余疮难发搐，以木胜脾，木归心故也。若凉惊，用凉惊丸。温惊，用粉红丸。〔万〕痘后非时搐搦者有二证，一则心热留而不去，热盛生风，风火相传，其人必喉中有痰，目直上视，面赤引饮，居处喜冷，宜导赤散、泻青丸清心泻肝，后以抱龙丸调之。一则病后多食，胃弱不能胜谷，谓之食蒸发搐，其人必潮热，大便酸臭，秘泄不调，或呕吐腹痛，先以备急丸、丁香脾积丸利之，后用木香大安丸、钱氏异攻散调理取愈。〔薛〕一小儿痘痂脱尽，因其秽气，用葱椒煎汤浴之，发搐痰喘。用八珍加白僵蚕、蝉蜕一剂，痰喘顿止，又用四君、芎、归、钩藤钩而搐止。一小儿痘疮色赤，四肢发搐，眉唇牵动，此心肝二经热甚乘脾所致也。用四君、防风、钩藤钩而痊。一小儿痘后四肢发搐，眉棱尤动，小便频数，脸目青赤。此肝经风热。用四物、柴胡、山栀少愈。但四肢倦怠，饮食少思，大便不实。此脾气受伤而未复也。用四君、升麻、当归而痊。一小儿痘后寅卯申酉时热甚，或兼搐。余谓寅卯时发热，此肝火本证，申酉时发搐，乃肝木侮金。先以四物、白术、茯苓、钩藤钩，煎送柴胡二连丸而愈，夕用地黄丸，朝用四君、山栀、柴胡及四君子加当归而痊。一小儿痘疮色赤，发搐痰盛。服抱龙丸而顿愈。又因母大怒，儿仍搐，母服柴胡栀子散、加味逍遥散，母子并愈。一小儿痘愈后发搐，左额青赤，唇口牵动。余谓肝心二经风热所致。先用柴胡栀子散加钩藤钩，后用加味逍遥散而搐止，再用五味异功散而痘愈。一小儿痘将愈，发搐痰涌，头目不清。脾气虚弱，肝木侮之。先用五味异功散加柴胡、钩藤钩，搐愈而靥。

凉惊丸　温惊丸并见惊搐　**导赤散**心脏　**泻青丸**肝脏　**备急丸　丁香脾积丸　木香大安丸**并见伤食　**柴胡二连丸**见前　**补中益气汤　四君子汤　四神丸　十一味木香散**并见泄泻

瓜蒌散　治痘热极生风发搐。

栝楼根二钱　白僵蚕一钱

上，慢火同炒老黄色，为末。每服二三分，薄荷汤下。

保命丹　一切惊风发热。

天麻　郁金　全蝎去尾　白附子炒　僵蚕姜汁炒　薄荷　蝉蜕　茯神　桔梗各五钱　防风　甘草　青黛各三钱　大半夏炒，滚汤浸晒干，又用姜汁浸，晒干，又炒　南星制、同上。各一两　钩藤　牛黄研。各二钱　麝香五分　辰砂飞，五钱，为衣

上末，炼蜜为丸芡实大。每服一丸，灯心汤下。

◎ 中风

〔丹〕痘风，分气血虚实，以日子守之，多带气血不足。虚则黄芪生血之剂助之，略佐以风药。实则白芍、黄芩为君，连翘、白芷、续断之类为佐。若属寒，陈氏方可用。〔薛〕前证，更当分痘疮已出未出，已靥未靥，外邪所伤，内虚火动。若未出而搐搦，热毒内蕴也，紫草快癍汤加钩藤钩。已出红绽而搐搦，热毒作痛也，东垣消毒散加钩藤钩。灌脓而搐搦，血气虚也，参芪四圣散加钩藤钩。若靥后而搐搦，血气尤虚也，八珍汤加钩藤钩。或目瞤，或直视者，风火相搏也，柴胡栀子散，或六味地黄丸加柴胡、山栀。或口角流涎者，木乘土也，五味异功散加升麻、柴胡、钩藤钩。或目赤眵泪者，肝血虚而生风也，四物汤加柴胡、钩藤钩。或角弓反张者，水不生木也，六味地黄丸加柴胡、当归，随用补中益气汤加天麻、钩藤钩，不可直用治风之药。盖风药能燥血散气，必验其手足冷、热、温和三证，而用补泻调理之法，庶无误矣。如婴儿，当审乳母而治之。〔万〕痘后忽遍身青黑色，手足瘛疭，口噤涎潮，角弓反张，语言謇涩者，此中风也。疮痘方愈，荣卫正弱，不知避忌，忽遇节令气交，八方不正之气乘虚而入，故为此证，宜消风散二钱入蝉蜕末一钱，分为三服，投生姜薄荷汁及酒各数点，温汤浸之，连二三服，或作瘾疹，或再出肤疹而愈。

〔丹〕杨氏女年十余岁，痘发不透，靥落后，骨节痛，食少，夜间或热，此余毒在内，虚甚难于疏导，须在补中有通，此方主之。

当归　白术　陈皮各一钱　牛膝五分　通草　甘草根炙　苏梗各三分

犀角二分

上咬咀。生姜三片，水煎，温服。

男子七岁，痘疮初出不透，毒气攻内，骨节作痛，两足不可直，瘢痕欠红活，脉浮而和，小便赤少。

当归身　白术各一钱　陈皮　木通　犀角屑　人参　茯苓各五分
甘草炙，少许

上，分二帖，煎服。

消风散

人参　羌活　川芎　甘草炙　防风　荆芥穗　白茯苓　蝉蜕去毒
厚朴　白僵蚕炒　陈皮去白　藿香叶各半两

上为末。每服二钱，茶清调下。

紫草快癍汤见形出不快　**东垣消毒散**大法　**参芪四圣散**灌脓　**八珍汤**虚羸　**柴胡栀子散**热　**六味地黄丸**肾　**五味异功散**吐泻　**四物汤**失血　**补中益气汤**虚羸

当归补血汤　治痘疮血气亏损发搐，热渴喜饮，脉洪大而虚，重按如无者。发热。

◎ 自汗

自汗者，不因发散而自然汗出也。卫气者，卫护皮肤，肥实腠理，禁固津液，使不得妄泄也。痘疹之火，由里达表，干于卫气，皮肤为之缓，腠理为之疏，津液外泄，故自汗也，凡病自汗，宜遽止之。疮疹初出，自汗实为美证，乃阴阳气和，荣卫通畅，邪气不留，易出而解也。又，心主汗，诸疮皆属于心，自汗出者，毒气外泄也，虽然热之甚者，亦为汗解，身复清凉，此毒散也。若汗出不止，其热反剧，此邪气并于阳而阳虚，宜敛汗固表，清热解毒，使卫气充实，无痒塌溃烂之患。保元汤大法、当归六黄汤盗汗主之。如疮已收较，痂皮脱落自汗者，此气虚也，宜补阳救阴，使气无泄，十全大补汤汗主之。若更不止，调败蒲散同服，外用温粉扑法。薛氏云：靥后最宜审治，若血虚者，用当归补血汤虚热。气虚者，用四君子汤加黄芪。气血不足者，十全大补汤。饮食自汗者，小异功散吐泻加黄连、五味子、乌梅肉。睡中汗出，心有热也，其汗上至头，下至颈，不过胸者，乃六阳虚汗也，不须治之。上至颈，下至脐者，此胃虚也，保元汤即参芪饮见大法不止，调败蒲散同服。自汗者，血之所化，阴气不能闭藏，所以睡则汗出，痘家当以补血为主，若当归补血汤、六味地黄丸、八珍汤、人参养荣汤之类，皆可因证施治。自汗面赤作渴，手足漐漐①汗多者，胃热也，泻黄散脾人参白虎汤发热加黄连主之。诸证退，以小异功散加山栀仁、麦门冬调之。有食积内热自汗者，四君子加曲蘖。自汗发搐流涎者，肝木侮土也，小异功散加钩藤。搐减，去钩藤加柴胡主之。丹溪谓自汗不妨，盖指初出并其汗之不甚者言耳，若汗出过多，最能虚人，未靥之际，恐致气血虚而不能结痂，既靥之后，尤防血脱阴虚，阳无所附矣。汗出如油，发润如洗，喘不休者，此为肺绝之候，死不治。

浮麦散

浮麦不拘多少，炒香，每服三五钱，水煎服，治胃虚自汗。

败蒲散一名止汗散

用故蒲扇烧灰，每服三钱，温酒调下，无时服。

温粉扑法

黄连　牡蛎粉　贝母各半两　粳米粉一升

上为细末。傅于身上。

◎ 失血

〔万〕气为阳，血为阴，阳主动，阴主静，人身之血，不可妄动也。经曰：阳络伤则血外溢，血外溢则衄血，阴络伤则血内溢，血内溢则后血。今疮疹之火薰灼于里，迫血妄行，血亦随火而动，阳络伤则血从上焦出，或衄血，或呕血。阴络伤则血从下焦出，或溺血，或便血。阴阳俱伤则血上下出也。诸失血惟从鼻出者，或有可治之理，其余皆死证也。亦有痘疮灌烂，不能收较，出血不止者，此阳疮出血，亦不可治。〔张〕所云血之妄行，从口、从大小便、从阳疮，或痘毒而出者，悉皆不治，盖指出之多而不止者言之耳，若初出之时，苟详推其因而善为清理，岂俱无生者耶。若痘疮赤痛，

---

① 漐漐：原作"浆浆"，据修敬堂本改。

烦热作渴，或便血、或衄血，先用犀角地黄汤失血。次用加减大紫草散痘灰白去黄芪加木通主之。吴氏治诸失血，始终用犀角地黄汤加山栀、芩、连、白芍药，有初出时衄血不止，用下药而得效者。〔薛〕一小儿痘后，非衄血，即便血，痘痕赤白靡定，手指冷热无常。余谓此元气虚，而无根之火，倏往忽来也。朝用补中益气汤，夕用五味异功散，各二十余剂而愈。后因劳心复发，仍用前二药为主，佐以十全大补汤而愈。

犀角地黄汤　治痘疹并麻疹与衄血便血者可服。

牡丹皮　犀角　赤芍药　生地黄

热盛者，加酒炒黄连。若有瘀血停胸，加醋制大黄。若口鼻出血，加大蓟茅根。若小便去血，去大黄，加小蓟，水煎服。

二宝散　治痘紫色，发热鼻衄，小便如血，口渴乱语。

犀角　玳瑁

二味磨汁，顿服，即愈。

〔**衄血吐血**〕〔薛〕《痘疹方》云：若痘发之际，正宜微见，与发汗同体，然血与汗虽殊，其源则一，盖痘疹乃秽血所发，邪结肺胃，毒气自然上越也。若见此证，不可妄投以药，恐治失其宜，瘀蓄者不出，而已出者复伤，反生变证也。若作渴饮冷，手足并热，此毒气炽盛，而血上溢也，宜用《圣济》犀角地黄汤。若肺经热毒而鼻衄，用地黄清肺饮。胃经热毒而吐血，亦用《圣济》犀角地黄汤。若肠胃热毒而便血，亦用之。作渴饮汤，手足不热者，脾肺气虚不能摄血而妄行也，宜用五味异功散。若出血作渴烦躁，面赤色者，血脱也，宜用当归补血汤。一小儿衄血，右寸脉数。此肺金有火也。用泻白散而血止，但四肢倦怠，用益气汤而愈。一小儿痘疮赤色，吐血发热。此胃经热毒也。先用《圣济》犀角地黄汤，诸证渐愈，又用五味异功散而痊。〔万〕疮疹发热失血，皆非佳候，但从鼻出者，此火刑于肺，鼻为肺之窍，宜泻火凉血清肺，以玄参地黄汤调郁金末、加茅根汁、磨京墨汁饮之，衄止者佳，一向不止者，不治。

玄参地黄汤

玄参　生地黄　牡丹皮　栀子仁各一钱半　甘草　升麻各半钱　白

芍药一钱

上剉细。加炒蒲黄半钱，水一盏，煎七分，去滓，温服。

斩关散　痘紫发热，鼻红不止。

生地黄　牡丹皮　黄芩各五分　升麻三分　藕节　茅根各一钱　绿豆四十九粒

上，水煎服。

〔**便血**〕凡痘子大便出血者，看其血来何如，又看是何时，如疮子正壮，大便数日未行，血从粪出者，此肛门伤血出也。如疮已收，大便脓血者，此倒靥之血也。非此二类，但溺血便血者，乃脏腑败坏，阴血妄行，必死之候。〔**薛**〕闻人氏云：痘疹大便下血或黑粪，若睡而不醒，是为恶候，乃内热盛也，用犀角地黄汤、抱龙丸、小柴胡汤加生地黄主之。窃谓前证若寒热作渴，小柴胡加生地黄。发热体倦，用五味异功散加当归。口干作渴，用人参白术散。大凡作渴引饮发热者属实热，作渴饮汤手足不热者属虚热，手足逆冷者属虚寒，治者审之。一小儿痘疮下血，且不起发。先君谓气血不足。用紫草快汤加参、芪、归、术，血顿止，疮顿起，用八珍汤而愈。一小儿痘疮下血，小便赤色，疮色如赭，发热饮冷，二便不利。先君谓心小肠实热。用八正散，后用解毒防风汤痘证治大法及饮芹菜汁而痊。一小儿痘将愈而便血，面白恶寒，大便欲去而不去。余谓此元气虚而下陷也。用益气汤。不信，服凉血之剂，致吐泻腹痛而殁。一小儿痘将愈，患便血，面白恶寒，手足并冷，脉沉细如无。余谓阳气虚寒，欲用人参、姜、桂。不从，翌日而死，手足青黑，惜哉。一小儿出痘三四日，大便下血，日有数滴，至八日不能起。御医钱春林谓其脾气虚寒。用木香散二剂，加丁香十一粒、人参五钱，次日痘起有脓，由是血止，二十余日而愈。

〔**溺血**〕〔**袁**〕痘两三日而小便溺血者，名为沁砂红，盖因禀毒辏于心，心失其主，而血随毒激，故奔散而妄驰，心通小肠，注于膀胱而溺血也，或如黑豆汁，或如苏木水，痛者易治，不痛者难治。

主方

木通　生地黄　黄芪　赤芍①药　犀角　地榆　升麻　紫草　车

---

① 芍：原脱，据修敬堂本补。

前叶多用　灯草

水煎服。痛，加甘草稍、滑石、山栀。

余治此痘，要在于清心解毒，使阴血总归于荣，升麻黄芪，贵宜详察而投，不可执方以害人也。若便如黑豆汁者，毒已冲心而荣元已离，十亡八九，致有小便涩，留结血条如绵线寸长，欲尿则号哭，痛不可忍者，急用炒山栀末、青龙须草汁调服，再以木通汤饮之，可也。

〔燃裂出血〕〔薛〕闻人氏云：痘疮大便不通，小便如血，或结痈毒，身痘破裂，乃内火炽盛，失于解利，急用犀角地黄汤、小柴胡汤加生地黄、四顺饮之类治之。窃谓前证若心脾热盛，用犀角地黄汤。心肝热盛，用小柴胡汤加生地黄。若大便不通，先用四顺饮，次用犀角汤。若色赤燃痛，二便不通，急用活命饮加硝黄。若色燃赤痛，恶寒发热，用活命饮加麻黄。若因乳母怒火，用加味逍遥散、加味归脾汤。

◎ 不能食灌浆落痂二门参看

凡痘家，能食者不问稠密皆吉，不能食者痘虽疏亦难发难靥，疮密者危。盖人绝水谷则死，表里皆病则困也。有欲食而不能食者，必喉舌有痘作痛，艰于吞嚼也，以烂粥米饮频频与之，以助脾胃之气，更以甘桔汤加牛蒡子以解咽喉，利胸膈也。〔翁〕夫痘疮之出也，固赖元气以发之，而元气之壮也，必滋乳食以养之，自四五日以至痂落之后，饮食不减，二便如常，虽不起发，不红绽，或陷塌，用药得宜，可保无虞。使乳食减少，兼以泄泻，则元气自此而日衰，虽无前证，日后必至药亦难效，去生远矣。故四五日前而不食者，此毒盛于里，犹可治也，至六七日后而不能食者，杂证百出，行浆不实，虽药之，亦何益哉。有禀受壮实，又发于五岁之外者，又不可以例论也。有痘已痂起而不食，宜调脾胃，若痘起而倍能食，乃胃中宿热消谷，能食而大便秘，宜四顺饮之类微解之，恐胃热不去，为口疮。又有脾胃壮实能食，大便如常，不必服药。此治痘者、可不知所审耶。〔张〕不食，有虚实之异，其人怯弱，精神慢而不食，或因犯胃气脏腑自利而不食者为虚，当温养之，益黄脾理中吐逆姜附辈主之。身热中满而不食者为实，当清利之，白虎汤_{发热}五苓散_惊辈主之。如腹胀不食，口角流涎者，小异功散主之_{吐泻}。

　　初出，胸前稠密而减食者，此毒盛脾弱也，宜消毒饮加酒洗紫草、山楂、人参辈。已出，或因烦渴饮冷过多，或误投凉剂伤冷腹胀，大小便利，腹中虚鸣不能食者，当以温中药疏逐冷气；治法见腹胀条。有内实之人，皮厚肉密，而毒气难于发越者，又当服解毒匀气之药。凡痘出而饮食少进者，多因虚而毒发不透，或兼有积滞故也，以秘传大透肌散_{出不快}加枳实、厚朴服之。饮食不化，手足逆冷者，脾气虚寒也，四君子汤加干姜，甚则附子。疮痂既起，则中气暴虚，多不能食，只宜四君子辈徐徐调养之。或有疮痂起而能食者，乃胃中宿有蕴热也，盖胃热则消谷，故能食，更兼大便秘结者，宜三黄丸利之，庶不生他变也。然亦有一等脾胃素壮实者，亦自能食，大便亦不至有秘结之患，则不必用此药也。

　　靥后大小便如常而食少者，宜胃爱散、小异功散、双和散之类调补。痂落潮热，唇红口渴不食者，四君子汤加陈皮、山楂、黄连。渴甚，白术散。不解，以大连翘饮去黄芩主之。

　　脾胃伤于饮食者，枳实丸_{伤食}主之。大便酸臭，不消化，畏食或吐者，枳术丸_{伤食}。伤冷饮食者，宜温之，神应丸_{伤食}主之。然神应丸内有巴豆，善医者临证，须量虚实斟酌，少与之，庶不坏事。

　　赵氏治疮痘不进乳食，用白术苦参汤。宿食不消者陈皮枳实汤。如因热壅不食者，二和汤加黄芩。胃虚弱不调，而不能食者，人参养胃汤、麦冬参术散、七珍散俱可选用。或有杂证者，去其杂证，气和自能食矣。或大小便秘者，利之。

四君子汤

人参　白茯苓　白术　甘草_{各一两}

上㕮咀。用水一盏，生姜三片，煎四分，温服，每帖三钱。

六神散　治脾胃虚弱，津液燥少，内虚不食，身发虚热。

人参　白术　茯苓　甘草_炙　白扁豆_炒　黄芪_{蜜炙}

上等分，为细末。每服抄二钱，用水半盏，生姜一片，枣一枚，同煎至三分，

去滓温服之，不拘时候。身热甚者，加乌梅少许，同煎服。

七珍散　调胃进食。

山药　人参　茯苓　黄芪　白扁豆各一钱　白术二钱　甘草七分

上，剉为粗散。加粟米一撮，姜二片，枣三枚，水煎，不拘时温服。

人参养胃汤　补脾进食之剂。

白术　陈皮　神曲各一钱五分　人参　茯苓　栀子　黄芩各一钱　甘草八分

上剉散。分为二服，水煎，不拘时服。

麦冬参术散　调胃进食，兼消积之药。

麦门冬　白术各二钱　陈皮一钱半　人参　甘草各一钱　厚朴七分

上剉散。分为二服，水煎，无时。

二和汤　消食扶气之剂。

藿香　香附各等分

上为极细末。滚水放温，调卜二三钱。

白术苦参汤　治小儿患痘，不进乳食。

白术　白芍药　槟榔　诃子　柴胡　青皮各一钱　苦参一钱二分　鼠黏子　厚朴　陈皮　砂仁　乌药　紫草各一钱

上剉散。每服四五钱，水煎，食远服。

陈皮枳实汤　治患痘宿食不消。

陈皮一钱二分　鼠黏子　厚朴各一钱一分　枳实　青皮　乌药　紫草茸　砂仁　神曲槟榔　草果　桔梗各一钱　升麻八分

上剉散。每服四五钱，水煎，食远服。

凡痘疮，饮食之间毋令太饥，毋令太饱，毋太寒、太热，以损脾胃，但与糜粥烂饭，淡薄滋味以养之，切忌肥甘、煎炒、五辛、一切动风动火之物。

◎ 咳嗽

肺主气，其变动为咳嗽者，肺证也。疮疹发热之初便有咳嗽者，肺为五脏之盖，疮疹之火夹君相二火之势上熏乎肺，肺叶焦举，故气逆而咳也。疮疹既出，其咳更增者，此喉咙有疮，淫淫如痒，习习如梗，故咳也。疮疹收后而咳者，此卫气虚弱，腠理疏开，风寒外袭，肺气逆而不收，故亦咳也。〔薛〕痘疹未出欲出之际，乃热毒上熏清道，肺气不宁，宜用惺惺散。若已出之后，则属元气虚弱，不能固卫腠理，风邪乘虚而袭，宜用五味异功散加桔梗、五味子以补脾肺。

《痘疹方》云：痘疮未出之先咳嗽，升麻汤*初热*。头疼身热恶寒咳嗽，参苏饮*初热*。呕吐痰涎咳嗽，白术汤。时气头痛身热咳嗽，惺惺散*初热*。〔万〕如初发热咳嗽甚者，先以参苏饮发之，次以甘桔汤*咽喉*合泻白散*肺*加牛蒡子治之。

凡痘子出盛咳嗽者，此肺中有火，或咽喉有疮作痒也，只用甘桔汤加牛蒡子，多服良。如涎唾带血，此咽中疮或齿缝中出也，不须妄治。疮不起发，闷乱喘嗽，手足寒，饮冷者，木香散*泻*。嗽甚，别无他证，五味子汤。如疮光壮，收靥身热咳甚者，人参清膈散主之。如疮已靥咳嗽者，不问形寒饮冷所致，并宜人参清膈散主之。

若涕唾稠黏，鼻塞不利者，乃风邪伤肺也，亦惺惺散、参苏饮主之*俱初热*。

若痰盛烦躁，痘赤壮热饮冷者，乃脾肺实热也，人参清膈散主之，并饮芹菜汁。

若痰唾稠黏，大便黑色，乃胃经热毒也，用犀角汤*失血*并饮芹菜汁以解之。

病后余毒咳嗽者，升麻汤*初热*。感寒头痛，身热恶寒而嗽者，参苏饮。烦热而嗽者，生地黄散。风热咳嗽，咽膈不利，甘桔防风汤*咽喉*。兼喘，五味子汤。病后咳嗽胁疼者，盖胁居一身之左右，阴阳二气之所行也，余毒在中，二气不能升降，故胁痛，用赤茯苓汤、小柴胡汤*发热*加五味子、桔梗、枳壳等解去毒气，则真气行而所苦自平矣。

〔袁〕若痘交七八之期，而身发火热，恶嗽连声，鼻窍冲出鲜血，金虚则鸣，枭毒激荡于太阴之络故耳，以杏仁五钱、冬花五钱、门冬五钱、瓜蒌仁五钱、与梨汁共煎为膏时取起，再加白蜜人乳，紧煎数沸，纳于磁器内，每辰昏进两匙，其效神应。歌曰：痘中恶嗽冲出血，要识金虚枭毒彻，冬花杏仁与麦门，梨汁瓜蒌仁最切，熬膏投和白蜜中，量数斟加人乳捷，去火紧封磁器内，晨昏进服嗽声歇。痘中患嗽，极为凶险，但有感冒风邪于肺络而嗽者，不在此犯论，易治易痊，若元虚气枭，甚宜调养，而男子时迈十七八岁，破阳损精，痘犯于此，贵宜按方法服治，斯免夭亡矣。

白术汤　治咳嗽呕吐，痰涎气喘通用。

白术一钱半　陈皮　白茯苓　五味子　半夏　杏仁各一钱　甘草半钱

水一盏半，生姜三片，煎六分，分二服。

五味子汤　喘促咳嗽通用。

五味子二钱　人参　麦门冬　杏仁　陈皮各一钱

上剉散。水一盏，煎六分，空肚温服。儿小者分二服。

人参清膈散

人参　柴胡　当归　芍药　知母　桑白皮　白术　黄芪　紫菀　地骨皮　茯苓　甘草　桔梗各一两　黄芩半两　石膏　滑石各一两半

上为粗末。每服三钱，水一大盏，生姜三片，同煎至六分，去滓温服，不拘时，量儿大小加减服。

生地黄散　治小儿瘢疹，身热口干，咳嗽心烦等证。

生地黄半两　麦门冬去心，七钱　杏仁　款冬花　陈皮各三钱　甘草炙，二钱半

上，每三五钱，水煎，徐徐服。儿大加之。若痰气痘热内作，宜用桔梗甘草防风汤，若痰上壅者，佐以抱龙丸。

赤茯苓汤

赤茯苓　甘草　大青　升麻　枳壳　栀子各一钱

上，用水一小盏，苦竹叶七片，豆豉三十粒，煎五分，分为三服。看儿大小加减。

桔梗汤　治久嗽肺气伤，而吐痰有血，痰或腥秽，或咳吐脓血、肺痈等证。

桔梗炒　贝母去心　知母　桑白皮　枳壳各一钱　地骨皮　瓜蒌仁　薏苡仁　杏仁各五分　当归　黄芪微炒　防己各一钱　五味子　百合炒。各一钱五分　葶苈炒，五分

上，每服三五钱，水煎服。

◎ 喘

诸喘皆属于火，肺者藏之长也，为心华盖，心火炎上，则肺焦叶举，气逆不利而喘也，有因风寒而喘者，有因伤食而喘者，惟疮疹之喘，独属于火，若加泄利腹胀烦躁，则不可治。如初发热便喘者，前胡枳壳汤主之，大便秘者可用，服此不止，以葶苈丸治之。如喘而大便自利者，黄芩汤痘腹痛加五味子、人参主之。痘出后喘急痰盛，宜杏甘汤、人参清膈散咳嗽。痘疮已出未靥之间喘渴，白术散渴，甚者木香散审系虚寒之证，方可用之。如疮正盛，忽然喘急者，此恶候也，当详审之，如因伤食，谷气蒸而为热，上乘于肺作喘者，宜利之，丁香脾积丸伤食主之，食去热除，喘自定也。如因感冒风寒而喘者，麻黄汤主之。如泄泻内虚腹胀而喘者，陈氏木香散泻主之，利止喘定者生，滑利不禁，喘满增盛者，此气脱候也。收靥后，腹胀喘渴，大便利，小便涩，葶苈木香散。喘而嗽，五味子汤。喘渴，靥后余毒不除，大便坚实，前胡枳壳散。

钱氏法，喘而腹满，大小便涩者利小便，不瘥者，宣风散痘发热下之。海藏法，疮疹肺不利，紫草甘草枳壳汤。陈氏法，痘出之间或气促者，木香散主之。薛氏法，脾肺虚弱，白术散渴。脾肺虚寒，木香散痘泻。热毒内蕴，紫草甘草枳壳汤。风邪外感，参苏饮初热。内外壅滞，人参清膈散痘嗽。大便自利，小便涩滞，葶苈木香散。大便坚实，前胡枳壳散。

杏甘汤　治疮痘烦喘渴躁。

麻黄　桑白皮　杏仁　甘草

上等分，为粗末。每服三钱，水一盏煎，食后服。

麻黄汤

麻黄　杏仁　甘草各等分　石膏倍用

上剉细。加腊茶叶一钱，水一盏，煎七分，去滓服，无时。一方，无石膏，有桑白皮。

前胡枳壳汤　治痰实壮热，胸中壅闷，卧则喘急。

前胡　枳壳　赤茯苓　甘草炙，各五钱　大黄量儿加减

上㕮咀。每服三钱，水一盏，煎六分，旋服。

葶苈丸

甜葶苈　黑牵牛炒　杏仁另研　汉防己各一两

上为末，入杏膏，取蒸陈枣肉和捣为丸，如麻子大。每服五丸至七丸，淡生姜汤下。

葶苈木香散　治大便自利，小便涩滞，喘嗽，腹胀不能食，宜多服为妙。

猪苓　泽泻　茯苓　白术　官桂　葶苈　木通　木香　甘草各半钱　滑石二钱

上剉散。水一盏，煎半盏，空肚温服。忌油腻。分为二服。

紫草甘草枳壳汤

紫草　甘草　枳壳各等分

上，每服一二钱，水煎。

葛根黄芩汤　治喘有汗，发热咳嗽。

干葛　黄芩各二钱　黄连　芍药　石膏各一钱　五味子十一粒　甘草五分

水煎服。

五味子汤　治喘促而厥。

五味子一钱半　人参一钱　麦门冬　杏仁各二钱

上，姜三片，枣三枚，水煎服。

六味凉血消毒散

犀角如无，用升麻　牡丹皮　当归　生地黄　赤芍药　生甘草各等分

上，每服三五钱，水煎。

◎ 涕唾稠黏

〔薛〕陈文宿先生云：疮痘涕唾稠黏，身热鼻干，大便如常，小便黄赤，用人参清膈散。如痰实壮热，胸中烦闷，大便坚实，卧则喘急，用前胡枳壳散。窃谓前证若肺胃实热，气郁痰滞，或大便秘结，小便赤涩，烦渴饮冷，宜用人参清膈散表散外邪，疏通内热，使邪不壅滞。若毒蕴脏腑，大便秘结，用前胡枳壳散疏导其里，调和荣卫，使邪自解散。若痰嗽涕唾，鼻塞不利，宜用惺惺散或参苏

饮发散外邪，庶元气不伤，痘疮轻而易愈。

人参清膈散痘咳嗽　　**前胡枳壳汤**痘喘　　**惺惺散**　　**参苏饮**俱痘初热

◎ 失音 参形气条看

海藏云：痘疹初出后，声音洪亮，形病而气不病也。痘疹未发，声音不出，形不病而气病也。疮疹既发，声音不出，形气俱病也。气病宜补肺散加黄芪。形气俱病宜用八风汤或凉膈散去硝黄主之。小儿禀赋素弱者，宜预服十奇散。

补肺散

阿胶一钱半，炒成珠　　牛蒡子炒，三分　　马兜铃半钱　　甘草二分半　　杏仁三粒，去皮、尖　　糯米一钱，炒　　加生黄芪五分

上为末，分二服。水一小盏，煎六分，食后，时时与之。

八风散即八风汤

藿香半两，去土　　白芷　　前胡去芦。各一两　　黄芪　　甘草炙　　人参各二两　　羌活　　防风各三两

上为末。每服一钱，用薄荷少许，煎汤调服。

凉膈散发热　　十奇散即十宣散见起发

有心火刑肺而失音者，肺属金主声，中有二十四空，凡发诸语言者，皆其空中之气鼓动也，五行金空则鸣，实则哑，疮疹之火起于心，上熏于肺，肺气胀郁，故窍塞而无声也，以导赤散心合甘桔汤咽喉加炒牛蒡子主之，或用人参平肺散。若津液不足，虚火熏蒸者宜用地黄丸肾。

有毒归肾而失声者，经曰：足之少阴，上系于舌，络于横骨，终于会厌，会厌者，音声之户也，舌者，音声之机也，横骨者，神气所使，主发舌者也。疮黑陷伏，则毒入肾，邪气上客于厌，则厌不能发，发不能出，开阖不利，故猝哑也。有喉舌溃烂而失声者，咽喉者，所以司呼吸，纳饮食，发音声，犹管龠也，毒火上熏，咽喉先受，贲门、会厌、舌腭之位，皆疮所聚，初出之时，失于调治，以致咽喉肿塞，管龠窄狭，舌本强硬，呼吸不能，饮食不入，音声不出矣。此上二证，治之则难。

若七日后痘疮成浆之际而失音者，乃气喉有痘，初出细小不觉，

及至肌表之痘成浆，喉中之痘亦成浆，其毒壅盛，则气出管龠窄狭，故所出之声不清，而为咽哑也。大率七日前失音者并为逆证，七日后而有者不治自愈，盖外痘结痂则喉之痘自痊故也。当用甘桔汤服于已发未发之前，所以清其气道，使毒不犯，此预治之法，不可不知。

若痘疮靥后而失音者，余毒过盛，上攻于咽，以致肿痛干涩，声音不出，宜甘露饮咽喉、甘桔防风汤咽喉、天花散、玄参升麻汤咽喉主之。

天花散　治痘疹后失音。

天花粉　桔梗　茯苓　诃子　石菖蒲　甘草各五钱

上为极细末。用水调在碗内，小竹七茎，小荆芥七茎，缚作一束，点火就碗内煎，临睡服，每服一钱。

清肺散　治患痘咽干声哑。

麻黄一钱五分　麦门冬　桔梗各二钱　知母　荆芥　大花粉各一钱　诃子　菖蒲各八分

上剉。分为二服，入竹沥姜汁，水煎服。

栀子菖蒲汤　治小儿痘证，因热毒生风，喑哑不语。

栀子一钱三分　石菖蒲　紫草茸各一钱二分　山豆根　生犀　黄连各一钱一分　羌活　木通　白僵蚕　杏仁　韭子　鼠黏子各一钱　升麻　蝉蜕　薄荷七分

上剉散。每服五钱，水煎，食远服。

紫河车散　治小儿痘疮，毒气不解，上攻咽喉，声音不出，舌颊生疮，遏逆烦闷，潮热面赤。

紫河车即金线重楼　茜根　贯众各三钱　白芍药　甘草炙。各五钱

上，每服三钱，生姜一片，水煎服。一方，有牛蒡子。

噙化丸

薄荷叶二两　诃子肉七钱　桔梗一两　甘草七钱　瓜蒌皮穰一两　白僵蚕炒，七钱　风化硝五钱　鼠黏子炒，一两

上为极细末。炼蜜丸、如芡实大。噙化咽津。儿小不能噙，则调化，频抹其口中。

◎ 呛水

《难经》云：会厌为吸门，胃为贲门，病痘之人，毒火上熏于肺，灼于胃，肺与胃之上口，皆有疮而伤矣，水入则呛者，贲门伤则水不得入嗌，入会厌、会厌掩而不内，故气逆喷出而呛也。食入则吐者，贲门伤则门户隘塞，食物不能直奔于胃，缓则汩汩而下，急则阻而吐出矣，此其恶候，鲜有生者。其或舌上有疮烂破如蜂窠之状，舌痛强硬，不能为用延纳水谷，亦使水入则呛，食入则吐，待舌疮平，则安矣。咽以咽物，喉以候气，咽居后而通于胃，喉居前而通于肺，肺无下窍，加囊籥然，能受清虚之气，而不受有形之物，喉上有物若悬乳，名曰会厌，凡物入口，则舌抵上腭，舌抵上腭则会厌必掩其喉，故水谷但入咽，而不入喉，若痘生会厌，则木强不利开阖矣，干物间可入咽，而水饮或漏入喉，所以呛也。呛者，犹云错喉，气须药补，汤药不入，则无补法，故不可治。〔翁〕七日以前痘色红紫而兼此证者，乃火气炎上，热毒壅塞故也。痘色灰白不起而兼此证者，乃气血虚弱，肺胃受伤故也。二者俱是逆证。七日以后，外痘蒸长光润而有此证者，是内证亦长，故致如此，外痘结痂，则内证亦靥矣，不治自愈。善治者，当察毒盛之痘于其咽喉干燥之先，而用甘桔汤、解毒汤加麦冬、瓜蒌皮穰、牛蒡子、玄参、荆芥之类，以清气道，不使热毒有犯，则自能免此患矣。袁氏治呛逆歌曰：痘中呛逆最凶危，沉香浓汁杏仁推，还把蜂糖多和水，按经煎透滤渣随，欲服晨时加好乳，汤中温热渐调之。余每详察，痘呛者，乃元气耗铄，枭炎上升，故致呛逆，准恪后方。

人乳一钟，人参一钱，桔梗一钱，枇杷叶三片，共煎，滤渣，服乳。或用沉香磨人乳服者，虽效，总不若此方之屡见捷也。

◎ 吐利

〔万〕疮疹吐利，常候也。经曰：诸呕吐暴注，皆属于热。盖三焦为水谷传化之道路，热火内迫，则传化失常，而吐利并作，火性燥动，迅数故也。邪在上焦，但吐而不利，邪在下焦，但利而不吐，邪在中焦，则上吐下利。又，里气上逆而不下则吐，气下而不上则利。疮疹初发热时有吐利者，不可骤止，令邪气上下得出也，吐利久不止，方可治之，更宜消息。〔薛〕《痘疹方》云：痘疹吐泻，盖因脾胃不和，饮食不调，烦渴呕吐泄泻，并用白术散_渴，然疮疹皆赖脾土，脾土实，则易出易靥，万物得土气温暖而生，吐泻则伤脾土，遂有更变之证，夏月中暑烦渴，泻或腹痛，或欠筋，用五苓散_惊加藿香。伤食吐泻，用小异功散_{吐泻}。手足并冷者，用益黄散_脾、豆蔻丸_{泄利}。顶陷灰白，用木香散_渴。疮正出而吐泻者，或见血者，俱为逆证，难治。窃谓前证虽因脾胃不和，然邪实上焦，则宜吐，邪实下焦，则宜泻，如吐泻嗳腐吞酸，皆宜宣发，但微甚不同耳。张翼之云：若痘疹吐泻少食为里虚，陷伏倒靥灰白为表虚，二者俱见，为表里俱虚，合用十二味异功散救之_{见形}，甚至姜、附、灵砂亦可用。若止里虚去官桂，止表虚减肉豆蔻。若能食便秘倒靥为里实，勿^①补，当用钱氏及丹溪法下之，皆为能食为里实，里实而补则结痈毒。红活绽凸为表实，表实而补则溃烂不结痂。凡痘见癍，便忌葛根汤，恐发表虚也，如有更变，当随证治之。〔张〕吐泻有冷热二证，吐而不渴，泻而手足冷，面色青白，此冷证也，益黄_脾、理中辈主之，或四君子加木香、豆蔻亦妙。既吐且渴，虽泻而手足心热，面赤，居处喜冷，此热证也，五苓散_惊、竹叶石膏汤_{痘渴}加橘皮等主之。大吐而身热烦渴，腹满而喘，大小便涩，面赤闷乱，钱氏云此当利小便，不瘥者，宣风散_{痘发热}下之。《百问方》用香苏饮，吐加半夏、茯苓、白芍。泻加白术、茯苓。烦躁呕吐渴泻者，亦热也，白术散_渴最当，紫草木香汤亦可。

理中汤

人参　白术　干姜　白茯苓　甘草节各等分

上㕮咀。用水一盏，煎五分，不拘时服。如恶寒加附子，名附子理中汤。每贴二钱半。

香苏饮　治小儿痘疹作泻。

香附子　陈皮　紫苏　川芎　甘草　白芷各等分

上剉散。每服三钱，生姜葱白煎，或白水煎。泻加白术、茯苓，

---

① 原作"而"，据修敬堂本改。

呕加茯苓、白芍药。

紫草木香汤　治痘出不快，大便泄利。

紫草　木香　茯苓　白术各等分　甘草减半　一方，无甘草。

上剉散。入糯米百粒，水煎服，每帖三钱。紫草能利大便，白术、木香佐之。脾气虚者加人参。

人参胃爱散　治痘疮已发未发，吐泻不止，不思饮食，或吐逆等证。

人参　藿香　紫苏　甘草炒　丁香　茯苓　木瓜各等分　糯米

上，每服三钱，姜枣水煎。

初发热，自利而吐者，黄芩加半夏汤主之。更详审吐利所出之物，如吐酸水者，利色黄或青绿者，其气臭者，皆热也。若吐清痰之水，利下清白不臭，未可作热治之，乃内虚也，四君子汤加诃子肉及益黄散脾。一云：痘欲出未出而吐利者，是中焦停寒，或夹宿食也，四君子汤加砂仁、橘红，或中和散，有宿食者，用紫霜丸癖。发热时吐泻不止，身热口渴者，四苓散加黄连、淡竹叶煎服五苓去桂是也。

黄芩加半夏汤

黄芩一钱半　甘草炙，一钱　白芍药酒拌晒九次，三钱　半夏汤泡七次，二钱　生姜一钱　大枣二枚

上剉细。水一盏，煎七分，温服。渴，去半夏，加枇杷叶去毛炙二钱，芦根、茅根各三钱。

中和散　治中焦停寒，或夹宿食。

厚朴一钱　白术八分　干姜四分　甘草三分

上剉细。作一服，加生姜一片，水煎，稍热服。

起胀灌脓时吐利并作，宜急治之。胃寒者，益黄散、理中汤。胃热者，黄芩半夏汤调四苓散。

靥后吐泻，亦分冷热，冷者亦宜益黄、理中辈，热者四苓散、竹叶石膏汤痘渴加橘皮，或竹茹汤亦可。

竹茹汤

橘红　半夏　白茯苓　黄连姜炒，各一钱　甘草五分　竹茹一团　葛根一钱五分

上，水一钟，生姜三片，煎五分，不拘时温服，分二贴。

和中汤　虚吐不止。即镇胃止吐汤加人参。

人参　茯苓　甘草_{各五分}　白术　半夏_{各八分}　陈皮　藿香　砂仁_{各一钱}

上，用生姜水煎服。

藿香正气散　治初热干呕。

藿香　紫苏　大腹皮　陈皮　桔梗　甘草　茯苓　半夏　厚朴　白芷

上，姜枣煎服。

凡疮痘已经大吐大泻之后，上下俱脱，即当用大补之剂，纵有他证，皆以虚论，庸医每不顾人元气，用药克削，而致夭枉者，滔滔皆是，可恨也！

◎ 吐逆

胃为水谷之海，上通乎咽，内而不出，如初发热有吐逆之证，此火邪犯胃，其气上逆，治之则易，若自出现以至收靥有是证者，乃疮集于咽门，攻于胃脘，吞咽不利，治之则难。由于不知预解咽喉之法，渐变为失音呛水，而不可救矣。初虞世云：痘疮吐逆，无痰益黄散_脾。有痰二陈汤_{大科痰饮}，或橘皮半夏汤。不止者加丁香_{胃寒者宜之，胃热宜加芦根茅根枇杷叶黄连}。若吐而泻者，亦宜益黄散及陈氏木香散、异功散。吐而身热烦渴，腹满喘，大小便涩，面赤者，当利小便。不瘥者，宣风散下之_{痘发热}。〔薛〕前证，若手足并冷，渴饮热汤，或腹作痛，中气虚寒也，宜用益黄散。手足不冷，吐逆痰涎，中气虚弱也，宜用橘皮半夏汤。手足并热，热毒壅滞也，宜用导赤散。口干，饮乳不彻，胃经气热也，宜用竹茹汤。吐逆不乳，或吐乳酸秽，此脾气虚而乳食停滞也，宜枳术丸。如初发热，暴吐不止，此火气上逆也，茱连散主之。

茱连散

黄连_{半两}　吴茱萸_{二钱}

上二味，同炒，研细末。每服半钱，生姜汤调服。

橘皮汤

橘皮半留白，半去白，炒，二钱　半夏一钱　白茯苓一钱半

上剉细。加生姜五分，水一盏，煎七分，去滓，温服。

橘皮汤　治呕吐不止，饮食不入。

陈皮　生姜各一钱　人参五分

上，水煎，作三四次服之。

橘皮半夏汤

橘皮　半夏等分

上，每服三钱，姜枣水煎。

如因饮水过多而呕吐者，此水逆也，五苓散主之。

如因伤食而呕吐者，以丁香脾积丸微利之。

如无上证而呕哕者，人以胃气为本，胃者土也，土败则木来侮之，今木夹相火之势，上乘乎胃，其气自脐下直犯清道，上出于贲门胃上口也，微则干呕，甚则哕，土败之象也。《太素》曰：弦绝者其声嘶败，木陈者其叶落，病深者其声哕，短针无取，毒药无攻，谓不治也。

附方

丁香煮散　治脾胃虚冷，呕吐不食。

丁香不见火　红豆　甘草　干姜　青皮　川乌去皮　陈皮　良姜　胡椒　益智各等分

上剉散。每服三钱，用水一盏，生姜三片，煎六分，加盐一捻，不拘时服。

加味鼠黏子散　治咽中有疮，作呕。

桔梗　射干　山豆根　防风　干葛　陈皮　荆芥　连翘

水煎，细细呷之。

灯心竹叶汤　治干呕。

竹叶三十片　灯心三十根

水煎服。

秘方治呕吐并吐泻不止，水谷不纳者，速效。

用多年灶心赤色土，为细末，每服二钱，米饮调下，小儿只一钱。

◎ 泻利

凡疮未出而利者，邪气并于里，肠胃热甚，而传化失常也，黄芩汤主之。如自利清白色者，为里寒，理中汤主之。

黄芩汤

黄芩一钱半　甘草炙，一钱　白芍药六钱

上剉细。加大枣二枚，水一盏，煎七分，温服，食前。

疮已出而利者，邪气并于表，正气方逐邪气，主乎表而不主里，则里气虚，不能停纳水谷，故亦自利也，宜从气虚而治九味理中汤倍人参，加黄芪、白芍药。

九味理中汤

人参二钱　白术　干姜炮　诃子肉　茯苓　木香　藿香叶　肉豆蔻煨　甘草炙。各一钱

水煎，食前通口服。

疮疹所忌，内虚泄泻，凡觉腹疼，或辘辘响趋小腹者，皆欲作利，宜先以法治之九味理中汤。治之不止，此开肠洞泄，惟涩剂可以收之豆蔻丸，不止，则用真鸦片配莲肉粉止之。庸医每不敢用涩药，恐涩住邪气，不知邪气之盛，莫如伤寒，而张仲景治夹热自利，每用石脂，盖涩剂之去滑，犹寒剂之去热，热剂之去寒，是谓对证之药，今既滑泄不已，自当收涩，又何疑焉。如服涩剂而又不止，则根本已拨，无能为矣。经曰：仓廪不藏者，是门户不要也。《金匮要略》曰：六腑气绝于外者，手足寒，五脏气绝于内者，利不止。五夺之中，此为最甚，但正气内脱者淹延而死，邪气内陷者烦渴而死，此为异耳。

陈氏豆蔻丸　治痘疹泄泻。

木香　砂仁　白龙骨　诃子肉　肉豆蔻面裹煨。各半两　赤石脂　枯白矾各七钱半

上为末。糊丸，如黍米大。一岁三十丸，三岁百丸，温米饮下。泻止，勿服。

自起发以至收靥，大便常宜坚实，忽然自利者，理中汤丸主之。

理中汤丸

人参　白术　甘草　干姜各等分

上剉碎。水二盏，煎一盏，去滓，温服。若欲为丸，研细末，炼蜜丸，如弹子大。每用一丸，白汤化下。

参术丸　治小儿脾胃伤冷，外热里寒，不思饮食，身常壮热，大便或溏，色白。或患疮疹身有大热，因食冷物或冷药过度，或泻，或腹胀，或已出疮疹瘢白无血色。此由里寒脾胃伏冷，荣卫不行，致令毒气内伏不出，宜服之，其疮瘢白无血色者，皆从瘢白四围，红晕再起，作脓结痂而愈。

人参　白术　干姜炮　甘草炙。各一分

上为细末。米糕泡糊、为丸如麻子大。每服百余丸，温水吞下，或米饮亦得，乳食前服。前世之书如仲景诸论治伤寒云：轻者用理中汤，重者用四逆汤。此乃胃足阳明经而感寒邪，脾胃乃为中州之府，故用理中汤，曰辛甘发散为阳，以退寒邪也。理中汤炼蜜丸而嚼下，曰理中丸，盖添蜜，甘以入脾胃，嚼而便化于中焦。今参术丸以粳米糕为丸，取其难化，服在脾胃，渗漉渐得消化，则中焦得暖，脾土喜燥，其热自归，此所以能治热也。

胃主腐熟水谷，大肠主传送已化之物，故食多少，可以知人谷气之虚实，大便滑涩，可以知人脏腑之冷热，大便如常，是亦疮疹之一顺也。如起发之时，忽然泄泻，此宜急止之，恐肠胃虚，真气脱也，须辨冷热虚实，如泻而手足冷，面色青白，疮不红绽者，冷证也，理中汤丸、豆蔻丸、益黄散脾，甚则陈氏木香散、异功散出不快皆可用也。泻下之物黄又酸臭，渴，手足心热，面赤，疮红绽嫩发者，热证也，黄芩汤、五苓散惊主之。脾胃怯弱，精神慢而不食者为虚，当温养之，益黄散。身热中满，渴而不食者为实，当清利之，五苓散。其人或脏气自脱，或因服寒药，致令疮毒陷入大肠，泻下如豆汁，或便脓血，或便黑汁，口内臭气，唇焦目闭，加腹胀者，必死之证。

如因饮冷水自利者，所谓湿胜则濡泄也，宜温中利小便，以理中丸温中，以五苓散利小便去水。

如因伤食自利者，所出酸臭，所谓饮食自倍，肠胃乃伤也，宜先去其积，丁香脾积丸伤食，后补脾胃，益黄散脾。

如结痂之时暴泄不止者，消息所出之物，痂皮脓血者顺，水谷不分者逆，如利脓血不止者，此热毒下流也，香连丸主之。

香连丸一名香橘丸

黄连一两，以莱萸五钱同炒，去萸不用　木香半两　石莲子取肉，二钱半
陈皮半两

上为末。醋调神曲糊、为丸如麻子大。每服二三十丸，陈仓米汤下。

〔丹〕陈牙儿十九岁，出痘，有红瘢，吐泻而渴。

苍术一钱　白术三钱　陈皮二钱　黄芪　茯苓　甘草炙　缩砂　当归各一钱半

姜三片，同煎服。

从子六七岁时，患疮痘发热，微渴自利。一小方脉视之，用木香散，每贴又增丁香十粒，予切疑焉。观其出迟，因问自利而气弱，察其所下皆臭滞陈积，因肠胃热蒸而下也，恐非有寒而虚，遂急止之，已投一贴矣。继以黄连解毒汤加白术，与十贴以解丁香之热，利止疮亦出，其后肌常有微热，而手足生痈疖，与凉剂调补，逾月而安。一男子十余岁出痘，热时出，根脚密，呕吐不食，腰背骨节痛，大渴喉痛，腹亦痛，全不食者半月余，脉浮弦洪而数。与参、芪、归、术、炙甘草、陈皮、半、茯、生姜煎服之。至五日色淡，又加桂些少，归、芪再用酒制。至七日痒甚，加丁香三粒、附子些少，痒止。至八日九日渴大作而腹泄泻，痒甚。至十日寒战，遂用白术为君，芪、陈、苓、炙甘、芩、归为臣。至十一日不靥，或痒，或谵语，但守前药，半月后自吐出痰多而安。

〔陈〕**十一味木香散**　治疹痘腹胀、渴，其效如神。必须审察的是寒证、六脉虚细、身不甚热，或发寒，或呕吐肚腹痛，或身体四肢俱冷者可用。此方出《集验》。

木香　大腹皮　人参　官桂　赤茯苓　青皮去白　前胡　诃子皮　半夏　丁香　甘草炙。各三两

上㕮咀。每服二钱，水一盏，姜三片煎，空心，温服。

异功散《集验方》　疮痘头温足冷，腹胀泻渴。方见痘出不快。

〔海〕疮疹不渴，脏寒下利，四君子加干姜减半主之。痘疹大便不固，痘渐黑陷，小儿乳母同服。

人参　白茯苓　肉豆蔻　黄芪各半两　甘草炙，二钱

上㕮咀。每服一钱，水半盏，姜五片，枣一枚，煎三分。乳母倍服。若大泻手足厥冷，加附子，用验。

治中散　虚寒泻利，不进饮食。

黄芪　人参　茯苓　白术　川芎　当归　肉桂各五钱　肉豆蔻面包煨熟取去油　丁香一钱半　木香三钱

上为末。每五岁用五分，好热酒调下，衣被盖暖，少顷，痘变红活而起。

◎ 大小便闭

〔刘提点〕云：疹痘最要大小腑分晓，所以钱氏四圣散用木通、枳壳极妙。若大小腑自流利，则不必苦泥。〔万〕凡疮疹，小便欲长，大便欲实。经曰：小便数者，大便必硬。虽二三日不更衣，无苦也，如小水少，则病进，盖心主疮而属火，心移热于小肠，小肠移热于膀胱，膀胱为津液之府，气化则出，气为火食，不能传化而津液不出，故小便闭也。疮疹发热，大便欲润，若二三日不行，宜急利之，恐肠胃不通，荣卫不行，疮出转密也，惟疮起发之后，大便却宜坚实，如能食而大便常行者，不须忌之，若过四五日不行，则热盛生湿，其疮难靥，亦宜微利之。设使大小便俱不通，则邪毒内蓄，三焦阻绝，经曰：一息不运，则机缄穷。故大小便不通者死。

凡痘子，要大小便自调，则里气和，无留邪也，故小便宜长而清，如小便赤涩，导赤散心。小便短少，八正散。疮出太密，小便不通者，连翘汤。盖疮子发热，不可骤去，惟利小便以折其郁。如痘稠密小便少者，此气血衰少，津液虚耗，非热也，不可利之，反损真阳之气，十全大补汤汗主之。能食者大便宜润，有入必有出也，不能食者大便宜实，存旧谷气以养血气也，如四五日不行，大便结燥者，用胆导法导之。不通，以三黄丸热微利之。如大结腹胀者，以三乙承气汤下之。如大便泄泻，即止之，盖痘疮要里气实，恐泻得脾胃虚也，轻则理中汤丸泻利、益黄散脾、豆蔻丸，甚则陈氏木香散俱泻利、异功散出不快主之。

〔闻人氏〕云：痘出正盛，喘促腹满，手掌心并腋下有汗，或谵

语妄言，小便赤而大便不通者，小承气汤_{伤寒}之类下之。若面赤黄，大便秘涩，小便少而或呕者，宜小柴胡汤_{发热}。热甚而荣卫闭塞，则毒气弥蔓，如里毒盛者，大便不通，小便如血，如表毒盛者，或为痛疮，身上破裂，此皆因不曾解利之故，俱宜犀角地黄汤_{失血}、小柴胡汤加生地黄、四顺饮_{发热}、牛黄散_{腹痛}、紫雪_{大科发热}辈救之。若毒凝血聚，疮成黑色，大小便秘，喘急烦躁者，治法见验色条。

治大小便俱不通。以皂荚烧灰存性，为末，米饮调下。

葵子末一合，水一盏，煮至半钟，入猪脂半两，空心服。

〔小便不利〕《痘疹方》云：痘疹未出之先，小便不利，热盛者，恐欲起惊，用导赤散_{心微解}之。热入膀胱，如有血淋，犀角地黄汤_{失血}。初出不快，小便赤涩，四圣散_{见形出不快}。已出而赤涩，白术散渴加木通，五苓散加木香_{丹溪用五苓散加麦门冬煎服}。收靥之后，小便不利，烦热而渴，猪苓散_{痘后}。〔薛〕前证当分所因，若小肠热结，用导赤散。肝经热，用柴胡麦门冬汤_{痘后}。脾经热，用犀角地黄汤。肺经热，用生地黄汤_{痘咳嗽}。肾经热，地黄丸_肾。靥后气血虚弱，用八珍汤_{虚羸}。中气虚弱，用五味异功散_{吐泻}。〔万〕凡疮疹小便少者，热微，导赤散加山栀仁，热甚，八正散主之。

八正散 治下焦积热，大小便不通，或小便淋涩，脉证俱实者。

大黄_{酒炒} 车前子_炒 瞿麦 萹蓄 山栀_炒 木通_{各一钱} 滑石_{煅，二钱} 甘草_{一钱}

上，每服二钱，水煎。

滋肾丸

黄柏_{炒黑} 知母_{炒黑。各二两} 肉桂_{二钱}

上为末，水糊丸。

黄芩清肺饮

黄芩_炒 山栀_{炒等分}

上，每服二钱，水煎。

紫草木通汤 治痘疮出不快，小便不利。

紫草 人参 木通 茯苓 糯米_{各等分} 甘草_{减半}

上，水煎服。

通关散 此药通心经，利小便。

山栀仁　大黄炒。各一分　木通　甘草炙　车前子炒　赤茯苓
瞿麦　人参　滑石各三分　萹蓄炒，五分

上剉细。用水一盏，灯心十根，煎半盏，温服。

连翘汤

连翘　防风　瞿麦　荆芥穗　木通　车前子　当归　柴胡　赤
芍药　白滑石　蝉蜕　黄芩　山栀子　甘草各五分

上剉细。加紫草五分，水一盏半，煎一盏，去滓，食前温服。

紫草冬葵汤　治小便不通，毒气闭塞。

紫草茸　山栀子　黄芩各一钱二分　秦艽　苦参各一钱一分　冬葵
子一钱半　露蜂房　白茯苓　木通　白芍药　泽泻　车前子各一钱　蝉
蜕八分

上剉散。每服四五钱，水煎，食远温服。如急数茎中痛者，加
甘草稍八分、苦楝子一钱。如痛甚欲死者，加川牛膝一钱三分。如
有赤如血色者，加胡黄连一钱三分。如溺血者，加当归一钱，川芎
一钱，龙骨火煅、菟丝子各一钱，红甚者，加生地黄。白溺者，加
使君子各一钱三分、黄连一钱一分、韭子研一钱二分。浊甚者，加
桑螵蛸一钱。

〔**大便秘**〕〔薛〕陈文宿先生云：痘疹四五日不大便，以肥猪膘
白水煮熟，切豆大五七块与食之，滋润脏腑，疮痂易落，切不可妄
投宣利之药，恐真气内虚，疮毒入里。如六七日身壮热，不大便，
其脉紧盛，与三味消毒饮见形微利之。窃谓前证，若毒在肌肉而未能
尽发，脉浮而紧者，最宜此药疏解其毒。若脉沉而紧者，宜用前胡
枳壳散喘疏通毒气，以绝其源。若口舌咽喉肿痛，疮毒甚也，用射干
鼠黏子汤咽喉。若大便既通，作渴饮汤，脾胃气虚也，用人参白术散
渴。凡燥粪在直肠不能下者，宜用猪胆汁导之，忌用疏利之剂，恐
复伤胃气，则疮未出者不能发出，已出者不能满靥。大抵分辨虚实，
当以手足冷热，或饮水、饮汤验之。〔万〕如发热时大便不行，热微
者三黄丸发热，甚则承气汤主之。如起发至收靥，大便不行者，用
胆导法，不可遽用利药。但疮干黑陷，大便秘，烦躁者，以百祥丸、
牛李膏黑陷主之，如无此药，以承气代之。

当归丸

当归半两　甘草一分　黄连　大黄各二钱半

先将当归熬膏子，入药末三味为丸，加服之，以利为度。

枣变百祥丸　治瘢疹大便秘结。

红牙大戟去骨，一两　青州枣去核，十枚

上，用水二盏，同煎至水尽为度，去大戟，将枣焙干，可和作剂旋丸。从少至多，以利为度。

洗心散　治痘疮壮热，大小便不利，狂言多渴。

大黄　甘草　当归　麻黄去节　白术　芍药　荆芥各等分

上咬咀。量病轻重多少，姜薄荷煎。温服则平，热服则溏。

三乙承气汤

大黄　芒硝　厚朴　枳实各一钱　甘草五分

上剉细。水一盏，加生姜一片，煎至七分，去渣，食前热服。

胆导法

用大猪胆一枚，以鹅翎筒、两头截齐，一头入胆中，线牢札定，吹令气满，纳入谷道中，直待气通，取去。

加味四君子汤

人参　白术　黄芪　白茯苓　甘草　栝楼根　桔梗

各等分，水煎服。海藏以此治疮疹已出未出，大便秘涩，或时发渴。盖有病者或因禀受不足，或因吐泻之后，或因汗多，或利小便，元气既虚，津液干涸，不得润滑，而致大便秘涩者，若妄行疏利，何异操刀，必须此药治之，医家切宜详审，勿令误也。

润肠汤　治虚秘。

当归梢　甘草　生地黄　火麻仁　桃仁泥

水煎服。

紫草麻仁汤　治疮疹大便不通，致毒气闭塞。

山豆根　紫草各一钱一分　鼠黏子　露蜂房　生犀　青皮　桃仁　麻仁　侧柏叶　黄芩各一钱　杏仁一钱二分

上剉散。每服四五钱，水煎，食远服。秘甚者加乌梅肉七分，不已，再加冬葵子一钱五分。

集之六·心脏部四

痘疮下

◎ 寒战咬牙

寒战者，森然若寒，振振然摇动也。咬牙者，上下片牙相磨而鸣也。经曰：诸风振掉，皆属肝木。寒战而振振摇动，风之众也，火气冲物亦然。钱氏曰：肝主风，虚则咬牙多欠。又曰：上窜咬牙，心热也。然则寒战咬牙，心肝二脏主之，或以寒战为气虚，咬牙为血虚，或以咬牙为齿槁，谓津液不足者，皆不知此意。痘疮所恶者寒战咬牙，或单见一证，或二证并见，若疮已坏，加之喘促闷乱者，死无日矣。凡病痘者，疮本稠密，转动之间，身体振摇者，此一身被疮所困，不能支持，转动艰难之故，不可便作寒战，妄投热药也。有只咬牙者，此心肝二经火旺也，盖肝虚咬牙，心热者亦咬牙，勿便作不治论。

如疮初出而寒战者，此邪气将出，外与正争，故振振摇动，火之象也，疮出乃定，柴葛桂枝汤主之。疮已出，或已成浆而寒战者，表气虚而不胜邪气之盛也，养卫化毒汤主之。如疮本稠密，焮发肿痛，经脉动摇，时时振者，不可谓之寒战，待脓成痛去而解。收靥之时，痂皮圆净，但或时战栗者，此正气将复，不能自持之兆，不必忧疑，须臾自定。有筋惕肉𥆧者，经络之血为疮所耗，不能荣养肌肉，主持筋脉，故惕惕然而手足自跳，𥆧𥆧然而肤肉自动也，不可谓之寒战，但养其气血，十全大补汤汗主之。〔薛〕一小儿十四岁，痘将愈，忽寒战手足并冷，脉微细而不及两寸。乃脾气虚热。用五味异功散、独参汤、十全大补汤而愈。一妇人，愈后寒战，脉浮大，按之微细。此血气虚也，用十全大补汤三十余剂而愈。后因劳，寒热往来，寒时手足如水，热时手足如炙，脉浮大，重按则细。此阳气虚甚也，朝用补中益气汤加桂、附各一钱，夕用八味丸料倍加桂、附，各五十余剂而安。

柴葛桂枝汤

柴胡　葛根　甘草　桂枝　防风　人参　白芍药各等分

上剉细。加生姜三片，水一盏，煎七分，去渣，温服，不拘时。

养卫化毒汤

人参　黄芪炙　桂枝　甘草　当归

上，水煎服。

初虞世云：憎寒困倦，或发寒战，能令痘子缩伏，宜用陈文中异功散方见见形证治出不快条。娄氏云：尝治痘疮寒战，用白术、芪、归加芩治之愈。

〔袁氏〕独附汤　治寒战。

大附子五钱，面裹煨

用水一钟，灯草七根，煎服。

上方，加人参二钱、肉桂五分、黄芪二钱、橘红一钱、甘草五分、当归一钱，则为附子振阴汤，治寒战咬牙捷效方也，但紫焦伏黑者不用。

咬牙呵欠者，肝虚也，肝属木，临官于寅，寅为相火，火盗木之气，故肝虚之证形焉。阳引而上，阴引而下，则开而欠也。阳上极而下，阴下极而上，则合而啮也。十全大补汤主之。如发热之初，便咬牙者，此与痒塌吐泻，脾胃弱者不同，须审形证分治之。若多欠咬牙顿闷者，肝脏风热也，羌活汤痘发热。目上窜咬牙者，心脏热也，导赤散心。不可妄用陈氏辛热之剂。上窜咬牙者，心热也，诸疮皆属心火，上窜者，火炎上之象也，咬牙者，火气动摇之象也，导赤散加酒炒黄连、牛蒡子主之。咬牙兼面赤作渴，至夜为甚者，宜地黄丸。〔薛〕一小儿痘疮咬牙，面黄饮汤。此阳气虚弱也。用五味异功散加木香而愈。后仍咬牙，面赤作渴，至夜为甚。此脾肾阴虚也，用地黄丸、大补汤而愈。一小儿咬牙作渴，面色忽白忽赤，脉洪数，按之无力，左关尺为甚。此属肾虚也，用地黄丸、补中益气汤寻愈。后因惊面青目赤，呵欠咬牙，手寻衣领。此肝经虚热，用加减八味丸料煎与恣饮，顿安，又用补中益气汤而痊。一小儿咬牙，作渴饮冷，大便微秘，寒战痘赤，多在身侧。此属胆经虚热也，用小柴胡汤、柴胡麦门散各一剂，又用加味四物汤而痊。

清神化毒汤　治心肝火旺，其牙相戛而鸣者。

升麻　生地黄　木通　甘草　防风　麦门冬

上，用水煎服。

人参蝉蜕散　治切咬喘满，烦躁作渴方见痘烦躁。

〔钱氏〕**百神丸**　治戛齿甚妙。

如寒战、咬牙并作者，则少阴专主之，观其疮本。如疮本溃烂，寒战咬牙者，此手少阴心火也。经曰：热胜则肉腐。寒战咬牙，火气动摇之象也。如疮本焦黑，寒战咬牙者，此足少阴肾水也，肾色黑，为主蛰封藏之本，干黑者真藏色见也。肾气寒，在变动为栗，寒战者，肾本病也。肾主骨，牙为骨余，寒战则鼓颔而两牙相轧，咬牙者，肾寒所发也。此二证者，在心热则清之，在肾寒则温之，其病已坏，治之何益？或因阳气亏损，咬牙寒战者，独参汤、参附汤甚效。若血气不荣，而不能靥，兼以闷乱不宁，卧则哽气，泄泻寒战咬牙者，陈氏异功散见形出不快条加木香、当归以救之。钱氏法，寒战咬牙黑陷者，百祥丸下之方见黑陷。〔薛〕前证，若手足并冷，渴饮热汤，大便泄泻者，阳气虚寒也，宜热补之。手足不冷，大便不利，渴饮温汤者，脾气虚热也，宜调补之。手足不热，大便不利，渴饮热汤者，脾胃虚弱也，宜温补之。一小儿出痘，寒战咬牙，四肢蜷缩，大便自利，手足并冷，喜饮热汤。此阳气虚寒也，用十二味异功散末二钱，诸证顿退。又用人参白术散、参芪四圣散而靥。一小儿十四岁，面色忽赤忽黑，出痘寒战咬牙，作渴烦热，喜饮热汤。此阳气虚寒也。用十全大补汤散，烦渴顿止，乃以八珍倍加参、芪。至脓灌，又作渴面赤，此脓成而血气虚也，用当归补血汤、八珍汤而靥。至月余，面赤烦渴，或时昏愦，痘痕如赭，或时作痒，脉洪①大，按之如无。此血脱也，用大剂当归补血汤而安。一小儿脓不灌，兼寒战咬牙，腹胀，属脾胃虚弱，用四君、肉桂、归、芪、肉豆蔻，又用参芪四圣散而痊，后用托里散、四君子汤而靥。一小儿痒塌，寒战咬牙，喜饮温汤，手足不热，属阳气虚弱也，用参芪

———————

① 洪：原作"法"，据铜驼本改。

四圣散。诸证已退，用参芪托里散，其浆渐灌。用十全大补汤，其痂顿靥。一产妇出痘，寒战咬牙，腹胀作渴，足冷身热。此脾胃，内虚寒外假热也，大补汤加桂、附三四剂，去附，易干姜二三剂，仍用参芪四圣散并五味异功散加归、芪治之而痊。

诸书多以寒战咬牙并作，为不治之证，然能善治之，多有生者。盖热毒不得尽发，内与正气相搏，则筋脉因之而动摇，人之一身，惟手足能运动，口能开阖，皆虚境也，相搏之际，故手足战摇，而口齿相戛矣。

无忧散　治临危痘证，寒战咬牙。

人牙自落者，不拘多少，火煅存性，淬入韭菜汁内，大牙三次，小牙二次，研极细末　雄黄　珍珠各五分

上，俱研为末。每服三五分，多则一钱，用荔枝煎汤下。一方，有牛黄五分。

透骨解毒汤　治寒战咬牙。

紫草　甘草　当归　防风　陈皮　赤芍药

上，各等分，水煎服。

催蛰丹　痘逾八九朝，脓浆虽不充裕，倏然寒战咬牙，以此治之。

虎牙、人牙各一枚，酥炙，研细，和人参、丁香末，乳、酒和服。

滴滴金　治寒战咬牙。

狗头去肉留脑髓，酥炙脆，细研为末，浓煎，酒下。

◎ 厥逆

逆者，四肢逆而不温也；厥者，冷也，又甚于逆。四肢者，诸阳之本，常宜和暖，如指头微寒者，阳气衰也阳气起于十指之端，足心冷者，阴气胜也阴脉集于足下而趣于足心。如疮本焦黑，烦渴顿闷，喘促而厥逆者，此阳毒内陷，热气逆伏，手足为之冷，所谓热深厥亦深，火极似水者。如疮本灰白，泄利而厥逆者，此元气虚惫，阴阳不相顺接，而手足为之冷也。疮疹之候，头常欲凉，足常欲温，故头温足冷者不治。厥逆乃疮家恶证也。

如因热深而厥者，大便不通，三乙承气汤便闭主之。疮黑者，百祥丸、牛李膏主之俱见黑陷。如因泄利气虚而厥者，陈氏木香散泻、异功散出不快主之。但十指头微寒者，四君子汤不能食、理中汤吐利并加桂主之。痘疮发热，手足却宜和暖，虽云足属肾，要凉，凉非冷也，只与常人同，遍身皆热，而此同常人，故称凉，亦和暖之意，非真冷也。若手足冷，由其人曾多吐泻，脾脏虚怯，脾主四肢，所以冷，冷为恶候，不可单用发表，反损脾胃，宜和中、发表兼用。痘出以脾胃为主，又宜急与术作汤以饮之，不可因循空谈废事也，先以黄芪建中汤腹痛加防风、羌活，或四君子汤加黄芪、桂枝、防风以发之，发后以四君子汤加黄芪、白芍药、当归、桂心以补脾胃，养气血，而助痘疮之成就也。

如疮始出，手足便冷者，其人先有吐利，四肢者皆禀气于胃，脾胃气弱，不得至经，理中汤加桂主之。

参附汤　治痘疹阳气虚寒，咬牙寒战，手足并冷，或吐泻不食，饮沸汤不知热，用独参汤加好真附，炮如法者，每剂先加一钱，未应多加之，更不应，加至四五钱，或等分亦无妨，但用之以运其阳气，如已脱者，不治。

二神散　治伤冷体寒，肢冷腹痛，口气冷，难发难壮，暂用。

丁香九粒　干姜一钱，煨

上为末。每服五分，白汤送下。盖被片时，令脾胃温暖，阴反阳回，则痘变顺矣，量儿大小轻重用之。

◎ 眼目

〔万〕目者，心之使也，神所寓焉。发热之初，观其两目，神倦不欲开者，痘也。目中汪汪若水者，疹也。诸疮皆发于心，故候见于目也，目赤者，热甚也，心恶热，急解之。经曰：肝通窍于目。疮疹发热目连札者，肝有风也，风入于目，上下左右如风吹，不轻不重，儿不能任，故目连札也。目直视者，肝有热也，热入于目，牵其筋脉，两眦俱紧，不能转眴，故目直也。得心热则搐者，风火相抟也。痘疮发搐，此其常候，但泻心肝上之火，搐止则吉，搐不止则凶。《针经》曰：五脏六腑之气，皆上注于目而为之精，精之窠为眼，骨之精为瞳子，筋之精为黑睛，血之精为络，气之精为白睛，肉之精为饷束裹撷。痘疮之毒，发于五脏六腑，毒之甚者，眼必受之，古人留护眼之法，其意深矣。凡疮出太甚，两眼常出泪者，肝热也，此时眼中无疮，但内服泻肝火之药，盖眼中之痘，常在收靥不齐之后有之。如疮入目成肤翳者，切不可用点药，损睛破瞳，成废人矣。痘疮收后目不可开者，肝热则目涩不敢开，明暗皆然，心热见明则合，暗处则开，谓之羞明，此有余热在心肝也。如疮未成脓，肿去目开者，疮已过期。收靥不齐，目闭不开者，疮坏欲变。目上窜者，心绝也。直视不转者，肾绝也。非泣而泪自出者，肝绝也。微瞑者，气脱也。血贯瞳子者，火胜水竭。皆死候也。护眼法，见见形证治。

痘毒入眼，而虚弱者不宜凉剂，俟靥后治之，虽有目翳，切不可用点药，只宜活血解毒，俟五脏和平，翳当自去，若误用点药，则非徒无益，而反害之。

〔丹〕如痘伤眼，必用山栀、赤芍、决明、归须、连翘、防风、桔梗、升麻，小剂末之调服，如眼无光，过百日后血气完复，则自明矣。

〔张炳〕治疮疹后毒气攻眼，或生翳膜赤黑之类。宜用四物汤加荆芥、防风煎服，兼用黑豆皮、谷精草、海蛤、甘草等分，为末，用熟猪肝切片蘸服，神妙。一方，治痘毒目翳，用江西蛤粉、黑豆皮、甘草、密蒙花等分，为末调服。

〔丹〕痘后生翳，数服效。用威灵仙、仙灵脾等分，洗净，不见火与日，为细末，每服随时，宜第三次米下。

〔钱氏〕黄柏膏，痘初出涂面，护眼方见证治大法。调肝散治疮疹太盛，服之不入眼方见痘密。羊肝散即下密蒙散，方见活人法。

蝉蜕散　治癍疮入眼，半年以里者，一月取效。

猪羊蹄甲二两，入罐子内，盐泥固封，烧、存性　蝉蜕去土，取末，一两

上二味，研入羚羊角细末二分，拌匀，每服一字，百日外儿一二分，三岁三四分，浆水或新水调下，日三四、夜一二，食后。一年以上者不治。

治疮疹入眼。

马屁勃　蛇皮各半两　皂荚子十四粒

上，入小罐子内，盐泥封固，烧存性，研细。温酒调下三钱，食后。

治疮疹入眼或翳。

栝楼根半两　蛇皮二钱

上为细末。用羊肝一个批开，入药末二钱，麻线缠定，米泔煮熟，频与食之。儿未能食肝，乳母多食之。

又方

用蝉蜕末，以水煮羊肝汤调服二三钱。

〔海藏〕**地黄散**　治小儿心肝壅热，目赤肿痛，生赤翳，或白膜遮睛，四边散漫者尤易治。若暴遮黑睛者，多致失明，宜速用此方。亦治疮疹入眼。

熟地黄　当归各一分　黄连　大黄煨　防风　羌活　生犀末　蝉蜕去土　木贼　谷精草　白蒺藜　沙苑蒺藜各一钱　生地黄　木通　甘草各一钱半　玄参五分

上为细末。每服一字，或五分，量儿大小加减，煎羊肝汤，食后调下，日三夜一。忌口将息，大人亦治。

东垣云：治痘疮风热，毒翳膜晕遮睛。以泻青丸治之，大效。初觉易治。

云岐用竹叶汤和砂糖水，化下泻青丸二丸，渐至微利，神效。

癍入眼。用决明、拨云、密蒙花、通圣蛤粉散之类，然无出此书。海藏云，莫若病时随经而取，不使毒气转入眼中为尤妙，然眼有五轮，亦当求责，此言，为失治者说也。

决明散　治疮痘疹入眼。海藏云：此少阳太阴之剂。

决明子　瓜蒌仁各半两　赤芍药　甘草炙。各一分

上为细末。入麝香少许，令匀。每服二钱，生米泔调下，临卧服。

拨云散　治疮痘入眼，及生翳。

用桑螵蛸真者一两，炙令焦，细研，捣为末，入麝香少许。每服二钱，米泔调下。

密蒙花散　治小儿痘疮入眼，及无辜疳气入眼。

密蒙花三两　青葙子　决明子　车前子各一两

上末，拌匀。用羊肝一大片薄批掺上，湿纸裹，煨熟，量多少，空心服之。钱氏、海藏云，即羊肝散。

通圣散　治疹痘疮入眼，及生翳。

白菊花如无，甘菊代之，然不如白菊好　绿豆皮　谷精草去根，一两

上为细末。每服一大钱，柿干一个，米泔水一盏，同煎，候米泔尽，只将柿干去核食之，不拘时，日三枚。日近者五七日，远者半月，取效。

蛤粉散　治小儿，疮子入眼。

谷精草　蛤粉各等分

上为细末。每一钱匕，猪肝一两许批开，掺药卷了，用竹箸裹，麻线缚定，水一碗，煮令熟，入收口瓷瓶、熏眼，候温取食之。日作，不过十日退。

眼闭不开者，肝经热也，用消毒救苦汤痘大法子母同服，或先用柴胡麦冬散余毒，次用四物汤失血加山栀亦可。目赤肿痛者，亦柴胡麦冬散，并谷精散治之。倪氏维德《启微集》治痘疹余毒不解，未满二十一日，上攻眼目生翳，眵泪俱多，红赤肿闭者，亦用消毒救苦汤治效。如痘稠密，面肿目闭，未收靥而眼忽先开者凶。

元气虚损，脉数促，致令目睛上吊而露白，非痘毒也，时人谓风证，谬甚，但只露白而无他证，急以保元汤加陈黄米主之，七日之后有此，十生六七，七日之前有此，百无一生，无魂失志者不治，不省人事者不治。

洗肝明目散

当归　川芎　防风　山栀仁　龙胆草　柴胡　木贼　羌活　密蒙花各等分

上，剉为末。每服一钱，淡砂糖水调服。

蝉壳明目散　治眼目风肿，及生翳膜等疾。

蝉壳去足翅　地骨皮　黄连宣州者，去须　牡丹皮　白术　苍术米泔浸，切、焙　菊花各一两　龙胆草五钱　甜瓜子半升

上为细末。每服一钱半，荆芥煎汤调下，食后、临卧各一服。治时疾后余毒上攻眼目甚效，忌热面炒豆醋酱等物。

蝉蜕散

蝉蜕　密蒙花　黑豆壳　绿豆壳　明月砂各等分

共为细末。每用一钱，以猪羊肝一片批开，入药末在内，麻扎定，米泔煮熟，频与食肝饮汤。

密蒙花散　治痘入目，翳膜遮睛。

密蒙花　菊花　石决明　白蒺藜　木贼　羌活

上为末。每服二三钱，茶清调下。

兔粪散　治痘入眼。

兔粪，炒黄为末，用蝉蜕、木通、甘草煎汤，顿服。亦可炼蜜为丸，酒送下三五十丸。

兔粪丸　治痘入眼，或生翳障。

兔粪炒，四两　石决明煅　草决明　木贼去节　白芍药　防风各一两　当归五钱　谷精草二钱

上为末，蜜丸绿豆大。每服三五十丸，荆芥汤送下。

吹耳丹

轻粉　飞丹

为细末。左眼翳吹右耳，右眼翳吹左耳，只吹一二次。

又方　加雄黄、麝香少许。外用石燕子一对、槟榔一对，二味磨水，常服。

洗肝散

大黄　栀子　防风　薄荷叶　当归　川芎　羌活各等分

上剉散。每用三钱，水一盏，煎六分。不得煎熟，空肚凉服。

防风散　痘疹后风热上攻，目赤肿流血，及痘风疮。

荆芥穗　当归　川芎　防风　赤芍药　防己　栀子

上各等分，为细末。每服二钱，茶清调下，作汤煎服亦可。

加味四物汤　疮毒入目，血热不散，两眦皆赤，兼治疮疖。

当归　川芎　白芍药　防风　生地黄　荆芥各等分

上剉散。每服五钱，水一盏半，煎一盏，分作二三次服。

羌活防风散　日三服，一切翳障皆可磨去。

羌活　防风　川芎　甘草　木贼　绿豆皮　荆芥各三钱　蝉蜕　谷精草　蛇蜕　鸡子壳用内薄皮。各二钱

上为极细末。茶清调下，每服一钱，食后服。

秦皮散　治大人小儿风毒赤眼，痛痒涩泪，昏暗羞明。

秦皮　滑石　黄连各等分

上，每用半钱，汤泡，乘热洗。

仙灵脾散　治痘疹入眼。

仙灵脾　威灵仙各等分

上为末。每服半钱，米汤调，食后下。

蒺藜散　治痘疹入眼。

蒺藜　甘草　羌活　防风各等分

上为细末。每服二钱，水调服。如拨云见日之效。

蝉菊散　治痘疹入目，或病后生翳障。

蝉蜕净洗　白菊花各等分

每服三钱，入蜜少许，水煎，食后服。

菊花散　治疮疹入眼诸证。

白菊花　绿豆皮　密蒙花　旋覆花　谷精草　甘草各一两

每帖二钱，用柿饼一枚，粟米泔一盏，煎水干为度，取柿饼食之。五七日即效。

丹溪治痘后目翳，谷精草、蛇蜕、绿豆壳、天花粉为末，粟米泔浸，煮干为度，食之。

浮萍散　治痘疹入眼，痛楚不可忍。

浮萍草阴干为末，每服一二钱，用羊肝半片，入杯内以竹杖刺碎，投水半盏，绞汁调药，食后服之。已伤者十服九效。

羚羊角丸　治小儿肾虚。宜肝肾明目。

羚羊角取末　酸枣仁去皮。各半两　肉桂不见火，五分　虎胫骨醋炙黄，五钱　防风　当归　芪黄各一钱

上为末，炼蜜丸，如皂子大。每服一丸，食前温水化下，日进三服。

羚羊角散　治肝脏实热，眼目昏暗，时多热泪。

羚羊角镑　羌活去芦　玄参　车前子　黄芩去黑心　山栀仁　瓜蒌各五钱　胡黄连　菊花各三分　细辛去苗，一分

上为细末。每服二钱，食后竹叶煎汤调服。

羚羊角饮子　治黑翳如珠，外障。

羚羊角　五味子　大黄　知母各一两　芒硝　防风各二两

上剉。每服五钱，水一盏，煎五分，去滓，食后温服。此方宜斟酌用之，不可轻率。

拨云散　治小儿疮疹后眼中生翳膜。

兔粪二斤，如芒芦花色者佳　蝉蜕　木通　白蒺藜各二两　甘草一两

上，同为极细末，炼蜜为丸，如梧桐子大。每服八十丸，食后白汤送下，日进三服。或煎浓汤服亦可。频频服之，以翳退尽为度，此方经验极效。

兔粪槟榔方

向东西地方上一去不许回顾，寻取兔粪十四粒，槟榔用雌雄同磨，取不落地井花水调服，甚效。

◎ 咽喉

咽者，胃之系，主内而不出，所以司饮食也。喉者，肺之系，主出而不内，所以司呼吸也。人之咽喉乃紧要橐籥门户也，经曰：一阴一阳结，谓之喉痹。一阴者，手少阴君火心主之脉气也，一阳者，手少阳相火三焦之脉气也，二脉并络于喉，疮疹之毒，君相二火主之，其火上蒸，咽喉最为先受，故发热与出形之初，必问其咽喉痛与不痛，先与发散解利之，令毒得出，不留连于咽喉间也。若不知此义以解利于先，则咽喉肿塞，饮食不入，呼吸不能，死在旦夕矣。如疮出太甚，审察咽喉，若内无疮，又不痛者，此毒已尽出，不须虑之，如内多疮，又加痛苦者，切防收靥之时，呛水吐食失声之变，如病益甚，喉中气响，汩汩如水声者死。

初觉发热烦躁咽痛者，宜升麻汤初热、《活人》如圣饼子、消毒散出太密。咽痛发热作渴，面赤饮冷者，胃经实热也，射干鼠黏子汤主之。

既出而咽喉疼者，乃心胃有热上攻，如咽干涩而疼，兼口舌生疮，齿浮龈肿者，宜甘露饮。丹溪用鼠黏子汤即消毒散加防风。水浆不入者，紫雪大科发热最妙，抱龙丸惊、消毒饮出不快皆可用。毒攻咽喉口舌，生疮不能吮乳者，如圣饼子主之。以上剂须能食、脏腑实方

可用，如上焦虽热，却小便清，大便溏薄，饮食不进者，当以清上温下药调之，如甘桔汤加参、术、陈皮、诃子之类，更验手足，如不热者，白术散渴调之。

靥后咽痛治法见痘后余毒条。风热咳嗽，咽膈不利者，陈氏用桔梗甘草防风汤，玄参升麻汤亦得。身壮热，口舌生疮，咽喉肿痛，大便坚实者，射干鼠黏子汤。靥后壮热咽痛，痘痕色红，手微热者，余毒未解也，柴胡麦门冬散主之余毒。手指似热而冷者，脾气虚也，钱氏异功散主之。

《要诀》云：喉者，气之出入之户也，热毒之气至此，亦为极地，故痘证喉病独多，而且暴烈，或痛、或燥、或破、或咽食、或呛食、或流涎，变证多端，固难定治，俱以退火为急，用甘桔汤合解毒汤即黄连解毒汤加麦门冬、薄荷、硼砂、孩儿茶为极细末，炼蜜、丸如大豆大，时时噙化。咽骨垂下或肿大，以玉锁匙点之。呛喉，六日以前宜急治之。喉痛、喉燥、喉破、不能饮食者，亦玉锁匙吹之。

如喉痛作渴，上体虽甚热而两足俱冷，疮不起发者，乃肾经虚热也，不可专用清凉之剂，宜以地黄丸料煎与恣饮，兼用八物汤补之。

《活人》如圣饼子　治小儿疮疹，毒攻咽喉肿痛。海藏云：随经，此一方、即是随经。

牛蒡子炒　甘草各一两　麦门冬去心，半两　桔梗一两

上为末。加竹叶同煎，细细服之。海藏云：减门冬竹叶，甘桔鼠子汤治咽喉不利。

小儿瘢出欲透，皮肤身热，咽喉不利。**甘草桔梗升麻汤**

甘草半两　桔梗一两　升麻半两

上剉细。每服一大钱，水煎服。

甘露饮子　治心热咽喉痛，口舌生疮，并疮疹已发未发。并可服之治热上攻牙根肿痛动摇。

生地黄　熟地黄　天门冬去心　麦门冬去心　枇杷叶去毛　枳壳炒　黄芩去心　石斛去苗　甘草炒　山茵陈

上各等分，为粗末。每服二钱，水一盏煎，食后温服。牙齿肿

痛，则含嗽并服。海藏云：甘露饮、为血剂。

地黄丸　治小儿痘疹口疮、喉肿痛、牙疳臭烂。

天门冬　麦门冬　玄参各三两　甘草　薄荷各一两

上为细末，生熟地黄汁和丸，樱桃大。每服一丸，温蜜水化服。

甘桔防风汤　痘疹后余毒咽喉痛。

桔梗　甘草　防风各等分

上剉散。每服三钱，水一盏，煎至六分，空肚温服。忌酒姜椒热物。

玄参升麻汤　治痘疹后余毒咽喉肿痛。

升麻　玄参　甘草各半钱

上剉散。水一盏，煎六分，并渣温服。癍疹热甚，凉服。

射干鼠黏子汤　治痘疹后痈疽疮毒。

鼠黏子二钱　升麻　甘草　射干各五分

上剉散。水一盏，煎六分，空肚服。忌鱼腥葱蒜。

玉锁匙　点咽骨肿痛或垂下，及喉舌强硬等证。

硼砂一钱　朴硝五分　僵蚕一条　片脑半分

上为极细末。咽喉肿痛，每用少许，以竹管吹之。

加减射干鼠黏汤　治痘证热毒上冲，咽喉肿痛。

射干　山豆根　白僵蚕各一钱一分　鼠黏子　紫草茸　紫菀各一钱二分　桔梗　石膏　诃子　木通各一钱　升麻　蝉蜕各八分　甘草五分

上，剉为粗散。每服四五钱，水煎，食远服。

利咽解毒汤　治痘咽喉痛，首尾皆可用。

山豆根　麦门冬各一钱　牛蒡子炒　玄参　桔梗各七分　甘草二分　防风五分　绿豆四十九粒

上，水煎服。

三黄熟艾汤　痘后咽塞喉痹。

黄连　黄芩　黄柏　艾叶

各等分，水煎服。

◎ **腰痛**

疮疹发热，先腰痛者最忌。经曰：腰者，肾之府也。又曰：太阳所至为腰痛。盖足太阳膀胱经为十二经之首，其脉侠脊，入循膂，络肾，疮疹之毒起于右肾之下，循足太阳膀胱散于诸经，乃邪由里传表也，如初发热其腰即痛，此邪由膀胱直入于肾，故关节不利而腰痛，亟解毒以泻少阴之邪，发表以通太阳之经，使邪气不得以深入，疮虽稠密，或可愈也。治若少缓，则太阳之邪由表以传于阳，少阴之邪由里以传于阴，表里受病，阴阳俱伤，荣卫之脉不行，脏腑之气皆绝，或为黑陷，或为痒塌，终莫能救矣。

凡发热便腰痛者，先服人参败毒散*初热*，次服五苓散加独活、细辛主之。

〔薛〕痘疮而见腰痛证者，皆因肾经虚怯，相火内燥，真阴不能胜邪，故腰作痛也，急服地黄丸以防变黑归肾，乃克有济。大抵此痘因禀赋肾家精气不足，故目睛多白，俗谓之折腰痘是也。若平素面白，眼白睛多，行迟语迟者，出痘必归肾经，预为调补肾气，庶免此患。一小儿十三岁，眼睛多白，或时面赤，常患颈痛，尺脉洪数。先君谓禀肾气虚。用地黄丸料煎服而愈。至十五岁出痘，先君云须多服前药，仍用地黄丸、益气汤，更加倦怠，乃以地黄丸大剂煎与恣饮，又用大剂八珍汤，痘渐出如式，恪服前药，至期岁，二药计十七斤余而愈。先君每见婴儿白睛多，面色白，或色赤，令其预补脾肾，以防出痘，但信者少耳。一小儿出痘，腰痛、足热、发渴。此禀肾虚火动也。先君用大剂加减八味丸料煎与恣饮，诸证渐退，佐以大剂八珍加紫草、糯米数剂，脓渐灌，仍用前药而结痂，用八珍汤而瘥。一小儿出痘将愈，因停食泄泻，作渴腰痛。此脾肾虚弱也。先君用加减八味丸料及五味异功散，渴泻顿止，又与六味丸料及八珍汤而瘥。一小儿面色常白，目睛多白，时常腰痛，两足时热，冬不衣绵，年九岁。先君谓禀肾虚。令每日服地黄丸，至十岁出痘，腰痛发渴，面赤饮冷，用地黄丸每剂加肉桂半钱，煎与恣饮，数剂之后，热渴顿止，腰痛顿愈，却去肉桂，仍与服之，至五十余剂而瘥。

加味地黄丸

熟地黄酒浸，*蒸透，晒干、八两，酒拌，杵膏* 山茱萸肉 干山药 五味子*炒。各四两* 泽泻 白茯苓 牡丹皮 鹿茸*炙。各三两* 肉桂*厚者，*

去皮取肉一两，发热者，以此加之，引虚火归肾经，而热自止也

上，各另为末，入地黄和匀，量入米糊丸服。煎服更好。

羌活当归汤　治腰背痛，初发热时便宜服之。

羌活　当归　独活　防风　川芎　黄柏各一钱　柴胡一钱五分　桂枝七分　栀仁　红花各八分

酒水各半，煎服。又方，治腰痛，有苍术、汉防己。

如神汤　治腰痛。

当归　桂皮　玄胡索

各等分，为末。酒下二三钱。

◎ 腹痛

〔楼〕痘腹痛，多是痘毒，当临证消息。〔万〕《内经》腹痛皆属于寒，惟有一证为热，疮疹腹痛，皆属毒热也。诀云：发热肚中痛，瘢疮腹内攻，发多防不透，发少更防痛。是已。或有兼食积者。〔翁〕痘疹腹痛者，由毒郁于三阴，脐以上属太阴，当脐属少阴，小腹属厥阴，须分别之。腹胀者，毒聚于肠胃也，治法俱当升发解利痘毒，兼分利小便，使毒气上下分消，则痛与胀自止，故曰：痛随利减，胀以利消。俗医以厚朴行滞气而不知升发解利，非其治矣。亦有乳食停滞不消化而腹胀者，当以升发解利药中，加消食之剂，所伤之物，当审其寒热。又有数日大便者，大便行而痛胀自止，亦未可骤用硝黄也。

定痛散　伤寒肚痛，及冷气痛。

神曲　香附各一钱　山楂二钱　良姜　当归　甘草各五分

上，用姜三片，枣二枚，水煎服。手足逆冷，加大附子二分。

桂枝芍药汤　治腹痛。

桂枝　炙甘草各一钱　白芍药酒炒，二钱

生姜三片，枣二枚，水煎服。

黄连汤　治热毒在胃腹痛，时或欲吐。此药能升降阴阳。

黄连　炙甘草　干姜　桂枝各二钱　半夏　人参各八分

枣二枚，水煎服。

一味异功散　治小儿诸般钓证，角弓反张，胸膈脐凸，以透明

没药为末，姜汤调下。

《绍定论》云：病有似是而非，若同而异者。盖肢体厥冷而腹痛者，此毒气在里也，若不审谛，必作极冷治之，反与热药，为害愈深。未冷极者不问有无寒热，肢冷腹痛，必大便自利，蜷卧恶寒，今身热肢冷，腹痛大便不通，乃热毒在里，热甚则发厥，仲景所谓热深厥亦深也。伏热深而疮疹不出者，宜以蝉蜕末水煎服之，已出者亦可服，毒气得泄，则四肢温暖，腹痛自止矣。前人论腹痛有虚实，肠鸣自利而腹痛者为虚痛，是冷也。腹满而不大便者为实痛，是热也。今腹中痛而不大便、又身热，耳尖冷，脚冷，为疮疹证明矣。又有疮疹始发，腹中有宿块而痛者，医不能辨，误作食积下之，多夭横矣。〔薛〕前证，痘未出而发热烦躁，或作渴饮冷，大便坚实，此热毒壅滞也，用疏利之药。〔万〕凡发热腹中便痛者，此毒气内攻也，急宜发表疏里，桂枝大黄汤主之。亦有外邪与毒相并，致未尽出而腹疼胀满者，宜参苏饮去参、苓、加缩砂、陈皮，温而出之。若原无腹痛发热，二三日后大便不通而痛者，此燥屎与毒相并而痛也，三黄丸热、七物升麻丸初热、宣风散痘发热择而用之。有谵妄狂乱者，三乙承气汤主之便秘。原无腹痛，或因饮冷水而痛者，此冷痛也，理中汤吐利加桂心。或因多食而痛者，此食积痛也，微则木香大安丸伤食，甚则备急丸伤食、丁香脾积丸伤食、原物汤下。原无腹痛，自利后痛者，此虚痛也，黄芪建中汤加木香、青皮。发热自利，又腹痛者，此亦毒也，黄芩汤吐利加木香、青皮，或化毒汤主之。如疮乍出乍隐，此伏也，七物升麻丸。疮出尽者，再以紫草饮出不快大发之。疮不出者，勿治。〔张〕痘未出，有先作腹疼或腹中有块者，乃腹中先出也，不可投疏利之药，以戕贼胃气，但与和平匀气兼发散药，如升麻汤、参苏饮之类。

蝉蜕一物汤

用蝉蜕二十一个，洗去泥，为末，水一盏，慢火煎至半盏，去滓，量儿大小温服之。如觉疮疹已出，便依前服三五次，不是疮疹，亦无害。小儿疮疹欲发出，加甘草一钱五分，煎一盏，旋旋与服，累效。小儿伏所蕴积热毒，蝉蜕味咸寒可以制，况有暴感风作热，客于表者，蝉蜕亦治。风毒充于皮肤，瘙痒不止，惊痫夜啼，癫疾，寒热惊悸，皆宜服之。

桂枝大黄汤

桂枝　白芍药各二钱半　甘草五分　大黄一钱半

上剉碎。加生姜一片，水一盏半，煎至一盏，去渣温服，食前。

桂枝芍药汤

桂枝　白芍药　防风　黄芪炙　甘草各等分

上剉细。加枣子二枚，水一盏，煎七分，去渣温服。

黄芪建中汤

黄芪　人参　桂枝　白芍药　甘草各等分

上剉细。加生姜三片，枣二枚，水一盏，煎五分，去渣温服。

化毒汤

肉桂五分　白芍药　甘草各一钱　青皮　木香　枳壳各七分　山楂肉　连翘各五分

上剉细。水一盏，煎七分，去渣温服，不拘时。

〔汪〕一女伤寒，但腹痛甚，日夜啼哭，手足厥冷，渐至危殆。此时天时痘灾，吾疑或是痘症，遂取生猪血，急用脑麝和灌，一服得睡，须臾痘出而安，若非此方，则夭横矣。

〔万〕痘已出而腹痛，亦是毒在里未曾出透，亦宜桂枝大黄汤。起发不透腹痛者，陷伏也，亦宜三乙承气汤便秘及宣风散痘发热。〔薛〕痘已出，而不热躁，不饮冷，大便不实，此元气虚弱也，用白术散之类补之。

〔张〕出不快而腹痛者，活血散即一味白芍药，见出不快以姜汤调下。若毒气弥蔓，阳毒入胃，便血日夜无度，腹痛啼哭者，牛黄散主之。又有一等将成内溃之证而腹痛者，当预防之，七日前内溃，盖因风寒所中，腠理固密，阴阳二分，壅塞不通，其毒内攻，脏腑之间毒火炮炽，以致胃烂溃而成脓，口舌皆白，是其验也。此证极为惨毒，识者知痘毒未出之时，或有风寒阻隔，气粗热甚，身必战动，腹肚急疼者，是欲成内溃也，急以和解汤、升麻汤初热逐散寒邪，开泄腠理，纵毒而出，庶无此证，若证已成，而治之亦无及矣。

牛黄散　治疮疹阳毒入胃，便血日夜无度，腹痛啼哭。

牛黄一分　郁金一两

上为细末。每服半钱，以浆水半盏，煎至三分，和滓温服。量儿大小以此增减，日二服。

和解汤　三日前后用。

升麻　芍药　葛根　人参　川芎　甘草　防风　羌活各四分

上，用水一钟半，生姜三片，煎至五分，温服。

〔丹〕吴店子出痘疮腹痛。

丁香二枚　官桂　芍药各一钱　白术　当归各五分

上，作一帖服。

如身不甚热，或时发寒，或呕吐，六脉虚细，四肢逆冷而腹痛者，陈氏木香散主之痘泻利。腹痛面青，而手足冷者，脾胃虚寒证也，宜益黄、理中辈主之。理中汤加白芍药、桂。

上三条，以温药治寒痛例。作渴饮汤，手足并冷者，宜之。

〔楼〕尝治痘始出腹痛，或身痛，脉洪数者，解表凉药加芍药、甘草渐安。

按：解表凉药，即升麻汤、连翘升麻汤、双解散之类，加者倍而用之也。

上一条，以凉药治热痛例。作渴饮冷，手足并热者，宜之。

如疮已出，至收靥时原无腹痛，忽然作痛，此必有饮食也，消息审问，曾因饮冷水者，五苓散主之，或用黄芪建中汤加白术、干姜、人参。曾伤食者，问伤何食，丁香脾积丸主之，用原物汤送下。〔张〕伤食腹痛，不可用巴豆、大黄辈，只宜平胃助气之剂，如平胃散、小异功散、橘皮汤吐逆皆可。〔薛〕嗳腐吞酸，大便秽臭，乳食停滞也，用保和丸消之伤食。

若靥后伤食，食蒸发搐而呕吐腹痛者，治法见惊搐条。靥后热多，大便实，粪黑，腹痛者，蓄血也，犀角地黄汤主之。

如发热时心腹绞痛，烦闷叫呼，或疮陷伏，胀满疼痛，喘促者，此毒恶之气，攻刺肠胃，燔灼脏腑，必不可治。

◎ 腹胀

凡痘子，腹中常宜宽舒，为里无邪，若腹胀满，须审其伤食否，及大小便何如，如曾伤食，微满不痛者，木香大安丸。胀满腹痛甚者，丁香脾积丸_{俱伤食}。小便不通，百祥丸_{黑陷}。大便不通者，宣风散_{发热}主之。此上诸证，皆实胀者也，故宜利之。若自利腹胀，乃虚胀也，陈氏木香散_{泄利}主之。

　　腹胀分虚实寒热　钱氏云：身热烦躁，腹满而喘，大小便涩，面赤闷乱，大吐者当利小便，不瘥者，宣风散下之。此实热治例也。陈文中木香散治痘疮腹胀渴泻。此虚寒治例也。薛氏《撮要》云：腹胀泻渴，脾胃虚寒也，用大异功散_{出不快}、参芪内托散_{即十补散，出不快}治之。若前证而兼气促体倦，乃脾气虚也，用白术散渴加木香，煎送四神丸_{泄泻}。如腹胀作喘，大便利，小便秘，手足并冷，乃脾气虚也，先用葶苈木香散_喘，次用小异功散_{吐泻}，一二剂自愈。此平补例也。

　　初热时腹胀痛者，由毒气与外邪相搏，欲出而不得出也，用参苏饮加缩砂、陈皮，去参、苓服之_{夹有表证者、宜此}。身热脉数，大便秘而腹胀，此热毒壅遏也，当微下之，或疮半未出而喘息腹胀，其人大便不通，烦躁作渴，谵语不安者，当急下之，俱用紫草承气汤_{夹有里证者、宜此}。〔**丹溪**〕用桔梗枳壳汤、二陈加枳壳汤。若虚弱自利，四肢厥冷，腹胀发哕者，里气虚也，姜附、理中辈急救之。

紫草承气汤

　　厚朴_{二两}　大黄_{四两}　枳实_{一两}　紫草_{一两}

　　上为粗末。每服五钱，水半盏，煎二三分，温服。以利为度，如未利加芒硝一字。

桔梗枳壳汤

　　枳壳　桔梗_{各二两}　甘草_{五钱}

　　上剉。每服三钱，姜二片，水煎服。

二陈加枳壳汤

　　枳壳　半夏　茯苓　甘草　陈皮_{各等分}

　　上剉。每用三钱，姜二片，水煎服。

　　若疮既出而腹胀者有二证，一则阴阳不和，或因作热烦渴，饮冷过多，或误投凉剂，热为冷所激，欲出不能，毒不能发越，故令腹胀。其人必不能食，二便利，腹中虚鸣，甚者气喘发厥，疮白无血色者多致不救。急当以温中药疏逐冷气，不可又用宣泻之药，以重其困，如小异功散吐泻木香散痘泻俱可用。王中阳云：木香散性温平，能和表里，治腹胀泻渴，有如神之效。一则毒气陷伏入里，必有他证相杂，或烦躁大渴，或大小便秘，或啼哭不止，但用温平解毒快气之剂，如人齿散黑陷、活血散出不快之类。又有小便赤涩，而心腹胀满，别无他证者，此伏热在胃，则中有所隔，上为心气不降，故小便涩少而赤。下为阴气不升，故腹中胀满。董氏用四圣散出不快以发出其毒，则胃热自散矣。若出太盛而面黄，大便黑，烦躁，喘渴腹胀者，此有瘀血在里也，治法见渴条。若出太盛，至当结脓窠痂疕而不结，能食而喘，腹胀谵语不大便者，及靥后腹胀喘渴，大便利小便涩者，治法俱见喘条。

痘疮起发而腹胀者二证，同前阴阳不和者，疮痘正发，热毒方盛，必生烦渴，宜以葛根解毒汤、人参麦门冬散、人参白术散并见痘渴之类与之。不知此理，或饮冷过多，或误投凉剂，热为冷所激，欲出而不能，冷热相搏，毒不发起，故令腹胀。且伤于冷者，急当以温中药疏逐冷气，冷气散，则腹胀自消，益黄散脾去甘草，加姜制厚朴。甚者气喘发厥，疮白而无血色，多致不救。陈氏木香散泄利圣方也，昧者反用峻下之药，致令重困而死。其毒气陷伏入里者，但用温平解毒快气之剂，紫草饮子主之起发。若腹胀而目闭，口中如烂肉臭者，其证为大恶。

〔丹〕勉奴痘后渴，肚急，小便少，发热。

芍药　白术　陈皮各五分　川芎　干葛各三分　甘草炙，一钱半　木通二分

上，用水煎服。

寄子五岁，痘后肚急。

白术一钱　陈皮　木通各五分　犀角　川芎　白芷各七分　甘草炙，三分

上，水煎服。

加味透肌散

人参　黄芪　白术　芍药　川芎　甘草　茯苓　木通　陈皮　糯米　厚朴　大腹皮

等分，为粗散。姜枣煎服。

紫草厚朴汤　治痘疮烦闷痞满，或坚急，或结聚不散。

紫草茸一钱二分　枳实　黄芩　黄连　厚朴各一钱一分　露蜂房　白茯苓　山豆根　麦门冬　桃仁　石膏　旋覆花各二钱　蝉蜕　升麻各八分　白术五分

上剉散。每服四五钱，水煎，食远温服。

紫草枳实汤　治痘疮腹胀，或热毒，或因伤冷所致。

紫草茸　鼠黏子各一钱二分　厚朴　苦参各一钱一分　白芍药　贝母枳实　诃子　肉豆蔻各一钱　蝉蜕　桔梗　白术各八分　升麻七分　甘草六分

上剉散。每服四五钱，水煎，食远服。

葶苈木香散喘

木通芍药汤　治痘疮作渴腹胀，小便不利。

木通　芍药　白术各五分　川芎　陈皮　干葛各三分　甘草二分

上，水煎服。

姜附汤　治疮疹半出而半不出，或出盛时却下利支厥，呕逆腹胀吃噎，须急与理中丸、四逆、姜附汤之类不须疑，已试之验也。大便自利腹胀者，是热毒被冷所搐不能出，冷甚则为下利，其毒小得出，则为腹胀，当此以理中丸、四逆、姜附汤等服之，里复温，则利止，热毒得复出，则腹胀自消，疮疹亦自出矣。又有疮疹半出半未出，或出盛时却大便不通，小便赤涩，喘粗腹胀，而唇齿干，口燥渴引饮，谵语者，当急下之，此证是毒气壅瘀，欲出而出不辨，故腹胀，下之热毒散，荣卫伸则里胀消，外疮出，合温合下，皆得其宜，不可不述之。若下脓血而腹胀者，又非此证，宜服南金散、乳香猪血膏、理中丸、姜附汤。

◎ **痛痒**

诸痛为实，诸痒为虚。谓之实者，邪气实也。谓之虚者，正气虚也。又，疮疹为火，火盛则痛，火微则痒，故常作痛者，此邪气之实也。盖痘疮之毒，发于皮肤肌肉之间，气以束之，血以润之，酝酿其毒，以抵于化，正气周旋而不舍，毒气变化而未成，郁而作痛，此其常也，毒化脓成，其痛自止。若肉如刀剜，肤如锥刺，一向痛而不止，大叫多哭，此则皮伤肉败，不胜其毒，又痛之变也。常作痒者，此正气之虚也。经曰：胃者，水谷之海，六腑之大原也。五味入口，藏于胃，以养五脏，胃气既虚，则水谷不化，津液内竭，不能输精于皮毛，气失其卫，血失其荣，不能酝酿毒气，以至于成，使毒气浮沉，隐伏聚散，倏忽灼于皮毛，所以痒也，此其为异，补其气血，和中托里，其痒必止。若一向瘙痒，时甚一时，爬抓破坏，皮脱肉坑者，此毒气内陷，正气外脱，不旋踵而告变矣。如先痛后痒者，此常候也，盖先则毒未解化，其火正盛，宜尔作痛，厥后脓成毒解，火气渐微，宜尔作痒也。

◎ 痛

《活人书》治痘疮痛，用温惊丸惊水化下。海藏治疮出烦痛，用五物木香散。薛云：若身后痛，属膀胱经也，用羌活荆芥甘草汤即此三味等分。身前痛，属肺金也，用升麻葛根紫草汤。身侧痛，属胆经也，用柴胡山栀连翘防风汤即此四味等分。四肢痛，属胃经也，用防风芍药甘草汤即此三味等分以急止之，盖恐叫号伤气，忍痛伤血，而变证也。若热毒盛者，用东垣消毒散大法，或仙方活命饮痘后余毒。食鸡鱼葡萄酒物者，用东垣清胃散、生犀汁。若发热饮冷，大便调和，用四物连翘牡丹皮。若发热饮冷，大便秘结，脾胃实热也，用清凉饮发热。若发热作渴饮汤者，脾胃虚热也，用七味白术散渴。大凡痘切不可食毒物，恐作痛致伤元气，轻者反重，重者难治，大人亦然。

痘疮起发，痛者有二，一则毒邪欲出，气血随之，肌肉急而痛，九味顺气散起发合活血散出不快主之。一则皮肤厚，肉理密，为外寒相搏而痛，桂枝葛根汤主之初热。

五物木香散　治疮出烦痛。

青木香二两　丁香　零陵香各一两　麝香一分　白矾一两

每服四钱，水一小盏半，煎服之。热盛者，加犀角一两，如无犀角，以升麻代之，轻者，一服大效。

又方　以芒硝和猪胆涂疮上，令动，痂落无瘢，仍用黄土抹之良。此病小便涩有血者，中坏，疮背黑魘，不出脓者，死不疗。

青黛散　治痘未作脓，痛甚，心膈烦躁，睡卧不安，并宜服之。

真青黛如枣核大，水调服之，即安。

〔世〕痘将结靥，干硬而痛，宜涂酥润之，靥可揭去则去之。如无酥用猪油煎汁代之。此痛非服药可免也。

◎ 身痛

经云：诸寒为痛。又云：痛则为实，内快外痛，为外实内虚，外快内痛，为内实外虚。今痘疮身痛者，是皮肤厚，肉理密，或为外寒相搏，或热毒内作，或血虚不能荣养，宜审而治之。沧洲翁云：凡疮发身痛，不为外寒所折，则肉腠厚密，宜分而治之。若红点方见，为寒所折，而内体有热，宜木香参苏饮，轻者消毒饮，或葛根升麻加芍药汤。肉腠密者，宜活血散合匀气散。外寒搏者，必兼有表证，如和解汤、攻毒散去柴胡、前胡，皆可用。若兼发热头痛、恶寒咳嗽者，参苏饮主之。热毒内作血瘀而痛者，先用活命饮疮痛，次用消毒救苦汤痘大法。血虚而瘀，因作痛者，四物汤之类。遍身如啮，色黑者，毒气壅滞而血凝也，乃是危证，若二便秘结、喘急烦躁，用栀子仁汤，或猪尾膏血调片脑治之。自利不食者，不治。

消毒饮

牛蒡子三钱，炒　荆芥一钱　甘草半钱，生用　防风去芦，半钱

上细切。作一服，水煎。加生犀角尤妙。

葛根升麻加芍药汤升麻葛根汤、倍芍药是也

活血散出不快

匀气散即《济生方》八味顺气散、加木香也

白术　白茯苓　青皮　白芷　陈皮　乌药　人参各五钱　甘草炙，二分半　木香一分半

上细切。作一服，水一盏，煎七分服。或细末，酒调亦可。

◎ 痒塌

诀云：虚则痒，实则痛，此大概言之。痘疮之痒，其候不同，有初出时便身痒爬搔不停者，此邪气欲出，皮肤闭密，其火游移往来，故痒也，与伤寒太阳病身痒汗不出者同论，可发之，使皮肤纵缓，腠理开通，邪气得泄，疮出而痒去，所谓火郁则发之者是已。

有将收较而痒者，其脓已成，其疮将回，邪气散而正气复，荣卫和畅，故痒也。与痈疽将痊而痒者同论，不须服药，但谨护之，勿令挦搯，以致肿灌，所谓美疢者是已。有起壮疱浆而痒者，当血已化水，水未成脓之时，其毒未化，浑身瘙痒，爬搔不宁，此恶候也，与伤寒阳明经病皮中如虫行者同论，所谓虚风外搏，邪气内强，痒而不止为泄风者是已。此视疮之干湿，以风药佐之，必令痒去，方为佳兆。若痒甚不休，疮坏皮脱，其毒复陷，谓之痒塌，必不能治矣。大抵出形而皮肉红艳，起发而皮嫩多水者，其后常致痒塌也。凡痘子瘙痒者，须于形色上详审，如疮一向起发红活，光壮肥满，忽然瘙痒者，此秽气所触也，宜内服十全大补汤汗，外用茵陈熏法起发，其破者以白龙散敷之。如疮本干燥①又添瘙痒者，火甚也。如疮原带水，皮肉嫩薄，又痒者，此温热也。摆头扭项，手足动作，昏闷者死证。如初出身痒者，可发之，桂枝葛根汤初热加制麻黄、牛蒡子主之。如起发养浆而痒者，通用十全大补汤汗加防风、牛蒡子主之。起发身痒有二证，一则血气不足，其痒为虚，十全大补汤主之。一则不能食淡以致发痒，蝉蜕膏主之初热。如疮干而痒者，宜养血润燥，以四物汤失血合消风化毒汤、夺命丹起发主之，外用茵陈熏法。如疮湿而痒者，宜养气去湿，以四君子汤不能食合消风化毒汤、夺命丹主之，外用茵陈熏法。凡痘子已熟，忽作瘙痒抓破者，此脾胃虚弱，不能荣养肌肉也，内服四君子汤加黄芪、官桂，外以败草散溃烂主之。如因自利脾胃虚，致痒塌者，陈氏木香散泄利、异功散出不快主之。如疮将收而作痒，误犯破损，不肯干较者，用白龙散贴傅。丹溪法：于形色脉上分虚实，实则脉有力气壮，虚则脉无力气馁。实痒则势燉，虚痒则势怯。虚痒以实表之剂加凉血药，实痒以大黄寒凉之药少许与之，下其结粪。沧洲翁法：主血气不足，用十补托里散及木香散加丁香、官桂。胃主肌肉，尤宜四君子汤加芎、归、木香、紫草煎服。或患者不能忌口，因食毒物而作痒者，二物汤、百花膏，或四君子汤加解毒药。陈氏法痘疮作痒，抓破成疮，脓水淋漓者，由血气衰，肌肉虚也，宜用木香散泻加丁香、肉桂，及败草

---

① 燥：原缺，据修敬堂本补。

散收靥，切忌用牛粪灰。闻人氏法：痒有二证，一则气血不足，其痒为虚，活血散_{出不快}或四君子汤加黄芪、枳壳主之_{左中恕用十全大补汤、十宣内托散}。一则不能食淡以致痒，蝉蜕一物汤主之_{痘腹痛}。魏氏法以保元汤倍加黄芪，少加芍药。或云首尾痒塌，保元加牛蒡子、白芍药、何首乌。何首乌有红白二种，名为雄雌，必须兼下有效。忌铁。王汝言云：痘疮虚怯，淡白色，痒塌，此属虚寒，宜用陈氏法。若发热壮盛，齐涌红紫色，燥痒，此属热毒，宜用凉血解毒之剂。薛氏云：前证皆因气血虚弱所致，预为调护，使气血和平，庶无此患，又必察其外证，色白者用四君之类，色赤者用四物之类。袁氏云：囊贮半浆而作痒者，可以疗止，必当用参、芪、芍药、升麻、附子之属，不宜投寒散之药。若焦贴皮肤作痒者，不治。空壳莲蒲作痒者，不治。

参芪内托散　治里虚发痒，疮不溃，倒靥。

人参　黄芪_炒　当归　川芎　厚朴_{姜制}　防风_{各五分}　桔梗　白芷　官桂_{各二分}　木香　甘草_{各三分}　紫草_{五分}

上入糯米一撮，水煎，量服之。寒战咬牙，饮水泻渴，亦宜服。

紫草木香散　治痘疮里虚痒塌，黑陷发热。

紫草　茯苓　甘草　白术　木香　人参_{各等分}　糯米

上，每服三钱，水煎。

消风化毒汤

防风　黄芪　白芍药　荆芥穗　桂枝　牛蒡子　升麻_{各等分}　甘草_{减半}

上剉碎。加薄荷叶七片，水一盏，煎七分，去渣温服，无时。

〔**丹**〕治痘疮痒塌不掩。

白术_{一钱半}　黄芪_炙　当归　陈皮_{各五分}　甘草_{炙些}

水煎，温服。

予治一子七岁，痘将出未出之际，腹泄数行，其泄色黑，不发根窠，三日后痒塌，抓即黑色，口渴，其根窠如水疥状不红泽，不起发，食少，脉浮数有力，按之虚。遂用参、芪、归、术、陈皮、肉豆蔻为君，炙甘草、诃子、桂为佐，使水煎熟，好酒些少，咽下痒立止，食立进，根窠红泽而起发，二服全愈。

蝉花散　治痘疹不拘前后始终，遍身作痒抓破，皆治之。

蝉蜕去头足，洗去土，微炒，一两　地骨皮炒黑色，一两

共为末。每服一茶匙，水酒送下，一二服，神效。

二物汤

蝉蜕净洗，二十一枚　甘草炙，一两

上为末。水煎，时时服之。

盒脾散　痘至八九日期，倏然身中枭痒，此痘证之最急者，以此治之。

炒术　芍药　生地黄　甘草　升麻　荆芥　防风　陈皮　大腹皮　僵蚕　蝉蜕

水煎服。

震泽汤

人参　黄芪　芍药　生地黄　防风　甘草

水煎服。

天元二仙丹

浑天汤　人参乳浸　黄芪　生附子面煨。各一两

四味，另研细，方和合一处，白蜜调匀。量儿大小加减，十岁以上一钱，十五岁以上二钱。服后，随以振元汤连进，痒遂止矣。

七星散

黄芪　芍药各二钱　人参　桂心各一钱　黑鱼一个

上，前四味共研为末，置黑鱼肚内，升麻酒煮熟，与痘痒者连药食之。凡上焦痒吃头，中焦痒吃身，下焦痒吃尾。亦验方也。

白龙散

用干黄牛粪，在风露中多久者，火煅成灰，取中心白者为末，薄绢囊裹，于疮上扑之。

浴法

经霜桑叶上　苏梗中　升麻上　荆芥穗中　防风中

水煎十数沸，候温，拭体。

痒甚欲搔者，以乌羽轻拂之。以细茶、当归、黄芪、玄参烧烟熏之。或以铁器烧红，置酽醋中，于室中熏之。

〔丹〕轻者，用淡蜜水调滑石末，以鸡羽润疮上。

〔陈〕痘痒难任，搔之成疮，或脓或血出者，败草散治之，切不可用牛粪灰，贴则臭秽瘢瘢多矣方见收靥证治。

小儿痘疮痒难任，误搔成疮，及疮痂欲落不落，用上好白蜜一味涂于疮上，其痂易落，可无紫黑瘢痕。

世传痘靥落后，痘毒不尽，变成癞癣，其痒难任，用陈年腊脂油傅，神妙。

又方　用羊䯒骨髓涂疮效方见落痂证治痂不脱条。

〔爬破〕〔万〕凡痘子脓成浆熟，或痒，误犯破者，只复灌烂，不能成痂，若脓浆未成之时，不可犯破半个，必然痒塌而死。〔袁〕敢问，有爬破囊房脓血淋漓而死者。有爬破囊房干枯脱皮而死者。其故何与？曰木枯则自折，土燥则自裂，痘之囊房空虚，则枭痒自作，欲其不搔爬也难矣，但爬破于不关轴之处，犹可以全活，若脸颧气窝，命之要辖也，于兹爬脱，死在旦夕。彼爬破而脓血淋漓，似乎气血交养，本不宜死也，而有死者，岂痘之不分美恶乎？要知鱼得水而肥，鸟得林而栖，痘囊既破，脓血淋漓，既竭，则元气耗绝矣，元气既竭，乌得不至死耶。评云：脓血流来痘可生，只因灌破走黄金，任教炉火工夫到，弃了黄金恼杀人。喻言极是。谢冲霄说：女娲炼五色石以补天，皮脱可药纸以封之，斯言谬矣。

治痘疮抓碎出血，黑虎丹。歌曰：丝瓜联蒂与囊皮，孔里乌金统用之，慢火置于新瓦炙，烧时存性效真奇，痘经抓破恶枭攻，须识王真一笑翁，荆芥防风香白芷，绵芪芍药建奇功。

按：古方有用败草散抹者，有用荞麦粉抹者，有用蛤粉掺者，有用文蛤末掺者，总不如黑虎丹之妙也。

◎ 陷伏倒靥

伏者，毒蓄于里而不出也。陷者，毒出而复陷入也。此皆恶候。伏惟一证，陷有数种，伏候于见形之时，其人疮出，热不少减，烦渴闷躁，此有伏毒未得尽出也。陷则见形之后，其血渐干而变黑者，谓之黑陷。浆水未成破损痒塌者，谓之倒陷。脓成复化为水，不肯结痂者，谓之倒靥，亦陷类也。其疮黑色，皆谓之黑陷，凡癍疹黑色，皆不治之，以肾为水，其黑色，乃肾之真脏色见也，粗工不知变黑归肾之理，妄谓肾不可实，欲泻肾而使之虚，不知人之一身，大言阴与阳，小言心与肾，即方家所谓真水真火也，疮疹之火发于中，赖此一点真水，以制其充，苟欲泻之，则火无所制，本先拨矣，岂治之要哉？然谓归肾者，以肾主骨髓，又主闭藏也，盖疮疹秽毒，由骨髓达于筋肉皮毛之间，乃自内而外，其毒得泄，今既陷伏，则自外而复入于内，藏于骨髓，谓之归肾也。又初出形之时，春气发生之令也，出形而黑，是春行冬令矣。起壮之时，夏气长养之令也，起发而黑，是夏行冬令矣。养浆之时，秋气成实之令也，脓干而黑，是秋行冬令矣。故皆谓之逆。结痂之时，冬气闭藏之令也，此肾之正候，若不著痂，脓水浸润，此冬行春夏之令，亦谓之逆。惟知造化之机，可以语归肾之说，其色黑者，火化也，观物之干者其色黑，出于火者色亦黑，岂可谓之水乎。经曰：火发而曛昧。知此，可以语黑陷矣。

凡疮伏而不出者，双解散主之初热。瘢点色白或黑色，其人必不能食乳，大便自利，或呕或厥，此胃虚弱而不能副荣卫故也，宜用温中之剂，令其胃暖，荣卫复行，则当自出矣，宜理中汤痘吐利丁香煮散痘吐逆之类。

如倒陷者，看其大腑何如，如大小便秘，四顺清凉饮发热合夺命丹见形主之。泄利气弱者，十全大补汤汗合夺命丹主之。并外用胡荽酒、水杨汤俱起发。丹溪先生云：痘疮倒陷，因真气虚而毒气不能尽出者，用黄芪、人参、紫草酒制治之。若将成就之际却淡色者，属血虚，用当归、川芎之类，或加红花、紫草。属热毒者，用升麻、芩、连、梗、翘之类，甚者用犀角屑，大解痘毒。〔薛〕窃谓前证若热毒方出，忽被风寒闭塞肌窍，血脉不行，身体作痛，或四肢微厥，瘢点不长，或变青紫黑色者，此为倒靥。若胃气虚弱，不能补接荣卫，出而复没者，谓之陷伏。误用解毒之药，必致陷塌。若喜热饮食，手足并冷者，乃脾胃亏损，阳气虚寒之证，宜用辛热之剂补之。喜冷饮食，手足并热，乃阳气实热之证，宜用苦寒之剂泻之。外感风寒者，温散之。毒入腹者，分利之。阳气虚者，温补之。外寒触犯者，熏解之。自昔谓白陷不可救，盖痘色白者，必变为灰惨，灰惨者，必至于平伏倒塌，故谓之白陷，此固由气虚所致，然血不华色，血亦本虚，治法须兼气血为当，血活气行，白可变而为红，自不至于陷塌矣。若单补气，则气愈燥热，势必陷伏，故白陷抓破，皮薄干燥而极痒者，由失于补血，致气盛极而燥也，愈用补气之药，速死之兆也。故凡见痘色白者，无分先后，皆以补中益气汤合四物汤治之，内有热者，加解毒药，或利小便，若待白陷已成，而后治之，难为力矣。痘有紫黑陷，灰白陷。紫黑陷者，乃血热干滞，而气亦不能以运行，有余之证也，急治之，犹多可活。灰白之陷，乃元气衰败，故不能起发，而血亦不得通贯，不足之证也，多难救治。

如将起发，疮亦有水，但色黑黯者，以十全大补汤汗调无价散主之，或以快癍汤见形、夺命丹见形合而服之。

如倒靥者，亦视其大便何如。大便秘，宜利之，三黄丸、四顺清凉饮俱发热。泄利者，宜补之，轻则十全大补汤，甚则陈氏木香散泻，并外用败草散收靥主之。

〔庞安常〕郁金散　癍痘始有白疱，忽搐入腹，渐作紫黑色，无脓，日夜叫，烦乱者。

郁金一枚　甘草一分

水半碗，煮干，去甘草，切片，焙干，为细末。入脑子半钱同研一钱匕，用生猪血五七滴，新汲水调下。不过二服，甚者毒气从手足心出如痈状，乃瘥，此是五死一生候也。

四圣散　黑陷倒靥，不起发，不红活，小便不利。

紫草　黄芪　甘草　木通

上，水煎服。热甚色紫，倍加紫草、芩、连、红花。大便秘，加枳壳。如常，加糯米。

参芪内托散见痒塌

无价散

用人、猫、猪、犬、粪，腊月内烧为灰，砂糖水调服。

南金散　治痘已出而复撅，其势甚危，诸药不效者，万无一失。

紫背荷叶霜后搭水紫背者　白僵蚕洗去丝，炒干

上为末。等分。每服看大小，大者一钱，小者五分，研芫荽汁和酒下，米饮亦可。

治此证多有用龙脑、人牙者，卒难措办，惟此无毒，而效且速，

但紫背者，甚难得，可于盐铺内寻之。

橄榄饮　治倒靥。

橄榄从中截断，水服少许，服之立发。

白花蛇散　治痘疹黑陷倒靥。

白花蛇连骨，一两，火炙干勿焦　丁香二十个

共为末。每服五分，或二分，热酒送下。如黑陷者移时转红，甚效。

《罗浮方》治塌陷痘。歌曰：乌蛇全蝎与僵蚕，带肉穿山甲与缠，四样净该均一两，绵芪官桂倍加焉，白酒煮浓随意服，见多陷痘得回全。愚每用此，全活甚众，但僵蚕须要去丝，清水洗去石灰，再晒干，乌蛇须用尾极好，穿山甲先酒洗，焙干用。

〔袁氏〕治倒靥。歌曰：倒靥原为痘后难，只因气血两相残，参芪归地并蝉蜕，连绵进服靥自还。又曰：倒靥血不止，名为回阳泉，若犯胸胁地，十来九不全，速觅胭脂胚，血竭加一钱，烧之俱存性，点上血收干。予见痘后倒靥，人多妄用浴法，枉杀人男女。若痘后结痂厚垒，不能脱起，或半脱而半在，或四围脱而中心锥痛者，准用后方：

生蜜　苏合油

二味调匀。用银簪敷于靥盘沿处，其痛即止，而靥自速脱，并无呛血刨肉之患，如无苏合油，只以线鸡油代之，甚妙。

◎ 黑陷

〔万〕水火者，阴阳之迹也，坎离者，水火之位也，心肾者，坎离之配也，故水阴也，而生于阳，离中之阴，乃真水也。火阳也，而生于阴，坎中之阳，乃真火也。阴根于阳，阳根于阴，互为其根，所以能变合而生万物也。孔子赞易，以坎为血卦、为赤，离为鳖、为蟹、为螺、为蚌、为龟，其义可见。以人身言之，血阴也，气阳也，心配离而生血，阳中有阴，乃真阴也，肾配坎而生气，阴中有阳，乃真阳也，故心中之血，即肾中之真水也，灌溉滋濡，水之德也，肾中之气，即心中之真火也，呴嘘鼓动，火之象也，然水善而火恶，老子曰：上善若水，下愚如火。善恶之分也。况人之两肾，

左为水，右为火，经曰：七节之旁，中有小心，小心者，命门相火
也，以其为君之相，故云小心，行君之令，故云命门也。夫以一水
立乎二火之间，其不胜也，明矣，运之于中而使火不赫曦，水不涸
流者，有神以主之也，所谓神者，何物也，太虚之中，神之栖也。
然水火不并立，各有所胜，盛衰之变，此其常也。故盛则薄所不胜
而乘所胜也，命曰气淫。衰则所胜妄行而所生受病，所不胜薄之也，
命曰气迫。疮疹之火，起于命门之下，二火相合，所谓得助者强也，
相火复夹君火之势，肆其猖獗，销烁燔炳，无所不至，可恃者心中
之真水，尚有以制之，奈何阳道常饶，阴道常乏，赫曦者其气淫，
涸流者其气迫，并真水亦亡而已矣。经曰：成败倚伏生乎动，动而
不已则变作焉。真水既亡，津液暴绝，其气滞，其发燥，槁不能润
乎皮毛，滋乎腠理，而疮中之血亦干而黑矣，是则变黑者，血色本
赤，而干则变黑也。谓之归肾者，血本肾中之阴，血干则肾水亦干
矣，此肾虚之证，岂有肾①实为邪之理乎。邵子观物篇曰：东赤，南
白，西黄，北黑，此正色也，验之于晓午暮夜之时，可见之矣，由
是推之，婴儿始生而赤，长稍变而白，病则黄，老死而黑，物生地
下而赤，稍长而白，萎落则黄，枯槁而黑，凡物皆资一阳之气以生，
此四色者，乃一阳之气色递变者也。夫痘疮由出现而起发，起发而
成浆，成浆而结痂，亦人身中一阳之气之流行也，其出现而赤，起
发稍变而白，成浆则黄，结痂则黑，此亦色之递变自然者，乃证之
顺，未可全以变黑为不正之色也。夫以变黑为逆者，以四时言之，
春主生，夏主长，秋主收，冬主藏，此自然之序，递相成功者也，
痘疮之出，犹春之生也，起发犹夏之长也，成浆犹秋之收也，结痂
犹冬之藏也，亦自然之序，苟出现而黑色，是春行冬令矣，起发而
黑色，是夏行冬令矣，成浆而黑色，是秋行冬令矣，不循递变之次，
故谓之逆。黑者，肾之色也，为起蛰封藏之本，故以变黑为归肾也。
又肺主皮毛，心主血脉，脾主肌肉，肝主筋，肾主骨髓，疮疹之毒，
由内而外为顺，内者不出曰伏，已出复入曰陷，不能成浆谓之倒陷，
不能结痂谓之倒靥，曰伏、曰陷、曰倒，皆由外而内，入于骨髓，

---

① 肾：原作"贤"，铜驼本"贤"旁刊"肾"字，据改。

故曰归肾为逆也。

　　按：钱仲阳为万世幼医之祖，而独以变黑归肾，为肾实之证，其失不小，万氏辟之，最为详明，故备引之。盖耳尻者，肾之部也，诸痛疮疡皆属于火，肾本属水，水不畏火，故疮疹之初，肾独无证，凡五脏之部、之色、之证，见者皆为恶候，故曰善则不可见，恶则可见也。倘若小儿，肾水本亏，则火毒愈盛，水不足以制之，而火反侮其所不胜，及其既久，火熬水热，于是肾之所部始病，而恶证见焉。钱氏以百祥丸下之者，大有至理，盖大戟者，泻小肠之药也，心与小肠为表里，不直泻其心，而泻其合，使心火下降而肾水上升，得阴阳交媾之道，有起骨加肉之功，然不救者，尚十有九，水火岂易抽添哉！盖非百祥丸则无治也，毒气去而真气不绝者犹活，前人谓百祥丸泻膀胱之水，令脾土复旺，是不读《本草》而且大夫仲阳之旨也。又，导赤散亦仲阳所制，亦泻小肠，但与百祥丸之功效有宽猛耳，四圣散用木通亦妙，世以大戟为猛，而易以其他淡渗之药，反泻膀胱与肾者，是不忍而杀之矣。万氏以百祥丸下肾中毒气，是犹以为肾实而泻其子也，毫厘之差，千里之谬，不可以不辨。

　　疮痘黑陷，分四证，详见起发证治陷伏条。薛云：喜热饮食，手足并冷者，乃脾胃亏损，阳气虚寒之证，宜用辛热之剂补之。喜冷饮食，手足并热，乃阳气实热之证，宜用苦寒之剂泻之。外感风寒者温散之。毒入腹者分利之。阳气虚者温补之。外寒触犯者熏解之。陈宿州先生用十二味异功散，以预保脾土于未败之先，实发前人之未发，开万世之聋聩也。

　　〔闻人〕人牙散　治痘疮方出，风寒外袭，或变黑，或青紫，宜温肌发散，使热气复行，而癍自出。用人齿脱落者不拘多少，瓦罐固济，煅过出火毒，研末。出不快而黑陷者，獖猪血调下一钱，因服凉药血涩倒陷者，入麝香温酒服之。

　　初虞世名回生散，用人牙灰入麝香少许，每服半钱，黄芪、白芍药煎汤调下。钱氏方中用温酒调下。云岐方中用升麻、紫草煎汤调下。海藏云：若平昔油腻肠垢者，通膈丸下之，朱砂为衣，与宣风散相表里。一方，用鸡冠血调成膏，好酒半盏，人乳半盏，入葱白一茎，煎汤送下。彭氏云：只用紫草汤，自好疮痘，最怕麝香与酒气，触禁，不可用。凡服牙齿，不可过多，每服止三分，多则阳气尽出于表，恐痘斑烂无血色，阴气内盛，必里寒而濡泄，急以四君子加芎、归服之。

〔汤〕治痘疮黑陷，药不能发者有验。用穿山甲一味，烧、存性，为细末，入麝香当门子少许，一岁五分，三岁一钱，温酒调下。一服取效，虽半身黑陷欲绝者，亦能暂苏而发红色。但有目闭无魂者，不复生矣。

〔寇〕麻黄汤　用麻黄剪去根节五钱，用蜜一匙同炒良久，以水半升煎，候沸，去上沫，再煎去三分之一，不用渣。病疮疱倒靥黑者，乘热尽服之，避风，俟其疮复出。一法，用无灰酒煎更速，但小儿不能饮酒者难服，以此药入表也。世传此法累用有效。

〔万〕凡痘子黑陷，古方用穿山甲者，取其穿肠透膜而善走也，用人牙者，取牙齿乃骨之余，肾主骨，可以入肾也，此二物者，但借为向导，引解毒之剂以施治则可，若单用之，何济于事哉，有用烧人屎者，盖屎大解疫毒，痘乃时疫所发，故宜用之，若加入发表和中解毒汤内尤良。

上方，皆通表发肌之药，首一证感风寒，肌窍闭塞，血凝不行而黑陷者，宜之。

《活人》疮黑倒陷，猪尾汤、无比散、龙脑膏子无不验。海藏云：若用草药下之，似胜脑麝，必不得已，而后用之可也。

猪尾膏　治疮倒靥。用小猪尾尖刺血两点，入生脑子少许同研，新汲水调下，食后。立效。

龙脑膏子　治时疫发痘疮，及出疮子未透，心烦狂躁，气喘妄语，或见鬼神，或已发而陷伏，皆宜速治，不治，其毒入脏，决死。用生龙脑一钱，研细，滴猪心血、和丸如豆子大。每服一丸。心烦狂躁者，用紫草汤化下。若疮子陷伏者，用温酒化下，少时，心神便定，得睡，疮疹发透，依常将息，取安。海藏云：此一法，证极而用，故《活人》云：不得已也。

四粪散　治瘢疮倒靥黑陷。出《御院药方》。歌曰：人猫猪犬腊辰烧，每服三钱蜜水调，选甚倒靥并黑陷，万两黄金也合消。腊月辰日合此药，甚验。

〔**子和**〕人中黄，腊月者最佳，通风处以火煅成煤，水调下三五钱，陷者自出。丹溪云：子和，黑陷甚者用烧人屎，即此方也。

〔**世**〕治疹痘不透，干黑危困。用山楂肉一味为末，每服二钱，紫草酒送下，量儿大小加减，徐徐进三四服，即红活。

〔**海**〕刘守真凉膈散，治小儿瘢疹黑陷亦妙，然止能治大便结硬、小便赤涩为当，若大便小便已通，不宜用此，惟以易老去大黄、硝者，最为稳当。

〔**钱**〕凡痘疹重者，犹十活四五，黑者无问何如，十难救[①]一，其候或寒战咬牙，或身黄肿紫，宜急以百祥丸下之。复恶寒不已，身冷出汗，耳尻反热者死。何以然？肾气大旺，脾虚不能治故也。下后身热气温欲饮水者，可治，以脾气生，胜肾，寒去而温热也，治之宜解毒，不可妄下，妄下则内虚多归于肾。若能食而痂头焦起，或未焦而喘实者，可下之，宜四顺饮。疮赤陷而耳尻反热者，为逆，用百祥丸、牛李膏各三服，不愈者死。

百祥丸一名南阳丸　治疮疹黑陷寒战，咬牙戛齿，身黄紫肿。

红牙大戟不以多少，阴干，浆水煮软，去骨，日中曝干，复纳汁煮，汁尽，焙干，为末

上，水丸如黍米大。每服一二十丸，研芝麻汤下。吐利同。无时。此方治戛齿甚妙。

牛李膏

用牛李子不以多少，取汁，石器内熬成膏。牛李子生野道边，至秋结实，黑子成穗，如无生者，以干者为末，水熬代用。每服皂子大，煎杏胶汤化下。此药须于九月中取之。

睦亲宅一大王病疮疹，始用一李医，又召钱氏，钱留与抱龙丸三服。李以药下之，其疹稠密。钱氏见，大惊，曰若非转下，则为逆病。王曰李已用药下之。钱曰疮疹始出，未有他证，不可下也，但当用平和药，频与乳食，不受风冷可也，疮痂若起，能食者，大黄丸泻一二行，即止。今先下之，疮疹未能出尽而稠密甚，则难治，此误也，纵得安，其病有三，一者疥，二者痈，三者目赤。李氏不能

① 救：原作"故"，据四库本改。

治。经三日，黑陷后复召钱，曰幸不发寒，病未困也，遂用百祥丸为主，牛李膏为助，各二大服。至五日间，疮复红活，七日而愈。盖黑者，归肾水也，肾旺胜脾，土不克水，故脾虚寒战，则难治。所用百祥丸者，以泻膀胱之腑，腑若不实，脏自不盛也。何以不泻肾？由肾主虚，不受泻，如二服不效，即加寒而死矣。

〔子和〕治疮疹黑陷。铁脚威灵仙为末炒，一钱，脑子一分，用温水调服，取下疮痂，为效。

《活人》无比散　治小儿疮疹恶候。

朱砂先研，一两　牛黄　麝香　樟脑　腻粉细研。各一钱

上，同研细。如有患者，小儿一字，大人五分，入水银少许，用小猪尾上血三两点，新水同调服。宁稳得睡者，然后取转，下如烂鱼肠、葡萄穗之类涎臭恶物便安。小儿用乳汁调，妙。海藏云：此泻内热之极，不能开发于外则宜此，内虽过泄，外亦开发，即透肌肤之药，与至宝丹同。

小儿癍疹黑陷方

干胭脂三钱　胡桃一个，烧、存性

上为细末。煎胡荽酒调下药一钱，立效。

上，治死血黑陷。凡前方，用穿山甲及麝香等药治黑陷，皆为气滞者设也。

上方，皆里药，第二证所谓毒气太盛，内外蒸烁，毒复入里，必心烦狂躁，气喘妄言，如见鬼神，大小便秘，渴而腹胀者所宜，选而用之者也。

〔阎〕**紫草散**　治疮痘黑陷，曾服此方愈。亢钱皆云，有枳壳难服。

紫草　甘草　糯米亢云，此味极好，助胃气　黄芪各等分

上，水煎服。

〔丹〕痘疮黑陷二种，因气虚而毒气不能尽出者，用黄芪、人参、酒炒紫草治之。颜色正者，如上治法。参芪之补，佐以紫草之通利也。

〔魏〕变黑归肾，乃气弱不能蓄血，血亦不荣，故致枯萎而黑，只用保元汤加芎、桂补提其气，气旺，则黑者转而为黄矣。

上补虚例。第三证所谓内虚而不能使阳气以副云云者之所宜也。

吴氏云：痘色初深红者，必变紫，紫必变黑，紫黑必至于干枯，此血热渐变，理势之一定不移者也，故初见深红，失于解散，至于干枯黑陷，危殆极矣。治法，当以凉血退热为主，看其微甚，或利大便，或利小便，或用解散之剂，顶虽平陷，不可专以气虚例之，而惟用参芪补剂，补则气愈盛，而血愈干涸矣。翁氏治血热证，七八日间有紫黑干枯，及青灰干黑陷者，有夺命大造、谈笑博金、一字金，或百祥、牛李、猪尾等方，然早能凉血解毒，必无此患，患此而后用此药，得全者少矣。若服凉解之药过多，以致泄泻滑脱，而成黑陷者，仍从陈氏法，以木香、异功治之，又不得以血热为拘也。

夺命五毒丹　治痘黑陷倒靥，干枯不起者，神验。

月魄蟾酥。少许　吐月华牛黄。二分　银红朱砂。一钱　男王雄黄。三分
梅精冰片。二分

上五味，用獭猪尾血为丸如麻子大。薄荷汤下一丸，移时活动。

谈笑博金丹　治同上。

取用寅亥戌未四时四灵丹，加脐香下。俱用天灵盖。

大造保童丸　治同上，兼治痘毒。亦妙。

一蛮子人胎骨。炙过　二狼子狗胎骨。酥炙　三猫子猫胎骨。炙过

上，加脐香下。

一字金丹　治同上。

紫花地丁　金线重楼　山慈菇

至宝丹　治同上。

戌腹粮即将大米净室与犬食饱，取其粪洗净、炙干、研细，每一两，麝香
一二分

一粒金丹　治同上，虚证虽死者，可立活。

腽肭脐二　鸦片三　冰片二　麝香一　原蚕蛾二

以上六方，治危急痘证，有起死回生之妙。

独神散即前穿山甲方

天真膏　治黑陷干枯红紫，及斑不退，用此救之，十全四五。

初生小儿解下黑粪，用磁罐收贮，加水银二两，麝香一钱，黄蜡封口，埋于土中，愈久愈妙，久则化而为水。每遇前证，看儿大

小，热毒盛者，量与二三茶匙，酒煎紫草汤对半和匀服之，立时红润活泽，真秘方也，胜天灵盖枯臭无益之物万万矣，缘此粪原系母之真血所化，盖以血补血，且入土日久，又得阴气多，故能解毒。百日内小儿热而烦躁，啼哭不止，用少许点入眼角，二三次便能神安气和而睡，盖又能清心热也。

大成散　治痘出不快，或顶陷，或灰白黑陷，一切不起发之证俱可用之。

穿山甲酒炒，一两　甘草末二钱　雄黄　朱砂各一钱半　紫草三钱
麝香二分

上，每五岁儿用二分。冷证，热酒调下。热证，紫草汤下。寒者，加入治中散内用。热证，加入小无比散内。

无价散　治黑陷欲死者。

用无病小儿粪，腊月将倾银罐二个，上下合定，盐泥固济，火煅通红，取出为末，蜜水调服一钱。一方，加麝香冰片少许。

◎ 灰白

〔丹〕炉灰白色，静者，怯者，作寒看。躁者，勇者，焮发者，作热看。凡痘疹白色，将靥如豆壳者，盖因初起时饮水多，其靥不齐，俗呼倒靥，不妨，但服实表之剂，如毒气郁里，消息他大小便，如大便闭，通大便，小便闭，通小便，无妨。

〔薛〕前证不起发，不红活者，此因脾肺气虚，用参芪四圣散起发。顶陷灰白，泻渴者，脾肺虚寒，用木香散、异功散出不快。〔张〕痘初出时色白者，气血虚也，便宜大补气血，参、术、芪、芎、升麻、干姜、甘草、木香、丁香、酒洗当归、白芍药，若大便泻，加诃子、肉果。丹溪治吴店小儿，周岁痘疮，色白甚痒，药中每加参、芪半两，白术七分，丁香两个，当归一钱，官桂三分，水煎服。

上，治虚寒例。

〔楼〕予族侄女笄年出痘，灰白色，身热喘嗽渴，脉洪有力，与八物汤加连翘、桔梗、犀角屑、半夏、木通、紫草、干葛、石膏、杏、枳、连、芩、前胡、瓜蒌仁服之，十帖后，色红活，喘嗽缓减渐微，但热未除，遂于前方减芪、杏、胡、枳、连、芩、蒌七味，

服三十余帖而安，安后发皆落，月余方起，床虚之极也。又一男子二十余岁，出痘已破，未破者灰白色，又杂间以黑陷倒靥者，发热、寒战、身痛，脉洪或时弦，亦与八物加木通、红花、紫草、陈皮、连翘，服十余帖而安。

上，治虚热例。

凡血气不足，灰白顶陷不起者，宜内托散即十宣散，见起发加紫草，并乳汁调补。痘色灰白，浆不满足，欲成倒塌，皮薄易破者，保元汤大法加芎、归、芍药、升麻、人乳，好酒进之。

上，补虚例。

有一等白痘，似粉，医人所不识，有盘，有顶，而软肥者，以加减大紫草散主之。

加减大紫草散　治白痘似粉，人所不识者。

紫草　人参　茯苓　黄芪　白术　芍药　川芎　当归　甘草　糯米

上各等分，为粗散。每服四五钱，水煎服。一方，有木通，无黄芪，名紫草快癍散。又一方，去甘草，加木通、防风，名参芪四圣散，治表里俱虚。

补元汤　治痘顶充满，而根盘不聚，色不红活，乃气有余而血不足也。

川芎　当归　白芍药酒炒　熟地黄各一钱　紫草　红花各酒洗，七分　陈皮　甘草各三分　白术土炒，一钱半

酒水各半盏，糯米五十粒，枣二枚，煎服。

活血散　治痘色淡白。

当归　赤芍药酒炒　紫草　川芎　红花各五钱　血竭一钱　木香二钱

上为末。每五岁者服一钱，十岁以上者服二钱，好酒调下。热极血焦不红活者，酒煎紫草汤调下。

保生散　治气血俱虚，灰白色，不灌脓回浆者。

紫河车一具，焙，为末　龟板酥炙，五钱

一方，有鹿茸五钱。

上为末。每服五七分或一钱，气虚者保元汤下，血虚，芎、归、

紫草煎汤下。

混元散　治同上。

紫河车一具，分作五七块

用白糯米三合，水淘净，入无油铫内同炒，以米黄色为度，同为末。每用五七分，儿大者一钱。极补气血，能助灌浆，如神。缘糯米性温，得紫河车之气，纯化为河车，故其补功最速，譬之造酒，米从曲化意也。

内助丹

黄芪酒炒　人参酒炒　白术　茯苓　当归　陈皮　半夏　厚朴　肉桂　山楂

姜三片，枣一枚，糯米五十粒，水煎服。如不食，加人乳一杯。痒甚，加大附子。寒战不止，加附子防风。渴，加麦门冬。泻，加泽泻、猪苓。不止，加诃子、肉果。

助阳丹　痒塌不起，根窠不红。

黄芪　人参　白芍药各酒炒，一钱　甘草三分　川芎　当归各一钱红花五分　陈皮八分　官桂二分

姜枣水煎服。

回生起死丹　治痘灰白，寒气逆上，不食，腹胀呕吐，肚痛泄泻清水，手足俱冷。

丁香九枚　干姜一钱

水煎，热服，被盖片时，令脾胃温暖，阴退阳回，痘自红活。

◎ 夹疹

状如锦纹，其中有空缺处，如云头样者，为瘢，遍身无空处，疏密不等者、为疹。

〔万〕疹一名麻子，君火所为也。或曰脾为疹。经曰：少阴所至，为疡疹，在人则心火主之。夫心火亢甚，则制已所胜，焚灼肺金，肺主皮毛，故疹毒见于皮肤之间，如蚊蚤所咬之状。痘疮只出一般者善，若与疹毒并出，谓之夹疹，其候极恶，惟痘本稀疏而夹疹者，庶乎可治。疮本稠密，与疹并出，彼此相混，琐碎莫辨，急用辛凉之药发而解之，如疹毒渐消，疮本磊落者，亦可治也。疹痘相并，

毒不少减，此危恶之疾，孰能料其生乎？疮出夹疹者，荆防败毒散主之，疹毒消者，可治。如疮收靥后复出疹者，此余毒解散之兆，不须治之。

〔薛〕夫疹乃风邪外患，痘为胎毒内发，二证并作，脏腑俱病也。二者相杂，赤晕发掀，痘疮愈盛，误谓痘出太密，多不可救，然此乃夹疹痘也，当治以人参羌活散，疹毒即解，痘势亦退，其元气亏损，不能结痂，当补脾胃为急也。〔翁〕痘内夹出丹疹者，不必治之，当以托痘为主，痘出，而疹自消矣。

荆防败毒散

柴胡　甘草　人参　桔梗　川芎　茯苓　枳壳　前胡　羌活　独活　荆芥穗　防风各等分

上剉细。加薄荷五叶，水一盏，煎七分，去渣温服。

人参羌活散　治时气痘疹，兼于发表。

人参　羌活　独活　柴胡　前胡　桔梗　茯苓　枳壳　川芎　天麻　甘草　地骨皮各三分

上，入薄荷五叶，姜水煎服。

上，表证多者宜之。

清和饮

地骨皮鲜者　麦门冬去心。各二钱　生地黄　知母　贝母　橘红　茯苓　甘草　荆芥穗各七分　牛蒡子炒、研，一钱半　桔梗五分　全瓜蒌一钱

上，里证多者宜之。虚者，加人参、黄芪。

◎ 夹瘢

〔万〕《活人书》云：伤寒下之太早，热气乘虚入胃，发瘢。下之太迟，热留胃中，发瘢。胃烂，亦发瘢。瘢者，乃热毒郁遏，煎熬阴血，血得热而不解，浮于肌肉为瘢，足阳明胃主之。痘疮初出，皮肉红肿，片片如锦纹者，此夹瘢也，以辛凉之药解之，其瘢渐退，疮本坚实者吉，否则皮肤瘢烂，疮易瘙痒，所谓皮嫩易破者是也。如赤瘢成块，其肉浮肿结硬者，又名丹瘤，其毒最酷，疮未成就，此先溃烂，工不能治。夹瘢痘，亦用荆防败毒散主之，瘢退，可

治。〔张〕痘出而夹瘢者，痘毒随脏而出，其毒发之势最为迅疾，或血太过而气不及，则卫气疏缺，不能密护脉络，而致太过之血，夹毒上浮，亦乘毒出之势而发为瘢也，较前夹疹者稍为易治，如痘起齐，其内必虚，瘢多从内解，如不解，以升麻汤加归、芍主之。又有或结痂后而发者，余毒热盛，煎熬肉分，其瘢必烂，以消毒散出不快加归、芍、防风，盛则用连翘汤痘大小便秘，烂处以生肌散溃烂傅之。若夹毒初出，色赤如火，乃毒滞不能宣发之故，以四顺饮发热利之，如大便利一二次，而瘢或退，则血附气位，急用四君子汤不能食加芪、姜、枣与服，以防其损陷，如不止，加肉豆蔻必止。〔翁〕用玄参升麻汤咽喉、黄芩、荆芥、白芍、归、芎，在初多用表散，在后多用解利，红瘢易退，紫瘢稍难，蓝瘢不可治矣。〔楼〕用白虎汤。〔袁〕痘中夹瘢，阳明受枭炎之毒盛而然，丁、桂之药，纤毫莫可投也，张半仙用黄连解毒汤以治夹瘢之痘，则失之太寒。钱氏用槟榔大黄以疗痘中之瘢，则失之太峻。总不如犀角地黄汤以彻内阳明之郁毒，五龙化瘢汤以消外蚊咬之血纹，内外夹攻，表里调和，斯能复全矣。愚治痘里夹瘢者极多，但见形就是瘢，不见痘样者热毒峻烈，克全者十止三四，两日而瘢见者，速清逐为尚，患此者必烦躁谵语，渴饮不宁，刘禅师用地龙汁和犀角水投服，亦心得治瘢之法者矣。

山栀子汤　治痘疮及瘢毒，状如蚊蚤所啮，毒盛黑色者。

山栀子仁　白鲜皮　赤芍药　升麻各一两　寒水石　甘草各五钱

上为细末。每服一钱，水八分，紫草、薄荷各少许，同煎至五分，去滓，放温服。

袁氏方

紫草　红花　犀角　木通　芍药　生地黄　茯苓　甘草　蝉蜕

灯草、金银煎服。外加荆芥、紫苏、木通、荔枝壳、凤凰脱、升麻、杨枝，浓煎汤，浴之。

阳毒升麻汤　面赤，狂言，烦躁，腰背疼，下利，脉浮，喉痛。

升麻五钱　犀角　射干　黄芩　人参　甘草各二钱半

上，水煎服。

阴毒升麻汤　治阴瘢。

　　升麻　当归　川椒　鳖甲　雄黄　甘草

　　上，水煎服。

　　〔夹瘰〕〔袁〕夹瘰，为痰毒凝结而成也，或结于项颈，或结于耳后，或结于腋下，大者如桃，小者似李，长者似瓜，短者似枣，身烙烦渴，势若不凶，痘三四日而瘰作，则毒随痘泄，脓随痘灌，自可挽全而无害。倘瘰红肿将脓，而痘随标焉，吾恐毒脓一溃，元气器漓，痘焉能表暴充灌乎。七八之期，痘已黄蜡，而瘰作焉，保护元气，消毒祛邪，竟获绥全之庆，虽溃无妨。治法在乎审日期之先后，视元气之厚薄，纪男女之大小，范时令之寒暑，庶几免紊错之愆矣。瘰已红肿而痘标焉，法宜托里，毒盛消其毒，元虚补其元，木通、桔梗，解毒而彻关锁，恶实、生地，除枭而祛荣炎，甘草清理诸邪，蝉蜕祛风辟毒，芍药泄诸经之郁火，荆芥散阳明之风邪，诸药缺一不可也。痘起遂发瘰，治以补托，为芩连之药不可用，耗烁之剂不宜投，消痰解毒为尚。痘标而瘰破流脓出血，自致元气虚亏，大用黄芪卫元汤可也，人参、黄芪、川归、红花、桔梗、芍药、甘草、防风，煎服。痘两三日而瘰毒仍作，急用三消散，半夏、川归、茯苓、甘草、木通、红花、生地、芍药、牛蒡子、天花粉、蝉蜕，灯草煎服。痘七八日充灌而瘰作，宜服冲和饮子，人参、黄芪、麦门、柴胡、防风、荆芥、芍药、茯苓、炒白术、桔梗、连翘、当归、栝楼根，频进四服，自愈矣。歌曰：木通生地并黄芪，桔梗当归芍药俱，大力蝉蜕兼甘草，白茯僵蚕效实奇，上焦加味升麻引，贝母门冬不可遗，下焦牛膝相资助，紧觅山姑倍用之，热多荆芥随多少，疼极还寻白芷医。愚按方治证，须验时日，若头面尽肿而瘰肿，则诸痘决不能鼎峻，多致损伤。

　　〔夹丹〕〔袁〕痘里发丹，内热之极而然也，不宜遽用极寒透里之剂，若标两三日，竟以化癍汤徐徐浴之，内服生地、牛蒡子、芍药、甘草、木通、荆芥穗，其毒自消矣。若用猪胆、京墨、冰片涂之，竟罹其害，慎之！头面项颈，倘如蛇缠硬肿，火烧疼痛，枭毒辏于上，宜用炒黄连、紫草、车前子、栀子等药。余治痘丹，准前药加减，单用露桃花二钱，即丹收痘朗，若肿疼，须加柴胡、羌活、生地、芍药倍之。有用凤尾草独煎汤饮，岂知山蕨即凤尾草名也，性极寒而沉走，恐伤于痘，不可轻用。

〔**夹疮疡**〕〔袁〕痘里夹疮，痘迎疮见隙而盘据，愈加多密矣，痘起气虚，风痒自作，宜用紫苏、荆芥汤浴之，随用芍药、生地、防风、黄芪、白术、僵蚕、甘草、蝉蜕等药服之可也。若男女种患杨梅恶疮，痛不可忍，而痘适标其间，李少阳用蜗牛丹以治，但香油、皂子仁不可轻用。若患肥疳疮，如松香、轻粉、飞丹、雄黄，皆不可涂也。歌曰：黄芪芍药直僵蚕，生地防风白术联，甘草红花牛蒡子，酒煎来服效难言，若是杨梅疮破烂，牛黄土茯倍加焉，痛极乳香些少助，自然疮可痘安痊。余历验小儿痘种于疮疡中，痘虽美丽，势必枭痒，若不按法制汤以浴，痘蹲聚于疮隙，奚克鼎峻，尹头陀专以香马兰藤煎汤，浴夹疮疡之痘，允得镇痘之妙，但香马兰有三种，分别青红白，根浮上红者甚佳，采用则可。治法，升麻、黄芪为君，芍药、生地为臣，羌活、防风为佐，甘草、蝉蜕为使，此准格也。

〔**夹损伤**〕〔袁〕痘标一两日，或致扑跌，或犯金石所伤，则脾脉亏损而血气走散，痘终受其阻厄，李少阳用孩骨胡桃酒以治，则失之峻利，况胡桃又作泻之物，用之不宜。王近川用归尾桃仁汤以治，则失之狂妄，痘中岂宜破败其血者耶。准依刘半塘拱元散，人参、黄芪、当归、红花、伏风雏、蝉蜕、防风、芍药、甘草以补托其内，用文蛤、棕灰盦于伤处，以收敛其外可也。若损而不破者，用虾蟆皮贴之，徐徐以手摩抚，若是汤泼火烙者，不宜敷以生冷之药，以凝滞其痘也。歌曰：损伤须觅伏风雏，土鳖参芪蝉蜕驰，橘红甘草当归合，再入红花防地俱。昔黄舍人次子十三岁，患痘两朝，上楼失足，损伤头额，致血淋漓，父母痛哭，以为痘中损伤，必不能生矣，请予视治，即将前方倍下参、芪、归、地，连进四服而痘遂鼎灌，身带不宁，加茯神、桂心，外单用棕灰敷之，不半月而自靥脱全美。但痛甚者少加乳香，若外伤重、痕阔，弗克收痂，用白及、白蔹、象皮末掺之，自痊。

◎ 痘疔

诸痘中有独大者，或黑、或白，其根结硬，即是痘疔，如疔疮样，直抵筋骨，宜挑破，以四圣散点之。凡黑陷中有微尖顶如苦楮样者，疔也。无此状者，谓之黑陷，非疔也。

〔万〕痘疔者，热毒蓄积，气血腐坏而成也，状有数种，乃疫毒之气，最为恶候，宜谨察之。有肌肉微肿，状如堆粟，不分颗粒者，此气滞血凝，毒气郁结。有初出红点，渐变黑色，其硬如石者，此肌肉已败，气血中虚，不能载毒而出，反致陷伏也。有中心黑陷，四畔突起戴浆者，此血随毒走，气不为用也。有中心戴浆，四畔干陷焦黑者，此气附毒出，血不为使也。有头戴白浆，自破溃烂者，此气血不充，皮肤败坏也。有为水疱溶溶易破者，此火湿并行，气虚不能敛束也。有为血疱色紫易破者，此血热妄行，不能自附于气也。有疮头针孔，浆水自出者，此卫气已败，其液外脱也。此数证者，于五六日间候之，但见一证，即不可治。〔薛〕痘疔，又谓之贼痘，或三五枚，或五七枚，间杂于诸痘之间，其色紫黯，作痛不宁，以致诸证蜂起，不能灌脓，甚至不救，乃热毒势甚并结也，用仙方活命饮疮疡。如二便秘涩，量加大黄。遍身拘急，加麻黄。外必用线针挑破，出黑血，或吮出毒血，以泄其毒，余痘才得灌脓，否则其毒无从而解，必致不起。如未应，急用隔蒜灸，若毒气盛者，或不知痛者，不用蒜隔，就着肉灼艾灸之。若灸后，疮头红肿发焮，用针挑破出毒血，灼艾尤好，虽此法未出方书，予屡用屡验者，世多用至宝丹之类，亦不可恃。别见起发证治，宜参考。

凡痘疮起发之时，但见干燥，其根焦黑者，即内服夺命丹见形，外用四圣散涂之。如原有疮疹，或灌疮未愈，或疮将较瘢嫩者，至痘出之时，其处痘本攒聚，形色黑溃，急以针刺破之，吮去毒血，外以四圣散涂之，内服加味四圣汤见形调无价散倒靥并夺命丹主之。如疮焦黑，浑身皆是者，看大便何如，若大便秘者，内服承气汤便闭调无价散，外用水杨汤浴法起发。大便利者，内服十全大补汤汗、陈氏木香散泻调无价散合夺命丹，外用水杨汤浴法。

四圣散

绿豆四十九粒　豌豆四十九粒。各烧存性　珍珠一分　油头发烧过，一分

上为细末。胭脂水调，先以簪子拨开黑疮，以此涂之。

二圣散　治痘疔，挑破，以此点之。

雄黄二钱　紫草三钱

上，研末。用油胭脂调。

敷方　痂后痘疔溃烂成坑，内见筋骨，以此敷之。

赤石脂　腻粉　黄柏　杭粉炒　血竭　伏龙肝各一钱　飞丹炒，八分　发灰五分　乳香　没药各三分　冰片三厘　蜜陀僧飞过，二钱

有臭气，加阿魏三四分。

上为细末。绵纸筛过敷之，外用膏药贴。内服人参败毒散加穿山甲、蝉蜕、连翘。

拔毒膏　治痘疔。

雄黄研

上，用胭脂重浸水，令浓，调雄黄点疔痘上。立时红活，亦神法也，盖雄黄能拔毒，胭脂能活血也。

飞龙夺命丹　治痘疔、痘毒、痘痈，或麻木呕吐，重者昏愦咬牙。

真蟾酥干者，酒化　轻粉各一钱　枯白矾　寒水石　铜绿　乳香　没药　麝香各二钱　朱砂六钱　蜗牛四十二个，另研、如无亦可

上，各为末。入蟾酥、蜗牛，或加酒少许，糊丸绿豆大。每服一丸，温酒或葱汤送下。重者，外用隔蒜法灸，甚者，多灸或着肉灸。

〔卷帘疔〕〔袁〕痘六七朝，舌望上卷，喉锁，烦渴紧痛，饮食难进，不知者妄用刀割舌下青筋，倏时致死，岂知疔毒结坐于舌根，疔甚者如黑豆，次者似葡萄，犯此证候，要把银钩钩破患处，尽净恶血，随以苦茶漱口，尽吐其毒血，而以后方投之。歌口：晡仙妙制龙宫丹，冰片硼砂青黛间，薄荷荆芥僵蚕炒，还觅黄连法制难，按合研匀为细末，慢吹喉内卷帘翻。按：此疔人多不晓，夭杀儿童，若患此者痘，定经于心，急宜清解，若补助之药，不宜服也，有方用蛤蜊汁和玉露滴者，亦可。

〔燕窝疔〕痘形五六日，而腋下硬肿，两手坦垂，不能活动转舒，烦躁谵语，眼碧脸赤，恶渴吐沫。不知者以为结痈而然，岂知痘毒结坐于腋下，名曰燕窝疔。急用银针挑去其根，尽除恶血，随

将燕窝打水澄清者洗净，而以珍珠末和油胭脂涂其患处，内服消毒饮。歌曰：燕窝疔欲燕窝除，挑破须将澄去泥，洗净尽除其毒血，油胭脂和米珍珠，涂沫其中时刻候，管教毒尽痘离离。又曰：消毒饮是鼠黏先，甘草通茯生地全，红花犀芍连翘合，灯草浓煎毒尽捐。余历详察此痘左腋潜注，则右体之痘沉伏而失色，右腋潜注，则左体之痘叛逆而无元，是准格也，若曰疔左而左痘坏则误矣，有方以蜓蝣和核桃肉吞者，虽暂获效，终之无济。

〔**火珠疔**〕痘值六七日而鼻窍中圜塞喷火，气息甚难，恶渴烦躁，面赤眼红，痰紧，饮食不餐，热烙，名曰火珠疔，外要钩破，随将药点入眼角，再服泻金汤，则愈矣。歌曰：鼻中圜塞火珠疔，速要钩穿眼上行，黄连膏和梅花片，点滴其中左右经，再服泻金汤二剂，自然毒尽得安宁。泻金汤歌曰：乌犀桔梗鼠黏行，芍药甘稍伏火青，生地红花通紫草，合煎服后自消疔。按：此痘疔患于小儿们，人昧以为息肉圜塞，不知挑剔，屡致枉死，惯治者允宜详验眼翻气急，手足乱撒候，则是矣，或以田螺水滴入者，未善。

〔**忘汲疔**〕痘值六七之期，两眼沿倏然结座，疔毒封蛤肿胀，热极而面色紫，烦渴，则以治鼻疔法治之，挑破处速以瓦葱捣烂盒之，盖此处不可以钩穿者也。歌曰：眼沿生疔眼必瞎，自有仙家神治法，瓦葱细捣盒封牢，莫待风枭再作恶。昔穆修治此疔，专用山慈菇和蛣蜋肉捣烂盒上，取疔根，亦捷法也。

〔**豢虎疔**〕痘期里正要会脓结蜡，而耳孔内结成疔毒，盖肾地宜无痘毒，而疔独萃结于此者，则枭炎炽而癸元已耗矣，急宜锥破，随用鹅管石、女真子、薄荷共研为极细末，吹于患处，再用马兰根洗净，寸断塞耳。歌曰：豢虎由来两耳中，少阳临证制吹筒，鹅管石和女真子，薄荷三味并相攻，再把马兰根洗净，随将寸断塞其中，不须时刻相回挽，自然疔里见奇功。

按：此方鹅管石宜改玄精石，以玄精而写鹅管，此亦传易隐射之失也，内还有冰片、女真子，亦是女真，抄曰子者，亦传讹也。

〔**注命疔**〕痘期里两足掌心，痘毒萃结成疔，硬肿恶痛，或如钱样，或如大黑豆，或如胡椒粒，紫筋直注透足股盘处，其毒甚矣，速锄取其根，尽净其血，随用田螺水调和冰片点三次，把慎火草、绿豆浸胀，捣烂盦于患处，内服化毒丹。歌曰：痘里如生注命疔，花栏决定不为轻，银针挑尽其中毒，寻个田螺吐水清，调和冰片胭脂点，再觅龙鳞草要真即慎火草，又名火丹草，脱皮绿豆浸渍胀，共捣将来盦一层，内把化毒丹来服，不怕疔生足掌心。俗人多以足下疔不加意，岂知疔虽生于下，而绢刺于上，竟犯脾心二经，时刻不可捱，故曰注命。

〔骊含疔〕痘值五六朝，身发恶热躁，谵语，两眼翻厥，肚腹膨胀，小便闭塞，恶痛叫号不宁。盖因枭毒澄聚于膀胱，而于阳茎窍里搽结鸠疔，名骊含疔。语云：痘疔结此，时刻要死，急用银朱、冰片、蟾酥、牛黄、麝香研匀极细末，将黄连、细茶浓煎，候冷，取半匙调药，把细软稻心蘸药，通纳其窍中，再用油菜子镂捋其茎，内服木通败毒散。歌曰：骊含生疔疔如刀，十个疔来九不饶，胡僧仙授攻医法，继后骊含命始逃，牛黄冰片蟾酥麝，和合银朱一样撦，茶连数沸煎浓冷，稻草心将蘸药膏，依方按法相为用，何畏疔锥日夜号。昔云间一僧，用细银丝通窍内，随以清水漱口净，翕之，以尽其毒血，外用珍珠片脑调服亦验。

〔透肠疔〕痘六七朝之内，腹中饱闷，绞痛难忍，大便闭结，烦渴，遂于粪门旁阖搽坐疔毒，肿硬紫锥，名曰透肠疔，毒彻于阳明故耳，速针锥其毒，大用金银花、防风煎汤，候冷洗净，随将轻粉、珍珠、片脑、白砭末，灯心蘸涂于上，内服黄连解毒汤。歌曰：透肠疔毒命随倾，治得全时漏必成，此方奇效人谁得，惟是晡仙用自珍，片脑珍珠与轻粉，分两般般无重轻，要将白砭先为末，澄过干时后并行，毒收还黄时干结，溃烂来时极可憎。此疔，有剔后用苎根捣烂盦者，有用桑杪捣烂和麝敷者，俱有明效，总不如野绿豆末和红花末干掺，甚美。

◎ 痘癞

〔万〕痘癞者，热毒拂郁，气血虚弱，肌肉败坏。经云：热胜则肉腐者是也。正理论曰：脉浮而大，浮为风虚，大为气强，风气相抟[1]，必成瘾疹，身体为痒，痒者名为泄风，久久为大癞。凡气血

---

[1] 抟：原作"传"，据四库本改。

充实者，外无虚风，内无强邪，必无是病。惟气血素虚者，不能荣
卫于身，易感天地肃杀之气，皮肉之内，虚风居之，兼以痘疹秽毒，
疫疠恶气，击搏燔灼，流散四布，随空而出，所以疮本稠密，身无
完肤，瘙痒难任，肌肉溃烂，而痘癫成矣。急用大补气血，清热解
毒之法，庶可求全，若待败面堕鼻，唇崩目盲，肢体残伤，不至殒
命，亦为废人矣。凡疮破成癫者，用十全大补汤汗、苦参丸合而服
之，外用灭瘢救苦散收靥涂之。

苦参丸

苦参一两　白蒺藜　胡麻　牛蒡子各半两　甘草二钱半
共为末。酒调面、为丸。竹叶汤下。

◎ 雍肿

经曰：热胜则肿。大抵毒之盛者必肿，毒微者不肿。凡疮出尽，
应期起发，头面以渐浮肿者，此毒火发越，聚于三阳之分，欲作脓
血，故宜皮肉焮肿也。设当起发之时，头面不肿者，必疮本磊落，
毒气轻浅，虽尔作脓，根不占处，所以不肿，不须治之。如疮本模
糊，起发不肿者，此毒伏于内，不即发泄，不可以毒轻论也。如起
发肿大，皮肉如常，疮尖而圆，粒粒分明者，此佳兆也。若皮色鲜
红、疮本成串，黏聚平塌者，若疮色灰白成饼、如锡面者，若疮焦
紫无水者，皆凶兆也。有先起发头面预肿者，此兼疫毒之气，名大
头瘟者是也。腮颔预肿者，此名虾蟆瘟也，须兼疫气而治，多凶少
吉。大凡疮肿者，直至干浆结痂之时，毒化而肿消矣，故应肿不肿，
应消不消者，谨提防之。

凡疮肿胀，面浮目闭者，急与解毒、护目、救咽喉，相兼治之，
内用消毒化斑汤起发，外用神应膏见形护目。凡疮肿胀，切防瘙痒，
正面之中，不可少有破损者，苟生痒破，沙崩之势渐不可为，邪气
内陷，真气外泄，肿消而死矣。但得破者复灌，消者复肿，饮食如
常，大小便自调者，变凶为吉，用十全大补汤汗、苦参丸痘癫合而治
之。如疮色灰白，面肿如锡饼者，但看其人脏腑何如，若能食，大
便调，小便长，无他苦者，多吉。若不能食，吐利并作，或生瘙痒
者，多凶。

如头面预肿，或腮颊预肿者，此时行疫毒也，并用羌活救苦汤主之。

羌活救苦汤见起发

◎ 溃烂收靥门参看

〔万〕痘疮所贵者，坚实不破，圆净成痂也，其有溃烂者，火胜也。经曰：热胜则肉腐。火之为用，猛虐峻暴，近之则燥痒不宁，迫之则焦痛难忍，灼之则糜烂成疮，故败物者莫如火也。火生于空，非虚不燃，乘之以风，其焰益烈，痘疮溃烂，由肌肉素虚，邪风侵袭，风者，善行数变，行诸脉俞，散于荣卫之间，一旦毒发于里，风应于表，风火相扇，肌肉愦瞆，皮肤决裂，而疮坏矣。如脓成而溃，则毒已化，但黏衣渍席，不能干较，古方以败草散主之，诚良法也。脓浆未成，其毒未化，痒破溃烂者，则卫气暴泄，津液不荣，譬诸草木①剥削其皮，枯萎而死矣。经曰：根于中者，命曰神机，神去则机息，根于外者，命曰气立，气止则化绝，此之谓也。〔薛〕闻人氏云：痘瘢烂之证，因当发散而不发散，则毒气闭塞，以致喘促闷乱。不当发散而误发散，则毒随阳气暴出于外，遍身皮肤溃烂。治宜调脾胃，进饮食，大便调和，荣卫健旺，毒气自解，而无目赤咽痛，口疮吐衄等证。窃谓，前证若发表过甚，大便自利，急用理中丸、豆蔻丸俱痘泻利以救其里。亦有痘疹如蚊所啮而色黑，乃危证也，若大小便秘结烦躁，用山栀子汤痘夹瘢、獖猪尾血调脑子治之，自利不食者不可用。盖毒发于表而妄汗之，则腠理开泄，荣卫益虚，转增疮烂，由是风邪乘虚变证者有之。若毒根于里而妄下之，则内气愈虚，毒不能出而反入焉，由是土不胜水，变黑归肾，身体振寒，两耳尻冷，眼合肚胀，其疮黑陷，十无一生，治者审之。

疮出太盛，脓汁淋漓，不可著席，疼痛者干黄土罗末傅之，甚者白龙散痒塌帛裹扑之，或败草散收靥贴之。丹溪云：疮湿者，用泻湿，乃肌表间湿，宜用风药白芷、防风之类。闻人氏用麦麸衬卧。暑月热，甚当藉之以芭蕉叶为佳。或疮已出定，大便不通，而脓汁

---

① 木：原作"不"，铜驼本"不"旁刊"木"字，据改。

不干者，此热毒合下证也，宜牛黄丹利之。若疮口湿，及脓血杂流者，百花膏<small>收靥</small>、生肌散、金华散、绵茧散<small>收靥</small>、魏氏白螺散、乳香韶粉散俱可用。若靥后复生，乃余毒失于解利，留滞于肌肉之间而然也，宜消毒散<small>出太密</small>。或结痂久而不落，亦宜百花膏。若痘烂无脓，吐利不止，或二便下血，乳食不化者，不治之证也。

牛黄丹　治疮子出定，大便不通，疮中脓水不干。

牛黄　大黄末<small>生用</small>　珍珠末　粉霜<small>各一两</small>

上研匀，炼蜜丸，如黍米大。每服十粒，人参汤下。量儿大小加减。

生肌散　治疳蚀不敛，并痘后脓血杂流不收等疮。

地骨皮　黄连　五倍子　甘草　黄柏<small>各等分</small>

上为细末。干掺疮上。

金华散　治痘证后肥疮、疳疮疥癣，能收水、凉肌、解毒。

黄丹<small>水飞过，火煅红，一两</small>　黄柏　黄连<small>各五钱</small>　黄芩　大黄<small>各三钱</small>　轻粉<small>一钱</small>　麝香<small>一分</small>

上为细末。疮湿，干掺，燥，用腊猪油熬化调搽。

白螺散　专治疮痘不收。

白螺蛳壳<small>不拘多少，古墙上取</small>

上，去土洗净，火炼红取出存性，为极细末。疮口湿处，干掺为妙。

乳香韶粉散

即韶粉散加乳香末三钱。<small>韶粉散方见落痂证治。</small>

又方

荔枝壳<small>微烧存性</small>　草纸<small>烧灰存性</small>　败茅<small>多年者</small>

三味，共为细末。或搽，或掺，自能收水结痂。

又方

黄豆壳烧白灰，为末，掺之。如痘风癣，以痘壳煎汤洗。

秘传茶叶方　痘烂遍身、无皮，脓水流出，黏粘衣被。茶叶，要多拣去粗梗，入滚水一漤，即捞起，再拣去梗，湿铺床上，用草纸隔一层，令儿睡上，一夜则脓皆干。

荞麦粉法<small>见收靥证治</small>

蝉花散　治烂痘生蛆虫，及夏月诸虫咬伤，臭恶不可近者。服之，虫皆化而为水，苍蝇亦不敢近。

蝉蜕洗净，焙　青黛澄去灰土。各五钱　北细辛二钱半　蛇蜕一两，烧、存性

上为细末。每服三钱，酒调下。仍以生寒水石细末，掺之。

◎ 臭痘

〔袁〕先哲云：臭痘不死，以其得化泄阳明之毒气故耳，若臭而黑烂成窝者，元气亏损，亦死之证也。患此者，须服定金汤。

定金汤方

绵黄芪　人参　炒术　当归　白芍药　生地黄　白茯苓　甘草　白芷　防风　荆芥　升麻

入芫荽一握，白银一块，灯心廿茎，同煎服。

予每诊臭痘脓血流溢者生，臭不枭痒者生，臭不延人者生，臭不抓脱者生，臭不黑烂者生，犯此，须以芫荽、艾叶烧，辟其秽气，随用升麻、紫苏汤揩挹其臭处，净洁其衣服床被，即服前方，无不获全，若顶胁胸颈气窝处凹烂黑臭，洞见筋骨者，必死之痘也。四明俞氏用寒水丹掺之，亦可。

寒水丹

鸡骨灰带血肉，烧过　银朱各一钱　冰片　赤石脂各五分　棕衣灰二分

上研细末。洗净，徐徐掺之。

◎ 蛆痘

〔袁〕天地间，有形化者，有气化者，形化者由于胎卵，气化者忽焉成形，痘之有蛆，形化、气化兼之也。近有华峰道人，隐吴山治痘，有一小儿患痘，时届十一月，感发之候，痘经正顺，囊廓鼎竦，忽头项上恶痒难忍，手搔难禁，遂于溃破处将银簪挑之，则见其虫如丝，细而长有寸，遂以香油取尽，花椒汤洗之，痒即止。愚按：寒冬蛰令，岂有虫乎？兹乃气化然也。又有一患痘者，时值炎热之际，头项上如前作痒，予视之，见其虫如米粒，囊中或二三盘

据焉，此乃蝇蚋聚啮脓血，形化然也。先哲云蛆痘不死，以其枭毒尽发于外也。

治痘疮生蛆方

经霜桑叶　野薄荷

煎汤洗之，其蛆自去，或先用艾条熏之，后增紫苏、甘草，煎汤洗之。禁雄黄、矾石等药。

〔验头面〕论曰：轻者头面少。又，胡荽酒法不欲喷头面。以诸阳之会在于头，心之华在于面，痘为阳毒，而心主之，故痘疮头面稠密者重。头面预肿者凶。头面疮破烂腥臭者凶。欲占疮之轻重吉凶，莫如头面也。人之一身，内则心为君主，外则头为元首，病有真心痛，真头痛，以见不可轻犯也。经曰：头者精明之府，头倾视深，精神弃矣，故占人之生死者亦莫如头，凡疮初出，从他处先见，渐登于头，起发收靥皆然，他皆有疮，而头独稀，此佳兆也。若于头额之间先出，先戴浆，先干收，先破损，其疮稠密无缝，肉下浮肿，皮上溅起粗肤者皆凶。惟疮遍身俱收，而头上不收，或熟自破，或脓出结如堆积者，不须怪。盖天地之化，孤阳不生，孤阴不长，阳变阴合，彼此相成，头者诸阳之会，无阴相济，所以难收也。又病闭目摇头者死，此阳脉不治，谓之心绝也。

经曰：十二经脉，三百六十五络，其气皆上走于面，而走空窍。又，肝开窍于目，肺开窍于鼻，脾开窍于口，心、肾开窍于耳。又，修真家云：面有七窍，内应乎心。又，相术但观人之面，以知祸福，可见面不可败也。凡疮稠密，七窍闭塞，败面者凶，以脏腑经络之气皆病也。又，诸阳皆聚于面，痘为阳毒，初出之时，必先于面，然面有部位，其候不同。额属心，离火之位，火性急烈，不可轻犯，凡疮出现、疱浆、干收，先从额上起者凶。左颊属肝，震木之位，右颊属肺，兑金之位，二处不论先后，但疮欲磊落坚厚，若模糊成块，浮嫩易破，溃烂灌肿者凶，盖肝藏魂、肺藏魄，肝肺俱败，魂魄以离，故凡病两腮冷或木硬者死。颏属肾，坎水之位，此处先出、先壮、先靥者吉，盖疮疹出于肾则吉，入于肾则凶也。鼻属脾，坤土之位，亦不论先后，但不欲模糊，早干收也，若未成浆，鼻头先干黄色凶，此脾土将败，真脏色见也。

〔薛〕闻人氏云：痘疹属火证，其面色赤者为顺，甚者为热。若肝木克制脾土，致面色青者，是为逆也，急用四君、升麻、柴胡，调补脾胃，色正才治。窃谓前证若伤食而呕吐搐搦，脾气受伤而泻利搐搦或厥逆，皆慢脾风之渐也，用人参理中汤泄利加柴胡、钩藤钩治之，或有少误，多致不起。若有痘毒内外郁蒸，发出遇风寒相搏，凝滞于肌肉，遍身皮肤青色者，用透肌散。胃伤则生风呕吐，脾伤则生风厥逆，用五味异功散加天麻。若疮密热盛便秘，饮冷面赤者，用犀角解毒散。灌浆之后，发热烦躁，作渴面赤者，用当归补血汤。足热腰痛，目睛赤者地黄丸。皆要法也。一小儿出痘饮冷过多，腹痛面青，手足并冷。此寒邪伤脾而虚寒也，用附子理中汤一剂而痛止，用人参一两、姜一钱二剂而脓灌，又用人参煎汤代茶与饮，月余而靥。一小儿出痘面色青，手足冷。此寒水侮土也，非十二味异功散不能救。不信，乃服疏通之药，殁而遍身皆青。

人中为阴阳之分，故赵子昂以泰卦象之，人中而上，分为三部，人中而下，亦分为三部，发际之上，阳之上也，两眉之间，阳之中也，山根以下，阳之下也。自口至两乳间，阴之上也，自心蔽骨至阴毛际，阴之中也，自阴而下，阴之下也。凡疮之出现、起发、收靥，自人中而分，上下循序，阴阳和畅，虽多且密，亦可言吉，若或舛差，虽是稀少，亦可言凶，此有伏也。

发热之时，面色明莹者吉，面赤若涂抹者重，此邪气怫郁于阳明胃与大肠也，阳明经上循于面，故赤也，宜以清凉解毒之药少通利之。面垢惨黯者凶，疮疹之火，发自少阳，面垢者，少阳候见也。《针经》云：少阳病甚则面微壅，宜表里双解，盖少阳从中治也。

〔验耳目鼻〕经曰：肾通窍于耳。耳者，肾之外候也，肾之为脏，水脏也，天一生水，受气之初，先生两肾，而一阴藏焉，又有相火存乎命门之中，疮疹发热耳独凉者，疮疹为火，肾不受邪，存水之主以制阳光也。如耳反热，则水不胜火，将有归肾之变。痘疮之候，先观耳后有红缕者，盖手少阳三焦之脉，从膻中上出缺盆，系耳后，直上出耳角。红者火色也，此疮疹之火，发自少阳，自见于其经也。凡疮自耳先出，未及成浆，耳轮先靥者，渐萌归肾之势矣。

目别见

经曰：肺通窍于鼻，疮疹发热之初喷嚏者，火邪上干于肺，外应于鼻，而痒则嚏。鼻干黑燥者，火刑于金，金体本燥，得火反甚，急宜清金泻火，以解其毒。鼻衄者，血得热而妄行，故衄出于鼻，急与凉血泻火，以解其毒。鼻流清涕者疹也，疹发于心，心肺相连，以火炼金，热极而反化为水也。疮出之后，鼻塞不通者热也，火主膜胀。疮已成浆收靥之时，鼻塞不得息者，此鼻内有疮，脓涕黏结，可用金银小簪子以通之。如疮未成浆，鼻端先干者凶。经曰：脏真高于肺，以行荣卫阴阳也，邪火刑肺，肺败不能输精于皮毛，故皮毛焦枯，先见于鼻，荣卫不行，阴阳不续，以渐遍身皆干枯而死矣。凡疮变坏，鼻中血出者，涕自流出者，鼻孔开张喘急者，肺绝之候，皆死证也。

〔验唇口牙齿〕脾之窍，通于口，其华在唇四白。《脉诀》曰：应唇通口气。疮疹发热之初，口中和，唇色红润者吉。如口燥唇裂，其毒必甚，急解之。疮出稠密，唇口疮子相黏，诸疮未发，此疮先已戴浆，诸疮未收，此疮先已焦黑者凶。面疮肿灌，唇上疮裂，成块干溅者重。如疮出太密，口中臭气者，脏腑败坏，故臭出于口也。疮欲变坏，唇上缩者，脾绝也。唇下自呷者，鱼口也。口中涎如胶黏者，脾津竭也。皆不可治。疹家唇口生疮声哑者，狐惑证也。不急治之，杀人。

上片牙隶于坤土，乃足阳明胃脉之贯络也；下片牙隶于干金，乃手阳明大肠脉之贯络也。疮疹发热之初，口开，前板齿燥者里热也，宜以清凉之剂微解之。咬牙者，牙乃骨之余，肾主骨，寒战咬牙，毒归于肾，必死。如发热咬牙者，有欠则为肝热，有上窜则为心热，此欲作搐也。疮已收靥，牙龈溃烂者，此肉疮未得平复也，勿作走马疳疮治之，疹后牙龈溃烂，血出肉黑气臭者，此方是走马疳也。

〔验喉舌〕咽喉别见

舌者，心之候。《脉诀》曰：外应舌将荣。又，脾之脉，络于舌，舌之在人，延纳饮食，主持声音，其用亦大矣，疮疹发热，其舌红润者吉。舌燥如芒刺者，里热甚也，急解之。《针经》曰：热病口干舌黑者死。吐舌者，脾有热也，脾藏微热，则舌络微紧，时时舒舌，勿用冷药及下之。或饮水者，医疑为热而下之，误也。饮水者，脾胃虚，津液少故耳。疮出之后，舌上稠密，出如堆粟，破如蜂窠者危，更加饮水则呛，食物则哕，声哑不出者，必死之证。疮出太甚，弄舌者凶。

〔验颈项〕经曰：东风生于春，病在肝，俞在颈项。颈项者，生气之本也。又曰：天气通于肺，地气通于嗌。天食人以五气，喉者气之所由也，故喉主天气，地食人以五味，咽者味之所由也，故咽主地气。颈项者，咽喉之管束也。又，三阳之脉自颈而上，三阴之脉自颈而还，颈项者阴阳之道路也。痘疮之候，颈项欲疏，若缠项而出，稠密太甚者，谓之锁项，废其管束，阻其道路，上不得降，下不得升，内者不出，外者不入。经曰：出入废则神机化灭，升降息则气立孤危。此死之征也。凡病深项软者死，骨败也。

〔验胸腹〕经曰：凡刺胸腹者，必避五脏。胸腹者，脏腑之郭也。又曰：鬲肓之上，中有父母。盖言心肺也，故痘疮轻者胸前无，胸腹出太甚者必重也。其中于脏，各有期日，凡病深喘急，胸骨扇动者，肺焦胀也，左乳下动脉突出者，宗脉绝也，皆不可治。疮疹腹痛者，毒未尽也，更宜详审。

〔验手足〕四肢者，诸阳之本，疮出欲疏，其发欲透，其靥欲齐。如应出不出，应发不发，应收不收，此脾胃气虚不能旁达四肢也。发热，手寻衣领、乱捻物者，肝热也。手掐眉目鼻口者，肺热也。手足搐搦者，心肝风火相搏也。各随其脏而泻之。足凉者，此常候也，疮疹肾不受邪，肾主足，故足宜凉。手足冷者，脾脏怯也，四肢皆禀气于胃而不得至经，必因于脾，乃得禀也，脾怯，不能为胃行其津液，故冷耳，宜温之。疮已出现，手足多水疱者，此肝胜脾衰，为鬼贼，宜急治之，不久便生痒塌也。如遍身皆发，手足不透，是空壳者，此脾胃虚弱，津液耗竭，荣卫凝涩，故其毒亦郁而不发也，不能食者死，能食者必发痈疽。疮势太甚，手足冷者不治。疮未成浆，手足皮脱者必死。疮已正靥，惟足不收者，足为纯阴，无阳相济，所以收迟。《玉函经》曰：孤阳寡阴即不中，譬取鳏夫及寡妇。如疮始成浆，他处未收，手足心先靥者，其后必生怪疾也。

疮靥之后，手足关节肿痛者，必发痈也。疮痒，手足搔乱者凶。

〔验寝卧〕夫卫气者，昼则行阳，夜则行阴，行阳则寤，行阴则寐，人之常也。疮疹发热便昏睡者，心主热，脾主困，心受气于脾，故发热昏睡，此常候也。起卧不时者，内有热也，必多陷伏之变。合面卧者，里热也。大抵疮疹始终安寝者吉，盖气血强盛，荣卫流行，邪出于表而不在里则神安，神安则志定，是以得安寝也。若气血衰弱，荣卫滞涩，邪在于里而热，心恶热，则神不安，神不安则志不宁，是以烦躁、闷乱、谵妄而不得眠也。亦有毒伏于中，神丧气脱，僵卧如尸，呼之不应，饮食不知者，不可以嗜卧论，乃死证也。

〔验饮食〕经曰；人以水谷为本。故人绝水谷则死。仲景曰：水入于经，其血乃成，谷入于胃，脉道乃行，可见水谷之悍气为卫，精气为荣，水去则荣散，谷消则卫亡矣。凡痘疮能食者，虽重亦吉，不能食者，虽轻亦危也，然有不能食而生，能食而死者何也？盖不能饮食者，脏腑内实，大便不行，有平日之谷气以为之主，疮成之后，自消谷气、而思食矣。其能饮食者，邪热杀谷，即叔和所谓口干饶饮水，多食亦肌虚者也，将不久而变生焉。惟疹家多不能食，以口中不和，不思食也。余详不能食门。

◎ 痘后余毒证治

〔万〕凡痘疮轻者其本疏，其毒微，其证顺，自然易靥，无余毒也。重者其本密，其毒盛，其证险，自难出难靥，有余毒也。逆者或伏，或倒陷，或倒靥，幸脾胃素强，调治又早，不至大困，亦作余毒。钱氏云：其病有三，一者疥，二者痈，三者目赤。以证求之，尚不止此，亦有出已尽，发已透，靥已齐者，复作余毒，此由温补之过，饮食之失而得之。故治痘后余毒，或补，或发散，或解利，要在分表里，论虚实，不可一概妄投汤剂也。

〔海〕癍疮余毒，或肝虚入眼目。或肺虚为癣疥。或为痈疖，发在骨节，肾之虚也。发在肌肉，脾之虚也。或在筋，或在头，或在面，或牙齿疳蚀，或咽喉肿痛，各随经而见，皆毒不散，蕴积而成。或病人始不早治，或医者失治，遗于经络，其所由来，盖有自矣。

宜服解毒等剂。

〔世〕痘毒攻脾则泄泻身浮，攻肝则眼生翳膜，攻心则烦躁啼哭，攻肾则耳疼脓聚，攻肺则咳嗽痰涎。

〔洁〕若已发后，有余毒未散，复有身热疮肿之类，当茶粉下解毒丸。

〔丹〕治小儿痘疮，余毒未散，食谷太早，补住毒气。

鼠黏子六钱　甘草五分　犀角　白术各三钱　荆芥　防风　枳壳各一钱

水煎，温服。

活血解毒汤　治余毒。

防风　荆芥　生地黄　赤芍药　当归　连翘　牛蒡子　黄连　紫草　甘草　苍术　薄荷　川芎　木通

各等分，水煎服。

〔痈疖〕此由毒气留藏经络，故于肌肉虚处，或关节动摇处，红肿而成痈。又或既平之后，失于解利，余毒大盛，外不得泄于皮肤，内不得入于脏腑，聚而不去，遂为之痈。如毒气浅者，止生结核、肿毒、疮疖而已，甚者至头项胸胁手足肢节，尽焮肿作痛，但发一二处，或根浅者可治。若流注起伏，根深蔓引者，小则溃筋脱骨，必为残废之疾，甚则绵延日久而死。〔丹〕痘痈多是实毒血热成痈，分上下用药，一日不可缓，成脓必用清热凉血为主，赤芍药、甘草节、连翘、桔梗之类，上引用升麻、葛根，下引用槟榔、牛膝，更助以贝母、忍冬草、白芷、瓜蒌，大便燥用大黄，寒热用芩、柏，此法累效。〔薛〕前证初起未成脓者，用活命饮、隔蒜灸治而消之。欲成脓者，用活命饮解而溃之。气血虚者，八珍汤虚羸实而溃之。虚而不能敛者，托里散补而敛之。大凡发热肿痛，大便不结，用仙方活命饮及隔蒜灸法。大便秘结，用仙方活命饮加大黄。大便已通，肿痛未退，再用活命饮一服，用托里散补其元气。若发热倦怠，大便调和，用补中益气汤虚热未应，亦用隔蒜灸。若溃而发热口干，肢体倦怠，用东垣圣愈汤。脓水淋漓，不时发热，用四君、参、芪。若因乳母肝经血虚发热，用加味小柴胡汤发热。肝脾郁怒发热，用加味归脾汤惊悸。膏粱厚味积热，用加味清胃散齿。如专与凉血，用败毒等药，复伤元气，必致成者不能溃，溃者不能敛矣。〔**万**〕凡治痘痈，先看在何经络，分气血多少，用引经药，如太阳经羌活、防风，阳明经升麻、白芷，少阳经柴胡，少阴经独活，太阴经防风，厥阴柴胡。若初红肿硬痛者，以针刺之，口吮去恶血，以拔毒膏敷贴。气实能食，大便坚者，用排毒散疏利之。气虚食少者，用十宣散或流气饮。毒浅而小者，只内服小柴胡加生地黄汤，外用拔毒膏贴之。此治肿疡之法也。若已成脓而未溃者，以铍针决去其脓，勿使内溃。已溃者用十全大补汤汗主之。此治溃疡之法也。

仙方活命饮　治痘疔痘毒，及一切疮毒，未成即消，已成即溃，此消毒、败脓、止痛之圣药。

金银花　陈皮各三钱　皂角刺炒　穿山甲用蛤粉炒　乳香　没药　白芷　防风　当归各一钱　贝母　天花粉　甘草节各七分

上，每服五钱，酒煎。婴儿母同服。为末，酒调服亦可。若势甚而邪在表者加麻黄散之，而毒在内者加大黄下之，当临证制宜，此解① 回生起死之剂，但元气脱者不治。

人参败毒散　治余毒痈肿。

人参　赤茯苓　羌活　独活　前胡　薄荷　柴胡　枳壳　川芎　桔梗各等分　甘草减半　牛蒡子　防风　荆芥　连翘　金银花即荆防败毒散

头上，加白芷、升麻。上身，倍加桔梗。手，加薄桂。腰，加杜仲。腿足，加牛膝、木瓜。

桦皮散　治痘疮及乳痈，并一切肿毒。

桦皮木剉煎温服。此药，味苦平无毒。若治乳痈，取桦皮烧存性，为末，酒调服之，立消。

十三味败毒散　治痈毒。

当归　白芷　穿山甲土炒　金银花　防风　乳香制　甘草　陈皮　赤芍药　皂角刺　贝母　没药制　天花粉　芍药

各等分，酒水各半，煎服。

排毒散见收屬

---

① 解：校本同，疑下脱"毒"字。

《保命集》木香散　治小儿癖后生痫，如神。

地骨皮一两　木瓜半两　穿山甲炙黄，三钱半　麝香一字

上为末。米饮下二钱。

流气饮

川芎　当归稍　白芍药　防风　人参　紫苏叶　木香　甘草节　黄芪　桂心　桔梗　鸡心槟榔　白芷　厚朴　乌药　枳壳各四分

上，剉细。水一盏，煎七分服。气血虚而自利者加熟附子，大便实加大黄。

小柴胡加生地黄汤

柴胡　人参　黄芩各三两　甘草炙　生地黄　半夏各二两，汤泡七次

上为粗末。每服三钱，水一盏，生姜三片，枣一枚，煎至半盏，去滓温服。

六味活血散　治痈疽疮痛初起，红肿不散。

当归　川芎　赤芍药　生地黄　红花　苏木各等分

上，水煎，量服之。

五福化毒丹　治痘毒、实热肿痛。

生地黄　熟地黄　天门冬去心　麦门冬去心　玄参各二两　甘草　甜硝各三两　青黛一两五钱

上为末。蜜丸芡实大。每服一丸，白汤化下。

犀角消毒丸　治痘疹余毒，一切疮毒。

生地黄　荆芥　当归　犀角屑　防风　牛蒡子杵、炒　赤芍药　连翘　桔梗各七钱　薄荷　黄芩　甘草

上为末。蜜丸芡实大。每服一丸，白汤化下。

按：化毒丹，降火凉血、解毒寒中之剂。消毒丸，清热解毒破血之剂。盖小儿脏腑脆嫩，元气易伤，况痘后气血皆虚，岂能胜当此剂，若胃气一伤，则未成者不能消散，已成者不能腐溃，已溃者不能生肌，殊不知痘疮乃脏腑所发，遍身之血，皆化为脓，况此方愈而患此，乃脾胃虚怯，肌肉消弱，荣卫短涩所致，治者审之。

十宣散见形

托里散　治痘毒元气虚弱，不能溃散，未成用之自消，已成用之自溃。

人参　黄芪炒。各二钱　当归酒洗　白术　陈皮　熟地黄　茯苓　芍药炒。各一钱五分　甘草炙，五分

上三五钱，水煎服。

托里消毒散　治痘毒气血虚弱，不起发、腐溃、收敛，或发寒热，肌肉不生。

人参　黄芪　当归酒洗　川芎　芍药炒　白术　陈皮　茯苓各一钱　金银花　连翘　白芷各七分　甘草五分

上，每服三五钱，水煎。

〔**东垣**〕**圣愈汤**　治脓溃心烦无寐，体倦少食。

熟地黄自制者佳　生地黄各二分　人参　川芎各三分　当归　黄芪各五分

上，水煎服。

《济生》归脾汤①　治脾血虚损，健忘惊悸，或心气虚不能摄血归源，以致妄行，或吐血下血，或因乳母心脾二经有热，疮不结痂，或疮痕赤色。加柴胡、山栀，即加味归脾汤。

人参　白茯苓　黄芪　白术　龙眼肉　当归　远志　酸枣仁炒。各二钱　木香一钱　甘草五分　当归身一钱

上，姜枣水煎。母、子同服。

〔**丹溪**〕痘痈敷药用贝母、南星、僵蚕、天花粉、寒水石、白芷、草乌、大黄、猪牙皂角，醋调敷患处，效。

拔毒膏一名必胜膏

马齿苋杵汁　猪膏脂　石蜜

上，以三味共熬为膏，涂肿处。

神效隔蒜灸法　治痘痈大痛或麻木，痛者灸至不痛，不痛者灸至痛，其毒随火散。用大蒜头切三分厚，安上，用小艾炷于蒜上灸之，每五壮，易蒜再灸，痛不止，尤宜多灸。小儿，须将蒜切片，着肉一面略剜小空，灼艾燃蒜，先置大人臂上，试其冷热得宜，然后著疮上，又别灼，如前法试之，以待相易，勿令歇。

---

① 《济生》归脾汤：本方用药较《济生方》归脾汤多当归、远志、当归身三味，较《妇人良方》归脾汤多当归身一味。

替针丸　治痘痈脓已成，不溃。

陈坏米一钱　钢砂五钱　雄雀粪四十九粒，真雄雀粪，直者是也

上为末。米粥丸，如麦粒大。每用一粒，黏疮头上，以膏药贴之，半响，其脓自出。若疮头透而脓不出，或出而愈痛，或发热，血气虚也，用托里散。或作呕吐痰，食少体倦，脾气虚也，用六君子汤。

神效太乙膏　治一切疮疽溃烂。

玄参　白芷　当归　肉桂　赤芍药　大黄　生地黄各一两

上咬咀。用麻油四十两，入铜锅内煎至药黑，滤去渣，徐入净黄丹一斤，再煎，滴水成珠，捏软硬得中，即成膏矣。

神效当归膏　治痘毒浸淫溃，或汤火等证，及疮腐不能生肌收敛者。

当归　黄蜡　生地黄各一两　麻油六两

先将当归、地黄入油煎，去渣，入蜡熔化，候温，搅匀，即成膏矣。

豆豉饼　治疮疡肿痛，或硬而不溃，及溃而不敛，并一切顽疮毒疖。用江西豆豉为末，唾津和成饼，大如铜钱，厚如三四钱，置患处，以艾铺饼上灸之。未成即消，已成者祛逐余毒，间有不效者，乃气血虚败之证，参疔疮论灸法用之。

如圣饼　治一切疮疡硬肿，不能消散，或毒不能解散。

乳香　没药　木香　血竭　当归等分　麝香少许

上，各另为末。酒糊和为饼。灸热，频熨患处。恶疮，加蟾酥等分。

神功散　治疮疡初起肿痛者，用之可消。加血竭更效。

黄柏炒为末，二钱　草乌生为末，二钱

上，用漱口水调敷，常以漱水润之。

三豆散　痘后，痈毒初起红肿。

黑豆　赤豆　绿豆

用醋浸，研浆，时时以鹅翎刷上，随手可消。

铁箍散　治痘后痈毒。

凤凰退烧灰，醋调围四畔，留头出毒气，甚佳。

〔疮疥〕痘后遍身疮癣如疥如癞，脓血浸淫，皮肤溃烂，日夕不愈，此毒气弥漫，散于皮肤，宜升麻葛根汤_{初热}、防风解毒汤_{大法}、苦参丸_{痘癞}主之，若因掯掐成疮者，只以百花膏_{收靥}涂之。

连翘散　治小儿疮疹疖痘疹余毒作楚，或生于头面，耳疼颊赤生疮。

连翘　黄芩　瞿麦　木通　滑石　柴胡　荆芥　牛蒡子　防风　羌活　赤芍药　甘草_{各等分}

每服三钱，水一盏，煎半盏。又，入生薄荷尤好。

金花散_{见溃烂}

〔疳蚀〕痘后疳蚀疮者，毒壅肌肉，内透筋骨，外连皮肤，时痛出血，日久不痊，亦恶候也。内服十全大补汤_汗，外以绵茧散贴之_{收靥}。更与收靥门疳蚀条参看。

三黄散　治疳热生疮，脓水浸淫，脓流处，便湿烂。

松香　五倍子　黄连　黄丹　海螵蛸_{各一钱}　轻粉　雄黄_{各半钱}

上为末。用莹肌散煎洗，渗之。干者，香油傅。

〔瘾疹〕瘾者，皮肤间隐隐成疙瘩，瘙痒爬搔更多，内服解毒防风汤_{大法}，外以箄衣汤洗之。疹者，皮间点点，状如蚊蚤所咬之迹，或如小芥子，即麻子也，升麻葛根汤_{初热}加防风、荆芥穗主之，热甚渴者，与人参白虎汤相合服之。

箄^①衣汤

炊饭箄衣煮水，洗瘾起疙瘩者神效。如无，以炊箄煮汤亦好。

蚬子水　治痘后发瘾。

蚬子不拘多少，活者，以水养五七日，旋取其水，洗之。

〔丹瘤〕赤火丹瘤，此恶候也，流移红肿，其痛手不可近，从头上起者，过心即死，从足下起者，过肾即死，宜内服小柴胡加生地黄汤、玄参化毒汤，外用砭针法吮去恶血，自消。若但红不肿不痛者癍也，人参白虎汤加玄参、大青、生地黄主之。

玄参化毒汤

玄参　当归尾　赤芍药　石膏　连翘　生地黄　地骨皮　红花_{酒洗}

---

① 箄：荆竹。

防风　荆芥穗　淡竹叶　木通

上，水煎服。

犀角消毒散　治瘿疹、丹毒，发热痛痒，及疮疹等证。

牛蒡子　甘草　荆芥　防风各五分　犀角镑，二分　金银花三分

上，水煎熟，入犀角，倾出服。

加味解毒散　治瘿疹痒痛，寒热甚者烦躁谵语，并痘毒发热咽干。

犀角镑，五钱　连翘炒，二钱　牛蒡子炒，三钱　薄荷一钱　甘草五分

上为末。每服一二钱，滚汤调下。

小柴胡加生地黄汤见前痈疖

蜞针法

取水蛭大者五六条，放肿处，吮去恶血，可以消丹瘤，决痈肿。

〔眼目〕〔万〕痘疮毒气之为目翳也，盖自藏而达外，治之之法，但活血解毒而已，活血不至于热，解毒不至于冷，五脏平和，则翳当自去。不可轻用点药，反致损睛，宜蝉蜕散痘眼目四物汤加柴胡主之。若目闭泪出，不敢见明者，此羞明证也，惟于黑暗处则能开，才见明则阳光烁之，泪自迸出，瘾涩难开，宜洗肝明目散痘眼目，便秘者泻青丸肝。或能开目，只视物昏者，此血不足也，四物汤加密蒙花。目中赤者，洗肝明目散主之。从子懋锟，痘后两目生翳，羞明特甚，时余与家兄从宜兴试，归视之，则窗牖帷幙，皆以衣被重重覆蔽，就明展两脾，白膜已遍覆黑睛，泪如涌泉，婴科、眼科，投药不效，束手告技穷矣。余亦莫知为计，家兄曰，女弟垂死之证，弟能生之，岂遂技穷于是，试精思之。余返书室，闭户而思，目者，清阳之所走也，而忽焉有翳膜，是浊阴犯之也，浊阴乌敢与阳光敌，故羞明特甚尔，吾得治法矣。乃以黄芪助清阳之气为君，生地黄、当归，养目中真血为臣，羌活、独活、防风、白芷、川芎、甘菊花、薄荷、荆芥，升清阳，黄芩、猪胆汁、车前子、茯苓，降浊阴为佐，雄猪肝作引煎服，仍间服泻青丸。八剂而目开，彻帏幙，翳已去矣。时眼科所进点洗之药，一切屏不用，止用橄榄核磨汁敷眼胞而已。盖婴儿柔脆，点洗之药，必有所伤故也。治法方论，详大科眼目门，并本门眼目条内。

凉肝明目散　痘后羞明。

当归　龙胆草　密蒙花　川芎　柴胡　防风　酒连

各等分，雄猪肝煮汤，煎服。

望月沙散　痘后，暗室中不能开者。

谷精草　密蒙花酒洗　蝉蜕去翅足。各五钱　望月沙一两

上为末。雄猪肝一两，竹刀批破，用药一钱，掺入肝内，水煮熟，饮汁食肝，效。

羌菊散　治痘疹后毒气不散，生翳障，及暴赤眼。

羌活　蝉蜕去土　防风　蛇蜕　菊花　谷精草　木贼　甘草　栀子　白蒺藜　大黄　黄连各少许

上为末。每一钱，米汤泔水温服。

〔**便秘**〕痘后毒入腹中，热气并于小肠则小便不通，并于大肠则大便不通，如前后部俱不通者，热势愈甚。小便不通者五苓散惊、导赤散心。大便不通者三黄丸、四顺饮并发热、三乙承气汤。大小便俱不通者，八正散、通关散并痘便闷斟酌用之。

〔**泄泻**〕痘后泄泻，其证有二。如能食而渴，脉盛者，此热入大肠也；渴者，内热也；食能多者，热消谷也；脉盛而数，热证谛也。宜黄芩汤痘泄利加黄连。如食少不渴，脉微小者，此里气虚，不能禁固水谷也，宜四君子汤加诃子肉、豆蔻，或理中汤丸加熟附子。甚者，以肉豆蔻丸止之俱痘泄利。

〔**便脓血**〕痘后便脓血者，此热毒入大肠也，宜四物汤失血加黄芩、黄连、枳壳、荆芥穗，或黄连解毒汤烦躁加生地黄。勿作倒靥，及用劫涩药也。

〔**呕吐**〕胃主纳而不出，大小肠主出而不纳，痘后呕吐者，是余毒在胃也，然有冷热二证。如心烦作渴，食乳甚急，聚满胸中，然后吐出如射，其人面色带赤，手足心热，居处喜凉，此热吐也，橘皮汤痘吐逆加黄连、竹茹主之。如乳食水浆随吐，面色青白，手足冷，大小便自利，此冷吐也，益黄散脾主之。痘后余毒，多是热邪，其间冷证，十有一二也。亦有伤食而呕者，但闻食臭即吐，不欲食，木香大安丸或养脾丸，并用生姜汤下。有饮水多而吐者，必吐清水，名水逆，五苓散主之。

木香大安丸

木香二钱　黄连　陈皮　白术各三钱　枳实　山楂肉　莱菔子炒　连翘　神曲炒　麦蘖炒　砂仁各一钱五分

上为末。神曲糊为丸。陈廪米汤下。

养脾丸

人参　白术　当归　川芎各一钱半　木香　青皮　黄连　陈皮各一钱　砂仁　山楂肉　神曲炒　麦芽炒。各五分

上为细末。水调神曲糊、丸如麻子大。每服三五十丸，陈仓米饮下。

〔发热〕痘疮自初以来一向发热，至于瘥后犹不少减者，此有虚实二证。如大便难，小便赤，能食而烦渴者，此实热也，以三黄丸或四顺饮并发热先解利里热，后用升麻葛根汤初热加地骨皮解表热也，盖升麻葛根汤治疮疹未发之先、已发之后身热药也。如大便不秘，小便不赤，坐立振摇，饮食不甚进者，此虚热也，以保元汤大法加知母、麦门冬，虚甚者加炒干姜或熟附子少许，引火归原。〔薛〕陈文宿先生云：痘疮收靥之后，浑身经日不除，别无他证，用柴胡麦门冬散。如不退，服人参白术散痘渴。若风热咳嗽，咽喉不利，用桔梗甘草防风汤。窃谓前证有因热毒未解者，有因胃气虚热者，有因胃气实热者，其因不能枚举，当临证制宜而药之。一小儿咽痛壮热，痘痕色赤，手微热。此余毒未解，用柴胡麦门冬散而安。七日之后复热，手指初捏似热，久捏则冷，此脾气虚也，用五味异功散而痊。一小儿痘咽痛，大便不实，口渴饮汤，手足不热，此脾胃虚弱也，用人参白术散而大便实，但不时寒热，用加味逍遥散而愈。一小儿痘咽痛，发热作渴，面赤饮冷。此胃经实热也，用射干鼠黏子汤而愈。因食厚味复发，手足并热，用泻黄散一剂而痊。一小儿痘咽痛，发热饮冷，大便黄色，手足指热，此脾胃实热也，用泻黄、清胃二散各一剂而愈。后因乳母食厚味，儿口角流涎不能吮乳，仍用前药治母而愈。小儿痘咽痛，足热。余谓此禀足三阴虚，而无根之火上炎也。古人有云：痘归肾经，必不可救，当用壮水之剂，亦有生者，奈彼不悟，翌日果腰痛咽哑，始信余言，乃用大剂地黄丸料加五味子，并补中益气汤而愈。一男子出痘，上体甚热，两足俱

冷，喉痛作渴，疮亦不起发。此禀肾经虚热也，以六味地黄丸料煎
与恣饮，渐愈，又用八珍汤而痊。一小儿面色素白，出痘咽痛，发
热面赤，作渴饮汤，手足指冷。此禀足三阴虚也，用大剂加减八味
丸料煎与恣饮，又以益气汤助其脾肺，以滋化源，痛止热退而愈。

柴胡麦门冬散痘发热

柴胡栀子散　治肝胆经有热，疮毒不愈，或发热不止。

柴胡　山栀　牡丹皮各一钱　川芎　芍药　茯苓各七分　白术炒
甘草各五分　当归　牛蒡子炒。各七分

上，水煎，母、子同服。

小柴胡汤　治发热甚而呕者，宜服之。

柴胡　人参　黄芩各三两　甘草炙　半夏各二两半，汤泡七次

上为粗末。每服三钱，水一盏，生姜三片，枣子一枚，同煎至
半盏，去滓温服。咳嗽者，加五味子煎服。头痛发热，肢节疼痛者，
四味升麻汤。大便不通者，四顺饮。若大便自利黄黑色者，此毒亦
有所出，不必广与汤剂，恐重增他病，大便自然通，不得以温药助
之，疮疹亦稀少。自快利，只与四味升麻汤、荆芥散，虽大便利，
不可以温药助之。其下利甚者，却与少温之。

槐花散　治瘢疮余热不退。

槐花　赤小豆各炒，二钱　麝香少许

上为细末。每服半钱，蜜汤调服，不拘时候。

黄芪散　治壮热不退，可凉肌肤，散热。

黄芪　柴胡　干葛　甘草炙。各等分

上为末。每服一钱，薄荷三叶，水半盏，煎至三分，约三呷，
空心服。此药治发热数日未退者，其热是疮疹者，量其虚实用之也。

〔**中风**〕痘后忽然口噤涎潮，角弓反张，手足瘛疭，身青黑色，
此中风也。疮痘方愈，荣卫正弱，不知避忌，忽遇节令气交，八方
不正之气，乘虚而入，故为此证。宜消风散二钱、入蝉蜕末一钱，
分为三服，投生姜薄荷汁及酒各数点，温汤浸之，连二三服。或作
瘾疹，或再出肤疹而愈。

消风散见痘中风

钩藤汤　痘后口噤僵直，绕脐腹痛。

　　钩藤　红花　木香　川芎　当归　白芍　甘草　白术　青皮　黄连　官桂　生姜

　　各等分，水煎，不拘时服。

　　〔骨节作痛〕俗名痘风，丹溪分气血虚实，以日子守之，多带气血不足。虚则黄芪生血之剂助之，略佐以风药。实则白芍药、黄芩为君，连翘、白芷、续断之类为佐。若属虚寒，陈氏方可用。余详痘中风门。

　　〔拘挛〕痘后手足拘挛，屈伸不便，起居艰苦者，乃血耗气虚，不能荣养于筋，宜十全大补汤去地黄、白茯苓，加川续断，多服乃佳。气虚者少加川乌炮过，行经，不可误作风治，妄行发散，反耗阴血也。

　　当归桂枝汤　治痘后手足不能屈伸。

　　当归　川芎　黄芪　甘草　薄桂　黄柏　苍术炒

　　各等分，水煎。如气虚，少加川乌以行经，加人参为主。如感风寒，以致骨节疼痛，加羌活、防风。

　　〔昏昧妄言〕痘后昏昧，不解识人，口中常妄言，如邪祟状，此移热入心包络，宜导赤散心吞安神丸痘谵妄，待醒后以保元汤加麦门冬、生地黄，四物汤加石菖蒲、木通、山栀子仁，相间服之。若卒然昏昏喜睡，状如眩晕，身无热，口中无妄语，其人痘出必重，又乳食少，今毒气已解，正气未复，故邪退而喜睡，乃否极泰来之象，不须妄治，逡巡苏醒矣。

　　〔厥逆〕手足厥冷，盖覆不温，此痘疹逆候也，若在正盛之时，十无一生，今病已愈，气血久虚，脾胃大困，其厥逆宜矣，用保元汤加当归身、熟附子主之。

　　〔咳嗽〕咳嗽频频，涕唾稠黏，此痘疹常证也，有寒有热，有虚有实，不可拘泥一定之法。如自初出咳嗽到今未愈者，此肺中余邪未尽也，宜甘桔汤咽喉合泻白散肺加牛蒡子、马兜铃主之。如咳而热，大便难，小便赤者，此热毒也，宜葶苈丸主之痘喘。大便润者，人参白虎汤痘渴合甘桔汤主之。如咳而大便溏，小便清，无大热渴者，此虚也，宜人参清膈散主之痘咳嗽。如咳而血出者，甘桔汤加牛蒡子、茅根汁、阿胶主之。如向不咳，今始咳者，此风寒外感也，麻黄汤主之痘喘。

灯心汤　治疮痘出后，烦喘小便不利者，宜进之。

灯心一把　鳖甲醋煮黄，二两

上剉为散。每服一两，用水八合，煎取四分服之，各量大小加减。

咳嗽之时胁痛者，经云：左右者，阴阳之道路，左右，两胁之谓也。由余毒在中，阴阳之气，不能升降，故胁为之疼也，但当解毒，毒气去，则真气行，所苦自平矣，小柴胡加枳桔汤主之。

赤茯苓汤　治小儿疹痘，疮出后咳逆胁痛，不下食。

赤茯苓　甘草炙　大青　升麻　枳壳麸炒，各半两　栀子一分

上为粗末。每服一钱，水一小盏，入苦竹叶七片，豆豉三十粒，同煎至五分盏，去滓，分为三服，日三四服，看儿大小，以意加减。本方称疹痘出后胁痛者，由病后毒气溷乱，阻于升降，左右为阴阳之道路，气之所行处，令气滞，为胁痛，以枳壳宽肠下气，令气顺，胁不痛也，大青、栀子去蕴热，升麻解毒，赤茯苓导心火，利小肠，无热以克肺气，而欬逆自平尔。

〔**腹痛**〕疮疹未出而腹痛者，瘢毒内攻也，今毒已解，无复壅遏矣，而腹中痛者，其证有二。一则因大便未通，燥屎作痛，备急丸主之大便闭。一则因食过多，胃虚不能消谷而作痛，如便秘者，丁香脾积丸伤食，便利者，木香大安丸伤食主之。但燥屎痛者，病在下焦，伤食痛者，病在上焦，手不可按，若原食少，又便常润，忽尔作痛者，此虚寒证也，病在中焦，必喜用手按摩，黄芪建中汤主之。

〔**渴**〕痘家作渴，亦是常事，至痘后则不宜有渴，乃忽然渴而引饮者，余毒留于心胃，膈焦咽燥故也。其人必能食，大便秘，小便赤，舌燥咽干，宜人参白虎汤加黄连主之。若食少，大小便自调，虽好饮汤，咽舌不燥，此脾胃虚，津液不足也，宜人参白术散，不愈，人参麦门冬散加天花粉主之并痘渴。

〔**失音**〕痘后失音有二。咽痛不能言者，此毒气结于咽喉之间，痰壅作痛，而不能言，天花散主之痘失音。心热不能言者，心中邪热未彻，肾虚不能上接于阳，虽有声而不能言，四物汤去川芎，加麦门冬、白茯苓主之。

〔**不喜食**〕痘后邪气尽退，正气将复，脾胃略纾，宜渐能食也。若原不食，今因喜食太过，或原能食，今又骤加以致恶食不食者，此皆内伤有余证也，宜木香大安丸主之伤食。如向未食，今又不喜食者，此脾胃中气不足，宜七珍散痘不能食或人参白术散去葛根加陈皮、木香，研末，取二两，另用糯米、绿豆各二两，各炒熟研末相和，枣汤调服，稍能食，更兼进养脾丸。

〔**寒热**〕痘后忽发寒热如疟状，至后如期即发者，此脾虚气弱，失于将息，重感风寒，宜先以柴葛桂枝汤发去新受表邪，后以保元汤加当归、陈皮、白术、砂仁、乌梅、生姜调之。

大和散　治疮痘后，寒热往来，嗜卧顿闷躁乱。

生地黄　当归　地骨皮　人参　甘草炙　白芍药各等分

上㕮咀。每服一钱，水半盏，煎至三分，去渣温服。

柴葛桂枝汤见初热

〔**肿胀**〕痘后面目虚浮，或久则一身皆肿者，此表气不足，出风太早，风邪乘虚而入，其治在肺，宜五皮汤先加桂枝微汗之，后只服本方，若遍身皆肿，以胃苓汤合五皮汤主之。

痘后腹虚肿胀满，或气喘粗者，此宿垢在里，不问余毒、食积、蓄水，并先利之，宜塌气丸，利后以胃苓汤去甘草，加人参、黄芪、大腹皮调之，其治在脾。如因新食作胀不肿者，只木香大安丸。

五皮汤

桑白皮　地骨皮　生姜皮　大腹皮　五加皮各等分

上剉细。取长流水一盏，灯心十二茎，煎七分，温服。

塌气丸

木香半两　鸡心槟榔一双，白者　黑牵牛二两，半生半炒，取头末一两

共为末。神曲糊为丸，如黍米大。姜汤下。

胃苓汤

猪苓　泽泻　白术　白茯苓　苍术　厚朴紫油者，姜汁炒　陈皮　桂心　甘草

上剉细。水一盏，煎七分，去渣温服，无时。

〔**自汗盗汗**〕痘后自汗盗汗，皆卫气弱，荣血热，肌肉虚也，宜保元汤大法、当归六黄汤，相间，并调败蒲散服之。如汗出盛，再用

温粉扑之方并见自汗条。若浑身如水，发润如油，汗出如珠者，皆亡阳证，死不治。

〔**失血**〕痘后失血证，乃余毒邪热，迫血妄行也。自鼻出者，玄参地黄汤主之失血，外用栀子炒焦黑，研末吹之。自溺出者，八正散主之小便不利。自大便出者，桃仁承气汤主之。此与上自汗证同为热也，上是热在卫，故汗出，此是热在荣，故血出，二证大便秘者，并与四顺清凉散主之发热。

桃仁承气汤

桃仁二十一个，去皮、尖，研泥，勿煎　大黄二钱　官桂　红花各一钱
甘草半钱

上，三味剉细。水一盏，煎七分，去渣，入桃仁泥化开，食前服。

〔**吐利蛔**〕痘后，或吐蛔，或利下蛔者，皆热毒入里也。热在胃则吐蛔，热在肠则利下蛔，利者黄芩汤泄利加桃仁、艾叶，吐者黄芩半夏汤吐利加乌梅、川椒。若不吐利，但闻食即吐蛔者，此胃久虚，虫无所食，故闻食臭即吐，食已易饥，宜理中汤丸吐利加乌梅肉、黄连、川椒主之。

袁氏治痘屎虫。歌曰：痘里屎虫胃气离，人参白术与陈皮，茯苓甘草当归并，煎来连服自虫除。

莲肉汤

莲肉去心，半斤　猪肉去油、皮，一斤

共水煮熟，下砂仁伏酱，朝夕与啖，其胃气接养，虫自安居不出矣。切不宜投以使君子、槟榔之物，痘中一投，命遂丧矣。

〔**狐惑**〕痘后吐蛔而手足厥冷者，蛔厥。若不吐利内蚀脏腑者，为狐惑。狐惑之证，其人好睡，默默不欲食，上唇有疮，虫蚀其肛，下唇有疮，虫蚀其脏，其声哑嘎，上下不定，故名狐惑也。此候最恶，麻疹后尤多，化䘌丸主之。如大便结者，以桃仁承气汤加槐子利之。

化䘌丸

黄连半两　蜀椒去闭目者，炒去汁，二钱　苦楝根白皮干者，二钱
上共研末。用乌梅肥者七个，艾汤浸，去核捣烂和丸，艾汤下。

黄连阴蜃丸　治狐惑疮。

黄连二钱　芦荟　干蟾煅，各一钱二分　使君子肉二钱半　芜荑一钱五分　川楝子肉一钱

上末。乌梅洗净，去核，捣膏和丸。米饮下。

〔牙疳〕痘后，牙齿龈肉溃烂者，此痘疤脱去，涎水浸渍为疳蚀疮，用绵茧散收属傅之。若气臭血出者，又名走马疳疮，内以黄连解毒汤烦躁加雄黄为丸，竹叶汤下，外以马鸣散傅之。或口舌生疮者，并宜洗心散。以上诸证大便秘者，并用四顺饮利之，大便润者用甘露饮服之。老茶叶、薘叶根煎汤洗。以白莓即酸梅也，烧灰，人中白火煅，加入雄黄散傅之。

洗心散

当归　生地黄　木通　黄连　麻黄　大黄酒洗　薄荷叶各等分

上剉细。水一盏，加灯心为引，煎七分，去渣温服。

甘露饮　牙疳暂用。

麦门冬去心一钱　天门冬去心二钱　生地黄四分　熟地黄六分　石斛去根　枇杷叶各五分　山茵陈　枳壳　黄芩　犀角屑各六分　甘草一字

水煎服。

雄黄散

雄黄　枯矾各一钱　麝香一分半　人中白五分

共为末。吹入鼻中，如吹不入，用麻油润，使进。

马鸣散

人中白即溺缸底白垽，以物刮取，用新瓦盛之，火煅过，如白盐乃佳，半两　马鸣蜕即蚕蜕纸也，火烧过，二钱半　五倍子生，一钱，另用一钱，同矾枯白矾一钱，捶碎，另取五倍子一钱，入矾于内，用火煅枯

共为极细末。先以米泔浓汁浸洗，以此傅之。

人中白散

人中白煅，一两　黄柏炒黑，三钱

上为末。搽口内。

吹口散　治口疳。

黄连　青黛　孩儿茶　冰片　为末，吹之。

赴筵散　口疮神效。

薄荷　黄柏

等分，为末。入青黛少许，搽之。

牙疳方　痘后余毒攻牙龈，疳腐。内宜服甘露饮。

人中白煅，三钱　枯矾二钱　盐梅七个，煅存性　麝香一分　白镯子灰一钱　五谷虫焙干，二钱

为细末。先将葱茶洗去腐肉，须见鲜血，然后搽药。

大抵疮痘之后，遇有便秘、内热等证，须当解利，勿使余毒变生诸证也，解利之剂如三黄丸、四顺饮并见发热之类。若失于解利，致生诸证，须当用切中病源之药以急治之，不可缓治，令病势滋蔓，反害人也。今人不能究其病因，一概用不急之药，其意但欲逃差谬尔，何尝实能究其致病之由而药之耶？急治之中，惟在识其虚实，苟禀受既实，荣卫充壮，病后有热者，即与解利，缓治不可也。所禀怯弱，病后荣卫大虚，坐立振摇，饮食少者，却宜和缓之药以扶持之，候其饮食如故，荣卫既充，然后微微解利，未为迟晚。或至虚之人，不必解利，可也。

◎ 水痘

小儿痘疮有正痘与水痘之不同，新安张季明云：其疮皮不薄，如赤根白头，渐渐赤肿，而有脓瘀迟者，谓之大痘，此里证，发于脏也。其疮皮薄如水疱，破即易干，而出无渐次，白色或淡红，冷冷有水浆者，谓之水痘，此表证，发于腑也。亦与疹子同，又轻于疹，发热一二日而出，出而即消，易出易靥，不宜燥温，但用轻剂解之，麦汤散主之，羌活散、消毒饮、麦煎散俱可服，又当服大连翘汤以解之。如心闷，烦躁，发热，及大小便涩，口舌生疮者，通关散主之。水痘夹黑，出来黑水流，或手足冷者，前胡、甘草、生地、玄参、连翘、茯苓、木通、蝉蜕、麦门冬、川芎、陈皮、当归、生姜水煎服。

麦汤散　治水痘。

地骨皮　滑石　甘草各半钱　甜葶苈　麻黄　大黄　知母　羌活　人参各一钱

上剉散。水一盏，每服二三钱，小麦七粒，煎六分，不拘时温

服，分二帖。

麦煎散　治小儿夹惊伤寒，吐逆壮热，表里不解，气粗喘急，面赤自汗。或狂语惊叫，或不语无汗，及瘾疹遍身赤痒，往来潮热。时行麻痘疹子余毒未尽，浑身浮肿，痰涎咳嗽。或变急、慢惊风，手足搐搦，眼目上视，及伤风头疼，并治之。

滑石　地骨皮　赤芍药　石膏　白茯苓　杏仁　知母　甘草　葶苈子炒　人参　麻黄一两半

上为末。每服一钱，麦子煎汤下。如初生芽儿，感冒风冷，鼻塞身热，喷嚏多啼，每一字，用麦子煎汤调下。一方，去地骨皮、滑石，加羌活、川芎，薄荷煎汤调下。

羌活散初热　**消毒饮**即牛蒡荆芥甘草三味　**大连翘汤**便闷　**通关散**便闷

按：水痘，今小儿患之者，大率无害，如无内证，不必服药，无事生事也。前后四方，不为轻剂，非热甚不解，二便秘涩，烦闷不宁，不宜轻服。

◎ 麻疹

麻疹浮小而有头粒，随出即收，不结脓疱，北人谓之糠疮，南人谓之麸疮，吴人谓之痧，越人谓之瘄，古所谓麻，闻人氏所谓肤疹是也。与前所谓脾为疹者不同。小儿有出一二次者，出轻而日数少者名奶疹子，出稍重而日数稍多者名正疹子。又，出于痘前者名奶疹子，出于痘后者名正疹子。初出亦与痘疮相似，但痘发于脏，麻发于腑，脏属阴，其病本深，故难出难收，而药于温平为宜。腑属阳，其病本浅，故易出易收，而药于清凉为宜。万氏云：痘大而焮肿者，少阳三焦火也，阳道常饶，故大而肿。疹小而碎者，少阴心火也，阴道常乏，故小而密。三焦水谷之道路，脾胃主纳水谷，治痘专以脾胃为主。心肺属阳，而位乎上，心火旺则肺受之，治疹专以肺为主。观其咳嗽者，火炎则肺叶焦举也。鼻流清涕者，鼻为肺之窍，以火烁金而液自流也。目中泪出，肺热则移于肝，肝之窍在目也。或手掐眉目唇鼻及面者，肺热证也。按：既是心火刑肺金，即是贼邪，其证当重，何反轻于痘？余每治麻疹，但据见证以泻白散加减，大剂投之，即至危困之证无不愈者，其他时师用苦寒降火，辛温发表，而阽^①于危亡者不可胜数，安在其为心火刑肺也。春温、夏暑、秋清、冬寒，此四时之正气也，冬应寒而反温，阳气暴泄，火令早行，人感之者，至于来春必发疮疥，未出痘疹者，必感而出，虽曰胎毒，未有不由天行者，故一时传染，大小相似，但见疹痘之出，即宜先服三豆汤、代天宣化丸_{二方俱见前预防}以预解之。麻疹初出，全类伤风发热，咳嗽鼻塞，面肿涕唾稠黏，全是肺经之证，有末传泄利者，有一起即兼泄利者，肺与大肠相表里，表里俱病也。惟不可触冒风寒，及于正蒸热时啖食，能变轻为重，不可不慎。麻疹形证亦同，有如发风疹疙瘩，拥起如云头，色赤成癍，随见随没者。有如粟米头糠，三番俱见而不没，至三日后方收渐没者。然皆谓之麻疹，其于欲出未出之际，当用发表之药发之，则易出易愈也。麻疹，有发热至十余日始见者，大抵主在发散肺经之热毒者，始事也，调理补养病后之元气者，终事也。其间或兼风，或兼痰，或伤食，并随宜加对证之药。其有变证，即随病用对证之药，要不乱投汤剂，则儿无事矣。疹喜清凉，痘喜温暖，此法人皆知之，然疹子初出，亦须和暖则易出，所以发苗之初，只要发出得尽，则毒便解，非若痘必苗而秀，秀而实，而后毒解也，痘子成实之时，若大温热，则反溃烂不收，是痘之后，亦喜清凉也。故治痘疹者，无过热，无过寒，温凉适宜，阴阳自和，是为得之。

〔初热〕痘疹发热之初，多似伤寒，惟麻疹则咳嗽喷嚏，鼻流清涕，眼胞肿，其泪汪汪，面浮腮赤，或呕恶，或泄利，或手掐眉目鼻面，此为异耳。轻者以泻白散合三味消毒散主之，重者以金沸草散主之。兼泄利者，合升麻葛根汤，以白芷代葛根。此余创立治法，用之无不效者。即十分危证，守而勿失，终于必济。每见诸书所定方，类皆苦寒辛凉发表之剂，不尽对证对经，恐有诛罚无过之失，用者详之。大抵疹欲出已出之际，虽寒勿用桂枝，虽虚勿用参术，虽呕而有痰勿用半夏、南星，大忌认作伤寒，妄汗妄下。汗之则增其热，为鼻衄，为咳血，为口疮咽痛，为目赤痛，为烦躁，为大小便不通。下之则虚其里，为滑泄，为滞下，多至不救，慎之慎

---

① 阽（yán 沿）：临近。《汉书·文帝纪》："或阽于死亡。"

之。〔万〕如手足稍微冷，恶寒而无汗，面色青惨而不舒，左额有青纹者，伤寒之热也。手足稍微温，发热有汗，面赤而光者，伤风之热也，并宜惺惺散*痘初热发散之*。目胞肿而右颊有青筋，发热而头额腹肚最甚，或兼呕吐腹疼者，伤食之热也，备急丸*痘初热下之*。面色青红，额正中有纹，手掌心有汗，时作惊惕，手络脉微动而发热者，此惊热也，泻青丸*肝*、牛黄清心丸*痘烦躁主之*。身热而倍能食，唇红颊赤，大小便秘，胁下汗者，此风热也，宣风散主之*痘发热*。以上诸热，久而不去，内外感发，则所蕴疮疹之毒，亦能乘间而出矣。疹子只怕不能得出，若出尽，则便毒解，故治疹子者，发热之时，当察时令寒暄，以药发之，如时太寒，以桂枝葛根汤发之。太热，以升麻葛根汤*俱痘初热*合人参白虎汤发之*痘渴*。不寒不热，以荆防败毒散发之*痘夹疹*。如兼疫疠之气，以人参败毒散发之*痘初热*。如尽一剂不出，再作本汤发之，外用胡荽酒*见形*以苎麻蘸酒遍身戛之，务令亟出。如三四作更不出，加腹中胀痛，气上喘促，昏闷谵妄者，必死证也。

泻白消毒散

桑白皮　地骨皮*二味自采鲜者，各三钱*　牛蒡子*炒研*　荆芥穗各一钱半桔梗　甘草各一钱　浮萍*晒干，二钱*

上为粗末。每服三五钱，水一盏，煎六分，滤清服。

加味金沸草散

旋覆花*去梗*　麻黄*去节，水煮去沫，晒干*　前胡*去芦。各七钱*　荆芥穗一两　甘草*炙*　半夏*汤泡七次，姜汁拌炒*　赤芍药各五钱　鼠黏子*炒*　浮萍各七钱

上为末。每服三钱，生姜二片，薄荷叶三五片，煎。

防风解毒汤*如温暖之时，以此辛凉之药发之*

防风　薄荷　荆芥　石膏　知母　桔梗　甘草　牛蒡子　连翘　木通　枳壳　淡竹叶

黄连解毒汤*如暄热之时，以此辛寒之药发之*

防风　黄芩　黄连　荆芥穗　知母　石膏　黄柏*酒炒*　栀子仁　大青　玄参　甘草　桔梗　木通

桂枝解毒汤*如大寒之时，以此辛温热之药发之*

桂枝　麻黄酒炒　赤芍药　防风　荆芥　羌活　甘草　桔梗　人
参　川芎　牛蒡子　生姜

升麻解毒汤如时暖时寒，以此辛平之药发之

升麻　干葛　荆芥穗　人参　柴胡　前胡　牛蒡子　桔梗　防
风　羌活　赤芍药　淡竹叶　连翘　甘草

上方，虽曰因时制宜，亦不可拘泥，如冬月亦有不宜麻桂而宜
石膏者，正当以脉证为主耳，若株守而不知通变，必有失，不如用
首二方之为妥当也。

发热六七日以后，明是疹子，却不见出，此皮肤坚厚，腠理闭
密，又或为风寒袭之，曾有吐利，乃伏也，急用托里发表之剂，麻
黄汤调柽叶散发之，外用胡荽酒见形蘸麻刮之。如一向未更衣者，毒
甚于里，伏而不出也，以七物升麻丸解之，发之解之再不出者，死
证也。

麻黄汤

麻黄去根节，制过　升麻　牛蒡子炒　蝉壳洗净，去足翅　甘草各一钱
烦渴，加石膏末四钱。

上剉细。加腊茶叶一钱，水一盏，煎七分，去渣服。

柽叶散

柽，亦名西河柳，亦名垂丝柳，青茂时采叶晒干，为末，每服
一二钱，茅根煎汤调下。

疹子初发热时，未见出现，咳嗽百十声不止，上气喘急，面浮
目胞肿，宜甘桔汤、消毒散、泻白散三方合用，内桑白皮，采鲜者
多用，热盛烦渴，加石膏末、知母、黄芩、天花粉。

疹子发热，或自汗出，或鼻衄者，不须止之，亦发散之义，汗
则毒从汗散，衄则毒从衄解，但不可太过，如汗太多，人参白虎汤痘
渴合黄连解毒汤痘烦躁，或黄连汤主之。衄太多，玄参地黄汤失血、茅
花汤主之。

黄连汤

黄连　麦门冬　当归　黄柏　黄芩　生地黄　黄芪
水煎，去渣，调败蒲扇灰服之。

茅花汤

茅花　真郁金　生地黄　栀子仁　黄芩

水煎，调百草霜服。

疹子发热吐利，乃火邪内迫，纯是热证，不可作寒论。上焦多吐，宜黄芩汤<small>痘泄利</small>加茅根、芦根、枇杷叶。下焦多利，宜黄芩汤送下香连丸<small>大科泄泻</small>。中焦吐利俱多，宜黄芩汤多加芦根、茅根煎调六一散<small>痘初热</small>。自利甚，则里急后重而为滞下，宜加味黄芩汤调六一散。大抵疹家吐利滞下，宜于疹家求之，不可作吐利滞下而治。

加味黄芩汤

黄连　黄芩<small>各一钱半</small>　白芍药<small>三钱</small>　甘草<small>七分</small>　滑石末<small>三钱</small>

水煎服。若滑石不煎、调服，止于一钱。血痢，加地榆二钱。

铜璧山人黄芩汤

黄芩　黄连　赤芍药　生地黄　木通　枳壳　甘草　当归梢　人参

水煎，去渣，调天水散服之。初加酒大黄微利之。

疹出之时咽喉肿痛者，乃毒火上熏而然，勿作喉痹治法，妄用针刺，喉痹、内作痈肿，故宜决去恶血。痘疹只是咽干作痛，宜甘桔汤加玄参、牛蒡、连翘，或射干鼠黏子汤细细咽之，钱氏甘露饮子<small>俱咽喉</small>亦可。外用十全散、玉锁匙点之。

十全散

黄连　黄芩　黄柏<small>各一钱</small>　苦参　孩儿茶　雄黄<small>各五分</small>　硼砂　玄明粉<small>各三分</small>　乳香<small>一分</small>　片脑<small>少许，临时入</small>

共为极细末。每用五厘吹之。

疹子渴喜饮水，纯是火邪，肺焦胃干，心火内亢故也。初发热渴者，前发散药中多加石膏、天花粉，或葛根麦门冬散。疹子出见渴者，人参白虎汤<small>痘渴</small>加天花粉、麦门冬，渴甚者，白虎汤合黄连解毒汤主之。

葛根麦门冬散

干葛　麦门冬<small>各一钱</small>　石膏　升麻　赤芍药　甘草　茯苓　人参<small>各五分</small>

上剉细。加淡竹叶七片，水一盏，煎七分，去渣温服。

白虎合解毒汤

石膏研粗末，四钱　知母　天花粉　黄芩　黄连　山栀仁各一钱
生地黄　麦门冬各二钱

入淡竹叶十片，水二钟，煎一钟，更磨入犀角汁，索汤水则与
之。觉胃热渴，甚宜以此方多与之，胃清乃止，庶免牙疳之害，直
至疳成，而后清胃凉血解毒，往往噬肤无及，慈亲仁人，宜早为之
所，毋事姑息。

〔见形〕痘疮，贵三四次出，谓出匀。麻疹，贵一齐涌出，谓出
尽。麻疹只要得出，便轻减，以火照之，遍身如涂朱之状，此将出
之状，出形细密，与痘疮密者相似，但疹子随出随没，非若痘子之
以渐长大也。出形鲜红与伤寒发瘢相似，但疹子粒粒成疮，非若瘢
之皮红成片，如蚊蚤之迹也。

疹痘之色不可同论，大抵痘子怕太红，皮嫩易破，必生瘙痒。
疹子喜通红，疹发于心，红者火之正色也。若色淡白者，心血不足，
养血化瘢汤主之。色太红殷，或微紫者，血热也，或出太甚者，并
宜大青汤主之。黑者，死证也。

养血化瘢汤

当归身　生地黄　红花　蝉蜕　人参各等分
上剉细。水一盏，生姜一片，煎六分，去渣温服，无时。

大青汤

大青　玄参　生地黄　石膏　知母　木通　甘草　地骨皮　荆
芥穗各等分
上剉细。水一盏，淡竹叶十二片，煎七分，去渣温服。

疹子出没，常以六时为准，假如子后出者，午时即收，午后出
者，子时即收，乃阳生阴成，阴生阳成，造化自然之数也。凡此旋
出旋收者轻。若一出连绵，三四日不收者，乃阳毒太甚，宜大青汤
解之，逡巡不出者，乃风外束，皮肤闭密也，宜荆防败毒散主之
夹疹。

疮疹非热不出，疹子欲出，则遍身发热，或烦躁，或头眩，或
身拘急，及既出，则身便凉，诸病悉解，此一层疹子随收矣。如疹
子既出，热甚不减，此毒壅遏，宜大青汤解其表。便涩者，以黄连

解毒汤_{痘烦躁}合白虎汤_{发热}解其里。大便不通者，四顺清凉饮主之
_{发热}。

加味地骨皮散　治疹出，发热不退，饮食不进。

地骨皮_{鲜者，三钱}　桑白皮_{鲜者，二钱}　麦门冬_{二钱}　银柴胡　赤芍
药　干葛_{各一钱}　甘草　生犀屑_{各五分}

水煎，调大小无比散五七分_{方见痘初热}。亦治喘急不止。

凡疹子，只要出得尽，则毒邪解散，正气和平。如拂拂发热，
烦闷不宁，如蛇在灰，如蚓在尘之状，或呕吐，或注泄，此毒邪壅
遏，尚未出尽。烦热者，黄连解毒汤_{烦躁}。呕泄者，柴胡橘皮汤。并
外用胡荽酒_{见形}，以苎麻蘸酒遍身戛之。待疹子出尽，则烦热自去，
呕泄自止矣。俱可用大小无比散兼服。

柴胡橘皮汤

柴胡　橘皮　黄芩　半夏　人参　白茯苓_{各等分}

上剉细。加竹茹一团，生姜三片，水一盏，煎七分，去渣温服，
不拘时。

疹子欲出未出之时，宜早发散，以解其毒，则无余灾。若不预
解使之尽出，以致毒蓄于中，或为壮热，日久枯瘁，或成惊痫，或
为泻痢，或欬血喘促，或作疳蜃而死，此虽一时戾气之染，未有不由
于人事之未尽者。

〔收后〕疹子收后，身有微热者，此虚热也，不须施治，待气血
和畅，自然退去。若热太甚，或日久不减，以柴胡麦门冬散。甚则
以黄连解毒汤_{烦躁}合人参白虎汤_{痘渴}，与前方相间服之。如发枯毛竖，
肉消骨立，渐渐羸瘦者，柴胡四物汤主之。

疹子初起，多泻不妨，惟愈后最忌重热，此不可不调治者。盖
疹子发热，多至十一二日，少亦不下五七日，热久元气虚矣，加之
疹出饮食不进，而复重热，阴阳耗竭，不死何待。故再热者必大补
气血可也。余见忽以为常，而死者屡矣。

柴胡麦门冬散

柴胡_{五分}　龙胆草_{三分}　麦门冬_{八分}　甘草_{二分}　人参　玄参_{各半钱}
上剉细。水煎服。

柴胡四物汤

柴胡　人参　黄芩　当归身　川芎　生地黄　白芍药　地骨皮　知母　麦门冬　淡竹叶

上剉细。水一盏，煎七分，去渣温服，不拘时。

疹后热不除，忽作搐者，不可与急惊风同论，用导赤散心加人参、麦门冬送服安神丸痘谵妄，小便清者可治，短少者不可治。

凡疹后牙龈黑烂，肉腐血出，臭息冲人者，曰走马疳，马鸣散主之痘余毒。若面颊浮肿，环口青黑，颊漏齿脱，唇崩鼻坏者，死证也。如唇口多疮，其声嗄哑者，曰狐惑，以化䘌丸主之痘余毒。更烦躁昏闷失声者，死证也。

文蛤散　麻毒入胃，牙肉黑烂出血，走马疳证。

雄黄五钱　五倍子二钱　枯矾五分　蚕蜕纸烧存性，一钱

上细末。米泔水洗净，以药搽之。

雄黄散　治同上。

雄黄一钱　黄柏二钱　麝香一分

先用艾汤净洗，后搽药。

疹退之后，微微咳嗽者，此余毒未尽也，泻白散合消毒散主之。若咳甚气喘，连声不住，甚至饮食汤水俱呛出者，此热毒乘肺而然也，宜门冬清肺汤加枇杷叶，见血，加茅根汁、阿胶珠主之。但见胸高如龟壳，肩耸而喘，血出口鼻，摆手摇头，面色或青或赤或白而枯者，皆不可治也。

门冬清肺汤

天门冬去心　麦门冬去心　知母　贝母　桔梗　款冬花　甘草　牛蒡子　杏仁去皮、尖，研　马兜苓　桑白皮　地骨皮各等分

上剉细。水一盏，煎七分，去滓，食后温服。

疹出之时，曾作泄利，未经清解。至疹退之后，变为休息痢，不问赤白里急后重，日夜无度，此余毒在大肠也，以黄芩汤送下香连丸。虚者，加人参。滑者，加椿根白皮。俱于丸药内加之，勿入煎药。

疹子既收，其毒不解，邪火拂郁，浑身发热，昼夜不退，发枯肤瘁，渐成疳痨，以清热除疳丸主之。若不早治，以致睡则扬睛，

口鼻气冷，手足厥逆，微微瘛疭，变为慢风，不救者多矣。

清热除疳丸

黄连　当归各二钱　龙胆草　青皮　陈皮　芦荟各一钱五分　川芎　干蟾头烧，各一钱　使君子一钱二分

共为末。神曲糊为丸。米汤下。

如浑身壮热，未至羸瘦，但多搐掣，烦躁不宁。此热在心脾二经也，以当归养血汤、黄连安神丸间而服之。

当归养血汤

当归　川芎　生地黄　麦门冬去心　木通　甘草　淡竹叶　山栀仁　灯心

便秘，少加大黄。

黄连安神丸

黄连　当归　龙胆草各二钱　石菖蒲　茯神各一钱五分　全蝎七个

共为细末，汤浸蒸饼杵猪心血丸，朱砂为衣。灯草汤下。

几见疹子收完之后，出入动止如常，忽然心腹绞痛而死者，还是元气虚弱，曾受疫疠之气，外虽无病，里实亏损，所以一发而死也，谓之中恶。间有用人参汤研苏合香丸而苏者。

〔禁忌〕疹家禁忌，比痘家禁忌尤甚，若误食鸡鱼，则终身但遇天行之时，又令重出也。盐醋食之，令咳不止。五辛食之，令生惊热。所以通禁，必待四十九日之后，方无禁也。大热未退，不可与食，与伤寒同。一发之时，既表之后，切戒风寒、冷水、瓜果之类，如一犯之，则皮毛闭塞，毒气难泄，遂变紫黑而死矣。如极渴欲水，只宜少与葱白，以滋其渴耳。必须使皮窍中常微汗润泽可也。又忌梅、桃、鱼、蜂蜜、香鲜之物，恐惹疳虫上行。

集之七·脾脏部上

脾

〔钱〕脾主困。实则困睡，身热饮水。虚则吐泻生风。脾病困睡泄泻，不思饮食。脾胃虚寒则面㿠白，目无精光，口鼻气冷，肌体瘦弱。吐水腹痛不思乳食，用益黄散。下利用调中丸。伤风手足冷者，脾脏怯也，先用益黄散补脾，后用大青膏发散。脾病见四季，皆放余四脏治之，顺者易治，逆者难治。脾怯当面赤目黄。五脏相反，随证治之。〔洁〕脾主湿，自病则泄泻多睡，体重昏倦。脾苦湿，急食苦以燥之。实则泄泻赤黄，睡不露睛，泻黄散主之。虚则泄泻色白，睡露睛，白术散主之。肝乘脾，贼邪，风泻而呕，茯苓半夏汤主之。心乘脾，虚邪，壮热体重而泻，羌活黄芩苍术甘草汤主之。肺乘脾，实邪，能食，不大便而呕吐，嗽，煎槟榔、大黄汤下葶苈丸。肾乘脾，微邪，恶寒泄泻，理中丸之类主之。〔刘〕凡脾之得病，必察肝心两脏之虚实，根其源之所起，然后救疗，盖肝是脾之鬼，心是脾之母，肝气盛则鬼胜，心气亏则脾家生气不足，盛者抑之则退，亏者益之不乏，所以有抑脾气、益心气两药。诊其脉，肝心两脏俱和，则是脾自生疾，察其虚实而治之。〔薛〕前证实者，病气实而形气虚也，若面色㿠白，吐泻腹痛，口鼻气冷，属寒水侮土，宜用益黄散。若面青唇黯，吐泻，手足并冷，此脾土虚寒，用干姜理中汤。若面色萎黄，手足不冷，此脾土虚弱，用人参理中汤。若伤风手足并冷，吐痰咳嗽，吐泻腹胀，此脾肺气虚，用五味异功散实脾气，加防风、升麻散外邪。若发于寅卯之时，用六君、柴胡、升麻补脾土，平肝木。然面黄者脾之本色也，面赤者火生土为顺，面青者木克土为逆，当平其所胜，以补元气为善。〔海〕脾苦湿，急食苦以燥之，白术。脾欲缓，急食甘以缓之，甘草。以甘补之，人参。以苦泻之，黄连。脾虚，以甘草、大枣之类补之，如无他证，以钱氏益黄散补之。虚则补其母，心乃脾之母，以炒盐补心。

益黄散〔钱氏〕 又名补脾散　治脾胃虚寒。

陈橘皮一两　青橘皮　诃子肉　甘草各半两，剉、炒　丁香二钱

上为细末。每服二钱，水一盏，煎至六分，食前温服。

东垣云：阎孝忠编集钱氏方，以益黄散补土，又言风旺必克脾土，当先实其脾，昧者不审脾中寒热，一例用补脾药，又不审药中有丁香、青皮，辛热大泻肺金，脾虚之证，岂可反泻其子？为寒水反来侮土，中寒呕吐腹痛，泻痢青白，口鼻中气冷，益黄散神治之药也。如因服热药巴豆之类过剂，损其脾胃，或因暑天伤热积热，损其脾胃，而成吐泻，口鼻中气热，而成慢惊者，不可服之。今立一方治胃中风热，名人参安胃散。薛氏云：脾土虚寒，寒水侮之，如东垣所云诸证，宜用此方。若因脾土虚弱吐泻者，用六君子汤加柴胡，如不应或手足俱冷，属虚寒也，更加木香、炮姜。若因乳母脾虚肝侮，必治以前药。若乳母郁怒，致儿患前证，母服加味归脾汤。

人参安胃散　治脾胃虚热。

黄芪二钱　人参　陈皮去白各一钱　生甘草　炙甘草各半钱　白芍药七分　白茯苓四分　黄连少许

上为粗末。每服二三钱，水煎五沸，去渣温服。

四君子汤　六君子汤二方见吐泻

〔海〕脾实，以枳实泻之，如无他证，以钱氏泻黄散泻之，实则泻其子，肺乃脾之子，以桑白皮泻肺。

泻黄散〔钱氏〕 又名泻脾散

藿香叶七钱　山栀子仁一两　石膏半两　甘草三两　防风四两，去芦、切，焙

上剉，同蜜酒微炒香，为细末。每服一钱至二钱，水一盏，煎至五分，温服清汁，无时。

〔薛〕前证，若作渴饮冷，卧不露睛，手足热甚，或遍身发黄，属胃经实热，宜用泻黄散。若作渴饮汤，卧而露睛，手足并冷，属胃经虚热，宜用异功散。若面青搐搦，乳食少思，肝乘脾也，用秘旨补脾汤。若面赤惊悸，身热昏睡，心乘脾也，用秘旨安神丸。若面白喘嗽，肢体倦怠，肺乘脾也，用补中益气汤。若唇黑泄泻，手

足指冷，肾乘脾也，用益黄散。病后津液不足，口干作渴，宜用七味白术散。若乳母膏粱厚味，七情郁火所致，当审其因而治其母。

不乳食

〔薛〕经曰：胃为水谷之海，六腑之大源也。人身气血腑脏，俱由胃气而生，故东垣之法，一以脾胃为主，所谓补肾不若补脾，正此意也。在小儿虽得乳食，水谷之气未全，尤仗胃气，胃气一虚，则四脏俱失所养矣，故丹溪谓小儿多肝脾之疾也。若面色㿠白，目无晴光，口中气冷，不食吐水，肌瘦腹痛，此胃气虚寒之证，用五味异功散或六君子汤主之。若大便不实，兼脾虚也，加干姜温之。中满不利，脾不运也，加木香开之。喜冷便秘，胃实热也，用泻黄散凉之。命门火衰，不能生土者，用八味丸补之。禀赋胃气不足，亦用此丸。盖下焦①真阳充盛，则上生脾元，自能温蒸水谷矣。

平胃散　治脾胃不和，不思饮食，心腹胀痛，口苦短气，恶心嗳气吞酸，面黄体瘦，嗜卧体痛，霍乱吐泻等证。

厚朴姜汁，五两　陈皮　甘草炙，各一两　苍术米泔浸，焙，八两

上为末。每服二钱，姜枣水煎，沸汤点服亦得。常服调气暖胃，化宿食，消痰饮，辟四时不正之气。

愚按：前证，若乳食停滞，嗳腐吞酸，呕哕恶心者，宜服是方。若饮食既消，脾胃虚弱，呕吐恶心者，则宜四君子汤。

调中丸　治脾胃虚寒。

白术　人参　甘草炒。各五分

八味地黄丸　即六味地黄丸加肉桂、附子各一两，治禀赋命门火衰，不能生土，以致脾土虚寒，或饮食少思，及食而不化，腹脐疼痛，夜多溺溺等证，《内经》谓：益火之源，以消阴翳。正此药也。

钱氏益黄散一名补脾散　治脾胃虚冷吐泻。方见前。

愚按：前方若脾土虚寒，或寒水侮土，而呕吐泄泻，手足并冷，或痰涎上涌，睡而露睛，不思乳食者，宜用此方。若脾土虚弱吐泻

---

① 焦：原缺，据修敬堂本补。

者，用六君柴胡。如不应或手足俱冷者，属虚寒，加木香炮姜。若因乳母脾虚肝侮，亦治以前药。若乳母郁怒，致儿患前症者，其母兼服加味归脾汤。

参苓白术散　主脾胃虚弱，饮食不进，多困少气，中满痞噫呕吐逆，此药不寒不热，性味和平，常服调脾悦色，顺正去邪。

人参去芦　白茯苓去皮　粉草　白术　白扁豆炒，去壳　山药去黑皮　缩砂仁　薏苡仁　桔梗剉、炒。九味各一两　莲子肉去心

上，剉焙为末。每服半钱至一钱，用枣汤空心调服，或温米汤亦可。

健脾饮　健脾养胃，理呕吐，治泻痢，及诸病后气色虚弱，有痰恶心，腹中微痛，饮食减，精神慢，并宜服之。

厚朴去粗皮，剉碎，姜汁浸一宿，慢火炒干，再入醇醋、淬透，仍以慢火炒　人参去芦。各一两　白茯苓去皮　肉豆蔻　半夏汤煮透滤，仍剉、焙干　益智仁　净香附　良姜剉片，东壁土炒　诃子肉各二钱半　甘草炙，五钱

上剉。每服二钱，水一盏，姜二片，枣一枚，煎七分，无时服。

藿香饮　理虚化痰，及治脾胃不和，饮食少进，正气除邪。

人参去芦　半夏汤煮透滤，剉片、焙干　赤茯苓去皮　甘草炙。各一两　苍术去粗皮，米泔水浸一宿，滤干，剉片，用火炒至微黄色，二两　陈皮去白　藿香去梗。各七钱半　厚朴去粗皮，制，一两半

上件吹咀。每服二钱，水一盏，姜二片，枣一枚，煎七分，空心温服，或入烧盐同煎。

治小儿脾胃虚弱，饮食少进。

用人参、白术、茯苓、甘草等分，为末。每服一钱，盐汤点服。一方，加陈皮、缩砂。

治胃虚气逆，吮乳不食。

用人参一钱，丁香、藿香叶、各半钱，水半盏煎熟，入乳汁少许煎服。

治胃弱吐逆，手足心热，不进乳食。

用陈红曲三钱半，白术一钱半麸炒，甘草炙一钱，为末。每服半钱，枣汤米饮下。

治脾胃不和，呕逆恶心，乳食不进。

用厚朴姜制一钱，白术半钱，干姜炮、甘草炙各三分，水一盏，姜二片煎，空心热服。

治宿食伤脾，消食快膈。

用缩砂仁、橘皮^①、三棱、莪术、神曲、麦蘖各半两，香附子一两，各炒，为末，面糊、丸如麻子大。食后白汤下。随大小加减丸数。

〔茅先生〕匀气散

桔梗五两　甘草炙，二两　白姜一分　缩砂仁　陈橘皮　茴香洗。各一两

为末。半钱或一钱，霜木瓜煎汤调服，紫苏盐汤亦得。《宝童》多厚朴、苍术、良姜、桂、乌梅，名养脾汤。

调理众病醒脾散

木香　白术并湿纸、裹煨　人参　茯苓　草果子　甘草炙　陈橘皮　厚朴纲砂水煮　紫苏子

上等分，为末。一钱，水六分，姜一片，枣半个，煎四分，通口服。

健脾散　治小儿胃气。

白茯苓去皮　人参各一两　厚朴三两，用姜汁炙　苍术米泔浸一宿，四两　陈橘皮去白，五两　甘草二两，半生半熟　草果子去皮，二两

上件为末。每服一钱，姜枣同煎，随大小分减服。

调中饮子　治小儿诸疾。

肉豆蔻　白术炮　人参　陈橘皮去白　诃子炮，去核　茴香　甘草炙　缩砂仁各半两　藿香　桂心　槟榔各三钱

上为末。每服半钱一钱，用姜枣煎水，随儿大小五分四分煎，通口服。

《宝童》壮脾去积进食。

京三棱　蓬莪术醋，纸裹煨　益智去皮。各四两　甘草炙，四两半　陈皮　青皮各二两

上为末。汤点一钱，不时服。姜枣煎亦得。

---

① 橘皮：原作"栎皮"，据修敬堂本改。

治患后脾胃虚弱，烦热恍惚，睡中多惊，气急烦乱，温养脾胃，消进奶食，匀气清神，调和脏腑。**神术散**

白术　人参　茯苓　石莲肉_{去心}　罂粟米　白扁豆　藿香　甘草_炙

等分，细末。半小钱，枣汤调，空心、日午服。<small>汉东观音散，少白术粟米，多神曲白芷木香黄芪</small>

《圣惠》治脾胃不和，见食欲呕，心胸壅闷。**前胡散**

前胡　芦根_{各三分}　桂心_{一分}　人参　白术　赤茯苓　枇杷叶_{去毛，炙}　甘草_炙　厚朴_{姜炙，各半两}

粗罗。一钱，水一小盏，姜少许，煎五分，不时，量温服。

〔**张涣**〕**集香煎**　治脾胃虚，不欲食，羸瘦。

藿香叶　厚朴_{姜制}　丁香　沉香　木香_{各一两}　白茯苓　白豆蔻　白术_{炮。各半两}

上为细末。入麝香一钱，水一升，蜜半斤，大枣三十枚，姜二十片，银石器中慢火熬成膏，去姜枣，通风处阴干，每皂子大，乳前米饮下。

调中散　治小儿冷热不调，致脾胃不和。

木香_剉　人参_{去芦头}　青橘皮_{汤浸、去白，焙干，各一两}　丁香　白术　白茯苓　大腹皮_剉　甘草

上件，捣罗为细末。每服一钱，水一小盏，入生姜三片，煎五分，去滓温服。

益胃丹　调冷热，和脾胃。

当归_{洗，焙干}　木香　白术　沉香_{各一两}　白芍药　人参_{去芦头}　蓬莪术　缩砂仁_{各半两}

上件，捣罗为细末，白面糊和，如黍米大。每服十粒至十五粒，点麝香汤下。量儿大小加减。

丁香黄芪散　治小儿脾胃虚弱，不能饮食，已渐伤损荣卫，致令肌体羸瘦，时时下痢，面色青白。

丁香　绵黄芪_剉　人参_{去芦头}　白术　当归_{洗、焙干}　鳖甲_{涂酥炙黄，去裙襕。各一两}　胡黄连　甘草_{炙。各半两}

上件，捣罗为细末。每服一钱，水一盏，入生姜二片，枣二枚，

同煎至五分，去滓温服，食前。

《千金》地黄丸　治胃气不调，不嗜食生肌肉。

干地黄　大黄各两六铢　茯苓十八铢　杏仁　柴胡　当归各半两

上为末，蜜丸如麻子。每服五丸，日三。

《婴孺》治三七岁儿不食，或呕，或头热，或下利，或渴，或手脚热，有时冷。每日一剂，便能食。

鳖甲一两　当归　甘草炙　升麻各二钱半　椒五十粒，汗

上切，水一升，煮八合，为三服，相去人行六七里，再服，觉身上润，衣盖取汗，微汗勿深。

脾弱多困

丹溪云：脾具坤静之德，而有干健之运。夫胃阳也，主气。脾阴也，主血。胃司纳受，脾司运化，一纳一运，化生精气，清气上升，糟粕下降，纳五谷，化津液，其清者为荣，浊者为卫，阴阳得此，谓之橐籥，故东垣以脾胃为五脏之根本也。脾气既弱，则健运之令不行，化生之功已失职，而嗜卧多困，所由生焉，法当温补其脾，脾气既旺，则脏腑清阳之气升举，易于运行，又何困倦之有，海藏用四君子加木香、砂仁、半夏，白术倍之，姜枣煎服，诚良法也。若脾虚好睡多惊，则是心血虚而火动之，宜安神养血。若因心脾气虚，有痰者，宜用人参、五味子、茯苓以补心气，当归、芍药、酸枣仁以养心血，橘红、半夏以开痰。若因脾肺气虚，胸膈有痰，用补中益气汤以健脾胃，胆星天竺丸痰涎以化痰涎。若因饮食停滞而作，用四君子汤以益脾土，山楂、神曲以消饮食。若因脾虚而好睡，用五味异功散吐泻以补脾气，当归、芍药以生脾血，芍药须用酒拌炒黄，不则酸寒伤脾，此假热以对假寒也。若乳母饮酒，致儿昏醉好睡者，以干姜、陈皮煎汤解之，不应，用异功散加干葛即愈矣。

〔海藏〕脾胃不和，四君子加白术一倍，姜枣煎。脾困，四君子加木香、砂仁、人参各半钱煎。脾胃虚弱，生气多困，四君子加炒半夏曲、没石子等分，为末，入冬瓜子少许同煎。

〔本〕治脾风多困。用人参散。入慢惊参用。

人参　冬瓜仁各半两　南星切片，用浆水姜汁煮、存性，一两

上为细末。每一钱，水半盏，煎二三分，温服。

痰涎

《圣惠》儿多涎者，风热壅脾，积聚成涎，即乳食不下，涎沫结实，而生壮热。小儿多涎，由脾气不足，不能四布津液而成，若不治其本，益中气，而徒去其痰涎，痰涎虽病液，亦元气所附，去之不已，遂成虚脱，余见惊搐壮热等证，医以下痰，小见功效，屡下之，而致夭亡者，屡矣。钱氏治朱监簿子五岁，夜发热，晓如故。医以铁粉丸下涎，病益甚，至五日，大引饮。钱取白术散_{痘渴}一两，煎三升，任意服。朱疑其泻。钱曰纵泻勿怪，但不可下耳！止泻、治痰、退热、清神，皆此药也。又煎三升服，稍尽，愈。第三日又服三升，不渴无涎，投阿胶散_{喘嗽}二服，安。

半夏丸　治痰证，若惊搐后风涎潮作，服之神效。

半夏_{生用二两}　赤茯苓_{去皮}　枳壳_{制各一两}　风化朴硝_{二钱半}

上，前三味剉焙为末，入乳钵同朴硝杵匀，用生姜自然汁煮糯米粉为丸，绿豆大。每服三十丸至五十丸，仍以淡姜汤食后临睡送下。儿小，煮丸如粟谷大。

白附丸　通治小儿咳嗽有痰，感冒发热，吐泻心神不安，神效。

南星_{二两}　半夏　白附子　白矾_{各一两}

上为细末，姜汁糊丸，如桐子大。一岁儿服八丸，用薄荷汤化下。_{南星、半夏用冬藏雪水，于六月六日浸起，晒干又浸，凡九次方用。}

胆星天竺丸　治小儿痰涎上壅，喘嗽不休。

牛胆南星_{一两}　半夏_{汤泡，去皮、脐，姜汁制}　白附子_{汤泡，去皮、脐。}各五钱　天竺黄_{三钱}　天麻　防风_{各二钱}　辰砂_{一钱，另研、水飞}

上为末。甘草膏为丸，芡实大。每服一丸，空心、薄荷淡姜汤化下。

牛蒡子散　治小儿心脾壅热，多涎。

牛蒡子　栀子仁　甘草　川硝　郁金_{各半两}　枳壳_{一分，麸炒微黄，去瓤}

上件药捣，细罗为散，入龙脑半钱，同研令匀。不计时候，用薄荷水调下半钱。量儿大小，加减服之。

〔**万全**〕**郁金散**　治小儿风热，镇心压涎。

郁金一两，用皂角二梃，水一碗以来，慢煮郁金令干，用水净洗、剉　天竺黄　马牙硝　甘草炙。各半两　朱砂一分，研　龙脑一钱，研

上件药捣，罗为末，都研令匀。每服半钱，用麦门冬熟水调下。量儿大小，以意加减服。

小朱砂丸　治小儿眠睡多惊，化风壅痰涎，安神。

朱砂一两，别研　天南星牛胆内制者　人参　茯苓　珍珠研　半夏生姜半两，同以水煮一二百沸，取出焙干。各秤末半两　龙脑　麝香各少许

上件同研匀。以水浸蒸饼为丸，如黍米大。每服四五丸，不计时候，煎金银汤下。

〔**张涣**〕治小儿多涎，乳食不下，涎不流出者，乃名脾热多涎，宜。**金朱丹**

朱砂细研、水飞　半夏汤浸七遍　牛胆南星各一两　白茯苓半两。三味为末　石膏半两，细研、水飞　金箔二十片，研

上件，都拌匀，再细研，用生姜自然汁和，如黍米大。每服十粒，煎人参汤下，乳后。

〔**谭氏**〕**金珠丸**　治小儿惊悸心忪，化涎痰，利胸膈烦热，止咳嗽。

天南星炮　白矾焙　半夏汤浸，七钱　朱砂研细，各半两　人参　干山药各一钱　腻粉二钱　金箔十片

上为细末，薄荷汁同水打糊为丸，如绿豆大，金箔为衣。每服一丸，食后，生姜汤下。量力服。

半夏丸　治小儿脾热，乳食不下，胸膈多涎。

半夏半分，生姜汤洗七遍，去滑　皂角子仁半两

上件药捣、罗为末。用生姜汁和丸，如麻子大。不计时候，以温水下三丸。随儿大小，以意加减。

〔**刘氏**〕**消乳痰丸**　此方，出禁中，小儿无疾，亦宜常服。

大半夏半两，切作头子大，用萝卜一个，亦切作头子大，用水一碗煮，水尽为度，不用萝卜　人参二钱半，取末、二钱

上二味，焙干，同为细末，生姜自然汁煮糊为丸，如绿豆大。每服二十丸，或三十丸，生姜汤下，食后服。看儿大小加减。

吐泻

〔曾〕小儿吐泻并作，即名霍乱，有心痛而先吐者，有腹痛而先泻者，莫不由中焦而作。上焦主纳而不出，中焦主腐化水谷而生荣卫，灌溉百骸，下焦分别水谷，主出而不纳，脾居中州，胃为水谷之海，乳哺入胃，脾能克化，然后水谷分_{脐上一寸有分水穴}传变得宜，岂有吐泻之患？凡小儿吐泻，皆因六气未完，六淫易侵，兼以调护失宜，乳食不节，遂使脾胃虚弱，清浊相干蕴作而然。有先泻而后吐者，乃脾胃虚冷，其候先泻白水，吐亦不多，口气缓而神色慢，额前有汗，六脉沉濡，此为冷也。先吐而后泻者，乃脾胃有热，气促唇红，吐来面赤，脉洪①而数，渴饮水浆，此为热也。冷热之分，要须详审。〔楼〕吐泻昏睡露睛者，胃虚热，钱氏白术散、和中散主之。吐泻昏睡不露睛者，胃实热，钱氏玉露散、河间益元散主之。〔薛〕手足指冷者，脾气虚寒也，用异功散加木香。伤风吐泻者，风木克脾土也，亦用前药。若饮热乳而泻黄者，湿热壅滞也，用四苓散。如不愈或反甚者，元气复伤也，用白术散。泻而腹中重坠者，脾气下陷也，用补中益气汤。若服克滞之剂，而腹中窄狭者，脾气虚痞也，用六君子汤。若面黄泻青，脾虚而肝乘之也，用六君柴胡、升麻、木香。若多噫泻黄，心脾气虚也，用六君炮姜、升麻。生下半月旬日内吐者，止宜调治其母，恐婴儿脏腑脆弱，不胜药饵故也。

◎ 夏秋治里

〔钱〕小儿初生三日内吐泻壮热，不思乳食，大便乳食不消或白色，是伤寒，当下之并和胃，下用白饼子_癖，和胃用益黄散_脾主之。

儿生三日以上至十日，吐泻身温凉，不思乳食，大便青白色，乳食不消，此上实下虚也。更有五脏兼见证，肺，睡露睛喘气。心，惊悸饮水。脾，困倦饶睡。肝，呵欠烦闷。肾，不语畏明。当先视

---

① 洪：原作"红"。据下文"身热泻黄多渴为热宜凉剂"候引曾氏"……脉洪而数，渴饮水浆"及修敬堂本改。

儿兼脏证，先泻其所实者，而补其虚，如脾虚，益黄散主之，此二证多病于秋夏也。

五月夏至后，吐泻身壮热者，此热也，盖小儿脏腑十分中九分热也。或因伤热乳食不消，泻深黄色。玉露散主之。

玉露散方一名甘露散

寒水石半两，软而微青黑，中有细纹[①]者　生甘草一钱　石膏半两，坚白而有墙壁，手不可析者，如无，以方解石代之，坚白似石膏，敲之段段皆方者是

上，同为细末。每服一字或五分一钱，食后温汤调下。海藏云：非肾热相火大盛者，不宜服此。

六月大暑后，吐泻身大温而似热，脏腑中六分热、四分冷也，吐呕乳食不消，泻黄白色，似渴或食乳或不食乳，食前少服益黄散，食后多服玉露散。广亲宫五太尉，病吐泻不止，米谷不化。众医用温药，一日而加喘、吐不定。钱氏曰，当以凉药治之，所以然者，谓伤热在内也，用石膏汤三服并服之。众医皆言：吐泻多而米谷又不化，当补脾，何以用凉药？王信。众医皆用补脾丁香散三服。钱医后至，曰不可服此，三日后必腹满身热，饮水吐逆。三日外，果如所言。所以然者，谓六月热甚，伏入腹中，而令引饮，热伤脾胃，即大吐泻也，医又行温药，使上焦亦热，故喘而引饮，三日当甚。众师不能治。复召钱至，见其热证，以白虎汤发热三服，更以白饼子下之，一日减药二分，二日三日又与白虎汤各二服，四日用石膏汤一服，及旋合麦门冬、黄芩、脑子、牛黄、天竺黄、茯苓，以朱砂为衣，服五丸，竹叶汤化下，热退而安。

七月立秋后，吐泻身温，脏腑中三分热、七分冷也，不能食乳，多似睡，闷乱，哽气长出气，睡露睛，唇白多哕，欲大便，不渴。食前多服益黄散，食后少服玉露散。广亲宫七太尉七岁，病吐泻，是时七月，其证全不食而昏睡，睡觉而闷乱，哽气干呕，大便或有或无，不渴。众医作惊治之，疑睡故也。钱曰，先补脾，后退热，与使君子丸ō补脾，石膏汤退热，次日又以水银硫黄末研和，以姜水调下一字。钱曰：凡吐泻，五月内九分下，而一分补，八月内

----

① 纹：原作"绞"，据铜驼本改。

九分补，而一分下，此者是脾虚泻，医妄治之，至于虚损，下之即死，即当补脾，若以使君子丸，恐缓，已又留温胃益脾药治之。医者李生曰：何食而哕？钱曰：脾虚津少即呕逆。曰：何泻青褐水？曰：肠胃至虚，冷极故也。钱治而愈。

八月秋分后，吐泻身冷无阳也，不能食乳，干呕哕，泻青褐水，当补脾，益黄散主之，不可下也。

〔田〕凡小儿盛暑吐泻，邪热在下焦则泻，在上焦则吐，亡津必渴，用玉露散，虽吐，时时与啜之，过三日必愈。如身热脉大，小便黄，用五苓、益元各半，热汤调，温服之。如身凉脉细，小便青，早晨益黄散，午后玉露散。如过四五日困弱，宜异功散、和中散、开胃丸。

〔洁〕如有风而泻，用防风、羌活谓吐泻，兼肝病风搐拘急也。有热而泻，用黄连、黄芩、大黄谓吐泻，兼心病身热也。有寒而泻，用附子谓吐泻，兼肾病身冷，或足胫寒而逆也。有湿而泻，用白术、茯苓谓吐泻，兼本脏脾病多睡体重昏倦也。有肺病而泻，用芍药、桂心，定喘麦冬、人参，甚者多槟榔，大便不通加大黄谓吐泻，兼肺病喘嗽也。更详看病新旧，新则止之，久则有肠风之患，宜推陈致新，法当宣风散痘发热导过后，用入脏君臣药调之，宜益黄散。

〔曾〕有小儿盛夏初秋，遇夜乘风，渴而饮水，过餐生冷果物，攻激肠胃，遂乃暴吐暴泻，传作手足俱瘅，筋挛而痛，痛则神志不宁，以惊证治之，误矣。所谓筋遇寒则引缩，又以阳明养宗筋，属胃与大肠，因内伤生冷饮食，外感风邪，吐泻交作，胃气因虚，不能养其宗筋，亦致挛急，此证口气温，面色惨，脉沉缓，再以手按两膝腕下，见筋缩而引于皮间，是其候也。治以理中汤加附子半生半炮，水姜熟煎，空心温服，更详虚实冷热，为治可也。有数岁小儿忽患吐泻，始自夏秋昼近极热之地，解衣乘凉，夜卧当风之所致，盖先感热，后感冷，阴阳相搏，气射中焦，名为霍乱。《活人书》用香薷散调治，以其能分别水谷，升降阴阳。又曰：热多欲饮水者五苓散，寒多不饮水者理中丸。详此治法，得非欲平中焦乎。〔薛〕凡暑令吐泻，手足指热，作渴饮冷者，属阳证，宜清凉之剂。手足指冷，作渴饮热者，属阴证，宜温补之剂。凡病属阴证误用寒凉者，死则手足青黯，或遍身皆然。

香薷饮 治夏秋脏腑冷热不调，饮食不节，吐利心腹疼痛，发热烦闷。

香薷三两　白扁豆　厚朴各一两半　生甘草二两

上剉。每服二钱，水一盏，煎服。

车前子散 治暑月霍乱吐泻，烦闷引饮不止，小便不利。

白茯苓　猪苓　香薷　车前子炒　人参各等分

上为末。灯心汤调下。

不换金正气散 治脾胃不和，寒热往来，脏腑虚热，霍乱吐泻。

厚朴姜制　藿香　陈皮　半夏　苍术米泔浸　甘草炙。各等分

上，每服二三钱，姜枣水煎服。

二顺散 治中暑霍乱吐泻，烦闷燥渴，小便赤涩，便血肚疼。

猪苓　泽泻　茯苓　白术　甘草炙　官桂　干姜　杏仁各一两，去皮、尖、双仁，炒

上为末。每服半钱，不拘时，水调下，或水煎服。

六和汤 治心脾不和，气不升降，霍乱吐泻，咳嗽胸满，头目疼痛，嗜卧倦怠，并阴阳不分，冒暑伏热，烦闷成痢，中酒作渴，心逆畏食。

人参去芦　缩砂仁　甘草炙　杏仁泡去皮、尖　半夏汤煮透，剉，焙干。各一两　白扁豆炒熟，剉去壳，一斤，碎切，烂杵，拌匀，酿，经一宿，焙干　藿香　赤茯苓去皮　木瓜各二两　香薷　厚朴去粗皮，姜制，慢火焙干。各四两

上，每服二钱，水一盏，姜二片，枣一枚，煎七分，无时温服。或入盐半字同煎。

◎ 冬春治表

〔钱〕伤寒吐泻，身温乍凉乍热，睡多气粗，大便黄白色，呕吐乳食不消，时咳嗽，更有五脏兼见证，当煎入脏君臣药，先服大青膏，后服益黄散。如先曾下，或无下证慎不可下，此乃脾肺受寒，不能入脾也。洁古云：身温吐泻咳嗽，是风木入于脾，母虚，其子亦弱，法当煎槟榔豆蔻汤下大青膏，后服益黄散。

伤风吐泻，身热多睡，能食乳，饮水不止，吐痰，大便黄水，此为胃虚热渴吐泻也，当生胃中津液，以止其渴，止后，用发散药。止渴多服白术散，发散大青膏主之。洁古云，吐泻身热而渴、小便少者，五苓散主之，身热而呕者，当服白术散，后煎槟榔木香汤下大青膏。

伤风吐泻，身凉吐沫，泻青白色，闷乱不渴，哽气长出气，睡露睛，此伤风荏苒轻怯，因成吐泻，当补脾，后发散。补脾益黄散，发散大青膏主之。此二证多病于春冬也。洁古云，身凉吐泻，不渴者、则知为寒，煎附子桂枝汤、下大青膏。

大青膏

天麻末，一分　白附子末，生，一钱半　蝎尾去毒，生，半钱　朱砂研，一字匕　青黛一钱，研　麝香一字匕　乌蛇稍肉酒浸，焙干，取末，半钱　天竺黄一字匕，研

上，同再研细，生蜜和成膏。每服半皂子大至一皂子大，月中儿粳米大，同牛黄膏、温薄荷水，化一处服之，五岁以上，同甘露散服之。

小儿伤于风冷，病吐泻，医谓脾虚，以温补之，不已，复以凉药治之，又不能散，谓之本伤风，医者乱攻之，因脾气积虚，内不能散，外不能解，至十余日，其证多睡露睛身温，风在脾胃，故大便不聚而为泻，当去脾间风，风退则痢止，宣风散主之。后用使君子丸补其胃。亦有诸吐利久不瘥者，则脾虚生风，而成慢惊矣。

〔海〕吐泻过多，脾胃虚乏，欲生风候者。四君子加白附子减半，生姜煎服。

守胃散　治阴阳不和，吐泻不止，预防风证，常调脾胃，进饮食。

人参去芦　白术　白茯苓去皮　山药去黑皮　干葛　扁豆炒，去壳　南星剉碎，瓦器盛，东壁土同醋煮少时，滤干，切片，焙　甘草　藿香去梗　防风去芦　天麻各半两

上剉。每服二钱，水一钟，姜二片，冬瓜子仁五十粒掐碎，煎七分，空心温服。如泻不止，入沉香、白豆蔻同煎。

钩藤饮　治吐利，脾胃气虚生风。

钩藤钩二钱　蝉壳　天麻　防风　蝎尾去毒　人参各半两　麻

黄　僵蚕炒　甘草炙　川芎各二钱五分　麝香五分

上为末。水煎服。虚寒，加附子一钱。

◎ 身热泻黄多渴为热宜凉剂

曾氏云：先吐而后泻者，乃脾胃有热，气促唇红，吐来面赤，脉洪而数，渴饮水浆，此为热也。钱氏以吐泻、身热、泻黄、多渴作热病治，在夏秋用玉露散、益黄散相间服，在春冬用白术散、大青膏相间服。

〔**钱氏**〕**玉露散**方见前

〔**李刚中**〕治夏秋吐泻。

好黄连一两，入虢丹一两，炒丹焦，为细末，面糊丸，如芥子，服二三十粒，壁土姜汤吞。更量数服，不妨。

〔**丹溪**〕治小儿周岁，吐乳腹泻。

白术　滑石末各三钱　干姜一钱　陈皮　甘草炙。各五分

上为粗末。煎服。

◎ 肢冷泻青不渴为寒宜温药

曾氏云：先泻而后吐者，乃脾胃虚冷，其候先泻白水或白冻，吐亦不多，口气缓而神色慢，额前有汗，六脉沉濡，此为冷也。钱氏以吐泻、身凉、泻青、不渴作寒病，在秋以益黄散主之，在冬春以益黄散、大青膏相间服。

〔**海**〕吐利，四肢胀逆，脑门低陷。四君子加藿香、丁香、芍药等分，煎服。

钱氏益黄散见脾　**万安膏**见吐

〔**世**〕**和胃丸**　治吐泻不止，欲生慢惊。

丁香　白术各一两　半夏五钱　藿香　蝎尾各一钱

上为末，姜汁打糊、为丸如小豆大。二岁儿三十丸，姜汤下。

理中汤　主温脾暖胃，冷吐冷泻，及胎气虚，中寒腹痛。

人参去芦　白术各一两　干姜炮　粉草炙。各二钱半

上件，剉焙为末。每服半钱或一钱，用温白汤空心调服。

理中丸　治吐利不止，米谷不化，手足厥冷。

人参　白术　干姜　甘草炙各等分

上为末。面糊为丸，绿豆大。每服十丸，米饮下。或一二十丸，不拘时候。

金液丹　治吐利日久，脾胃虚损，手足厥冷，精神昏塞，多睡露睛，口鼻气凉，欲成慢惊风。又治大人阳虚阴盛，身冷脉微，自汗吐利，小便不禁。

舶上硫黄十两，先飞炼去砂石，秤，研为末，用砂盒子盛，令八分满，水和赤石脂、盐泥固封，晒干，露地先埋一水罐，盛水满，坐盒子在上，又以泥固济讫，常以三斤火养三日三夜，足，加顶火一斤，闷成，冷，取药

上以柳木捶乳钵研为末。每服二钱，生姜米饮调下。多服取效。大人，药末一两，蒸饼一两水浸，去水，饼和丸桐子大。晒干，每服五十丸至百丸，米饮空心下。

阎氏云：吐泻虚极，当速生胃气，宜与理中丸，并研金液丹末，煎生姜米饮调灌之，惟多服乃效，俟胃气已生，手足渐热，然犹瘛疭，即减金液丹一二分，增青州白丸子一二分同研，如上服，兼用异功散、羌活膏、温白丸、钩藤饮子之类，仍频与粥，虽至危者往往死中得生，十救八九。沈存中论金液丹，见小儿吐利剧，气已绝，服之得活者数人，须多服方验。

〔钱〕**豆蔻散**　治吐泻烦渴，腹胀小便少。

舶上硫黄一钱　滑石五分　丁香　豆蔻各半分

上为细末。每服一字至半钱，米饮调下，无时。

〔张涣〕**匀胃散**　治三焦不调，停寒膈上，乳哺不消，胸膈痞满，甚则喘逆吐利，肌体萎黄。

甘草炙一钱　藿香　白豆蔻　人参各一两　木香　干姜炮　厚朴姜炙　丁香各半两

上为细末。一钱，水一小盏，姜二片，煎六分，温服。

〔王氏〕治吐逆兼吐利不止。

丁香　藿香各一分　木香一钱　硫黄半两，别研极细　滑石二钱，研如粉

上为末。每服一钱或半钱，米饮调下，量大小与之。如泻，即用附子一枚重半两者，炮去皮、脐，为末，再用生姜汁捣成饼子，

用白面裹之，慢火煨面熟，去面不用，只将附子切、焙，再捣罗为末。每吐兼泻，即入附子末少许，如药三之一，更量虚实，以米饮调下，神验。吐如激水者亦。吐利不止，多成慢惊，宜速疗之，如已成慢惊，兼金液丹与之。

助胃膏　治脾胃虚寒吐泻等证。

人参　白术　白茯苓　甘草炙　丁香各五钱　砂仁四十个　木香三钱　白豆蔻十四个　干山药一两　肉豆蔻四个，煨

上为末，蜜、丸芡实大。每服十丸，米饮化下。

◎ 身温泻黄白似渴为寒热杂合病

钱氏治法，在夏秋用玉露散、益黄散相间服，在冬春用益黄散、大青膏相间服。

◎ 补虚

四君子汤　治脾气虚损，吐泻少食。

人参　白术　茯苓　甘草各等分

上，每服二钱，姜枣水煎。

六君子汤　即四君子加陈皮、半夏，治脾胃气虚，吐泻不食，肌肉消瘦，或肺虚痰嗽，喘促恶寒，或肝虚惊搐，目眩自汗诸证，并宜服之，以滋化源。

钱氏异功散　温中和气，治吐泻不思乳食，凡小儿虚冷病，先与数服，以正其气。

人参　茯苓　白术　甘草　陈皮各等分　一方，加木香。

上为细末。每服二钱，水一盏，生姜五片，枣二枚，同煎。海藏云：此方，四君子汤、补脾汤加减法也。

愚按：前方治脾胃虚弱，吐泻不食，或惊搐痰盛，或睡而露睛，手足指冷，或脾肺虚弱，咳嗽吐痰，或虚热上攻，口舌生疮，弄舌流涎。若母有证，致儿患此者，子、母并服之。

《和剂》观音散　治小儿外感风冷，内伤脾胃，呕逆吐泻，不进乳食，久则渐至赢瘦。

大抵脾虚则泻，胃虚则吐，脾胃俱虚，则吐泻不已，此药大能

温养脾胃，进美饮食。

石莲肉去心　人参　神曲炒。各三钱　茯苓二钱　甘草炙　木香　绵黄芪炙　白扁豆炒，去皮　白术各一钱

上剉散。每服二钱，水一盏，枣一枚，藿香三叶煎，温服。

温中丸　治小儿泻白，胃寒故也，腹痛肠鸣，吐酸水，不思饮食，霍乱吐泻。

人参　白术　甘草各等分

上为末。姜汁面糊丸，如绿豆大。米饮下二三十丸，无时。

和中散　和胃止吐泻，定烦渴，治腹痛。

人参　茯苓　白术　甘草炙　干葛　黄芪炙　白扁豆炒　藿香各等分

上为细末。每服三钱，水一盏半，枣二枚去核，生姜五片，煎八分，食前温服。海藏云：和中散，四君子汤加减法。

曾氏和中散　附主久病才愈，面黄清瘦，神昏气弱，脾胃未实，食物过伤，停饮生痰，留滞中脘，耗虚真气，或成吐泻。此药性味甘平，大能调治，常服和胃气，进饮食，悦颜色，理风痰。

人参去芦　白扁豆炒，去壳　白茯苓去皮　川芎　缩砂仁　半夏制　香附子　甘草炙。各一两　肉豆蔻　诃子去核。各七钱半

上剉。每服二钱，水一盏，姜三片，枣一枚，煎七分，空心温服，或不拘时。

〔毛彬〕治胃气不和，吐泻不止，痰逆不食。平胃，引行诸药。

银白散

半夏一两，洗七次，焙，姜、制饼　白扁豆炒　罂粟米　人参　白术焙　白茯苓　山药各四钱

上为细末。每服二钱，水八分，姜二片，枣一枚，煎六分，温服。

东垣人参安胃散脾

◎ 除湿

胃苓汤　治肠胃受湿，呕吐泄泻。

白术　茯苓　泽泻　厚朴　猪苓　陈皮　甘草炒。各等分　桂少许

上为末。每服二钱，姜水灯心陈皮煎汤调下。若停食吐泻，小便短少，腹胀作痛，用此以分利之。更用六君子汤以调补脾胃。

◎ 治痰

半粟散 治小儿脾胃虚寒吐泻等疾，及治寒痰。

半夏汤浸，切、焙，一两 陈粟米三分，陈粳米亦得

上㕮咀。每服三钱，水一大盏半，生姜十片，同煎至八分，食前温服。

白附丸痰涎

◎ 宿食

钱氏云：吐泻，乳不化，伤食也，宜下之。冯承务子五岁，吐泻壮热，不思食饮。钱氏见目中黑睛少而白睛多，面色㿠白，曰此子必多病。面色㿠白者神怯也，黑睛少者肾虚也，黑睛属水，本怯而虚，故多病也。纵长成，必肌肤不壮，不奈寒暑，易虚易实，脾胃亦怯，更不可纵恣酒欲，若不保养，不过壮年也。面上常无精神光泽者，如妇人之失血也。今吐利不食壮热者，伤食也。又虚怯不可下，下之，虚入肺则嗽，入心则惊，入脾则泻，入肾则益虚，但宜以消积丸磨化之，为微有食也。如伤甚，则可下，不下则成癖也。若实食在内，亦可下也，下毕，补脾必愈，随其虚实，无不效者。〔曾〕钱氏曰：吐乳泻黄，是伤热乳，吐乳泻青，是伤冷乳，皆当下之，此迎夺之法也。不若伤热者用五苓散以导其逆，伤冷者用理中汤以温其中，自然平复。脾经积滞未除，再为饮食所伤，不吐则泻，不泻则吐，宜以三棱散化积，守胃散和中。

〔丹〕小儿吐泻黄疸。

三棱 蓬术 陈皮 青皮 神曲 麦芽 黄连 甘草 白术 茯苓

上为细末。生姜灯心汤调服。伤乳食吐泻加山楂。时气吐泻加滑石。发热加薄荷。

消积丸 治小儿吐泻，大便酸臭。

丁香九个 砂仁十二个 巴豆二个 乌梅肉二个

上为末。面糊丸，绿豆大。温水送下。

◎ 津液少

豆蔻散　治虚寒而渴_{本条}。

白术散　治虚热而渴_渴。

《圣惠》治渴不止。

笋籜　扁豆藤_{各半两}　人参_{一两}

上细剉。分六服，每水一小盏，煎五分，不时，量分，稍热服。

〔张涣〕**三和散**　治吐利，津液燥少。

白茯苓_{一两}　乌梅肉_{炒干}　干木瓜

各等分，为细末。一钱，水一小盏，煎五分，温，时时服。

治霍乱烦渴。**香豆散**

藿香　肉豆蔻_{各一两}　白扁豆　人参_{各半两}　甘草_{炙，一分}

为末。每一钱，水八分盏，姜二片，煎四分，温服。

〔丁时发〕**人参散**　治虚热及吐利烦渴疏转后服。

人参　茯苓　桔梗　干葛_{各半两}　生犀角　甘草_{炙。各一分}

上为末。每服一钱，水一中盏，灯心煎五分。烦渴，入新竹叶，量服。

◎ 心腹痛

《圣惠》儿冷热不调，乳哺不节，使阴阳清浊之气相干，而变乱肠胃间，则成霍乱。而心腹痛者，冷气与真气相击，或上攻心，下攻腹，故痛。

《外台》疗霍乱心腹刺痛，吐利。

茯苓　桔梗　人参_{各六分}　白术_{五分}　甘草_炙　厚朴_{炙。各四分}

上切片。用水二升，煮六合，温服。

人参散　治霍乱心腹痛不食。

人参　白术　芎䓖　豆蔻　厚朴_{姜炙}　当归_炒　陈皮_{去白}　丁香　桂心_{各一分}

上，捣罗为散。不时姜枣米饮调半钱，量服。

治霍乱乳食不消，腹心满痛。

诃黎勒皮半两　木香　当归炒　白术　藿香　陈皮去白。各一分

为细末。不时姜汤调半钱，量服。

肉豆蔻散　治霍乱吐泻腹痛。

肉豆蔻　桂心各一分　人参去芦　甘草炙。各半两

上为粗末。每服一钱，水一小盏，姜少许，煎五分，不时量儿大小分减温服。

◎ 禁忌

郑氏云：小儿吐泻，因外伤风冷，内伤乳食，或儿啼未定，气息未调，以乳饲之，气逆于上则停滞胸膈，致令呕吐，气逆于下则伤脾胃，致令泄泻，上下气逆，吐泻俱作。凡小儿只吐不泻者逆，其吐，必有痰发惊者，十无一生。若只泻不吐，或吐泻俱发者，日久不退，亦变阴痫。治之当暂断其乳，轻者周时，重者三日，宜频与稀粥，服药速效，十全八九。或者不信是言，以小儿藉乳为命，不肯暂断，然乳固不可断也，殊不知因乳所伤得之者，若再以所伤之乳乳之，如抱薪救火，药何功之有？其间有不断服药得安者，盖轻患也，亦有因轻致重，夭横者多矣。《活幼心书》云：小儿吐泻不止，大要节乳，徐徐用药调治必安，节者，搏节之义，一日但三次或五次，每以乳时不可过饱，其吐自减，及间以稀粥投之，亦能和胃，屡见不明此理，惟欲进药以求速效，动辄断乳三四日，致馁甚而胃虚，啼声不已，反激他证。盖人以食为命，孩非乳不活，岂容全断其乳？然乳即血也，血属阴，其性冷，吐多胃弱，故节之，医者切须知此。乳母亦宜服和气血、调脾胃等药。愚意，不若儿大能食者全断之，待其平复。儿小不能饮食者，但节之可也。

吐

〔薛〕呕吐皆主脾胃，古人谓：脾虚则呕，胃虚则吐是也。呕者，有声无物，吐者，有物无声，若手足指热，喜饮热汤，或睡而露睛，皆胃气虚弱也，用异功散。若手足指热，饮冷，或睡不露睛，属胃经实热也，用泻黄散。若作渴少食，或小便色赤，胃经虚热也，用七味白术散。大凡婴儿，在乳母尤当节饮食，若乳母停食，

亦能致儿吐泻，故不可不慎也。〔曾〕论吐之原，难以枚举，有冷
吐，热吐，积吐，伤风嗽吐，伤乳吐，其吐则同，其证有异，各述
于后。冷吐，乳片不消，多吐而少出，脉息沉微，面白眼慢，气缓
神昏，额上汗出，此因风寒入胃，或食生冷，或伤宿乳，胃虚不纳
而出，宜温胃去风，除宿冷，用当归散，水煨姜、陈皮煎服，或间
投冲和饮、理中汤及姜橘汤、定吐饮，如诸药不效，以参香饮治之。
热吐，面赤唇红，吐次少而出多，乳片消而色黄，遍体热甚，或因
暑气在胃，或食热物，精神不慢，而多烦躁，此热吐也，宜解热毒，
用大顺饮，温熟水空心调下，并五苓散、小柴胡汤，并加姜汁缓服，
及香薷散主之，误服热药，先投绿豆饮解之，次服止吐之剂。积吐，
眼胞浮，面微黄，足冷肚热，昼轻夜重，儿大者脉沉缓，此宿冷滞
脾，故吐黄酸水，或有清痰，脉实而滑，为食积所伤，吐酸馊气，
或宿食并出，儿小者呗乳不化是也，先用五苓散姜汁温汤调下和解，
次以乌犀丸主之，最小者投三棱散、化癖丸。伤风嗽吐，有热生风，
有风生痰，痰结胸中，肺气不顺，连嗽不止，和痰吐出，此为嗽吐
痰壅而作，乃为实证，宜去风化痰，先投清肺饮，次小柴胡汤为治。
若嗽久而肺虚，土不生金，故面白唇燥，干嗽干呕而无痰，可温补
为上，用茯苓厚朴汤、惺惺散、如意膏为治。伤乳吐，才乳哺后即
吐，或少停而吐，此因乳饮无度，脾气弱不能运化，故有此证，譬
如小器盛物，满则溢，治法宜节乳，投三棱散。此外，又有风痰吐，
乃是伤风不解，吐乳夹痰，若多时必要生风，宜服青州白丸子、半
夏散，疏风下痰之剂皆可服之。毒气吐，出《巢氏病源》。夹惊吐，
张涣三香丹之类。疳积吐，出《本事方》。凡霍乱吐不止者，伏龙肝
细末二钱，以芦穄米炒黄煎汤调下，立止。或用白扁豆炒过，煎汤
调下亦好，若白扁豆嫩苗更好。

◎ 寒吐

〔汤〕小儿寒吐者，由乳母当风取凉解脱，致令风冷入乳变败，
儿若饮之，故呕吐也，乳母当食后捏去旧宿败乳，急服理中汤，次
用酿乳法，其候是寒清痰夹乳吐出是也。凡有此候服药不效，胃气
将绝，药不能下，当服灵砂丸。如大便通，宜来复丹，二药常用，

验。〔薛〕寒吐之证，面目胀，额汗出，脉沉迟微，寒气停于胃，故胃不纳而吐出也。哕逆者，由胃气虚甚，过服克伐，使清气不升，浊气不降，以致气不宣通而作也。风寒在胃者，用理中丸。胃气虚者，六君子汤。风凉所致者，宜捏去败乳，急服理中丸，次服酿乳法。若呕吐清涎夹乳，小便清利，用大安丸。若因乳母食厚味，用东垣清胃散。若乳母饮醇酒，用葛花解醒汤，饮烧酒服冷米醋三五杯。乳母食生冷而致者，用五味异功散。乳母停食者，母服大安丸，子服异功散。乳母劳役者，子、母俱服补中益气汤。乳母怒动肝火者，用加味逍遥散。乳母郁怒伤脾者，用归脾汤。乳母脾虚血弱者，用六君芎归，其子亦服三五滴。气血虚而乳热者，子、母俱服八珍散，仍参热吐霍乱治之。

〔世〕**万安膏** 治小儿脾胃虚弱，腹生疳虫癥痞，食积泄泻，常服消疳去积，助胃气，和中，疏气滞。

人参　厚朴姜制　陈皮　青皮　肉桂夏不用　干姜各一两　木香　沉香　藿香　甘草各半两　使君子炮，十个　泽泻冬不用，春秋减半用

上为末，炼蜜丸，如芡实大。食前米饮化下。如热，薄荷汤下。一方，无木香、沉香、藿香、青皮、四君子，有白术、苍术、茯苓、猪苓。

〔田〕**朱沉丹** 治小儿呕吐不止。

朱砂二钱半　沉香二钱　藿香三钱　滑石半两　丁香十四粒

上为细末。每服半钱，用新汲水一盏，芝麻油滴成花子，抄药在上，须臾坠，滤去水，却用别水，空心送下。

定吐紫金核 治小儿一切呕吐不止。

半夏汤洗七次，姜制　人参　白术　木香　丁香　藿香各二钱半

上为细末，稀面糊为丸，如李核大。后用沉香一钱为末，朱砂一钱水飞，二味同研匀为衣。阴干，每服一丸，用小枣一枚去核，纳药在内，湿纸裹，烧熟，嚼与小儿服，后以米饮压之。

香银丸 治吐。

丁香　干葛各一钱　半夏汤浸，切，焙　水银各半两

上，上三味同为细末，将水银与药研匀，生姜汁丸如麻子大。每服一二丸至五七丸，煎金银花汤下，无时。

《本事》白术散　治小儿吐呕，脉迟细，有寒。

白术　人参　半夏曲各二钱　茯苓　干姜　甘草各一钱

上为末。每服二钱，水一盏，姜三片，枣一枚，煎七分，去渣温服，日二三。

一方，无半夏曲，有木香、藿香。

姜橘汤　治脾慢胃冷，呕吐不止。

白姜二钱，炮　陈橘皮去白，一两　粉草炙，三钱

上件，剉焙为末。每服半钱或一钱，用温枣汤调化，空心，少与缓服。

定吐饮　治吐逆，投诸药不止，用此神效。

半夏汤洗七遍，焙干，剉如绿豆大，筛去细末，二两　生姜干净，和皮、二两　薄桂去粗皮，剉，三钱

上，生姜切作小方块绿豆大，同前半夏和匀，入小铛内慢火顺手炒令香熟，带干方下桂再炒匀，微有香气，以皮纸摊盛地上，出火毒，候冷，略播去黑焦末。每服二钱，水一盏，姜二片，煎七分，稍空心，少与缓服。

参香饮　治胃虚作吐，投诸药不止。

人参去芦，一两　沉香　丁香　藿香和梗　南木香各二钱半

上剉。每服二钱，水一盏，煎七分，去渣，临入姜汁少许，作三次，空心温服。

◎ 热吐

小儿秋夏伏暑，多有热吐，其吐黄涎，头额温，五心热，小便或赤而少，乃热吐也，或干呕而无物，宜香薷饮。〔薛〕小儿热吐者，因多食甘甜炙煿之物，或乳母膏粱厚味，胃经积热，或夏间暑气内伏于胃所致。若肌肉动，烦热作渴者，暑伤胃气也，先用香薷散，次用竹茹汤。若吐乳色黄，不能受纳者，胃经有热也，先用泻黄散，次用人参安胃散。若吐出酸秽者，乳食内停也，用保和丸。吐乳不消者，胃气弱也，用异功散。吐而少食，腹痛欲按者，脾气虚也，用六君子加木香。凡诸证，当验其手指热则胃热，冷则胃寒，热用泻黄散，寒用理中汤，不热不寒，异功散调之。

〔钱氏〕**玉露散**方见吐泻

香薷散 治寒温不适，饮食失调，或外因风寒暑邪，致吐利心腹疼痛，霍乱气逆，发热头痛，或转筋拘急，或疼痛呕哕，四肢逆冷。

香薷一两　茯苓　白扁豆炒　厚朴姜汁制。各五钱

上，每服二三钱，水煎，加酒半杯冷服，立效。

竹茹汤 治胃受邪热，心烦喜冷，呕吐不止。

葛根七钱半　半夏炮，半两　甘草炙，三钱

上，每服一二钱，入竹茹枣许大，姜水煎取清汁，微冷，细细服。加茯苓三钱尤妙。

〔钱氏〕**藿香散** 治脾胃虚，有热面赤，呕吐涎嗽，及转过度者，宜服。

麦门冬去心，焙　半夏曲炒　甘草炙。各半两　藿香一两用叶　石膏半两

上为末。每服五分至一钱，水一盏半，煎七分，食前温服。

《本事》**麦门冬散** 治小儿呕吐，脉数有热。

麦门冬　半夏　人参　茯苓各二钱　甘草一钱

上为末。每服二钱，水一盏，姜三片，煎至五分，去渣温服，日二三服。

〔汤氏〕**清膈饮子** 治小儿伏暑呕吐。

香薷　淡竹叶各一两　白茯苓　人参　半夏　檀香　甘草炙。各半两　白粳米一合

上咬咀。姜煎，温服。大小加减。

《圣惠》**麦门冬散** 治呕吐不止，心神烦热。

麦门冬焙　淡竹茹各半两　甘草炙　人参　茅根　陈皮去白、焙，各一分

上为粗末。每服一钱，水一小盏，姜少许，煎五分，稍热频服。量大小加减。

治呕吐心烦热芦根粥

生芦根二两　粟米一合

上，用水二大盏，煎至一半，去滓，投米作粥，姜蜜少许食。

大顺饮　解冒暑毒烦渴，吐泻腹痛，发热神昏，或衄血、咯[①]血，及大腑下血，小便黄少，口干汗多。

细面二十两　生姜十六两　赤茯苓去皮　粉草各五两

上，先以生姜方切如绿豆样，石钵内杵烂，入面再杵匀，摊作薄片，烈日中曝干，赤茯苓、粉草二味细剉，同前姜面片或晒或焙，合研为末。每服二钱，新汲井水，无时调服。或温熟汤。

绿豆饮　解误服剂热之毒，烦躁闷乱，或作吐，或狂渴，宜先投下，次服对证药剂。

绿豆粉一两　净黄连　干葛　甘草各半两

上，除绿豆粉外，余三味共为细末，入乳钵同绿豆粉杵匀。每服半钱至一钱，温豉汤调服。

益元散　治热吐面赤气粗，小水短少，伤暑作吐尤佳。

滑石六钱　甘草一钱

上为细末。姜汁调，灯心汤下。吐甚者，井花水下。

《济生》竹茹汤　治热吐，口渴烦躁。

橘红　干葛　甘草　麦门冬　竹茹　生姜

上，水煎服。热甚者，加姜连。

◎ 积吐

乌犀丸　主诸积滞夹惊夹风，温胃调脾，消进饮食，吐逆醋酸气，面黄肌瘦，不拘孩儿生后岁月远近，并宜可投。

乌犀即皂荚，剉三寸长皮，灰火中见青烟起为度，取出、地上瓦碗盖定，存性、冷用，七钱　硫黄　白姜各三钱半　陈皮去白　川乌炮、去皮、脐，各五钱　巴豆七十七粒，去壳、膜、心，存油

上，硫黄一味，先入碾内研细，除巴豆外余四味同焙为末，仍以巴豆薄切，在乳钵内细杵，再同前五味药末杵匀，用粳大米饭包作粽子一大个，小瓦瓶盛水熟煮，候冷取出，沙钵内烂杵，细布兜紧，捻出如稠糊，安在别器内，以药末亭分同杵细软，丸粟壳大。取诸积，每服十五丸，或五丸，或二十一丸，至三十三丸，并用淡

---

① 咯：原作"路"，据修敬堂本改。

姜汤泡冷饭取汁一小盏，五更初空心送下。通利三五行，以匀气散止补。治积吐，有醋酸气，每服三丸至五丸，用淡姜汤入米醋少许，候温空心投下。

◎ 伤风嗽吐

茯苓厚朴汤　主伤寒伤风，夹痰呕逆，并吐泻后喉涎牵响，饮食减少，脾胃气虚。

白茯苓去皮　半夏汤煮透滤，仍剉、焙干。各七钱半　甘草三钱，炙　厚朴五钱，去粗皮、剉碎，每斤、用生姜一斤，切薄片杵烂、拌匀，浸一宿，慢火、炒干用

上件，㕮咀。每服二钱，水一盏半，姜三片，煎七分，无时服。或加枣一枚，去核同煎。

◎ 伤乳吐

乳下婴儿，乳哺太过，或儿睡着而更衔乳，岂有厌足，以致脾不能运，胃不能受满而溢，故令呕吐，长此不已，遂致慢惊，可不慎乎。此候，但令节乳为上，甚者宜暂断乳，先令乳母服调气之剂，儿服消乳丸，化乳消食为上。若吐自口角出，即是乳多不能消化满溢之证，非病也，不可妄投它治吐药。凡吐乳直出而不者，谓之呃乳，但以炒麦芽三钱、橘红一钱、丁香三分，水煎服之，立止。

消乳丸　温中快膈，止呕吐，消乳食，脉沉者伤食不化故也。

香附子炒，二两　甘草炙　陈皮去白。各半两　缩砂仁　神曲炒　麦蘖炒。各一两

上为末。泡雪糕圆，如黍米大。七岁以上，绿豆大三十丸，食后姜汤下。

消食丸　治小儿乳哺饮食，取冷过度，冷气积于脾胃，胃为水谷之海，脾气磨而消之，胃气调和则乳哺消化，脾伤于冷则宿食不消，此药宽中快气，消乳食，正颜色。

缩砂仁　橘皮　三棱煨　蓬术煨　神曲炒　麦蘖炒。各半两　香附子一两，炒

上为末，面糊丸，绿豆大。食后，紫苏汤下二十九。

又方　治百晬内呕吐乳奶，或大便青色。

用少妇乳汁一盏，入丁香十粒、陈皮一钱，瓷器内煮数沸，稍热，空心以绵球唑服。

◎ 风痰吐

青州白丸子　治一切风痰，小儿惊风。

天南星生　白附子生。各三两　川乌头去脐、尖、皮，生，五钱　半夏去皮，生，七两

上，用井花水浸，次日早再换新水，春五日、夏三日、秋七日、冬十日，晒干，为细末，以糯米粉煎粥，清为丸，如绿豆大。小儿惊风，薄荷汤调下。和苏合香丸服名苏青丸。

半夏散　治小儿胃虚呕吐，水谷不化。

半夏一两，泡七次　陈糯米三钱

上剉散。姜五片，枣一枚，同煎。

〔钱氏〕**铁粉丸**　治涎盛潮搐吐逆。

水银砂子，二钱　朱砂一分　铁粉　天南星炮，去皮、脐，取末。各一分
轻粉二分

上同研水银星散尽为度。姜汁糊丸，如粟米大。煎生姜汤下十五丸至二三十丸，无时。

茯苓半夏汤　治诸呕哕心下坚痞，膈间有痰水眩悸。

半夏汤泡，五钱　白茯苓二两，去皮

上剉散。每服三钱，水一盏，生姜三片煎，去滓热服，不拘时。

二陈汤　治痰饮为患，或呕吐恶心，或头眩心悸，或中脘不快，或发为寒热，或因食生冷，脾胃不和。

半夏汤洗，七次　橘红各五钱　白茯苓三钱　甘草一钱半，炙

上剉散。每服三钱，水一盏，姜三片，乌梅一个，同煎。

白附饮　治肝风克脾土，痰涎壅盛，和饮食吐出，盖风能生痰，痰壅其食，故吐出。

白附子　南星生用　半夏生用　川乌去皮、脐，生用　天麻明亮者　陈皮去白　南木香　全蝎去尾尖毒　僵蚕去丝　丁香各二钱

上件剉。每服二钱，水一盏半，姜三片，慢火煎七分，作五次

空心温服。

◎ 毒气吐

巢氏云：春夏以汤与儿，肠胃脆弱，不胜药势，遂吐下不止，药熏脏腑，烦懊顿乏，为中毒气吐下。

《千金》藿香汤　治毒气吐下腹胀，逆害乳哺。

藿香一两　生姜三两　青竹茹　甘草炙。各半两。热，加升麻半两。

上㕮咀。水二升，煮八合，服一合，日二。

〔王氏〕消奶毒，令儿吃乳，无毒有毒亦解。

升麻半两　大麻子破，一合

上二味酒浸，每日早晨与奶子一盏吃了，要乳时须先捏去些小，方与儿吃。

◎ 夹惊吐

〔张涣〕**三香丹**　治夹惊呕吐不止。

藿香叶　丁香各一两　半夏汤洗、七遍，焙干，半两。三味为末，次入腻粉一分　龙脑　麝香当门子，各一钱，并研

上件，同拌匀。生姜取汁打白面糊为丸，黍米大。每服十粒，人参薄荷汤下。量儿大小加减。

殊圣归命丹　歌曰：小儿惊膈吐还频，昼夜连连不暂停，渌水槐黄泔淀汁，和虫乳食一时喷，丁香研共生犀服，五胆牛黄立有勋，若有得逢如此药，直饶命困却还魂。

丁香　藿香各一分　生犀末　牛黄各半钱　猪鲫狗蝟熊胆等分，共半两，多些无妨

上为末，丸如绿豆大。量儿大小加减。一岁以下煎苦楝汤研二丸。

治惊食胃管不快，吐逆乳食，或心胸发热。**定吐丸**

丁香二十一枚，为末　蝎梢四十九条　半夏三个，洗，焙干，为末

上研匀。煮枣肉丸，如黍米大。每服七丸至十丸，金银煎汤吞下。如伤暑霍乱吐泻，煎香薷散送下。

《良方》治久患翻胃，及小儿惊吐诸吐。**田季散**

上好硫黄半两，水银一分，研如黑煤色，每服三钱，生姜四两取汁、酒一盏、同姜汁煎熟调药，空心服。衣被盖覆，当自足指间汗出，迤逦遍身，汗彻即瘥，此散极浮难调，须先滴少水，以指缓缓研杀，稍稍增汤，使令调和，否则浮泛不可服。

王氏睡惊丸　治热化痰，镇心神，治惊悸吐逆。

半夏姜制　乳香　犀角末。各一钱

上件同为末。用生姜自然汁煮面糊为丸，如绿豆大。薄荷汤临卧服。

〔丹〕**万安膏**　调脾顺气定惊脾胃不足吐乳，黄疸，治小儿一切等疾。

木香　檀香　辰砂各三钱　沉香二钱　香附　黄芪　使君子各一两　槟榔　肉豆蔻　人参　天竺黄各半两　白术　薄荷　甘草各二两　琥珀　真珠　青黛　犀角各二钱半　麝香五分

上为末，炼蜜丸。临卧服，薄荷汁或蜜水、米饮化下。

全蝎观音散　治吐泻，截风定志，庶免传变慢惊。

黄芪炙　人参各二钱半　木香　炙甘草　莲肉　扁豆炒　茯苓　白芷　全蝎　羌活　防风　天麻各二钱

上，每服三五钱，姜枣煎服。

◎ 疳积吐

《本事方》治小儿疳积，黄瘦吐食。

川乌一钱　定粉三钱　艾灰二钱　龙骨二钱

上为末，滴水丸，如龙眼核大，捏作饼子。每服一饼，米饮磨下。

◎ 补虚安胃

六神汤　脾胃虚吐泻，不进饮食。

黄芪　扁豆　人参　白术　茯苓　炙甘草　藿香各等分

每服三四钱，姜枣煎服。

《和剂》**观音散**吐泻

人参散　治小儿脏腑冷，若才吃乳食，即又吐出，或因吃乳惊触，致作惊腑之状，令小儿外证面唇青白，手足心热，口多清涎，吐逆不住，或作泻候，青黄紫白兼冻子，或如鼻涕鸡子清者，或乳食不化，并宜服之，常服开胃益乳食。

人参　白术　茯苓　沉香　白芍药　甘草各半两

上为细末，以密器收之。遇小儿有前项形证，半岁一字，二三岁半钱，大者一钱，煎枣子米饮调下，或陈紫苏汤亦可。或吐泻并作，煎丁香汤下，陈皮汤尤妙。

◎ 杂方

《经验方》治小儿吐不定。

用五倍子二个，一生一熟，甘草一握，湿纸裹，炮过，同捣为末。每服米泔调下半钱七，瘥。

掌中金　治小儿吃物吃乳，即吐下水乳，不得饮食。

白豆蔻十四个　甘草一两，半炙半生　砂仁十四个

上为末。逐旋安掌中与他干咳，牙儿，干糁口中亦可。

酿乳法　治初生婴儿凡有胎热证，当令乳母服药，不可求效之速，治法当酿乳令儿吃，渐次解之，百无一失，若遽以冷药攻之，必损脾胃，加以呕吐，必成大患。

泽泻二两半　猪苓去黑皮　赤茯苓　天花粉各一两半　干生地黄二两　山茵陈用叶　甘草各一两

上剉散。每服五钱，水一盏，煎六分，食后捏去旧乳，却服。

〔钱〕吐沫及痰或白绿水，皆胃虚冷。吐稠涎及血，皆肺热。吐水不止者，属心痛胃冷。吐水心痛者，虫痛。口中吐沫水者，后必虫痛。面㿠白，无精光，口中气冷，不思食，吐水，当补脾益黄散主之。〔丹〕冬月吐蛔，多是胃虚寒而虫作吐，用钱氏白术散加丁香二粒。亦可用理中汤去甘草，加乌梅肉、川椒。

泻

〔曾〕论泻之原，有冷泻、热泻、伤食泻、水泻、积泻、惊泻、风泻、脏寒泻、疳积酿泻[①]，种种不同，各分于后。冷泻，多是白水，

---

① 泻：此下原有"积"字，衍文，据修敬堂本删。

泻密而少，腹痛而鸣，眉皱目慢，面带白色，额有汗，多用冲和饮慢惊、当归散潮热合和，水煨姜煎服，并守中汤本条、参苓白术散不乳食、益中膏本条、沉香槟榔丸不乳食治之。热泻，大便黄色，如筒吊水，泻过即止，半日复然，心烦口渴，小便黄少，食乳必粗，先用五苓散惊或大顺饮吐，次以钱氏白术散渴主之，香薷散吐泻亦佳。伤食泻，乃脾胃素弱，复为生冷果食所伤，故大便不聚而泻，或因乳母餐生冷肥腻之物，自乳而过，亦能作泻，面唇俱白，泻稀而少，或如坏鸡子，腥臭异常，身形黄瘦，宜先温正胃气，次理积，而后固脾，冲和饮慢惊、当归散潮热合和，水煨姜、枣子煎服。理积，儿大者乌犀丸吐，小者化癖丸癖、三棱散宿食、固脾和中散吐泻、醒脾散慢惊。水泻，谓之洞泄，乃阴阳不顺，水谷不分，泻黄水而小便少，番次密而无度，是夏秋之际，昼则解衣取凉，夜则失盖感冷，冷热相激，清浊浑乱，或因母自热中来，乳有热气，遽以哺之，令儿脾胃不和，水谷交杂而下，以㕮咀五苓散惊加薏苡仁、车前子、半夏，水姜煎服，分正阴阳，或先用大顺饮吐、温白汤调下香薷散吐泻，调中止泻，钱氏白术散渴、六和汤吐泻亦好。积泻，脾气虚弱，乳食入胃，不能运化，积滞日久，再为冷食所伤，传之大肠，遂成泄泻，留连不止，诸药无效，盖以积在脾胃，积既未除，何由得愈，宜先去积，后止泻，泻止，实脾则病除矣，三棱散宿食、乌犀丸吐，续用沉香槟榔丸不乳食、参苓白术散慢惊、和中散吐泻、香橘饼本条调理。惊泻，粪青如苔，稠若胶黏，不可便止，但镇心抑肝，和脾胃，消乳食，斯为治法。先投五苓散惊，次用三棱散宿食，水姜仓米煎服，或三解散潮热、神曲、生姜煎汤调服，及沉香槟榔丸不乳食、不惊丹惊调治。风泻，慢惊大病后有之，其粪稀，黄褐色，或夹不消乳食同下，此因脾虚所致，或夹黑褐色者属肾，盖脾虚为肾水所乘故也，若久不进饮食，再有惊搐，宜疏肾水，去脾风，次补脾，则自愈，庶无复作之患。疏肾水，㕮咀五苓散惊加黑牵牛，半生半炒，并薏苡仁、水、姜煎服。去脾风，泻黄散脾。调脾气，参苓白术散不乳食。脏寒泻，粪如青竹色，不稀不稠，或下青水，未泻时腹痛而鸣，叫哭方泻，多是生来三五月内有此，周岁则无，始因断脐带短，风冷自外逼内而成，此疾先用冲和饮慢惊水葱白煎投，温中解表，次以当归散潮热水煨姜煎服，及投匀气散疝、理中汤吐泻。疳积酿泻，其候面色萎黄，肚胀脚弱，头大项小，发稀且竖，肌肉消瘦，不思饮食，昼凉夜热，或腹内有癥癖气块，泻则颜色不等，其臭异常，其泻有时，或一月、半月、旬日一番，自泻自止，名为疳积酿泻。先以当归散潮热加三棱、陈皮，水姜煎服，次投乌犀丸吐、沉香槟榔丸不乳食及化癖丸癖、芦荟丸疳、没石子丸本条，儿最小者难下丸子，止投三棱散宿食、快膈汤痞，自然痊愈。若泻或痢色青，甚而淡黄夹白，寒多热少，此阴邪胜阳，宜用守中汤、胃苓汤俱本条与服。扶表救里，方进当归散潮热加陈皮、紫苏，水姜糯米煎服。亦宜和解，理中汤吐泻，清米饮空心调服，温脾去湿，益气清神。寒盛者，理中汤内加熟附子，水姜枣煎服，次投南星腹皮饮，水姜煎服，和脾胃去阴邪。若泻或泄，色青淡而有沫黄稠，热多寒少，亦致面黄肌瘦，烦躁不宁，宜以㕮咀五苓散加薏苡仁、车前子，水姜煎服。解散余邪，仍用茵陈蒿、栀子仁，煎汤调细末五苓散温服。退黄色，消阳毒，及当归散，水姜枣煎投，或服万安饮积热、四神丸。

《养生》治大小老虚之人不拘冷热泄泻。

黄连去须　白芍药并剉如豆　吴茱萸各十两

上三味，釜内慢火炒赤色，放冷，杵罗为细末。每服三钱匕，水一盏半，煎至八九分，去滓，空腹食前温服，日三四服，小儿量与。或以水浸蒸饼，丸如桐子大。更丸一等如绿豆、黄米大。小儿每服十五丸至二十丸，

温米饮下。若作散，以沸汤或温米饮调下，并可服。病泄痢之人，若不禁生冷鱼肉肥腻，与不服药同。一方，有木香，无芍药，醋糊丸。

〔茅先生〕香连丸　治泻利。

木香　黄连茱萸半两，同于铫内炒，令烟起，取出，去茱萸　肉豆蔻　诃子炮去核。各半两　阿胶面炒　朱砂各一钱

上为细末。软饭为丸，如桐子大。每服十丸、十四丸，用饭饮吞下。儿小，碎之。

乳香散　治一切泻痢。

乳香二钱，用荷叶于炭火上炙令半熔，放地上，碗盖，另研　肉豆蔻　白

姜　甘草炙　草果子各一两

上细剉，用醋面裹，于热灰内煨令赤色，取出去面为末，入乳香末拌匀。每服半钱、一钱，陈米饭饮调下。

◎ 冷泻

〔薛〕汤氏云：冷泻者，乃脾胃虚寒，水谷不化而泄。钱仲阳云：小儿不能食乳，泻褐色，身冷，无阳也，当用益黄散脾加减治之。大便清白，口不烦渴，冷积泻也，理中汤吐泻主之。若口鼻吸风寒之气，脾胃受生冷之食而作者，先用理中汤，后用异功散。命门火衰，不能温蒸中州之气，故脾胃虚寒者，用益黄散及八味丸肾。脾胃虚弱者，五味异功散吐泻。脾气下陷者，补中益气汤虚热。脾气虚寒者，人参理中汤。寒水侮土者，益黄散。肝木乘脾者，四君柴胡散。手足并冷者，加木香、干姜。治者审之。《百问》云：冷积泻，没石子丸极效，人参散吐、理中汤吐泻加减服尤佳，更加肉豆蔻则止，来复丹大科中暑、不换金正气散吐泻皆可，观音散吐泻、银白散，加减调治，乃平和之剂也。

守中汤　理春夏相交，阴湿气重，中伤脾胃，致腹痛泄利，经久不止，渐传手足浮肿，饮食少思。

桔梗去芦，剉、炒　苍术米泔水浸一宿，去粗皮，滤干、剉片、炒微黄色。各二两　白姜四钱，炮　甘草六钱，炙

上件，剉焙为末。每服一钱，空心沸汤调服。咬咀水煎亦可，或用姜枣。

没石子丸　治婴孩先因冷泻，或作赤白痢候，久而变作诸般异色，不止一端，外证面或青或白，唇舌干焦，手微冷，浑身温壮，肚内刺痛啼叫，睡卧不安，若有是候，当服。

没石子　木香　黄连　当归　青皮各二钱半

上五味，为末，阿魏一分，酒半盏浸化，入面少许令匀，煮糊为丸，如粟米大。一二岁儿服如椒目大者，四五六岁儿服每服五十丸。赤痢，甘草汤下。白痢，干姜汤下，或五倍子汤下。

〔张涣〕**川椒丸**　治小儿夏伤湿冷，入肠胃泄泻不止。

川椒一两，去闭目、双者，并黑子拣净，慢火炒香熟为度　肉豆蔻半两

上件捣，罗为细末，粳米饭和丸，如黍米大。每服十粒，米饮下。量儿大小加减。

粟煎汤 治肠胃受风冷，泄注不止，身体壮热。

白术炮　当归洗、焙干　川芎　人参去芦头　肉桂　芍药各一两

上件捣，罗为细末。每服一钱，水一小盏，入生姜三片，粟米一匙头许，煎至五分粟米熟，去滓放温服。

温中丸 治胃寒泻白，腹痛肠鸣。方见吐泻。

〔孔氏〕治脏腑不调，大便青色。

白术　人参　茯苓各一钱　甘草炙半钱

上末。一钱，水一小盏，煎七分，温服。

〔丹溪〕云：泻青，亦是寒，宜用苏合香丸、平胃散各等分，蜜汤调服。田氏云：便青者，因惊风、内藏脾气不和，宜白术汤。

◎ 热泻

汤氏云：小儿热泻者，大便黄而赤，或有沫，乃脏中有积，或因乳母好饮酒，或嗜热物，或生下伤湿蕴热，医者不明，但用豆蔻、诃子等药服之，如水浇石，既不识其证，故不辨其冷热，用药又不得其法，焉能取效。此证当以小便赤少、口干烦躁为验，治法当用钱氏白术散渴去木香用之，五苓散惊去桂亦可服。其热甚者四逆散，大柴胡汤俱伤寒去大黄，服之殊验也。更用黄连丸瘑等剂，亦佳。调中汤痫去大黄，加黄连、枳壳。如夹热而泻，太阳与少阳合病自下利者，与黄芩汤，呕者加半夏。又有夹热泻痢而小便秘涩赤甚者，加减四顺清凉饮里热治之，即止。薛氏云：右腮色赤，饮冷，胃经实热也，用泻黄散脾。恶冷喜热，胃经虚热也，用白术散渴。右腮及额间俱赤，心脾翕热也，用泻黄散加炒黑黄连。若左颊右腮俱赤，肝火乘脾土也，用四君子汤吐泻加柴胡。若儿暴伤乳食，用保和丸宿食。乳母尤当忌厚味，节饮食，若乳母停食所伤，致儿吐泻等病，当治其母。大抵始病而热者，邪气胜则实也，终变为寒者，真气夺则虚也，久病而热者，内真寒而外假热也，久泻元气虚寒，当参前证治之。

黄芩汤 治下利而头痛胸满，口苦咽干，或往来寒热而呕，其

脉浮大而弦者，或协热而利者。

黄芩一两半　芍药　甘草炙。各一两

上剉散。每服三钱，枣子一个，水一盏，煎七分，去滓温服。呕者，加半夏一两二钱半，生姜煎。

〔张涣〕**清胃散**　治夹热泄利。

川楝子　黄柏微焙炙　当归洗，焙干　地榆炙　黄连去须炒。各半两

上件捣，罗为细末。每服一钱，水八分，煎至四分，去滓温服，乳食前。

香连丸

黄连姜汁拌炒，二两　木香煨，半两

上为末。陈米饭丸，绿豆大。米饮下一二十丸，亦可调六一散。

◎ 伤食泻

汤氏云：凡此泻不宜便补，先用消食药，或用紫霜丸变蒸热取其积尽，然后可补。经云：食泻重，当取疳虚，用补虚。治食泻与香橘饼子加减，观音散、调中汤散，以意加减。凡伤食泻，难止，亦不宜补，再伤又泻，宜节饮食，当用进食丸癖取下食积令尽，次以钱氏加减益黄散，只一匙可止，此乃切要治法。然后异功散、四君子汤俱吐泻调理，必取全安。有腹中雷鸣下痢者，生姜泻心汤主之。如冷积酿泻，用香朴散止之，白术散以和气调胃，调中散、保安丸、能止伤食泻，感应丸、沉香煎、三棱丸癖积皆可服也。东垣云：伤食则恶食，小儿食泻者，因饮食伤脾，脾气不能健运，故乳食不化而出，若噫臭吞酸，胸膈胀满，腹痛按之益痛者，虽作泻而所停滞之物尚未消也，用保和丸。腹痛按之不痛者，乳食已消也，用异功散。脾气伤而未复，不思饮食者，用六君子汤，所伤生冷之物，及喜热者，并加木香、干姜。乳食已消，腹痛已止，泻尚未止者，脾失清升之气也，用补中益气汤。余有别证，当参各门。〔钱〕黄承务子二岁，病伤食而泻。众医与止之，十余日，便青白，乳食不消，身凉，加哽气昏睡，咸谓困笃，召钱。钱先与益黄散、补肺散各三服，三日，身温而不哽气，后以白饼子微下之，又与益脾散三服，利止。何以然？利本脾虚伤食，初不与下之，留连十日，上实下虚，脾气

弱则引肺亦虚，脾肺子母故也，今先补脾，则肺病自退，即身温不哽气也，然后下其所伤。或曰何不先下后补？曰便青为下脏冷，若先下，必大虚，今先实脾而后下，则不虚矣，后更与补之，乃安。

香橘饼 止积泻伤冷。

木香 青皮各一钱 陈皮二钱半 厚朴姜汁制 神曲 麦蘗各半两

上为末，蜜丸为饼。紫苏米饮调下。

加减观音散 止吐泻，截虚风。

黄芪 人参各二钱五分 木香 甘草炙 石莲去心 扁豆炒 茯苓 白术 全蝎 羌活各一钱 防风 天麻各二钱

上剉散。姜枣煎。

调中散 治伤食泻，凡此泻不宜便补，先用食药，或紫霜丸取其积尽，然后可补。经云：食泻重，当取疳虚，用补虚。良医明妙理，何虑疾难除。

人参去芦 白茯苓 白术 木香 干姜炮 藿香叶 香附子炒，去毛 缩砂仁 甘草炙 丁香各等分

上为末。每服一钱，姜枣汤调下。肚痛，白汤下。量大小加减。

生姜泻心汤 治伤寒汗出解后，胃中不和，心下痞硬，胁下有水气，腹中雷鸣下利者。

黄芩 甘草炙 人参各一两半 干姜炮 黄连各半两 半夏一两一钱，汤泡

上剉散。每服三钱，水一盏，生姜三片，枣一枚，煎七分，去滓温服。

保安丸 治小儿瀼泻，伤食泻。

香附子净 砂仁各一两 白姜炮 青皮去穰 陈皮去白 三棱炮 莪术炮 甘草炙。各半两

上为末，麦蘗面糊丸，绿豆大。每服三丸，白汤下，食前温服。

杏霜丸 治小儿食积作泻、并痢证。

杏仁三两，去皮、尖、麸炒 巴豆一两，去壳油，炒焦，却入杏仁、同炒 黄蜡二两，酒煮、绵滤 百草霜炒、为末，二两，用油六钱，炒匀

上，将杏仁、巴豆研极细，却入草霜令匀，熔蜡和丸，如绿豆大。赤痢，甘草汤。白痢，生姜汤。先进三四服，腹胀者，十余服，

效验如神。

《医局》开胃丸　治小儿腑脏怯弱，内受风冷，腹胁胀满，肠鸣泄利，或青或白，乳食不化，又治脏冷夜啼，胎寒腹痛。

木香　蓬莪术　白术　人参去芦头　当归剉，微炒。各半两　麝香细研
白芍药各一分

上件，捣罗为末，都研令匀，汤浸炊饼，和丸如黍米大。每服十五丸，温米饮下。新生儿腹痛夜啼，可服五丸，并乳食前服。

◎ 水泻

《圣惠》厚朴散　治小儿脾胃不和，洞泻，下利不止，羸瘦食少。

厚朴去粗皮，涂生姜汁、炙令香熟　人参去芦头　诃黎勒煨，用皮　白术　黄连去须，微炒　地榆微炙剉。各一分　甘草炙微赤、剉　干姜炮裂、剉。各半分　肉豆蔻一枚，去壳

上件捣，细罗为散。每服以粥饮调下半钱，日三四服，量儿大小，以意加减。

〔张涣〕厚朴散　治洞泄注下。

厚朴生姜汁制　诃黎勒炮，取皮　肉豆蔻各一两　白术　干姜炮。各半两

上件捣，罗为细末。每服一钱，水八分盏，入生姜、粟米各少许，煎五分，去滓温服。

〔万全〕龙骨丸　治小儿冷热不调，时有洞泄，下利不止。

龙骨　黄连　白石脂　白矾烧令汁尽　干姜炮　木香各半两

上件药，捣罗为末，醋煮面糊为丸，如麻子大。每服以粥饮下五丸，日三四服。量儿大小加减服之。

〔刘氏〕小儿水泻注下。

黄连　石莲各等分，炒黄色

上为末。每服半钱。水泻，新汲水调下。白泻，粟米饮下。

◎ 积泻

香橘饼　治婴孩过伤乳食，或吐或泻，及病后虚中，感积成痢，

气弱神昏，面黄目慢。

南木香　陈橘皮去白　青皮去白。各二钱半　厚朴去粗皮，姜汁制，七钱　缩砂仁　神曲湿纸裹，炮　麦芽净洗，焙干。各五钱　三棱炮、剉，三钱

上，木香不过火，余七味剉焙，仍同木香研为细末，炼蜜作饼子，如芡实大。每服一饼至三饼，用枣汤化开，空心温投，米清汤亦可。

◎ 惊泻

仲阳云：慢惊病后，或吐泻胃虚，或气弱因惊，眼白如淡墨，下粪青黄，此泻合温补，至圣保命丹、钩藤饮夜啼主之。或乳随粪下，消乳丸吐进食丸癖主之。或微渴，心脾喘燥狂热，此泻尤难治，辰砂五苓散惊主之。冷者，定命饮子治之，后与温惊朱君散、睡惊太乙丹。〔薛〕小儿惊泻者，肝主惊，肝木也，盛则必传克于脾，脾土既衰，则乳食不化，水道不调，故泄泻色青，或兼发搐者，盖青乃肝之色，搐乃肝之证也。亦有因乳母脾虚受惊，及怒动肝火而致者。经曰：怒则气逆，甚则呕血及飧泄。法当平肝补脾，慎勿用峻攻之药，脾气益虚，肝邪弥甚，甚至抽搐反张者，亦肝火炽盛，中州亏损之变证也。凡见惊证，即宜用四君、六君、异功散等方加白附子定风，柴胡平肝引经以杜渐，则必不至泻搐而自安矣，今已见泻吐惊搐，尚不知补脾平肝，以保命、抱龙、镇惊等药治之，其亦去生远矣。

至圣保命丹　治小儿胎惊内钓，腹肚紧硬，眠睡不安，夜多啼哭。及治急慢惊风眼目上视，手足抽掣，不省人事，悉皆主之，冷证用此。

全蝎十四个，去毒　防风　僵蚕炒，去丝嘴　南星炮　天麻各二钱　白附子　麝香五分　金箔十片　蝉蜕洗　朱砂各一钱　有热证加牛黄、脑子、硼砂。

上为末，粳米糊丸，每两作四十丸。常服镇心安神化痰，除一切惊风诸证，汤临时换。一方，加人参、白茯苓二钱。

定命饮子　治慢惊，吐泻困重，欲传慢脾，通用。

半夏生，拣圆白者　茯苓　木香　老生姜切片，干。各二钱　白术
甘草炙。各一钱　天麻二钱半

上剉散。每服二钱，姜枣汤调下。

朱君散　治吐泻后有此证，并粪青者，宜服之。

人参　白术　茯苓　甘草　辰砂　麝香　灯心　钩藤

上为末。每服一钱，用白汤调下。

睡惊太乙丹　常服安神镇惊，止夜啼粪青。

桔梗一两，炒　藿香叶　白扁豆炒。各半两　白芷三钱　川芎二钱半

上为末，炼蜜丸，如芡实大，辰砂、麝香为衣。每服半丸，薄
荷汤磨下。正粪色，枣汤下。夜啼，灯心、钩藤汤磨下。加白术、
茯苓、白芍药尤妙。

四神丸　治脾虚胃弱，大便不实，饮食不思，或泄痢腹痛。

肉豆蔻　五味子各二两　补骨脂四两　吴茱萸一两

上为细末。用红枣六十五枚，生姜六两，用水二钟煮干，取枣
肉和丸，如桐子大。每服五六十丸，白汤送下，或化服。

二神丸

补骨脂四两　肉豆蔻二两，生用

上为末。用红枣四十九枚，生姜四两，用水一钟煮干，取枣肉
和丸，如桐子大。每服二三十丸，白滚汤下。

◎ 疳积酿泻

没石子丸　治久患疳痢及酿泻。

没石子二枚　南木香湿纸包，略煨　净黄连剉碎，姜汁炒。各二钱半
肉豆蔻二枚，炮　诃子四枚，炮、去核

上，剉焙成末。如乌犀丸内制饭糊为丸，粟谷大。每服十丸至
三十丸或五十丸，温白汤空心下，或米清汤下。

◎ 暴泻

〔巢氏〕小儿卒利者，由肠胃虚，暴为冷热之气所伤，而为卒
利，热则色黄赤，冷则色青白，若冷热相交，则变为赤白滞利也。

《圣惠》胡黄连散　治小儿冷热气不和，忽暴下利，腹内疼痛。

胡黄连　母丁香　桂心　木香　肉豆蔻去壳　当归剉，微炒　麝香细研。各一分　犀角屑，半分

上件药捣，细罗为散。每服以粥饮调下半钱，日三四服。量儿大小加减。

龙骨散　治小儿暴利。

龙骨　黄连去须，微炒。各一两　当归剉，微炒　枳壳麸炒微黄，去瓤，各半两

上件药捣，粗罗为散。每服一钱，以水一小盏，煎至五分，去滓，不计时候，量儿大小，加减温服。

〔张涣〕**阿胶丹**　治泄利身热，及暴泻注下。

真阿胶炙熟　干姜各一两　芍药　当归洗，焙干　川黄连　肉豆蔻各半两

上件捣。罗为细末，炼蜜和丸，如黍米大。每服十粒，粟米饮下，量儿大小加减。

神仙玉粉丹　补一切虚，不热。男妇小儿皆可服，冷积暴泻，见功尤速。

精明舶上硫黄一斤，去砂石尽，打碎

上，用豶猪肚七个，旋采桑根白皮三斤，寸剉，将猪肚一个净洗，以硫黄实之，用麻线缝合，水二斗，先将桑根白皮一斤，同煮一伏时。其余诸肚，亦用慢火养之，不得令冷。候煮满一伏时，别以猪肚换之，又用白皮，内一斤同煮，再一伏时，又换猪肚并桑白皮。过三伏时，不换白皮，只换猪肚。共煮七伏时，水耗，以热汤添，不得用冷水，候满七伏时，取出，用温水淘净，研至细，候烈日中晒极热，再研，煮糯米粉为糊、丸如梧桐子大。每服，空心米饮下十粒至十五粒。大率驱除宿冷，其功效无比，老人经久可服。

◎ 久泻

大法补虚　消积　凤髓经歌云：脾中有积热迟留，至使终年泻不休，项软见人多哽气，更兼清水鼻中流，少间有似黄金色，若有垂肠更不收，形证又看胸膈上，胸前深赤汗如油，唇赤生疮眼脉赤，若不调脾命即休。

《千金》七味散　治利下久不瘥。

黄连八分　龙骨　赤石脂　厚朴　乌梅肉各二分　甘草炙，一分
阿胶炙，三分

上，治下筛。浆水服二方寸匕，日二，小儿一钱匕。

华陀治老小下利，柴立不能食，入口即出，命在旦夕，久利神
验方。

黄连末　乱发灰　醇苦酒　蜜各半鸡子壳许　白蜡方寸匕　鸡子黄
一枚

上六味，于铜器中、炭火上，先内酒蜜蜡鸡子黄搅匀，乃内黄
连末、发灰，又搅煎，视可，取出为丸，久困者，一日一夜尽之。

《外台》疗久利无间，冷热疳痢，悉主之。

枣一枚去核，勿令皮破，内胡粉令满，于炭火中烧如炭，瓷器
中研之，米饮和服。一岁以下，分服之，不过三服，瘥。

《圣惠》治久利赤白，渐羸，胃虚不食。**丁香散**

丁香　厚朴去粗皮，涂生姜汁，炙令香熟　黄连去须，剉微炒　当归剉
微炒　诃黎勒煨，用皮　白术剉，微炒　伏龙肝各半两　木香一分　赤石
脂一两

上件药捣，细罗为散，每服以粥饮调下半钱，日三四服。量儿
大小加减。

《圣惠》黄连丸　治小儿暴利，经久不断，增减有时。

黄连去须，微炒　人参去芦头　赤石脂　龙骨　甘草炙微赤，剉
黄芩　厚朴去粗皮，涂生姜汁、炙令香熟　白茯苓　枳壳去瓤，麸炒微黄。
各半两　乌梅肉一分，微炒

上件药，捣罗为末，炼蜜和丸，如麻子大。每服以粥饮下七丸，
日三四服，量儿大小，临时加减。

〔谭氏〕斗门散　歌曰：小儿泻利甚青黄，久患时多转滑肠，下
部脱肛频努咽，朝朝焦瘦渐羸冠。

诃子　枳壳　地榆各等分

上为末。每服一钱，米饮调下，一岁以下半钱。

《婴孺》龙骨汤　治下利不住。

龙骨　甘草炙　黄连各四分　当归　干姜各一分

上，以水四升，煮一升二合，食前，温分三服。

龙骨汤　治服药下后，不止。

龙骨五分　甘草炙　干姜　当归　黄连　赤石脂　附子炮裂，去皮、脐
前胡各三分

上，以水四升，煮一升二合，为五服，旦服，至午令尽。

黄连煎　治冷热利，经时不止，体羸不堪，余治瘥而又发。用
好黄连二两，水七升，蜜八合，煎一升三合，绞去滓，百日儿服半
合，二百日一岁服一合。

鸡骨丸　治下利经久不断，羸瘦，脾胃冷弱，食不消化。

鸡骨宿雌鸡胸前及肋骨全用，一具　黄连六分　厚朴三分　神曲炒　甘
草炙　白术各四分　麦蘖炒　乌梅肉各二分　人参　赤石脂　黄芩　白
龙骨各五分　桔梗二分

上为末，蜜丸小豆大。白饮下二十五丸，日二服。量儿大小
与之。

温白丸　治久泻脾虚不食，食即泻下，米谷不化。

白术一分，米泔浸，切，焙　丁香半钱，炒　半夏一钱半，汤泡洗七遍

上为末，生姜自然汁煮面糊为丸，如梧桐子大。半岁每服三丸，
三五岁五七丸，淡生姜汤吞下，早晚各进一服。

惺惺散　治久泻脾困，不思乳食，恐作脾风。

天麻　全蝎炒，各半钱　木香炮　糯米　人参　茯苓各微炒　白扁
豆炒　山药焙　甘草炙。各一钱

上为末。每服婴孺一字，二三岁半钱，用水一药注或半银盏，
枣子半片，煎十数沸，服。

〔张涣〕治泻利久不瘥。**香矾丹**

木香　枯白矾各一两　诃黎勒皮微炮　酸石榴皮炒黑。各半两

上件捣，罗为细末，炼蜜和丸，如黍米大。每服十粒，粥饮下。
量儿大小加减。

〔刘氏〕治小儿脏腑久泄泻不止。

人参　白术　茯苓　甘草　陈皮　藿香　丁香　木香　肉豆蔻

上等分，为末。每服二钱，以藿香合糯米煮粥饮调下，或姜水
煎亦可。

脏腑滑泄。四君子加诃子五分，米饮调下。

◎ 飧泻 医书谓之水谷泻

〔钱〕食不消，脾胃冷，故不能消化，当补脾益黄散主之。〔洁〕乳食不消，初病忽然气出冷，四肢亦冷，面白无光泽，精神不定，此乃胃气不和，可以大温药治之，使君子丸、益黄散主之。若病泄泻日久不瘥，乳食不化，是脾胃有风冷，先服益黄散二服，后用宣风散导之，胃宜再补，宜参大科飧泄门用之。

《圣惠》厚朴散　治小儿水谷利，羸瘦面黄，不欲饮食。

厚朴去粗皮，涂生姜汁，炙令香熟　龙骨　黄连去须，微炒。各半两　丁香　当归剉，微炒　木香　白术　肉豆蔻各一分

上件药捣，细罗为散。每服以粥饮调下半钱，日三四服。量儿大小加减。

地榆散　治水谷利，日夜不止。

地榆微炙，剉　厚朴去粗皮，涂生姜汁，炙令香熟。各三分　黄连一两，去须，微炒　阿胶半两，捣碎，炒令黄色

上件药捣，细罗为散。不计时候，以粥饮调下半钱。量大小加减。

《医局》胃风汤　治风冷乘虚入客肠胃，水谷不化，泄泻注下，腹胁满，肠鸣疠痛。及肠胃湿毒下如豆汁，或下瘀血，日夜无度，并宜服之。

人参去芦头　白茯苓去皮　芎藭　桂皮去粗皮　当归去苗　白芍药　白术各等分

上为粗散。每服二钱，以水一大盏，入粟米百粒，同煎七分，去滓稍热服，空心食前，小儿量减。

小儿大便青瓣飧泄，脉大手足寒，难已，脉小手足温，易已。

赤白痢

汤氏云：小儿痢疾，皆因饮食无节。或餐果食肉，不知厌足，乃脾胃尚弱，不能克化，停积于脏，故成痢也，热搏则赤。风寒之气入于肠胃，致令津液凝滞则成白。痢或夹青者，有惊积，或如鱼

脑肚中疼甚者，大抵八痢，但冷热赤白，药性虽有不同，治法不相远矣。又有赤白相杂者，当先去其热积，须用大黄、枳实、朴硝之类，以去其热毒，然后黄连、黄芩、黄柏解其热，痢自止，疼自定，此妙法也。如痢不止，则用地榆熟艾等剂调理，自然平复。脾虚者，不可轻用罂粟涩滞等剂，必致危困，须用没石子、黄连、阿胶、地榆以止之，方为尽善，其枳壳、芍药皆要药也。噤口痢不能食者，石莲散主之，香脯散亦可。冷痢如豆汁，肚疼者，胃风汤主之。脾毒痢，脏热，当服香连丸、黄连香薷散去桂、五苓散惊、茅花汤，当归、芍药、枳壳、地榆、川芎等剂，先与解毒退热，却与开胃进食，分利水谷，宽肠定痛，先与水浸丹、《局方》败毒散痘初热、地榆饮、宽肠枳壳散。有热而痢不止者，三黄熟艾汤主之。积滞不通者，神芎丸亦可用。热甚烦躁者，黄连解毒汤解之烦躁，泼火散亦效。〔曾〕赤白之痢，世人莫不曰赤为阳为热，白为阴为冷，或曰无积不成痢。至于调治，若以冷热之剂互进，或投去积之药，必难取效，不究其原，何由可疗。且四时八风之中人，五运六气之相胜，夏秋人多痢疾，《内经》曰：春伤于风，夏生飧泄。《至真要大论》曰：少阳在泉，火淫所胜、民病注泄。赤白其可拘于无积不成痢之说，若专以积为论，岂一岁之中，独于夏秋人皆有积，春冬不然。盖风邪入胃，木能胜土，不为暴下，则成痢疾赤白交杂，此为阴阳不分，法当分正阴阳，五苓散以导其逆，理中汤以温其胃，使色归一，然后施治。若一分之后，仍赤白同下，则当究其所患之因，若先白后赤，乃内伤生冷，失于盖覆，由元气感于暑热，治法先救其里，次解暑毒。若先赤后白，乃先伤热而后失盖感冷，先宜解热，后治其痢。有夹热而痢者，则下纯鲜血，此风能动血，宜冷服黄连香薷散吐泻、川草散，及当归散潮热加醋炒蒸柏叶，水姜煎服，或羌活散加三和汤，水姜仓米煎。有夹冷而痢者，则下纯白冻，或白上有粉红色，或似猪肝瘀血，皆为阴证，盖血得寒则凝涩故也，先用㕮咀五苓散加守中汤泻煎投，次以附子理中汤带凉服，或固真汤慢惊。倘不辨其虚实冷热，妄行施治，必致脾胃愈虚，不能乳食，成噤口痢者则难疗矣。又有里急后重，盖里急为阳，后重为阴，未圊前腹痛为里急，已圊后腹痛为后重，故里急者大肠涩也，先以大顺饮加宽气饮急惊和解，及羌活散水姜仓米煎服，次下宽肠丸。后重为气虚，哎咀五苓散加人参，水姜煎服，并投香连丸。若二证俱作，前二丸子并进，或双金饮、金粟丸亦佳。然泻痢二字，自是两证，粪夹水，来多而顺者曰泻，带血冻白冻，来三五点而痛者曰痢，轻重阴阳，于此而分，斯为治法。有脓血交杂，经久不止，昼轻夜重，或昼夜频数，食减痛多，并用万金散、神效散主之。有五色痢者，乃因五脏蕴热，日久不散，故有是证，盖五脏受热，荣卫不调，五谷不化，熏腐脏腑，神气昏沉，此候已危，最苦是腹中刺痛，儿小者无治法，盖五色者，乃五脏之色皆见于外，儿大者可用《局方》三神丸，或小来复丹以五苓散送下，或者可疗，若投药如故，不可为也。又有风痢，多是黄褐色，与疳泻颇同，但不臭为异耳，此风毒停滞于脾，宜去脾经风毒，泻黄散主之，若见赤白同下，久而不禁，小便少，涩痛热并作，唇裂眼赤，气促心烦，坐卧不安，狂渴饮水，谷道倾陷，时复面容如妆，饮食不进者难治。〔薛〕钱仲阳云：泻痢黄赤黑，皆热也。泻痢青白，米谷不化，皆冷也。东垣云：白者湿热伤于气分，赤者湿热伤于血分，赤白相杂，气血俱伤也。海藏用四君、芎、归治虚弱之痢，四君、干姜治虚寒之痢。愚尝治手足指热饮冷者，为实热，用香连丸。手足指冷饮热者，为虚寒，用异功散送香连丸。若兼体重肢痛，湿热伤脾也，用升阳益胃汤。小便不利，阴阳不分也，用五苓散。若湿热退而久痢不愈者，脾气下陷也，用补中益气汤倍加升麻、柴胡。泻痢兼呕，或腹中作痛者，脾胃虚寒也，用异功散加炮姜、木香。或变而为疟者，肝克脾也，用六君、升麻、柴胡、钩藤钩。若积滞已去，痢仍不止者，脾气虚也，用四君子送下香连丸。若因乳母膏粱厚味，六淫七情，致儿为患者，当各推其因，仍兼治其母，并参冷热泻及积滞腹痛等证览之。

◎ 夹表证宜发表

羌活散　治伤风时气，头痛发热，身体烦疼，痰壅咳嗽，失音鼻塞声重。及解时行下痢赤白。

人参去芦　羌活　赤茯苓去皮　柴胡去芦　前胡去芦　川芎　独活　桔梗剉炒　枳壳去瓤，麸炒微黄色　苍术米泔水浸一宿，去粗皮，滤干，

剉片，炒至微黄色　甘草各一两

上剉。每服二钱，水一盏，姜二片，薄荷三叶，煎七分，无时温服。发散风邪，入葱白同煎。痢证，姜、仓米煎。

◎ 有积宜下之

〔汤〕治痢之法，若欲取积，只用《官局》进食丸瘥甚稳，虽取积，又能治痢，万无一失。积已下，急以四君子汤加豆蔻、诃子补之，次服厚肠香连丸得效。

〔丹〕治小儿痢疾。

黄连　黄芩　大黄　甘草

上煎服。赤痢，加红花桃仁。白痢，加滑石末。

治小儿赤白痢，多体弱不堪下，大困重者。麻子一合炒令香熟，为末，每服一钱匕，蜜浆水和服，效。

水浸丹　治泻痢，先锋之药。

黄丹研细，一两　巴豆大者、二十五个，去皮膜研细、出油。或黄丹二两半

上研匀，用黄蜡半两，熔作汁拌匀，量大小旋丸，水浸，吞下。汤使更临病随意用。一方，黄丹一两，巴豆四十九粒，乳香二钱，麻油二钱，蜡半两熔汁和丸，名顿止丹。又，冷证，加木香二钱半。

宽肠丸　治痢后里急，大腑闭涩不通。

枳壳水浸，去穰，剉片，麦麸、炒微黄，仍用清油浸透，一两、焙干五钱　麻仁去壳　木通去皮节　大黄半生半炮　槟榔　大腹皮净洗，焙干。各二钱半

上，除麻仁用乳钵极细杵，外五味，槟榔不过火，余焙，同研成末，入乳钵中与麻仁再杵匀，炼蜜丸，绿豆大。每服三十丸至五十丸，仍以枳壳、甘草煎汤，空心送下。一二岁婴孩，温蜜汤下。

◎ 热痢用凉药

海藏治赤痢用四君子加赤芍药、当归，入粟米少许同煎。

黄连解毒汤　治时疾三日，已汗解，苦烦闷干呕，口燥呻吟，错语不得卧，亦治热痢。

黄连三钱　黄柏半两　栀子四个，擘　黄芩一两

上剉散。每服三钱，水一盏，煎六分，去滓服。

泼火散　治中暑烦躁，发渴口干，及治血痢。

青皮去白　赤芍药　黄连去须　地榆各等分

上为细末。每服一钱，冷水调下。如蓄热而气血妄行，加甘草。

芍药柏皮丸　治一切恶痢，窘痛脓血。

芍药　黄柏各一两　当归　黄连各半两

上为末，滴水丸，小豆大。每服二三十丸，熟水下。加枳壳。

宽肠枳壳散　顺气止痢。

甘草六钱，炙　枳壳去穰、炒，二两四钱

上为细末。每服一钱，空心沸汤点服。

三黄熟艾汤　治积，脏腑下痢赤白，及治伤寒四五日而大下热
痢，服诸药多不止，宜服之。

黄芩　黄连　黄柏各七钱半　熟艾半鸡子大

上剉散。每服三钱，水一盏，煎六分，去滓温服。

地榆散　治泻痢血痢。

地榆　诃子　甘草各等分

上为末。盐米汤调下。有热，加黄芩。

又方

地榆　诃子　厚朴姜制。各等分

上剉散。每服二钱，水一盏，姜枣煎服。

地榆饮　治冷热痢，腹痛下痢，赤白频并。

地榆　甘草　芍药　枳壳各二钱半

上剉散。每服二钱，白水煎。加黄连妙。

又方

地榆　乌梅　柏皮　甘草　当归各等分

上剉散。每服二钱，煎服。

川草散　治腹痛下痢赤白，不拘远近。

川芎　白芷　甘草半生半炙。各七钱　赤芍　当归酒洗　净黄连各五钱

上，剉焙为末。每服半钱至一钱。白痢，白姜汤调。赤痢，甘
草汤调。赤白痢，温米清汤调。并空心服。

治热痢备急方

用井花水调腊茶蜜，磨生姜，渴则饮之。

《本事》治小儿赤痢。

捣青蓝汁二升，分四服。《圣惠方》治小儿中蛊下血。

治小儿屎血。

甘草五分，以水六合，煎取二合，去渣，一岁儿一日服令尽。

钱氏黄柏丸　治小儿热痢下血。

黄柏去皮，半两　赤芍药四钱

上为末，饭和丸，如麻子大。每服一二十丸，食前米饮下。量儿加减。

栀子丸　治少小热痢不止。

栀子七枚　黄柏三分　黄连五分　矾石四分　大枣四枚，炙令黑

上五味为末，蜜丸如小豆大。服五丸，日三夜二。服不知，稍加全十丸。

《外台》子芩汤　疗小儿热痢。

子芩十二分　知母　女萎各六分　竹叶切八分　黄柏　甘草炙。各四分

上六味切。以水二升，煮取一升，分服，甚妙。

《圣惠》栀子仁散　治小儿热痢腹痛，心烦口干，小便赤黄，不欲饮食。

栀子仁　当归剉、微炒。各半两　黄柏　地榆微炙，剉。各三分　黄连一两，去须，微炒

上件药捣，细罗为散。每服，以粥饮调下半钱，日三四服，量儿大小加减。

乌梅散　治小儿热痢，但壮热多渴，而痢不止。

乌梅二枚，微炒，去核　黄连去须，微炒　蓝叶各一分　犀角屑　阿胶捣碎，炒令黄燥　甘草炙微赤，剉。各半两

上件药捣，粗罗为散。每服一钱，以水一小盏，煎至五分，去滓放温，不计时候，量儿大小分减服之。

《形证》治赤痢开胃散

白术　茯苓　人参各半钱　石莲子去皮壳心，十个

上为末。藿香汤下半钱。

〔**孔氏**〕治赤白痢骨立。地榆一斤，水三升，煮升半，去滓，煎如饧，空腹服。

黄连例钱氏法　加黄柏，为二圣丸治痢。加橘皮，为橘连丸治痢。加榆仁，为榆连丸治痢。加黄芩、大黄，为三黄丸治积热。加阿胶、茯苓，为阿胶丸治痢。加诃子、木香，为小香连丸治痢。加豆蔻、木香，为豆蔻香连丸治泻。加木香、白附子，为白附子香连丸治痢。加阿胶、当归、干姜，为驻车丸治痢。

◎ 冷痢用温热药

〔**海藏**〕治白痢，用四君子等分，加干姜减半，入粟米少许，同煎。

大顺饮见吐

养脏汤　主生津益气，温肠止痢。

人参去芦　甘草炙。各二钱半　白芍药　白术各半两　南木香　肉桂去粗皮。各一钱　肉豆蔻　罂粟壳去蒂，剉，蜜水炒　诃子肉各一钱半

上件㕮咀。每服二钱，水一盏，姜二片，枣一枚，煎七分，空心温服。或入仓米同煎。

《广济》疗客冷白痢。

人参六分　厚朴炙　甘草炙。各四分　茯苓　桔梗各五分　梁州榉皮八分，炙

上六味，切，以水三升，煮取一升，量大小，可一合为度，以瘥止。忌如常法。

《婴孺》治五六岁儿冷痢。

当归　黄连　龙骨各四分　赤石脂　厚朴炙　干姜　酸石榴皮各二分

上切，以水三升半，煮一升六合，为四服。相去一炊久服。

雄朱散　治小儿肠胃虚冷，下痢频并，日夜疼痛，不可忍。

雄黄一分，细研、水飞过　乳香细研　白矾煅。各一钱

上为末。每服，婴孩一字，二三岁半钱。陈米饮调下。一日三服。

玉脂散　治冷痢，大便色青，甚则有脓。

白石脂　当归洗，焙干　丁香　白术炮。各一两　草豆蔻去皮　厚朴生姜汁制。各半两

上件捣，罗为细末。每服半钱，以粥饮调下。量儿大小加减。

治白痢艾汤

艾叶微炒　当归各一两　干姜炮　木香　诃黎勒皮炮。各半两

上件捣，罗为细末。每服一钱，水八分一盏，入粟米少许，煎至五分，去滓温服，食前。

养脏汤　治白痢频并。

当归洗。焙干　乌梅肉炒干　干姜　黄芪　白术炮　龙骨各一两

上件捣，罗为细末。每服一钱，水一小盏，生姜、粟米各少许，煎至五分，去滓温服，乳食前。量大小加减。

《圣惠》治秋深冷痢不上，灸脐下二三寸动脉中三壮，炷如麦。

◎ 寒热杂合

香连丸　治赤白下痢。烦渴作痛。

南木香半两，不过火　净黄连一两，剉，用茱萸炒，仍去茱萸　乌梅肉二钱半，薄切，用屋瓦，慢火焙干

上为末，用阿胶半两，剉碎，炒胀，水化为糊，候冷，入乳钵内同前药末亭分杵匀，丸作麻仁大。赤痢每服三十三丸至五十五丸或七十七丸，甘草汤空心下。白痢丸数同前，白姜汤空心下。赤白交作温米清汤空心咽服。

金粟丸　治下痢赤白，水谷不化。

净黄连一两　川芎　枳壳制　谷芽净洗，焙干　赤茯苓去皮白芷　南木香各半两　神曲一两，别研为末，作糊

上，除木香别剉，不过火，余六味焙，入木香同为末，用神曲末煮糊丸，粟谷大。每服七十丸至百丸，空心温米清汤下。或不拘时。

白附香连丸　治肠胃气暴伤，乳哺冷热相杂，渴痢赤白，里急后重，腹痛扭撮，昼夜频并，乳食减少。

黄连　木香各一钱　白附尖二个

上末，饭丸如粟米大。每服十丸至二三十丸，米饮下，食前。

日夜各四五服。

豆蔻香连丸　治泄痢，不拘寒热赤白，阴阳不调，腹痛肠鸣切痛，立效如神。

黄连炒，三分　肉豆蔻　木香各一钱

上为细末，粟米饭丸，米粒大。每服十丸至二三十丸，日夜各四服。食前米饮下。

木香丸　治小儿泄泻青白，脓血相杂。

黄连吴茱萸同炒，去茱萸，一两　肉豆蔻煨，二个　木香一钱

上为细末，面糊丸，如黍米大。赤痢，粟米饮下。白痢，厚朴汤下。空心服。

小香连丸　治冷热腹痛，水谷利，肠滑。

木香　诃子肉各一分　黄连半两

上为细末，米饮和丸，如绿豆大。每服十丸至三五十丸，食前频服之。

〔**吉氏**〕**香连丸**　治赤白痢。

黄连　木香　诃子皮各一两　肉豆蔻二个　子芩半两

上末，蜜丸绿豆大。空心煎醋浆汤下，大人十丸，小儿五丸，空心日午再服，煎姜蜜汤下。

◎ 白脓痢

《婴童宝鉴》论小儿肠寒，即下白脓腹痛。

《颅囟经》治孩子冷毒疳痢，白脓疳靛，日加瘦弱，不吃食，腹痛。

青木香一分　黄连半两

上末，以蜜丸，如梧子大。一岁以上，空心熟水下一丸，三岁五岁服二丸。药性热，不宜多服。忌生冷。《圣惠》收治冷热痢，二物等分。

《葛氏肘后》鸡子饼　疗小儿秋夏暴冷痢，腹胀，乍寒乍热，白带下。

上，用鸡子一枚，胡粉一丸碎，绢筛，合鸡子黄白共捣研调，熬令熟，如常鸡子饼，儿年一岁，一食半饼，日再，不过二饼即瘥，

儿大倍作。凡羸弱不堪与药，宜与此饼。

《王氏手集》治大人小儿纯脓白痢，其效如神。**脂附丸**

大附子一枚

上，先用猪膏摅成油半盏许，蘸前件附子，令裂，涝出，放冷，削去皮、脐，碾为细末，以枣肉和丸。大人如梧子大。小儿如绿豆大。每服五七丸至十五二十丸，米饮汤送下，空心食前服。

《朱氏家传》治小儿白脓冷痢，脐下绞痛。

诃子皮　青木香各等分

上件，并为末，以粳米饭丸，如绿豆大。米饮下五丸。

长沙医者丁时发传**附子散**　治小儿疳痢，多有白脓，腹内疞痛。

附子炮，去皮、尖，一枚　龙骨　赤石脂各半两　密陀僧　黄丹　胡粉炒
乌贼鱼骨烧灰　赤芍药各一分

上件为末。每服半钱，米饮下，一日三服。

◎ 纯血痢

巢氏云：小儿痢如膏血者，此是赤痢，肠虚极，肠间脂与血俱下故也。《圣惠》夫小儿血痢者，由热毒折于血，血入大肠故也，血随气循环经络，通行脏腑，常无停滞，若为毒热所乘，遇肠虚，血渗入于肠，则成血痢也。《宝鉴》小儿肠热，即痢下鲜血，一如肠风。

《外台》广济疗小儿热毒血痢方。

犀角十分　地榆六分　蜜三分　地麦草五合

上四味，切。以水三升，煮取二升，去滓，量大小服之。

又方

葱白三两　香豉三合　栀子绵裹，七枚　黄连一两

上四味，切。以水二升，煮取九合，去滓分服。

《外台》刘氏疗小儿血痢方。

地榆　黄柏　黄连　黄芩各六分　马蔺子二分　茜根一两　生姜三分

上七味，切。以水二升，煮取一升，分服。大小量之，与一合至二合为度。

〔陈藏器〕小儿寒热丹毒中恶注忤痢血方

上，并煮草犀根汁服之。更良，生水中者，名水犀也。

《食医心鉴》治小儿血痢方

上，取生马齿苋绞汁一合，和蜜一匙匕，空心饮之。

《圣惠》治小儿血痢烦热口干腹痛。**黄连散**

黄连去须，微炒　犀角屑　白蘘荷根　黄芩　蔓青根　吴蓝各一两
白头翁三分　甘草炙微赤，剉　当归剉，微炒。各半两

上件药捣，粗罗为散，每服一钱，水一小盏，煎至五分，去滓，
不计时候，量儿大小，分减服之。

《圣惠》治小儿血痢不瘥　**马齿菜汁粥方**

马齿菜汁一合　蜜半合　粟米一合

上，以水一大盏煮作粥，后入二味和调，食前服之。

〔张涣〕**水蓼丹**　治血痢疳瘦。

蛇蜕皮烧灰　鸡头壳烧灰存性。各一两　胡黄连　水蓼各半两。以上各
捣罗为细末，次用　朱砂半两　真芦荟　牛黄　粉霜各细研，一分

上件都拌匀，再研细，软饭和，如黍米大。每服五粒至七粒，
麝香汤下。量儿大小加减，不拘时候。

〔张涣〕治热乘于血，渗入肠胃，其病则赤。**黄连丹方**

黄连去须，二两　当归洗，焙干，一两　白头翁　蔓青根汤洗，焙干。
各三分　木香　川楝子面裹、炮。各半两

上件捣，罗为细末，粳米饭和丸，黍米大。每服十粒，米饮下。
量儿大小加减。

〔张涣〕**茜根汤**　治血痢不瘥。

茜根剉　地榆剉　黄连去须　赤石脂　阿胶炙熟。各一两　甘草炙
黄柏各半两

上件药捣，罗为细末。每服一钱，水八分，煎至五分，去滓放
温服。

〔张涣〕**厚肠丹**　治血痢肠虚。

黄连去须　川楝子各一两　木香　阿胶炙　吴茱萸微炒　当归洗，焙
干。各半两

上件捣，罗为细末。粟米饭和丸，黍米大。每服十粒，米饮下。

乳食前，量儿大小加减。

〔张涣〕**圣效散**　治血痢久不瘥。

赤石脂烧赤　白龙骨　阿胶炙。各一两　诃黎勒皮　木香　干姜炮
黄连　甘草炙。各半两

上件捣，罗为细末。每服半钱，煎粟米饮调下，食前。

〔张涣〕**必效丹**　治血痢频并。

川黄连去须，二两　大枣半升　干姜一两　白矾半两

上件，用瓦器盛，盐泥固济，留一窍子，以木炭火烧，烟息为
度，取出，捣罗为末，白面糊和丸，黍米大。每服十粒，米饮下。
量儿大小加减。

〔钱乙〕**附方**　治小儿热痢下血。

黄柏去皮，半两　赤芍药四钱

上同为细末，饭和丸，麻子大。每服一二十粒，食前米饮送下。
大者，加丸数。

《吉氏家传》治小儿血痢方

上用宣连为末，以鸡子搜作饼子，炭火煅令通赤，便盖着勿令
泄气，候冷，细研。空心米饮下半钱，大人一钱。以意加减服。

又方

上，只用熟水调下好郁金末半钱。

《吉氏家传》**地榆散**　治小儿血痢，日久不瘥。

地榆一分，炒　诃子五个，炮、去皮　陈槐　黄连各一钱，炒

上为细末。每服半钱或一钱，陈米饮下。

◎ 脓血相杂痢

《圣惠》夫小儿脓血痢者，由热毒在脏，血得热则流溢，渗入大
肠，与肠间津液相搏，积热蕴结，血化为脓，腹虚则泄，故成脓血
痢也。

《葛氏肘后》小儿毒下及赤滞，下如鱼脑。**白头翁丸方**

白头翁三分　黄连六分，研　石榴皮三分，有毒、除石榴皮，用犀角屑
三分

上三物，以水二升，煮取八合，儿生四十日以五合为三服，大

者，则加药。

《肘后》乳母方

扁豆茎一升，炙令干，乃切之　人参三两

上，以水三升，煎取一大升半，去滓取汁，煮粟米粥与乳母食之，良。常遍盖覆乳勿冷，佳。又法，乳母常食粥，仍欲乳儿，先捻去少许，即当佳。

《肘后》近效方　疗小儿三岁即患痢，初患脓少血多，四日脓多血少，日夜四十余行。朱子丸方服即效。

生地黄汁五小合　羊肾脂一小合

上先温肾脂令暖，分三四服，立效。乳母须禁食，并有乳母方在前。

《千金》黄柏汤　治小儿夏月伤暴寒，寒折大热，热入胃，下赤白滞如鱼脑，壮热头痛，身热手足烦，此太阳之气外伤于寒，使热气便入胃也，服此方良。若误以利药下之，或以温脾汤下之，则热剧。以利药下之，便数去赤汁如烂肉者，或下之不瘥，后以涩热药断之，下既不止，倍增壮热者服之即效。或是温病热盛，复遇暴寒折之，热入腹中，下血如鱼脑者，服之良。

黄柏　黄连　白头翁一作白蔹　升麻　当归　牡蛎　石榴皮　黄芩　寄生　甘草炙。各二分　犀角　艾叶各一分

上十二味，㕮咀。以水三升，煮取一升二合，百日儿至二百日，一服三合，二百余日至期岁，一服三合半。

《千金》治小儿赤白滞下杂方　薤白一把，豉一升，以水三升，煮取二升，分三服。柏叶、麻子末各一升，以水五升，煮三沸，百日儿每服三合。乱发灰、鹿角灰等分，三岁儿以水和服三钱匕，日三。牛角䚡灰，水和服三方寸匕。捣石榴汁服之。烧蜂房灰，水和服之。生地黄汁、白蘘荷根汁各五合，微火上煎。单服生地黄汁一合。

《圣惠》吴蓝散　治小儿脓血痢如鱼脑，腹痛。

吴蓝　川升麻　赤芍药　龙骨各一两　栀子仁半两

上件药捣，粗罗为散，每服一钱，水一小盏，入豉三七粒，煎至五分，去滓，不计时候，量儿大小，分减温服。

樗根皮散　治小儿脓血痢如鱼脑，困重。

臭樗根皮一分，剉，炒微黄　枳壳去瓤，麸炒微黄　黄连去须，微炒　芜荑微炒　赤芍药各半两

上件药捣，粗罗为散。每服一钱，以水一小盏，入豉三十粒、葱白一茎，煎至六分，去滓，不计时候，量儿大小，分减温服。

人参散　治小儿脓血痢，多时不瘥，腹痛羸瘦，不欲饮食。

人参去芦头　当归剉，微炒　地榆微炙、剉　阿胶捣碎，炒令黄燥　黄连去须，微炒　子芩　黄柏微炙，剉　赤芍药　芜荑微炒　厚朴去粗皮，涂生姜汁炙、令香熟，各半两

上件药捣，粗罗为散。每服一钱，以水一小盏，入薤白一茎，豉五十粒，煎至五分，去滓，不计时候，量儿大小，分减温服。

鸡屎矾丸　治小儿脓血痢不瘥，渐加瘦弱。

鸡屎矾烧灰　龙骨　阿胶捣碎，炒令黄燥　黄连去须，微炒。各一两　胡粉一分，炒微黄

上件药捣，罗为末，煎酽醋为膏和丸，如绿豆大。每服以暖浆水下七丸，日三四服，量儿大小，以意加减。

《养生必用》黄连阿胶丸　治热痢下重，脓血疼痛，腹中痛不可忍。老人、产妇、虚劳人、小儿，并宜服。

黄连去须，一两半　白茯苓　白芍药　阿胶杵碎，慢火、炒如珠子白色，别杵为细末。各半两

上，上三物为细末，斟酌米醋多少，熬胶得所，和匀入白，杵万下，众手丸如绿豆大。每服自二十丸为始，止于五十丸，食前温米饮下，日二三，以知为度，未知加药。更丸一等如黄米大，与小儿服。

燔发散　治肠澼，下脓血。

白石脂一分　发烧　甘草炙。各二分

上为末。米汁和二刀圭，日二服。

〔张涣〕**健胃丹**　治泄利兼脓血，日渐羸瘦。

黄连一两，去须、微炒　白矾一分，枯令汁尽　乌梅肉炒　龙骨　白石脂　神曲炒　干姜各半两

上件捣，罗为细末。醋煮面糊和丸，黍米大，每服十粒，米饮

下，量儿大小加减。

青橘丹　治冷热相交，赤白相杂脓血。

青橘皮汤浸，去白、焙　当归汤洗，焙　黄连　干姜各一两　厚朴生姜制
肉豆蔻各半两

上件捣，罗为细末。白面和丸，黍米大。每服十粒，米饮下，食前。

〔长沙医者王充传〕**通神丸**　治小儿大人痢疾下脓血，里急腰重，脐腹疼痛。

没药　五灵脂　乳香各研细，炒，一钱　巴豆七枚，去皮心膜、压出油

上四味，同研令细匀，滴水为丸，如粟米大。每服一粒，生木瓜研水下，不拘时候。

◎ 五色痢

《形证论》歌曰：五色之痢最多端，见此方知有五般，青色只因惊积聚，黄多食积在脾间，白色冷虚肠胃患，赤为积热最难安，鸡肝隐积多成片，黑血相和不易安，唇撬胸高兼露齿，脸红筋出每居前，急安脏腑和汤散，医者留心按古贤。又歌曰：五色之痢莫言奇，四岁之前始有之，青色只因惊积聚，黄因食积毒于脾，赤黑已知心肾病，白多残害是脾为，三七以前无变动，休令多睡饮餐迟。此疾，且须和五脏，补荣卫，方渐渐安愈，如目肿，不进饮食杨云是恶候，只与调胃散补之。

〔汉东王先生〕**鲊汤丸**　治小儿泻痢，五色脓血如烂鱼肠，并无大便，只是脓血，肠中搅痛。

粉霜　轻粉　硇砂各一钱　朱砂抄一钱匕　白丁香匙抄四钱　乳香半钱，别研　巴豆七粒，去皮心，不出油

上为末，蒸枣肉丸。每服婴孩三丸如粟米大，二三岁如大麻子大，四五岁亦如麻子大，并旋剉①成丸，煎鲊汤吞下，一日二服，间调胃气药与之。

---

① 剉（cuo撮）：拽而断物谓之剉。

三十六种内治下五色恶物心神烦热不止方

地榆　白茯苓　黄柏炙各一两

上为末。每服一钱，水一盏，煎至五分，去滓分三服。

三霜丸　治小儿赤白或五色积痢。

巴豆去皮，拣选白色肥好者、三钱，研细，先用白绢包三二十重，次用白纸外面包定，大石压令油尽，取二钱轻者为用　真轻粉　粉霜各二钱

上三味，同研匀极细，别取好黄蜡三钱，酒煮三二十沸，取出，去酒令净，再熔入药和之，如有煮酒蜡亦堪用，和成剂，油单内盛，如服食，旋丸如小绿豆大。三岁以下如粟米大，每服三五丸，温熟水下，量儿大小加减。

《吉氏家传》治五色痢兼渴不止方

茯苓　宣黄连　黄柏各等分

上件，取黄柏末以浆水打①如面糊，良久和前二味为丸，如绿豆大。三岁，米饮下七丸。杀疳，熟水下五丸。

至圣丸　治五色痢。

厚朴去皮，姜制　黄柏略去皮，以鸡子白涂炙黄熟，如干、再上　当归酒浸

上三味，等分，细末，炼蜜为丸，如梧桐子大。小儿，细丸。厚朴汤下，每服四十丸，加减。

定粉散　治疳痢，五色痢。

定粉　龙骨　黄丹煅过。各二钱　诃子三个，煨熟，取肉

上为末。每服半钱，粥饮下，三岁以上半钱。

◎ 噤口痢

石莲散　治小儿噤口痢，哕逆不食，止而复作。

莲肉去心，炒

上为末。每一钱，米饮调服。一方用山药为末，米饮调下，亦可。

香脯散　治小儿刮肠下痢，噤口不食，闭眼合口，至重者。

---

① 打：原脱，据修敬堂本补。

精猪肉一两、薄批一片　腻粉

上，将肉于炭火上慢炙，旋铺腻粉，炙令成脯，每以少许与吃，如未知吃，且放鼻间，自然要吃。此方，治胃口有毒，至奇至妙。

〔丹〕小儿噤口痢酿乳法

厚朴　枳壳各五分　白术　芍药各半两　滑石一两　木通　陈皮　甘草各五分

上，分四帖，细研。桃仁七枚，水二盏半，煎取一盏，与母服，服时去宿乳令尽，为妙。

◎ 休息痢

《肘后》治下痢经时不止者，此成休息方

取龙骨炙令黄焦，捣服方寸匕，日三服，即愈。

又方

用龙骨四两，捣如小豆大，水五升，煮取二升半，冷之，分为五服，效。

《保生信效》松焙饼子　治一切块癖积滞，气血癥聚等一二十年者。

细墨焙　芫花醋浸，炒焦赤　青礞石　大戟　干漆炒　五灵脂　京三棱　蓬莪术　密陀僧　陈橘皮去白　牡蛎烧。各半两　巴豆一两，去皮，用湿纸三处裹，烧纸焦止　大干枣十四个，去核、烧存性　白丁香　硇砂研　虻虫去翅足　斑猫各一分

上同为细末，醋煮面糊丸，如皂子大，捏作饼子。记以所伤物煎汤或面汤送下一丸，须以齿啮咽之。其积渐渐移近下，再服再觉移下，更一丸，则积自下。若寻常要宣转，只以面汤下。血积块癖、经血闭塞、大人小儿久痢脓血、休息恶痢皆治之。

玉命丹　治小儿久患赤白痢，及休息痢不止，腹肚虚鸣，日渐羸瘦，捋眉，多吃泥土可食者。

硫黄研　密陀僧　黄丹各半两　寒水石　白矾各研二两，用新瓦瓶子入五味，用盐泥固济，煅令通赤，研匀细　麝香一字

上件，六味研匀，以蒸饼为丸，如小绿豆大。每服十粒，用乌梅、甘草煎汤下，大小加减。忌生冷毒物鲊面等。

◎ 蛊痢

《巢氏病源·小儿蛊毒痢候》岁时寒暑不调，而有毒厉之气，小儿解脱，为其所伤，邪与血气相搏，入于肠胃，毒气蕴积，值大肠虚者则变痢血，其痢状，血色蕴瘀如鸡鸭肝片随痢下，此是毒气盛热，食于人藏，状如中蛊，故谓之蛊毒痢也。《石壁经》脾毒痢歌曰：脾间有毒号纯阳，本为医人热药伤，致使大肠多结涩，多饶滴血在枯肠，如风腹闭难开眼，身热头温脚转凉，舌赤胸高为此候，多啼喘急更如狂，先须解热并开胃，便是明医用药良。此脾受热积，失治则伏毒，治当凉脾，次去其积，若胸前骨忽然高者，更加喘急，则不治也。《凤髓经》歌同有注云：宜与金华散实热、香连丸即吉氏香连丸见前条。《形证论》风毒痢歌：八痢之中风转难，形如青草汁多般，毒风豆汁添邪热，胃败鸡肝片片全，加赤不须先下积，闭眸食绝不堪看，若归白痢远须下，脏腑频温得本源。

《千金》 治下血状如鸡肝，腹中搅痛难忍，号蛊毒痢方

茜根 升麻 犀角各三两 桔梗 黄柏 黄芩各二两 地榆 白蘘荷各四两

上八味，㕮咀。以水九升，煮取二升半，分三服。此蛊痢血用之，小儿分减服。

《图经》治蛊痢方

侧柏叶焙干，为末 川黄连等分

上二味同煎为汁服之。以疗男子妇人小儿大腹下黑血，茶脚色或脓血如淀，所谓蛊痢者，治之有殊效，又能杀五脏蛊。

《子母秘录》小儿蛊毒痢方

上用生地黄汁一升二合，分三四服。立效。

《圣惠》蘘荷散 治小儿蛊毒痢不止，身体壮热烦闷。

白蘘荷根 川升麻各一两 败鼓皮一分，炙黄焦 甘草炙微赤、锉 干蓝叶各半两 赤芍药 犀角屑各三分

上件药捣，粗罗为散。每服一钱，以水一小盏，入豉二七粒，煎至五分，去滓，不计时候，量儿大小，分减温服。

《圣惠》黄连散 治小儿蛊毒痢血，体瘦。

黄连一两，去须、微炒　败鼓皮炙令黄焦　白头翁　甘草炙微赤、剉
蓝青各半两　犀角屑　白蘘荷根　黄芩　茜根剉。各三分

上件药捣，粗罗为散。每服一钱，以水一小盏，煎至五分，去
滓放温，不计时候，量儿大小，分减服之。

《圣惠》**犀角散**　治小儿蛊毒血痢，发盛心神烦闷，腹胀不欲
饮食。

犀角屑　白蘘荷根　地榆微炙，剉　桔梗去芦头　苏枋木剉。各三分

上件药捣，粗罗为散。每服一钱，以水一小盏，煎至五分，去
滓，不计时候，量儿大小，分减温服。

《婴孺》**蘘荷根汤**　治小儿蛊毒痢。

白蘘荷根八分　犀角屑　谷皮四寸，炙　升麻十分　甘草四分，炙
蓝青一升　豉三合　芍药七分

上，以水四升，煮一升二合，二岁儿，为三服。

《婴孺》**犀角煎**　治小儿谷痢，夹毒。

地脉草　黄连　葳蕤各十二分　黄柏　竹茹　茜草各八分　蜜一升
人参六分　牡蛎十分　梁州檗皮十四分　干蓝四分　犀角屑　甘草各五分

上切。以水一斗，煮及二升半，绞去滓，下蜜，火上煎，余二
升，三岁一合，三四岁一合半，日二夜一，量与之。

〔张涣〕**白头翁散**　治蛊毒痢，及肛门脱出。

白头翁　黄连去须，微炒　茜根剉，焙干　苏枋木　故旧鼓皮炙令黄
焦。各一两　犀角屑　地榆炙、剉。各半两　甘草一分，炙

上件捣，罗为细末。每服一钱，水一小盏，煎六分，去滓服，
量儿大小加减，乳食前。

地榆丹　消毒止痢。

地榆炙，剉　黄连　干蓝叶　川升麻各一两　川楝子　苦楝根各
半两

上件捣，罗为细末。软饭和丸，黍米大。每服十粒，米饮下，
量儿大小加减，乳食前。

宣连丸　治毒痢。

宣连一钱，作散，用鸡子清和作饼，于瓦上烧干，再为末　肉豆蔻一个，去
心脐，内入乳香、不拘多少、纸裹、火煨黄色　朱砂　木香各半钱　杏仁七粒，

和皮烧　巴豆四粒，烧，七粒亦得

上为末，醋糊丸，如萝卜子大。陈米饮下七粒。赤痢，槐花汤下。

宝童方　治脏毒痢，为吃诸药不愈者。

槐花半两，炒　白矾一两

上为末。每服一钱，用陈米饮下。

《孔氏家传》治蛊小品方

取荠苨根捣末，以饮服方寸匕。立瘥。一方，可入地榆、臭椿根，同服。

◎ 收涩

双金饮　治下痢赤白，昼夜频数，及泄泻经久。

大罂粟壳去蒂，剉碎，蜜水炒透，候干，一两　大川芎剉碎，醇醋炒透，候干，半两

上二味，再晒或焙为末。每服一钱至二钱，用占米清汤空心调服，或温蜜汤下。

万金散　治水泻下痢久不瘥者。

罂粟壳去蒂，二两。一两剉碎醋蜜炒，一两生用　甘草不去节，二两。一两炙，一两生用　陈皮去白，二两　乌梅和核，一两

上，碎。每服二钱，热汤一盏，略煎二沸，和渣倾出碗内，上以盏盖定，候澄清去渣，空心温服。

神效散　治赤白痢昼夜频数，食减腹痛，小便不利。

罂粟壳去蒂，剉碎，梗，蜜炙炒　白芷　乌梅和核。各一两　乳香　抚芎各半两

上碎。每服二钱，水一盏，煎七分，空心温服。

◎ 补养

补中益气汤虚热　**四君子汤**吐泻　**六君子汤**吐泻　**异功散**吐泻　**参苓白术散**不乳食

升阳益胃汤

黄芪二钱　半夏　人参　甘草炙　白术　黄连炒。各一钱　独

活　防风　白芍药　羌活各五分　陈皮　茯苓　柴胡　泽泻各三分

上，水二钟，姜三片，枣二枚，煎四分，食远服。

泻痢兼证

◎ 渴

《巢氏病源·小儿利兼渴候》此是水谷利，津液枯竭，腑脏虚燥则引饮。若小便快者，利断，渴则止。若小便涩，水不行于小肠，渗入肠胃，渴亦不止，利亦不断。凡如此者，皆身体浮肿，脾气弱，不能克水故也。亦必眼痛生障，小儿上焦本热，今又利，下焦虚，上焦热气转盛，热气熏肝故也。茅先生以为食伤脾胃所致，先用醒脾散、匀气散调，一日后，下调中饮三方俱不乳食，夹乳香散泻、龙涎膏渴调理即愈。《千金》单捣冬瓜汁饮之。

《千金》治少小壮热，渴引饮下痢。**龙骨汤**

龙骨　甘草炙　大黄　赤石脂　石膏　桂心　寒水石　栝楼根各二两

上八味，治下筛。以酒水各五合煮散，合二沸，去滓，量儿大小服之。

《外台》麦门冬汤　疗少小夏月药大下后，胃中虚热渴。

麦门冬去心　甘草炙。各四分　枳实炙　黄芩　人参各三分　龙骨六分

上六味，切。以水二升，煮取九合，去滓分温服。

《外台》桦皮饮子　疗小儿渴痢。

梁州桦皮十二分　瓜蒌　茯苓各八分　人参六分　粟米二分

上五味，切。以水三升，煮取一升二合，去滓分服，量大小与之。

《外台》刘氏疗小儿痢渴不彻，肚胀不能食方

诃黎勒皮六分　桑叶十分，炙、末

上二味，切。以水一升，煮取五合，去滓分服之。亦治大人。

《子母秘录》小儿赤白痢渴，及得水吃又呕逆方

上，炙楮叶令香黄，以饮浆半升浸楮叶，使水绿色，然后去叶，

以木瓜一个，切内叶汁中煮三二沸，去木瓜，使暖，细细服。渴停。

《圣惠》黄芪散 治小儿痢渴，心胸烦闷、不欲饮食。

黄芪剉 麦门冬去心，焙 黄芩各三分 乌梅肉三枚，微炒 龙骨一两 白术 黄连微炒，去须。各半两

上件药捣，粗罗为散，每服一钱，以水一小盏，煎至五分，去滓，不计时候，量儿大小，分减温服。

黄芩散 治小儿痢渴不止。

黄芩 诃黎勒煨，用皮 樗株皮各半两 栝楼根 黄连去须 当归剉、微炒。各三分 乌梅肉一分，微炒

上件药捣，粗罗为散。每服一钱，以水一小盏，煎至五分，去滓，不计时候，量儿大小，分减温服。

当归散 治小儿痢渴，腹内疼痛不止。

当归剉，微炒 黄连微炒，去须 黄芪剉。各三分 干姜炮裂，剉 甘草炙微赤，剉。各半两

上件药捣，粗罗为散。每服一钱，以水一小盏，煎至五分，去滓，不计时候，量儿大小，分减温服。

龙骨散 治小儿痢渴，体热烦闷。

白龙骨一两 胡黄连半两 茯神 人参去芦头 茅根剉 麦门冬去心，焙。各三分

上件药捣，粗罗为散。每服一钱，以水一小盏，煎至五分，去滓，不计时候，量儿大小，分减温服。

蓝叶散 治小儿痢渴，烦热不止。

蓝叶二分 赤茯苓一分 赤石脂一两 黄连微炒，去须 冬瓜仁 醋石榴皮剉碎，微炒各半两

上件药捣，粗罗为散。每服一钱，以水一小盏，煎至五分，去滓，入蜜半茶匙，更煎三两沸，不计时候，量大小，分减服之。

地榆散 治小儿痢渴，或下五色恶物，心神烦热不止。

地榆 白茯苓 黄柏微炙，剉。各一两

上件药捣，粗罗为散。每服一钱，以水一小盏，煎至五分，去滓，不计时候，量儿大小，分减服之。

黄连散 治小儿痢渴，烦热吃水不知足。

黄连去须，微炒　牡蛎烧为粉。各半两　乌梅肉微炒　甘草炙微赤，剉
诃黎勒煨，用皮。各一分

上件药捣，粗罗为散。每服一钱，以水一小盏，煎至五分，去
滓，不计时候，量儿大小，分减温服。

桦皮散　治小儿痢，渴不止。

桦株皮一两　栝楼根　白茯苓各三分　人参半两，去芦头

上件药捣，细罗为散。不计时候，以粟米饮调下半钱，量儿大
小，以意加减。

甘草散　治小儿痢，渴不止。

甘草炙微赤，剉　乌梅肉微炒。各一两　诃黎勒二枚，煨，用皮

上件药捣，粗罗为散。每服一钱，以水一小盏，入生姜少许，
煎至五分，去滓放温，不计时候，量儿大小，分减服之。

黄芩丸　治小儿痢，渴不止，壮热腹痛。

黄芩　栝楼根　黄连去须，微炒　当归剉，微炒。各三分　臭樗株皮
炙微黄，剉　诃黎勒煨，用皮。各半两　乌梅肉五枚，微炒

上件药，捣罗为末，炼蜜和丸，如绿豆大。每服以粥饮下七丸，
日三四服，量儿大小，加减服之。

太医局人参散　调中和气，止呕逆，除烦渴，治昏困多睡，乳
食减少，及伤寒时气，胃气不顺，吐利止后，躁渴不解。

人参去芦头　白茯苓去皮。各一两　木香　甘草炙，剉　藿香叶各一分
干葛剉，二两

上件为末。每服一钱，水一中盏，煎七分，去滓放温服，不计
时候。

《婴孺》子芩汤　治小儿大热，痢兼渴，憎寒。

子芩　枳壳炒　黄柏各四分　石膏十二分　竹叶切，一升　桦皮十分
人参七分

上，以水五升，煮一升六合，七岁儿，为三服，四五岁儿，为
四服，以次，量与之服。

瓜蒌汤　治小儿有热不调，渴痢。

瓜蒌　知母　茯苓各八分　甘草　黄柏各四分　人参六分　黄
芩　桦皮各十分

上，以水五升，煮一升半，五六岁儿，为三服。

冬瓜汤 治小儿渴不止，痢不住。

冬瓜切，八合　瓜蒌十二分　茯苓　知母各八分　麦门冬五分，去心　粟米二合半

上，水五升，煮一升四合，新布绞去滓，量儿与之。

〔张涣〕**健胃散** 治泄泻身热烦渴。

厚朴去粗皮，生姜汁制，炙香熟　川黄连　肉豆蔻各一两　缩砂仁　干姜炮　白术炮　木香各半两

上件捣，罗为细末。每服一钱，水一小盏，入生姜、粟米少许，煎至五分，去滓温服。

碧香丹 治小儿吐利后，大渴不止，不得眠睡，甚则成疳。

天竺黄　龙骨　不灰木烧赤，放冷　赤石脂各一两，为末　铁粉　定粉　铅白霜　细蛤粉各一两，并细研

上件，通拌匀，入麝香半两同研匀，滴水和丸，如鸡头大。每服一粒至两粒。用蜗螺儿两个研细，沸汤浸，水沉极冷化下。大渴即与服，神验。

《宝鉴》**竹茹丸** 治小儿渴泻。

黄连一两、好者，剉作块子、一一相似，茱萸一两，二味相和，滴蜜炒令黄赤色，去了茱萸

上件为末，薄糊为丸，如萝卜子大。每服十丸，竹茹煎饭饮吞下。

人参白扁豆散 治脾胃不和，不思饮食，吐泻渴水，及小儿虚热烦躁。

人参　白扁豆去皮，炒熟　白术　茯苓各一两　罂粟子　甘草炙　山药各半两

上为末。每用二钱，水一中盏，入姜二片，枣半个，同煎至七分，通口服。如腹疼痛，加紫苏煎。小儿虚热，加薄荷同煎。

《吉氏家传》治五痢吃汤不彻，肚胀不食方

诃子皮　桑白皮各六钱

上，水二升，煎三合服之。立瘥。

〔吉氏〕**六神丸** 治疳泻渴饮无度。

木香　丁香　豆蔻以面裹。此三味入慢火煨，候面熟为度　使君子去壳
诃子去核。各半两　芦荟一两

上件为末，枣肉丸，如绿豆大。每服三五丸，米饮吞下。

◎ 腹痛

《圣惠》黄连散　治小儿久赤白痢不止，腹痛羸弱，不欲饮食。

黄连一两，去须、微炒　厚朴去粗皮，涂生姜汁炙令香熟　干姜炮裂，剉
木香　艾叶微炒　龙骨各半两　当归剉，微炒　黄牛角䚡烧灰。各三分
乌梅肉一分，微炒

上件细末。每服以粥饮调下半钱，日三四服，量儿大小，加减
服之。

黄柏丸　治小儿久白痢，腹胀疼痛。

黄柏微炙，剉　当归剉、微炒。各一两

上件药，捣罗为末。煨大蒜和丸，如绿豆大。每服以粥饮下七
丸，日三四服，量儿大小，加减服之。

木香散　治小儿久赤白痢，腹胁疼痛。

木香　诃黎勒煨，用皮　臭樗株皮微炙　木贼　黄连去须、微炒。各
半两

上件药捣，细罗为散。每服以粥饮调下半钱，日三四服，量儿
大小，以意加减。

肉豆蔻散　治小儿久赤白痢，腹内疼痛，全不思食，渐至困羸。

肉豆蔻三枚，去壳　青橘皮汤浸，去白瓤，焙　黄牛角䚡炙令微焦　当
归　地榆　厚朴去粗皮，涂生姜汁炙令香熟　黄连去须、微炒。各半两　干
姜一分，炮裂，剉

上件药捣，细罗为散。每服以粥饮调下半钱，日三四服，量儿
大小，临时加减。

龙骨丸　治小儿久赤白痢不止，腹痛。

白龙骨　黄连去须，微炒　黄柏微炙，剉　木香　诃黎勒煨，用皮。
各一分　胡粉三钱，炒微黄　白矾烧令汁尽　干姜炮裂，剉　当归剉，微炒。
各半两

上件药捣，罗为末，炼蜜和丸，如绿豆大。每服以粥饮下五丸，

日三四服，量儿大小，临时加减。

〔**钱氏**〕**小香连丸**见前

〔**张涣**〕**顺胃丹** 治泻利，虫烦腹痛。

高良姜 干漆 肉桂各一两 白术炮 肉豆蔻仁各半两

上件捣，罗为细末，白面糊和丸，如黍米大。每服十粒，粟米饮下，量儿大小加减。

建中丹 治泄注不止，腹痛多啼。

胡椒 蓬莪术 肉豆蔻各半两 全蝎一分

上件为细末，白面糊和丸，如黍米大。每服十粒，米饮下。

《九籥卫生》固气丸 疗小儿脾胃虚怯，泄泻腹痛。

用绝大肉豆蔻一枚，劈破，填滴乳香一块，用酵面裹，慢火内煨，候面熟为度，去面不用，将肉豆蔻、乳香同为细末，面糊和丸，如绿豆大。每服二十丸，乳食前米饮下。

〔**张氏**〕**圣饼子** 治小儿久痢腹痛，脱肛下血。

神曲一两 腻粉一钱匕

上件二味，拌合令匀，后以鸡子清调拌上件药，稀稠得所，捏作饼子，如钱大小，于火上炙令黄熟。每服一饼，于早晨空心同油饼吃之，后进饮少许。

〔**吉氏**〕**紫霜丸** 治小儿久积，胸高羸瘦，赤白痢疾，肚腹痛甚。

丁头代赭石半两，火煅五遍，醋淬五遍 杏仁二七粒，取霜 乳香 朱砂 木香各一钱 宣黄连一分，去头 轻粉半钱 麝香少许 肉豆蔻二个，面裹、炮 巴豆十粒，取霜

上为细末，稀面糊为丸，如梧桐子大。每服七丸至十五丸，紫苏饭饮吞下。

◎ 羸瘦

巢氏云：小儿肠胃虚弱，受风冷圣惠作夹癖气则下利，利断后，脾胃尚虚，谷气犹少，不能荣血气，故羸瘦。

《外台》刘氏疗小儿痢后虚，手足心热，痢纵未断，亦可服之方。

集之七·脾脏部上 575

橘皮　生姜各三分

上二味，切。以牛乳半升，煎取四合，去滓分温服之。

《圣惠》桔梗丸　治小儿久痢不断，肌体羸瘦，食不消。

桔梗去芦头　神曲微炒。各一两　麦蘖　乌梅肉微炒　厚朴去粗皮，涂生姜汁炙令香熟　白术　人参去芦头　赤石脂　黄芩　龙骨　桂心　甘草炙微赤，剉。各半两　黄连一两半，去须，微炒　黄雌鸡骨一具，净洗、去肉，酒浸一宿，炙令黄

上件药捣，罗为末，炼蜜丸，如绿豆大。每服以粥饮下五丸，日三服，量儿大小，加减服之。

雄黄散　治小儿久痢不瘥，羸瘦壮热，毛发干焦，不能饮食。

雄黄　芦荟　青黛　朱砂　熊胆　麝香各细研　龙胆去芦头　黄连去须，微炒　黄柏微炙，剉　当归剉，微炒　白芷　细辛　甘草炙微赤，剉。各一分　蚱蝉七枚，去足　干虾蟆一两，涂酥、炙令黄焦

上件药捣，细罗为散。入研了药，更研令匀。每服以井华水调下半钱，日三四服，量儿大小，以意加减。

鸡子粥　治小儿下痢不止，瘦弱。

鸡子一枚　糯米一合

上，煮粥，临熟破鸡子相和搅匀。空腹，入少醋食之。

〔张涣〕龙骨汤　治小儿痢久成疳，渐渐黄瘦。

龙骨　诃黎勒皮炮　赤石脂各半两　醋石榴皮炒黄　木香　使君子仁各一分

上件捣，罗为细末。每服半字至一钱，点麝香汤调下。

◎ 浮肿

《惠济论》小儿痢瘥后遍身肿候歌：冷痢日久失医治，遍身浮肿却如吹，脉洪是气化为水，沉实还因积有之，顺气肿消为上法，气平两日定多尿，莫交食饱还忧滞，此疾元因积损脾。

《惠济论》塌气散

莱香　白牵牛　甘草各炒　木香各一钱

上为末。每服半钱，紫苏汤下。

止渴圣效散　治小儿因吐利，气虚津液减耗，生疳烦渴，饮水

不休，面肿脚浮，腹大头细，小便利白，全不吃食。

干葛　白芷各二两，一两炒黄，一两生用　细墨二两，一两火煅过，一两生用　黄丹二两，一两炒紫色，一两生用

上，同为细末。每服半钱，倒流水调下。

腹痛

〔杨〕夫腹痛者，多因邪正交攻，与脏气相击而作也，夹热而痛者必面赤或壮热，四肢烦，手足心热。见之夹冷而痛者必面色或白或青、手足冷者，见之冷甚而变证则面黯唇口俱黑、爪甲皆青矣。热证四顺清凉饮里热加青皮、枳壳。冷证七气汤加辣桂调苏合香丸。若邪正交攻，冷热不调，桔梗枳壳汤加青皮、陈皮、木香、当归为妙。若内吊等证，则钩藤散夜啼。其余则芍药甘草汤为要药也。实痛有热者，大柴胡汤伤寒主之。心腹痛甚有实热者，大承气汤伤寒下之。腹痛，桂枝加芍药。痛甚桂枝加大黄二方并见痘疹。〔薛〕小儿腹痛，口中气冷，不思饮食，脾土虚寒也，用调中丸不乳食主之。口中气温，大便酸臭，积痛也，用下积丸治之。面赤壮热，或手足并热，实热也，用泻黄散脾泻之。面黄微热，或手足并温，虚热也，用异功散吐泻补之。若作渴饮汤，胃气虚热也，用白术散渴。若痛连两胁，肝木乘脾也，用四君子汤吐泻加柴胡、芍药。若腹痛重坠，脾气下陷也，用补中益气汤虚热加升麻。若手足指冷，或吃逆泄泻，寒水侮土也，用六君、炮姜、肉桂，不效，急加附子。若服克滞之药致腹作痛，按之不痛，脾气复伤也，用五味异功散。中脘痛者属脾。少腹痛者属肾。按之痛者为积滞。不痛者为里虚。积滞者消之，虚者补之。娄氏，分曲腰干哭无泪者，为盘肠内钓痛。面㿠白不思食，为胃冷痛。面赤唇焦便黄，为热痛。面黄白，大便醋臭，为积痛。口淡而沫自出，为虫痛。曾氏，又有脏寒痛，锁肚痛，癥瘕痛，痃痛，癖痛，吊肾痛，偏坠痛，寒疝痛。各有治法，今胪列于后。

◎ 寒痛

茅先生歌云：面青面白犹自可，黑色如青瓜一同，此是腹心生冷痛，须将温药里头攻。钱氏云：胃虚冷，面㿠白色，腹痛不思食

当补，益脾益黄散主之。若不下利者，调中丸主之。益黄散治下利而痛
也，调中丸治不利而痛也。曾氏脏寒痛，议附胎寒论后。**益黄散**脾

调中丸

白术　人参　甘草炒各半两　干姜炮，四钱

上为细末，蜜丸如绿豆大。每服五七丸至十五丸，食前、温水
下。海藏云：仲景理中例也。

当归散　凡小儿夜啼者，脏寒而腹痛，面青手冷，不吐乳是也，
宜此方服之效。

当归去芦头　白芍药　人参各一钱　甘草炙五^①分　桔梗　陈皮各
一钱

上咬咀。煎五分，时时少服，愈。

七气汤　治七气所伤，痰涎结聚，心腹亦痛，不能饮食。

半夏制焙，五两　人参　辣桂去皮。各一两　甘草半两

上剉细。每服三钱，水一大盏，姜五片，枣一枚煎，食前服。

《指迷》七气汤　治七情相干，阴阳不升降，气道壅滞，攻冲
作疼。

青皮　陈皮　桔梗　蓬术　辣桂　益智仁各一两　香附子一两半
甘草　加半夏制。各七钱半

上剉细。每服三钱，水一盏，姜四片，枣一枚，煎至七分，不
拘时服。

〔张涣〕**宽中汤**　治心腹疼痛，不可忍者。

高良姜　木香各半两　丁香　青橘皮炒黄　桔梗　甘草炙。各一分

上件捣，罗为细末。每服半钱，温酒调下。

蓬莪术丹

蓬莪术炮制，乘热剉碎　当归洗，焙干。各一两　木香　人参去芦头
桂心各半两　黑牵牛炒，微黄，一分

上件捣，罗为末，细白面糊和丸，如黍米大。每服十粒，煎生
姜汤下，量儿大小加减。

温胃丹　治腹痛啼哭不止。

———————————

① 五：原缺，据四库本补。

人参去芦头　白术炮。各一两　五味子　当归洗，焙干　高良姜各半两
木香一两

上件，捣为细末，白面糊和丸，如黍米大。每服十粒，米饮下。

橘香散

青橘皮炒　吴茱萸　木香　当归洗，焙干。各一两　干姜炮　丁香各
半两

上件捣，罗为末。每服一钱，水八分一盏，入生姜二片，煎五
分，去滓放温热服，食前。

〔曾氏〕**莸香汤**　利脾胃，进饮食，理腹痛，散邪气。

莸香炒　良姜剉碎，用东壁土炒。各一两半　苍术米泔水浸一宿，去粗皮，
滤干，剉片，炒至微黄色，二两　甘草炙，一两

上，剉焙为末。每服一钱，烧盐汤空心调下。

◎ 热痛

钱氏云：热痛亦啼叫不止，夜发面赤唇焦，小便赤黄，与三黄
丸里热，人参汤下。

《婴孺》治小儿腹痛，夭纠不能哺乳。**茯苓丸方**

茯苓　黄连各一两

上为末，用蜜为丸，如大豆大。饮下，量加。

◎ 积痛

〔钱〕积痛，口中气温，面黄白，目无精光，或白睛多，及多睡
畏食，或大便酸臭者，当磨积，宜消积丸，甚者白饼子下之，后和
胃，用白术散。消积丸、白饼子方见癖，白术散方见消渴。〔曾〕积痛，腹
中阴阴而痛，面黄不食，儿大者口吐酸馊气，先治积滞，后调脾胃，
其痛自止，仍辨虚实和解，治法见后癖积条中。

汤氏三棱散　治积气肚痛。

砂仁　甘草　益智炒，去壳　三棱　蓬术　青皮炒。各等分

上为末。白汤点下。

丹溪云食积腹痛，必用紫苏、莱菔子之类。初虞世治小儿好吃
粽，成肚痛，用黄连、白酒药等分为丸服。

◎ 虫痛

虫痛面㿠白，心腹痛，口中沫及清水出，发痛有时。田氏云：虫痛啼哭俯仰，坐卧不安，自按心腹，时时大叫，面无正色，或青或黄，唇白，又目无精色，口吐涎沫，此为虫痛。钱氏云：积痛、食痛、虚痛，大同小异，惟虫痛者当口淡而沫自出，治之随其证用药。虫与痫相似，小儿本怯，故胃虚冷则虫动而心痛，与痫略相似，但目不斜，手不搐也，安虫散主之。曾氏云：蛔虫动痛，口吐清水涎沫，或吐出虫，痛不堪忍，其疾因食甘肥荤腥太早而得，故胃寒虫动作痛，其虫吐来或生或死，儿小者，此痛苦甚，亦致危难，先以理中汤吐泻加乌梅水煎服，使胃暖不逆，次芦荟丸痫、使君子丸、化虫饮主之。有儿大者，面㿠白而间黄色，肉食倍进，肌体消瘦，腹中时复作痛，此有血鳖、蛔虫杂乎其间，以二圣丸下之。又有胃受极寒极热，亦令虫动，或微痛，或不痛，遽然吐出，法当安虫为上。若以治虫，及伤胃气，固不可也。因寒而动者用理中汤加乌梅水煎服。因热而动者用咬咀五苓散，亦加乌梅水姜煎投。辛氏女子五岁，病虫痛。诸医以巴豆、干漆、硇砂之属治之，不效。至五日外，多哭而俯仰，睡卧不安，自按心腹，时大叫，面无正色，或青或黄，或白或黑，目无光而慢，唇白吐沫，至六日，胸高而卧转不安。召钱至，钱详视之，用芜荑散三服，见目不除青色，大惊曰：此病大困，若更加泻，则为逆矣。至次日，辛见钱曰夜来三更果泻，钱于泻盆中看，如药汁，以杖搅之，见有丸药，钱曰，此子肌厚，当气实，今证反虚，不可治也。辛曰何以然？钱曰脾虚胃冷则虫动，而今反目青，此肝乘脾，又更加泻，知其气极虚也，而丸药随粪下，即脾胃已脱，兼形病不相应，故知死病。后五日昏笃，七日而死。

钱氏安虫散 治小儿虫痛。

胡粉炒黄　鹤虱炒黄　川楝子去皮核　白矾枯，二钱半

上为细末。每服一字，大者五分，米饮调下。痛时服。

治虫动，痛极不可忍，用干漆半两，槟榔一枚生用，窑老一块再煅细研，三件一处为末。空心热酒调，良久取下虫，立愈，验。窑老恐窑中煅过泥物也。

又方　用干漆一两，捣碎，炒令烟尽出，用新汲水入生麻油，空心调下。

钱氏安虫丸　治上中二焦虚，或胃寒虫动，及痛。

干漆炒烟尽，二分　雄黄一分　巴豆霜一钱

上为细末，糊丸如黍米大。量儿大小服之，取东引石榴根煎汤下，或苦楝根，或芜荑汤下五七丸至二三十丸，发时服。

芜荑散　主治同前。凡小儿痛时便高声啼叫，人中上鼻头唇口一时黑色，脉法当沉弱而弦，今反脉大，是虫证也。

白芜荑　干漆炒。各等分

上为细末。每服一字或五分或一钱，米饮调下，发时服。

使君子丸　治腹内诸虫作痛，口吐清水。

使君肉薄切，屋瓦焙干　槟榔　酸石榴根皮东向者佳，净洗，剉焙　大黄半生半炮。各七钱半

上，除槟榔剉晒不过火，余三味再焙，同槟榔为末，砂糖水煮面糊丸，麻仁大。每服三十丸至五十丸，淡猪肉汁空心下，或鸡肉汁亦好。

化虫饮　消化虫毒在腹作痛。

槟榔　酸石榴根皮净洗，焙干。各一两　红丹煅过　雷丸　贯众如鸡头者佳　使君子肉薄切，焙。各二钱半　甘草炙　枳壳去瓤，麸炒微黄　大黄各五钱

上为细末。用清油煎鸡子一枚如春饼样，候冷，抄药末一钱于上，摊匀，空心卷而食之。儿小者，用糯米粉水煮糊丸，粟谷大。每服十五粒至三十丸，以淡猪肉汁空心下，鸡肉汁亦好。

二圣丸　治腹内诸虫，及消谷逐水，下气去风。

槟榔一两　巴豆十五粒、去壳膜心、大好者，存油

上，槟榔剉晒为末，巴豆碎切，在乳钵内极细杵，仍入槟榔末同再杵匀，面糊丸，绿豆大。每服七十七丸至九十九丸，用温茶清，五更初空心，止一投药，见虫下尽，进以稀粥自安。

◎ 锁肚痛

〔曾〕一月后婴孩，忽乳不下咽，肚硬如石，赤如朱，撮口而

哭，面青唇黑，手足口气俱冷是也。始因断脐带不紧，为风冷所乘，证亦危急，以白芍药汤疝、乌梅散、一字金脐风投之，日久则难愈。更参考脐风证内议论。

乌梅散　治腹疼，及初生婴孩脐下冷痛，疝气等疾。

乌梅去核　玄胡索　粉草半生半炙。各五钱　乳香　没药　钩藤各二钱半

上件咬咀。每服二钱，水一盏，煎七分，空心温服。

◎ 盘肠内钓痛

〔汤〕小儿腹痛曲腰，干哭无泪，面青白，唇黑肢冷，为盘肠内钓。凡有此证，急煎葱汤淋洗其腹，揉之，葱熨脐腹间良久，尿自痛中出，其疼立止，续次服药。

乳香　没药各少许，透明者、细研

上件，木香一块于乳钵内磨，水一分，滚数沸，调乳没末。此药只一服效。

〔薛〕小儿盘肠气者，痛则曲腰干啼，额上有汗，皆由肝经风邪所搏也，肝肾居下，故痛则曲腰，干啼者，风燥其液，故无泪也，额上有汗者，风木助心火也，口闭足冷者，脾气不营也，下利青粪者，肝木乘脾也，皆由产下澡洗受风冷所致，当服钩藤膏之类。若乳母及儿受寒邪者，用沉香汤之类。若儿额间有汗，口闭脚冷，乃虚寒也，用当归散见前或沉香降气汤之类。若面赤唇焦，小便不通，小腹胀痛者，乃小肠热也，用人参汤送下三黄丸里热。若因乳母饮食停滞者，用保和丸宿食。怀抱气郁者，加味归脾汤惊悸。怒动肝火者加味逍遥散虚热。子母俱服，并佳。

钱氏钩藤膏　治小儿腹中极痛，干啼后偃，名盘肠内钓。

乳香研　没药研　木香　姜黄各四钱　木鳖子仁二十一个

上，先将后三味同为细末，次研入上二味，炼蜜和成剂收贮。每一岁儿可服半皂子大，余以意加减，煎钩藤汤化下，无时。次用魏香散。

魏香散

蓬术半两　阿魏一钱

上，先用温水化阿魏，浸蓬术一昼夜，焙干，为细末。每服一字或半钱，煎紫苏米饮空心调下。

蒜乳丸　治冷证腹痛夜啼。

大蒜一棵，慢火煨香熟，研烂　乳香另研，五分

上，研为丸如芥菜子大。每服七粒，乳汁送下。

异香散　治小儿诸般吊证，角弓反张，胸高脐凸。

用透明没药一味为末，姜汤调下。

◎ 癥瘕痛

〔曾〕癥瘕痛，乃积久所致，由荣卫俱虚，外则感受风寒，内则过伤乳食，停滞既久，不能克化，故邪并于阴为症，阴则专静，凝而不移，邪并于阳为症，假物象形，动而不息。若久而不治，亦成脾疳积，或两胁间有块如石，按之则痛，不按则轻。或面黄肌瘦，肚硬而胀及有青筋，昼凉夜热，蒸潮无时，乳食减少，爱吃泥土。或大便酿泻，痛则身冷如冰。法当调脾养胃，用醒脾散慢惊、参苓白术散不乳食。磨积理疳，用化癖丸癖、三棱散宿食、木香莪术丸宿食。治酿泻，没石子丸泻、沉香槟榔丸癖积。然此积滞之疾，非七剂可疗，必须次第调理，则日久自然平复。

◎ 痃痛

〔曾〕始则腹内一小长块，其硬如臂，从腰缠转，或左或右，良久痛甚，则见于皮下，不妨乳食。其证先因有疾表解未尽，遽尔下之太过，气虚寒搏，郁结而成。法宜益气理虚，用参苓白术散不乳食、沉香槟榔丸癖、木香莪术丸宿食为治，或间投白芍药汤痃加人参、茯苓，水姜煎服。

癖痛治法详癖门。

按：癥瘕痃癖四证，大同小异，治法亦无大分别，似不必琐琐作名，亦可也。吊肾偏坠痛证治在阴肿门。

寒疝痛证治在疝门。

◎ 补虚

芍药甘草汤　治出疹肚疼腹满，小便不通。

芍药一两　甘草二钱半

上剉散。白水煎服。

《圣惠》人参散　治小儿卒吐下，腹痛不止。

人参去芦头　当归剉，微炒。各半两　甘草炙，微赤，剉　干姜炮裂，剉　黄芪剉。各一分　细辛一分

上件药捣，粗罗为散。每服一钱，以水一小盏，煎至五分，去滓稍热服，量儿大小，以意加减。频服。

〔**钱乙**〕附方　**和中散**　和胃气，止吐泻，定烦渴，治腹痛，思食。

人参去芦　白茯苓　白术　甘草剉，炒　干葛剉　黄芪　白扁豆炒　藿香叶各等分

上为细末。每服三钱，水一盏，干枣二个去核，姜五片，煎至八分，食前温服。

◎ 外治

《庄氏家传》小儿未能语，啼哭不能辨者，当以手候其腹，如有实硬处，即是腹痛。治之方，研生姜取汁，暖令温，调面成糊，涂纸上，贴脐心，立定。

腹胀

〔**钱**〕腹胀，由脾胃虚气攻作也，实者闷乱喘满，可下之，用紫霜丸、白饼子。此言未下而喘者，为实，故可下，若误下而喘者，为虚气附肺，不可下也。紫霜丸、白饼子二方见癖。不喘者，虚也，不可下，若误下之，则脾虚气上，附肺而行。肺与脾子母皆虚，肺主目胞、腮之类，脾主四肢，母气虚甚，即目胞腮肿，四肢黄色。治之用塌气丸渐消之，未愈，渐加丸数，不可以丁香、木香、橘皮、豆蔻大温散药治之，何以然？脾虚气未出，故虽腹胀而不喘，可以温散药治之，使上下分消其气，则愈矣。若气虚已出，附肺而行，即脾胃内弱，每

生虚气入于四肢面目矣，小儿易为虚实，脾虚则不受寒温，服寒则生冷，服温则生热，当识此勿误也。胃久虚热，多生疳病，或引饮不止。脾虚不能胜肾，随肺气上行于四肢而目肿若水状，肾气漫浮于肺，即大喘也。此当用塌气丸，病愈后面未红者，虚衰未复故也。此下后喘，故宜塌气丸，若未下而喘，宜下之。治腹胀者，譬如行兵战寇于林，寇未出林，以兵攻之，必可获，寇若出林，不可急攻，攻则必有失，当以意渐收之，即顺也。寇未出林，谓虚气未出而不喘，不目胞腮肿，故可用丁香、木香大温散药上下分消其气而愈也，寇已出林，谓虚气已出，为喘、为目腮肿，须用塌气丸渐消也。治小儿虚腹胀，先服塌气丸，不愈，腹中有食积结粪，小便黄，时微喘，脉伏而实，时饮水能食者，可下之。盖脾初虚而后有积，所治宜先补脾，然后下之，后又补脾，即愈也。不可补肺，恐生虚喘。

〔洁古〕腹胀虚实　凡久病吐泻之后，虚则其脉微细，肺主目胞及腮，脾土四肢，若色淡黄，目胞腮虚肿，手足冷，先服塌气丸，后服异功散、和中丸、四君子汤、益黄散之类，用诸温药养真气异功散、和中丸、四君子汤三方，并见吐泻。实则脉洪实，不因吐泻久病后，亦不因痢下，腹胀而喘急闷乱，更有痰有热，及有宿食不化而腹胀者，宜服白饼子、大黄丸、解毒丸下之，兼须详认大小便，如都不通，先利小便，后利大便。白饼子方见癖，解毒丸方见喉痹，大黄丸方见伤寒。云岐云：小儿热结于内，腹胀壮热，大便赤黄，躁闷烦乱者宜泻青丸。

〔薛〕东垣云：寒胀多，热胀少，皆主于脾胃。虚者宜用六君子汤。若喘而气短者，脾肺气虚也，用异功散补之。若服克伐之类而喘胀益甚者，脾肺之气复伤也，用前汤加半夏、升麻。若既下而不喘，则邪气去而肺气宁也，不必用药。或病久小便不利，或四肢浮肿者，脾肺之气虚，不能通调水道也，用金匮加减肾气丸主之。或手足逆冷，睡而露睛，脾胃虚寒也，用六君子加炮姜。手足不冷，睡而露睛，脾胃虚弱也，用六君子汤。若面色青，木克土也，用六君、木香、柴胡，更当调治乳母，节其饮食，恐药饵过剂，复伤胃气故也。一小儿腹胀，面赤痰喘，大便秘，壮热饮冷。此形病俱实，用紫霜丸一服，诸证益甚，面色顿白，饮汤不绝。余以为邪气退而真气复伤，故面白而喜汤，用白术散大剂煎汤，令恣饮，良久而睡，翌^①日顿安。一小儿伤食腹胀，胸满有痰。余治以异功散而痊。后复伤食腹胀，兼痛，或用药下之，痛胀益甚，而加气喘。此脾胃伤而致肺虚也，用六君子加桔梗调补而痊。一小儿腹胀恶食，发热恶心，证类外感。余曰此饮食停滞也。用保和丸一服，诸证顿退，惟腹胀，用异功散而痊。一小儿伤食腹胀，服克伐之剂，小便涩滞，又服五苓散之类，饮食渐减，小便不通，四肢顿肿。余朝用《金匮》肾气丸去附子，夕用补中益气汤而安。一小儿腹胀，大便青白，腹左一块，面色萎黄，齿龈赤烂，食少滞颐。余用异功散调补中气为主，佐以大芜荑汤清疳治热，月余诸证稍愈，仍服异功散及蚵蟆丸，外贴阿魏膏，两月块消，左胁微痛，用四君子汤、九味芦荟丸而愈。

《百问》云，有疳胀，气胀，癥积胀，锁肚胀，脘膈胀，食膨胀，蛔胀，虚冷积胀。其疳气积胀，宜先与保童兼塌气以去之。其痞癖气胀、癥积胀，宜三棱以消痞。其锁肚胀，宜与珍珠天麻丸以通之。其上膈中脘食伤膨胀，宜三棱、塌气、大茱连丸以消磨之。其蛔胀，宜下虫丸以化之。其虚冷积胀，宜沉香煎以温之。以上诸证，宜调和胃气，消磨通利，肿胀必然平复矣。如有热者，必以葶苈、牵牛等辈以治之，推气丸剂亦可用。

按：《百问》分证虽详，而偏于攻下，若无钱张活法，薛氏补法以主之，鲜不杀人，慎之。

塌气丸

胡椒一两　蝎尾半两

上为末。糊丸如粟米大。每服五七丸至一二十丸，陈米饮下，无时。一方，有木香一钱。

钱氏、洁古所用塌气丸，乃此二味，不可误用后有牵牛者，慎之。

《本事》调中丸　治小儿久伤脾胃，腹胀。

干姜　橘红　白术　茯苓　木香　砂仁　官桂　良姜各等分

上细末，糊丸如麻子大。每服二三十丸，食后，熟水下。

《圣惠》治小儿脾虚腹胀不能乳食。**诃黎勒丸**

---

① 翌：原作"翼"，据修敬堂本改。

诃黎勒煨，用皮　厚朴去粗皮，涂生姜汁、炙令香熟　陈橘皮汤浸，去白，焙。各半两　干姜炮裂，剉　甘草炙微赤，剉　木香　白术　人参去芦头。各一分

上件药捣，罗为末。炼蜜和丸，如麻子大。每服以粥饮下五丸，日三四服，量儿大小，加减服之。

〔张氏〕温脾散　治脾胃亏损，腹胁虚胀，乳食不进，困倦无力。

诃子肉　人参各七钱　白术　木香　桔梗　茯苓　藿香　陈皮　黄芪各五钱　甘草炙，二钱半

上，每服二三钱，姜枣水煎。

沉香煎　治脾气冷积。

乳香　沉香　丁香　杏仁炒　百草霜　木香各一钱　肉豆蔻一个，煨　巴豆十四粒，出油如霜

上为末，酒煮蜡和丸，绿豆大。每服三五丸，淡生姜汤送下。应患肚痛不止，服之效。常服，以通为度。

《三因》肥儿丸　治小儿病多因缺乳，吃食太早所致，或因久患脏腑胃虚虫动，日渐羸瘦，腹大不能行，发竖，发热，无精神。

黄连　神曲各一两　麦芽炒，半两　木香二钱　槟榔三个，不见火　使君子　肉豆蔻面裹煨。各半两

上为末，糊为丸，如桐子大。每服三二十丸，量儿加减，熟水吞下。

六神丸　治如前证。

丁香　木香　肉豆蔻用面裹煨。各五钱　诃子煨，去核，半两　使君子　芦荟研。各一两

上为末，以枣肉和丸，如麻子大。每服五丸至七丸，温米饮下，食前。

治小儿疳病或腹大

胡黄连二钱，去果积　阿魏一两半，去肉积　神曲二钱，去食积　黄连二钱，去热积　麝香四粒，通窍

上为末。每服十二粒，白术汤下。

褐丸子　治疳肿胀。

萝卜子一两，微炒　陈皮　青皮　槟榔　五灵脂　蓬术煨　黑牵牛取净末，半生半炒　赤茯苓各半两　木香二钱半

上为末，面糊丸，绿豆大。每服十五丸，紫苏叶或白汤下。

五疳保童丸　治五种疳疾。

五倍子生　青黛　夜明砂布裹洗　苦楝根皮　芦荟　熊胆研入　黄连去毛　龙胆草生用　干蟾酥炙，去皮骨　麝香研入　芜荑取仁　蝉蜕去土。各等分

上末，用粟米糊为丸，麻子大。一岁儿二十丸，饭饮下，二三服。

幼科有丁奚、哺露、无辜等名，其证腹大、颈小、黄瘦，皆疳胀之异名也，轻则为此，重则为彼耳。今仍旧别立门于疳后。

杨氏塌气散　治小儿腹胀，气喘、体肿、面浮。

陈米一合，炒黄　青皮去穰，巴豆二十一粒，炒黄色，去巴豆　甘草炙。各半两　黑牵牛二钱半，半生半炒　肉豆蔻二个，煨香

上末半钱，米饮调下。加槟榔一个。

塌气丸　治小儿疳气腹胀，喘急并面浮肿。

丁香　胡椒炒。各五钱　萝卜子炒　白牵牛各七钱半

上为末，面糊丸，小豆大。三岁三十丸，米汤下。

塌气散　治小儿腹胀气粗，并疳疾相攻，面目浮肿。

木香一钱　青皮半两　巴豆三十粒，同炒豆黄色，去巴豆

上为末。三岁半钱，米汤下，食前连进，即效。

分气饮　治小儿肿胀作喘，气短而急。

桔梗　赤茯苓　陈皮　桑白皮剉　大腹皮　枳壳炒　半夏曲　真苏子微炒　紫苏　甘草炙。各二钱　草果仁一钱

上剉散。每服一钱半，姜枣煎服。

三棱煎丸　治婴孩食伤生冷、甜腻、毒热等物，脾胃积滞，久不克化，令儿肚热脚冷，痎癖寒热。及疗癥瘕中脘不和，膨胀上膈，气壅心腹，不得宣通，所以作疾。此药温良，但是诸积滞食不化，并宜与服。

京三棱成块煮　蓬术并炮。各半两　芫花二钱半，醋浸、炒　鳖甲去裙，米醋炙焦，半两　淡豆豉二钱　巴豆二十一粒，去壳　川当归半两　杏仁去

皮尖，二钱半，炒令赤

上，前四味一处以米醋一碗煮令干，仍用炒，起更细剉，焙为末，次入当归末、杏仁、巴豆、淡豆豉和匀，水煮面糊，为丸麻子大。每服二十丸，姜汤下，大小加减服之。

三棱丸　治小儿停积，腹胁胀满，干哕恶心，全不入食。

三棱煨　木香　神曲炒　陈皮去白　半夏姜汁制。各一两　丁香　官桂各半两

上为末，曲糊丸，如黄米大。二十丸，乳食后温生姜汤下。

阿魏丸　治小儿食积，腹如蜘蛛状，肚痛，小便白浊。

阿魏醋浸一宿，研如泥　黄连炒　连翘各半两　花碱研如粉，三钱　山楂肉一两　半夏皂角水，浸一宿，一两

上为末，炒神曲糊丸，如卜子大。每服二十丸，空心米饮下。吃果子多者加胡黄连。米食多者加神曲、山楂。肉食多者加阿魏。

又阿魏丸

阿魏一两　黄连酒煮，六两

上为末，醋浸阿魏一宿，研如泥，汤浸蒸饼丸。如元气不足，加人参。

小阿魏丸

山楂肉三两　石碱三钱　半夏一两

上为末，阿魏半两醋浸，糊丸，白汤下。

真珠天麻丸　治急惊风请量用之，以通为度。此方仍治吊肠、锁肚、撮口至妙。丸如麻子大，初生患者三日三丸，五日五丸，七日七丸。加青黛，名青黛丸。

天南星炮　天麻　白附子炮。各二钱半　腻粉半钱　巴霜一字　芜荑炒　全蝎　滑石各一钱半

上为末，煮细面糊丸，如麻子大。每服一岁五丸，二岁十丸，大小加减，薄荷汤点茶清送下。

大茱连丸　治小儿饮食过度，胸膈膨胀，上下气不宣通，郁滞迷闷，情思少乐，大则作喘，饮食不化，作渴烦躁，坐卧不任，肢体倦怠，腹胁疼痛。

蓬术　京三棱各二钱半，醋煮　干姜炮　青皮　陈皮去白　木

香　丁香各三钱　巴豆二十一粒，去膜心出油　绿细小茱萸二钱

上为末，醋糊丸，麻子大。每服七丸至十丸，大者加服，生姜枣子汤下。

下虫丸　治蛔疳诸虫。

苦楝根皮酒浸，焙　绿色贯众　木香　桃仁浸，去皮，焙　芜荑焙　鸡心槟榔各一钱　鹤虱炒　轻粉各半钱　干虾蟆炙焦，三钱　使君子五十个，煨，取肉用

上为末，飞面糊丸，麻子大。每服二十丸，天明清肉汁下。内加当归、川连各二钱半，治脊疳兼疳劳。

遇仙丹　治诸虫，取诸积。

牵牛三斤　大腹子二斤　锡灰炙干，为末　大黄四两　雷丸四两　青木香　鹤虱　干漆各二两　皂角四条

上，后三①味煎水，用粟米煮粥，初用牵牛末，次用大腹末，三用锡灰，四用大黄，五用雷丸，六用青木香和剂，丸如梧桐子大。每服五七九丸，用姜汤熟水送下。此药专治男子妇人积虫气块，五劳七伤，赤白痢疾，便血注下，皮黄水肿，十般气，十一般恶虫。又进饮食除病，悦颜色，不与他药相反，四季可服。细末三四钱，量大小加减，服时不吃晚饭，三更用茶清下，次早桶子内虫积及粒米尽，方可洗面，温粥补之，伤寒孕妇，不可服。

东垣治胀，不犯上下二焦，用《素问》中满者写之于内之法。实者，分气消积。虚者，升阳滋血。治者当师其意而活用之，胜前所用排击诸方远矣。

中满分消丸

黄连　枳实　厚朴各五钱　干姜　姜黄　猪苓　砂仁　泽泻　茯苓各三分　陈皮　白术各一分　半夏四分　黄芩一两二钱　甘草一分

上为细末，蒸饼为丸，如黍米大。每服三十丸，温酒送下。

消痞丸　快利之剂。

黄连半两　枳实　黄芩　甘草　人参各三钱　厚朴七分　干姜四分　橘皮一钱　姜黄五分

---

① 三：原作"四"，据修敬堂本改。

上为细末,蒸饼为丸,如黍米大。每服三十丸,随乳下。

〔丹〕腹胀。

萝卜子　苏梗　干葛　陈皮各等分　甘草减半

如食减,加白术煎服。

升阳滋血汤　二月间,一小儿未满百日,病腹胀,不大便二日,便瘦弱,遍身黄色。宜升阳气,滋血和血补血,利大便。

蝎稍二分　神曲三分　厚朴　当归各一钱　桃仁十个　升麻三分

上,作一服,水一盏,煎至半盏,去滓,食前服。

麻黄升麻汤　治小儿面色萎黄,腹胀食不下,正月、四月小儿服之,神效。

麻黄二分　桂枝　杏仁　吴茱萸　草豆蔻　厚朴　曲末　羌活　白茯苓　升麻根　苍术　泽泻　猪苓　陈皮　黄柏各一分　柴胡根　白术　青皮　黄连各五分

上咬咀。作一服,水一大盏,煎七分,去渣,食前热服。

水肿

〔演山〕肿胀二证,此由虚中有积,久患失治,日渐传变,证候多喘,随轻重、察盛衰、审表里以主治,先固其本,后正其标,斯无恙矣。〔钱〕肿病,肾热传于膀胱,热盛逆于脾胃,脾虚而不能制肾水,反克脾土,脾随水行,脾主四肢,故流走而身面皆肿也。若加喘者重也,何以然?肾水胜而克退脾土,反胜心火,心又胜肺,肺为心克,故喘。或问曰,心刑肺,肺本见虚,今何喘实?曰此有二,一者肺大喘,此五脏逆。二者肾水气上行,傍侵于肺,故令大喘,此皆难治。

◎ 曾氏治法

原肿病之由,标本之疾,肾主元气,天一之水生焉,肺主冲化,地四之金属焉,肾为本而肺为标,皆至阴以积水,其为病也,肾者胃之关键,关键不利,枢机不转,水乃不行,渗于脉络皮肤而为浮肿,当推究内外所因,而为施治。儿大者,凭脉以明虚实,古方有十种论证,短气不得卧,为心水。两胁紧痛,为肝水。大便鸭溏,为肺水。四肢苦重，为脾水。腰痛足冷，为肾水。口苦咽干，为胆水。乍虚乍实，为大肠水。腹急肢瘦，为膀胱水。小便闭涩，为胃水。小腹急满，为小肠水。然脉浮为风为虚，沉伏为水病，沉则脉络虚，伏则小便难，即为正水，脾脉虚大，多作脾肿，因循不治，乃成水肿。盖脾属土，喜燥而恶湿，常感湿气，湿喜伤脾，血化为水，土败不能制水，则停蓄不行，留滞皮肤，故作浮肿。初得病时，见眼胞早晨浮突，至午后稍消，以羌活散赤白痢疏解，次醒脾散慢惊主之，及间投南星腹皮散。其脾冷困，则燥以草果、缩砂之类。然此证，夏与秋冬治之颇易，惟春不然，盖四时之水，无如春水泛溢，兼肝木旺而脾土受克，不能受水，所以难疗，进退不常，须徐徐调理取效。若脾热而困，又以热药燥之，虽火能生土，亦可胜水，奈何燥之太过，土不敌火，则热愈甚而不食，发热烦渴，医者又进之以燥剂，由此而面目转浮，致脾败而手足背皆肿，盖手足背与脐凸，即脾之外候。有未经发表，遽用下药以泻之，则一泻而肿消，乃曰得泻之力，殊不知脾愈泻而愈虚，不逾旬月，其肿如初，此世人只知泻肿为最，而不求其十补勿一泻之论，法当随四时用药解表，通利小便，春以七宝散伤寒加麻黄、桂枝、赤茯苓，水姜葱煎服。夏以五苓散惊加麻黄、车前子、薏苡仁。秋以清肺饮嗽加羌活、细辛、商陆。冬以冲和饮伤寒加白术、生川乌、赤小豆。以上三药，并用水姜葱煎，次投滋润救脾导水汤剂渗泄之，乃为良法，更以香陆胃苓丸、赤苍饮顿服，自然获安。盖《内经》云：开鬼门发汗，洁净府利小便，平治权衡，以平为期，此之谓也。有初中便觉痰嗽气喘，小水不通，正属肺肾所主，先服解表散咳嗽，次以三白散为治，余证，轻者投商陆丸。故经曰：其高者，因而越之即涌吐之义也。下者，引而竭之即渗泄之义也。凡得此病，非一朝一夕之故，不可以孟浪之药，求其速效，以致虚脱，如愈后再感外风，满面虚浮，用排风汤惊瘫鹤膝和解，仍服前救脾汤剂，免致反复。饮食之忌，惟盐酱蔀鲊湿面，皆味咸能溢水者，并其他生冷毒物，亦宜戒之，重则半载，轻者三月，须脾胃平复，肿消气实，然后于饮食中旋以烧盐少投，则其疾自不再作。故刘氏曰：治肿非易，补养尤难。所忌者，切须详审。有经久不消者，下浚川丸即效。

南星腹皮散　主肿疾欲愈未愈之间，脾胃虚慢，气促痰喘，腹胀胸满，饮减，精神困，小便不利，面色萎黄。

南星制，一两　大腹皮净洗，焙干　生姜皮　陈皮去白　青皮去白　桑白皮剉炒　甘草　扁豆炒，去壳。各半两

上碎。每服二钱，水一盏，姜二片，煎七分，无时温服。

香陆胃苓丸　治肿疾日久不愈，此药大能实脾导水，多服取效。

丁香去梗　商陆　赤小豆　陈皮去白　甘草炙。各二两　苍术米泔水、浸一宿，去粗皮、滤干、剉片，炒微黄色　泽泻去粗皮。各二两半　赤茯苓去皮　猪苓去皮　白术各一两半　肉桂去粗皮，一两　厚朴去粗皮，用生姜汁炙令香熟，二两

上，除丁香、肉桂不过火，余药剉焙，同二味为末，用面微炒，水浸透煮糊丸，绿豆大。每服三十丸至五十丸或七十七丸，空心温汤下。儿小者，丸作粟谷大吞服之，粒数、引子，并如前法。

赤苍饮　主脾胃因虚受湿，面貌浮黄，或遍身作肿，饮食减少，气不升降，小便赤色，肚膨胀，咳嗽有痰及肿，尝服神效。加草果仁炮过，水姜枣煎投。

赤茯苓去皮　苍术去粗皮，米泔水浸一宿，滤干、剉片，炒微黄。各一两半　枳壳制，一两　藿香和根　半夏汤煮透，剉焙干　净香附　紫苏和梗　厚朴去粗皮，姜汁炙香熟　陈皮去白。各七钱半　甘草炙，一两二钱

上剉。每服二钱，水一盏，生①姜二片，煎七分，无时温服。

三白散　解初中肿疾，四肢肤囊浮胀，大小便不利，皆因膀胱蕴热，风湿相乘。

白牵牛半生半炒，杵碎　桑白皮剉、炒　白术　木通去皮节　陈皮去白　甘草各半两

上碎。每服二钱，水一盏，煎七分，无时服。

商陆丸　治水肿小便不通，勿拘远近。

商陆一两　净黄连半两

上焙，为末，姜汁煮面糊丸，绿豆大。每服三十丸至五十丸，用温紫苏熟水空心下，或温葱汤。

---

① 原缺，据四库本补。

浚川丸　治水肿及单腹满胀，气促食减，遍身面浮。

大戟　芫花醋炒　沉香　檀香　南木香　槟榔　蓬莪术　大腹皮_{洗，焙干}　桑白皮_{剉炒。各半两}　黑白牵牛_{晒研、取生末，一两}　巴豆_{去壳膜心、存油，三十五粒}

上，除牵牛末、巴豆外，前丸味内有沉香、檀香、木香、槟榔不过火，余五味焙干，同沉香等为末，就加牵牛末和匀，巴豆碎切，在乳钵内极细杵，入前药末同再杵匀，水煮面糊丸，麻仁大。每服十七丸，浓煎葱汤候温，五更初空心下。去水未尽，停一日，减用十三丸，次减作九丸，再减至七丸，汤使下法如前。证退即止，仍投南星腹皮散。如单腹肿甚，能饮食气壮者，加甘遂末同丸取效。仍忌有甘草药饵，相反。

◎ 演山翁治法

受湿肿_{脚手面目虚浮}　食毒气肿_{腹肚肾蛊胀急}　伤寒虚气入腹肿　泻痢虚气入腹肿　此四种所患病不相同，皆由虚得之。受湿，谓脾胃受湿冷，久不克化，气浮，四肢头面皆肿。食毒气，由脾胃伤之冷积，毒气停留胃脘，致虚入腹作肿。伤寒由下之太早，乘虚入腹作肿。泻痢之久，脾气亦虚，是以致肿。以上宜平调胃气，补脏充实，方可去肿，先服四味理中，无减半干姜，加白术、桑白皮同煎。伤寒虚肿，加枳实。作喘，加淡豆豉。泻痢虚肿，服正气调胃。胃气既壮，以救生丹利之，其肿即退。再调补脏腑，用观音散，即平复矣。

气虚肿_{亦名气蛊}、血虚肿_{亦名血蛊}、荣卫俱虚肿_{亦名气血蛊}，小儿所患，肿胀一门最为要急，前人少有究竟，然肿胀之作，皆由荣卫不顺，脏腑怯弱，壅滞三焦，流注百脉，表里俱虚，邪正相乱，所以致受。四大浮盛，腹肚膨满，多由食毒得之，饮食得之，症伤得之，饥饱得之，积久不化，故成斯病。病由虚得，或则妄乱通下，因虚致虚，根不得去，疾加已盛，是谓坏证危候，智者怯而为辞，庸者暴以攻击，二医不同，诚属难治。智者商之，良者审之，疑者塌之，_{疑其病盛，不可利}，只与塌其气，明者调之_{正荣卫也}，先调荣卫之顺，次服分气饮子以散其滞，斯病去矣。

荣卫饮子 调补婴孩气血俱虚，荣卫不顺，四肢、头面、手足俱浮肿以至喘急者，并宜服之。

川当归 熟干地黄净洗 人参 白茯苓 川芎 白术 甘草炙 白芍药 枳壳炒、别制 黄芪蜜炙 陈皮

上件等分，吹咀。每服二钱匕，水一小盏，煎至半盏，去滓通口，不拘时候。

议曰：荣者，血温流行于脉，卫者，气顺调和于络，是故荣行脉中，卫行脉外，阴阳相安，循环无止，自幼至长，不离呼吸，无少滞碍，其脉方调，其气乃顺。呼吸之间，脉不应息，气有违滞，流注经络，隐伏脏腑，百病皆由兹始，此方最良，虽儿幼小，并可与服，以壮其根，使血荣气卫，顺且和矣，腑寒脏虚，温且壮矣，盈亏自然而平，怯弱自然而正，阴阳调均，气脉充实，何病之有？

分气饮子 调理小儿肿胀作喘，气短促急，坐卧不任，四体浮肿，饮食呕逆，神困喜睡。

五味子 桔梗 白茯苓 甘草炙 陈橘皮 桑白皮 草果去壳 大腹皮 白术 枳壳去瓤、切，炒 川当归 紫苏 苏子 半夏曲

上，等分，吹咀。每服二大钱匕，水一小盏，生姜二小片，枣子半个，煎至半盏，去滓通口，不拘时候。兼八味理中丸煎服。以上，宜用救生丹通利。

议曰：清浊无混，邪正不干，上焦得之清凉，下部受之温暖，气滞则少升降，血虚则多流注，虽是乳子，呼吸一息，其脉之至，徐徐应指，不违其数者，亦同大人流行，但随小大受之短浅而已，若也留滞，其脉迟数，即太过不及而病生焉。善疗治者，郁则分之，逆则顺之，停则利之，滞则降之，调理之法，先宜顺气，大抵婴孩气顺即易治，此方分气，与分水谷之分者不同，明者察之。

大效神功救生丹 治小儿气虚喘息，四肢浮肿，肚腹胀急，冲满胁肋，乍热乍寒，或泻或秘，皆由久停虚积，荣卫不顺，宜用推去其恶毒之气。

雄黄另研 朱砂各一分 巴豆二十一粒，去壳 干姜二钱

上件，用米醋一盏，以巴、姜就煮令干，去姜不用，将巴出油，和雄、朱研匀，雪糕搜丸，如麻子大。每一岁三丸，并用酒浸赤芍

药，以少许送下。

◎ 薛氏治法

经曰：至阴者，肾水也，少阴者，冬脉也，其本在肾，其末在肺，皆积水也。又曰：肾者，胃之关也。关门不利，故聚水而从其类也，上下溢于皮肤，故胕肿腹大，上为喘呼不得卧者，标本俱病也。丹溪云：惟肾虚不能行水，脾虚不能制水，胃与脾合，又胃为水谷之海，因虚而不能传化，肾水泛滥，反得以浸渍脾土，于是三焦停滞，经络壅塞，水渗于皮肤，注于肌肉而发肿也。其状，目胞上下微起，肢体重着，喘咳怔忡，股间清冷，小便涩黄，皮薄而光，手按成窟，举手即满是也。古方有十种论证，又有湿气、毒气、伤寒后、泻痢后、气血虚者之五种，及痞气、癥积、锁肚、胸膈作膨、蛔、气虚、冷积者之七胀，亦当详之。其受湿气者，由脾胃之气敦阜，四肢头面皆肿也。食毒者，脾伤积毒，停留于胃也。伤寒下早者，邪气乘虚而入也。泻痢后者，脾气虚也。皆宜先调胃气，次可治肿。其患七胀，皆由血气不足，脏腑怯弱，表里俱虚，邪正相乱，以致四肢浮肿，腹肚膨满，亦当先调荣卫，分别阴阳，治法宜补中、行湿、利小便。凡有热者，水气在表也，可汗之。身无热者，水气在里也，宜下之。腰以上肿，宜利小便，腰以下肿，宜发汗，此仲景之法也。若遍身肿，烦渴，小便赤涩，大便秘结，此属阳水；遍身肿，不渴，大便溏泄，小便清利，此属阴水；阳水兼阳证者，脉必浮数，阴水兼阴证者，脉必沉迟，气若陷下，宜用二陈加升提之药，如腹胀，少加木香调之。若朝宽暮急属阴虚，朝用四物汤加参术，夕用加减肾气丸。朝急暮宽属阳虚，朝用六君子汤，夕用加减肾气丸。朝暮皆急阴阳俱虚也，用八珍汤主之。真阳虚者，朝用八味地黄丸，夕用补中益气汤。若肚腹痞满，肢体肿胀，手足并冷，饮食难化，或大便泄泻，呼吸气冷者，此真阳衰败，脾肺肾虚寒不能司摄，而水泛行也，急用加减肾气丸，否则不治，惟调补脾土，多有生者。

《金匮》加减肾气丸

熟地黄八两　干山药　山茱萸各四两　泽泻　白茯苓　牡丹皮各三两

肉桂　附子炮　车前子炒　牛膝酒微炒。各一两

上，各另为末，米糊丸，小豆大。每服三四十丸，空心食前，白汤下。

附杂方

〔**丹**〕白文举儿五岁，身面皆肿，尿多。

山栀炒　桑皮炒。各一钱　黄芩二钱半　白术　苏梗各一钱半

上咬咀。作三帖，水一盏半，煎至半盏，食前温服。

〔**汤**〕**退肿散气方**

赤小豆　陈皮　萝卜子　甘草炙。各半两　木香炮，七分

上为粗末。姜枣煎服，大小加减。

又方

白术炒　木香炮　甘草炙　茴香炒　青皮各半两，巴豆三十粒、去膜，同青皮炒，去巴豆不用

上为末。米饮调下。

又方

用钱氏益黄散加木香，去丁香，加萝卜子，去诃子，为末，大小加减，米饮调下。

集之八·脾脏部下

疳

《内经》曰：数食肥，令人内热。数食甘，令人中满。盖其病因肥甘所致，故命名曰疳。若夫襁褓中之乳子，与四五岁之孩提，乳哺未息，胃气未全，而谷气尚未充也，父母不能调将，惟务姑息，舐犊之爱，遂令恣食肥甘，与夫瓜果生冷，及一切烹饪调和之味，朝飧暮啖，渐成积滞胶固，以致身热体瘦，面色萎黄，或肚大青筋，虫痛泻利，而诸疳之证作矣。〔钱〕诸疳皆脾胃之病，内亡津液之所作也，因大病或吐泻后，医又以药吐下，致脾胃虚弱，亡失津液。且小儿病疳，皆愚医之所坏病，假如潮热，是一脏虚、一脏实，而内发虚热也，法当补母而泻本脏则愈。假令日中发潮热，是心虚热也，肝为心母，法宜先补肝母，肝实而后泻心，心得母气则内平而潮热自愈。医见潮热，妄谓其实，乃以大黄、牙硝辈诸冷药利之，利既多而不能禁，则津液内亡，渐成疳也。又如癖病，发作寒热饮水，胁下有形硬痛，法当用药渐消磨之，医反以巴豆、硇砂辈驱药下之，小儿易虚易实，下之既过，胃中津液耗损，渐成疳瘦。又有病伤寒五六日间，有下证，以冷药下之太过，致脾胃虚而津液少，即便引饮不止而生热也，热气内耗，肌肉外消，他邪相干，证变诸端，亦成疳病。又有吐泻久病，或医妄下之，其虚益甚，津液烦躁，亦能成疳也。小儿病癖，由乳食不消，伏在腹中，乍凉乍热，饮水不止，或喘而嗽，与潮热相类，若不早治，必成劳疳，以其有癖症，则令儿不食，致脾胃虚而发热，故引饮也，饮多，即荡涤脾胃，亡失津液，不能传化水谷，其脉沉细，益不能饮食，致脾胃虚衰，四肢不举，诸邪遂生，羸瘦而成疳矣。〔杨〕儿童二十岁以下，其病为疳，二十岁以上，其病为痨，疳与痨，皆气血虚惫，肠胃受伤致之，同出而异名也。何者？小儿脏腑娇嫩，饱则易伤，乳哺饮食，一或失常，不为疳者鲜矣。疳皆乳食不调，甘肥无节而作也，或婴幼阙乳，粥饭太早，耗伤形气，则疳之根生。或三两晬后，乳食稍多，过饱无度，则疳以伤得。或恣食甘肥黏腻，生冷咸醋，以滞中脘，则疳因积成。或乳母寒暄失理，饮食乖常，喜怒房劳，即与儿乳，则疳因母患传气而入，此非病家不能调适之过乎。疳皆脾胃受病，内无津液而作也。有因吐泻之后，妄施吐下，津液虚竭得之者。有因潮热，大下利无禁约，胃中焦燥得之者。有因伤寒里证，冷驮太过，渴引水浆，变而生热，热气未散，复于他邪得之者。又有病癖寒热，胁下痛硬，或者不能渐与消磨，遽以硇、巴峻决津液暴伤得之者，此非医家轻药坏病之过乎。疳之为候，头皮光急，毛发焦稀，腮缩鼻干，口馋唇白，两眼昏烂，揉鼻抨眉，脊耸体黄，斗牙咬甲，焦渴自汗，尿白泻酸，肚胀肠鸣，癖结潮热，酷嗜瓜果咸酸、炭米泥土而欲饮水者，皆其候也。

〔**肝疳**〕亦名风疳，亦名筋疳。〔**钱**〕肝疳白膜遮睛，筋疳泻血而瘦。〔**汤**〕肝疳眼白青，眼睛涩痒。〔**《圣惠》**〕摇头揉目，流汗遍身，合面而卧，面色青黄，发竦头焦，筋青脑热，浑身疮癣，腹中积聚，下痢频多，久而不瘥，转甚羸瘦。〔**曾氏**〕目生眵粪，发际、左脸多青或白，睛微黄，泻利夹水，或如苔色。

〔**心疳**〕亦名惊疳。钱氏：面黄颊赤，身壮热。汤氏，口内生疮。《圣惠》：浑身壮热，吐利无常，颊赤面黄，胸膈烦满，鼻干心躁，口舌生疮，痢久不瘥，多下脓血，有时盗汗，或乃虚惊。杨氏：小便赤涩，五心皆热。曾氏：咬牙舒舌，爱饮冷水，喜伏眠于地。

〔**脾疳**〕亦名食疳。钱氏：面黄，腹大，食泥土。汤氏：脾疳，食不消。胃疳，多吐。《圣惠》：腹多筋脉，喘促气粗，乳食不多，心腹胀满，多啼咳逆，面色萎黄，骨立毛焦，形枯力劣，胸膈壅闷，水谷不消，口鼻常干，情意不悦，爱暗憎明，肠胃不和，利多酸臭。曾氏：爱食冷物，引饮无度，身面俱黄，发稀作穗，头大项小，腹胀脚弱，间或酿泻，肌瘦目慢，昼凉夜热，不思乳食。钱氏又云：肥疳，即脾疳也，身瘦虚黄，干而有疮，其候不一，种种异端，今略举之，目涩或生白膜，唇赤身干黄或黑，喜卧冷地，或食泥土，身有疮疥，泻青白黄沫，水痢色变、易腹满，身耳鼻皆有疮，发鬓作穗，头大项细，极瘦饮水，皆其证也。

按：此言脾疳证候，多与余疳相滥，盖疳为脾经本病，固应兼之。

〔肺疳〕亦名气疳。钱氏：气喘，口鼻生疮。《圣惠》：咳嗽气逆，皮毛干焦，饶涕多啼，咽喉不利，揉鼻咬甲，壮热憎寒，唇边赤痒，腹内气胀，乳食渐稀，大肠不调，频频泄利，粪中米出，皮上粟生。曾氏，鼻下赤烂，手足枯细，口有腥气，右腮㿠白。

〔肾疳〕亦名急疳，亦名骨疳。钱氏：肾疳极瘦，身有疮疥。骨疳，喜卧冷地。汤氏，齿爪黑。《圣惠》：肌骨消瘦，齿龈生疮，寒热作时，口鼻干燥，脑热如火，脚冷如冰，吐逆既增，乳食减少，泻利频并，下部开张，肛门不收，疳疮痒痛。曾氏：两耳内外生疮，脚如鹤膝，头缝不合，或未能行，牙齿生迟，其缝臭烂，传作走马疳之类。

〔杨〕五脏疳伤，大抵然尔，析而论之，曰五疳出虫，曰蛔疳，曰脊疳，曰脑疳，曰干疳，曰疳渴，曰疳泻，曰疳痢，曰疳肿胀，曰疳劳，曰无辜疳，曰丁奚，曰哺露。证状非一，可不举宏撮要而条析之乎。五疳出虫者，疳伤之源，虽起于乳哺不调，然脏腑停积已久，莫不化而为虫，其虫或如丝发，或如马尾，多出于头项腹背之间，黄白或赤者，可医，青黑则难疗也。蛔疳者，失乳饭早，食肉太早，或肠胃停蓄甜腻，化为蛔虫，皱眉多啼，呕吐清沫，腹中乍痛，肚胀青筋，唇口紫黑，肠头齿痒是也蛔虽食虫，虫不可动，从口鼻出者难治。脊疳者，虫蚀脊膂，身热羸黄，积中生热，烦温下痢，拍背如鼓鸣，脊骨如锯齿，或十指皆疮，频啮爪甲是也。脑疳者，胎中素夹风热，生下乳哺越常，头皮光急，满头饼疮，脑热如火，发结如穗，遍身多汗，腮肿囟高是也临产多欲亦然易损儿眼。干疳者，瘦悴少血、舌干多啼，其病在心，目不转睛、干啼少泪，其病在肝，身热尿干、手足清冷，其病在肾，声焦皮燥、大便干结，其病在肺，搭口痴眠、胸脘干渴，其病在脾，总为五干疳是也。疳渴者，脏中夙有疳气，加之乳母恣食五辛、酒面、炙煿，使小儿心肺壅热，日则烦渴引水，乳食不进，夜则渴止是尔。疳泻者，毛干唇白，额上青纹，肚胀肠鸣，泄下糟粕是尔勿用热药止之。疳痢者，夹受风寒暑湿，或冷热不调，或停积宿滞，水谷不聚，频下恶物是尔。疳肿胀者，虚中有积，其毒与气交并，故令腹肚紧胀，由是脾复受湿，故令头面、脚手、虚浮是尔法当磨积调气。疳劳者，潮热往来，五心烦热，手足心及胸前，热而发疮，盗汗骨蒸，嗽喘枯悴是尔，或渴而复泻，饮水恶食，肚硬如石，面色如银，断不可活。无辜疳者，脑后项边，有核如弹，按之转动，软而不疼，其间有虫如米粉，不速破之，则虫随热气流散，淫蚀脏腑以致肢体痈疮，便利脓血，壮热羸瘦，头露骨高是尔针刺破膏药贴，或浣濯儿衣，露于檐下，为雌鸟落羽所污，儿着此衣，虫入皮毛，亦致无辜之疾，儿衣已晒，须微火烘之。其若手足极细，项小骨高，尻削体痿，腹大脐突，号哭胸陷，或生谷症，是为丁奚。虚热来往，头骨分开，翻食吐虫，烦渴呕哕，是为哺露。丁奚哺露，皆因脾胃久虚，不能化水谷以荣血气，故肌肉消铄，肾气不足，复为风冷所伤，使柴骨枯露，亦有胎中受毒，脏腑少血致之，此皆无辜种类之疾，病而至此，不几殆哉。又有小儿久患肾疳，内虚不食，甚者天柱骨倒，治法当用钱氏地黄丸加驱疳等剂，仍与贴项强筋，若不识证，谓之五软，非也。天柱骨倒，凡有三种，有吐泻日久，羸弱成者；有肝胆伏热，面赤唇红，忽变此者；有伤寒不及发表成者；是皆风邪入肝，以致筋络舒弛，吐泻者当调胃气，肝热者随轻重以凉肝，并与强筋贴项。惟伤寒天柱骨倒者难疗，故并及之。

《庄氏家传》小儿二十四候　第一候，泻脓血，日渐瘦，是冷热疳。第二候，脚细肚高，胸前骨生，爱吃泥土酸咸，日久通身黄，时时吐逆下痢，腹内疼痛，是脾疳。第三候，鼻下赤烂，爱揉眼，兼血痢，是肺疳，乃因吃着承热物，或病奶所损心肺，加之咳嗽，更以服凉冷药过多，便上热下冷，渐渐昏沉，日夜烦哭。第四候，皮虚皱，面无颜色，身上燥痒，心烦。第五候，毛发稀疏，鼻生疮，是肺疳。第六候，头生疮，毛发稀焦，是肝疳。第七候，牙变黄赤不定，是肾疳。第八候，头发焦干，鼻下疮生，是肺疳。第九候，咬指甲，毛发作穗，四肢沉重，是心疳。第十候，肚上筋生，齿虫蚀，是骨槽疳。第十一候，吐逆腹胀是胃疳，又名奶疳。第十二候，齿龈臭烂，面无颜色，心不思食，是脾疳，又名口疳。第十三候，爱合面卧，多睡如醉，腹胀气急，盖是因曾吃生肉如此，腹内有虫，是心脾疳。第十四候，鼻内干痛，口中臭气，齿根有鲜血，是肝肺疳。第十五候，脚细肚高，并肚上有青脉，是脾疳。第十六候，非时生疮，爱吃冷水，是热疳。第十七候，皮肤上生粟子，粪中米出，是脾冷疳。第十八候，气满腹胀及口干，是心胃疳。第十九候，爱餐生米面炭砖瓦，是脾胃疳。第二十候，揉鼻揩眼，及咬指甲，爱饮水，是肝渴疳。第二十一候，多寒热，爱卧不起，是骨热疳。第二十二候，爱饮水，眼目不开，是肝疳。第二十三候，肌体或热或凉，发渴无时，是急疳。第二十四候，齿龈黑，唇懒开，开则赤，是心疳积热。

〔《圣惠》〕凡小儿疳在内，眼涩腹胀，痢色无常，或如泔淀，日渐羸瘦，此候可疗。若鼻下赤烂自揉，鼻头上有疮生痂痛痒，渐渐流引，绕于两耳，时时目赤，头发稀疏，脑皮光紧，头大项细，肌体羸瘦，亦可治也。若唇口被蚀，齿龈作五色，或尽峭黑，舌下有白疮，上腭有窍子，口中时有臭气，齿龈渐染欲烂，亦可治也。若下部开张，有时赤烂，痒不可忍，下痢无常，亦可治也。若疳蚀脊膂，十指皆痒，自咬指甲，头发作穗，脊骨如锯，有时腹胀，有时下痢，若急治之，无不瘥也。

〔《圣惠》〕凡小儿肝脏疳，若目睛带青脉，左胁下硬，多吐涎沫，眼角左右有黑气所冲，不可治也。心脏疳，若爱惊啼，常好饮水，便食辛味，耳边有脉，舌上有黑靥者，不可治也。脾脏疳，若肚大唇无血色，人中平满，下痢无度，水谷不消，好吃泥土，皮枯骨露，不可治也。肺脏疳，若咳逆气促，多泻白沫，身上有斑生如粟米大，色若黑者，不可治也。肾脏疳，若爱食酸咸，饮水无度，小便如乳，牙齿青黑，耳脑干燥，肩竦骨枯，不可治也。又五疳有五绝候：一，衬着脚中指底，不觉疼。二，抱着，手足垂軃无力。三，病未退，遍身不暖。四，脏腑泻青涎，及沫不止。五，项筋舒展无力。如此之候，皆不可治也。凡医用药，切在审详也。

〔洁〕疳者，小儿病癖或久吐泻，医者妄投转过之药，小儿易为虚实，致令胃虚而亡津液，内发虚热，外消肌肉，一脏虚则诸脏皆弱。其病目胞肿，腹胀，痢色无常，渐加瘦瘠，久不瘥可，是肠胃有风积。法当宣风散_{痘发热}导之，后各依本脏，补其母。

602 幼科证治准绳

〔钱〕诸疳，皆依本脏补其母，及与治疳药，冷则木香丸，热则
胡黄连丸主之。疳在内，目肿，腹胀，利色无常，或沫青白，渐瘦
弱，此冷证也，使君子丸主之。疳在外，鼻下臭烂自揉、鼻头上有
疮不着痂，渐绕耳生疮，治鼻疮烂兰香散，诸疮白粉散主之。肝疳，
当补肝，地黄丸主之。心疳，当补心，安神丸主之。脾疳，当补脾，
益黄散主之。肾疳，当补肾，地黄丸主之。筋疳，当补肝，地黄丸
主之。肺疳，当补脾肺，益黄散主之。骨疳，当补肾，地黄丸主之。
大抵疳病当辨冷热肥瘦，其初病者，为肥热疳，久病者，为瘦冷疳。
冷者木香丸，热者胡黄连丸，冷热之疳，尤宜如圣丸疳泻。故小儿之
脏腑柔弱，不可痛击大下，必亡津液而成疳。凡有可下，量大小虚
实而下之，则不至为疳也。初病津液少者，当生胃中津液，白术散
主之，惟多则妙。〔杨〕热者凉之，冷者温之，冷热者温凉之，此其
要也。热疳，病多在外，鼻下赤烂，头疮湿痒，五心烦热，掀衣气
粗、渴引冷水，烦躁卧地，肚热脚冷，潮热往来，皆热疳也。冷疳，
病多在内，利色无常，其沫青白，肢体软弱，目肿面𪒟。又一证，
躁渴卧地，似有热状，惟饮食不进，滑泄无已，亦冷疳也。其有泻
多脓血，日加瘦弱，此则谓之冷热疳。大抵疳之受病，皆虚使然，
热者虚中之热，冷者虚中之冷，治热不可妄表过凉，治冷不可峻温
骤补，故钱氏又曰：小儿易为虚实，脾虚不受寒温，服寒则生冷，
服温则生热，当识此而勿误。是果非幼幼之纲领乎。上医处此，消
积和胃，滋血调气，随顺药饵以扶之，淡薄饮食以养之，荣卫调和，
脏腑自然充实，一或过焉，君子未保其往也。取积之法，又当权衡。
积者，疳之母，由积而虚，谓之疳极，诸有积者，无不肚热脚冷，
须酌量虚实而取之。若积而虚甚，则先与扶胃，使胃气内充，然后
为之微利；若积胜①乎虚，则先与利导，才得一泄，急以和胃之剂
为之扶虚。然取积虽当疏利，如白豆蔻、萝卜子、缩砂、蓬术消积
等辈，亦不可无。胁间癖痛，亦虚中之积也，先寒后热，饮水不食，
或因饮水以致喘嗽，钱氏有癖为潮热之说，治法解散寒热，即与下
癖。合是而观，发作不同，疗治不一，又可无权度于此哉。〔曾〕大

① 胜：原作"朕"，据修敬堂本改。

抵疳之为病，皆因过餐饮食，于脾家一脏有积不治，传之余脏而成五疳之疾。若脾家病去，则余脏皆安，苟失其治，日久必有传变。然脾家病，宜芦荟丸、沉香槟榔丸积，或水晶丹积、乌犀丸积，更察虚实疗之。有虫者投使君子丸腹痛、化虫饮腹痛。如心腹痛，吐清水，虫自下，多投二圣丸腹痛。诸疳证皆宜用《局方》五疳保童丸或万应丸常服，化积治疳，仍各投本脏调理之剂。宁心用茯神汤惊悸，调肝用芪归汤，调脾用参苓白术散不乳食，补肺用补肺散咳嗽，补肾用调元素，庶各得其宜，则前证不致再作。〔演山〕积是疳之母，所以有积不治，乃成疳候。又有治积不下其积，存而脏虚，成疳尤重。大抵小儿所患疳证，泄泻无时，不作风候者何？惟疳泻名热泻，其脏腑转动有限，所以不成风候，虽泻不风，亦转他证，作渴虚热，烦躁下痢，肿满喘急，皆疳候虚证。古云疳虚用补虚，是知疳之为疾，不可更利动脏腑。发作之初，名曰疳气。腹大胀急，名曰疳虚。泻痢频并，名曰疳积。五心虚烦，名曰疳热。毛焦发穗，肚大青筋，好吃异物，名曰疳极受病传脏已极。热发往来，形体枯槁，面无神采，无血色，名曰疳劳。手足细小，项长骨露，尻臀无肉，肚胀脐突，名曰丁奚。食加呕哕，头骨分开，作渴引饮，虫从口出，名曰哺露。此皆疳候。又因多食生冷，甘黏肥腻，积滞中脘不化，久亦成疳。治疳之法，量候轻重，理其脏腑，和其中脘，顺其三焦，使胃气温而纳食，益脾元壮以消化，则脏腑自然调贴，令气脉与血脉相参，壮筋力与骨力俱健，神清气爽，疳消虫化，渐次安愈。若以药攻之五脏，疏却肠胃，下去积毒，取出虫子，虽曰医疗，即非治法。盖小儿脏腑虚则生虫，虚则积滞，虚则疳羸，虚则胀满，何更利下？若更转动肠胃致虚，由虚成疳，疳虚证候，乃作无辜，无辜之孩，难救矣。〔薛〕疳者，干也，因脾胃津液干涸而患，在小儿为五疳，在大人为五劳，总以调补胃气为主。

后列诸方，其证候庞杂，不能名为何等疳者，即于通治诸疳方内检之，若证候的与五疳等条下证候对者，即检本疳方，分寒热虚实，择而用之，常须识此，勿令误也。

◎ 肝疳

杨氏云：肝疳者，由乳食不调，肝脏受热所致也。若乳母寒温不调，滋味不节，或外感风寒，内伤喜怒，邪气未散，遽以乳儿，多成风疳。肝者，眼之候，上膈伏热，痰涎壅滞，以致肝风入眼，赤肿翳生，眵泪烂眶，痛痒揉擦，昏暗雀盲，甚至经月合眼，亦名疳眼。外证摇头揉目，白膜遮睛，眼青泪多，头焦发竖，筋青脑热，甲痒筋挛，燥渴汗多，下痢疮癣是也。钱氏以地黄丸主之肾。杨氏以天麻丸、生熟地黄汤主之。曾氏调肝，用芪归汤。

天麻丸　治肝疳、风疳、疳眼。

青黛　川黄连　天麻　五灵脂　夜明砂微炒　川芎　芦荟各二钱　龙胆草　防风　蝉蜕去足。各一钱半　全蝎二枚，焙　麝香少许　干蟾头炙焦，三钱

上为末，猪胆汁浸糕，丸麻子大。每服十丸，薄荷汤下。

生熟地黄汤　治疳眼闭合不开，内有朦雾。

生地黄　熟地黄各半两　川芎　赤茯苓　枳壳炒　杏仁水浸，去皮　川黄连　半夏曲　天麻　地骨皮　甘草炙　当归各二钱半

上剉散。每服二钱，生姜三片，黑豆十五粒，水煎，温服。

芪归汤　治小儿禀赋素弱，豆疮出不快者。及肝虚目视不明。

黄芪一两，蜜水涂炙　当归酒洗焙干　白芍药　川芎各半两　甘草三钱，炙

上件，㕮咀。每服二钱，水一盏，煎七分，无时温服。

〔张涣〕**熊胆天麻丹**　治风疳羸瘦，摇头揉目，百脉拘急。

天麻　羌活　真熊胆　蝉壳　使君子去壳　胡黄连各一两　芦荟　干蟾酥、炙黄，各半两

上件捣，罗为细末，粳米饭和，如黍米大。每服十粒，煎荆芥汤下，量儿大小加减。

乌蟾丹

乌蛇酒浸、去皮骨，炙令黄　干蟾酥、炙黄　蛇蜕皮烧灰。各一两　胡黄连半两

以上，捣罗为细末，次用

真芦荟　麝香　熊胆各二钱半并细研

上件，同拌匀，以粟米饮和，如黍米大。每服十粒，煎薄荷汤下，乳前。

《庄氏家传》治小儿风疳，顺肝气，进饮食。**芦荟丸**

芦荟一钱，别研秤，或只以皂角水磨　草龙胆一两，净洗，剉、焙干秤

上件药一处捣罗为末，用不蛀皂角三梃，以水二升揉汁，用生绢滤去滓，入银器内慢火熬成膏，入前二味药调和得所，丸如绿豆大。每服三丸至五丸，薄荷汤吞下。

《汉东王先生家宝》治小儿风疳，气攻项下生核子。**皂角膏方**

皂角大者一茎，烧存性　糯米一合，炒黑色　草乌头二钱，生　黄皮一钱，炒黑色

上为末。每用不拘多少，以井华水调贴。如未安，须用水精丹取后，用调气、观音、人参散等药补，仍再贴，兼与疳药相间服。

神妙观音散　补虚，调胃气，进乳食，止吐泻，久不进食。

白扁豆微炒　石莲肉炒，去心　人参焙。各一分　茯苓一钱半，焙　甘草炙　香白芷　绵黄芪捶碎，用蜜水拌炙　木香炒。各一钱　神曲二钱

上为末。每服婴孩一字，二三岁半钱，四五岁一钱，用水一药注或半银盏，枣子半片，煎十数沸，服。

人参散　补虚，谓胃气，进乳食，止吐泻。

人参　茯苓　莲肉去心、炒。各一分　黄芪半两，捶，蜜水拌炙　甘草二钱，炙

上为末。每服婴孩一字，二三岁半钱，四五岁一钱，以水一药注或半银盏，入枣子半片，煎十数沸，服。

庄氏第六候头生疮，毛发稀焦，是肝疳方。

肉豆蔻　蟾灰全者。各一个　桔梗炮　茯苓煨　大黄煨。各一两　龙脑　麝香各一钱

上为末，软饭丸，如^①麻子大。粟米饮下三丸。只可两服。

治小儿手足动，眼目不开，有时语笑，或即嗔怒，兼多惊，手指甲青，状形似死，妄称天钓。

---

① 如：原缺，据四库本补。

通神丸

茯苓　龙齿各。煨半两　铅丹　胡黄连各一分　银箔五片　麝香一钱　钩藤一两，煨

上为末，炼蜜丸，麻子大。每十丸，米饮下。<small>庄氏第二十二候用此方</small>

第三风疳，小儿手足拘挛，眼目不开，有时自笑，或嗔怒惊叫，手爪甲青，状似鬼形，已似天瘹。须服**金箔茯苓散**。

金箔五片　茯苓　牛膝　胡黄连各一两　龙骨一分　木香　麝香各一钱

上件为末。每服一字，米饮下，日二服。忌油腻。

◎ 心疳

杨氏云：由乳食不调，心脏受热所致也，盖其血气未定，乳哺有伤，易生壅滞，内有滞热，未得疏通，故心神惊郁，而作惊疳之候。外证身体壮热，脸赤唇红，口舌生疮，胸膈烦闷，小便赤涩，五心皆热，盗汗发渴，啮齿虚惊是也。钱氏，安神丸主之。薛氏，用安神丸以治心，异功散以补脾。杨氏，以茯苓丸、钱氏安神丸主之。曾氏，宁心用茯神汤。

朱砂安神丸　治心疳，怔忡，心中痞闷。

朱砂四钱　黄连　生地黄各半两　生甘草二钱半　兰香叶二钱，烧灰　铜青　轻粉各五分

上为末。干敷上[①]。

茯苓丸　治心疳，惊疳。

茯神　芦荟　琥珀　黄连净　赤茯苓各三钱　钩藤皮　远志肉姜制，焙干　虾蟆灰各二钱　石菖蒲一钱　麝香少许

上为末，粟米糊、丸麻子大。每服十丸，薄荷汤下。

茯神汤　治心气不足，虚而惊悸，日常烦哭。及婴孩生下羸瘦多惊，宜子、母同服，自然有效。

茯神去皮木根，一两　人参去芦　当归去芦尾，酒洗。各半两　甘草炙，

---

① 上：原作"土"，据四库本改。

二钱

上件㕮咀。每服二钱，水一盏，煎七分，无时温服。有微热烦躁，入麦门冬去心同煎。

〔张涣〕**参黄丹**　治惊疳夹热，夜卧惊悸。

干蝎二十一个，微炒　天浆子一十四个，干者，微炒　人参　胡黄连各一两　天竺黄半两，研。以上为细末，次入　青黛　朱砂各一分　龙脑一钱。并细研

上件一处拌匀，炼蜜和，如黍米大。每服十粒，人参汤下，量儿大小加减。

天竺黄丹

天竺黄一两，细研　晚蚕蛾微炒　白僵蚕微炒　川黄连各半两

以上捣罗为细末，次用

朱砂　青黛　麝香各一分，并细研

上件拌匀，粳米饮和，如黍米大。每服七粒至十粒，煎人参汤下，量儿大小加减。

《仙人水鉴》治小儿惊疳。

朱砂丸　五岁至十五岁并宜服之。

朱砂三钱，研　青黛一两，研　黄连　郁金为末　夜明砂用炒焦黑。各半两　麝香　熊胆用冷水一鸡子多，浸一宿。各一钱

上，同研如粉，次入浸熊胆水和为丸，如绿豆大。空心临卧，金银薄荷汤下三丸至五丸。切忌生冷油腻。神效。

《万全方》**真珠散**　治小儿心疳，体热黄瘦。

真珠末　麦门冬去心。各半两　天竺黄　金银箔各研五十片，临和加入诸药末内　牛黄　麝香各细研　胡黄连　甘草炙　羚羊角屑　川大黄炒　当归微炒　朱砂　雄黄　茯神　犀角屑。各一分

上，捣罗为散。每服以茵陈汤调半钱，量儿大小服之。

〔朱氏〕治小儿肚大项小，即是**惊疳方**

钩藤　甘草各二分　人参　瓜蒌各一分

上件为末。以水一茶碗，入药二钱，煎取六合，去滓，重煎，温服。

治五疳八痢心脏热方

芦荟半两，研　轻粉　青黛　香墨　飞罗面各一钱　使君子一个　蜗牛五个，和肉炒焦，细研　麝香半钱

上为末，研细，滴水为丸，芥子大。生地黄汁化下一丸至二丸，薄荷汤亦得。庄氏第九候用此方。

麝香丸　治小儿一切惊疳等病。

草龙胆　胡黄连各半两　木香　蝉蜕上头足，洗净。各一钱　瓜蒂　龙脑　麝香　牛黄各一钱，并各细研

上，猪胆为丸，如桐子及绿豆大。惊疳，或秘或泻，清米饮送下，小儿五七粒至一二十粒。眼疳，猪肝汤下。疳渴焐猪汤下，猪肉汤下亦得。惊风发搐，眼上窜，薄荷汤下一丸，更水研一丸滴鼻中。牙疳疮，口疮，研贴。虫痛，苦楝根汤或白芜荑汤送下。百日内小儿大小便不通，水研封脐中。有虫候，干漆、麝香各少许，并入生油一两点，温水化下一大丸。慢惊勿服。

睡惊丸　治小儿一切惊疳、食积、风痫之证。

使君子五十个烧　香墨枣大一块　金银箔各七片　腻粉二钱

上，先将使君子存性，同墨研细，次入金银箔，乳钵同研，次入腻粉，并麝香少许，研令极细，稀糊丸，如桐子大，阴干。每服一丸，薄荷汤磨下，一岁以下半丸。一名青金丹。极效。

治小儿因吃着患热病奶次腹痛，并及惊风毒奶，便乃下痢吐逆，又名奶疳。

桃仁去皮、尖，炒　胡黄连各半两　沉香　朱砂别研。各一分　金箔五片

上为末，软饭丸麻子大。米饮下五丸，奶汁下亦得。庄氏第十一候用此方。

治小儿胃疳及进食方

胡黄连　芦荟各一分　肉豆蔻一个　槟榔　干蟾炙。各半个　夜明砂半分，炒　朱砂　麝香各半钱

上为末，炼蜜丸绿豆大。一岁一丸，米饮及①乳汁下亦得。如是疳盛，次加二丸至三丸，取下虫屎为验，五日一服。

---

① 及：原作"反"，据四库本改。

桃花丸　治小儿心脏积热生疳。

寒水石一两，用炭火烧，熟研如面细　朱砂半钱，细研，合和如桃花色

上为末，水浸蒸饼丸，如粟米大。冷水下三五丸。服旬日，自然安妙。庄氏第二十四候用此方。

◎ 脾疳

杨氏云：由乳食不节，脾胃受伤所致也。或乳母恣食生冷肥腻，或乳儿过伤，或饭后与乳致吐，或乳多眠久则变为乳癖，腹胁结块，亦为奶疳。外证面黄身热，肚大脚弱，吐逆中满，乏力叫啼，水谷不消，泄下酸臭，合面困睡，减食吃泥是也。钱氏，益黄散主之。杨氏，以灵脂丸同益黄散主之。薛氏，用四味肥儿丸以治疳，五味异功散以生土。曾氏，调脾用参苓白术散不乳食。

益黄散见脾

四味肥儿丸　治呕吐不食，腹胀成疳，或作泻不止，或食积脾疳，目生云翳，口舌生疮，牙龈腐烂，发热瘦怯，遍身生疮。又治小便澄白，腹大青筋，一切疳证。

黄连炒　芜荑　神曲　麦芽炒。各等分

上为末，水糊丸，桐子大。每服一二十丸，空心白滚汤送下。

灵脂丸　治脾疳，食疳。

白豆蔻仁　麦蘖炒　五灵脂　缩砂仁　蓬术煨　青皮去穣　橘红　使君子焙　虾蟆炙焦。各二钱

上为末，米糊丸，麻子大。每服十丸，米汤下。

神效换肌丸　治脾疳肌瘦，潮热盗汗，泄泻糟粕，头大腹急。

川黄连炒　鳖甲酒炙　肉豆蔻煨　使君子面裹煨　神曲炒　麦芽炒。各半两　诃子肉二钱半　麝香五分

上为末，糊丸芥子大。米汤下。

〔张涣〕**木香煎**　治食疳，不知饥饱，积滞内停，腹大脚细，下痢无度。

南木香剉　肉豆蔻去壳。各一两　干蟾二个，酥炙　胡黄连　使君子去壳　五灵脂各一两

以上捣罗为细末，次用

巴豆七个，去皮心膜，纸裹出油，细研　麝香一分，细研

上件同拌匀，滴水于石臼中捣一二百下，和如黍米大。每服二粒至三粒，温生姜汤下，乳食后，看儿大小加减。

槟榔丹　能食不生肌肉，宜常服。

槟榔面裹，炮面干为度　木香　胡黄连各一两　代赭石一分，研

以上各捣罗为细末，次用

香墨烧存性，细研　麝香研细。各一分

上件通拌匀，糯米饮和，如黍米大。每服十粒，煎橘皮汤下，食后，量儿大小加减。

肉豆蔻丹　肌瘦夹积，常服尤佳。

肉豆蔻去壳　使君子去壳　青橘皮炒黄。各一两　牵牛子炒黄，一分

以上捣罗为细末，次入　芦荟一分，研　麝香一钱，研

上件一处拌匀，用糯米饮和，如黍米大。每服十粒，生姜汤下，食后，量儿大小加减。

《圣惠》木香丸　治小儿食疳，腹中多痛，大肠或痢，鼻痒干瘦，时有体热。

木香　胡黄连　蟾头炙令焦黄　麝香　芦荟　青黛　雄黄各细研　香墨　熊胆各一分　使君子半两

上件药捣，罗为末，炼蜜和丸，如绿豆大。每服以粥饮下五丸，量儿大小，以意加减。

诃黎勒丸　治小儿食疳，水谷不消，心腹胀满，好吃泥土，肌体瘦弱。

诃黎勒皮三分　肉豆蔻一枚，去壳　青黛　麝香　芦荟　朱砂各细研　熊胆研入。各一分

上件药捣，罗为末，都研令匀，用酒煮粳米饭和丸，如黍粒大。每服以粥饮下三丸，日二服，量儿大小，增减服之。

桃花散　治小儿食疳，腹胀。

桃花一分　干蟾涂酥炙令黄　肉豆蔻去壳　青黛细研　赤芍药　紫笋茶各半两

上件药捣，细罗为散，每服以温粥饮调下半钱，看儿大小，临时加减。

《孔氏家传》治小儿脾疳方

胡黄连　使君子　五味子　槟榔各一钱　南木香半钱

上为末，粟饭、丸如绿豆大。饭内与五七丸，日三服。

大胡黄连丸钱氏　治一切惊疳，腹胀虫动，好吃泥土生米，不思饮食，多睡吼啀，脏腑或泻或秘，肌肤黄瘦，毛焦发黄，饮水五心烦热。能杀虫进饮食，兼治疮癣，常服不泻痢。啀，泥如切，饮呕声。

胡黄连　黄连　苦楝子各一两　白芜荑去扇、半两，秋初三钱　干蟾头烧存性，研，一分　麝香另研，一钱　青黛另研，一钱半　芦荟另研，一分

上，先将前四味为细末，猪胆汁和为剂，每一丸如胡桃大，入巴豆仁一枚置其中，用油单纸一重裹之，同米一升许，蒸米熟为度，入后四味为丸，少入面糊，丸如麻子大。与十丸或十五丸，清米饮下，食后临卧，日三服。

大芜荑汤又名栀子茯苓汤　治黄疸，土色为热，为湿当小便不利今反利者，知黄色为躁，胃经中大热，发黄脱落知膀胱、肾俱受土邪，乃湿热之证，鼻下断作疮者土逆行，营气伏火也，能乳者胃中有热故也，喜食土者胃气不足，面色黑者为寒为痹，大便青属寒褐色，血黑色热蓄血中间黄色肠胃有热，治法当滋营润燥，内除寒热，外致津液。

山栀　黄连　麻黄　羌活　柴胡　茯苓各三分　黄柏　甘草炙。各二分　大芜荑　白术各五分　防风一分　当归四分

上件，剉如麻豆大。作一服，水一盏半，煎至一盏，去渣，稍热服，食前。

治小儿脾疳面黄多睡手足浮肿方

桑白皮焙　汉防己焙　人参　茯苓　胡黄连炮　麝香各一分

上为末，炼蜜丸，如麻子大。用米饮下五丸，一日二服。庄氏第十候用此方。

〔庄氏〕第二候脚细肚高，胸前骨生，爱吃泥土酸咸，日久通身黄，时时吐逆下痢，腹内疼痛，是脾疳，宜服。

虎睛一对，焙　牛黄　朱砂　麝香各一分　桔梗半两，煨

上为末，炼蜜丸。生姜汤下三丸至五丸。

治小儿脾疳泻血肚大气喘方

丁香　白术　龙脑　干蝎　胡黄连　夜明砂炒。各一分

上为末，软饭丸，米粒大。芜荑汤下。

治小儿通身黄瘦，大小便结涩，脾所召也。

汉防己炒　甘草炙。各一两　桑白皮　木通　木香各半两　槟榔一个
胡黄连一分

上为末。每服一钱，水七分盏，生姜少许，煎至五六分，分温
二服。庄氏第十五候用此方。

治小儿疳气，进饮食。

黄芪散

黄芪　五味子　厚朴姜汁炙　白术　苍术　芍药　甘草炙　陈橘
皮　干姜　干蝎　当归各一两　木瓜二两

上为末。每服半钱，米饮调下。

〔丹〕小儿吃泥。

石膏　黄芩　陈皮　茯苓　甘草　白术

上为散。煎服。

〔经〕治小儿吃泥及膔肚。

腻粉一分，用砂糖搜丸如麻子大。空心米饮下一丸，泻出土，
瘥。膔，如掌切，胀也。

〔庄氏〕第十九候爱餐生米面炭砖瓦，是脾胃疳。

芦荟丸治小儿惊风五疳

芦荟　胡黄连　牛黄　天竺黄　草龙胆　茯苓各半两　龙脑　麝
香　人参　川大黄　雄黄各一分　生犀屑，二分

上为末，炼蜜丸，绿豆大。每服三丸，薄荷汤下，温酒亦得，
化下亦无妨。

小儿脾疳常吃泥土，日久遍身通黄，医人不识，或呼为阴黄，
宜服**虎睛丸**

虎睛一个　牛黄二钱　桔梗　麝香　胡黄连各一钱

上件为末，炼蜜为丸，麻子大。每服三丸，食前米饮下，日
二服。

◎ 肺疳

杨氏云：由乳食不调，壅热伤肺所致也。肺主乎气，鼻乃肺所通，其气不和，则风湿乘虚，客于皮毛，入于血脉，故鼻下两傍，赤痒疮湿，名为鼻疳。其疮不痛，汁所流处，随即生疮，亦名疳匿。外证咳嗽喘逆，壮热恶寒，皮肤粟生，鼻疮流涕，咽喉不利，颐烂吐红，气胀毛焦，泄痢频并是也。钱氏，主补脾生肺，以益黄散主之。杨氏，以清肺饮、化匿丸、钱氏阿胶散主之。薛氏，用清肺饮以治肺，益气汤以生金。曾氏，用补肺散。

地黄清肺饮　治肺热疳匿，咳嗽气逆，多啼，壮热恶寒。

桑白皮炒，半两　紫苏　北前胡　防风　赤茯苓　黄芩　当归　天门冬去心　连翘　桔梗　生地黄　甘草炙。各二钱半

上剉散。每服二钱，井水煎，食后服。次用化匿丸。

化匿丸

芜荑　芦荟　青黛　川芎　白芷梢　胡黄连　川黄连　虾蟆灰各等分

上为末，猪胆汁浸糕糊丸，麻子大。每服二十丸，食后临卧，杏仁煎汤下。其鼻，常用熊胆泡汤，小笔蘸洗，俟前药各进数服，却用青黛、当归、赤小豆、瓜蒂、地榆、黄连、芦荟等分，雄黄少许，细末，入鼻敛疮。

补肺散　治久患咳嗽，肺虚气促，有痰恶心。

阿胶一两半，剉、炒　白茯苓　马兜铃去老梗　糯米各半两　杏仁二十一粒，汤泡，去皮、尖　甘草四钱，炙

上剉。每服二钱，水一盏，煎七分，无时温服。

〔张涣〕**麝香丹**　治小儿肺疳，皮毛枯燥，咳嗽上气。

胡黄连一两　半夏半两，汤洗七遍　紫苏子微炒　五味子各一分　干蟾一枚，涂酥、炙微黄

以上捣罗为细末，次用

麝香细研　芦荟细研　朱砂细研。各一分

上件一处拌匀，以枣肉和，如黍米大。每服五粒至七粒，米饮下，量儿大小加减。

灵砂丹　因嗽成疳，最宜服之。

人参半两，去芦　甜葶苈研　五灵脂　胡黄连各一分

以上捣罗为细末，次用

辰砂半两，细研　麝香细研　芦荟细研　杏仁麸炒，去皮、尖。各一分

上件一处拌匀，以粳米饮和，如黍米大。每服十粒，煎人参汤下，量儿大小加减。

五灵脂丹　久嗽恐成疳，常服尤佳。

五灵脂半两　蟾头一枚，涂酥炙微黄　蝉壳微炒　款冬花各半两

以上捣罗为细末，次用

青黛细研　雄黄细研。各一分

上件药一处拌匀，糯米饮和，如黍米大。每服十粒，煎人参汤下，不拘时候，量儿大小加减。

《万全方》治小儿肺疳不欲乳食，时复腹痛。**胡黄连丸**

胡黄连　当归焙微炒　诃黎勒皮　木香各半两　青橘皮汤浸，去白穰，焙　紫苏子　杏仁汤浸，去皮、尖，麸炒微黄。各一分　麝香一钱，研入

上件捣，罗为末，用粟米饭和丸，绿豆大。每服三丸，以粥饮下，量儿大小加减。

〔张国材〕**肺疳方**

真珠七十粒　辰砂半钱　人参　甘草各二钱　麝香半字　轻粉五钱匕　白附子一个

上件，先将人参、甘草剉碎炒熟，白附子炮碾末，次研入真珠、辰砂、麝香、轻粉匀毕。每服半钱或一字，用金银薄荷煎汤调服，日进一服，食后。只三服，其肺疳立愈。

〔庄氏〕第三候，鼻下赤烂，爱揉眼，兼血痢，是肺疳，乃因吃着乘热物或病奶所损心肺，加之咳嗽，更以服凉冷药过多，便上热下冷，渐渐昏沉，日夜烦哭。

龙脑　朱砂各一分　钩藤　玄参各一两　胡黄连炮，半两　麝香一钱

上为末，炼蜜丸，如黄米大。米饮下三丸至五丸。

治小儿头项细，心腹胀满，皮肤干皱，毛发焦黄，鼻下赤烂，口舌生疮，泻痢不止，日渐羸瘦。

大蟾一个，去四足，劈开腹、去肚肠，入胡黄连一两，和在内，线缝合，以湿

纸三重裹，用泥固济四面，令干，微火，出阴气，更用炭三斤，烧令通赤，即焦，候冷，净去泥土，细研如粉　麝香　熊胆　芦荟各半两

上，一处细研如泥，面糊丸，如麻子大。米饮下三丸，乳汁亦得，三岁以上加丸。

理小儿五疳八痢，腹胀羸瘦，头发焦干，口鼻生疮。

黄连　白芜荑与黄连同炒焦　夜明砂用水淘五次，焙。各一两

上为末，獖猪胆汁和丸，如绿豆大。三丸至五丸，不计时候，麦门冬熟水下。如久患疳气服药无效，或腹胀气促不能饮食，米饮下，取出疳虫，即瘥。庄氏第八候用此方。

◎ 肾疳

杨氏云：由乳哺不调，脏腑伏热所致也。凡甘味入于脾而动虫，虫动则侵蚀脏腑，遂使孩提心下扰闷，若上蚀齿龈则口疮出血，齿色紫黑，下蚀肠胃则下痢肛烂，湿痒生疮，疗治不早，精髓消耗，难以有瘳，虫者䘌也，目为湿䘌，多因疳伤久痢，肠胃受湿得之。状如狐惑伤寒齿蚀之证，或以走马命名，盖齿属肾，肾主虚，才受热邪，疳气直奔上焦，故以走马为喻，初作口气，名曰臭息。次第齿黑，名曰崩砂。盛则龈烂，名曰溃槽。热血迸出，名曰宣露。甚者齿皆脱落，名曰腐根，其根既腐，纵得全活，齿不复生。外证，脑热肌削，手足如冰，寒热时来，滑泄肚痛，口臭干渴，齿龈生疮，爪黑面黧，身多疮疥是也。钱氏，地黄丸主之。仍当于生脉散中多加黄芪以补肺。曾氏，用调元散。

调元散　主禀受元气不足，颅囟开解，肌肉消瘦，腹大如肿，致语迟行迟，手足如分。同神色昏慢，齿生迟，服之效。

干山药去黑皮，五钱　人参去芦　白茯苓去皮　茯神去皮根　白术　白芍药　熟地黄酒洗　当归酒洗　黄芪蜜水炙。各二钱半　川芎　甘草炙。各三钱　石膏

上碎。每服二钱，水一盏，姜二片，枣一枚，煎七分，无时温服。如婴孩幼嫩，与乳母同服。

九味地黄丸　治肾疳。

熟地黄四钱五分　赤茯苓　山茱萸肉　川楝子　当归　川芎　牡

丹皮　山药　使君子肉二钱

上为末，蜜丸桐子大。每服八十丸，空心温酒下。

〔张涣〕**熊胆散**　治急疳虫伤脏腑，上蚀口齿，生疮赤烂，世呼为走马疳。

莨菪子炒、令微黑　虾蟆灰　白矾各半两　生硫黄一分

以上捣罗为细末，次用：

熊胆半两，细研　麝香　雄黄　芦荟各一分，并细研

上件药一处拌匀，为细末。每服一字，煎荆芥汤调下。如有疮处宜傅之。如鼻痒，即取少许逐日吹鼻中，日三两上。

熊胆膏　截急疳病。

真熊胆半两，研　蚺蛇胆为末　芦荟研　牛黄研。各一分　龙脑　麝香各一钱，并研细

上件药都细研，以井华水一小盏搅和匀，以瓷器盛，重汤慢火熬成膏。每服一豆大，薄荷汤化下，兼涂患处。

立圣膏　治急疳侵蚀。

人乳汁半合　黄矾一栗大　白矾一枣大　石胆一豆大

上件药都研细，以绵裹，内乳汁中浸经一宿，看汁有味，慢火熬成膏。每用少许涂于口里。如鼻中有疮，滴入少许。若有肿处，先以三棱针刺破，除去血，然后即涂此药。

二金散　治急疳毒盛。

砒霜一分　麝香半两

上件药，先将砒霜去纸上炒过，后入麝香同研令细。每用一字，以鸡羽掠在疮上，日使三两度，随时展去药，无令咽津。

治小儿肾疳并疝气偏坠寒热方

没药炮　甘草各二分　硫黄　木香炮　胡黄连各一分

上为末，用蒸枣肉丸，如麻子大。苁蓉汤下三丸，可两服。庄氏第七候用此方。

◎ 通治五疳方

五疳保童丸　治小儿乳食不择冷热，好餐肥腻，恣食甘咸，脏腑不和，生疳。

青黛　苦楝根皮　夜明砂　五倍子　芦荟　黄连　龙胆草　白芜荑　干蟾各一分　麝香少许　蝉蜕去嘴爪，一分　猪胆大者、五个，拌诸药，焙

上件，粟米煮糊为丸，如麻子大。一岁见三丸，不拘时，米饮下，日三服。忌猪肉。

大芦荟丸　治疳杀虫，和胃止泻。

胡黄连　黄连　白芜荑去扇　芦荟　木香　青皮　白雷丸破开赤者、不用　鹤虱微炒。各半两　麝香二钱，另研

上为末，粟米饭丸，绿豆大。每服一二十丸，米饮下。

愚按：前方，肝脾疳积，食积发热，目生云翳，或疳热颈项结核，或耳内生疮，肌体消瘦，发热作渴，饮食少思，肚腹膨胀，或牙龈蚀落，颊腮腐烂，或阴囊玉茎生疮，或胸胁小腹作痛，并效。内青皮以龙胆草代之，麝香不用，尤效。

芦荟丸曾氏　主五疳、八痢、蛔虫，脏腑虚弱，身体瘦悴，头发焦疏，腹胀青筋，小便白浊，渴水无度，洞泄不时，榖食难化，遍身疮疥，神色干燥。此药大能养胃壮气，止痢，除虫，长肌。

南木香　丁香各二钱半　诃子去核取肉　肉豆蔻各半两　使君子肉　芦荟各四钱　枣子肉一两，薄切，用瓦盛，慢火，焙干

上，除使君子肉薄切，于乳钵内极细杵，仍将前南木香等四味湿面裹煨，至香熟取出，地上候冷，去面剉焙，同枣肉、芦荟为细末，再入乳钵同使君子肉杵匀，炼蜜丸作麻仁大。每服三十丸至五十五丸，温米汤送。须是空心服之。儿小，米汤化服。

万应丸　治诸疳证胃口有热，饮食不进，头发作穗，面色萎黄。

五倍子去内虫屑　胡黄连　青皮去白　陈皮去白　黄柏　神曲　麦芽净洗，焙干　三棱炮、剉　莪术炮、剉　芜荑　槟榔　龙胆草　川楝子肉　使君子各一两

上，除槟榔不过火、麦芽二味外，余十二味剉碎，炒令微焦色，候冷，同前槟榔、麦芽，研为细末，水煮面糊丸，麻仁大。每服三十丸至五十丸或七十丸，温米清汤无时送下，或空心。儿小者丸粟谷大，粒数下法同前。

《博济方》至圣青金丹　治小儿一十五种风疾，五般疳气，变

蒸寒热，便痢枣花粪，脚细肚胀，肚上青筋，头发稀疏，多吃泥土，挦眉毛，咬指甲，四肢羸瘦，疳蛔咬心，泻痢频并，饶惊多嗽，疳蚀口鼻赤白疮，疳眼雀目，悉皆能治。

青黛上细好者，二分，研，《良方》三分　雄黄二分，研细，《良方》二两　龙脑少许，研，《局方》一字　朱砂一分，研，《良方》一钱　腻粉一分，《良方》一钱　胡黄连二分，《良方》二两　熊胆一分，用温水化入药，《良方》一钱　白附子二枚，《良方》一钱，《局方》二钱　芦荟一分，研，《良方》一钱　麝香半分，研　蟾酥一皂子大，《局方》一字　铅霜少许，《良方》皆同，《局方》一字　水银一皂子大，《局方》一钱，同腻粉研不见星

上件一十三味细研杵，罗为末，后再都入乳钵内细研令匀，用獗猪胆一枚取汁熬过，浸蒸饼少许，为丸如黄米大，曝干，于瓷器内收、密封，或要，旋取。每服二丸，各依汤使如后。小儿患惊风天吊，戴上眼睛，手足搐搦，状候多端，但取药一丸，用温水化破，滴入鼻中，令嚏喷三五遍后，眼睛自然放下，搐搦亦定，更用薄荷汤下二丸。小儿久患五疳，四肢瘦小肚高，挦眉吃土，咬指甲，发稀疏，肚上青筋，粥饮下二丸。小儿变蒸寒热，薄荷汤下二丸，化破服。小儿久患泻痢，米饮下二丸。小儿久患疳蛔咬心，苦楝子煎汤下二丸。小儿患鼻下赤烂，口齿疳虫，并口疮等，用儿孩子奶汁[①]研二丸，涂在患处。小儿患疳眼雀目，用白羊子肝一枚，以竹刀批开，纳药二丸在肝内，以麻缕缠定，用淘米泔水内煮令熟，空腹吃，仍令乳母常忌毒鱼、大蒜、鸡、鸭、猪肉等。此药，若小儿常隔三两日吃一服，永无百病，不染横夭之疾，凡有患，但与服，必有功效。

《灵苑》红丸子　治五疳，肥孩儿。

郁李仁一百粒，用温水浸，去皮、尖　坯子胭脂一分　麝香半钱，别研

上，先研郁李仁细烂，次入胭脂、麝香同研，用粳米饭为丸如麻子大。每服三丸至五丸，一日三服，用薄荷汤下，量儿大小，临时加减丸数。

〔谭氏〕虾蟆丸　治五疳羸瘦，毛发稀疏，揉鼻咬甲，好食泥

---

① 儿孩子奶汁：即谓男孩母乳。

土，腹大颈细，痢如泔淀，乳食不消，小便白浊。

绿矾半斤，为末　枣一升半，去核

上，先用醋五升，并矾煮枣熟后，入黄连四两、诃子去核二两、使君子二两、夜明砂二两、干虾蟆四个烧灰存性，同捣碎，入前药内搅匀，直到干焦为度，再杵罗为末，枣肉丸，如黍米大。三四岁每服三十丸，米饮下，乳食前。

〔张涣〕**夜明丹**　治五疳腹胀，目涩多睡。

夜明砂一两，微炒　胡黄连　草龙胆　苦楝根各半两　干虾蟆五个，烧存性，并为细末，后用　芦荟　青黛　麝香各细研，一分

上件一处拌匀，粳米饭和丸如黍米大。每服十粒，米饮下，不拘时候，量儿大小加减。

〔刘氏〕**金蟾丸**　治小儿五疳羸瘦，合面卧地，筋青脑热，吐泻无度，浑身壮热，口舌生疮，痢下脓血，心腹胀满，喘促气急，乳食全少，多啼呕逆，饮食不化，或时憎寒，多涕咳嗽，鼻下赤烂，十指皆痒，蚀于唇齿，生疮出血，肛门不收，毛发焦黄。但是疳疾，神效。

干虾蟆五个，烧灰　胡黄连　宣连　鹤虱　肉豆蔻　苦楝根白皮　雷丸　芦荟　芜荑　雄黄一分，飞过

上为末，面糊为丸，绿豆大，雄黄为衣。每服十五丸，饭饮下。

〔张氏〕**香蟾丸**　治五疳杀虫，消肚膨，止痛，住泻痢，生肌肤。

干虾蟆酥炙黄色　大黄连洗，去须　芜荑仁　芦荟

上件等分为末，猪胆面糊为丸，如桐子大。每服四十粒，用饭饮吞下，不拘时，一日二服至三服。忌生冷宿食毒物。

〔庄氏〕**五疳丸**

熊胆　芜荑去皮。各一钱　麝香一字　胡黄连别杵为末，一分　大干蟾用上截去脾，剉碎，入在瓶内，盐泥固济，以炭火烧通赤，取出停一夜，取药研为细末，秤一分

上件，先将芜荑研极细，次入麝香，次入胡黄连、蟾，研末令匀，倾出，却研熊胆以沸汤熔化，再入前四味更研令匀，糊为丸，如绿豆大。每服三四岁十丸，四五岁十五丸，米饮下，食前服。

〔王氏〕**保童丸** 治五疳，消化宿滞，进食长肌，肥孩儿。

胡黄连 草龙胆末，炒紫色。各半两 使君子 木香 芦荟细研。各一钱 大麦蘖半两，巴豆三七个，去皮心，同麦蘖炒令蘖紫色，去巴豆不用，以蘖为末 川苦楝一分，炒紫色

上为细末，同研令细，用醋糊为丸，如绿豆大。每服十粒至十五粒，米饮下，不计时候。此药，大治小儿疳腹胀。

〔吴氏〕**黄芪饮子** 治小儿五疳，或伤脾腹胀，发黄，时时壮热，头上虚汗，日渐黄瘦，或泄泻。

绵黄芪一两 人参 陈皮微炒，不去白 白茯苓 白槟榔极大者 甘草炙。各半两 肉豆蔻一个，小者

上为粗末。每服三钱，水一大盏，慢火煎至七分，滤去滓，时时与服，温吃。

《赵氏家传》治小儿五疳，退黄，荣肌肤，解积热，压惊，消饮进食。

使君子二十一个 胡黄连半两 五灵脂 蟾头炙令焦。各一分 麝香半钱，研 芦荟 熊胆各研，二钱

上为末，烧粟米饭为丸，绿豆大。每服二十丸，米饮下。

治小儿五疳，面色黄瘦，身体壮热，吃乳食不能消化，眼目涩痛，及胸膈痰涎，爱食酸咸，常多泻痢。

胡黄连 母丁香 黄连微炒，去毛 芦荟 熊胆研。各半两 麝香一分，细研 蟾头一枚，涂酥炙焦黄

上为末，用牛胆和丸，绿豆大。如患心藏疳，煎芜荑甘草汤下三丸。食疳泻血或赤白痢，新汲水下三丸。吐逆不止及水泻，生姜汤下。眼疳，羊子肝血与酒和，看多少微煎，下三丸。庄氏第四候用此方。

脂连丸 治五疳潮热，腹胀发焦。

胡黄连半两 五灵脂一两

上为末，獖猪胆汁丸麻子大，米饮下。

◎ 冷热疳

疳之新者为热疳，面黄脸赤，骨热盗汗，鼻干口臭，唇焦烦渴，

心躁惊悸，情意不乐，若疳之久者为冷疳，目肿腹胀，便利不定，泻粪肥腻，或似油珠，烦渴黄瘦。热疳病多在外，冷疳病多在内。又有冷热二证交互，非新非久，不内外因者。

〔治冷疳〕**木香丸**

木香　青黛另研　槟榔　肉豆蔻去皮。各一分　麝香另研，一钱半
续随子一两半，炒　虾蟆三个，先用绳系、晒干、烧、存性

上末，蜜丸如绿豆大。每服三五丸至一二十丸，薄荷汤下，食前。

汤氏云：小儿冷疳，多渴，好卧冷地，烦躁啼叫，饮食不进，渐成羸瘦，其候难明，有若热证，但大便滑泄，百药不效是也。因女子，百药俱试而无偶中者，竟与钱氏木香丸，不数服而愈。自后凡有此证，无不获验。

〔治热疳〕**胡黄连丸**

胡黄连　黄连各半两　朱砂一分

上，上二物为细末，研入朱砂末，都填入猪胆内，用淡浆于砂铫子内悬胎煮①一饭时久取出，研入芦荟、麝香各一分，饭丸如麻子大。每服五七丸至一二十丸，米饮下，食后。一方，加虾蟆半两，不烧。

〔治冷热疳〕**如圣丸**方见疳泻

◎ 无辜疳

巢氏：儿面黄发直，时壮热，饮食不生肌肤，积经日月，遂致死者，谓之无辜。言天上有鸟名无辜，昼伏夜游，洗濯小儿衣②席，露之经宿，此鸟即飞从上过，而取此衣与小儿着，并席与小儿卧，便令儿生此病。《圣惠》小儿无辜，脑后有核如弹丸，捏之反下转是也，凡小儿有此物，如禽兽舌下有禁虫，若不速去，当损其命。此核初生软而不痛，中有虫如米粉，得热气渐长大，大则筋结定，定即虫随血气流散，所有停留，子母相生，侵蚀脏腑，肌肉作疮，或

---

① 悬胎煮：使填入药物之猪胆在铫内呈浮悬状态，不着铫底。

② 衣：原作"夜"，据四库本改。

大便泄脓血，致使小儿渐渐黄瘦，头大发立，手足细弱，从兹夭折
也。夫小儿无辜疳痢者，大腹，泄痢脓血，毛发皮肤枯槁，肌体日
渐瘦羸，肠胃既虚，痢无时节，故名无辜疳痢也。汉东王先生云：
小儿无辜疾者，古云天上有一鸟，名无辜，因晒小儿衣物失取过夜，
遇此鸟过、尿之，令儿啼叫，诸病所生，日渐黄瘦者非也。此盖是
八邪所伤得之，其八邪者，饥、饱、劳、役、风、惊、暑、积，谓
之八邪，久则令人日渐黄瘦，吃食不长肌肉，夜间多哭，身上或发
微微壮热，多渴，吃食不知饥饱，或生疮癣是也。朱氏八片锦歌：
孩子无辜气，多因母作为，若人能慎护，安得见尫羸，惊薄成风疾，
暄寒作气瘵，须交除病乳，莫更着重衣，吃食无令早，能言不怕迟，
论中八不许，胸起力频微，头皮光哲哲，毛发薄离离，肝壅侵双眼，
脾黄入四肢，浑身生瘾疹，遍体是疮痍，泻痢无休歇，憎寒少定时，
绣球全不顾，竹马岂能骑，白晕眸中现，清涎口畔垂，斗牙须咬甲，
举手要拘眉，夜夜餐瓜果，朝朝食土泥，胃伤肠肚胀，肺盛喘何疑，
饮食无休歇，耽眠似醉迷。

肥儿丸　治小儿脑后项边，有物如弹子，按之转动，软而不痛，
名无辜疳。久服神效。

胡黄连　神曲炒　麦蘖各五钱　槟榔三钱　木香二钱　肉豆蔻面裹煨
使君子肉各二钱半

上为细末，蒸饼丸如黍米大。用米饮，食远服。

《圣惠》鳖甲散　治小儿无辜疳，项细肚大，毛发干立作穗。

鳖甲三分,涂醋炙黄,去裙襕　槟榔三颗　沉香　漏芦　牛蒡子微炒
使君子　赤芍药　诃黎勒皮　甘草炙微赤,剉。各半两

上件捣，罗为散。每服一钱，以水一小盏，煎至五分，去渣，
不计时候，量儿大小分减温服。

〔张涣〕**蝎虎丹**　截疳祛毒。

干蝎虎雄者，微炙，一枚　蜗牛壳　兰香根　淀花各一分。以上捣罗为
细末，次入　雄黄水磨者细研　麝香细研。各一分　龙脑半分,细研

上件通拌匀，煎米醋打白面糊，和如黍米大。每服十粒，煎脂
麻汤下，乳食后。

香甲汤　截疳辟邪。

漏芦一两　沉香剉　牛蒡子微炒　诃黎勒皮微炮　安息香　鳖甲涂酥炙黄，去裙襕　乳香研。各半两

上件捣，罗为细末，同乳香拌匀。每服一钱，水八分，入人参少许，煎四分，去滓放温热服，量儿大小加减。

〔张涣〕无辜疳痢**玉粉散**　定痢截疳。

胡粉一两　白龙骨　水磨雄黄各研，微炒　楮木根白皮　漏芦　白马夜眼洗净，焙干。各半两

上件捣，罗为细末，都拌匀。每服一字至半钱，以鸡卵清调下，乳食前。

二肝丹　治无辜疳痢不止。

地胆草　菖蒲一寸九节者　漏芦各一两　胡黄连　地榆各半两

以上捣罗为细末，次用

鸡肝薄切　猪肝同入盐少许，用诸药煮肝熟。各一两

上件，同于石臼中捣一二百下成膏和丸，如黍米大。每服十粒，麝香汤下，食前，量儿大小加减。

梅肉散　治无辜疳渴利不止，眼出障翳，身体浮肿。

乌梅肉炒干　绵黄芪　干葛各一两　川黄连　栝楼根　干姜炮　甘草炙。各半两

上件捣，罗为细末。每服一钱，水一盏，煎至六分，去滓放温，时时与服。

蓝叶汤　治无辜疳，血痢不断。

蓝叶一两　地龙　人参去芦头　乌梅肉　冬瓜仁　黄连　赤茯苓　蜗牛壳微炒。各半两

上件捣，罗为细末。每服一钱，水一小盏，煎至六分，去滓温服，乳食前。

天灵丹　治无辜疳，痢久不瘥。

天灵盖一个　干蟾一两，烧灰　胡黄连　莨菪子水淘去浮者，炒令黑色。各半两　砒霜一分，同天灵盖、湿纸三五重裹，胶泥固济，于大炭火上烧令通赤，取出候冷。以上都捣罗为细末，次入　麝香一分

上件都拌匀，软饭和丸，如黍米大。每服五粒，乳汁下，量儿大小加减服之。

温脏汤 治小儿无辜疳痢久不止，手足逆冷。

肉豆蔻去壳　干姜炮。各一两　龙骨　当归　厚朴去粗皮，涂生姜汁炙令香熟。各半两　附子一枚，重半两，炮，去皮、脐　茅香半分，剉

上件捣，罗为细末。每服一钱，水八分一盏，入生姜三片，煎至五分，去滓温服，乳食前。

朴附丹 治无辜疳痢，赤白相杂。

厚朴涂生姜汁炙令香熟　诃黎勒皮面裹、炮。各一两　附子一枚，炮，去皮、脐　龙骨　乌梅肉　赤石脂各半两

上件捣，罗为细末，炼蜜和丸，如黍米大。每服十粒，米饮下，乳食前。

人中白散 治小儿无辜疳气，寒热积滞不化，腹肚胀痛。

人中白一分　麝香半分　虾蟆涂酥炙焦　芦荟各半两

上件药细研为散。每日空心及晚后，用熟水调下半钱。服后当下恶物。量儿大小，加减服之。

朱砂丸 治小儿一切无辜疳，黄瘦腹痛，或痢有虫，冷之与热悉主之。

朱砂一分，细研。一方用三分　菖蒲　漏芦各一两　雄黄一分，细研。一方用三分　干蟾一枚，醋炙令黄　麝香一两，细研。一方用一分，《万全方》亦用一分

上件药捣，罗为末，都研令匀，用粟米饭和丸，如麻子大。每服以粥饮化下二丸，空心午后各一服，随儿大小，以意加减。

决明子丸 治小儿冷热无辜疳，或时惊热，或时夜啼，大便青黄白汁，头热身热，头发作穗，四肢黄瘦，不多食物。

用马蹄决明子二两，捣、罗为末，炼蜜和丸，如麻子大。每于食后，以熟水下三丸，更量儿大小，加减服之。

漏芦散 治小儿无辜疳，肚胀或时泻痢，冷热不调。

用漏芦一两，捣细，罗为散。每以猪肝一两，散子一钱，盐少许斟酌，以水煮熟，空心顿服，粥饮下。

漏芦丸 治小儿无辜疳痢，羸弱不欲饮食。及腹内虫动作，多吐清水。

漏芦二两　猪肝煿干　楮株根白皮剉，各一两

上件药捣，罗为末，炼蜜和，捣一二百杵，丸如弹子大。每服以温水研一丸，不计时候，量儿大小，分减服之。

《圣惠》又方　用地胆子一两，捣细，罗为末，每服一钱，以猪肝一两，入盐少许煮熟，无时，量儿大小，分减食之。

治小儿无辜疳痢不止方

上用没石子二枚，炒令赤黑色，捣细，罗为散，以面半匙，和作饼子，煿熟，却研为末。不计时候，以粥饮调下半钱，量儿大小，加减服之。

《外台》备急治小儿 ① 无辜疳痢方

当归　龙骨　黄连　人参　没石子　甘草炙。各一两

上六味捣散，蜜丸。服三丸，日再，以瘥为度。大小增减量之。

《外台》救急疗小儿瘦头干无辜兼痢方

上用马齿苋捣绞汁，服三合，以瘥止。

《子母秘录》治小儿无辜痢赤白兼成疳方

上用胡粉熟蒸，熬令色变，以饮服之。

《传验》治一岁至两岁小儿无辜病方

上用夜明砂熬捣为散，任意拌饭并吃食与吃。三岁，号干无辜。

◎ 五疳出虫方

《圣惠》五疳久而不瘥，则腹内有虫，肌体黄瘦，下痢不止，宜服药出之，则疳气渐退。其虫状如丝发，或如马尾，多出于腹背及头项上，若虫色黄白及赤者，可治，青色者，不可疗也。

《颅囟经》朱砂丸　治孩子疳痢，辨虫颜色，定吉凶。

朱砂半石莲大　阿魏如朱砂大　蝙蝠血三两滴　眉酥少许

上细和，少许口脂调。先桃柳枝煎汤浴儿，后看儿大小，以绿豆大填儿脐中，后用纸可脐中贴之。用青衣盖儿，看虫出来，黄色轻，青黑色重。

《圣惠》干蟾丸　治小儿五疳及惊风出虫，定生死。

干蟾一枚，五月五日者良　蛇蜕皮一条，火煅　谷精草二两，花前药同入

---

① 儿：原脱，据四库本补。

罐子内，以盐泥固济，晒干，烧令通赤，放冷研细　胡黄连　瓜蒂　母丁香三味同为末　牛黄　龙脑　朱砂　雄黄　芦荟　天竺黄　麝香各一分　青黛半两

上件药都入乳钵内研令极细，用獖猪胆汁煎面糊和丸，如绿豆大。一二岁儿以温米泔半合化下五丸。服药后以桃柳汤浴儿，着青衣，盖疳虫当出衣上及眉毛鬓边，如细麸片子，或如糁面尘毒，黑色者难治，黄白色易治。仍宜粥饮下二丸，日三服。甚者，半月内瘥。

麝香丸　治小儿五疳瘦弱，毛发干焦，口鼻多痒，有虫。

麝香　芦荟　粉霜　朱砂各一分　蟾酥一白豆许　皂荚三寸，烧灰　蛇蜕皮五寸，烧灰　蝙蝠三个、取血，拌入药末

上件药都细研，以油熔蜡和丸，如小豆大。先以桃柳汤洗儿，后用药一丸涂于脐中，上以醋面封之。良久，即虫出，黄白赤者易治，黑者难疗。

芦荟丸　治小儿五疳，四肢干瘦，腹胀气粗，频揉鼻眼，宜服此出虫。

芦荟　牛黄　蝉壳各一分　腻粉　粉霜　硫黄　麝香各一钱　田父一枚，烧烟似绝、便住　青黛半两　巴豆十粒，去皮心膜油　蛇蜕皮一条，烧灰

上为极细末，令匀，以粳米饭丸，如绿豆大。每服以温水下二丸。良久，煎桃柳水浴儿后，以青衣盖遍身，当有虫出，白黄色者可治，青黑者难治。

出虫丸　治小儿五疳久不瘥，羸瘦极甚。

朱砂　麝香　牛黄　蜗牛子炒　夜明砂炒　熊胆各一分　蟾酥半钱

上件药都细研，以面糊和丸，如绿豆大。每服，以温水下三丸。更别以水研一丸滴向鼻中，得嚏五七声。良久，当有虫随汗出，立效。

干蟾丸　治小儿五疳出虫。

干蟾一枚，烧灰　天灵盖灰半两　麝香半分　蝉壳去足，炒　鳖甲酥炙黄焦，去裙襕，各一分

上件药为细末，每用烧饭和丸，如绿豆大。二岁以下以蛤粉汤

下一丸，三岁以上至五岁二丸。服药后，续以桃柳汤浴儿，后用青衣盖之，当有虫子出，赤白者轻，黑者重。

熊胆丸　治小儿五疳出虫。

熊胆　朱砂　麝香　蚺蛇胆　蛜蝛炒　瓜蒂各半两

上件药为极细末，入研了药，令匀，用獖猪胆汁和丸，如绿豆大。先用桃柳汤浴儿了，用粥饮下三丸。以青衣盖，当有虫出也。

定命散　治五疳有虫。

干虾蟆一枚，烧灰　蛇蜕皮炒　蝉壳各一分

上件为极细末，入麝香末半钱研匀。但是一切疳，至午时后以暖水调下半钱，一二岁即服一字。后煎桃柳汤，放温浴儿了，便用青衣盖，当有虫出，即效。

青黛丸　治五疳体热，干瘦发立，鼻痒有虫，不欲饮乳。

青黛　芦荟　人中白各半两　猪牙皂角　蝉壳各半分　麝香一分
胡黄连三分　蟾涎　人乳汁各少许

上件为末，五月五日午时修合，以粽子肉、枣肉，及蟾涎、乳汁丸，如黍米大。以桃柳汤浴儿后，以米饮下三丸。后着青衣裹儿，看身上有虫出，青黑者不堪，白黄赤者易瘥。

〔钱乙〕胡黄连麝香丸　治疳气羸瘦，白虫作。

胡黄连　白芜荑各一两半　麝香一钱　黄连　木香各半两　辰砂一分

上末，面糊丸，如绿豆大。米饮下五七丸，至三五岁可十五丸，无时。

〔钱乙〕榆仁丸　治疳热瘦悴有虫，久服充肥。

榆仁　黄连各一两

上为末，用猪胆七枚，破取汁，与药同和，入碗内，甑上蒸九日，每日一次，候日数足，入研麝香半钱，汤浸蒸饼和丸，绿豆大。每服五七丸至一二十丸，米饮下。

◎ 蛔疳

小儿①食乳饭早，食肉太早，或肠胃停蓄甜腻，化为蛔虫，皱眉

---

① 儿：原作"芫"，铜驼本"芫"旁刊"儿"字，据改。

多啼，呕吐清沫，腹中作痛，肚胀青筋，唇口紫黑，摇头齿痒是也。玉诀歌：恶哭痰青蛔咬心，涎生积冷痛难任，每餐甜物并时果，致得虫生病转深。先用使君子散、芦荟丸取蛔，后温脾胃。

使君子散　治小儿疳蛔。

使君子十个，瓦上炒，为末　甘草胆汁浸一夕　白芜荑各一分　苦楝子五个，炮，去核

上末之。每服一钱，水煎服。

芦荟丸　治小儿疳蛔。

芦荟　安息香　胡黄连　枳壳麸炒。各一钱　使君子三七个，炒　芜荑一分　定粉一钱半　麝香少许

上末，獖猪胆糊丸，如绿豆大。五七丸，米饮吞下。

〔张涣〕**三根散**　治蛔疳虫动，啼叫不止，每至月初间尤甚，状如神祟。

贯众根　棠梨根　醋石榴根各一两　栗刺　故绵　干漆各半两

上件药六味，并烧灰存性，捣，罗为细末。每服一钱，用水八分，煎四分，去滓放温服，不拘时候。

除毒丹　此方治蛔疳不瘥，传染兄弟姊妹。

鬼臼一两，去毛　苦参剉　青葙子　草龙胆各半两　硫黄　绯绢　干虾蟆　白矾各一分

上件药并烧灰存性，捣，罗为细末，炼蜜和，如麻子大。每服十粒，磨沉香汤下，量儿大小加减。

猪肚丹　治小儿疳瘦盗汗，多倦少力，大便有虫，曾经大效。

川黄连拣净　胡黄连　木香各一两　羌活　芦荟　肉豆蔻　鳖甲酥炙，去裙襕　白芜荑各半两

上件捣，罗为细末，用獖猪肚一个，洗刮令净，先以好香白芷二两，内肚中蒸极熟，去白芷不用，却入诸药，缝合再蒸如泥，取出同猪肚捣二三百下，成膏，丸如黍粟大。每服十粒，米饮下，不拘时候，量儿大小加减。

谷精丹　治诸病下虫如丝发，或如马尾，甚者，便至夭伤。

谷精草三两，入瓶子纳盐泥固济，用慢火煨通赤为度，取出　干蟾三枚，五月五日取者，用酥炙黄　皂荚三寸，烧灰　胡黄连　瓜蒂　母丁香各半两

以上捣罗为细末，次入　粉霜　芦荟　麝香各一分。并细研

上件都拌匀，用猪胆汁和如黍米大。每服十粒，米泔放温下，量儿大小加减。

桃柳汤　服诸药后用此法助之。

桃枝二两　柳枝二两

上件并剉碎，以水两大碗，煎数沸，通手浴儿，甚佳。浴儿毕，用一青衣服盖之，疳虫自出，为验。

小儿合地，面无颜色，啼声乍高，状似心痛，往往口干，发动有时，医人不识，妄呼见祟，不知小儿曾吃生肉，肉化为虫，此方大效。

苦楝丸

苦楝根　鹤虱　朱砂各一两　槟榔三个　麝香一钱

上末，面糊丸，如小豆大。每服三丸，白汤下，日三服。忌毒物。

下虫丸　治疳蛔诸虫。

新白苦楝根皮酒浸，焙　绿包贯众　木香　桃仁浸，去皮，焙　芜荑焙　鸡心槟榔各二钱　鹤虱炒，一钱　轻粉五分　干虾蟆炙焦，三钱　使君子五十，取肉，煨

上为末，面糊丸，麻子大。每服一二十丸，天明清肉汁下。内加当归、川连各二钱五分。

◎ 脊疳

虫食脊膂，身热羸黄，积中生热，烦渴下利，拍背如鼓鸣，脊骨如锯齿，或十指皆疮，频啮爪甲是也。

《圣惠》金蟾散　治小儿脊疳，头大项细，四肢黄瘦，肚大胸高，毛发干立。

蟾一枚、大者，涂酥、炙令焦黄　夜明砂微炒　桃白皮　樗根白皮　地榆　黄柏各剉　诃黎勒煨，用皮　百合　白芜荑微炒　人参去芦头　川大黄剉碎，微炒　黄连去须，各三分　胡粉三钱　丁香三七粒　槟榔一分

上件药捣，细罗为散。每服、用粥饮调下半钱，日三服。

地骨皮丸　治小儿脊疳，渐渐黄瘦，以手指击之，背如鼓响，

脊骨高是也。此因奶热所致。

地骨皮 紫参 黄芪剉 川大黄剉碎，微炒 郁李仁汤浸，去皮、尖，微炒。各半两 龙胆去芦头 子芩 枳壳麸炒微黄，去瓤 木香 猪苓去黑皮 海蛤细研。各一分

上件药捣，罗为末，炼蜜和丸，如绿豆大，每服以温水研下五丸，日三服，量儿大小加减服之。常得微利为效。

杀疳丸 治小儿脊疳，日渐羸瘦，腹中有虫。

没石子 瓜蒂 鹤虱并细研，各半两 蟾头炙令焦黄 芦荟 青黛并细研，各半两 麝香细研 腻粉研入。各一分

上件药捣，罗为末，以糯米饭和丸，如黍米大。每服，以粥饮下五丸，日三服，量儿大小，以意加减。

芦荟丸 治小儿脊疳，腹内有虫上攻，背膂脊骨渐高，肌体羸瘦。

芦荟 青黛 朱砂 麝香各细研 熊胆研入 胡黄连 贯众 地龙微炒 黄连去须 蝉壳微炒，去足 雷丸各半两 虾蟆一枚，涂酥炙，令焦黄

上件药捣，罗为末，用蜗牛肉研和，丸如麻子大。每服，以粥饮下五丸，日三服，量儿大小，增减服之。

青黛丸 治小儿脊疳，四肢瘦弱，腹胀壮热，头发干疏，时时烦渴，脊骨如锯。

青黛 朱砂各细研 夜明砂微炒 定粉各一分 蟾酥研入 熊胆细研 羚羊角屑 犀角屑。各半分 黄连半两，去须 麝香一钱，细研

上件药捣，罗为末，用软饭和丸，如绿豆大。每一岁以粥饮下二丸。

第五脊疳，十指爪甲痒痛，头发焦干，肚腹虚鸣，脊骨如锯，时时下痢，状如青淀，或脓或血。

朱砂丸

天灵盖炙，一个 柴胡 白术 麝香各一钱 槟榔一个

上件，枣肉为丸，如麻子大。每服三丸，米饮枣汤下。

〔朱氏〕治小儿脊疳泻血不止方

定粉 好枣十个，捣碎 头发少许，剪碎

上件为团，塼衬，火煅通赤，细研。米饮下半钱。

〔庄氏〕治小儿久下血不止谓之历脊疳方

用穿山甲，米醋浸炙，为末。每服一钱，米饮调下，食空服。

◎ 脑疳

胎中素夹风热，生下乳哺越常，头皮光急，满头饼疮，脑热如火，发结如穗，遍身多汗，腮肿囟高是也。

《仙人水鉴》小儿三岁以下，多睡卧合面在地者，便是脑中疳气，宜服此方。

黄葵花　菊花　釜下墨　消石　柏叶各等分

上为散，吹入鼻中，永不合面卧地也。吹鼻中有恶物似泥泄数条，即便是脑中疳气，此是杀人之本。

小儿脑疳，乳母宜服此方。

柏叶　松叶　黄葵花　鼓子花　鳖甲　虎骨　槟榔　大黄各二两

上并生为末，与醋三升煎膏，丸如绿豆大。每日空心，饮下三丸，效。

《药性论》治小儿脑疳方

上，研芦荟不以多少，为细末。每用少许吹鼻中，杀脑疳鼻中痒。

《圣惠》牛黄丸　治小儿脑疳，身热发枯。

牛黄　芦荟各细研　熊胆研入　胡黄连　木香　犀角屑。各一分　龙脑　麝香各细研　蟾酥研入。各半分　青黛细研，半两

上件药捣，罗为末，都研令匀，以面糊和丸，如黄米大。每服以温水下五丸，日三服，量儿大小，以意加减。

龙脑丸　治小儿脑疳，羸瘦烦热。

龙脑　麝香　雄黄各一钱　胡黄连末　牛黄　朱砂　熊胆　芦荟　干虾蟆灰。各一分

上件药都研令如粉，以水化熊胆和丸，如麻子大。若硬，更入糯米饭同丸。每服用薄荷温汤下三丸，日三服，量儿大小，以意加减。

吹鼻龙脑散　治小儿脑疳，鼻塞头痛，眼目昏暗，羞明怕日。

龙脑　麝香各细研少许　蜗牛壳炒令黄　虾蟆灰　瓜蒂　黄连去须　细辛各一分

上件药捣，细罗为散，入瓷合内贮之。每取少许，吹于鼻中，每日两上用之。

治小儿合面卧地多睡，或气急面黄，哭声高叫，或心痛口干，盖是因曾吃生肉如此，腹内有虫方。

鹤虱二分　茯苓一两，煨　木香一分　苦楝根三两　桧株根半两

上先将二味根，用水一斗煎成膏，然后将三味为末，搜和成丸黍粒大。每服三五丸米饮下。庄氏第十三候用此方。

第七脑疳，鼻下赤烂，身心烦躁，鼻内生疮，头发自落，日夜痛无休歇，状似鬼形。

安息丸

安息香　丁香　胡黄连　麝香　雄黄各一钱　肉豆蔻　金银箔各五片

上末，炼蜜丸，如麻子大。每服三丸，米汤下。

龙胆丸　治脑疳脑热疮。

龙胆草　升麻　苦楝根皮焙　赤茯苓　防风　芦荟　油发灰各二钱　青黛干　黄连净。各三钱

上为末，獖[1]猪胆汁浸糕糊、丸麻子大。薄荷汤下。仍以芦荟末入鼻。

◎ 干疳

身体壮热，或时憎寒，舌涩口干，睡多盗汗，皮肤枯燥，发立毛焦，乳食虽多，肌肉消瘦，四肢无力，好睡昏昏，日往月来，转加尩瘁，是其候也。瘦瘁少血，舌干多啼，其病在心。目不转睛，虽啼无泪，其病在肝。身热尿干，手足清冷，其病在肾。声焦皮燥，大便干结，其病在肺。搭口痴眠，胸脘干渴，其病在脾。

《仙人水鉴》独治干疳方

天灵盖　生鳖甲　波斯青黛　黄盐以上各一分。陶隐居云，北海黄盐草

---

① 獖：原作"豮"，据修敬堂本改。

粒粗，以作鱼鲊及咸菹

上并同研令细。日服一字，空心熟水下。若是湿疳，不治，干疳，治之不过三服，神效。

《圣惠》天竺黄散　治小儿干疳，心藏烦热，眼目赤涩，皮肤干燥，夜多盗汗，羸瘦不能乳食。

天竺黄半两　牛黄　雄黄　朱砂　芦荟　麝香各细研　蟾头炙令焦黄　胡黄连　犀角屑　木香　甘草炙微赤，剉　钩藤各一分　龙脑一钱，细研

上件药捣，细罗为散，都研令匀。每服，以温水调半钱，日三服，量儿大小，以意加减。

治小儿干疳体瘦烦热眠卧不安方

牛黄　雄黄　芦荟　青黛各细研　丁香　黄连去须　熊胆研入　蛇蜕皮灰　天竺黄　天浆子微炒　犀角屑。各一分　胡黄连半两　蟾酥半钱，研入　麝香一钱，细研

上件药捣，罗为末，更研令匀，以炼蜜和丸，如绿豆大。每服，以粥饮下三丸，

日三服，量儿大小，以意加减。

青黛丸　治小儿干疳，肌体羸瘦，皮毛干焦，发歇寒热，昏昏多睡。

青黛三分，细研　牛黄　芦荟　朱砂　麝香　雄黄各细研　胡黄连　蛇蜕皮灰　龙胆去芦头　蝉壳微炒。各一分　蟾一枚，涂酥炙焦黄

上件药捣，罗为末，都研令匀，用面糊和丸，如黍米大。每服以粥饮下三丸，日三服，量儿大小，临时增减。

牛黄丸　治小儿干疳，烦渴壮热，皮肤枯燥，日渐羸瘦。

牛黄半钱，细研　雄黄细研　黄连去须　芦荟　天竺黄各一分　龙脑　麝香各一钱，细研　甘草半分，炙微赤，剉

上件药捣，罗为末，都研令匀，用糯米饭和丸，如绿豆大。每一岁，以粥饮下一丸。

胡黄连丸　治小儿干疳，瘦弱不能乳食，发立脑干，肌体柴瘦。

胡黄连末，半两　朱砂　波斯青黛　芦荟各三分　麝香一分　蛇蜕皮一条，烧灰　蟾酥一杏仁大

上件药，都研为末，用猪胆一枚，取法酒[1]一盏和药末，都于铫子内熬如膏，丸如绿豆大。五岁至七岁，以粥饮下五丸，日三服，三岁以下三丸。

青黛散　治小儿干疳，日久不瘥，骨立形枯，诸治无效者。

青黛　朱砂　芦荟　地龙　夜明砂各微炒　干虾蟆灰　熊胆各一分　麝香二分

上件药，都细研为散。每服半钱，空心以粥饮调下，更用少许药吹入鼻中。后以桃枝汤看冷热浴儿，衣盖，有虫子出为效也。

牛黄丸　治小儿干疳，体热羸瘦，心神烦躁，少得眠卧。

牛黄细研　朱砂细研，水飞过　子芩　犀角屑各半两　麝香一分，细研

上件药捣罗为末，都研令匀，以糯米饭和丸，如麻子大。每服，用粥饮下三丸，量儿大小，增减服之。

按：干疳既是五脏之涸，则当以人参白术散、加减八味丸之类补而濡之，若专恃以上诸丸药，恐无愈理。

◎ 内疳

《圣惠》云：小儿乳食不消，心腹虚胀，眼目涩痒，体热皮枯，肠胃不调，痢下五色，渐渐羸瘦，虫蚀肛肠，日月弥深，痢转不止，故号内疳。钱氏云：疳在内，则目肿腹胀，利色无常，或沫青白，渐瘦弱，此冷证也，宜使君子丸。

使君子丸　治脏腑滑，及疳瘦下痢，腹胁胀满，不思乳食，常服安虫补胃，消疳肥肌。

厚朴去粗皮，姜汁涂炙，半两　使君子去壳，一两，面裹煨　陈皮去白，一分　甘草炙，剉，半两　诃子半两，半生半煨，去核　青黛半两，是兼惊及带热渴者，宜此方，如只脏腑不调，不用青黛

上为细末，炼蜜和丸，如小鸡头大。每服一丸，米饮化下，儿生百日以上、三岁以下服半丸，乳汁化下。元方，无青黛。

---

[1] 法酒："法"，《尔雅·释诂》："法，常也。"法酒，盖循通常方法制成之酒，即乃酒之常品。

东垣厚肠丸　治小儿失乳，以食饲之，不能克化，或生腹胀，四肢瘦弱，或利色无常。

陈皮　半夏　苍术　人参各三分　麦蘖　枳壳　曲末各五分　青皮　厚朴各二分

上为细末，面糊丸，如麻子大。每服二十丸，温汤送下。忌饱食。

〔张涣〕金粟丹　治腹大疳瘦，好吃泥土，泄利不调。

干蟾五枚，酥炙焦黄　川黄连夏用二两，冬用一两　母丁香　厚朴姜汁制　草龙胆各一两　夜明砂微炒　蝉壳洗　诃子皮微炮。各半两

以上捣罗为细末，次用

好朱砂细研，水飞　青黛研，各一两　好麝香半两，研

上件一处拌匀，用炼蜜一半、白面糊一半，和如黍米大。每服十粒，米饮下，不拘时候，量儿大小加减。

《本事》芎朴丸　治小儿疳瘦，泻白水，腹胀。

芎劳　厚朴各一两　白术半两

上为细末，炼蜜丸，如小弹子大。每服一丸，米饮化下，三岁以下半丸。

小儿腹大泄泻，水谷不化，吃食不知饥饱，累效。

神曲炒　麦芽炒　三棱　青皮　香附　山楂　厚朴　甘草　藿香　枳实　地黄　砂仁　黄连　枣子各等分

上为末。白汤调下，量儿加减。

《圣惠》木香丸　治小儿内疳，乳食不调，心腹胀满，肌肤羸瘦，下痢无常。

木香　蝉壳微炒，去足　麝香细研　黄连去须　黄丹微炒　熊胆研入　夜明砂微炒　干蟾涂酥，炙微焦。各一分　赤石脂半两　肉豆蔻一颗，去壳　田父半两，炙令微黄

上件药捣，罗为末，用水浸蒸饼丸，如麻子大。每服，以温粥饮下二丸，量儿大小，以意加减。

芦荟丸　治小儿内疳，四肢羸瘦，腹胀鼻痒，皮肤干燥，下痢不常。

芦荟　雄黄各细研　没石子　蝉壳微炒，去足　蛇蜕皮灰　丁

香　熊胆研入。各一分　麝香细研　蟾酥研入。各一钱　黄连半两，去须

上件药捣，罗为末，炼蜜和丸如黄米粒大。每服以粥饮下三丸，日三服，别研一丸，吹入鼻中，量儿大小，以意加减。《圣惠》又收治疳痢。

麝香散　治小儿内疳，下痢不止，肌体消瘦，诸治未瘥。

麝香　芦荟各细研　蛇蜕皮灰　夜明砂微炒　蜗牛壳　黄连去须，微炒　没石子各一分　黄丹　定粉各微炒，一两　诃黎勒半两，煨，用皮

上件药捣，细罗为散，都研令匀。每服以粥饮调下半钱，早辰午后各一服，看儿大小，加减服之。

胡粉丸　治小儿内疳，下痢不止，昏沉多睡。

胡粉微炒　青黛细研。各半两　黄连末，一两，微炒　麝香一钱

上件药同研令细，以猪胆一枚取汁、和丸如黄米粒大。不计时候，以粥饮下五丸，量儿大小以意加减。

《谭氏殊圣》宝命丹　治内疳。

皂角一两，炙令焦黑色，去皮为末，三分　巴豆二七个，去心膜，细研，新瓦上出油了，用之　雄雀　儿粪二钱

上细末，以粟米饭丸，绿豆大。空心，温水下三丸。

◎ 外疳

钱氏云：疳在外，则鼻下臭烂，自揉鼻头，上有疮，不着痂，渐绕耳生疮，今分走马疳、口齿疳、鼻疳、眼疳，罗列诸方如下。

◎ 走马疳

走马疳，疳蚀之极也，乃五脏蒸热上攻，甚即遍沿作崩砂候，牙边肉肿烂，口内气臭，身微有潮热，吃食不得，齿缝出鲜血，常动摇似欲脱，肉烂自漏落。治之先以淡淡盐汤洗口内，即下紫金散掺之，一日三次，揩杀牙边肉内虫。如大段甚，即下秋霜散掺之，然后将朱砂膏、牛黄膏、天竺黄散、夹调理，此茅先生法。或以天竺黄散夹地黄膏亦好，此《惠眼》法。如此调理即安。如调理不退，先落齿一两三个，即死不治。相次面光发①，腮漏儿见骨而殂。《形证论》

————————————

① 面光发：即下文"面色光浮"之谓。

先与退脾肺风热，宜吃槟榔散五七服后，用此药贴断上。以大枣一个，砒少许，去枣核，入砒在内，烧灰存性，临卧时贴断上，数次效。〔曾〕凡得此候，多因气虚受寒，及有宿滞留而不去，积温成热，虚热之气上蒸。或食甘酸咸腻之物，而脾虽喜甘，积滞日久，蕴热上熏于口。致齿焦黑烂，间出清血，血聚成脓，脓臭成虫，侵蚀口齿，甚致腮颊穿破，乳食不便，面色光浮，气喘热作，名走马疳。治之之法，先去积热，用当归散合三棱散，水姜枣煎服，次投芦荟丸、玉露饮，及以温盐水灌漱，或软鸡翎蘸盐水拂洗，略拭干，仍以烧盐散、内金散、密陀僧散傅之。若经久不愈者，传于唇之上下，乃成崩砂证，或穴发满腮，齿落骨露，饮食减少，气促痰鸣，必致危矣。

紫金散茅先生名黑铅散　治小儿走马疳。

黄丹　蛇床子炒，令黑　地龙炒令黑。各半两　青矾一分，煅过

上末。每服一字，揩牙断上，一日三次揩。

秋霜散　治小儿崩砂。

好砒半两　白矾四分

上，用水三分一盏，先煎水令蟹眼沸来，便下砒煅，水干为度。即下白矾末同煅干为末，取出，入好麝香少许，好坯子少许，同拌合为末。每使一字，用鹅毛点拂牙断上，一日三四回拂，即愈。

《惠眼》秋霜散　治崩砂齿断欲落。

粉霜　砒霜　白矾各一钱

上为末，用北艾一大团裹定上件药末，以石灰渗艾上后用碗盛，发火烧尽，细研。以手捻少许，揩齿上，用盐汤漱口。烧时，以盏子盖定，恐走了药气。

乳香丸　治走马牙疳如神。

乳香　轻粉　砒研。各五分　麝香少许

上，先将乳香研细，入轻粉麝砒，共再研匀，用薄纸一韭叶阔，去药内按过，揉纸少许、丸如黄米大。临卧，将药填在患处，至明则愈。忌食酱醋盐等物。

〔钱乙〕**龙骨散**　治疳口疮，走马疳。

砒霜　蟾酥各一字　粉霜半钱　龙骨一钱　定粉一钱半　龙脑半字

上，先研砒粉极细，次入龙骨再研，次入定粉等同研。每用少许傅之。

上方，皆犯砒，非极不用。

《仙人水鉴》治小儿走马疳虫透损骨者方

上，用天南星一枚，当心剜作窍子，安好雄黄一块在内，用大麦面煨，候雄黄熔作汁，以盏子合定，出火毒一宿，去面研为末，入好麝香少许，扫在疮上，验。

《集验方》治小儿走马疳

上，用蚕蜕纸不计多少，烧成灰存性，入麝香少许，贴患处，佳。

〔茅先生〕小儿崩砂方

鸡内金　芦荟　白矾火煅　乳香　地龙　麝香

上各少许为末，候小儿睡着，以药末掺牙龂上。

定命散　治小儿走马疳。

白矾　绿矾各等分，炒一大钱

上同研匀，用大麦面五钱，荽葱一寸研烂，将面同搜和，软硬得所为饼子，将研匀者药裹在中心，用文武火烧存性，于地坑内出火毒一宿，又研如粉，入铅霜二钱同研令细。每服一剜耳许，揩牙上一二遍。

蟾灰散　治小儿走马疳。

干虾蟆一个大者，烧存性　五倍子各一钱　麝香少许

上同研。蜜水调涂齿根上，未止，更用之。

圣散子　治小儿走马疳。

胆矾　龙胆草各一两

上同于瓦瓶中煅烟尽，略存性。贴疮上。

生金散　治小儿走马疳。

天南星一个重一两者　绿矾一两

上，先安排南星在干地上，用矾与南星同处，四边以灰火烧，烟尽为度，取出后研如粉，入当门子一粒，先含浆水洗，贴之。

《刘氏家传》李琬麝香散　治小儿走马急疳，口臭牙齿损烂及攻蚀唇鼻腮颊，累治未效者，可用此方。

麝香一钱，真者　黄柏一两，去皮，杵末　青黛半两，上好者　雄黄一分，飞研

上件，杵研极细。如有患者，先以绵缠箸，擦却齿上蚀损死肌，以软帛拭去恶血，量疮大小干掺，日夜五次用之。或血盛并多、不定者，加定粉半两同研，用如前法。

黑神散

龙胆草剉　青胆矾

上等分，用甘锅子一个，先入胆矾在内，次入龙胆草，用盐黄泥固济，留一眼子，周迴用炭火烧至眼子上烟断为度，放冷取出研细，入麝香少许。如有患人，看疮内大小，干擦贴之立效，牙疼干擦，牙根有鲜血出并肿烂牙，擦之即愈。

〔**孔氏**〕**无比散**　治小儿走马疳。

麝香一分，别研　真蟾酥　绿矾各半分　胆矾　没药各二分

上四味，一同用大砖一口，凿中心作窍穴子，勿令透地，便安四味药在穴中，周迴用红着炭三斤烧过，取出同麝香再研匀。如有患者，以鸡翎微湿沾药末，扫于小儿齿上，立效。

《王氏手集》治小儿走马疳，口鼻生疮，牙龈肿烂，诸药不能治者。

槲叶十片，干者　麝香少许

上以芦荟为末，水调涂叶上，炙干，又涂又炙，凡涂炙数遍，为末。疮湿干掺。

安师传走马疳药方此疳齿中不住血出多

上用蚕蜕纸烧灰止血，时间令住，若用地骨皮中嫩处为末贴之，便永止。

〔**曾氏**〕**烧盐散**　治走马疳牙根肉溃烂黑臭。

橡斗子不拘多少

上每用大者两个，入盐满壳，盖作一合，或五六个至十数个，安在火内和盐烧透，取出地上，以瓦碗盖定存性，候冷入麝香少许，乳钵内极细杵匀。每以半钱涂搽患处。常收，用小瓦合盛贮，勿使纸裹，盖能作润。

内金散　治牙根肉臭烂黑色，有虫作痛。

鸡内金即鸡膍内粗皮，阴干，一两　白芷　铜青各半两　麝香一字

上，前三味剉晒或焙，为末，仍以麝香乳钵内同杵匀。每用一字或半钱，干擦患处，先用温盐水灌漱后傅药。

密陀僧散　治走马疳齿焦黑烂。

密陀僧一两　轻粉五十帖　麝香一字

上件为细末，同轻粉、麝香乳钵内杵匀。每用半钱，擦患处。

走马牙疳神效方

干姜、白矾、枣子烧焦存性，为末。傅患处。尿桶中白焙干为末，入冰片少许。揩牙立效。

上自《水鉴方》以下不犯砒，为妥。

治走马牙疳，用溺桶中白垢、火煅过，每一钱入铜绿三分、麝香一分半，傅之立愈。

红铅散　治走马疳。

绿矾不以多少，色鲜明者，入干锅，用炭火烧，锅赤倾出，以好酒洒拌匀，再入锅，如此数遍，色红，研作细末，入麝香少许。先以温浆水洗漱净，用指蘸药，有疳处贴之。

〔**演山**〕**兰香散**　治小儿走马疳，牙齿溃烂，以至崩砂出血齿落者。

轻粉一钱重　兰香子一钱，末　密陀僧半两，醋淬，为末

上研如粉。傅齿及龈上立效。

议曰：婴孩受病，证候多端，良由气郁三焦，疳分五脏，内有肾经常虚，得疳，名之曰急，以马走为喻，治疗颇难，此等一证，初作口气，名曰臭息。次第齿黑，名曰崩砂。盛则龈烂，名曰溃槽。又盛血出，名曰宣露。重则齿自脱落、名曰腐根。其根既腐，何由理之，今将秘方具述于后。

傅齿立效散

鸭嘴胆矾一钱匙，上红，研　麝香少许

上研匀。每以少许傅牙齿龈上。又一方，用蟾酥一字，加麝和匀。傅之。

议曰：血之流行者荣也，气之循环者卫也，变蒸足后，饮食之间，深恐有伤于荣卫而作众疾，其或气伤于毒，血伤于热，热毒攻

之，虚脏所受，何脏为虚，盖小儿肾之一脏常主虚，不可令受热毒，攻及肾脏，伤乎筋骨，惟齿受骨之余气，故先作疾，名曰走马，非徐徐而作。所宜服药甘露饮、地黄膏、化毒丹、消毒饮，其外证以前件立效散，及麝酥膏傅之，切忌与食热毒之物。此疳不同常证，乃系无辜有作，医宜深究，保全为上，若用常方，难拟愈活。

独活饮子　治肾疳臭息候。

天麻　木香　独活　防风　麝香少许，为细末研和入

上各二^①钱重，为末。每服一钱匕，小者半钱，麦门冬熟水调下。

三黄散　治肾疳崩砂候。

牛黄　大黄　生地黄　木香　青黛

上等分，为末。每服一钱匕，熟水调服。

人参散　治肾疳^②溃槽候。

肉豆蔻炮　胡黄连　人参　杏仁炒　甘草炙

上件各等分，为末。每服一钱匕，小者只半钱，温熟水调服。

槟榔散　治肾疳宣露候。

木香　槟榔　人参　黄连　甘草炙

上等分，为末。每服一钱，小者半钱，熟水调服。

黄芪散　治肾疳腐根候。

黄芪蜜炙　牛黄　人参　天麻　全蝎炒　杏仁炒　白茯苓　川当归　生地黄洗　熟干地黄洗

上等分，为末。每服一钱，小者半钱匕，煎天门冬熟水调服麦门冬亦得。

地骨皮散　治肾疳龈腭牙齿肉烂腐臭，鲜血常出。

生干地黄半两　真地骨皮　细辛各一分　五倍子炒令焦，二钱重

上件为细末。每用少许傅之，频有^③功效。吃不妨。

议曰:《本经》所载疳证有五，谓五脏所受，故得其名，今述肾

---

① 二：原脱，据四库本补。集成本作数。

② 疳：原脱，据修敬堂本补。

③ 有：原作"与"，据修敬堂本改。

疳一脏有五证候者，最为要急，不可同常。此疾共陈有五种候传，迅疾可畏，乃知走马之号不诬。初发之时，儿孩口臭上干，胃口气息臭郁。渐进损筋，断肉生疮，或肿或烂，其齿焦黑。又进从牙槽内发作疮疱，破溃脓烂。又进热逼筋脉，时时血出，其热注久，牙断腐坏，槽宽齿脱。六七岁孩，落尽不复更生，岂可治疗，今以妙方，宜速与传变而理，不待疾作而后药也。

〔茅先生〕朱砂膏　治小儿惊积惊热。

朱砂半两　硼砂　马牙硝各三钱　真珠末一钱　玄明粉二钱，并别研　龙脑　麝香各一字

上件各为末，于一处拌和合用，好单角起，不久其药自成膏。如小儿诸般惊，用药一黄豆大，常用金银薄荷汤少许化开下。如遍身潮热，用甘草煎汤下。狂躁恶叫，用生地龙自然汁化下。一腊及一月日内小儿，不便①下药，可用药使乳调，涂在奶上，令牙儿吃奶吮下。

〔茅先生〕牛黄膏　治小儿膈热及诸热，镇心解毒。

川郁金半两，用皂角三寸、巴豆七粒、水一碗，铫内煮干，不用皂角、巴豆　马牙硝　甘草炙。各半两　朱砂一钱　硼砂　寒水石各一分　龙脑　麝香二味，随意入

上件为末，炼蜜为膏，芡实大。每服一丸，麦门冬熟水化下。

天竺黄散　治小儿诸热。

天竺黄　川郁金用皂角水煮干　茯苓去皮　麦门冬各半两　蝉蜕去足　全蝎去土，十四个　白僵蚕各十四个　甘草一两，炙　朱砂一分　龙脑　麝香随意所入

上件各净洗，研、罗为末。每服半钱、一钱，用蜜熟水调下。

三解牛黄散　治小儿潮热、实热。

白僵蚕　全蝎去土炙　防风　白附子　川黄芩　桔梗　川大黄　甘草炙　白茯苓　人参　川郁金用皂角水煮干

上前件，各等分为末，各净洗细研。每服半钱、一钱，用薄荷、蜜、熟水调下。

---

① 便：原作"通"，据修敬堂本改。

《惠眼》**地黄膏**

天竺黄散一名金朱饮子　二方并见初生门重舌条。

《形证论》**槟榔散**

槟榔　大黄蒸　青皮各二钱五分　黑牵牛一钱　木香少许，炮

为细末。薄荷、蜜水调下一钱。

当归散潮热　**三棱散**宿食　**芦荟丸**本门通治条　**玉露饮**积热

◎ 口齿疳

《圣惠》云：其候唇口痒痛，牙齿峭黑，舌上生疮，脑中干热，断肉赤烂，颊肿齿疼，热毒熏蒸，口多臭气。

按：此即走马疳之轻而慢者，《圣惠》形容似太过。治法宜清胃散、甘露饮内服，外用五倍子炒黑、绿矾烧红、人中白等分，入米片少许揩牙，或加槟榔末杀虫亦得。

《谭氏殊圣》**治小儿大人牙疳诸恶疮方**

黄丹飞过　乳香　白矾飞　坯子胭脂各一钱　轻粉　麝香少许

上件为细末。看疮大小，临时用药，先用浆水洗疮净上药，干掺。

《聚宝方》**黄矾散**　治大人小儿齿龂宣露，骨槽风，小儿急疳龂肉烂，恶肿痛。

黄矾一两，研入甘锅，烧通赤　生干地黄　梧桐律　川升麻各半两干虾蟆头二枚，炙焦

上五味，为末。每用半钱干贴，良久吐津，甘草水漱口，一两服立效。一方，用熟干地黄及蟆头烧灰。

《刘氏家传方》治小儿口中疳疮，皆下部有虫，烧大麻子烟熏之。

《庄氏家传》**治小儿牙疳坏烂方**

百药煎　坯子胭脂

上各等分，为细末，罗过。贴患处。

《吴氏家传》**青霞散**　治小儿口齿疳。

虾蟆一个，烧灰　甘草炙　青黛各一分

上研为细末，更入真麝少许。或儿满口有疮臭烂落下牙齿者，

以鸡翎扫上立效。

凡用，先以盐汤漱口了，干拭用。

安师传治小儿口齿并喉疳疮如白膜者

用轻粉黄丹等分，乳汁和，涂疮上。实时如壳退下。

治小儿疳蚀动唇齿及疮生方

蟾头一个，大者，烧灰　麝香半钱

上研匀如粉。掺于疮上立效。

治小儿唇口及齿根宣露牙断生疮臭烂方

葶苈炒　胡黄连各二钱　黄丹半两

上为末。每半钱于牙龈上贴之，不得咽津。庄氏第十二候用此

秘方治牙疳腐烂及下疳疮

海巴白者二个，赤者一个　银朱　轻粉各五分　海螵蛸一分　真珠二分
龙骨二分

共为细末。用冷茶漱净，将药敷上。

◎ 鼻疳

《圣惠》夫肺气通于鼻，鼻者肺之候，若小儿乳食不调，上焦壅
滞，令疳虫上蚀于鼻也。其候鼻中赤痒，壮热多嚏，皮毛干焦，肌
肤消瘦，咳嗽上气，下痢无常，鼻下连唇生疮赤烂，故曰鼻疳也。

治小儿鼻下赤烂，心烦躁，鼻中生疮，渐渐转多及身上，焦躁、
日夜疼痛，急治之方

诃子二个　豆蔻三个　黄连六分　防风半两　朱砂一分

上为末，饭丸麻子大。每服荆芥汤下三丸。

〔汤氏〕五福化毒丹　治蜜鼻，清膈凉血。

玄参　桔梗去芦，各一两　赤茯苓　人参　马牙硝　青黛　甘草各
一分　麝香五分　一方有龙脑五分

上除麝香、牙硝另研，一处为末，次和青黛等，炼蜜丸，如芡
实大，金银箔为衣。薄荷汤化下。疮疹余毒，磨生犀角水下。上焦
热壅，口齿、鲜血宣露臭气，用生地黄汁化下。食后。

泽泻散　治小儿肺积，鼻内生疮及鼻下赤烂。

川泽泻　川郁金生　甘草炙　山栀子仁炒。各一分

上为末。每服，婴孩一字，二三岁半钱，五七岁一钱，甘草汤调下，一日二服。宜再用青金散傅之。

自制**枇杷叶散**　治鼻疳赤烂。

枇杷叶去毛，阴干，一两　山栀子半两　百部　槟榔各二钱半

上为细末。每服三钱，儿小者二钱，更小一钱，白汤调下。

田氏治法，先用甘草、白矾汤洗净，后掺芦荟、黄连、黄柏末，日三傅。一方，用米泔洗，黄连末傅，日三四次，亦佳。

青金散

铜青　白矾生。各一钱

上为末。每用少许，傅鼻下。

〔**钱乙**〕**兰香散**

兰香叶菜名，烧灰，二钱　铜青半钱　轻粉二字

上为细末令匀，看疮大小干贴之。

〔**张涣**〕**石胆散**　治鼻疳病，疳虫上蚀于鼻赤痒，及连唇生疮赤烂。

石胆一两　地龙一分，洗净　头发烧灰　莨菪子生用。各半两

上件捣罗为细末，入麝香一钱同研匀。每服一字，贴于疮上。

《吉氏家传》治鼻下赤烂疳方

青黛一钱　麝香少许　熊胆末，半钱

上末。睡时贴少许在鼻下。

《朱氏家传》治小儿鼻下湿痒疳疮方

上用大枣一枚去核，以白矾一块纳枣中，文武火煅存性，细研。涂疮，如疮干，以麻油调涂。

《圣惠》治小儿鼻疳痒　**吹鼻蝉壳散**

蝉壳微炒　青黛细研　蛇蜕皮灰　滑石　麝香细研。各等分

上件药捣，细罗为散，都研令匀。每用绿豆大吹入鼻中。日三用之，疳虫尽出。

钱氏白粉散　治诸疮。

乌贼鱼骨末三匕　白及末二匕　轻粉一匕

上末。先用清浆水洗拭过贴之。

◎ 眼疳

《龙木论》治小儿疳眼外障。此眼初患时皆因脑头上有疮。或因经日多时泻痢，潜冲疼痛，泪出难开，膈间伏热气，肝风入眼。初患此疳时痒涩，揉眉咬甲，致令翳生，赤肿疼痛，泪出难开，睑^①硬，白睛遮瞒，怕日合面卧，不喜抬头。此疾不宜烧灸头面，恐损眼也，切忌点药，宜服杀疳散、退翳丸。《圣惠》论：夫肝开窍于目，目者肝之候，若小儿内有疳气，肌体瘦羸，而脏腑夹于风热，壅滞不得宣通，因其乳食过多，胸膈痰结，邪热之气上攻于目，则令脑热目痒，或赤烂生疮，或生障翳，渐渐遮睛，久而不瘥，损于眼目，故号眼疳也。《玉诀》云：此患先与凉膈，后泻肝，次淋洗之，即无误也。又云：此患小儿肝热，宜泻肝散、蕤仁膏，凉膈退热。又云：小儿疳眼雀目，斑疮入眼者，先与利膈退热凉心经，后与疳药也。

《龙木论》杀疳散

防风　龙脑　牡蛎　白芷　细辛　五味子各二两

上为末。每服一钱，食后粥饮调下。

退翳丸

黑参　防风各一两　细辛　石决明　车前子各半两　桔梗　黄芩各一两半

上为末，炼蜜为丸，梧桐子大。空心茶下十丸。

《玉诀》泻肝散

木贼　威灵仙　紫参　家菊花　羌活　蝉蜕去足　大黄生　甘草炙　石决明各等分　脑子少许

上为末，每用药二钱，獖猪肝一两，批开去膜，掺药在内，线缠，米泔煮熟，嚼下。

蕤仁膏

蕤仁四十九粒，去皮，出油　脑子少许

上研成膏。用灯心点少许。

---

① 睑：原作"脸"，据修敬堂本改。

《灵苑》羚羊角丸　治肝肺壅热，眼生胬肉，赤脉涩痛，及赤眼障翳睛疼，痒痛羞明，及小儿风疳烁阳眼神妙。

羚羊角屑，晒干脆，为末　甘草生　白何首乌　瓦松以纱绢内洗去土。各一两　生干地黄洗　郁金炮过用，地上去火气。各二两

上件六味，并细剉曝干、捣，罗为细末，炼蜜为丸，如梧桐大。每服十五丸，用浓煎淡竹叶、黑豆汤冷下，食后临卧服，小儿丸如绿豆大，每服七丸至十丸。

《谭氏殊圣》退云散　治小儿疳眼嗞㖞饶啼不住。

草决明　土瓜根　大黄炮　玄参各半两　甘草炙　宣连　砒硇石井泉石是，研。各一分

上细为散。每服一钱，水一盏，同煎至七分五度与吃。

〔张涣〕井泉石散　治眼疳，邪热攻于眼目，渐生翳障，致损睛瞳。

井泉石一两　晚蚕沙　夜明砂各微炒　石决明　甘菊花　黄连去须。各半两

上件捣，罗为细末。每服一钱，用米泔一盏，入生猪肝少许，煎五分，肝烂为度，放温，时时服，乳食后。

《胡氏家传》猪胆黄连丸　治小儿疳瘦，大治肝疳作眼疾，白膜遮睛，诸药不痊者。

胡黄连　雄黄细研　夜明砂细研。各等分　猪胆数个　麝香少许，不入胆煮

上为末，以猪胆汁调药，稀稠得所，却入元胆皮内以线紧系口，米泔水煮五七沸，取出放冷，先以麝香于乳钵内研细，却入药一处同研不用胆皮，只取出药，候细，用软饭为丸，如大麻子大。每服十丸，大者加至十五丸，米饮吞下，如疳气盛，须用陈米饮下。

治小儿肝藏风热，眼中不见物，及有汗方

石决明　乳香各一分　龙胆二分　大黄半两，煨

上为末。每服两钱，用薄荷温水调下。庄氏第十六候用此方。

◎ 疳湿

巢氏云：疳湿之病，多因久利，脾胃虚弱，肠胃之间虫动侵蚀

五脏，使人心烦懊闷。其上蚀者，则口鼻齿龂生疮，其下蚀者，则肛门伤烂，皆难治。或因久利，或因脏热嗜眠，或好食甘美之食，并令虫动，致生此病也。《圣惠》夫小儿嗜食甘味多而动肠胃间诸虫，致令侵蚀脏腑，此犹是蟨也。凡食五味之物，皆入于胃，其气随其腑脏之味而归之，脾与胃为表里，俱象土，其味甘，而甘味柔润于脾胃，脾胃润则虫动，虫动则侵蚀成疮也，但虫因甘而动故名之为疳也。若虫蚀下部，则肛门生疮烂开，急者数日便死，宜速疗之。夫小儿乳食不节，冷热相乖，伤于脏腑，致疳气也。若脾胃虚弱，则哺乳不消，大肠虚寒，遂变泄痢，因其久痢不止，肠胃俱虚，为水湿所乘，腹内虫动，侵蚀下部，故名疳痢湿蟨也。

《千金》除热结肠丸　断小儿热，下黄赤汁沫及鱼脑杂血，肛中疮烂，坐蟨生虫。

黄连　檗皮　苦参　鬼臼　独活　橘皮　芍药　阿胶各半两

上八味，末之，以蓝汁及蜜丸，如小豆。日服五丸至十丸。冬无蓝汁，可用蓝子一合，春蜜和丸。

姜蜜汤《千金》　治湿蟨。

生姜汁五合　白蜜三合　黄连三两

上三味，以水二升别煮黄连，取一升，去滓，纳姜、蜜更煎，取一升二合。五岁儿平旦空腹服四合，日二。

杏仁汤《千金》　治蟨。

杏仁五十枚　苦酒二升　盐一合

上三味和煮，取五合。顿服之，小儿以意量服。

治虫蚀下部方

胡粉　雄黄

上二味，各等分，末。着谷道中。亦治小儿。

〔张涣〕**桃白散**　治肠胃俱虚，腹内虫动，侵蚀下部，疳痢湿蟨。

桃木白皮　黄柏蜜炙，剉　黄连去须，炒。各一两　蛇蜕皮半两，烧灰干蜗牛一分，烧灰　青州枣五十枚，去核，烧灰

上件同捣，罗为细末，入定粉、麝香各一分，同研匀。每服一字，粥饮调下，乳食前。

如圣丹

干蟾七枚, 烧灰　蝉壳半两　蚺蛇胆　大枣去核, 烧灰。各一分

以上捣罗为细末，次用

黄丹　定粉　麝香并细研。各一分

上件同拌匀，用好醋一大盏，都捣一二百下成膏，如黍米大。每服五粒至七粒，米饮下，量儿大小加减，或化三两粒涂患处。若虫出乃愈。

〔钱乙〕**金华散**　治小儿一切湿疮癣疥。

黄柏　黄连各半两, 并为细末　黄丹一两, 火飞　轻粉一钱　麝香一字, 别研

上同研匀。先以温水洗后贴之。

化䘌丸　治诸疳生虫，不时啼哭，呕吐清水，肚腹胀痛，唇口紫黑，肠头湿䘌。

芜荑　芦荟　青黛干　川芎　白芷梢　胡黄连　川黄连　虾蟆灰各等分

上为末，猪胆汁浸糕糊丸，麻子大。每服一二十丸，食后临卧杏仁煎汤下。其鼻常用熊胆煎汤，笔蘸洗。俟前药各进数服，却用青黛、当归、赤小豆、瓜蒂、地榆、黄连、芦荟、雄黄为末，入鼻疮敛。

◎ 疳疮

《圣惠》夫小儿疳疮生于面鼻上，不痒不痛，常有汁出，汁所流处，随即成疮，亦生身上，小儿多患之。亦是风湿搏于血气，所以不痒不痛，故名疳疮也。钱乙论疳在外，鼻下赤烂，自揉鼻头，上有疮不着痂，渐绕耳生疮。治鼻疮烂，兰香散。诸疮，白粉散二方并见鼻疳条。主之。

〔张涣〕**四珍丹**　治诸疳羸瘦，毛发焦黄，口鼻生疮。

干大蟾一枚, 去四足, 擘开腹, 入胡黄连半两在腹内, 以线缝合, 用湿纸三两重裹, 以泥四面固济, 用木炭火烧, 令通赤为度, 放冷、去泥, 捣为细末　芦荟半两, 研　麝香一分, 研

上件都拌匀，再研令细，以白面糊和，如黍米大。每服五粒至

七粒，粥饮下，量儿大小加减。

熊胆膏　治痱疮不瘥。

熊胆　蚺蛇胆　芦荟各半两　黄矾一分，瓜州者良

以上捣罗为细末，次用

麝香　牛黄各一分　龙脑一钱。并细研

上件细研匀，以井华水三合搅匀，盛银器中，重汤煮成膏。每用少许涂患处。

治小儿一切疳毒有疮方

苦楝皮五斤，剉　七姑叶半两，剉　甘草　白矾各二两　葱白十茎

上粗捣令匀，用水五斗煮五七沸，旋旋添洗疮处，如久患，只两服，立效。

《谭氏殊圣》治小儿疳肥疮，多生头上，浸淫久不瘥，及耳疮等，悉皆治之。

石绿　白芷各等分

上，以生甘草水洗疮傅药自愈。

◎ **通治一切疳方**

铜壁山人曰：凡治疳，不必细分五疳，但虚则补之，热则清之，冷则温之，吐则治吐，利则治利，积则治积，虫则治虫，不出集圣丸一方加减用之，屡试屡验。

集圣丸

芦荟　五灵脂　夜明砂炒　砂仁　橘红　木香　莪术煨　使君子肉各二钱　川连　川芎　干蟾炙。各三钱　当归　青皮各一钱半

因于虚者，加人参二钱、白术三钱，去莪术、青皮。因于热者，加龙胆草三钱，去砂仁、莪术。因于吐泻下痢者，加白术二钱、肉果、煨诃肉各一钱五分，去青皮、莪术。因于积痛者，加煨三棱、川楝子肉、小茴香各二钱，去当归、川芎。因于疟者，加鳖甲醋炙三钱。因于虫者，加白芜荑一钱五分、川楝子肉二钱，去当归、川芎。因于渴者，加人参、白术各二钱，去莪术、砂仁。

上为细末，用雄猪胆汁二个和面糊为丸，看大小服，米饮送下。此方乃十全丹去槟榔、白豆仁，加黄连、夜明砂、砂仁，不热不寒，

补不致滞，消不致耗，至稳至妥。

疳积散　治魖乳病乳，夹乳夹食，大病之后饮食失调，平居饮食过饱伤脾，致成疳积，面黄腹大，小便色如米泔，大便泻黄酸臭，头皮干枯，毛发焦穗，甚至目涩羞明，睛生云翳，形体骨立，夜热昼凉，丁奚哺露等证，并用主之。

厚朴厚而紫色有油者佳，去粗皮，切片，生姜自然汁炒熟为末，净一两　广陈皮去白，为末，八钱　粉甘草去皮净，为末　真芦荟净末。各七钱　芜黄真孔林大而多白衣者佳，去白衣壳，净末五钱　青黛取颜料铺中浮碎如佛头青色者研，净末三钱　百草霜乃山庄人家锅底墨也，净末二钱　旋覆花净末一钱半

上件匀和成剂用。每一岁用药一分，用灯心汤早上空腹时调服。服后，病即愈，当再用肥儿丸调理，如脾气未实，用启脾丸或大健脾丸。如疳气未尽，用陈皮一两、白木香三钱、白茯苓五钱，加好平胃散三钱，陈米粥汤调服。

疳眼方　用生鸡肝一具不拘大小雄雌，二三岁者只用半具，外去衣，内去筋膜，研细如面，入疳积散若干，调极匀，加好熟白酒厚薄相和，隔汤顿温热，空心通口服。用甜曲酒少加熟白酒亦佳。服至眼开翳散方止。

疳泻痢红白积滞，用散子加黄连姜汁、土炒肉果，用浓灯心汤稍加熟蜜少许调服。食积成疳，砂仁汤调服。

《集验方》治小儿疳气不可疗。**神效丹**

绿矾用火煅，通赤取出，用酽醋淬过复煅，如此三次

上细研，用枣肉和丸，如绿豆大。温水下，日进二三服。

《元和纪用经》**麝香丸**　主小儿疳瘦，面黄发穗，骨立减食，肌热惊痫疳虫。

麝香研　芦荟研　胡黄连末

上等分，研匀，滴水丸黄米大。一岁三丸，三岁五丸至七丸，人参汤下，日三服，无比奇效。一方，胡黄连四分，余二物各二分，疗疳痢温疟，无比尤验，一名圣丸。疳药百数，无如此者，小儿癫痫惊风，五疳三虫，服之立见功效。蛔虫作疾枯瘁，久痢不住，热药调护，最难得法，唯此若神。经以四味饮、黑散、紫圆、至圣散、五加皮治不能行、蜀脂饮、并此麝香丸七方，谓之育婴七宝，紫阳

道士亦名保子七圣至宝方，专为一书者，此是也。

《灵苑》千金丸　治小儿一切疳，久服，令儿肥壮①无疾。

川楝子肉　川芎各等分

上，同为末，猪胆汁和杵为丸，如麻子大。量儿大小加减丸数，每以饭饮吞下，日二服，常服三丸至五丸。《张氏家传》丸如绿豆大，分五分，用朱砂、青黛、白定粉、光墨、密陀僧，名为五色丸，非时进，米饮下。《孔氏家传》治疳热下虫方同，用腊月干猪胆膏为丸，如干，汤化动，丸绿豆大。十丸十五丸肉汤下。疳虫如发，便看即见，稍迟即化。

太医局芦荟丸　治疳气羸瘦，面色萎黄，腹胁胀满，头发作穗，揉鼻咬甲，好吃泥土，痢色无定，寒热往来，目涩口臭，齿龈烂黑，常服长肌、退黄、杀疳虫、进乳食。

干虾蟆　大皂角以上二味，等分，同烧存性，为末，每末一两，入后药　青黛二钱半，研　芦荟研　麝香研　朱砂飞研。各一钱

上合研匀，汤浸蒸饼为丸，如麻子大。三岁儿服二十丸，不计时候，温米饮下，量儿大小加减。

〔**钱氏**〕**胆矾丸**　治疳消癖，进食止泻，和胃遣虫。

胆矾真者，一钱，为粗末　绿矾真者，二两　大枣十四个，去核　好醋一升　以上四物，同熬令枣烂，和后药：

使君子二两，去壳　枳实去穰，炒，三两　黄连　诃黎勒去核。各一两，并为粗末　巴豆二七枚，去皮破之　以上五物，同炒令黑，约三分干，入后药：

夜明砂一两　虾蟆灰存五分性，一两　苦楝根皮末，半两　以上三物，再同炒候干，同前四物，杵罗为末，却同前膏和，入臼中杵千下，如未成，更旋入熟枣肉，亦不可多，恐服之难化，太稠即入温水，可圆即圆，如绿豆大。每服二三十丸，米饮温水下，不拘时。

西京丁左藏虾蟆丸　肥孩儿，常服得效。

干虾蟆大者一枚，泔浸三宿，去肠肚头爪，净洗，酥炙令黄香　陈皮去白，二钱半　胡黄连一两　郁金　芜荑仁各半两

---

① 壮：原作"状"，据集成本改。

上为末，于陶器内用獭猪胆汁和令稀稠得作①于饭上蒸熟为度，取出半日，丸如绿豆大。常服五、七丸，陈米饮下。

〔张氏〕**神曲散**　治小儿诸般疳。

神曲　陈橘皮不去白　大黄纸裹，炮熟　芍药各一钱二分半　桔梗　川芎　厚朴姜汁制　枳壳去穰，麸炒　白茯苓各二钱半　人参一钱半　甘草五钱，炙

上为细末。每服一钱，入姜一片，如茶法煎服，无时。

治小儿一切疳，肌肤消瘦，泻痢不止，口鼻生疮，水谷不化方

虾蟆灰存性　白矾　乌贼鱼骨炙　密陀僧各二钱半　麝香一钱二分半

上为末，炼蜜丸，如绿豆大。温水下三丸。《圣惠方》同，但麝香用半两。庄氏第五候用此方。

治小儿一切疳方庄氏第十四候用此方

蟾头一个，炙　腻粉　豆豉　芜荑　黄连各二钱半

上为末，软粟米饭为丸，麻子大。早晚米饮下三丸。

又方庄氏第十七候用此方及香连丸

芦荟　胡黄连　朱砂　青黛　麝香各二钱半　蟾酥少许

上为末，饭为丸，如芥子大。每服空心、临卧，温熟水下五、七丸。

洪州张道人传治小儿一十二种疳，肝疳、急疳、风疳、肉疳、脊疳、口疳、脑疳、食疳、蛔疳、脾疳、肾疳、心疳，定生死。有此候者取得虫青者死，黄者可治，须服。

定命丹

木香　夜明砂　麝香各一分　蝉蜕三分　胡黄连二钱　金箔　银箔各五片

上件为末，米饭丸，如麻子大。空心米饮下三丸，日三服。忌咸酸油腻。

第一肝疳，小儿虽饮乳，渐喜食肉，尤爱酸咸，只服定命丹，次服此药。

肉豆蔻三个　枳壳炒，七钱半　茯苓　胡黄连各半两　大黄　甘

---
① 作：四库本缺字，修敬堂本作"所"。

草　丁香　麝香各二钱

上为末。每服一字，米饮下，日两服，久者五服效。

〔演山使君〕**槟榔丸**　治小儿食肉太早，伤及脾胃，水谷不分，积滞不化，疾作疳痢等候，并宜服之。

肉豆蔻一个　生槟榔一个　宣连　胡黄连　陈皮　青皮　川楝肉炒芜荑炒，去皮　神曲　麦蘗并炒　木香　夜明砂淘净，炒　芦荟　川芎各一钱　麝一字

上件为末，獖猪胆汁、薄荷为丸，如麻子大。每服三五十丸，温饭饮下。

议曰：积是疳之母，所以有积不治，乃成疳候。又有治积不下其积，存而脏虚，成疳尤重。大抵小儿所患疳证，泄泻无时，不作风候者何？惟疳泻名热泻，其脏腑转动有限，所以不成风候，虽泻不风，亦转它证，作渴虚热烦躁，下痢肿满喘急，皆疳候虚证。古云：疳虚用补虚，是知疳之为疾，不可更利动脏腑。发作之初，名曰疳气。腹大胀急，名曰疳虚。泻痢频并，名曰疳积。五心虚烦，名曰疳热。毛焦发穗，肚大青筋，好吃异物，名曰疳极受病传脏已极。热发往来，形体枯槁，面无神采，无血色，名曰疳劳。手足细小，项长骨露，尻臀无肉，肚胀脐突，名曰丁奚。食加呕哕，头骨分开，作渴引饮，虫从口出，名曰哺露。此皆疳候。又因多食生冷甘肥黏腻，积滞中脘不化，久亦成疳。治疳之法，量候轻重，理其脏腑，和其中脘，顺其三焦，使胃气温而纳食，益脾元壮以消化，则脏腑自然调贴，令气脉与血脉相参，则筋力与骨力俱健，神清气爽，疳消虫化，渐次安愈。若以药攻之五脏，疏却肠胃，下去积毒，取出虫子，虽曰医疗，即非治法，盖小儿脏腑虚则生虫，虚则积滞，虚则疳羸，虚则胀满，何可利下，若更转动，肠胃致虚，由虚成疳，疳虚证候，乃作无辜，无辜之孩，难救矣。

胡黄连丸　治婴儿一切疳候，及一切虚痢，他药无功，此药极效。

胡黄连　芦荟　草黄连　肉豆蔻炮　桂心　人参　朱砂　使君子去壳　木香　钩藤　龙齿　白茯苓以上各一钱　麝香一字研

上件各生用，为细末，取獖猪胆二枚裂汁，和末令匀，却入袋

内盛之，用线扎定，汤煮半日取出，切破袋子，加茛菪子二钱、黄丹一钱二味，另研如粉，入前药和匀，捣五百杵，丸如绿豆大。但是疳与痢，用粥饮下五七丸，子幼者三丸，不吃粥饮，乳头令咽。能治一十二种痢及无辜者，功效非常。

议曰：疳之疾危，发由于渐，痢之后逆，传自于延延久为逆，初见其轻，言之曰常，后知其重，告之无门，是以痢疳皆由积毒、娇恣口腹，因虚以致虚，因害而伤害，医工见有此等，自是忧疑，病家欲得便苏，岂无性急，更迁取活，展转逾深，或疳极而腹下痢，或热盛而加作渴，或烦躁四体虚浮，或饮食一时呕吐，常方不能安愈，快剂恐越伤和，并宜服此。

肥肌丸　治小儿一切疳气，肌瘦体弱，神困力乏，常服杀虫消疳，开胃进食。

黄连去须　川楝肉炒　川芎各半两　陈皮　香附子各二钱半, 酒煮, 炒干　木香二钱

上件为末，水煮细面糊、为丸如麻子大。每服三五十丸，温饭饮下。

议曰：惊疳积痢，各分证候用药，今有小儿患疳虚困，又作痢疾，二候相加，最为恶重。疳痢并行，脏府虚乏之极，热毒差重，皆系积之久滞，虽曰系积，无积可疗，乃虚受之，然谓其虚，补之不及，所见其证，不得良方，以何对治，虽获其方，不审其候，亦难疗也。良由脉与病同，药与证对，医工运巧，扶而起之，必得安乐。胡黄连丸无以加矣，肥肌良方，亦佐胜焉。

◎ 疳热

汉东王先生论小儿发热形瘦多渴，吃食不长肌肉者，谓之疳热。汤氏云：疳热当服进食丸方见癖磨积，仍间服化虫丸，后服鳖甲散退热，次服肥儿丸疳瘦。

汤氏鳖甲散　治疳劳骨热。

鳖甲九肋者, 汤浸, 用童便涂炙　黄芪蜜炙　白芍药各一两　生熟地黄　地骨皮　当归　人参去芦。各半两

上㕮咀。每服二钱，水半盏煎服。

化虫丸　治疳热。

白芜荑　黄连　神曲　麦芽各炒，等分

上末，糊丸如黍米大。空心米饮下。猪胆汁尤佳。

猪肚丸　治骨蒸疳劳，肌体黄瘦。

木香半两　黄连　生地黄　鳖甲九肋者，汤浸，用童便涂炙　银柴胡去芦　青皮各一两

上为末，猪肚一枚，入药于内，以线缠之，于砂罐内悬胎煮熟，取出细研，猪肚为丸，如麻子大。米饮送下，量大小加减，不拘时服。

龙胆丸三因　治疳病发热。

龙胆草　黄连　使君子肉　青皮各等分

上为末，猪胆汁和丸，如桐子大。每服三十丸，临卧熟水下，量儿加减。

〔世〕**乌犀丸**　治小儿疳热，腹内生虫，肚大手足疲弱，丁奚尪羸。此方治疳热如神。

黑牵牛二两　使君子肉，七钱半　青皮二两　雷丸二钱半　苦楝皮一方不用楝皮，用芦荟二钱半　鹤虱各半两

上，同入锅内炒焦，为末，面糊丸黍米大。三岁儿二十丸，米饮下，食前。

二丁丸　治乳癖、食癖、疳热。

白丁香半两　丁香　密陀僧各一两　韶粉一钱　硫黄三钱

上为细末，糊丸如小豆大。三岁儿十丸，日晡时米饮下，饮乳者乳汁下。次日当取下恶物，热即随退，加黄莺屎一钱，尤妙。

《谭氏殊圣》金瓜丸　治小儿疳热，身多壮热，黄瘦。久服令肥。

黄连　黄柏　甘草微炮　青皮各等分

上为末，入麝香少许，用獭猪胆一枚，入药胆内，线扎定，入石器中，浆水煮五七沸取出，风吊一宿，丸如绿豆大。每服五七丸，米饮下，量儿加减。《玉诀》方同，外以朱砂为衣，仍治脾疳。《博济方》同，《刘氏家传方》亦同，云：或添胡黄连，若早晨服使君子丸，晚服金瓜丸，永无疾，消食长肌肉。《庄氏家传方》同，仍加夜

明砂一味，等分。《赵氏方》亦同，名凉疳药，长沙朱司理以为有神效。

芦荟丸　治小儿惊热疳不思食。

芦荟　熊胆　朱砂各二钱半　青黛七钱半　诃黎勒煨取肉，三钱　麝香一钱

上为末，糯米饭为丸，如麻子大。空心随岁数与之，用砂糖水咽下五、七丸。

〔茅先生〕**柴胡散**　治小儿疳热，四肢如柴，不能起止。

柴胡　知母　贝母去心　茯苓　茯神　干葛　甘草炙。各等分

上为末，每服用小麦一匙头，药一匙头，水一盏，同煎六分。去滓服。

六物黄芩汤　治少小腹大短气，热有进退，食不安谷，为之不化。

黄芩　大青　甘草炙　麦门冬去心　石膏研。各半两　桂皮三钱

上每服三钱，水一盏，煎至七分。去滓温服。

〔庄氏〕**青黛丸**　治疳热。

青黛研，一两　胡黄连　宣连　天竺黄研。各半两　朱砂水飞，二钱半　麝香研，一钱　肉豆蔻二个　牛黄半钱，研　干蟾一枚，端午日取者，酒浸，洗去肠肚，涂酥炙黄

上件，除研药外，为末再同研匀，绿豆粉煮糊、丸如芥子大。每服空心、夜后，熟水下三丸。恐绿豆粉难和丸，绿豆面作糊亦得。

〔王氏〕**使君子散**　治疳热。

上用使君子不以，多少曝干，为末。空心米饮下。大者一钱，小者半钱，取虫出为度。

猪肚黄连丸直指　治疳热流注，遍身疮蚀，或潮热肚胀，或渴。

用雄猪肚净洗，一具宣连五两①剉细，水和润，纳肚中，线缝，放五升粳米上蒸至烂，入臼中，加少蒸饭，捣千杵，丸小桐子大。每服二十丸，米饮下。仍服调血清心之剂佐之。凡儿病，不出于疳，则出于热，热则生痰，常须识此。

───────

① 两：此下原衍"具"字，据铜驼本删。

柴胡饮　治骨蒸疳气，五心烦热，日晡转盛，口干无味，渴多身瘦，胸满痰紧，小便黄色，食减神昏。

北柴胡_{去芦，净洗}　人参_{去芦}　当归_{酒洗}　黄芩　赤芍药　甘草_{炙。}各一两　大黄_{生用}　桔梗_{去芦，剉，炒}　北五味子_{去梗}　半夏_{汤煮透，去滑。}各半两

上剉，每服二钱，水一盏，乌梅一亚，姜二片，煎七分。无时温服。

◎ 疳劳

即疳热而骨蒸，兼诸咳嗽、盗汗等证是也。汤氏鳖甲散、猪肚丸皆对证之药。

干地黄煎_{颅囟}　治小儿疳劳，肺气热咳嗽，四肢渐瘦，心脉干。

生地黄汁_{五两}　酥　生姜汁　蜜_{各一两}　鹿角胶_{半两}

上，先以地黄汁入铛内，慢火煎，手不住搅，约五六沸下酥，又五六沸下蜜，次下胶，又下姜汁，慢火煎，后如稀饧，即住火。每食后两度共与一匙头。忌诸毒物。

〔王先生〕**鸡肉煎丸**　治小儿十岁以上，疳劳壮热形瘦。

宣连_{去须，二两}　银柴胡_{去芦，洗净}　秦艽_{去土净}　知母　使君子_肉子芩_{各一两}　芜荑_{去衣}　川鹤虱_{各半两}

上为末，以黄雌鸡一只重一斤许，笼之，专以大麻子饲之，至五日后宰，去毛令净，于臀后开孔去肠肚，净洗拭干，入前药末于鸡腹内，以线缝之。取小甑，先以黑豆铺甑底，厚三寸，安鸡在甑中，四傍以黑豆围裹，上亦以黑豆盖之。自日出蒸至晚，候温冷，取鸡，去腹中药及筋骨头翅，以净肉研匀，和得所，如干入酒，面糊为丸，如大麻子及小绿豆大。每服十丸：十五、二十丸，以意加减，空心临卧，麦门冬熟水吞下。如小儿疳劳骨热，十五岁以上温酒下。忌猪肉。

〔张氏〕**三和饮子**　治三焦膈塞，五脏涩滞，气逆痰涎，米食后恶涎，太阳昏痛，及治山岚瘴气，吐逆不美饮食，面色浮黄，指甲青黑，小儿疳劳吐乳，及大人小儿久病乍安，神气未复，寒热往来，并皆救疗。

紫团人参三两半，洗，剉　　甘草一两半，炙，剉　　绵黄芪五两，酒浸一宿，洗净，剉

上件三味，同入木臼内用木杵捣为粗散，每服三大钱，生姜三片，水二盏，枣三枚，同煎八分，去滓服。不拘时候。

犀角散　治小儿骨热，解毒。

银州柴胡　川大黄　甘草炙　川芎　茯苓　芍药　面葛　桑白皮　地骨皮　山栀子仁　黄芩　贝母各半两

上为末。每服一大钱，水一盏，入青蒿一枝，小麦拾粒，煎七分，温温服之。大段有患，更入麻黄、连翘二味，与前药等分为末，煎服之效。庄氏第二十一候用此方。

鳖血煎　治疳劳。

芜荑　柴胡　川芎各一两　人参半两　使君子二十一枚，去壳　胡黄连　宣黄连各七钱

上用鳖血一盏，吴茱萸一两，和二黄连淹一宿，次早炒干，去茱萸并血，用二连入余药末，粟米粉糊丸，麻子大。食前，熟水下。

黄连丸　治疳劳。

黄连半两，净，獭胆汁，浸晒　石莲子　栝楼根　杏仁汤浸去皮，焙　乌梅肉各二钱

上为末，牛胆汁浸糕糊丸，麻子大。煎乌梅姜蜜汤下。

◎ 疳渴

《圣惠》天竺黄散　治小儿疳，多渴体热烦躁，少得睡卧。

天竺黄细研　黄连去须　马牙硝　栀子仁　葛根剉，各半两　甘草炙微赤，剉　牛黄细研　款冬花　紫菀洗去苗土　犀角屑　土瓜根各二钱半

上件药捣，细罗为散，都研令匀。不计时候，以蜜水调下半钱，量儿大小加减服之。

治小儿疳热烦渴不止方

干蟾头二枚，涂酥，炙焦黄　蜗牛壳微炒　胡黄连　栝楼根各半两

上件药捣，细罗为散。每服，以竹叶汤调下半钱，不计时候，量儿大小，临时加减服之。

五胆丸圣惠　治小儿渴疳。

猪胆　狗胆　牛胆　鲫鱼胆　猬胆以上各一枚

上件药四胆汁，并入牛胆内，在灶北后悬，候稍干，可丸即丸如黍米大。每服，以新汲水下二丸，以饮水足为度，空心、午后各一服，更量儿大小加减。

胡黄连散　治小儿疳，热渴干瘦。

胡黄连　犀角屑。各二钱半　生地黄汁一[①]合　羊子肝一具，研取汁　麝香半钱，细研　蜜半合

上件药，捣胡黄连、犀角，细罗为散，入麝香研匀，以羊肝汁、地黄汁、蜜等调令匀。每服，煎竹叶汤调下药汁一茶匙，量儿大小加减服之。

黄连丸　治小儿疳热烦渴。

黄连去须　天竺黄　牛黄各细研　甘草炙微赤，剉　栀子仁　款冬花　葛根剉　紫菀洗，去苗　犀角屑。各二钱半　川朴硝半两　竹沥二合

上件药捣，罗为末，先用竹沥拌和，更入熟蜜和丸，如绿豆大。每服，以新汲水研破伍丸服之，日四五服，量儿大小加减。

《圣惠》又方

上用蜗牛三五十枚，净盘内以物盖，令行，即有似银泥处，以腻粉和，揣取便丸之如黍米大。不计时候，以温汤下二丸。

又方

杏仁汤浸，去皮、尖、双仁，二钱半　腻粉一钱

上件药，研杏仁如膏，入腻粉相和令匀，用面糊和丸，绿豆大。空心，以粥饮下三丸。

〔**钱乙**〕**龙粉丸**　治疳渴。

草龙胆　定粉微炒　乌梅肉焙秤　黄连各二分

上为细末，炼蜜丸，麻子大。米饮下一二十丸，无时。

青香丸张氏　治小儿疳渴，引饮不休，肌体羸劣。

胡黄连　青黛　朱砂　鹤虱各等分

上为末，獖猪胆汁和丸，绿豆大。每服三丸，米饮下。

----

① 一：原缺，据集成本补。

〔刘氏〕治小儿疳渴方

猪胞一个，大者　甘草一两，寸断劈破，入胞内

上以水一斗煮至三升，去甘草，将胞焙干，末之。每服二钱或三钱，熟水调下，大人亦可服。

〔庄氏〕治小儿渴疳方

上用蛤粉，取生大鲇鱼一尾，以粉涂顶上，刮下涎入粉同研，丸鸡头大。每服一丸，更用活小鲇鱼一尾，水半盏浸涎水一药注子，化下一丸，立止，便与和气散方见前①一二服补之。

又方　治疳渴不止。

井泉石又名石甘遂　太阴玄精石　马牙硝

上各等分为末，入生硫黄少许。每服半钱，以生米泔水调下。

《吉氏家传》方

干葛　胡黄连　甘草炙　黑参　麦门冬去心。各等分

上件为末，每服一钱，水半盏，姜一片，煎四分服。

治小儿疳渴常服五疳不生方

干虾蟆二枚，长流水内刮去肚肠，以法酒三升，瓶内煮令烂，去骨，研如粉　黄连净四两，别为末　朱砂一钱半　麝香一钱，研

上先将虾蟆膏与黄连末同研后，更与麝香、朱砂等研匀作丸如绿豆大。每服十丸，陈米饮下。如患疳，用黄蜡茶清下。如难丸，入些少酒、面糊不妨。

治小儿一切疳热渴方

蚧虾蟆大者，两枚　蜗牛虫半升，用井水淘，洗净为度，然后用新瓦罐子一具，入二物在内，用盐泥固济了，不得透风，更进火烧令通赤，候冷取出二物，不用罐子　大黄　黄连各半两　麝香二钱半

上为末，面糊丸，如芥子大。每服三丸至五丸，米饮下。庄氏第十六候用此方。

治小儿疳渴方

人参　干葛　黄芩　柴胡　甘草炮。各二钱半

上为末。每服一钱，水一盏，煎五分，去滓候冷，分为五服，

---

① 前：原缺，据集成本补。

每吃药时更点铅白霜、寒水石共研一字服之，方治疳。庄氏第二十候先用此止渴。

◎ 疳嗽

《惠眼》防己丸　治疳嗽不止。

汉防己　牵牛子　马兜铃炒　甜葶苈别研。各等分

上为末，煮枣肉为丸，如绿豆大。每服十丸，煎糯米饮下。与温肺散相间服。

温肺散

栝楼根半两　甘草炙，二钱半

上为末。每服一钱，蜂蜜熟水调下。

小儿肺疳，多是吃着热米食及病奶，伤损心肺，便生喘嗽，愚医不辨冷热，以药攻之，变成黄肿，渐觉昏沉，宜服**杏仁散**。

杏仁十四粒　甘草　款冬花各二钱　麝香　胡黄连各一钱　半夏汤泡九次，半两

上件为末。每服一字，枣汤调下，日进二服。

◎ 疳积

〔茅〕其候面带青黄色，身瘦，肚膨胀，头发立，身热，肚中微痛，此因疳盛而传为此候，治之先用匀气散、醒脾散二方并见不乳食调理二日后，下青金丹癖取下疳积，再下匀气、醒脾散补，常服保童丸一切疳即愈。《玉诀》云：疳气腹胀潮热，先与调胃气，后与取虚积药，次服疳药。

钱乙牛黄丸　治小儿疳积。

雄黄研，水飞　天竺黄各二钱　牵牛末，一钱

上同再研，面糊为丸，粟米大。每服三丸至五丸，食后薄荷汤下。兼治疳消积，常服尤佳，大者加丸数。

〔张涣〕**褐丸子**　治小儿疳气，腹胀如鼓，及奶癖食癖。

萝卜子一两半，炒　黑牵牛一两，炒　胡椒二钱半　木香　莪茂湿纸裹煨，切作片子。各半两

上为细末，面糊为丸，黍米大。每服二十丸，煎仙人骨汤下。

换骨丹

陈粟米一合　陈橘皮剉　青皮剉　黑牵牛各半两　巴豆去壳，二钱半

上件一处同炒令焦黄色，拣去巴豆不用，却入木香半两，为细末，面糊为丸，黍米大。每服十九，橘皮汤下。

庄氏参苓散　治小儿因积成疳，久致脾胃虚弱，不思饮食。

人参　茯苓　川芎各一两　甘草　芍药　黄芪各半两　青皮去白，二钱半

上为细末，每服一钱，水一小盏，煎至五分，去滓温服。

香甲丸　治小儿积疳，潮热盗汗，羸瘦烦渴，手足心热，服之皆效，轻骨长肌。蔡梦祥家寿翁苦黄瘦不食，多汗喜叫哭，服之效。

木香二钱半　鳖甲　去裙襕，醋炙　槟榔　使君子肉　柴胡去芦　黄连去须。各半两

上为末，獖猪胆汁和丸，绿豆大。每服二十丸，日中、临卧米饮下。久发潮热，多汗无力者服之，即效。

〔赵氏〕**青蒿丸**　疗小儿久积疳气，日渐羸瘦，面黄头发作穗，好食土、咬指甲、捻鼻，兼治骨蒸劳热，及取疳虫，退诸藏积热，小儿常服，遍身香为效。

白槟榔一枚　白芜荑四十九个　黄连去须，十四茎　夜明砂淘净，二钱半。以上为末　太阴玄精石　麝香　小葱子炒　朱砂各半钱　芦荟　天竺黄　青黛各一钱

上将后七味同研细，与前四味一处再研匀，令极细，取青蒿自然汁慢火熬浓，仍用獖猪胆一枚取汁同搜药，丸如粟米大。每服五丸至七丸，并用米饮下，酽醋汤亦得，取疳虫煎醋石榴汤下，二十服取尽虫。

〔吉氏〕**治五疳伤积方**

芜荑　黄连各一两　神曲半两　使君子连壳，十四个　鹤虱少许

末之，猪胆调面糊为丸，绿豆大。每服十丸，米饮下。

青金膏　治疳积。

青黛　朱砂　芦荟　蟾酥各一钱　麝香半钱　蜣螂一枚　蛇皮项后，四寸

上为末，水化酥，丸如粟米大。每服两丸，倒流水送下。又水

化一丸注于鼻中，须臾眉上白，虫出便安，青难治。

豆蔻散　治疳积或冷利，腹大脚小，身热面无颜色。

肉豆蔻二个　胡黄连一钱　使君子四枚　青黛　楝根　芜荑　厚朴姜汁，炙　甘草炙，各半两　麝香少许　夜明砂一钱半，别研

上末。每服一钱或半钱，蜜水或粥饮调下。

知母散　治诸般疳积，肚胀无时泻痢，或时壮热，状如疟疾，大效。

知母　青皮去白焙干秤　柴胡各二钱　甘草炙　紫参各三钱　诃子煨熟用肉，三枚

上为细末。每服一钱，水五分煎至三分，温服。有热则退，有痢则除，有结则通。

《正传》经验槟榔丸　治小儿疳病，积气成块，腹大有虫等证。其效如神。

槟榔一两　三棱燎去毛，切，醋炒　蓬莪茂醋炒　青皮去穰，麸炒黄色陈皮去白　雷丸　干漆炒烟尽　麦蘖面炒　神曲炒黄色　山楂肉各半两鹤虱略炒　木香不见火　甘草炙　胡黄连各三钱　芜荑水洗净，二钱半　良姜陈壁土炒，二钱　砂仁一钱

上为细末，醋糊为丸，如绿豆大。每服三五十丸，空心、淡姜汤下。

◎ 疳泻

〔茅〕先用青金丹癖取下疳积，后用匀气散不乳食、香连散、乳香散泻调理，泻止，服常服保童丸一切疳。《石壁经》云：疳泻因不慎饮食，或食交乳致然，腹中有片子或如鸡子，又如三二指大，所以作泻，粪出如糟，毛发硬，面无光，或青黄色，目多仄视，当分水谷，乃须温和药和气即愈，若药热则作肿而死。〔楼〕泻而多食为虫疳，宜杀虫药。泻而少食为冷疳，宜温药。

《仙人水鉴》粉霜丸　治小儿疳一切泻方。

粉霜　白丁香各一钱　巴豆二枚，不出油

上为末，烂饭为丸，如小绿豆大。每服，井华水下二丸。

〔钱乙〕**二圣丸**　治小儿脏腑或好或泻，久不愈，羸瘦成疳，宜

常服此方。

川黄连去须　黄柏去粗皮。各一两

上为细末，将药末入猪胆内汤煮熟，丸如绿豆大。每服二三十丸，米饮下，量儿大小加减，频服无时。

〔刘氏〕**胡黄连饮子**　治小儿疳热，作泻无时，饮食进退，面黄体黑，日渐瘦悴。

胡黄连　黄药子　人参　甘草炙　白术微炒　秦艽　柴胡各等分

上各味用净，㕮咀。每服二钱匕，水一盏，嫩桃柳枝各七寸，乌梅少许，同煎八分，去滓澄清，分作两分，早食后少空一服，临卧再服。以小便深赤为验，候小便清，住药，便生肌肤，能进食饮。大抵小儿羸瘦，并宜服此，十五岁以下皆可服。

〔庄氏〕**黄连丸**　治疳泻疳痢。

黄连削，净洗，干碾为末　大芜荑仁乳钵研细。各等分

上二末一处和匀，糯粟米相和煮稀粥为丸，小绿豆大。量儿大小，三岁七丸至十丸，三岁以上十五丸至二十丸，空心，陈米饮下，日进三服。

〔钱乙〕**如圣丸**　治冷热疳泻。

胡黄连　白芜荑去扇，炒　川黄连各二两　使君子一两，去壳秤　麝香别研，半钱　干虾蟆五枚，剉，酒熬膏

上前药，为末，用膏丸麻子大。每服人参汤下，二三岁者五七丸，以上者十丸至十五丸，无时。

《博济方》胡黄连丸　治小儿疳疾泻痢。

胡黄连　丁香　密陀僧各半两　肉豆蔻一个　槟榔一枚　红雪一两　诃子二枚，以一枚煨一枚生用

上件七味，同研细，入麝香二钱半和匀，次入绿豆末少许，同水和为丸如麻子大。儿三岁以下一丸，三岁以上五丸。孩子脑疳鼻痒及赤烂，黄连汤下。脾虚羸瘦泄痢，四肢虚肿，青州枣汤下。肝疳眼涩生疮，甘草汤下。骨疳冷地卧，爱食土，紫苏茶汤下。常服，米饮下。肺疳上气急喘，橘皮汤下。筋疳泻血，盐汤下。疳虫及泻无定，生姜汤下。

香蔻丸　治疳泻。

黄连炒，三钱　肉豆蔻　木香　诃子肉煨　砂仁　茯苓各一钱

上为末，饭为丸，麻子大。米饮下。

〔钱氏〕**木香丸**　治时时下利，唇口青白。

木香　青黛另研　槟榔　肉豆蔻去皮，各二钱半　麝香另研，一钱半
续随子一两半，炒　虾蟆三个，先用绳系晒干，烧存性

上为末，蜜丸如绿豆大。每服三五丸至一二十丸，薄荷汤下，
食前。

没石子丸钱氏　治泄泻白浊，及疳痢滑，儿腹痛者。

木香　黄连各二钱半　没石子一个　豆蔻仁二个　诃子肉三个

上为细末，饭和丸麻子大。米饮下，食前，量儿加减。

《聚宝方》黄龙丸　定小儿疳冷泻。

朱砂研[①]一钱　龙脑半字，研　硫黄一两　雄黄二钱半

上，用甘锅子一只，盛雄黄在内，用盏一只，盛水半盏，坐在
锅子上，炭火烧甘锅，其药飞在盏底上，刮下，与朱砂硫黄同研，
入脑子，糯米粥丸，如黄米大。每服三丸，食前，椒汤下。

〔吉氏〕**芦荟丸**　治疳泻不止，不思饮食，腹胀。

丁香　肉豆蔻去皮　木香剉。各半两

上三味，用面裹，慢火中煨，熟为度，取出去面，入芦荟一两、
使君子肉半两，同为细末，稀糊为丸，如黍米大。每服十丸至二十
丸，米饮下。

〔汤氏〕治休息痢及疳泻痢迁延日月，百药俱试，饮食不妨，便
利不止。用鸡子一枚打破，熔黄蜡一块如指大，以鸡子和炒，空心
吃尽，百医百效，无不获安。

《本事方》治小儿疳痢垂死者，取益母草炙食之，取足瘥止，
甚佳。

钱氏大芦荟丸本门通治　　**胡连麝香丸**　**榆仁丸**并见本门出虫

《良方》吴婆散　治小儿疳泻不止，日夜不计遍数渐渐羸瘦。

桃根白皮　黄柏蜜炙　芜荑去皮　黄连微炒。以上各二钱半　厚朴姜
汁炙　木香　槟榔　丁香各一钱　没石子一钱半　楝根白根一钱二分半

---

① 一：原缺，据四库本补。

上为末。每服一字，三岁以上半钱，五六岁一钱，用紫苏、木瓜，米饮调下，乳食前，一日三服。予家小儿，曾有患泻百余日，瘦余皮骨，万方不瘥，有监兵钟离君见之曰，何不服吴婆散，立可瘥也。乃求方合与两三服，便效。又孙男亦疳泻势甚危困，两服遂定。若病深者，服一两日间决差，此药若是疳泻，无不验者，药性小温，暴热泻者，或不相当。

丹溪治一富家子年十四岁，面黄善啖易饥，非肉不饱，泄泻一月，来求治。脉之两手皆大，怪不甚瘦倦，以为湿热当脾困而食少，今反形健而多食，且不渴，予意其疾必疳虫作痢也，取大便视之，果蛔虫所为。适往他处，有一小儿医在侧，教其用治虫药治之，禁其勿用去积药，约回途当为一看诊而止痢也。偶勿果。至次年春夏之交，其泻复作，腹不痛而口干。予曰，此去年治虫而不治疳故也，遂以去疳热之药，浓煎白术汤下，三日而泻止。半月后，偶过其家，见其子甚瘦，予教以白术为君，芍药为臣，川芎、陈皮、黄连、胡黄连入少芦荟为丸，白术汤服之，半月而止，禁其勿食肉物，三年当自愈。

《斗门经》治小儿疳泻方

上，用赤石脂杵罗为末，极细如面。以粥饮调半钱服，立瘥。或以京芎等分同服，更妙。

《庄氏家传》治疳泻久不瘥方

赤石脂　绿矾　石灰各二两　硫黄半两

上研匀，入罐子内烧令焰碧，去火放冷，取研。每服一字或半钱，煎小黄米饮，放冷调下，食前服。

又方

使君子炮　五倍子瓦上炒黄　没石子各等分

上为末。每服半钱，陈米饮调下。

◎ 疳痢

《宫气方》解小儿疳热疳痢，杀虫。用青黛不以多少，水研服。

《外台》治疳痢晓夜无度者。取樗根浓汁，及粟米泔各一鸡子壳许，以竹筒吹入下部，再度，瘥。

治疳痢大孔开，利不止。以黄连末入麝香少许和匀，以竹筒吹入。

《图经》治疳痢。以地榆单煮汁如饴糖，与服便已。

〔孟诜〕疗小儿疳痢方

上，用樗木根取白皮一握，仓粳米五十粒，葱白一握，甘草二寸炙，豉二合，以水一升煮取半升，顿服之。小儿以意服之。枝叶与皮，功用皆同。

青黛散 《圣惠》治小儿疳痢不止，下部痒。

青黛　蟾灰　胡粉微炒　黄连去须，微炒　麝香细研。各二钱半　赤石脂半两　诃黎勒皮一两，微煨

上件药捣，罗为散。每服以乳汁调下半钱，日三四服，量儿大小加减。

杀疳丸 治疳痢不止。

雄黄　麝香　牛黄　芦荟　朱砂各细研　龙骨烧令赤色　密陀僧烧红，细研　胡黄连各二钱半　青黛半两，细研　金箔十片，细研　肉豆蔻二枚，去壳　蟾酥一钱二分半，热水化如泥

上件药捣，罗为末，入研药及蟾酥，研令匀，汤浸蒸饼和丸，如黄米大。每以温水下三丸。煎黄连、苦参汤洗身上，用青衣盖，出虫，便瘥。

白龙骨丸 治疳痢不止。

白龙骨　白石脂　鸡尿矾烧令汁尽　黄连去须，微炒　胡粉微炒　白茯苓　阿胶捣碎，炒令黄燥。各半两

上捣，罗为末，炼蜜和圆，如麻子大。每服以粥饮下五丸，日三四服，量儿大小加减。

肉豆蔻丸 治小儿疳痢，不吃乳食，四肢瘦弱。

肉豆蔻去壳，一枚　木香半两　人参去芦头　诃子肉煨　朱砂　麝香并细研。各二钱半

上捣，罗为末，都研令匀，用软饭和丸，如麻子大。每服以米饮化下三丸，日三四服，量儿加减。

《圣惠》黄连散 治小儿疳痢久不瘥，肌肉消瘦，面黄发焦，啼叫不常。

胡黄连末　白矾烧令汁尽　白龙骨末。各半两　胡粉微炒，二钱半

上件药，同细研为散。一岁儿每服以米饮调下一字，二岁每服半钱，随儿大小，量病轻重加减。

芜荑丸　治小儿久疳痢不瘥。

芜荑半两，末　羊子肝一具

上先以子肝切作片子，以芜荑末掺在肝内，线缠合，米泔中煮令熟，捣烂，糯米饭和丸，如麻子大。每以粥饮下五丸，早晨晚后各一服，量儿加减。

〔庄氏〕第一候：泻脓血，日渐瘦，是冷热疳。宜服**八香丸**方

胡黄连一钱　脑　麝各半钱　牛黄一钱二分半　芦荟一钱半　蟾酥五捻子，作块者亦得　白花蛇半两，酒浸去骨　蝎梢二钱半

上为细末，猪胆丸，如黄米大。每服五丸，米饮下。如患甚，仍用生米泔调作散，半钱服，日三服。

治小儿肠鸣泻痢，口鼻干，常有鲜血，日夜疼方

白术炮　硫黄各二钱半　枳壳炒　胡黄连　当归各半两

上为末。每服半钱，熟水调下。

张道人第二：急疳，小儿疳痢，下赤色脓血，下部脱肛，虽有精神，命在须臾，但服此**沉香丸**方

沉香　人参　蝎　胡黄连　乳香各一分　龙骨　甘草各三①分

上件，枣肉为丸，如麻子大。每服三丸，米饮下，日二服。久患，七服效。

木香丸　治疳痢。

黄连净三钱　木香　紫厚朴姜制　夜明砂隔纸炒。各二钱　诃子肉炒，一钱

上为末，饭丸麻子大。干艾、生姜煎汤，食前下。

◎ 疳痢腹痛

白术散　治小儿疳痢，腹胀疼痛，日夜三二十行。

白术一两，微炒　当归　地榆并判，微炒　木香　赤芍药　甘草炙，

---

① 三；原缺，据四库本补。修敬堂本作"半"。

半两

上件药捣，粗罗为散。每服一钱，以水一小盏煎至五分，去滓，不计时候，量儿大小分减。

胡黄连丸 治小儿疳痢，腹痛不止。

胡黄连半两 没药 木香各二钱半

上件药捣，罗为末，糯米饭和丸，如绿豆大。每服粥饮下五丸，日三四服，量儿大小加减。

◎ 疳肿胀

治小儿五疳八痢，及发焦黄，肚胀，手足瘦细，肚上筋脉起，揩眼，鼻涕垂至口，咬指甲。或下部生疮，及大小便不通，宜此疗之。

芦荟 夜明砂炒 蛇蜕灰 黄牛角屑各一分 蟾酥少许

上为末，更入麝香少许，炼蜜丸，如绿豆大。每服三丸，用米饮下。服药间，仍用桃柳叶汤浴儿了，将青皂衣盖之，更用药一丸至二丸，安儿脐中，便着醋面糊，与青皂帛贴之，候虫出为度，如无虫，但汗出为妙。服药三日后，宜减一丸。

治小儿疳气腹肿，有似水气方

肉豆蔻一个 木香炮 麝香 朱砂各一分 胡黄连半两，煨

上为末，饭丸麻子大。米饮下三五丸。庄氏第十八候用此方。

《吉氏家传》治疳肚如鼓方

密陀僧 风化灰各一钱 黄丹半钱

上为末，以猪肉炙一片，用药半钱蘸上与吃，如不会吃，乳母嚼与。

〔御苑〕**匀气散** 治脾肺气逆，喘咳面浮，胸膈痞闷，小便不利。

桑白皮二两 净陈皮一两半 桔梗炒 甘草炙 赤茯苓各一两 藿香半两 木通四两 姜水煎服。

◎ 疳后天柱倒

详肾部天柱倒条

◎ 疝气入阴

《汉东王先生家宝》治小儿疝气灌入阴，黄亮色。**乌金膏**

通草　黄皮　大黄各二钱半，烧

上各烧存性，为末，每用一钱，猵猪[①]胆调成膏，于阴上涂。如未退，煎蛇床子汤洗后，再调涂之。

◎ 虚羸

母气不足，则羸瘦肉极。巢氏论小儿羸瘦，不生肌肤，皆为脾胃不和，不能饮食，故血气衰弱，不能荣于肌肤也。夹热者，即温壮，身热，肌肉微黄。其夹冷者，实时时下利，唇口青白。小儿经诸大病，或惊痫，或伤寒，或温壮，而服药或吐利发汗，病瘥之后，气血尚虚，脾胃犹弱，不能传化谷气，以荣身体，故虚羸也。钱氏，虚羸冷者，木香丸主之，夏月不可服，如有证，则少服之。热者，胡黄连丸主之，冬月不可服，如有证，则少服之。虚羸与疳，同治也。木香丸、胡黄连丸见疳条。薛氏云：更当审其形色，察其见证，如面赤多啼，心之虚羸也。面青目劄，肝之虚羸也。耳前后或耳下结核，肝经虚火也。颈间肉里结核，食积虚热也。面黄痞满，脾之虚羸也。面白气喘，肺之虚羸也。目睛多白，肾之虚羸也。仍审相胜而药之。又，寒热二证，不可不辨，若腹痛泻利清白，不渴喜热，此属寒证，虽在夏月，宜木香丸。身热烦躁，泻利焦黄，作渴喜冷，此属热证，虽在冬月，宜胡黄连丸。皆舍时从证之治法也。钱氏，论用药识证云：郑人齐郎中者，家好收药散施人，其子忽脏热，齐自取青金膏，三服并一服而饵之，服毕，至三更泻五行。其子因睡，齐言子睡多亦惊，又与青金膏一服，又泻二行。加口干而身热，齐言尚有微热未尽，又与青金膏。其妻曰用药十余行未安，莫生病否？召钱氏，曰已成虚羸，先多煎白术散时时服之，后用香[②]瓜丸，十三日愈。白术散见渴，木瓜丸见汗。薛氏治一小儿十三岁，面赤惊悸发热，

---

① 猵猪：原作"猪猪"，据修敬堂本改。四库本删一"猪"字。
② 香：四库本作"木"。

形体羸瘦，不时面白，嗳气下气，时常停食，服保和丸及清热等药。余曰面赤惊悸，心神怯也。面白嗳气，心火虚也。大便下气，脾气虚也。此皆禀心火虚，不能生脾土之危证，前药在所当禁者。不信，又服枳术丸、镇惊等药，而诸证益甚，大便频数，小腹重坠脱肛，痰涎饮食日少。余先用六君子汤为主，佐以补心丸，月余，饮食少进，痰涎少止，又用补中益气汤送四神而愈。毕姻后，病复作坠，时至仲冬，面白或黧色，手足冷，喜食胡椒姜物，腹中不热，脉浮按之微细，两尺微甚。乃用八味丸，元气复而形气渐充。年至二十，苦畏风寒，面目赤色，发热吐痰，唇舌赤裂，食椒、姜之物，唇口即破，痰热愈甚，腹中却不热，诊其脉或如无，或欲绝。此寒气逼阳于外，内真寒而外假热也。仍用八味丸而诸证顿愈。一小儿八岁，面常青色，或时色亦，日间目劄，夜睡咬牙，二年余矣，服清肝降火之药益甚，形气日羸，求治于余。曰肝主五色，入心则赤，自入则青，盖肝属木而生风，故肝气为阳为火，肝血为阴为水，此禀肝肾精血不足，虚火内动，阴血益虚，虚而生风，风自火出，故变面赤目劄等证耳，非外风也，遂用地黄丸以滋肾水，生肝木，两月，目劄、咬牙悉止。又三月许，诸证寻愈而元气亦充矣。凡肝经之证，若肝木实热生风而自病，或肺金实热而克木者，宜用清肝降火之剂，以泻其邪气。若肝经风热而目直等证，用柴胡栀子散以清肝火，加味四物汤以养肝血。若肾虚而咬牙诸证，用六君子汤以健脾土，六味地黄丸以滋肾水则愈。一小儿脾气虚弱，饮食停滞，发热作渴，服泻黄散不时下痢。余先用保和丸二服而愈，但不食恶心，面青手冷，又用六君、柴胡、升麻四剂，面色萎黄，食进手温，惟形体羸甚，倦怠发热，小腹重坠，肛门脱出，用补中益气汤加半夏、肉豆蔻二剂而安。凡脾胃之证，若发热作渴，饮食喜冷，或泄泻色黄，睡不露睛者，属形病俱实，宜用泻黄散疏导之。若发热口干，恶冷或泄泻色白，睡而露睛，属形病俱虚，宜用异功散调补之。若脾气下陷者，补中益气汤。寒水侮土者，益黄散。肝木克脾者，六君加柴胡。若目睛微动，潮热抽搐，吐泻不食，宜用秘旨保脾汤。凡小儿诸病，先当调补脾胃，使根本坚固，则诸病自退，非药所能尽祛也。一小儿五岁，形气虚羸，睡中咬牙，夜间遗尿，日间频数。

余以为禀肾气不足，用补中益气汤加补骨脂，地黄丸加鹿茸，以补脾肾而瘥。毕姻后，小便频数，作渴发热，日晡益甚，恪服黄柏、知母等药，以滋阴降火，后患肾痿，卧床年许。余因考绩北上，仍用前药，喜其慎疾，半载而瘥。一小儿年十一岁，面白或赤，足软不能久行。用地黄丸加鹿茸，年许而瘥。毕姻后，两目羞明，两足仍软，用前丸及补中益气汤而瘥。后病复发，增口渴足热，头囟觉开，视物觉大，此肾虚瞳人散大而然也。服前药，远房事则愈，因不自保，终患肾痿而殁。仲阳先生云，此证属脑髓不足，不能荣养，宜用地黄丸补之，有至七八岁，或十四五岁，气血既盛，而自合，若纵恣色欲，戕贼真阴，亦不能尽其寿矣。一小儿形瘦，不时咳嗽，自用参苏饮一剂，更加喘急惊搐，面白或黄。余谓此禀脾肺不足，而形气虚羸，因前剂峻利，外邪虽去，而肺气益虚，肺虚则宜补脾，先用异功散加桔梗、钩藤钩，一剂痰喘顿定，乃去桔梗，加半夏、当归，再剂惊搐亦去，又加酸枣仁治之而安。年十五岁，发热痰盛，作渴面赤，形体羸瘦，用地黄丸加五味子，及补中益气汤各百余剂而形气渐壮。若认为阴火，用黄柏、知母等药，复伤生化之源，其亦不治者矣。一小儿五岁尚饮乳，耳前后颈间至缺盆，以手推寻，其筋结小核如贯珠，隐于肌肉之间，小便不调，面色青黄，形气羸瘦。此禀母之肝火为患。用九味芦荟丸、五味异功散加山栀、柴胡，与儿饮之，又以加味逍遥散与母服之，寻愈。一小儿患虚羸，耳出秽水，左手尺关洪数而无力。余为清肝补肾，耳中虽愈，脉未全敛，毕姻后患瘵证，误服黄柏、知母之类，复伤元气，不胜寒暑劳役，无日不病，几至危殆，余大补脾肾，滋养元气而愈。一小儿患证如前，肢体消瘦，面色萎黄，大便酸臭。此脾虚食积。用四味肥儿丸、五味异功散治之而愈。一小儿九岁，吞酸恶食，肌体消瘦，腹中作痛。余谓食积虚羸也。用保和丸而愈。后腹中数痛，皆服保和丸。余曰此因脾胃虚而饮食所伤也，当调补脾土以杜后患。不信，后腹痛喜按，余用五味异功散二剂，因未应，自用平胃散等药，腹胀作痛，余仍以异功散加木香四剂而愈。若屡用攻伐之剂，阴损元气，多致虚羸，慎之。**参苓白术散**方见不乳食。

　　地黄丸加肉桂一两，名加减八味丸　治小儿肝经虚热血燥，或风客淫气而患瘰疬结核，或四肢发搐，眼目抽动，痰涎上涌。又治肾疳脑热消瘦，手足如冷，寒热往来，滑泻肚胀，口臭干渴，齿龈溃烂，爪黑面黧，遍身两耳生疮，或两耳出水，或发热自汗盗汗，便血诸血失喑等证，其功不可尽述。即六味地黄丸，方见肾脏。

补中益气汤　治中气虚弱，体疲食少，或发热烦渴等证。

人参　黄芪各一钱　白术　甘草　陈皮各五分　升麻　柴胡各二分
当归八分

上姜枣水煎。空心午前服。

愚按：前方，若因药克伐元气虚损，恶寒发热，肢体倦怠，饮食少思，或兼饮食劳倦，头痛身热，烦躁作渴，脉洪大弦虚，或微细软弱，右寸关独甚者宜用之。凡久病，或过服克伐之剂，亏损元气，而虚证悉具者，最宜。前汤，若母有脾胃不足之证，或阴虚内热致儿为患者，尤宜用之。

八珍汤四物四君合用

钱氏异功散　治脾胃饮食少思，吐泻不食，凡虚冷证，先与数服，以正胃气。即五味异功散，见吐泻。

愚按：前方治脾胃虚弱，吐泻不食。或惊搐痰盛。或睡而露睛，手足指冷。或脾肺虚弱，咳嗽吐痰。或虚热上攻，口舌生疮，弄舌流涎。若母脾胃虚，儿患此证，亦当服之。

《外台》小品疗四五岁儿因食及在胎中宿热，乳母饮食粗恶，辛苦乳汁不起，儿哺不为肌肤，心腹痞满，萎黄瘦瘠，四肢痿躄缭戾，服之令充悦方

芍药十分，炙令黄　黄芪　鳖甲炙　人参各四分　柴胡八分　茯苓六分
甘草炙　干姜各二分，如热以枳实代

上八味捣筛，蜜和为丸，如大豆。服五丸，日二服。忌如常法。《千金》有大黄无黄芪，云[①]服一丸，一岁以上乳服三丸，七岁儿服十丸，日二。

《圣惠》黄芪丸　治小儿赢瘦体热，面色萎黄，不欲乳食。

────────────

① 云：原缺，铜驼本、四库本亦缺。修敬堂本、集成本全句四字均缺。据《外台》本方补。

黄芪剉　赤芍药　人参去芦头　甘草炙微赤，剉　胡黄连各半两　麦门冬去心，焙　鳖甲涂醋炙微黄，去裙襕。各一两　柴胡去苗，三分

上件药捣，罗为末，炼蜜和丸如麻子大。不计时候，以粥饮下五丸，量儿大小，以意加减。

秦艽丸　治小儿羸瘦体热，心神烦闷，小便赤黄。

秦艽去苗　桑根白皮剉　枳壳麸炒微黄，去瓤　地骨皮　黄芪剉　人参去芦头　赤茯苓　甘草炙微赤，剉　犀角屑。各半两　龙胆去芦头，一分　柴胡三分，去苗

上件药捣，罗为末，炼蜜和丸，如绿豆大。不计时候，用粥饮下五丸，更随儿大小增减。

麦门冬丸　治小儿虽食不着肌肤，羸瘦骨热，小便赤黄。

麦门冬去心焙，一两　人参去芦头　黄芪剉　青蒿子　黄连去须　桑根白皮剉　枳壳麸炒微黄，去穰　地骨皮各半两　柴胡去苗，三分

上件药捣，罗为末，炼蜜和丸，如绿豆大。不计时候，以熟水研五丸服，量儿大小，以意加减。

烧黄瓜丸　治小儿羸瘦体热，乳食全少。

黄瓜大者，一枚　陈橘皮汤浸，去白瓤，焙　黄连去须。各半两　鳖甲童子小便浸三宿，炙微黄，去裙襕　胡黄连　柴胡去苗，各一两

上件药捣，细罗为散，以黄瓜切开头，去瓤，内药末令满，以切下盖子盖之，用香麦面和搜固济，可厚三分，于煻灰火内，烧令面焦黄为度，取出去面，放冷，入麝香一钱，都研和丸如绿豆大。每服，食前米饮下七丸，更量儿大小，以意加减。

大黄丸　治小儿胃气不调，不嗜食，不生肌肉。

大黄　干地黄　茯苓　当归　柴胡　杏仁各三分

上为末，蜜丸麻子大。饮下五丸，日进三服。

猪肚丸　解小儿肌热，时或泄泻，及有积滞，不思饮食，肌肉消瘦。

鳖甲一两，同童子小便并醋共一升，热浸，炙尽为度　白术　薯蓣各一两　胡黄连　人参去芦头　青橘皮　紫菀去土　桃仁汤浸，去皮、尖、双仁　木香　甘草炙。各半两　柴胡去芦头，一两一分

上件药捣，罗为末，入在净猪肚内系定，煮令极烂为度，出与

药同杵令黏，丸如梧桐子大。每服二十丸，不计时候，温水饮下。

香甲丸　治男子妇人，童男室女，气血虚疏，肌肤消瘦，百节疼潮作温①五心烦热，四肢逆冷，不②思饮食，中满气滞，妇人经血凝涩，建脾胃，畅神气，充肌肤，泽颜色。

柴胡　生干地黄　京三棱各三分　鳖甲醋煮黄　神曲　杏仁　熟干地黄　麦蘖炒。各一两　牛膝　木香　姜黄　当归各半两　白术　川芎各一分

上为细末，白面糊丸如梧桐子大。每服十丸，空心茶清下，或米饮亦得。

上八方，夹热者宜之。

《圣惠》诃黎勒散　治小儿羸瘦，脾胃气弱，夹于宿食，不欲乳食，四肢不和。

诃黎勒皮　陈橘皮汤浸，去白瓤，焙。各半两　黄芪剉　人参去芦头　白术　藿香　桂心　白茯苓各一分　甘草炙微赤，剉，半分

上件药捣，粗罗为散。每服一钱，以水一小盏，入生姜少许，枣一枚，煎至五分，去滓温服，日三四服，量儿大小，以意加减。

温脾散　治小儿脾气不和，食少无力，肌肤羸瘦。

诃黎勒皮　人参去芦头。各三分　白术　木香　黄芪剉　白茯苓　藿香　陈橘皮汤浸，去白瓤，焙　桔梗去芦头。各半两　甘草炙微赤，剉，一分

上件药捣，粗罗为散。每服一钱，以水一小盏，入生姜少许，枣一枚，煎至五分，去滓，不计时候，量儿大小增减温服。

五香煎　治小儿脾胃久虚，吃食减少，四肢羸瘦。

丁香　沉香　木香　藿香　白术各一两　麝香三钱，细研入　白茯苓　陈橘皮汤浸，去白瓤，焙　黄芪剉。各一两　诃黎勒皮　甘草炙微赤，剉。各半两

上件药捣，筛为散，以水五升，慢火煎至一升，以布绞汁，却入锅内煎麝香及蜜三合、生姜汁半合、枣肉二十枚，慢火熬成煎，

---

① 温：四库本作"热"。

② 不：原作"可"，与本方药、证不相协，据四库本改。

每服，以粥饮调下半茶匙，量儿大小，以意加减。

上三方，夹冷者宜之。

汤氏云：小儿疳积，其状渐黄瘦，拍背如鼓鸣，脊骨如锯，乃积而生热成疳也，宜服芦荟丸、露星膏。

芦荟丸

龙胆草　黄连　芜荑去皮，先炒黄色，次入前二味一处炒赤色。各一两

上为末，另入芦荟一分和匀，烂饭丸，如黍米大。三岁儿服三十丸，空心米饮送下。

露星膏

黄芪蜜水炙　胡黄连　地骨皮　柴胡各等分

上为末，炼蜜丸，如芡实大。隔宿酒浸，露一宿，次日澄去酒，薄荷汤浸服之。

钱氏橘连丸　治疳瘦，久服消食、和气、长肌肉。

橘皮一两　黄连米泔浸一宿，一两半

上为细末，另研入麝香五分，用猪胆七个，分药入胆内，浆水煮，候临熟，以针微刺破，以熟为度，煮粟米粥和丸，如绿豆大。每服十丸至二三十丸，米饮下，量儿加减，无时。海藏云：黄连苦燥，可以泻脾火，长肌肉。

二圣丸　治小儿脏腑或好或泻，久不愈，羸瘦，宜常服。

黄连去须　黄柏去粗皮。各一两

上为细末，入猪胆内重汤煮熟，丸如绿豆大。每服二三十丸，米饮下，量儿加减，频服无妨。

〔张涣〕**金粟丹**方见内疳条。

香蟾丹　治肌瘦面黄，胸高脚细。

干蟾五枚，水浸，去骨，用瓦藏瓶一枚，顶头上取开，入蟾瓶内，盐泥固济，木炭火烧，留一窍子，以烟息为度，取出，地上放一宿出火毒　胡黄连二两　蛇蜕皮一两，烧灰　地龙半两，微炒　天竺黄　蝉壳各一分。以上并为细末，次入朱砂半两，细研　麝香一分，细研

上件，都一处研匀，糯米饭和如黍米大。每服十粒，米饮下，不拘时候，量儿大小加减。

《万全方》雷丸丹　治小儿一切疳，肚胀腹满，手脚枯细，眼目

口鼻生疮，身体壮热，痢下汨淀，日渐羸瘦，面无光泽。

雷丸生　鹤虱生　使君子去壳，生　胡黄连微炒　芦荟研。各半两
麝香半钱，研入　蟾一枚，酒浸一宿，慢火炙熟，去皮、足、骨，焙　木
香　肉豆蔻各一分　芜荑一两，去皮微炒，研入　朱砂二钱，研，留少许为衣

上件药捣，罗为末，研合令匀，用獖猪胆四个取汁，倾入瓷盏
中，外以重汤煮过，和杵为丸如黍米大。每服五丸至七丸，麦门冬
熟水下，早晨日午空心临卧服。

〔孔氏〕神圣丸　肥、小儿疳药，常服永无肠脏之疾。

胡黄连去皮　宣连去毛　白芜荑去皮　木香　芦荟各一钱　使君子
二十枚

上，除芦荟一味，外五味银器内用猪胆汁熬成膏，后入芦荟同
丸如绿豆大。每服五七粒，空心日午临卧米汤下，神效。

猪肚丸　治小儿疳热而瘦。

柴胡　黄连　秦艽各一两，净　芜荑二两，用瓦上焙干，去壳取肉，别
为末，临时入用

上，用猪肚一个，中庸者，破开净洗，入前药三味末于内，以
酒半瓶、童子小便一升，煮干，舂令得所，放芜荑末，又舂匀，丸
如桐子大。每服二十丸，饮下。

《王氏手集》治小儿疳瘦，大人五劳七伤方

宣黄连半斤，去须及芦头，为细末　獖猪肚一个，去脂膜，将黄连末穰在
内，缝合，于三斗米内蒸，以米熟软为度

上件，取出烂研，丸如粟米大，风干。随儿大小加减，日三服，
三岁儿每服五七丸至十丸，大人服如桐子大，每服二十丸，空心米
饮下。

〔赵氏〕斧槌丸　治小儿疳，久服肥白。

干虾蟆一枚　白矾　胆矾　绿矾各半两，四味同入罐子内，炭火烧，
矾枯为度　京三棱　石三棱　鸡爪三棱　萆薢　鹤虱　雷丸　淡芜
荑　黑狗脊　木香各半两　没石子三枚　使君子十枚　芦荟　熊胆各
一钱

上为末，醋煮干枣取肉烂研，入少面糊和药极熟，丸如绿豆大。
每服七丸，米饮下。

玉拄杖散　治小儿疳瘦。

黄芪二两　白茯苓半两　人参　白术各一两

上为末。以水一盏，药一钱，煎七分，温服。

芦荟丸　治小儿诸疳羸瘦，不生肌肉。

芦荟　木香　红芍药　没石子各半两　使君子去壳　胡黄连各二钱半
肉豆蔻二钱　人参一钱

上为细末，入麝香半钱，别研令细，与药拌匀，蜜水打面糊为丸。每服十五丸，米饮下，空心食前服。

〔吉氏〕**益儿丸**　治小儿一切疳瘦，夜多盗汗，肌肉热。

人参　白术　茯苓　柴胡去苗　甘草炙　陈皮去白　鳖甲醋炙，去裙襕　京三棱湿纸裹，煨香熟。各等分

上细末，炼蜜圆，如鸡头实大。每服一丸，米饮化，食前，日三服。

《朱氏家传》肥儿丸

白芜荑去壳秤　黄连去须　神曲　麦蘖各等分

上为末，用獖猪胆煮糊，圆如大麻子大。每服三十丸，食前，米饮下。《张氏家传》《庄氏家传》方皆同，或治疳积，或治疳瘦。

六味肥儿丸　治疳多因缺乳，食肉太早，或患脏腑胃虚，疗诸般疳，化虫，治黄瘦肚急，消疳退疳热可常服。

黄连《局方》加肉豆蔻　陈皮去白，《局方》去此，用木香　神曲炒，《局方》有使君子　麦蘖炒。各一两，《局方》加三棱、蓬莪　川楝肉一两炒　白芜荑半两，《局方》去此，用槟榔

上为末，神曲糊丸，麻子大。每服三十丸，空心、米饮吞下。

〔薛〕按：前方，又治脾疳，饮食少思，肌肉消瘦，肚大颈细，发稀成穗，项间结核，发热作渴，精神倦怠，大便酸臭，嗜食泥土，或口鼻头生疮，肚见青筋，啮齿下利，便白五疳。用此丸加干蟾一两、芦荟五钱，尤妙。

秘方肥儿丸　消疳进食。

黄连五钱　木香一钱　神曲　麦蘖各一两，并炒　使君肉煨　肉豆蔻面裹煨，各五钱　槟榔一枚　虾蟆一个　白术一两

上为末，面糊丸，如粟米大。空心米饮下，量儿加减。

《朱氏家传》治小儿脾疹疳瘦惊积方

上用黄瓜蒌一个，去瓤，用黄连末填满，蒸烂取出，用朴硝末一钱、盖头，临夜方取，然后露一宿，研烂为丸如小绿豆大。每服五丸，熟水下。

洁古云：小儿疳病肌瘦，血气不足，同大人劳瘵之疾治之。

按：以洁古此论详之，不拘冷热虚赢，皆用四君子、地黄丸与前药相兼服为得也。然有胸膈积瘀，不受参术地黄之补者，先用清疳取积之药，然后补剂可施，故备载诸方，以俟采择，诚以病之变态多端，非执一隅可以御百变，若看方三年，无病不治者，鲜不以为繁杂矣。

◎ 针灸

赢瘦不生肌肤　胃俞灸一壮。

〔田〕小儿疳瘦。于胸下骨尖上灸三壮，次于脊下端尾翠骨尾上灸三壮。

小儿疳瘦脱肛，体瘦渴饮，形容瘦悴，诸方不瘥者。取尾翠骨上三寸骨陷中灸三壮。

小儿身赢瘦，贲豚腹肿，四肢懈惰，肩背不举。章门二穴各灸七壮。

鹤节

汤氏云：小儿鹤节，由禀赋不足，血气不荣，肌肉瘦瘠，则骨节皆露，如鹤之足，皆肾虚不生骨髓之故。治法宜钱氏地黄丸加鹿茸、牛膝。

地黄丸　治头囟不合，体瘦骨露，有如鹤膝，皆肾虚不足。并治肾疳天柱倾倒。肾主骨也。

熟地黄洗，焙，八钱　泽泻洗，二钱　牡丹皮去心　白茯苓各三钱　山茱萸肉　牛膝　鹿茸酥炙　山药各四钱

为末，蜜丸梧子大。三岁以下三二丸，温水空心化下。

丁奚_{疳胀异名}

巢氏云：小儿丁奚病者，由哺食过度，而脾胃尚弱，不能磨消故也。哺食不消，则水谷之精减损，无以荣其气血，致肌肉消瘠，其病腹大、颈小、黄瘦是也，若久不瘥，则变成谷症。伤饱哺露病[①]一名丁奚，三种大体相似，轻重立名也。《真珠囊》凡小儿或因吐而泻，久不瘥，或病退不能行，膝大，肠红，号曰丁奚。七岁以下号鼓槌风。十五以下名鹤膝风。盖此并是风冷伤于肾所致，肾主骨故也。庄氏，疳胀、丁奚辨证云：小儿腹大，如有青筋见，即曰疳胀也。如无青筋，乃名丁奚。是因过饱伤食而得之。〔曾〕丁奚者，亦久积成疳之证，皆因饮食过伤于脾胃，脾胃虚，不能磨化饮食，饮食渐减，无以生其气血，面白色惨，潮热往来，腹大而多青筋，手足如筒，颅囟开解，颈项小而身黄瘦。先投万应丸_{通治五疳}，次参苓白术散_{不乳食}早晨一服，与养胃气，及醒醐散进食，食后下乌犀丸_积三粒至五粒，助脾化食，此即用迎夺之法。间投醒脾散_{慢惊}、沉香槟榔丸、木香荗术丸_{宿食}，次第调理。有渴泻腹痛，千金膏自好。若脾气稍和，饮食渐进，再以化癖丸_积、快活丸常服。或用乌犀丸略下二三行，匀气散_疳止补。有寒热往来，柴胡饮_{疳热}主之。腹胀，投南星腹皮散_{水肿}。有余热，麦芽、柳枝煎汤，调三解散_{潮热}。有虫，下使君子丸_{腹痛}。斯疾得之非一朝一夕，然施治之法，亦须渐渐令其平复，欲求速效，则难矣。凡鸡酒羊面鱼甘甜生冷毒物，宜忌之。

十全丹　治丁奚、哺露，神效。

槟榔　枳壳_{麸炒}　青皮　陈皮　三棱_炒　蓬术_炒　砂仁_{各半两}　丁香　木[②]香_{各一分}　香附_{一两}

上为末，神曲糊丸如黍米大。空心食前，米饮下百丸。一方，去香附、砂仁、丁香、三棱、枳壳，加五灵脂、白蔻、使君子、芦荟、虾蟆、川芎。

醒醐散　治吐泻后调和脾胃，消进饮食，及丁奚哺露虚热烦渴，

---

① 伤饱哺露病：《巢氏病源》作"伤饱一名哺露"，无"病"字。

② 木：原作"术"，据铜驼本改。

气逆心恶。

陈皮去白　缩砂仁　厚朴去粗皮。剉碎，姜汁浸一宿，慢火焙干　麦芽洗净，焙干　乌梅和核。各五钱　良姜剉，东壁土炒　干葛　乌药各二钱半草果仁炮，二钱　甘草炙，三钱

上碎。每服二钱，水一盏，姜二片，枣一枚，盐少许，煎七分。空心温服。

快活丸　治丁奚疳证，皮肤瘦削，骨露如柴，肚大青筋，小便白浊，睡卧烦躁，神气昏沉，常服健脾化积，进食肥肌。

蒸饼一两，去顶剜空，入青矾半钱重，仍以碎饼屑紧塞，上用水纸封定，灰火中炮透，取出候冷用之

上件剉焙为末，别以肥枣用米泔水浸经一宿，饭上蒸少时，去皮核，用乳钵烂杵如糊，同前饼末，亭分再杵匀，丸麻仁大。每服三十丸至五十丸，温米清汤，无时送下，儿小者亦以米汤化服。其蒸饼不拘个数，大约以一两入青矾半钱重为定，下常如前法制半斤作一料。后人切勿以见方不重药为误，余尝屡试屡验，其饼如南馒头样者是也。

《圣惠》赤芍药丸　治小儿丁奚，虽食不生肌肉，腹大食不消化。

赤芍药　川大黄微炒　鳖甲醋涂，炙令黄，去裙襕。各三分　桂心　赤茯苓　柴胡去苗

上件药捣，罗为末，炼蜜和丸如麻子大。每服，煎蜜汤下五丸，日三服。

《婴孺》芍药丸　治小儿百病，有寒热，大腹，食不消化，不生肌肉，痿痹。

芍药　茯苓　大黄各五分　柴胡四分　鳖甲三分炙　桂心二分　人参一分，一方二分

上为末，蜜丸。三岁以下服三小豆大，不知加之，七八岁三桐子大，不知加之。苦腹坚大者，加鳖甲一分。渴者，加瓜蒌二分。病甚者服二十日效，已试大良。一方，有杏仁二两，人参三分。

〔张涣〕**大麝香丹**　治小儿羸瘦，腹大见青筋，及丁奚等病。

麝香研　朱砂细研水飞　粉霜研。各半两　五灵脂　肉豆蔻仁　干

蟾涂酥炙。各一两　夜明砂　白矾灰各半两　干地龙炒，一分　干蜣螂七个，去翅，炙令黄熟

上件捣，罗为末，与朱砂等同研匀细，炼蜜和如黍米大。每服三粒至五粒，温水下，量儿大小加减服之。

初虞世治小儿腹如蜘蛛，四肢瘦者。用黑骨鸡子，破顶，入蜘蛛一枚于内，以湿纸糊窍，用文武火煨熟，去蜘蛛，食其鸡子。累效，必数枚方愈。

《肘后方》捣生薤根，以猪脂煎，稍稍服。或熟炙鼠肉哺之。亦治哺露。

哺露

〔汤〕哺露者，因乳哺不消，脾胃衰弱，渐不能食，血气减损，肌肉不荣，柴骨羸露，吸吸苦热，谓之哺露也。宜麝香进食丸方见积癖。

〔曾〕哺露者，亦由乳哺不节，损于脾胃，脾胃损而饮食减，形容羸瘦，则脏腑之气不能宣通，时间有热，谓之哺露。此候与丁奚相去不远，但食多吐逆，脏气虚，冷而泄泻无度，粪中有虫，治法同前丁奚证药，惟加养脏汤服之方见赤白痢。

《圣惠》人参丸　治小儿哺露，失衣当风，湿冷水浴，苦腹大，时痢，或寒热如疟，不欲食，纵食，不生肌肉，或不消化，四肢羸瘦。

人参　麦门冬去心，焙　半夏汤洗七遍，去滑　黄芪　川大黄微炒　白茯苓　柴胡　黄芩各三分　诃黎勒煨，用皮　甘草炙微赤，剉　鳖甲涂醋，炙令黄，去裙襕。各一两　芎藭半两

上件药捣，罗为末，炼蜜丸如麻子大。一二岁儿以粥饮下三丸，四五岁五丸，日三服，量大小加减。

宿食食积寒热痢

《伤寒论》人病有宿食，何以别之？师曰：寸口脉浮而大，按之反涩，故知有宿食，当下之，宜大承气汤伤寒。然同一发热，而伤食者惟肚腹之热为甚，且粪极酸臭，夜间潮热，尤伤积之明验也。小

儿宿食不消者，胃纳水谷而脾化之，儿幼不知撙节胃之所纳，脾气不足以胜之，故不消也。神曲、麦芽之属，皆腐化之物，昔肾已谓能伤胃中生发之气矣，况进而三棱、莪术乎？况又进而牵牛、大黄、巴豆乎？脾气一受伤于食，再受伤于药，至于下之，而气已一脱矣，所存几何？故夫克食之药不可多用，下积之药，尤不可不审其证之可下与不得不下，而后用也。钱氏论食不消，脾胃冷故不能消化，当补脾益黄散主之。

保和丸　治饮食停滞，胸膈痞满，嗳气吞酸，或吐泻腹痛。加白术一两即大安丸。

神曲炒　山楂　半夏　茯苓各一两　陈皮　连翘　萝卜子炒，五钱

上为末，粥丸桐子大。每服三十丸，白汤送下。

愚按：前方，行气克滞之剂，若元气无亏，暴停乳食而致斯证者，宜用此消导之。若元气虚弱而乳食所伤者，必调补胃气为主，而佐以消导。若乳食已消而作呕者，乃胃气被伤，当用异功散补之。不宜仍用前药，重损胃气，治者审之。

木香大安丸

木香二钱　黄连　陈皮　白术各三钱　枳实　山楂肉　莱菔子炒　连翘　神曲炒　麦蘖炒　砂仁各一钱半

上为末，神曲糊为丸。陈廪米汤下。

消食丸又名消乳丸　治宿食不消。

砂仁　陈皮炒　三棱炒　神曲炒　麦芽炒，各半两　香附炒，一两

上末，曲糊丸如麻子大。食后白汤送下，大小加减。

七圣丸

三棱　蓬术　川楝　青皮　陈皮　芫花　杏仁

上件等分，先用醋浸芫花一宿，炒渐干，次入蓬、棱同炒赤色，又入陈、楝等再同炒一处，令微焦，取出为末，前药如各半两，杏仁亦用半两，汤浸，去皮、尖、双仁不用，细研入巴豆二十粒去油，和匀，醋糊丸如黍米大。一岁儿常服二丸，临卧温热汤送下。使日间所飧之物，一夜而化，永无疳疾，能使黄瘦子顿作化生儿，今之小儿可去巴豆，只入杏仁，名七圣丸是也。

三棱散　主诸般停滞，疳积发热，泻痢酸酸，水谷不化，常服

和脾胃，进饮食，长肌肉，益神气。

人参去芦，七钱半　三棱炮，剉　净香附各一两半　青皮去白　益智仁　陈皮去白　枳壳去瓤，剉片，麸炒　神曲炒　谷芽洗，焙　半夏制　莪术醋煮透，滤干，剉焙　大黄半生，半炮　紫苏去老梗。各半两　甘草半生，半炙，一两二钱

上碎，每服二钱，水一盏，姜三片，仓米百粒，煎七分。无时温服。气虚者，加白茯苓一两。

莪术丸　和脾益胃，消进饮食，宽膈快气，悦色清神。

莪术炮，剉　三棱炮，剉　净香附三味各四两，醇醋浸七日，慢火煮干，再焙　槟榔一两，薄剉　生牵牛末一两，另研　青木香去芦　谷芽净洗，焙干　青皮去白。各半两　荜澄茄　丁香　南木香各四钱

上除槟榔、丁香、木香不过火，及牵牛末，余七味剉焙，仍同槟榔、木香、丁香为末，临入牵牛末和匀，水煮面糊丸绿豆大。每服三十丸至五十丸，无时，用淡姜汤下，温茶、温酒皆好，儿小者，丸粟米大，粒数、下法如前。

丁香脾积丸

三棱煨，去皮毛　莪术去皮，炒　神曲炒。各七钱　青皮　巴豆霜　小茴香炒　陈皮各五钱　丁香　木香各三钱

上为细末，醋调神曲糊为丸，如绿豆大。每服五七丸，生姜汤下。

三黄枳术丸　治伤肉、湿面、辛辣、味厚之物，致填塞闷乱不快。

枳实麸炒，五钱　黄连酒浸，炒　大黄湿纸裹，煨　白术各一两　黄芩五钱

上为末，汤浸蒸饼为丸，如绿豆大。每服五十丸，白汤下，临时量所伤多少，加减服之。

《圣惠》诃黎勒散　治小儿宿食不化，少欲饮食，四肢消瘦，腹胁多胀。

诃黎勒皮三分　人参　白术　麦蘖炒令微黄　陈橘皮去白　槟榔各半两　甘草一分，炙微赤

上件药捣，粗罗为散，每服一钱，以水一小盏，煎至五分，去

滓。量儿大小分减，温服，日四五服。

〔朱氏〕**木香丸**　治小儿气，开胃进食。

木香　人参　白茯苓　青皮　陈皮　肉豆蔻各一分　三棱一两，炮

上为末，面糊丸，麻子大。每服十丸，姜汤下。

〔朱氏〕**洗心散**　治小儿乳食伤心作壮热，喘息不调，咳嗽多睡。

甘草一钱，生　麦门冬一分半　皂角半两，入砂糖涂酥炙，后于盆下盖良久出火毒，方用

上烂杵，不罗，每服二钱，水一盏，煎至八分。作五服，时时吃。

养脾丸

人参　白术　当归　川芎各一钱半　木香　青皮　黄连　陈皮各一钱
砂仁　山楂肉　神曲炒　麦芽炒。各五分

上为细末，水调神曲糊丸，如麻子大。每服三五十丸，陈仓米饮下。

◎ 食积寒热

〔薛〕小儿食积者，因脾胃虚寒，乳食不化，久而成积。其证至夜发热，天明复凉，腹痛膨胀，呕吐吞酸，足冷肚热，喜睡神昏，大便酸臭是也。有前证而兼寒热者，名曰食积寒热，若食在胃之上口者吐之，胃之下口者消之，腹痛痞胀，按之益痛者下之，下后仍痛按之则止者补之。夹食伤寒者，先散之，用参苏饮。热甚便秘者，先利之，用大柴胡汤。如无外感，但只伤食，不至于甚，保和丸调之。盖脾为至阴之脏也，故凡脾病者，至夜必热，热而兼寒，则又见所胜者侮所不胜矣。食未消者，消之则寒热自止。食既消者，补之则寒热自瘥。若手足并冷喜热饮食，此中州虚寒也，宜温之。大便欲去不去，脾气下陷也，宜升之。若夜间或侵晨泄泻者，脾肾俱虚也，用四神丸泻。手足并热作渴饮水者，脾胃实热也，用泻黄散脾。大便秘结用大柴胡汤潮热。手足虽热，口不作渴、大便不实者，用白术散渴。仍参腹痛腹胀，积痛积滞治之。

◎ 食积痢

〔曾〕有食饱伤脾，脾气稍虚，物难消化，留而成积，积败为痢，腹肚微痛，先调胃气，次理积，却止痢，则病根自除。和中散_吐泻理虚养胃。三棱散_{见前}、乌犀丸_积助脾化积。沉香槟榔丸_积、守中汤_泻进食止痢。仍忌生冷黏腻等物，不致复作。

《千金》治小儿食不知饥饱方

用鼠屎二七枚，烧为末。服之。

痞结_{此痞在腹内，与心下之痞不同}

〔杨〕痞者塞也，结者实也，热气蕴于胸膈之间，留饮聚于腹胁之内，于是荣卫不能流行，脏腑不能宣通，由胀满而致痞结，势使然耳。此热实之证也，时或发为壮热，《圣惠》甘遂散主之。此药治小儿痞结，虽服汤药时暂得利而滞实不去，心下坚胀，按之即啼，内有伏热，诸候并成。此疾宜疏利大便，破结散气，后宜常服进食丸。

按：进食丸有巴豆，岂宜常服？甘遂有大毒，泻水如决江河，非十分壮实，十分危急，十分水气，三者俱备，未可轻用，今以为痞结主方，谬矣。

〔薛〕痞癖既久，饮食减少，脾气必虚，久而不愈，必先以固胃气为主，使养正则积自除，若欲直攻其结，不惟不能善消，抑亦损其脾土，脾土既亏，必变证百出矣，当参各类及随见证而主治之。一小儿患痞癖，服槟榔、蓬术、枳实、黄连之类，痞益甚。余曰此脾经血虚痞也，不可克伐。遂用六君子加当归数剂，胃气渐复，诸证渐愈，乃朝用异功散加升麻、柴胡，夕用异功散加当归、芍药而愈。一小儿患痞结，服克滞之药。余谓属形病俱虚，当补中气。彼不信，仍行克伐，遂致虚火上炎，齿龈蚀烂，颔下结核。余用大芜荑汤及异功散加减，用之而安。一小儿患痞结，久而四肢消瘦，肚腹渐大，寒热嗜卧，作渴引饮。用白术散为主，佐以四味肥儿丸，月余诸证渐愈，又以异功散加当归，并六味地黄丸，又月余而愈。一小儿患痞结，身热如火，病状多端，不可尽述，朝用五味异功散，夕用四味肥儿丸，月余诸证稍愈，佐以地黄丸，自能行立，遂朝用地黄丸，夕用异功散及虾蟆丸，数服而愈。

《圣惠》**前胡散**　治小儿腹内痞结，壮热羸瘦多啼。

前胡　川大黄_{各三分，微炒}　枳壳_{炒微黄}　赤茯苓　犀角屑　郁李仁_{汤浸，去皮，微炒}　鳖甲_{涂醋，炙令黄，去裙襕。各半两}

上件药捣，粗罗为散，每服一钱，以水一小盏，煎至五分，去滓，看儿大小分减温服。微利为度。

《圣惠》**甘遂破结散**

甘遂_{煨，二钱半，令黄色}　青皮_{浸，去白，焙}　黄芩　川大黄_{剉细，煨。各半两}

上为粗末，每服一钱，水一小盏，煎至六分，去滓，温和服。量大小加减，得通利则止，后以冷粥补之。

进食丸　治乳食不消，心腹胀满，壮热喘粗，呕吐痰逆，腹鸣泄泻，米谷不化。或下痢赤白，腹痛后重。及食症、乳癖、痃气、癖结，并皆治之。小儿胸膈热实，腹内有留饮，致令荣卫痞塞，脏腑之气不得宣通，其病腹内气结胀满或壮热是，凡有此疾，当疏利大便，破结散气。

巴豆霜_{一钱二分}　当归_{米泔浸一宿，炒}　朱砂　代赭石_{煅，醋淬七次}　枳壳_炒　木香_{各半两}　麝香_{少许}

上为末，面糊为丸，如麻子大。一岁儿一丸，温米饮下，更量虚实加减，食后服。治食积发热，羸瘦肚大，青筋疳积，肚疼哺露。

〔**汤**〕户部张侍郎小娘子，患此蕴积结聚已经年矣，其候腹满壮热，大小便闭，不食。诸医皆作虚热潮热，或作胃寒不食治，然既不食，大小便自然少，又欲作疳热治，百药俱试，而无一中，势已窘迫，招予视之。问曰：合服何药。答曰：当服甘遂、大黄。张惊骇曰：前诸医者，皆用补剂，此女不进食久矣，不宜利动肠胃。予答曰：信我者生，逆我者死。张曰：更有无甘遂而次于此药方者，可否？予令即服大承气汤，二服而愈。次日诊之，尚有余滞积实，其证，必过数日而腹闭，须服前药，始可除根。数日后，果再闭，腹满痞结，再投此药，一服而痊。

上，疏利大便例。形气俱实者宜之。

枳术丸

白术四两　枳实二两

上为末，荷叶包煨烂饭为丸，桐子大。每服四五十丸，空心白滚汤下。

枳实理中丸

枳实十六片，麸炒　茯苓　人参　白术　干姜炮　甘草炙。各二两

上为末，炼蜜和丸，如龙眼大。每服一丸，热汤化下。连进二三服，胸中豁然渴者，加栝楼根一两。自汗者，加牡蛎二两煅过。下利亦加。

快膈汤　理胸膈不快，饮食少进。亦能顺气和中，消导宿滞。

人参去芦　青皮去白　缩砂仁　乌药　良姜制　香附子　甘草炙。各一两

为细末。每一钱，温盐汤空心调服。

参术陷胸汤

人参　白术　茯苓　橘红　半夏各一钱　瓜蒌全用，细切，带湿三钱　黄连　甘草各五分

上，用水一钟半，生姜三片，枣一个，煎七分，温服。

洁古云，饮食不进，四君子加姜枣煎。

积

《汉东王先生家宝》小儿积病，可医者九。面上虚肿是积。积者是脾之所系，脾主身之肌肉，故应面，故知是脾积。其脾系土，土无正形，故早晚浮肿不定，多则早浮，其睡则脾不磨，上面作肿，若病后，此证则是虚中积，宜用调脾、消积、行气等药。面合地卧是积。何以合地，其受积在脾，是冷积，何以知之，其脾好土，故知在脾。其冷者属阴，故知伤冷硬食得之，宜下热积气药耳。腹胀是积。其积在肺。何以知之，其肺主于气，才当受积，其气便冷，腹胀满气急，故知在肺。如腹胀，先宜调气后转，转后更宜调气。小便如油是积。其积在小肠，何以知之，其积受于脾，脾当传心，心不受触，则入小肠，小肠是心之府，故知在小肠，则节其水道，小便如米泔油相似也。发黄是积。是积气伤心，心主血脉，荫

遍身毛发，被积气所干，则发黄，故知是积伤心，宜下空心散及取积药，此人必时复发热也。赤白痢是积。其积在肺，受传大肠，及有外伤冷而得，何以知之，其肺主西方庚辛金，其色白，后赤则是外邪，故知肺传大肠，则为赤白痢也，宜取后调气。两眼黄赤、睛青是积。其积在肝，何以知之，肝主东方甲乙木，色青，却被积气所干，即黄赤，睛青者，眼属五脏，肝是其主，肝①若受积，故令眼睛青，是肝受积。若传胆，其人口苦，不要吃物，宜凉药退之。遍身虚肿是积。其积不在藏，只在府，何以知之，为其积曾取，后被药发动，即不在藏，故出皮肤之间为肿也，只宜下取虚中积药，然后补之。多泻白粪是积。是受冷积在脾，何以知之，脾主化，受冷积在脾，冷滑而泻白粪，故知在脾，宜先转，后热药补之。积病不可医者六。喘急是肺积，肺主气，其喘急则肺绝，其人当面白，全无血色，故不可医也。面黑是肾积，其人面黑者，是肾绝也，人当不辨好恶，眼直无光，只得一日而死也。吐热气是荣积，其不医者，是血绝不可治也，血主心，心不能管，故出热气不止耳。手脚心生疮是卫积，卫者气也，胃气不生，故手足生疮，若卫绝，则气不回，只得半日也。恶心吐干呕是胃积，何以不医，胃主化食，其胃热则恶吐，故不治，其人必食乳不化，不食亦干吐呕，面色青黄无血色也。泻久住又泻是积，咬脾烂。何以知其脾烂，其人当泻白粪，为食不消，住了，却放粪赤黑而死，即知脾烂不可治。

《宝鉴》论小儿五积，为脏气不行，蓄积一处不动，故曰积。夫心为伏梁，在脐上，上攻其心，下攻胃口。脾为痞气，在胃口上横之。肝为肥气，在脐之左边。肺为息贲，在脐之右畔。肾为贲豚，在脐下。各有变动，非食之所成，乃气积也，藏属阴，故在一处而不动也。聚谓六腑之气留聚也，府属阳，阳气运转不停，故其聚不定一处，发而腹痛。积聚之候，皆面黄瘦劣，嗌唛不生肌肉，发立或肌体浮肿，腹急多困，多为水气。

《真珠囊》虚中积候，凡惊中虚积者，谓因惊取，复惊发动是也，所下粪青秽。凡虚中有积者，因伤食而泻又吐，如此渐虚，其

---

① 肝：原作"脾"，据四库本改。

病未瘥，故曰虚积也。又虚中之积，有积而频频取转，却取转不着，致其积尚伏，故亦曰虚中积。若惊积取下，则粪随惊青。如是食积，即粪成块子。凡疳中虚积者，因疳病转泻，虚而疳不退，故虚中尔，所取下粪里白色也。

〔曾〕凡婴孩所患积证，皆因乳哺不节，过餐生冷坚硬之物，脾胃不能克化，积停中脘，外为风寒所袭。或因夜卧失盖。致头疼面黄身热，眼胞微肿，腹痛膨胀，足冷肚热，喜睡神昏，饮食不思，或呕或哕，口噫酸气，大便酸臭，此为陈积所伤。如觉一二日，先以百伤饮^{外感发表}，次当归散^{潮热水姜煎服}，温动积滞，方下乌犀丸、六圣丸，重与宽利，后用匀气散^{疳调补}。〔汤〕凡有积滞，须辨虚实，况孩儿虚瘦长短黑白，南北古今不同，不可一概论也。予今之法，实者，可服进食丸。虚而微白及疳瘦者，宜服肥儿丸。^{即三因肥儿丸，见腹胀条。}〔薛〕初患元气未损之时，或腹胀作痛，大小便不利者，先用白饼子或木香槟榔丸下之。下后以白术散或五味异功散和之，渴加干葛，吐加半夏。下而热不退，或作呕作泻，饮食不思，此脾胃俱伤也，用六君子汤。手足指冷，喜饮热汤，此脾胃虚寒也，前方加炮姜、木香。面色黄白，目无精光，脾肺俱虚也，用四君子加柴胡、升麻。腹痛泄利下垂，或小便不利者，用四逆散。发热晡热，或泻未已，脾气下陷也；潮热口渴，大便不调，欲变疳证也；并用补中益气汤，佐以肥儿丸。经云：邪之所凑，其气必虚，留而不去，其病乃实。必以调脾为主，而以消导佐之。古人所谓养正积自除。正此意也。

《千金》紫双丸　治小儿身热头痛，食饮不消，腹中胀满。或小腹绞痛，大小便不利。或重下数起，小儿无异疾，惟饮食过度，不知自止，哺乳失节。或惊悸寒热。惟此丸治之，不瘥，更可重服。小儿欲下，是其蒸候，哺食减少，气息不快，夜啼不眠，是腹内不调，悉宜用此丸，不用他药，数用神验，千金不传方。^{臣亿等详序例中凡云服紫丸者，即前变蒸篇中四味者是也。云服紫丸不下者，服赤丸，赤丸差驶，病重当用之。方中并无赤丸，而此用朱砂者，又力紧于紫丸，疑此即赤丸也。}

巴豆^{去皮}　蕤核仁^{去皮}。各十八铢　甘草^炙，五铢　牡蛎^{火煅赤}　黄蜡^{各八铢}　甘遂　朱砂^{各二铢}　麦门冬^{去心}，十铢

上八味，以汤熟洗巴豆，研，新布绞去油，别捣甘草、甘遂、牡蛎、麦门冬，下筛讫。研蕤核仁令极熟，乃内散，更捣二千杵，药燥不能相丸，更入少蜜足之。半岁儿服如荏子一双，一岁二岁儿服如半麻子一双，三四岁者服如麻子二丸，五六岁者服如麻子大二丸，七岁八岁服如小豆二丸，九岁十岁微大于小豆二丸，常以鸡鸣时服之。至日出时不下者，投粥饮数合即下。丸皆双出也。下甚者，饮以冷粥即止。

〔茅先生〕**青金丹**　小儿诸积病悉主之。

滑石末　白丁香罗过　天南星各二钱匕　青黛罗过，平钱满挑二钱　轻粉重二钱　水银秤二钱，先以锡二钱于铜铫内熔化，便下水银拌和匀，倾出于地，冷用　川巴豆去皮心膜，七十二个，无缺损者，井华水浸一宿，悬当风处，吹干，烂研

上前件药同拌合，用软饭为丸，如小绿豆大。巴豆不出油。依形证用汤使下。伤寒后取积，淡煎葱汤吞下。取痄虫，用牛肉炙汁下。惊风肚中紧硬，面青黑，金银薄荷葱汤吞下。因伤，看肚中及腹皮上微热肚胀，夜间作热，似痄又不是痄，面青黄色，眼微黄，此腹中有积，用皂角子二七粒，灰火煨过，用水一盏、煎至半盏下。有积作泻，鱼鲊汤下。气积炒莤香汤下。凡下此药，周岁十四丸，三岁十八丸，七岁二十四丸，量大小加减。下须是四更初下，至天明通下。积来尽时，可依形证候，下药补之。临吃此药，恐先吐下些小涎来，亦不妨。

万灵丸　主小儿诸积，依形证用之。

木香　黄连　蓬莪茂各半分　陈橘皮　青橘皮各去瓤，一分　槟榔一钱半重者一枚

上为末，每匕药一钱，用巴豆一粒去心膜用醋煮，巴豆一枚煮药令巴豆紫色，用杏仁一枚去皮、尖灯火上煅留性，二味都研，用醋面糊为丸，如小绿豆大。每服五丸七丸十丸，薄荷姜汤吞下。

〔钱乙〕**消积丸**

丁香九枚　缩砂仁十二枚　乌梅肉三个，焙　巴豆二枚，去皮油心膜

上为细末，面糊丸，黍米大。三岁以上三五丸，以下三二丸，温水下，无时。

紫霜丸　消积聚。

巴豆去油心膜　杏仁去皮、尖。各二十一个　代赭石一钱，研细水飞

上为细末，饭丸如粟米大。每服三五丸至十丸，煎皂角仁汤下，无时，儿小者减之。

真珠丸　取小儿虚中，一切积聚、惊涎、宿食、乳癖，治大小便涩滞，疗腹胀，行滞气。

木香　白丁香真者　丁香末　轻粉各半钱，留少许为衣　白滑石末，二钱　巴豆十四粒，水浸一宿，研极腻

上为末，研匀，湿纸裹，烧粟米饭丸麻子大。一岁一丸，八九岁以上至十五岁服八丸。炮皂子煎汤放冷下。夹风热难动者，先服凉药一服。乳癖者，减丸数，隔日、临卧一服。

消坚丸　消乳癖及下交奶，又治痰热膈实，取积。

硇砂末　巴豆霜　轻粉各一钱　黄明胶末，五钱　细墨少许　水银沙子两皂子大

上，同研细末，少入面糊为丸，如麻子大。倒流水下，一岁儿服一丸，食后。

白饼子　治小儿腹中有癖，不食，但饮乳是也。

滑石　轻粉　半夏汤洗，焙干　南星各一钱，为末　巴豆二十四粒，去皮膜，水一升煮，水尽为度

上研匀，巴豆后入，众药以糯米饭为丸，如小绿豆大，捏作饼子。儿三岁以上三五饼，三①岁以下一二饼，葱白汤下，临卧服。

〔张涣〕**万灵丹**　治小儿脾胃久不和，夹积，服温热药皆不效，此药神妙。

肉桂　川黄连　蓬莪茂各一两　肉豆蔻仁　槟榔　陈橘皮去白，焙干　木香　丁香各半两

以上捣罗为细末，次用

巴豆去皮心膜　杏仁麸炒，去皮、尖。二件并灯上烧灰存性。各二七个

上件同再捣拌匀，滴水丸黍米大。每服，未周晬一粒，二三岁二粒，三四岁三粒，五七岁五粒，十岁以上七粒，用生姜汤放冷下，

---

① 三：原作"四"，据修敬堂本改。

乳食后。久积或乳癖，并宜常服。

剪红丸　磨癖积，杀诸虫，进饮食，神效。男女老幼皆可服。孕妇勿服。

干漆炒烟尽　紫芫花醋拌，炒。各一钱　巴豆七粒，去皮膜心，不去油　斑蝥七枚，去头足翅，炒，研时、塞两鼻孔

上为丸，醋糊丸梧桐子大。用红砂包，红线缚定，剪切来每服一丸，同后药服之。

南木香　雷丸　三棱生　莪术生　百部微炒。各半两　贝母　槟榔　大黄生。各一两　使君子肉四十九枚，半生半炒　牵牛生半斤，取头末三两半

为细末用。皂角十锭捶碎，山茵陈一两，苦楝根皮二两，水四五碗，砂锅内慢火煎至一小碗，将前末搜为丸梧子大，日干。小儿粟米大。每服二钱半重。各随后证，改汤使引下，五更初服。忌荤腥生硬油腻物，此方与诸方甚异，毋忽。小儿齁𪖌喘急咳嗽，桑白皮汤下。取寸白虫，煎石榴根汤下。香港脚肿不可行，木瓜汤或蜜水下。取蛔虫苗虫，砂糖水下。小儿一切诸证，蜜水或砂糖水下。酒痢酒积，百药煎汤下。妇人血脉不行，淡醋红花汤送下。妇人血蛊，葱白汤下。肠风下血，煎山栀子汤下。大小便不通，淡醋汤下。食积气块诸证，用温蜜水、温茶汤下。

真方五色丸子　治小儿一切所伤，痰涎壅塞，胸膈不利，乳食不消，变生癖积，胁肋片硬，按之疼痛，及治一切急慢惊风发搐，痰涎壅塞。

青丸子：青黛别研　南星姜制。各半两　巴霜半钱

红丸子：朱砂水飞　半夏姜制。各半两　巴霜半钱

黄丸子：大黄煨　郁金各半两　巴霜半钱

白丸子：白附子生　寒水石煅。各半两　巴霜半钱

黑丸子：五灵脂炒　全蝎炒。各半两　巴霜半钱

上前五色药，各另研为细末，入巴霜半钱同匀，面糊丸粟米大。一岁服五丸，乳汁送下，量大小加减。或姜汤下。急惊，金银薄荷汤。慢惊，生姜全蝎汤。

下积丸　治乳食伤积，心腹胀满，气粗壮热，或泻或呕。

丁香二十粒　　缩砂仁二十枚　　使君子肉五枚　　乌梅　　巴豆肉不去油。各三枚

上为末，烂饭丸麻子大。每服三丸，陈皮汤下。

五珍丸　治酒食积，通用。

青皮　干姜烧存性　蓬术　五灵脂各一两　巴豆肉去半油，一钱

上为细末，粳米饭丸麻子大。每服三五丸，米汤下。

《局方》进食丸　治乳食不化，心胸胀满，疳积肚疼。

木香炮　枳壳去白，炒　当归　代赭石各五钱　朱砂另研，三钱　巴豆去油膜，一钱　麝香另研，五分

上为细末，面糊丸，如黍米大。一岁二丸，量儿大小加减，米饮送下。

六圣丸曾氏　治诸积和胃，大能主气厚肠，消疳快膈。

莪茂炮，剉　净黄连　陈皮去白　白姜。炮。各五钱　南木香二钱半

上除木香不见火，余四味剉焙，同木香为末，每一钱重，巴豆三粒去壳膜心，存油，碎切，入乳钵细研，同前药再研匀，醋煮面糊丸麻仁大。每服十五粒至二十五粒或三十五粒，五更空心淡姜汤下。利三五行，匀气散止补方见痾。常服助脾化积，进食消疳，临睡以净汤或汤酒下三粒及五粒。每次止丸药末三钱，净巴豆九粒为则，不可多合，久则味散。

乌犀丸曾氏　主诸积滞，夹惊夹风，温胃调脾，消进饮食，吐逆醋酸气，面黄肌瘦，不拘孩儿生后岁月远近，并宜可投。

乌犀即皂角，剉三寸长皮，灰火中见青烟起为度，取出地上，瓦盆盖定，存性冷用，七钱　硫黄　白姜各三钱半　陈皮去白　川乌炮，去皮、脐。各五钱　巴豆去壳膜心，存油，七十七粒

上先研硫黄细，除巴豆外，余四味同焙为末，却薄切巴豆细研，同前五味药末杵匀，用粳米饭包作一大粽子，小瓦瓶盛水熟煮，候冷取出，沙钵内烂杵，细布兜紧，绞出如稠糊，安在别器内，以药末亭分同杵细软，丸粟粒大。取诸积，每服，十五丸或五丸或二十一丸至三十三丸，并用淡姜汤泡冷饭取汁小盏，五更初空心送下，通利三五行，以匀气散止补。治积吐有醋酸气，每服三丸至五丸，用淡姜汤入米醋少许，候温，空心下。

水晶丹曾氏　治惊积、食积、虫积，腹胀烦啼，心恶食减，面黄，并宜通利。此药有顽积，惊重风紧，涎多热极，乃可服，非常用之剂。及急惊后风痰未尽，免生痴疾，宜再投。

南星剉作小块，汤煮少时　半夏汤泡去滑。各三钱　滑石四钱　轻粉五十帖　净芜荑二百片　巴豆五十粒，去壳，汤泡七次，又去心膜，作两半，水煮少时，晒干碎切

上，前三味焙为末，拌和轻粉外，芜荑、巴豆同碎切，在乳钵内细杵，入前药末再拌匀，如乌犀丸内制糊丸麻仁大。每服十五丸至二十五丸或三十五丸，糯米汤泡葱白，取汁小盏，五更初空心下，过三五行，进匀气散调补。下风痰，淡姜汤空心服。

《聚宝方》圣饼子　取一切积及虚中积、下风涎药，取病甚稳，全不搜搅。

轻粉　粉霜各四钱　石燕子大者二枚，先为细末　延胡索大者二十八个，为末

上四味同研匀，滴水和丸如大棋子大，仍放厚，阴干。每服一饼，先用熟水浸软，冷浆水调下，临卧更深服，后急漱口。此药只取积滞，并不损气，更临时加减。若下惊积，则每料更入朱砂、生龙脑各一钱重，小儿一饼作四服，或便捏成小饼子。

〔吉氏〕**追魂散**　治果子伤积。

白丁香　轻粉　官桂去粗皮。各三钱

上为末。冷水调下半钱。睡时服，来日取下所伤物，用异功散煎紫苏、木瓜汤调，三服，和气。异功散方见吐泻。

沉香槟榔丸　和脾助胃，进食清神，宽胸快膈，顺气调中，悦颜色，壮筋骨，理面带萎黄，肌肤瘦弱，过食生果停寒在里，乳癖腹胀作疼，及吐利疟肿瘥后，诸疳虫积。

沉香　槟榔　檀香　南木香　丁皮　三棱炮，剉　神曲炒　莪术炮　麦芽洗，炒　厚朴刮去粗皮，姜汁炙　苍术米泔浸，剉，炒黄　使君肉剉瓦上焙干　青皮　陈皮各去白　缩砂仁　益智仁　净香附　枳壳去穰，麸炒燥　良姜制。各半两　甘草炙，一两半

上，除前五味不见火，余十五味剉焙，仍同沉香等为末，水煮面糊丸麻仁大。每服三十丸至五十丸，温米汤无时送下。儿小不能

吞咽，炼蜜丸如芡实大，每以一丸至二丸温汤化服。

《集验》蓬术丸　治乳食不化，心腹胀满，一切所伤。

三棱　莪茂并煨　净陈皮　净香附炒　萝卜子炒。各半两　砂仁　净青皮　净枳壳麸炒　胡黄连　芦荟各三钱　胡椒二钱半

上细末，糊丸黄米大。每三十丸加至四五十丸，温米饮下，日三二服。忌生冷硬物。

◎ 乳积

其候但是吐下乳来有酸臭气，因啼叫未已，遽与乳吃，停滞不化而得。茅先生先用丁香散吐泻调胃，后下牛黄丸取下奶积，后下匀气散不乳食，常服健脾散不乳食即愈。

《圣惠》乳癖之候，面色青黄，发歇壮热，吐乳多睡，口内生疮，渐渐黄瘦，腹内结块不散，由乳母食饮无常，醉饱过度，便即乳儿，或乳母偏卧一向，乳儿不能回转，儿亦睡着，乳滞偏于胁下，因兹结聚成块而痛者是也。

《圣惠》京三棱散　治乳癖结实，或有滞恶停积不化，令儿日渐赢瘦，面色萎黄，春夏多发，不欲乳食。

京三棱　川大黄微炒　槟榔　鳖甲　赤茯苓各半两　枳壳麸炒微黄，二钱半

上捣罗为散。每服一钱，水一小盏，煎至五分，去滓，分为二服，日三四服。逐下恶物为度。

〔张涣〕三棱散　治小儿乳癖结实不瘥。

京三棱炮，剉　赤茯苓　当归洗，焙干　鳖甲醋炙黄，去裙襕。各一两　枳壳麸炒，去瓤　木香　白术各半两

上捣罗细末。每服一钱，水一盏，入生姜七片，煎至五分，去滓放温，时时与服。

《圣惠》化癖丸　治乳癖结块，久不消化，诸药无效。

巴豆霜半两　腻粉　朱砂各一钱，研　黄鹰粪二钱半　硇砂　雄雀粪各一字

上件都研如粉，用糯米饭和丸，如黍米大。一岁儿每服空心煎皂荚仁汤下二丸。取下恶物为度。

丁香化癖散丹溪　治乳癖。

白丁香　密陀僧　硫黄以上各二钱　硇砂五分　轻粉少许

上研细末。每一岁儿服五分，男病，女乳调，女病，男乳调。出下黑粪为度，后用通膈丸泄之。

二丁丸见癖门癖热条。

青礞石丸　治证同前。

硫黄三钱　青礞石　五灵脂　锅底黑各一钱半　白丁香一钱，去土

为末。米饭丸绿豆大，捻饼子。每服二十饼，温水下。

《玉诀》银白散　生胃气，取下后宜服此方。

人参　茯苓　甘草炙　白术麦面炒　白扁豆去皮　藿香叶

上各等分，末，一钱，紫苏汤调下。

〔张氏〕治小儿奶癖①方

用芫花一两，醋浸，三日，净洗、大黄半两为末，入蒜一斤，同药末研烂匀，男左女右，用药涂在乳母手心，熨擦癖上。如闻得患人口中出药气，实时取了，立效。

《董氏家传》治小儿奶癖②极效方

紫河车二两　寒食面三两

上同为细末。每用一匙许，水调涂足心，病在左涂左，病在右涂右，涂于红帛上缚之。良久，其病大便中下去，救人多矣，大便尽洗去。

《孔氏家传》治小儿奶癖方

上，用密陀僧不拘多少，研极细，以大蒜自然汁调稠稀得所，涂于有奶癖处，据其大小周遍，又不可涂之太过，须臾，候儿口中有蒜气息，即是药透，子细以手揉之，觉奶癖似消及五六分，即用温浆水洗去，切须量度，不可令消尽，恐药毒损气也，如未消，药先干，即以温水润之。

《谭氏殊圣》治月里孩儿奶癖方

紫河车草　人参各等分

---

① 癖：原作"脾"，据四库本改。

② 癖：原作"脾"，据四库本改。

上为末，用好醋调，拍成饼子，如大钱大。如左畔有癖者，药贴左畔脚心，用绯帛扎，干后见效，左右一般使药。

◎ 食积

肚硬而热于他处，或泻或呕，因饮食过饱，饱后即睡而得。茅先生用牛黄丸取积，后用匀气散调理。常服万灵丸即愈。钱氏消积丸、真珠丸。方见前。

快膈消食丸

砂仁　净陈皮　三棱　莪术　神曲　麦蘖各半两　净香附子另炒一两①

为末，糊丸如麻子大。食后白汤下。看轻重，却用下积药，一方，加制枳壳。

◎ 气积

其候面色黄白，不进食，腹痛，夭矫啼叫，利如蟹渤，此因荣卫不和，二气乖忤，日久得之。茅先生用万灵丸、匀气散、醒脾散、建脾散相夹调理。

《秘录》治小儿气癖，取三棱汁②作羹粥，以米面为之与乳母食，每日取一枣大与儿吃亦得，作粥与羹热食之。治小儿十岁以下及新生百日，无问痫热、无辜、癖等皆理之，妙不可言。

◎ 中脾积

面黄如土色，或面带虚浮，脐上微痛，肚皮热，饮食减少，才食、便言脐上及腹中痛，所食不化，头微热。此因先食硬物或冷物，所伤在脾，治之先下青金丸见前取下脾中积，后用匀气散、醒脾散调理。常服健脾散、万灵丸即愈。

---

① 两：原缺，据修敬堂本补。

② 汁：原作"针"，据《幼幼新书》本方改。

◎ 惊积

〔曾〕有时时泄清水如生米汁，是受伤而复有积，烦闷啾唧，常以生嗔，名为惊积。先解惊，后理积，解惊五苓散或百解散，理积三棱散或乌犀丸及三解散，炒神曲、生姜煎汤调服醒脾散、沉香槟榔丸，宁惊化积，壮气和胃，仍节冷乳，自然平治。

〔庄氏〕**紫金丸**　治大人小儿，因惊积聚黏滑毒物在脾胃，累曾用药取不下，变成虚中积。大人吃食吐逆，心腹胀满，夜有虚汗，日渐瘦恶，用姜枣汤下七丸。妇人血气，米饮下五丸至七丸。小儿惊积，体热困重，目不开，用黄连、甘草、桃仁、薄荷汤化腻粉一字许下。一岁上三岁下三丸，小儿只可一丸二丸。

蝎梢三七个　犀角末　银末　朱砂各一钱

上研极细末，用水面糊为丸绿豆大。依前汤使。

〔庄氏〕**软金丸**　治惊痞，下积聚。

青黛　腻粉　胡黄连　麝香各二钱半　寒食面三钱　使君子三个　天浆子三七个

上七味，研匀，滴水丸梧桐子大。每服一丸，用金银薄荷汤化下。

〔刘氏〕**桃红散**　治小儿惊积、痞积，常服进食，面如桃花。

马牙硝　朱砂　茯苓　人参各等分

上末之。二岁服二字，一岁一字，三岁亦二字，四五岁三字，新汲水入少蜜调下。蜜水约盏内三分许。

汤氏云：惊癖须用礞石药方可治之。

◎ 虚中积

其候浑身微热，不思饮食，昏昧神缓，抱着一似睡未觉，肚热足冷者。多因吐泻大病及攻击之后而得此候，茅先生先用青金丸取积，后用匀气、醒脾散调理。常服万灵丸、保童丸即愈。

〔王先生〕**灵砂丹**　下虚中积、脏腑虚滑泄泻，久经取转，里急后重，久积恶痢暴泻久不止，神效。

通明硇砂一钱　颗块辰砂通明、有墙壁者，二钱半。各细研上二味，衮研极细，用黄蜡半两，先于盏内熔化，入去皮全巴豆三七粒煎，候巴豆紫色为度，漉豆出，细研，入前二味再研匀，于黄蜡内三分取一，再熔成汁，倾药入内，急搅令匀，刮入瓷合收之。每服，暴泻恶痢，旋服三丸如绿豆大。浓煎艾汤，先呷三五口，然后吞下。水泻，冷水吞下。如取积，每服三丸如梧桐子大，浓煎甘草汤，放冷吞下，临卧服。其久积药随积下，其小可不动便安。

按：既是虚，即不宜用峻剂取积，仍须用四君子、益黄散之类，相兼服之。

◎ 实积

其候大便不通，风毒疮疖，喉闭疰腮，咽中涎响。茅先生先用夺命散急惊吐下热涎，后用匀气散、醒脾散调理。常服牛黄膏、天竺黄散并实热、镇心丸即愈。

◎ 积痛

仲阳云：积痛，口中气温，面色黄白，目无精光，或白睛多及多睡畏食，或大便酸臭者，当磨积而痛自除，宜下积丸，甚者，白饼子下之，后和胃气，用白术①散渴、小沉香丸、感应丸治之。又有食积肚痛，有热者芍药甘草汤腹痛加干葛。吐者加半夏、生姜，或加枳实亦效。

小沉香丸　和中顺气，进食消痰。

砂仁　蓬莪各四钱，煨　香附子去毛，炒，一两八钱　舶上丁香皮二两四钱　沉香六钱　甘松去土，三两六钱　益智仁微炒，一两二钱　甘草炙，一两四钱

上为细末，汤浸蒸饼丸，如桐子大。每服三十或四十丸，食后温姜汤下，或嚼破更妙。

◎ 积寒热

《良方》妙香丸　治小儿虚中积，潮发寒热，心腹胀满疼痛。

---

① 术：原作"木"，据铜驼本改。

辰砂一两　牛黄　生龙脑　麝香各二钱半　金箔十四片　粉霜　腻粉各一钱　黄蜡二两　巴豆肥者，一百二十粒

上，丸如弹子大。量虚实加减，龙脑浆水下，夜半后服。脏虚即以龙脑米饮下，每服三丸如小豆，欲药势缓，即按令扁。疾坚者加至十丸，皆以针刺作数孔，以行药力。小儿取积，丸如绿豆，治小儿吐逆尤效。此药最下胸中烦及虚积。

《婴孺》治小儿自下后得寒热，血结成癖气在左胁下，或寒饮，或冷食积聚气动，胸心留热，不下食饮，暗瘦。宜先服少饮子散气下食，后服紫双丸去宿积，自充溢也。**饮子方**

柴胡　茯苓　人参　白术　鳖甲醋涂，炙香熟。各半两

上，切如豆大，水二升，煮五合。空心分温三四服。相去如人行一二里久再服，食粥将息。

◎ 痃癖

茅先生论小儿生下五个月日上至七岁，有结癖在腹成块，如梅核大来去，或似卵大，常叫疼痛者。亦分数类，在左胁下痛者名痃气，在右胁下痛者名癖气，下蓬莪莪散、夹建脾饮不乳食与服即愈，如见面黑，眼直视，泻黑血，鼻口冷，手足冷，不进食者死。钱氏论小儿病癖，由乳食不消，伏在腹中，乍凉乍热，饮水或喘嗽，与潮热相类，不早治，必成疳。以其有癖，故令儿不食，致脾胃虚而热发，故引饮过多，即荡涤肠胃，亡失津液，胃不能传化水谷，其脉沉细，益不食，脾胃虚衰，四肢不举，诸邪遂生，鲜不瘦而成疳矣。论癖为潮热云：曹宣德子三岁，面黄时发寒热，不欲食，而饮水及乳不止。众医以为潮热，用牛黄丸、麝香丸不愈，及以止渴干葛散服之反吐。钱曰当下白饼子见前，后补脾，乃以消积丸磨之见前，此乃癖也，后果愈。何以故？不食但饮水者，食伏于管内不能消，致令发寒。服止渴药吐者，以药冲脾故也，下之即愈。仁斋曰：癖者，血膜包水，侧僻于胁旁，时时作痛也。惟癖，为能发潮，为能生寒热，故疟家中脘，多蓄黄水，日久而复结癖，寒热不已，有是疾者以此。小儿脏腑和平，荣卫调畅，则津液自然流通，纵使多饮水浆，不能为病，惟乳哺失调，三焦关隔，以致水饮停滞肠胃，不

能宣通，如冷气搏之，则结聚而成癖。轻者用积滞木香丸，重者用
取癖丸。曾氏曰：婴儿始生，禀赋未完，失于襁褓之不谨，乳哺之
不节，外为六淫侵袭，内因五脏气虚，冷积久停于脾，不能克化，
结成癖，鬼突于胁下，或左或右，俗曰龟。其疾皆因积滞蕴作，致
有寒热，或腹肚疼痛，或昼凉夜热。治疗之法，气实者，亦须温正
胃气，后用乌犀丸或水晶丹下之，如过二三次，即以稀粥略止，候
所作形证消尽，方投补益之剂。气虚者，先与调脾胃，固真元，神
色稍正，饮食进多，如前法下之。若太虚甚，用三棱散、化癖丸、
渐消之，顺适阴阳，以平为期。然先补后泻，行迎夺之法，则取去
陈寒冷积，若面黄唇白，发竖肌瘦，乃为虚极，不可轻下，但徐徐
用药消化调理为上。若儿小者，更令乳母常服藿香饮，使药从乳过，
亦少助也。

〔茅先生〕**蓬莪茂散**　主小儿疢气，一切气疾。

蓬莪茂　青橘皮　益智各半两　木香二钱半　糯米一两

上为末。每服一大钱，用陈米饮调下，日进四服。

《圣惠》鳖甲散

用鳖甲一枚，涂醋炙令黄，去裙襕

上捣，细罗为末。每服一钱，以童子小便一小盏煎至五分，量
儿大小，分减服之，日三服，神效。

化癖丸曾氏　主癖结气块在胁之间，日久不化，乍寒乍热，腑脏
不调，米谷不消，哽气喘促，胸腹满闷。及理丁奚哺露。

南木香　陈皮去白　莪茂炮，剉　三棱炮，剉青皮　巴豆九粒、去皮膜
心，微炒，去巴豆　枳壳去穰，麸炒　槟榔七味各半两　白术　丁香二味各二钱
细辛烧存性，四钱

上除木香、槟榔、丁香不过火，余七味焙，同前三味为末，曲
糊丸作麻仁大。每服十五丸至二十一丸，清米汤空心下。有寒热往
来，以柴胡饮间服，忌油腻生冷。

木香丸　治吐乳泻乳，其气酸臭，由啼叫不已，以乳与儿，停
滞不化，是为乳积。肚硬热渴吐泻，由饮食无度，过饱即睡，是为
食积。腹痛啼叫，利如蟹渤，由触忤其气，荣卫不和，淹延日久，
是为气积，疟后肚内结癖成块。

木香　蓬莪　砂仁　青皮去白　朱砂研细　代赭石研。各二钱　大丁香　川巴豆肉纸压去油。各一钱

上为细末，和匀，飞白面糊为丸，麻子大。每服二三丸，乳伤，乳汁下，食伤，米饮下。

取癖丸　峻剂，非实积危甚不用。

甘遂微炒　芫花炒　牵牛半炒半生，研取末　辣桂　蓬莪　青皮去穰　木香　桃仁浸，去皮，炒　五灵脂各二钱

上为细末，入去油巴豆一钱研和，十分细飞面糊丸麻子大。每服一二丸，姜蜜煎汤灌下，泄后，冷粥补，仍和胃。

挨癖丸　治乳癖谷，腹中块痛。

木香　青皮去穰　蓬莪　代赭石火煅，醋淬，细研　生地黄各三钱　巴豆压，去油尽，一钱

上为细末，醋面糊丸麻子大。每服二丸，食后，擦姜泡汤下。

《外台》必效疗大人小儿癖方

上，取车下李仁，微汤退去皮及双仁，与干面相半，捣之为饼，如犹干，和淡水如常搜面，大小一如病患手掌，为两饼，微炙使黄，勿令至熟。空肚食一枚，当快利，如不利，更食一枚，或饮热粥汁即利，以快利为度。至午后利不止，即以醋饭止之。利后当虚，病未尽者，量力一二日更尽一服，以病尽为限。小儿亦以意量之。不得食酪及牛马肉，无不效。但病重者，李仁与面相半。轻者，以意减之。后服者，亦任量力。频试瘥，神效。

《圣惠》前胡丸　治小儿癖气，腹痛。

前胡　桔梗各去芦　赤芍药　赤茯苓　枳壳　川大黄　当归　郁李仁去皮，微炒。各半两　鳖甲一两，炙令黄

上件捣，罗为末，炼蜜和丸，如绿豆大。三岁儿，每服空心以粥饮化破五丸服，量儿大小加减。

《婴孺》治小儿闪癖，身体壮热，频服冷药，冷气漫心成癖，下焦又冷，肠结大便难方

茯苓　川芎　鳖甲炙　枳壳炙　芍药各二分　柴胡四分

上剉，以水一大升三合。煎至三合。空心为二服，去如人行五六里再服。忌苋子。

〔朱氏〕**知母丸**　治小儿腹痛不调，兼癖气。

知母六分　鳖甲炙，四分　牡蛎　枳壳麸炒。各三分　大黄十二分，纸裹，煨熟

上件为末，蜜丸如绿豆大。米饮下五丸，大人以意分减服。

治七八岁儿多睡或时壮热，日加羸瘦，身虽不痛，有时痢脓，呕逆不食，是癖气之候，其疾似疟疾，人多不识此患方。

柴胡　黄芩各一分　枳壳炒，两片　甘草　知母　芍药各二分　大诃黎勒煨，取皮，一个，小者用二个

上件为末，水一盏，煎服。

◎ 针灸

小儿癖气久不瘥者，灸中脘一穴，章门二穴，各七壮。章门在大横外，直脐，季胁肋端，侧卧，曲上足，伸下足，举臂取之。中脘在上脘下一寸，脐上四寸，居心蔽骨与脐之中，从𩩲𩨗下取病人四指定穴，并灸脐后脊骨中二七壮，无不验。

渴

洁古论渴有三种　一者，实热积于心脾，烦躁大渴引饮，宜白虎汤。谓不因吐泻大病，忽然而作。二者，因久病，或取转过度，致脾虚引饮，宜白术散。三者，因患湿热病，热结膀胱，小便不利，大渴引饮，有表里证者，宜五苓散主之。《百问》云：小儿唇红如丹，即发渴，红甚焦黑，则危笃，若三焦虚烦作渴者，用三黄汤。伤寒后唇口焦者，用白虎汤、竹叶汤。泻痢作渴者，用四苓散之类。常治暑积心脾烦渴引饮者，用白虎汤。下利脾虚作渴，用七味白术散。热结膀胱小便秘，渴者，用五苓散。上焦虚热者，用四君子汤。膏粱积热者，用清胃散。脾胃积热者，用泻黄散。中气虚热者，用异功散。肾水虚热者，用六味丸。其余疳证发热，各详本证。胎禀所致者，当各审其因，若误用寒凉降火，脾胃复伤，则腹胀而为败证矣。

◎ 实热

白虎汤_{发热}

三黄汤

黄芩　黄连　黄柏各等分

上，水煎服。

《圣惠》黄连散　治小儿心肺积热，渴不止，咽喉干痛。

黄连去须　射干　川升麻　白茯苓　麦门冬去心，焙　玄参　甘草炙微赤，剉　桑根白皮　黄芩各半两

上件药捣，粗罗为散。每服一钱，以水一小盏，入青竹叶七片，煎五分，去渣，入蜜半合，更煎一两沸，放温，时时与儿呷之。

麦门冬散　治小儿心肺热壅，口渴不止。

麦门冬去心　栀子仁　犀角屑　知母　甘草炙　黄芩各半两

上为散。每服一钱，水一盏，入竹叶七片，煎五分，不计时候服，亦可量儿大小，分减服。

《圣惠》银饮子　治小儿热渴不止。

银五两　石膏　寒水石　蚕蛹蚕各二两

上件药，以水三升，入银石三味、煎至一升，去银石，次下蛹蚕，煎至七合，去渣，每服半合，不计时候，温温服之，量儿大小加减。

栝楼根散　治小儿热渴不止，烦闷。

栝楼根三分　黄芩　知母各半两

上件药捣，罗为散。每服一钱，以水一小盏，入小麦、粟米一百粒，煎至五分，去渣，不计时候温服，量儿大小，以意加减。

又方

栝楼根三分　黄芩半两　小麦半合

上件，以水三盏，煎取一盏，去渣，不计时服，量儿大小加减。

又方

生葛汁　竹沥各二合

上件汁相和令匀，不拘时，服半合，量儿大小加减。

〔茅先生〕**胡黄连散**　治小儿诸渴，及疳渴，解诸般热。

胡黄连　麦门冬　干葛　玄参　甘草炙　枇杷叶炙，去毛

上各等分，为末。每服一钱，水七分一盏。生姜一片，同煎五分，后放蜜三五滴同煎，至四分，温服。

◎ 虚热

《圣惠》芦根散　治小儿壮热不止。

芦根　黄芪　人参　甘草炙　麦门冬　知母各半两

上件，粗罗为散，每服一钱，以水一小盏，入竹叶七片、粟米一百粒，煎至五分，去渣，不计时候温服，量儿之大小，以意加减。

《婴孺》麦门冬汤　治小儿夏天服药大下后，胃中虚热，渴欲饮水。

麦门冬　甘草　龙骨各四分　枳实　黄芩　茯苓　人参各三分

上，以水四升，煮取一升半，为三服。服此汤后渴不瘥，取水芹煮浓汁饮之，间汤服之，甚者，恣意与之服。

芦根饮子　治小儿壮热，渴兼吐不止。

生芦根切，五合　淡竹青皮　人参各八分　桔梗五分　知母十分　粟米三合

上，以水五升，煮之一升半，量儿大小，与之服。

瓜蒌汤　治小儿热渴，或吐下后虚热渴。

瓜蒌五分　黄芩三分　知母　芦根各二分　生米二合　麦门冬三合

上切，以水五升，煮二升，如饮浆水度服之。

◎ 脾虚

钱氏白术散

人参切去头　白术　木香　白茯苓去皮　甘草剉，炒　藿香叶各一两　干葛二两，剉

上为粗末，每服一钱至二钱，水一盏，煎至五分温服，如饮水者，多煎与之，无时。

海藏云，治发渴四君子加干葛、枇杷叶先以枣汤煮过，炙干用各等分，入木瓜少许，同煎服，亦治虚渴法也。

◎ 湿热

五苓散方见惊

《小方脉论》小儿渴病，吃水太多，腹胀泄泻。此病得之心脏热，心与小肠合，小肠亦受热，小肠既热，其气上行奔胃口，致孩子吃水，其水待奔小肠，被小肠气热渗泄，不及转入大肠。如治之，先下淋药，后下凉心脏药，然后止渴，乃效。

按：此亦五苓散证也。

《小方脉论》治渴先下淋药方

郁金　滑石各一两　旱莲子半两

上件为末。每服半钱，煎葱汤调下。急进三服凉心药。

《小方脉论》欲止渴，次凉心藏药方

乌贼鱼骨　海浮石各一两　蒲黄炒，半两

上末。每半钱，用枇杷叶煎汤下。

黄疸

钱乙论黄相似云：身皮目皆黄者，黄病也。身疼髀背强，大小便涩，一身尽黄，面目指爪皆黄，小便如屋尘色，看物皆黄，渴者难治，此黄疸也。二证多病于大病后。别有一证，不因病后，身微黄者，胃热也，大人亦同。又有面黄腹大，食土渴者，脾疳也。又有自生而身黄者，胎疸也。古书云：诸疸皆热也，深黄者是也，若淡黄兼白者，胃怯，胃不和也。《难知》云：色如熏黄，乃湿病也，一身尽痛。色如橘子黄者，黄病也，身不痛。干黄燥也，小便自利，四肢不沉重，渴而引饮者，栀子柏皮汤。湿黄脾也，小便不利，四肢沉重，似渴不欲饮者，大茵陈汤。大便自利而黄者，茵陈栀子黄连三物汤。往来寒热，一身尽黄者，小柴胡加栀子汤。洁古云：阳黄则大小便赤涩身热，是脾土与心火相搏，为阳病，法当先利小便，后下大便。阴黄则清便自调，面目及身黄，四肢冷，是脾虚不能制肾水，当用益黄散，下使君子丸。益黄散方见脾，使君子丸方见疳。凡治黄病腹胀，当用茵陈蒿汤调下五苓散，若欲利小便，去大黄。欲利大便，则加大黄之类。有阳证可服，谓面赤饮水者是也。汤氏云：

身疼髀背疼，大小便涩，皮肤面目齿爪皆黄，小便如屋尘色，利者易治，涩者难治，宜服五苓散加茵陈煎汤调，又宜服导赤散加茵陈煎。或身热，宜服小柴胡汤，甚者服承气汤。〔曾〕凡黄病者，不可一概而论，标本不同，证治亦异，乃脾胃气虚，感受湿热，郁于腠理，淫于皮肤，蕴积成黄，熏发于外，故有此证。或脾胃虚弱，内因癥癖，攻之而成。然疳泻亦主皮黄发竖，肚大青筋，肌肉消瘦，外无色泽，身必发黄，此又本于疳病而作，致有是证。治法，若感湿热而得，身黄如烟熏之色，以㕮咀五苓散加麻黄、水姜煎投，汗之即愈。或用茵陈蒿汤调下五苓散亦好。若得于疳癖者，其形如黄土相类，以醒脾散慢惊、化癖丸积醒脾快胃，磨积理疳，胃气既和，饮食倍进，运化精微，荣养百骸，灌溉脏腑，五色各见于本部，精华乃形于面貌，其黄自除。〔薛〕经曰：中央黄色，入通于脾，故黄疸者，脾之色也。夫人身之神，贵于藏而默，用见于外，则内虚矣。其证皆因脾气有亏，运化失职，湿热留于肌肤，发而为疸，钱仲阳所谓身痛背强，二便涩滞，遍身面目爪甲皆黄是也，小便褐色者难治。疗法宜固脾为先，如专用克伐宽中、澹泄利水之药，则鲜有不至危者矣。若初生及百日半年之间，不因病而身黄者，胃热胎黄也。腹大食土为脾疳，兼作渴饮冷者，用泻黄散脾。小便不利者，茵陈汤。病后发黄，肢体浮肿者用白术散渴。清便自调，肢冷嗜卧者益黄散脾。身澹黄白者调中丸腹痛及补中益气汤虚热加茵陈。身热膈满，肌肤面目皆黄者加减泻黄散。辨其所以，若闭目壮热，多哭不已，大小便赤涩，口中热气者，乃妊娠厚味，胎毒之候也，母子并服生地黄汤胎黄，仍忌酒面五辛热物。设不自慎，误伤脾土，急则变为惊风吐泻，缓则肢体浮肿，小便不利，眼目障闭，多成疳疾矣。又有脾虚发黄者，当于脾胃中求之。

◎ 阳黄诸方

茵陈汤　治阳明病发热汗出者，此为热越，不能发也。但头汗出，身无汗，齐颈而还，小便不利，渴引水浆者，此为瘀热在里，身必发黄。伤寒七八日，身黄如橘色，小便不利，腹微满者宜此。

茵陈蒿嫩者，一两　大黄三钱半　栀子大者，三枚上剉散，以水一大盏，先煎茵陈减半，次纳二味，煎八分，去滓温服，日三服。小便当利如皂角汁状，色正赤，一宿腹减，黄从小便中去也，量大小加减。

栀子柏皮汤　治伤寒身黄发热。

栀子八枚　黄柏一两　甘草半两，炙

上剉散，每服二钱，水一盏，煎六分，去滓温服。

犀角散　治小儿黄疸，一身尽黄。

犀角镑，一两　茵陈　干葛　升麻　龙胆草　生地黄各半两　寒水石七钱半

上剉散，水煎服。一方，治小儿忽发黄，面目皮肉尽黄，葛根捣汁和蜜服。

连翘赤小豆汤　治小儿伤寒，发黄身热。

麻黄去节　连翘　甘草　生姜　赤小豆　生梓白皮各二两　杏仁四十一个　大枣十二枚

上剉散，白水煎。又一方，生小麦苗捣汁服之，立效。

罗谦甫治一小儿，季夏身体蒸热，胸膈烦满，皮肤如渍橘之黄，眼中白睛亦黄，筋骨痿弱，不能行立。此由季夏之热，加以湿气，而蒸热搏于经络，入于骨髓，使脏气不平，故脾遂乘心，湿热相合，而成此疾也。盖心火实则身体蒸热、胸膈烦满，脾湿胜则皮肤如渍橘之黄，有余之气，必乘己所胜，而侮不胜，是肾肝受邪而筋骨痿弱，不能行立。《内经》言：脾热者，色黄而肉蠕动。又言：湿热成痿。信哉斯言也，所谓子能令母实，实则泻其子也，盖脾土退其本位，肾水得复，心火自平矣。

又《内经》曰：治痿独取于阳明。正谓此也，加减泻黄散主之。

加减泻黄散方　此药退脾土，复肾水，降心火。

黄连　茵陈各五分　黄柏　黄芩　山栀　茯苓各三分　泽泻二分

上㕮咀，都作一服，水一盏，煎至六分，去滓，稍热服，食后。一服减半，待五日再服而良愈。

经云：土位之主，其泻以苦。又云：脾苦湿，急食苦以燥之。故用黄连、茵陈之苦寒除湿热为君。肾欲坚，急食苦以坚之，所以黄柏之苦辛寒强筋骨为臣。湿热成烦，以苦泻之，故以黄芩、山栀

子之苦寒止烦满为佐。湿淫于内，以淡泄之，故以茯苓、泽泻之甘淡，利小便、导湿为使也。

〔张涣〕**芦根汤**　治黄病。

芦根一两，剉　茵陈　山栀子　黄芩　甘草四味。各半两

上件捣，罗为细末，每服一钱，水八分，入薄荷三叶，煎至五分，去滓，放温服。

子芩散　治黄病。

黄芩　栝楼根　茯神各一两　甘草　胡黄连各半两

上件为细末，每服一钱，水八分，煎五分，去滓，温服。

茵陈汤　治小儿发黄等病，身如橘色。

山茵陈　山栀子仁各一两　川大黄　川芒硝　木通　寒水石各半两

上煎服，法同前。

三黄散　治小儿黄疸。

川大黄剉，微炒，一两　黄芩　黄连去须。各半两

上煎法同前，食后服。

双连丹　治疸病。

川黄连去须　胡黄连各一两

上件捣，罗为细末，用黄瓜一枚，去穰，留一小盖子，入二药末后以盖子盖定，用面裹，慢火烧，令面焦，去面，捣熟，如绿豆大。每服七粒至十粒，温水下，量儿大小，以意加减。

◎ 阴黄诸方

当归散见悲哭门夜啼条。

当归丸　治小儿冷热不调，大便青黄，心腹多痛，或腹中气满，或时呕逆，不欲饮食。加枳壳尤妙。

当归　白芍药　人参　川芎各三钱　甘草炙　白术各半两

上为末，水煮面糊为丸，如麻子大。三岁儿每服十丸，粥饮下，日三服，量大小加减。冷甚，加陈皮。

小半夏汤　治黄疸，小便色不异，欲自利腹满而喘者，不可除热，热去必哕。

半夏汤洗七次

上剉散，每服三钱，水一盏，姜十片，煎七分，去滓温服。

◎ 渗湿

茯苓渗湿汤 治小儿黄疸，寒热呕吐而渴欲饮水，身体面目俱黄，小便不利，不得安卧，不思饮食。

茯苓五分　泽泻三分　茵陈六分　猪苓　黄芩　山栀　黄连　防己　白术　苍术　陈皮　青皮　枳壳各二钱

上㕮咀，水煎。徐徐温服。

◎ 消食

消食丸 治小儿脾胃不和，常服，宽中快气，消乳食，正颜色。

缩砂仁　陈皮　三棱　蓬莪　神曲炒　麦芽炒　香附子米泔浸，炒　枳壳　槟榔　乌梅各半两　丁香二钱半

上为末，面糊丸绿豆大。食后紫苏汤下二三十丸。

〔丹溪〕治小儿吐泻黄疸方

三棱　蓬莪　青皮　陈皮　神曲　麦芽　黄连　甘草　白术　茯苓各等分

上为末。温熟水调服。若伤乳食吐泻加山楂。时气吐泻加滑石。发热加薄荷。

◎ 和胃

淡黄白者胃不和也，平胃散不乳食、调中丸腹痛。渴者，白术散渴。

◎ 搐鼻

瓜蒂散 治小儿忽发心满坚硬，脚手心热，变为黄疸，不急治，则杀人。

瓜蒂七枚　赤小豆七粒　秫米七粒

上为末。用一字吹两鼻内。令黄水出，余末尽，水调服之，得吐出黄水即愈。

一方，瓜蒂一两、赤小豆四两，为末，每一钱，温汤调服，服后即

卧，当吐清黄汁为效，虚者不宜服。

《千金翼》秦王九疸散　兼治大人小儿方。

胃疸，食多喜饮，栀子仁主之。心疸，烦心心中热，茜根主之。肾疸，唇干，葶苈子主之燕。脾疸，尿赤出少，惕惕恐，瓜蒌主之。膏疸，饮水尿多，秦椒、瓜蒂主之椒汁，膏一作肺。舌疸，渴而数便，钟乳主之。肉疸，小便白，凝水石主之。髓疸，目深，多嗜卧，牡蛎、泽泻主之。肝疸，胃热饮多，水激肝，白术主之。

上一十一味，等分，随病所在加半，捣筛为散。饮服五分匕，日三，稍稍加至方寸匕。儿小者，量与之。

◎ 黑疸

《千金翼》治大人小儿黄疸变成黑疸，医所不能治方。

上用土瓜根捣汁一升，顿服之。病当从小便出，小儿分减服。葛氏亦治小儿四岁发黄者。

《千金翼》治大人小儿黄黑等疸方

当归三两　桂心六两　干枣十七枚，去核　麦门冬一升　大黄一两　茵陈　黄芩　黄芪一本无　干姜　茯苓　芍药　黄连　石膏碎　人参　甘草各二两

上十五味，咬咀。以水一斗，煮取三升半，分四服，小儿分减服。

《千金翼》赤苓散　主黑疸身皮大便皆黑，通治大人小儿。

赤小豆三十枚　茯苓　女萎各六铢　雄黄一铢　瓜丁四铢　甘草二铢

上六味，以水三升，煮豆、茯苓取八合，捣四味为散。和半钱匕服之。须臾当吐，吐则愈。亦主一切黄。小儿服半字匕。

滞颐

巢氏论滞颐之病，是小儿多涎唾流出，渍于颐下。此由脾冷液多故也，脾之液为涎，脾气冷不能收制其津液，故冷涎流出，滞渍于颐也。

按：《内经》云舌纵涎下，皆属于热。而此专属脾冷，亦一偏之见。张涣处冷热各二方，为得之，然以流出为冷，不流出为热，恐

亦未确。

〔张涣〕**温脾丹**　治脾冷病。

丁香　木香各一两　半夏一两，用生姜六两同捣细，炒令黄　青橘皮　白术　干姜微炒。各半两

上件捣，罗为细末，炼蜜和，如黍米大。每服十粒，米饮下，量儿大小加减。

温胃散　治脾冷流涎。

丁香一两　肉豆蔻　半夏白矾水浸，炒黄　白术　干姜　甘草　人参去芦头。各半两

上件捣，罗为细末，每服一钱，水八分，入生姜二片，煎五分，去滓温服，食前。

金朱丹　治脾热多涎。

金箔二十片，研　朱砂细研，水飞　半夏汤浸七遍，取末　天南星牛胆制，取末。各一两　白茯苓取末　石膏细研，水飞。各半两

上件都拌匀，再细研，用生姜自然汁和如黍米大。每服十粒，煎人参汤下，乳后。

牛蒡丹

牛蒡子一两　郁金　川朴硝　枳壳麸炒，去穰　皂子炒黄。各半两

上件捣，罗为细末，用生姜汁打白面糊和如黍米大。每服十粒，煎人参汤吞下，量儿大小加减。

《千金》治小儿口中涎出方

以白羊屎纳口中。

又方

以东行牛口中沫，涂口中及颐上。

又方

桑白汁涂之，瘥。

大小便不通

翰林待诏杨大邺问小儿大小便秘涩者为何？答曰乳食失度，使之四大不调，滋味有贪，遂乃五脏受病，甘甜聚食，咸酸滞涩，食滞留结于胃肠，风壅溃癖于心肺，气脉不顺，水谷不行，虽不逆于

上焦，即秘结于下部，小儿不知疼痛，莫说因由，惊啼叫以频频，但怒胀而不乳，不知孩儿痛刺连脐则面色青黄，但按脉息与治，若不见病源，只依外变，用药安能克效？《百问》调理婴孩伤寒体热，头目昏沉，不思饮食，夹惊夹食寒热，大小便闭涩不通，烦躁作渴，冷汗妄流，夹积伤滞，膈满胀急，青黄体瘦，日夜大热。及疗伤风伤暑，惊痫客忤，肾藏疝气等热，并宜脱甲散主之伤寒。亦可服大连翘汤痘便秘加大黄、神芎。治小儿惊风积热，大小便涩滞，其效尤速。又掩脐法，用连根葱一茎，不洗带泥土，生姜一块，淡豆豉二十一粒，盐二匙。同研烂，捏饼烘热，掩脐中，以绵扎定，良久气透自通，不然再换一剂。

神芎丸　治风热壅滞，头目昏眩，口舌生疮，牙齿疳蚀，或遍身疮疥，咬牙惊惕怔忡，烦躁多渴，或大小便涩滞，或积热腹满，惊风潮搐，并皆治之。

大黄生　黄芩各二两　生牵牛末一两　滑石四两　黄连　薄荷叶　川芎各半两

上为细末，滴水丸桐子大。每服四五十丸，食后温水下。一方加蒲黄，止血证用。

钱氏郁李仁丸　治褓褓小儿、大小便不通，并惊热痰实，欲得溏动者。

郁李仁去皮　川大黄去粗皮，取实者，剉，酒浸半日，控干，炒，为细末。各一两　滑石半两，研细

上，先将郁李仁研成膏，和大黄滑石，丸如黍米大。量大小与之，以乳汁或薄荷汤下，食前。

犀角丸　治小儿风热，痰实面赤，大小便秘涩，三焦邪热，腑脏蕴毒，疏导极稳。

生犀末，一分　人参去须，切　枳实去瓤，炙　槟榔各半两　黄连一两　大黄二两，酒浸切片，以巴豆去皮一百个贴在大黄上，纸裹，饭上蒸三次，切，炒令黄焦，去巴豆不用

上为细末，炼蜜和丸，如麻子大。每服一二十丸，临卧熟水下。未动加丸数。亦治大人，孕妇无损。

《惠眼》芍药散　治大小便下药不通者。

芍药　大黄　甘草炙　当归　朴硝各一分

上为末，每服一大钱，水一盏，瓦器中煎至半盏，去滓服，即通。

〔吉氏〕治大小便不通方

甘草节炮　槐花洗。各一两

上件末。每服一钱，茶半钱，汤点下。

又方

滑石一大钱　灯心一握

上以水二碗，煎至一盏，温服。

《子母秘录》用蜂房烧末，酒服一钱，日再。

掩脐法

海蛳四十九个　葱根带土七个　黑豆七个　盐少许

握宣丸　治小儿便难燥结，或服涩药腹胀闷乱，命在须臾，可用此丸，不移时，大小便自利。

巴豆一钱半　硫黄　良姜　附子　槟榔　甘遂各等分

上为细末，粟米饭和丸，如绿豆大。用椒汤洗小儿男左女右手，握之，用绵裹定，看行数多少，置药洗去，不用即止。

《千金》灸法　小儿大小便不通，灸两口吻各一壮。

大便不通

《百问》小儿大便秘，乃是肺家有热在里，流入大肠，以致秘结不通，乃实热也，当以四顺清凉饮热加柴胡。热甚者，加山栀、黄芩流利之。其表里俱热者，面黄颊赤，唇燥口干，小便赤涩，大便焦黄，无汗者先解表，以柴胡散伤寒汗之，解后大便秘，或肚疼者，以清凉饮、大柴胡汤、承气汤并热皆可下之。积热者，神芎丸尤妙。〔薛〕因乳母或儿膏粱积热，及六淫七情郁火，传儿为患者，用清邪解郁之剂。禀赋怯弱，早近色欲，大便难而小便牵痛者，用滋补肺肾之剂。《褚氏遗书》云：男子精未满而御女以通其精，则四体有不满之处，异日有难状之疾，老人阴已痿而思色以降其精，则精不出而内败。精已耗而复竭之，则大小便牵痛如淋。今童子即有此患，益见今人所禀，与古人大径庭矣。人之气血厚薄既殊，而医之用药疗法，又岂可泥执古方，而无加减之变乎？一小儿食粽停滞，大便不通，痛不可忍，手足发搐。用大柴胡汤调酒曲末一钱，下滞秽甚多，作呕不食，用五味异功散加升麻、柴胡而愈。一小儿大便不通。审乳母饮食厚味所致。用清胃散以治母热，儿间饮以一二匙而愈。后乳母感寒腹痛，食姜酒之物，儿大便秘结兼便血，仍用清胃散每日数匙而愈。一小儿因乳母暴怒，大便不通，儿亦患之，兼用加味小柴胡汤，先用保和丸二服，后用五味异功散加升麻、柴胡，儿日饮数匙，并愈。

《圣惠》芎黄散　治小儿大便不通，腹胁妨闷。

芎䓖半两　川大黄剉，微炒　郁李仁汤浸，去皮，微炒。各三分

上件药捣，细罗为散。每服一钱，以温水半盏调服，量儿大小，以意分减，以利为度。

〔**张涣**〕兼治大小便不通。

张锐《鸡峰方》用麻子以水研汁饮之。

集之九·肺脏部、肾脏部 ^①

肺

〔钱〕肺主喘。实则闷乱喘促，有饮水者，有不饮水者。虚则哽气，长出气。肺病闷乱，哽气长出气，气短喘急。肺热，手掐眉目鼻面，甘桔汤主之。肺盛，复有风冷，胸满短气，气急喘嗽上气，当先散肺，后发散风冷。散肺，泻白散、大青膏主之，肺只伤寒，则不胸满。肺虚热，唇深红色，治之散肺虚热，少服泻白散。肺脏怯，唇白色，当补肺阿胶散主之，若闷乱气粗，喘促哽气者难治，肺虚损故也。脾肺病久则虚而唇白，脾者肺之母也，母子皆虚，不能相营，故名曰怯。肺主唇白而泽者吉，白如枯骨者死。此以唇诊肺之法也，唇白色者肺脏怯也，阿胶散主之；若手寻衣领及乱捻物者，肝热也，宜泻青丸；手掐眉目鼻面者，肺热也，宜甘桔汤之类是也。肺病见春，金旺，肺胜肝也，当泻肺，轻者肺病退，重者目淡青，必发惊，更有赤者，当搐。海藏云：为肝怯，故目淡青也。〔洁〕肺主燥，自病则喘嗽，燥则润之。实则喘而气盛，泻白散主之。虚则喘而少气，先益黄散，后阿胶散主之。心乘肺，贼邪，热而喘嗽，先地黄丸，中导赤散，后阿胶散主之。肝乘肺，微邪，恶风眩冒昏愦嗽，羌活膏主之。肾乘肺，实邪，憎寒嗽清利，百部丸主之。脾乘肺，虚邪，体重吐痰泄泻嗽，人参白术散主之。〔刘〕凡肺之得病，必先观心脾二脏之虚实，若心火烁金，即当先抑心气，后吃肺药。若心气和，即便看脾脉，若脾气虚冷，即不能相生，而肺家生气不足，则风邪易感，故患肺寒者，皆脾虚得之。若脾气盛实，则亦痞隔中焦，而大肠与肺表里不能相通，夫中焦热隔，则肺与大肠不通，其热毒之气，必上蒸于肺而生痰，故患肺热者，多脾实得之。心气盛者泻之，脾气虚者益之，脾气实者通之，然后随其肺之寒热以治之，故有抑心气、益脾气、通肺气

---

① 肺脏部、肾脏部：原无，据底本目录补。

三药。若诊其脉气心、脾、两脏俱和，而肺自生疾，则但察肺家虚实而治之。〔薛〕肺经郁热，用泻白散。肺气自虚，用四君子汤。外邪所乘，用参苏饮。心火炎燥，用人参平肺散。中焦实痞，用大承气汤。脾不能生肺，用异功散。夫肺气盛者，肺中之邪气盛也，其脉右寸必浮而有力，宜用泻白散以泻之。若肺虚而有热者，执肺热还伤肺之说而不用人参，则误矣，仍参其证治之。

〔海〕肺苦气上逆，急食苦以泻之，诃子皮。一作黄芩。肺欲收，急食酸以收之，白芍药。以酸补之，五味子。以辛泻之，桑白皮。肺虚，以五味子补之，如无他证，钱氏补肺阿胶散主之，虚则补其母，脾乃肺之母，以甘草补脾。

阿胶散钱氏 又名补肺散。

阿胶一两半，麸炒　鼠黏子炒香　甘草炙，各二钱半　马兜铃半两，焙　杏仁七个，去皮、尖，炒　糯米一两，炒

上为末。每服一二钱，水一盏，煎至六分，食后温服。

〔海〕杏仁，本泻肺，非若人参、天门冬、麦门冬之补也，当以意消息之。

〔薛〕前方乃通治肺金之剂，经云：虚则补其母，若前药未应，当用五味异功散以补脾。

〔海〕肺实，以桑白皮泻之，如无他证，以泻白散主之，实则泻其子，肾乃肺之子，以泽泻泻肾。

泻白散钱氏 又名泻肺散。

桑白皮细剉，炒黄　地骨皮洗去土，焙。各一两　甘草炒，半两

上件为末。每服一二钱，水一中盏，入粳米百粒，同煎至六分，食后温服。

〔海〕治肺热骨蒸自汗，宜用此直泻之。用山栀、黄芩方能泻肺，但当以气血分之。

甘桔汤方见咽喉　**大青膏**　**羌活膏**俱见惊搐　**百部丸**方见咳嗽　**人参白术散**方见痘渴　**四君子汤**方见杂病虚劳　**参苏饮**杂病发热　**人参平肺散**杂病咳嗽

咳嗽

《内经》曰：五脏六腑皆令人咳，非独肺也。皮毛者，肺之合[①]也。皮毛先受邪气，邪气以[②]从其合[③]也。五脏之咳久乃移于六腑。又《病机式要》云：欬谓无痰而有声，肺气伤而不清也，嗽谓无声而有痰，脾湿动而为痰也，欬嗽，谓有声有痰也，因伤肺气，动于脾湿，故咳而嗽也。又，生气通天论云：秋伤于湿，冬必咳嗽。大抵素秋之气，宜清而肃，反动之，则气上冲而为咳嗽，甚则动于脾湿而为痰也。盖风乘肺者，日夜无度，汗出头痛，痰涎不利。热乘肺者，急喘而嗽，面赤潮热，手足寒冷，小儿多有之。火乘肺者，咳嗽上壅，唾唾出血，甚者七窍血溢。燥乘肺者，气壅不利，百节内痛，头面汗出，寒热往来，皮肤干燥，细疮燥痒，大便秘涩，涕唾稠黏。寒乘肺者，或因形寒饮冷，冬月坐卧湿地，或受冷风。春秋之气，或因外感。夏是火气炎上，最重。秋是湿热伤肺，冬是风寒外来也，宜各随其证而治之。

〔**钱氏法**〕夫嗽者，肺感微寒，八九月间，肺气大王，病嗽者必实，非久病也。其证面赤痰盛身热，法当以葶苈丸下之，若久者，不可下也。十一月、十二月嗽者，乃伤风嗽也，风从背脊第三椎肺俞穴入也，当以麻黄汤汗之。有热证面赤饮水涎热，咽喉不利者，宜兼甘桔汤治之。若五七日间，其证身热痰盛唾黏者，以褊银圆下之。有肺盛者，欬而后喘，面肿欲饮水，有不饮水者，其身即热，以泻白散泻之。若伤风咳嗽，五七日无热证而但嗽者，亦葶苈圆下之，后用下痰药。有肺虚者，欬而哽气，时时长出气，喉中有声，此久病也，以阿胶散补之。痰盛者先实脾，后以褊银丸微下之，涎退即补肺，补肺如上法。有嗽而吐水，或青渌水者，以百祥圆下之。有嗽而吐痰涎乳食者，白饼子下之。有嗽而咯脓血者，乃肺热，食后服甘桔汤。久嗽者，肺亡津液，阿胶散补之。咳而痰实，不甚

---

① 合：原作"舍"，据修敬堂本及《素问·咳论》改。
② 以：原作"听"，据改同上。
③ 合：原作"令"，据改同上。

喘，而面赤，时饮水者，可褊银圆下之。治嗽大法，盛即下之，久即补之，更量虚实，以意增损。杜氏子五岁，自十一月病嗽，至三月未止。始得嗽而吐痰，乃外风寒蓄入肺经，令肺病嗽而吐痰，风在肺中故也，宜以麻黄散辈发散，后用凉药压之即愈。时医与珠粉丸、半夏丸、褊银丸诸法下之，其肺即虚而嗽甚，至春三月间尚未愈。召钱视之，其候面青而光，嗽而喘促哽气，又时时长出气。钱曰：病困十已八九，然所以面青而光者，肝气旺也，春三月者，肝之位，肺衰之时也，嗽者，肺之病，肺自十一月至三月，肺即虚痿，又妄下之，脾肺子母俱虚，复为肝所胜，此为逆也，故嗽而喘促，哽气长出气也。钱急与泻青丸泻之，后与阿胶散实肺，次日面青而不光，钱又用补肺，而嗽如前，又与泻肝，未已而又加肺虚，唇白如练。钱曰：此病必见，不可治也。何者？肝太旺而肺虚绝，肺病不得时而肝胜之，今三泻肝而肝病症不退，三补肺而肺病尤虚，此不久生，故言死也。此证，病于秋者十救三四，春夏者十难救一，果大喘而死。京东转运使李公，有孙八岁，病嗽而胸满短气。医者言肺经有热，用竹叶汤、牛黄膏各二服治之，三日加喘。钱氏曰：此肺气不足，复有寒邪，即使喘满当补肺脾，勿服凉药。李曰：医已用竹叶汤、牛黄膏。钱曰：何治也？医曰：退热退涎。钱曰：何热所作？曰：肺经热而生嗽，嗽久不除，生涎。钱曰：本虚而风寒所作，何热也？若作肺热，何不治其肺，而反调心？盖竹叶汤、牛黄膏治心药也。医有惭色。钱治愈。东都张氏孙九岁，病肺热。他医以犀、珠、龙、麝、生牛黄治之，一月不愈，其证嗽喘闷乱，饮水不止，全不能食。钱氏用使君子丸、益黄散。张曰：本有热，何以又行温药？他医用凉药攻之，一月尚无效。钱曰：凉药久则寒不能食，小儿虚不能食，当补脾，候饮食如故，即泻肺经，病必愈矣。服补脾药二日，其子欲饮食，钱以泻白散泻肺，遂愈十分。张曰：何以不虚？钱曰：先实其脾[1]然后泻肺，故不虚也。

〔洁古法〕肺之生病而成嗽，大抵秋冬则实，春夏则虚，更详五脏兼见之证，以辨虚实。若实，则面赤饮水，身热痰涎盛，涕唾稠

---

[1] 脾：原作"肝"，据修敬堂本改。

黏，咽干不利，喘嗽面肿吐食，皆当先补脾益黄散，后泻肝泻青丸。若咯脓血，是肺痿也，用清肺散治之。若虚，则面白脱色，气少不语，喉中有声，唾痰清利，法当阿胶散补之。若亡津液，用白术①散主之。嗽而两胁痛者，属肝经，用小柴胡汤发热。咳而呕苦水者，属胆经，用黄芩半夏生姜汤。咳而喉中如梗者，属心经，用甘桔汤。咳而失气者，属小肠，用芍药甘草汤。咳而右胁痛者，属脾经，用升麻汤。咳而呕长虫者，属胃经，用乌梅丸。咳而喘息吐血者，属肺经，用麻黄汤。咳而遗屎者，属大肠，用赤石脂汤。咳而腰背痛甚则咳涎者，属肾经，用麻黄附子细辛汤。咳而遗尿者，属膀胱，用茯苓甘草汤。咳而腹满不欲食，面肿气逆者，属三焦，用异功散吐泻。

〔**曾氏法**〕咳嗽者固有数类，但分冷热虚实，随证疏解。初中时，未有不因感冒而伤于肺，《内经》曰：肺之令人咳何也？岐伯曰：皮毛者，肺之合也，皮毛先受邪气，邪气得从其合。故《难经》云：形寒饮冷则伤肺。使气上而不下，逆而不收，冲壅咽膈，淫淫如痒，习习如梗，是令嗽也。乍暖脱着，暴热遇风，邪气侵于皮肤，肺先受之，而为咳嗽，若初得时面赤唇红，气粗发热，嗽来痰鸣，此是伤风壅痰作嗽，用清肺饮、五拗汤及小柴胡汤、羌活散伤寒皆可解表，次青木香汤阴肿。有小儿汗出未干，遽尔戏水，亦致伤风咳嗽，外证眼胞微浮，额汗痰鸣，亦宜清肺饮、泻肺汤与之疏风化痰，解利邪热，小柴胡汤亦可。若嗽日久，津液枯耗，肺经虚矣，肺为诸脏华盖，卧开而坐合，所以卧则气促，坐则稍宽，乃因攻肺下痰之过，名为虚嗽，声连不断，喉中痰鸣，气息欲绝，嗽罢则吐白沫，或干呕，此肺虚而气不顺也，面唇皆白而惨，嗽过额上多汗，哽气长出，乳食减少，致脾虚而胃亦虚，宜其有吐，投茯苓厚朴汤吐及藿香饮不乳食，次温脾润肺，理中汤吐泻加杏仁、北五味子，水煎服，盖此药补脾而益肺，藉土气以生金，则自愈矣。或嗽而颊红有紫黯色，于理中汤内再加干姜为用，亦良法也。有脾虚亦能作嗽，当投补剂，用醒脾散慢惊、茯苓厚朴汤吐令脾气实，然后间以清肺饮煎服，

---

① 术：原作"木"，据四库本改。

疏解肺经风寒，及藿香饮助脾养胃，亦救子益母之法也。有一证咳嗽至极时，顿呕吐乳食与痰俱出，尽方少定，此名风痰壅盛，肝木克脾土，宜以白附饮吐投之即效。

〔薛氏法〕若咳嗽流涕，外邪伤肺也，先用参苏饮。喘嗽面赤，心火刑肺也，用人参平肺散及六味地黄丸肾。嗽而吐青绿水，肝木乘脾也，用异功散加柴胡、桔梗。嗽而吐痰乳，脾肺气伤也，用六君子加桔梗。若嗽唾脓痰者，热蕴于肺而成肺痈也，用桔梗汤见肺痈。凡风邪外伤，法当表散而实腠理，其用下药，非邪传于内及胃有实热者，不宜轻用。面色白，脉短涩者，肺之本证也，易治。面色赤，脉洪数者，火刑金也，难治。

◎ 发表

麻黄汤　治太阳证头疼发热，身痛恶风，无汗喘满，脉浮紧，八九日不解，当发汗，汗已，烦闷瞑目者，必衄，衄乃解，所以然者，阳气重故也。

甘草半两　麻黄去节，一两半　桂枝一两　杏仁去皮，三十五个

上每服三钱，水煎。

三拗汤　治感冒风邪，鼻塞声重，语音不出，或伤风头疼目眩，四肢拘倦，咳嗽多痰，胸满气短。

麻黄不去节　杏仁不去皮、尖　甘草生用

上各等分，剉散。每服三钱，水一盏，生姜三片，煎至六分，去滓温服，取汗为度。一方，加荆芥、桔梗。嗽甚，加五味子、细辛各减半。又方，麻黄去节，杏仁去皮、尖，甘草炙，名三和汤，治喘嗽尤妙。加减在乎活法，有热加前胡。伤风加荆芥。有痰加半夏。

加减三拗汤

麻黄去根节，三钱，水煮去沫，焙干　桂枝二钱　杏仁七个，去皮、尖，炒黄，另研如膏　甘草炙，一钱

上为粗末，入杏膏拌匀。每服一钱，水六分，煎至四分，去滓，温服无时，以汗出为度，量大小加减。若自汗者，不宜服之。

五拗汤　治感风湿及形寒饮冷，痰嗽咳逆，连声不已。

麻黄不去根节　杏仁不去皮、尖　荆芥不去梗　桔梗蜜水拌，炒。各五钱

甘草二钱半

上每服二钱，水一盏，煎七分，无时温服。

百部丸　治小儿肺寒壅嗽，微喘有痰。

百部炒　麻黄去节。各三两　杏仁四十枚，去皮、尖，微炒，研入

上为末，煮熟枣子，丸如皂子大。温水下二三丸，无时，日三四服。此本方也，仲景加松子仁五十个，蜜丸，更加胡桃肉，含化大妙。一方加甘草二钱。

九宝饮　治小儿嗽，是肺脏感寒，须表散，却服嗽药。

麻黄去节　薄荷　大腹皮　紫苏各半两　陈皮　杏仁去皮、尖　桑白皮炙　肉桂　枳壳各二钱半　甘草一钱半

上到散。每服二钱，生姜、乌梅煎服。冷证，去薄荷。热证，去陈皮、桂。

华盖散　治肺感寒邪，咳嗽上气，胸膈烦闷，项背拘急，声重鼻塞，头目昏眩，痰气不利。

麻黄去节　紫苏子隔纸炒　桑白皮蜜炙　杏仁去皮、尖，炒　赤茯苓去皮　陈橘皮去白。各半两　甘草炙，二钱

上到散。每服二钱，水半盏，煎至三分，去滓，量大小加减，食后温服。

金沸草散　治伤风化痰，头目昏痛，颈项强急，往来寒热，肢体烦疼，胸膈满，痰涎不利，咳嗽喘满，涕唾稠黏，及治时行寒疫，壮热恶风。

荆芥四两　前胡去芦　麻黄去节　旋覆花各三两　甘草炙　半夏汤洗七次，姜汁浸　赤芍药各一两

上到散。每服二钱，水一盏，生姜三片，枣一枚，同煎六分，去滓温服，不拘时。有寒邪则汗出嗽甚，加杏仁、五味子。

麦煎散　治小儿夹惊伤寒，吐逆壮热，表里不解，气粗喘急，面赤自汗，或狂语惊叫，或不语无汗，及瘾疹遍身赤痒，往来潮热，时行麻痘疹子，余毒未尽，浑身浮肿，痰涎咳嗽，或变急慢惊风，手足搐搦，眼目上视，及伤风头疼，并治之。

滑石　地骨皮　赤芍药　石膏　白茯苓　杏仁　知母　甘草　葶苈子炒　人参各半两　麻黄去节，一两半

上为末。每服一钱，麦子煎汤调下。如初生牙儿感冒风冷，鼻塞身热，喷嚏多啼，每一字，用麦子煎汤调下。一方，去地骨皮、滑石，加羌活、川芎、薄荷煎汤调下。

小青龙汤　治伤寒表不解，恶寒体热，水停心下，干呕发热而嗽，或渴或利，小便不利，或噎，小腹满喘。

麻黄去节，微利^①者去麻黄、加荛花如弹子大炒令赤色，若噎者去麻黄、加附子半钱炮，若小便不利者加茯苓一两，若喘者去麻黄、加杏仁去皮、尖　赤芍药　半夏泡，若渴者、去半夏加栝楼根　细辛　干姜炮　肉桂去粗皮　甘草各七钱半　五味子半两

上剉散。每服三钱，水一盏，煎七分，去滓，加减服。

清肺饮　治受风邪客热，嗽声不断，气促喘闷，痰壅鼻塞，流涕失音。及解时行疹毒豆疮，涎多咳嗽，咽痛烦渴。

柴胡净洗，二两　人参去芦，半两　杏仁汤泡，去皮、尖　桔梗剉，炒　赤芍药　荆芥　枳壳去穣，麸炒微黄　桑白皮剉，炒　北五味子　麻黄去节，汤泡滤过，剉，焙　半夏汤煮透，滤，仍剉，焙干。各一两　旋覆花五钱　甘草一两半

上剉。每服二钱，水一盏，姜二片，葱一根，煎七分，无时温服。或入薄荷同煎。

解表散　主伤风感冷，咳嗽痰喘，呕吐泻利，惊悸，有热证在表里，并宜可投。

麻黄制法同上　杏仁汤泡，去皮、尖　赤茯苓去皮。各一两　川芎　防风去芦　枳壳制法同上。各一两半　甘草半生半炙，七钱半

上剉。每二钱，水一盏，姜二片，葱白一茎，煎七分，温服无时。有热，入薄荷同煎。

和解汤　治小儿四时感冒寒邪，壮热烦躁，鼻塞多涕，惊悸自汗，肢体疼痛。及疮疹已发未发，皆可服。

羌活　防风　人参　川芎各一两　干葛　升麻　甘草　芍药各半两

上剉散。每服三钱，姜枣煎服。加荆芥。无汗，加麻黄，咳嗽者，加杏仁、五味子、桔梗。

---

① 利：原作"和"，据修敬堂本改。

◎ 攻里

〔钱氏〕**葶苈丸**　治乳食冲脾，伤风咳嗽，面赤痰盛，身热喘促。

甜葶苈去土，隔纸微炒　黑牵牛微炒　杏仁去皮、尖，炒，另研如膏　汉防己各一两

上为末，研入杏膏拌匀，蒸陈枣肉和，再捣为剂，丸如麻子大。每服五丸至七丸，淡生姜汤下，乳食后，或临夜服，量儿大小加减。

〔洁〕**人参荆芥散**　治身热痰嗽，胸膈不利，宜下痰去热。

人参半两　荆芥穗一两　大黄二钱

上为细末，水煎，调槟榔、木香，细末五分，轻粉一字，乳后服。如身热潮热，宜服清凉饮子去大黄，三服之后，一二日，却入大黄服之，令疏利则愈，不可便动脏腑。

褊银丸　治风涎膈实上热，及乳食不消，腹胀喘粗。

巴豆去油膜皮心，细研，半两　水银五钱　黑铅二钱半，同水银炒结沙　麝香另研，五分　好墨火烧，醋淬，研，八钱

上将巴豆末并墨再研匀，和入砂子麝香，陈米粥和丸，如绿豆大，捻褊。一岁儿一丸，三二岁二三丸，五岁以上五六丸，煎薄荷汤，放冷送下，不得化破，更量虚实加减，并食后服。虚人先以益黄散，实脾后，以此方下之，下后补肺。

◎ 凉剂

泻肺汤　主伤风后五心烦热，咳嗽喘促，唇红颊赤，发渴引饮。

桑白皮剉，炒　地骨皮净洗，焙干。各一两　甘草炙，三钱

上咬咀。每服二钱，水一盏，粳米百粒，煎七分，食后、临卧温服，或不拘时。

《圣惠》天门冬散　治小儿心胸烦闷，体热咳嗽。

天门冬去心，焙　桑根白皮剉　赤茯苓　柴胡去苗　百合　紫菀洗，去苗土　蓝叶　甘草炙微赤，剉。以上各半两

上件捣，罗为散。每服一钱，以水一小盏，入生姜少许，煎至五分，去滓，量儿大小，以意分减温服。

《圣惠》百部散　治小儿咳嗽烦热，令乳母服。

百部　贝母煨微黄　紫菀洗去苗土　葛根剉。各一两　石膏二两

上件捣，罗为散。每服三钱，以水一小盏，入竹叶二七片，煎至六分，去滓，每于食后服。令儿饮乳甚佳。

黄芩散　治小儿嗽。

黄芩不拘多少，用童子小便浸三日，取出，剉碎，焙干

上为细末。每服一字或半钱，白汤少许调下，乳食后服。

柴胡石膏汤　治时行瘟疫，壮热恶风，头疼体疼鼻塞，心胸烦满，寒热往来，咳嗽涕唾稠黏。

桑白皮　黄芩各三钱半　升麻二钱半　石膏　前胡　赤芍药　干葛　柴胡各五钱　荆芥穗三钱

上为末。每服一二钱，姜二片，淡豉十粒，水煎。

◎ 温剂

〔张涣〕养肺汤　温养脾胃。

紫菀洗去土，焙干　半夏汤洗七遍　款冬花　真阿胶炙。各一两　人参去芦　桂心各半两

上件捣，罗为细末。每服一钱，水一小盏，入生姜二片，糯米五粒，煎至五分，去滓放温，时时服。

菖蒲煎　治肺中风邪，喘鸣肩息。

石菖蒲一寸九节者　款冬花　紫菀去土，洗，焙干　人参去芦　桂心各一两

上件捣，罗为细末，炼蜜同石臼中捣一二百下，和如皂子大。每服一粒，煎糯米饮化下。

木香半夏丹　治胃寒咳嗽。

木香　半夏汤洗七次，焙干　肉豆蔻各一两　藿香叶　丁香　白术各半两

上件捣，罗为细末，取生姜自然汁和，如黍米大。每服十粒，煎人参汤下，量儿大小加减。

顺肺汤　治心肺不利咳嗽。

紫苏叶　半夏汤洗七遍，焙。各一两　五味子　款冬花　陈橘皮汤

浸，去白　桂心　木香各半两

上件捣，罗为细末，每服一钱，水八分，入生姜、人参各少许，煎四分，去滓温服。

◎ 平剂

《圣惠》陈橘皮散　治小儿咳嗽，胸中满闷，不欲乳食。

陈橘皮汤浸，去白，焙　桔梗去芦　鸡苏　杏仁汤浸，去皮、尖，麸炒微黄　人参去芦。各一分　贝母煨微黄，半两

上件捣，罗为粗散，每服一钱，以水一小盏，入灯心十茎，煎至五分，去滓温服，日三四服，量儿大小以意加减。

麦门冬煎　治小儿咳嗽壮热，胸膈壅滞。

麦门冬去心，一两　生姜半两，取汁　酥　蜜各二合　杏仁汤浸，去皮、尖、双仁，二两

上件药，先以水一大盏煎麦门冬及杏仁至四分，入砂盆内研，绞取汁，却入银器中，次纳生姜汁，以慢火熬成膏，收于瓷器中。每服以清粥饮调下半茶匙，日三服，夜一服，量儿大小，以意加减。

〔茅先生〕奶豆膏

瓜蒌穰　蜜各半盏　人参　铅白霜各半两　陈槐花一分　瓜蒌子百二十枚

上将瓜蒌穰及蜜炼成膏，入诸药末同为膏。每服一大黄豆大，用杏仁煎汤调服。

注唇膏　治小儿诸般咳嗽。

郁金三个大者，剉细，用生姜汁浸一宿　白僵蚕直者，七条　铅白霜半钱，研　脑子一字

上件，为细末，炼蜜为膏。用绿豆大注孩儿唇上，二三岁桐子大，十岁以上皂子大，薄荷生姜汤化下。

蜜瓜膏　治小儿嗽。

瓜蒌皮不拘多少，用蜜涂，慢火上炙焦赤色

上为末，每服一钱，蜜调成膏。时时抹儿口内。

生犀散　治咳嗽，解时气痰逆喘满，心松忡惊悸，风热。

杏仁去皮、尖，炒　桔梗各二钱　茯苓　甘草　人参　半夏各一

钱　五味子　前胡各一钱半

上剉散。生姜、薄荷煎服。有热加羌活，或加麻黄、细辛。

保肺汤　治肺胃受风热，痰盛欬嗽，喘吐不止，及治久嗽不愈。

山药　白茯苓　紫苏叶　黄芩　防风　杏仁去皮、尖，麸炒　五味子　桔梗　百部六分　藿香　百合各五分　白僵蚕二钱，去丝嘴，炒

上水煎，食后服。

天麻防风丸　治惊风咳嗽，身体壮热，多睡惊悸，手足抽掣，精神昏愦，痰涎不利，及风邪温热。

天麻　防风　人参　辰砂　雄黄　麝香　甘草炙。各二钱半　全蝎炒　僵蚕各半两，炒

牛黄一方，有牛胆南星，无麝香。

上为末，炼蜜丸桐子大。每服一二丸，薄荷汤下。

◎ 下气

紫苏子散　治小儿咳逆上气，因乳哺无度，内夹风冷，伤于肺气，或小儿啼气未定，与乳饮之，与气相逆，气不得下。

紫苏子　诃子去核　杏仁去皮、尖，炒　萝卜子炒　木香　人参去芦。各三两　青皮　甘草炒。各一两半

上为细末。每服二钱，水一盏，生姜三片，煎至五分，去滓，不拘时服，量儿加减。

《肘后》疗小儿咳嗽方

紫菀六分　贝母二分　款冬花一分

上捣为散。每服如豆大，着乳头上，令儿和乳咽之，日三四。乳母忌食大咸醋物。《圣惠》用清粥饮调一字。

〔张涣〕马兜铃丹　治小儿肺壅咳嗽，大便不利。

马兜铃　紫苏子　人参去芦头。各一两　款冬花　木香各半两，并为细末　杏仁七钱半，汤浸，去皮、尖，另细研

上件，同拌匀，炼蜜和，如黍米大。每服十粒，煎生姜汤下，量儿大小加减。

◎ 化痰

人参半夏丹 消痰饮，止嗽。

人参去芦　半夏汤洗七遍，焙干　白术　川面姜　天南星微炮。各一两

上件捣，罗为细末，取生姜汁打面糊和，如黍米大。每服十粒，煎生姜汤下。

月内百晬婴儿如针头大，沾在乳头上，令儿吮之。

贝母汤 治肺中风，咳嗽喘满。

贝母炒黄色　半夏白矾汤洗七遍，焙干。各一两　干姜　麻黄去根节　款冬花　甘草炙，各半两

上件捣，罗为细末，每服一钱，水一小盏，入生姜三片，杏仁二粒去皮、尖，同煎至五分，去滓温服。

◎ 补虚

〔洁古〕**黄芪汤** 治小儿咳嗽喘逆，身热鼻干燥者，是热入肺经，为客热，呷呀有声。

黄芪二两　人参二钱半　地骨皮五钱　桑白皮三钱　甘草二钱半

上㕮咀。水煎。放温，频频服之。

〔海藏〕**加味四君子汤** 治涎嗽。

人参　白术　白茯苓　甘草　杏仁　桑白皮各等分　半夏曲减半

水煎服。

又治咳嗽，用四君子末，煎紫苏汤调下。

〔张涣〕**蝉壳汤** 治肺气不利病。

蝉壳微炒　五味子汤洗七次，焙干　人参去芦。各一两　陈橘皮汤浸，去白，焙干　甘草炙。各半两

上件捣，罗为细末，每服半钱，煎生姜汤调下。

白术五味汤方 治欬逆气逆上喘。

五味子　白术　丁香　人参去芦头　款冬花各半两　细辛去土，一分

上件捣，罗为细末。每服一钱，水八分，入生姜三片，煎至四分，去滓放温，令时时呷之。

人参平肺散　治心火克肺，咳嗽喘呕，痰涎壅盛，胸膈痞满。

人参　橘红　甘草炙　地骨皮各五分　茯苓　知母炒。各七分　五味子炒　天门冬去心　青皮各四分　桑白皮炒，一钱

上，每服一二钱，水煎。

◎ 收涩

细辛五味子汤　治肺经不足，胃气怯弱，或冒风邪，或停寒有饮，咳嗽倚息，不得安卧，胸满短气，干呕作热，嗽唾结痰，或吐涎沫，头目昏眩，身体疼重，语声不出，痛引胸胁，不问新久，并宜服之。

细辛去苗土　半夏汤泡。各一两　罂粟壳去带盖，炒　五味子各三两乌梅去核　甘草炙。各一两半　桑白皮炒，六钱

上㕮咀散。每服二钱，水一盏，生姜五片，煎至六分，去滓温服。

◎ 分经

黄芩半夏生姜汤　治胆腑欬呕苦水若胆汁。

黄芩　生姜各一钱　甘草炙　芍药各六分　大枣二个　半夏一钱五分

上，水煎服。

甘桔汤　治心脏咳，咳而喉中如梗，甚则咽肿喉痹。

粉草　苦梗各一钱

上，水煎，食后服。

芍药甘草汤　治小肠腑咳，咳而失气。

芍药　甘草炙，各一钱

上，水煎服。

升麻汤　治脾脏咳，咳而右胁下痛，痛引肩背，甚则不可以动，动则欬涎。方见伤寒。

乌梅丸　治胃府咳，咳而呕，呕甚则长虫出。

乌梅三十个　细辛　附子制　桂枝　人参　黄柏各六钱　干姜　黄连各一两　当归　蜀椒各四两

上为末，用酒浸乌梅一宿，去核蒸之，与米饭捣和，丸如桐子大。每服十丸，白汤下。

赤石脂禹余粮汤　治大肠咳，咳而遗屎。

赤石脂　禹余粮各二两，并打碎

上每服二钱，水煎。

麻黄附子细辛汤　治肾脏咳，咳则腰背相引而痛，甚则咳涎。又治寒邪犯齿，致脑齿痛，宜急用之，缓则不救。

麻黄　细辛各二钱　附子一钱

上，每服一钱，水煎。

茯苓甘草汤　治膀胱咳，咳而遗溺。

茯苓二钱　桂枝二钱半　生姜五大片

上，每服二钱，水煎。

◎ 百晬内嗽

此名乳嗽，实难调理，亦恶证也，当审虚实而施治焉，实者散之，虚者补之。其证气粗痰盛，口疮眼热，发散后，可利之，比金圆惊痫等药主之，散其实也。其证呕①吐，嗽后惊悸，困倦自汗者，当用补肺散、益黄散、天麻散补其虚也。大抵治惊嗽，琥珀散主之。天麻圆乃要药也，用天麻、蝉蜕、僵蚕、人参、川芎、甘草、硼砂、天竺黄、胆制南星、白附子、坯、雄黄、金箔末之，炼蜜圆如鸡头大，金箔为衣，每服一圆，薄荷汤化下，治未满百晬，咳嗽不止，远胜诸药。〔曾〕百日内婴孩，偶咳嗽痰壅，睡中不宁，亦因产后感风而得，但不可过用发散之剂，先以解表散见前一二服，次投贝母汤及惺惺散治。〔薛〕若脾胃内热者用抱龙丸惊。风邪外感者用惺惺散痘初热。痰热既去，而气粗痰盛，或流涎者，脾肺气虚也，用异功散吐泻加桔梗。口疮眼热，大便坚实者用三黄丸里热。大便不实者用白术散泻。若呕吐不乳，困倦自汗，或自利腹胀者，脾胃气虚也，用六君子吐泻加柴胡。若惊悸困倦，痰盛不乳者，心脾血虚也，四君吐泻加芎、归、酸枣仁。或因乳母食五辛厚味，致儿为患者，仍参喘嗽诸证。

补肺散又名阿胶散　治小儿久患咳嗽，气急有痰，恶心喘虚。

---

① 呕：原作"讴"，据四库本改。

见前。

天麻散　治婴儿咳嗽有痰，气壅面红。

南星水浸，春秋五日、冬七日、夏三日，半两　天麻三钱　辰砂一钱　麝香一字

上为末。每服一字，用杏仁汤调下，人参汤亦可。

天麻圆　治小儿未满百晬，咳嗽不止，名曰乳嗽。

天麻　蝉蜕　僵蚕　人参各一钱　川芎一钱半　甘草二钱　硼砂半钱　辰砂　天竺黄　牛胆南星各二钱　白附子　坯①　雄黄各一钱　金箔五片

上为末，炼蜜圆如芡实大，金箔为衣。每服一圆，薄荷汤化下。

琥珀散　治急慢惊风，涎潮昏冒，目瞪惊搐，内钓腹痛，或惊痫时发。

辰砂一钱半　琥珀　牛黄　僵蚕炒，去丝嘴　牛胆南星　全蝎　白附子　代赭石　天麻　乳香　蝉壳各一钱

上为末。每服一二分，白汤调下。

贝母汤　主百日内婴孩，咳嗽有痰。

贝母一两　甘草半炙半生，二钱

上件剉焙为末。每服一字或半钱，用陈米煎汤，空心调服，痰盛，淡姜汤调下。

惺惺散　主伤风伤寒，痰嗽咳逆，理虚和气，宁心清肌，止啼去烦，利咽解失音。

人参去芦，半两　桔梗剉，炒　白茯苓去皮　白术　天花粉四味各一两　细辛去叶，二钱　防风去芦　川芎　南星生用，三味各二钱半　甘草半生半炙，七钱

上件㕮咀。每服二钱，水一盏，姜二片，薄荷三叶，慢火煎七分，无时温服。

《外台》小品疗少小十日以上至五十日卒得暴咳，吐乳呕逆，昼夜不得息。**四物汤**

---

① 坯：校本同，不知所指。有胭脂谓之胭脂坯子或坯胭脂者，但仅一"坯"字，未能必其即是胭脂。

桔梗　紫菀各三分　甘草炙，一分　麦门冬去心，七分

上药切，以水一升，煮取六合，去滓。分五服，以瘥为度。《千金》有桂心，无桔梗，以水二升，煮取一升，以绵着汤中，捉绵滴儿口中，昼夜四五过，节哺乳。

〔张涣〕**雄黄膏**　治月里儿欬嗽，并三岁以下皆可服。

雄黄一钱，细研　杏仁七粒，去皮、尖　半夏七个，童子小便浸一宿，切作片子，焙干，为末

上一处研匀，用生姜自然汁半两、蜜半两，一处入药末于罐子内重汤中熬，用柳枝子搅成膏。每服一皂子大，涂奶头，与儿吮，或糯米饮调下。

〔赵氏〕**治小儿未咳嗽方**

白僵蚕直者

上为细末，涂少许奶头上，令儿吃，立效。

◎ 嗽脓血

钱氏曰：有喘而咯脓血者，乃肺热，食后服甘桔汤。久嗽者，肺亡津液，阿胶散主之。即补肺散，见前。咳而痰实，不甚喘，而面赤饮水者，褊银丸下之。方见前。段斋郎子四岁，病嗽，身热吐痰，数日而咯血。前医以桔梗汤及防己丸治之，不愈，涎上攻，吐喘不止，请钱氏，下褊银丸一大服，复以补肺汤、补肺散治之。或问段氏子咯血肺虚，何以下之？钱曰：肺虽咯血，有热故也，久则虚痿，今涎上潮而吐，当下其涎，若不①，吐涎则不甚便，盖吐涎能虚，又生惊也，痰实上攻，亦能发搐，故依法只宜先下痰而后补脾肺，必涎止而吐愈，为顺治也。若先补其②肺为逆耳。此所谓识病之轻重，先后为治也。

甘桔散

桔梗米泔浸一宿，焙干　甘草炒。各二两

上为细末，每服一大钱，水一大盏，入阿胶半两，炮，煎至五

---

① 不：修敬堂本作"令"。

② 其：原作"具"，据铜驼本改。

分，食后温服。

〔海〕甘桔汤，仲景少阴咽痛药也，孙真人治肺痈吐脓血，用生甘草加减二十余条。

《王氏手集》解肌丸　治外搏风邪，内夹痰饮，寒热往来，烦渴颊赤，心忪减食，热在上焦，咳嗽有血方。

防风　地骨皮各一分

上件，烧砂糖为丸。每服一丸，食后，煎紫苏汤下。

团参丸　治嗽血。

阿胶　皂子黄　人参各半两

上除胶，为细末，汤少许，洋胶和鸡头大。白汤化下。

鸡清散朱氏　治咳嗽出血，下涎。

郁金半两，用皂荚浆水一盏，或酸菜汁亦得，煮干为度　滑石半两，生雄黄半两，醋煮，半干用

上为细末，每服一字。常服，薄荷汤调下。止嗽，螺粉水下。嗽血，鸡子清调下。

◎ **嗽作呀呷声**

《圣惠》夫小儿嗽而呀呷作声者，由胸膈痰多，嗽动于痰上，搏于咽喉之间，痰与气相击，随嗽动息，呀呷有声。其咳嗽本体虽同，至于治疗则加消痰破饮之药，以此为异尔。

《圣惠》射干散　治小儿咳嗽，心胸痰壅，攻咽喉作呀呷声。

射干　麻黄去根节　紫菀洗去苗土　桂心以上各半两　半夏半分，汤洗七遍，去滑　甘草炙微赤，剉，一分

上件药捣，粗罗为散。每服一钱，以水一小盏，入生姜少许，煎至五分，去滓，入蜜半茶匙，搅令匀，不计时候，量儿大小，分减温服。

陈橘皮散　治小儿咳嗽，咽中作呀呷声。

陈橘皮汤浸，去白，焙　桑根白皮剉　杏仁汤浸，去皮、尖，麸炒黄　甘草炙微赤，剉　甜葶苈隔纸炒令紫色。以上各一分

上件药捣，粗罗为散，每服一钱，以水一小盏，煎至五分，去滓放温，量儿大小加减服。

萝卜子散 治小儿咳嗽喘急，作呀呷声。

萝卜子微炒 麻黄去根节。各一分 灯心一大束 皂荚子十枚，煨，去皮 甘草炙微赤，剉，半分

上件药捣，粗罗为散。每服一钱，以水一小盏，煎至五分，去滓，不计时候，量儿大小，以意分减温服。

蝉壳散 治小儿心胸痰壅，咳嗽咽喉不利，常作声。

蝉壳微炒 半夏汤洗七遍，去滑 甘草炙微赤，剉 汉防己各一分 桔梗去芦 陈橘皮汤浸，去白，焙。各半两

上件药捣，细罗为散。每服以生姜粥饮调下一字，三岁以上，加之半钱。

《圣惠》又方《太医局方》以此治痰嗽，名辰砂半夏丸

半夏汤洗七遍，去滑 甜葶苈隔纸炒令紫色 杏仁汤浸，去皮、尖、双仁，麸炒微黄。各一分 朱砂细研，飞 五灵脂各半分

上件药捣，罗为末，用生姜自然汁煮糊和丸，如绿豆大。每服煎麻黄汤下三丸，日三服，量儿大小以意加减。

〔张涣〕**桔梗汤** 治小儿咳嗽呀呷，咽膈不利。

桔梗 半夏泡七次 紫苏叶炒 石膏 甘草炙。各半两 皂荚烧灰存性，一分

上件捣，罗为细末，每服一钱，水一盏，入生姜三片，煎五分，放温，时时与儿服。

◎ 龟齁

〔曾〕郭氏曰：小儿此疾，本因暑湿所侵，未经发散，邪传心肺，变而为热，有热生风，有风生痰，痰实不化，因循日久，结为顽块，丸如豆粒，遂成痰母。推本其原，或啼哭未休，遽与乳食；或饲以酸咸，气郁不利，致令生痰；或节令变迁，风寒暑湿侵袭；或堕水中，水入口鼻，传之于肺；故痰母发动而风随之，风痰潮紧，气促而喘，乃成痼疾。急宜去风化痰，先以五苓散同宽气饮俱惊宽热饮里热用少姜汁和匀，沸汤调服，次进知母汤、雄黄散、如意膏、半夏丸痰涎。

知母汤 治龟齁气喘，痰鸣发热，咳嗽恶风。

知母　甘草各半两　贝母　羌活　滑石别研　大黄　小麦各三钱
麻黄去根节，汤泡，去沫，焙　苦葶苈　诃子肉各一钱半　薄荷去梗，二钱

上件㕮咀。每服二钱，水一盏，姜二片，煎七分，无时温服。

雄黄散　主暴中急慢惊风，齁齝痰涎满口，及雨侵闭汗不通，或凉或热，坐卧生烦。

雄黄红亮者，二钱半　白药去黑皮　川乌炮裂，去皮、脐　草乌炮裂，去皮
天麻明亮者　川芎五味各半两

上除雄黄外，余五味剉焙，同雄黄为末。惊风痰壅，每服半钱或一钱，用姜汁、茶清调下。发汗，水姜葱薄荷同煎，并投三服，取效。

如意膏　治痰喘气促，咳嗽连声不已，冷热二证皆可投。

半夏炮裂　南星炮裂。二味各一两半

上二味为末，以生姜汁和匀，捻作小饼如钱样，用慢火炙干，再为末，复取姜汁如前，经两次炙干，仍焙为末，炼蜜丸芡实大。每服一丸至二丸，仍用姜蜜汤无时化服，有热，以薄荷汤下。

雄黄丹　治小儿齁齝，喘满咳嗽，心胸烦闷，伤热蠲毒。

雄黄　朱砂各一钱，另研　杏仁十四粒，炒　巴豆七粒　豆豉淡者，二十一粒

上杏、巴、豉三味，用米醋半盏，干姜一片指大，煮令干，研成膏，皂角一寸蜜炙焦，先去子与皮，法制牛胆一分，同雄朱与杏膏研细和匀，面糊为丸，如麻子大。每一岁儿五丸，壮者七丸，二岁十丸，淡生姜汤下。

《玉诀》贝母丸　治小儿齁齝。

贝母　天南星姜汁制　人参　茯苓　甘草炙　白附子各等分　皂角子七枚，炮

末之，炼蜜丸小豆大。每服五七丸，薄荷汤吞下。

油滚丸　治小儿齁齝及虫积。

雷丸　五灵脂各一分　巴豆十五粒，取霜

上末之，滴水丸。每三五丸麻油滚过，井水吞下。

《惠眼》内金丸　治小儿齁齝咳嗽。

鸡内金　雌黄细研，水飞过，去水，露三日方使　半夏生　延胡索各

等分

上为末，枣肉为丸，如小豆大。周岁三丸至四丸，灯心汤下。

《吉氏家传》治奶朐方

天竺黄　蚌粉炒

上件等分，研匀。蜜调涂奶头上，与吃。

脑子散　治小儿伤风，咳嗽不住，兼治瘀呷。

大黄一分　郁金二钱

上件二味，先以猪牙皂角煮一复时，取切片子，焙干为末，次入粉霜、脑子各少许，再同研令匀。每服一字，砂糖水调下，量儿肥瘦，加减用之。

◎ 嗽声不出

《圣惠》杏仁煎　治小儿咳嗽声不出。

杏仁汤浸，去皮、尖，入水一大盏，研滤取汁，二两　酥　蜜各一合

上件药，先以杏仁汁于铛中，以重汤煮，减去半，入酥、蜜，又汤煮二十沸，却入贝母、紫菀末各一分，甘草末半分，更煎，搅如饧，收瓷器中。每服，以清粥饮下半钱，日三服，夜一服。嗽止为度，量儿大小加减。

又方

贝母半两，煨　牛黄细研，一钱　甘草炙，一分

上件药捣，细罗为散，每服以温水调下半钱，日三四服，量儿大小加减。

又方

麦门冬去心，焙　杏仁去皮、尖，麸炒黄　甘草炙　贝母煨　款冬花各一分　紫菀去土，半两

上件药捣，细罗为散。每服以乳汁调下半钱，日三四服，量儿大小加减以意。

又方

杏仁一两，去皮、尖、双仁，以水一中盏，研绞取汁　紫菀半两末

上以杏仁汁并紫菀末，入蜜一合，同煎如膏。每服以清粥饮调下半茶匙，量儿大小加减。

◎ 惊膈嗽

小儿患惊风，惊止而嗽作，谓之惊膈嗽。茅先生下金杏丸夹匀气散与服。

金杏丸

杏仁去皮、尖　甜葶苈　汉防己　马兜铃去皮

上等分为末，用蜜为丸小豆大。每服十丸，用麦门冬熟水吞下。

茅先生亦于前咳嗽门中已有此方，为各有牵引，不可除，故兼存之。

匀气散

桔梗去芦头，净洗，干，五两　甘草二两　缩砂仁　藿香洗　陈橘皮各一两　白姜一分

上为末。每服半钱一钱，用霜木瓜煎汤调下，如无，即用紫苏、盐煎汤下。

◎ 久嗽

《圣惠》瓜蒌煎　治小儿久嗽不止，心神烦闷。

瓜蒌一颗熟者，去仁，以童子小便一升相和，研绞取汁　酥一两　甘草生一分，为末　蜜二两

上件药，以银锅子中慢火煎如稀饧。每服以清粥饮调下半钱，日四五服，量儿大小加减。

不灰木散　治小儿嗽久不止。

不灰木牛粪火烧通赤　贝母煅令黄　甘草炙微赤。以上各半两

上件药捣，粗罗为散。每服一钱，以新汲水一小盏，点生油一二滴，打令散，煎至五分，去滓，分温二服，日四服，量儿大小加减。

桑白皮煎　治小儿经时不瘥，及伤肺见血。

桑根白皮东引者，切，五合　白狗肺一具，切　甘草　茯苓　升麻　贝母各十二分　芍药　杏仁炒。各十分　李根白皮切，四分　款冬花　麦门冬去心。各六分　黄芩十一分　淡竹青皮八分　蜜　地黄汁各一升

上，以水一斗，煮及三升，去滓，下杏膏、地黄汁、蜜，微火

上煎，不住搅，至二升三合，绵滤绞汁。二三岁儿一合，温服之，日进三服，夜三合。

知母散 治大人小儿久嗽不止，痰吐喘闷气噎。

知母 贝母 柴胡 黄芪炙 紫菀洗 马兜铃 杏仁研，去皮、尖 半夏白矾水煮干为度 桑白皮炙 白矾研 款冬花各等分

上为细末，每服一钱，水七分盏，同煎三分，去滓时时服。或生姜自然汁煮糊为丸，每服五七丸，生姜汤下。

贝母散 治小儿久咳嗽，气急。

贝母煨 杏仁去皮，炒 麦门冬去心 款冬花各一分 紫菀半两

上为末，用乳汁调下半钱。

喘

《素问》通评虚实论帝曰：乳子中风热，喘鸣肩息者，脉何如？岐伯曰：喘鸣肩息者，脉实大也，缓则生，急则死。〔曾〕小儿喘疾，重于咳嗽，然有虚实冷热之分，不可概举。实热者，投清肺饮嗽加五和汤里热，水姜葱煎，及泻肺汤嗽、碧玉丸为治。经云：喘急多因气有余，盖肺主气故也。虚冷者，投枳实汤水姜煎，并如意膏、补肺散，坎离汤自效。此肺虚感风，气不升降，致有是证。及用定喘饮常验，不拘冷热，皆可服。涎壅失音，二圣散主之。〔薛〕喘急之证，有因暴惊触心者，有因寒邪壅盛者，有因风邪外客者，有因食咸酸痰滞者，有因膏粱积热熏蒸[①]清道者，然喘与气急，有轻重之别，喘则欲言不能，隘于胸臆，气急但息短心神迷闷耳。治法，因惊者，用雄朱化痰定喘丸，佐以天麻定喘饮。寒伤肺气者，用小青龙汤。风邪伤肺者，用三拗汤加减之。食咸酸伤肺者，啖以生豆腐。热伤肺气者，当凉肺定喘。哮喘喉声如锯者，梅花饮，兼用半夏丸。前证多因脾肺气虚，腠理不密，外邪所乘，真气虚而邪气实者为多，若已发，则散邪为主，未发则补脾为主，设概攻其邪，则损真气，逐补其肺，则益其邪。凡喘嗽之证，若小便不利，则必生胀，胀则必生喘，要分标本先后，先喘而后胀者主于肺，先胀而后喘者

---

① 蒸：原缺，据四库本补。

主于脾，盖肺金司降，外主皮毛，肺朝百脉，通调水道，下输膀胱，肺既受邪，则失降下之令，故小便渐短，致水溢皮肤而生胀满，此则喘为本而胀为标也，治当清金降火为主，而行水次之。脾土恶湿，而主肌肉，土能克水，若脾土受伤，不能制水，则水湿妄行，浸渍肌肉，水既上溢，则邪反侵肺，气不能降，而生喘矣，此则胀为本而喘为标也，治当实脾行水为主，而清金次之。苟肺证而用燥脾之药，则金燥而喘愈甚，脾病而用清金之药，则脾寒而胀益增，观其证若中气虚弱者，用六君子汤；中气虚寒者，前方加炮姜。郁结气滞者，用归脾汤加柴胡、山栀。肝木克脾土者，用六君、柴胡、山栀。肺气壅滞者，用紫苏饮加白术。食饐郁壅滞者，用养胃汤加木香。肺中伏热、水不能生而喘者，用黄芩清肺饮及五淋散。脾肺虚弱不能通调水道者，用补中益气汤及六味丸。膏粱厚味脾肺积热而喘者，用清胃散及滋肾丸。心火刑金不能生水者，用人参平肺散，亦用滋肾丸。肾水亏、虚火烁金、小便不利者，用六味丸及补中益气汤。肝木乘脾不能相制而喘者，用六君、柴胡、升麻。脾胃虚寒脐凸腹胀者，用八味地黄丸。脾肾虚寒，不能摄水如蛊胀者，用加减肾气丸。凡亏损足三阴而致喘胀，或二便不调，及牵引作痛者，俱用六味、八味、加减肾气等丸治之。仍参伤风咳嗽证。

钱氏论肺盛复有风冷云：胸满短气，气急喘嗽上气，当先散肺，后发散风冷，散肺、泻白散_肺，发散风冷，大青膏主之_{吐泻}。肺只伤寒，则不胸满。洁古云：肺实，则喘而气盛，泻白散。

泻白散_肺　**清肺饮**_嗽　**五和汤**_{里热}

碧玉丸　治痰嗽气喘胸满，饮食减少，睡不得宁，烦躁有热。

青黛　明白矾_{生用}　天南星_{生用}　滑石_{四味各二钱半}　轻粉_{五十帖}　全蝎_{十五尾，去尖毒}　巴豆_{四十九粒，去壳膜心，存油，碎切，入乳钵极细杵}

上除轻粉、巴豆外，余五味，或晒或焙，为末，仍入前二味，同在乳钵杵匀，姜汁煮糯米粉为糊、丸粟壳大。每服七丸，至九丸或十一丸，用淡姜汤空心投，热甚者，薄荷汤下，或不拘时。

钱氏论肺脏怯云：唇白色，当补肺，阿胶散主之_{方见本门}。若闷乱气粗，喘促哽气者难治，肺虚损故也。脾肺病久则虚而唇白，脾者肺之母也，母子皆虚，不能相营，故名曰怯。肺主唇，唇白而泽者吉，白如枯骨者死。

补肺散　治久患咳嗽，肺虚气促，有痰恶心。

阿胶一两半，剉，炒　白茯苓　马兜铃去老梗　糯米三味各半两　杏仁二十一粒，汤泡，去皮、尖　甘草四钱，炙

上剉。每服二钱，水一盏，煎七分，无时温服。

坎离汤　治虚喘昼轻夜重，食减神昏。

荜澄茄　石菖蒲各一钱　白术　白茯苓去皮　南木香草上各二钱　甘草炙　半夏汤煮透，滤，仍剉，焙干　紫苏子略炒，杵碎。草上四钱

上剉。每二钱，水一盏，煎七分，温服无时。

《圣惠》杏仁煎　治小儿欬嗽，心烦喘粗。

杏仁汤浸，去皮、尖、双仁，麸炒微黄　天门冬去心　寒食面各一两　蜜　酥各一合　生地黄汁一大盏　贝母半两，微炒

上件，煎贝母及天门冬至五分，便研，绞取汁，入杏仁膏等同熬如稀饧。每服，用温水调下半钱已来，量儿大小，以意加减。

八味理中丸　治小儿心肺不和，息数脉急，上下不升降，中膈痞满，欝隘胸臆，坐卧烦闷，神情不乐，饮食不下。

人参　甘草炙　白术　干姜　枳实制炒　白茯苓　五味子去梗　桑白皮去赤皮

上件等分，为细末，炼蜜为丸，小指头大。每服一丸，淡豆豉五粒，水一小盏，煎至半，去豉，通口服，不拘时候。

〔张涣〕**蝉壳汤**　治小儿肺气不利病。

白术五味汤　治小儿咳嗽气逆上喘。二方并见咳嗽。

《聚宝方》平气散　治小儿气不和，定喘和气，补虚思食。

人参　白茯苓　百合　甘草炙　白术　桔梗各等分

上六味，为末。每服一钱，水八分，生姜少许，同煎至五分，温服。

◎ 热实

云岐云：小儿结热上气喘者，**四顺清凉饮子**。

◎ 寒实 [1]

◎ 痰实

丹溪云：痰嗽、痰喘，并用涌法吐之，重剂瓜蒂散，轻剂苦参、赤小豆末，须虾齑汁调服。

生白丸　治小儿痰涎不利，上喘欬嗽。

白附子_{新罗者}　天南星各半两　半夏一两

上为末，用生姜汁打面糊为丸，如绿豆大。每服二十丸至三十丸，生姜汤下，量大小加减。

枳实汤　主伤风伤寒，胸满气促，咳嗽不活，食多夹痰吐出。

枳实去瓤，剉片，麸炒微黄　赤茯苓去皮。各半两　甘草六钱　半夏七钱，汤煮透，滤，仍剉，焙干　桔梗七钱半，剉，炒

上件㕮咀。每服二钱，水一盏，姜三片，煎七分，无时。

如意膏见前狗船

半夏丸　治肺气不调，咳嗽喘满，痰涎壅塞，心下坚满。及风痰呕吐，恶心涕唾稠黏。

白矾一两半，焙　半夏三两，汤泡七次，生姜汁制一宿

上为末，生姜自然汁丸赤豆大。每服十丸，姜汤下。

《经验后方》　大人小儿定喘化痰。

上用猪蹄四十九个，净洗控干，每个指甲内半夏、白矾各一字，入罐子内封闭，勿令烟出，火煅通赤，去火，细研，入麝香一钱。人有上喘咳嗽，用糯米饮下，小儿半钱，至妙。

◎ 惊

大效雄朱化痰定喘丸　治小儿因惊发喘，逆触心肺，暴急张口，虚烦神困。

雄黄　朱砂各一钱，研　蝉蜕　全蝎炒　地龙　白僵蚕　天南星　白附子炮。各二钱半　轻粉半钱

---

① 寒实：其下缺文，底本空四行，校本同，待考。

上为末，面糊圆如麻子大。每服三十丸，薄荷、茶清送下，食后服。

天麻定喘饮　治小儿喘嗽惊风。

天麻　防风　羌活　甘草　人参　桔梗　白术　川芎　半夏曲各等分

上剉散。每服二钱，水一盏，麦门冬十四粒，煎至七分，食后服。有热去白术，加芍药、枳壳。

◎ 风邪伤肺

三拗汤嗽

紫苏饮子　治肺受风寒，喘热痰嗽。

紫苏叶　桑白皮　青皮　五味子　杏仁　麻黄　甘草炙　陈皮各二分　人参　半夏各三分

上，姜三片，水煎，温服。

◎ 寒邪伤肺

小青龙汤嗽

麻黄杏子甘草石膏汤　治伤寒发汗后，不可更行桂枝汤，汗出而喘，无大热。下后喘亦治。

麻黄二两，去节，汤泡去黄汁，焙干秤　杏仁二十五个，去皮、尖　石膏四两，研　甘草一两，炙

上剉散。每服二钱，水小盏，煎六分，去滓温服。

《金匮要略》小青龙加石膏汤　治大人小儿肺胀，欬而上气，烦躁而喘，脉浮者，心下有水。

麻黄去节，三两，《千金》四两　芍药　桂枝　细辛各三两，《千金》各二两　甘草炙　干姜各三两　半夏半升，洗　五味子半升，《千金》一升　石膏二两，碎

上九味㕮咀。以水一斗，先煮麻黄减一升，去上沫，内诸药煮取三升，去滓，强服一升，羸者减之，日三服，小儿服四合。

◎ 食咸酸伤肺 ①

◎ 杂方

〔吉氏〕治小儿伤冷气喘涎多方

瓜蒌一个大者，开一盖子　阿胶一分　砂糖半两

上件，将二味投入瓜蒌内，以盖子依旧封着，白纸都糊，入饭甑蒸两遍，倾出。随儿大小约多少，冷服。

真珠散　治小儿气喘多涎。

真珠末　生犀角镑，各半钱　香附子四钱　龙脑少许

上为末。每服半铜钱，煎桃仁汤调下，婴儿一字，一岁以下者半钱。

〔茅先生〕小儿诸喘气急方

海螵蛸　黑牵牛末　牡蛎　马兜铃去皮

上各秤二钱，为末，拌匀。每服抄一钱，用鲫鱼淡煮汤调下。

又方

海螵蛸　牡蛎火煅

上等分，为末。每服一钱，用淡生姜汤调下。

◎ 喉间有声

《千金》射干汤　治小儿咳嗽，喘急如水鸡声。

射干　麻黄　紫菀　甘草　生姜各半两　半夏三钱　桂心二钱　大枣十五枚

上剉散。每服二钱，水一盏半煎，入蜜少许服。

梅花饮子　治小儿惊潮，五脏积热，上焦蕴热，手足心热，喉中多痰涎，面色或红或白，嗞呀鼻流清涕，气急肝肺壅热，目赤咳嗽，或被人惊，夜啼不安，或伤寒渐安，尚有余热，亦宜服化痰退热。

硼砂　马牙硝　芒硝　人参各一两　甘草半两　梅花脑子　辰

---

① 食咸酸伤肺：此下缺文，底本空三行，校本同，待考。

砂 麝香各一字

上八味，为末，以磁器收贮。遇有此证，麦门冬汤调下，气喘咳嗽，桑白皮汤下。常服，薄荷汤调下。

◎ 失音

二圣散 治风痰壅闭，语音不出，气促喘闷，手足动摇，似搐非搐。

诃子十枚大者，半生半炙，去核 大腹皮净洗，焙干，五钱

上剉。每服二钱，水一盏，煎七分，无时温服。

◎ 通治

定喘饮 治夹风痰喘气促，不拘冷热二证。

人参去芦头 麻黄不去根节 防己去黑皮 诃子去核 半夏汤洗，去滑 甘草六味各五钱

上剉。每服二钱，水一盏，姜二片，煎七分，无时温服。总治十六般哮嗽。出《本事方》。

阿胶剉，炒 马兜铃 甘草炙 半夏姜汁浸三日 杏仁去皮、尖。各一两 人参半两

上剉散，每服二钱，水一盏，随病汤使，煎至七分，临卧食后服。汤使于后。

心嗽，面赤，或汗流，加干葛煎。肝嗽，眼中泪出，入乌梅一个，糯米十四粒煎。脾嗽，不思饮食，或恶心，入生姜二片煎。胃嗽，吐逆，吐酸水，入蚌粉煎。胆嗽，令人不睡，用药半钱，茶清调下。肺嗽，上气喘急，入桑白皮煎。膈嗽，出痰如丸块，生姜自然汁调药咽下。劳嗽，秦艽末同煎。冷嗽，天晚嗽甚，葱白三寸同煎。血嗽，连频不住，当归末、枣子同煎。暴嗽，涕唾稠黏，入乌梅、生姜煎。产嗽，背甲痛，甘草三寸、黄蜡少许煎。气嗽，肚疼胀满，青皮同煎。哮喘声如拽锯，入半夏二个同煎。肾嗽，时复三两声，入黄芪、白饴糖煎。

以上十六般嗽疾，依法煎服，无不效验。

◎ 马脾风

暴喘而胀满也。田氏云：暴喘，俗传为马脾风也，大小便哽，宜急下之，用牛黄夺命散，后用白虎汤平之。马脾风在百日内者不治。

牛黄夺命散　治小儿肺胀喘满，胸膈起急，两胁扇动，陷下作坑，两鼻窍张，闷乱嗽喝，声嗄而不鸣，痰涎潮塞，俗云马脾风，若不治，死在旦夕。

白牵牛　黑牵牛各一两，半生半熟　川大黄　槟榔各一两

上为细末。三岁儿每服二钱，冷浆水调下。涎多，加腻粉少许，无时，加蜜少许。

无价散　治风热喘促，闷乱不安，俗谓之马脾风。

辰砂二钱半　轻粉五钱　甘遂面裹者，焙干，一钱半

上为细末。每服一字，用温浆水少许，入滴油一点，挑药在上，沉下去，却以浆水灌之，立效。

又一法，小儿喘胀，俗谓之马脾风，又谓之风喉者。以草茎量病儿手中指里近掌纹至中指尖截断，如此二茎，自乳上微斜直立，两茎于稍尽头横一茎，两头尽头点穴，灸三壮，此法多曾见愈。

悲哭

《万全方》小儿有惊啼，有夜啼，有躽啼。夫惊啼者，由风邪乘心，脏腑生热，热则精神不定，睡卧不安，故惊啼。夜啼者，脏冷也，夜则阴盛，阴盛相感，痛甚于昼，故令夜啼。一云有犯触禁忌，亦令儿夜啼，可作法术断之。其躽啼者，由腹中痛甚，儿身躽张，气蹙而啼也。又有胎寒而啼者，此儿在胎时已受病也，其状肠胃虚冷，不消乳哺，腹胀下痢，颜色青白，而时或啼叫是也。〔薛〕悲哭者，肺之声，泪者，肝之液也，若六脉弦紧者，先以温汤渍其身取汗，次以凉膈散之类清其内热，此张子和治法如此。若因乳母怒火遗热于肝，肝火炎炽，反侮肺金，金木相击，故悲哭有声者，宜用六君、柴胡、山栀以补脾清肝，用六味丸以壮水生木。有因惊风，过服祛风燥血之药而致者，有因吐泻内亡津液而致者，及禀父

肾阴不足不能生肝者，治各审之。若小儿忽然大啼作声，丹溪谓必死，此禀肾阴不足，虚火炎上故也，用六味丸多有生者。仍参览夜啼、客忤、惊啼、重舌、口疮、天钓、内钓等证。

钱氏蝉花散　治惊风夜啼，切牙咳嗽，及疗咽喉壅痛。

蝉花和壳　白僵蚕直者，酒炒熟　甘草炙。各一分　延胡索半分

上为末。一岁一字，四五岁半钱，蝉壳汤下。

《本事方》治小儿拗哭。**龙齿散**

龙齿　蝉壳去翅、足、泥土　钩藤有钩子者　羌活　茯苓　人参各等分

上为末。每服一大钱，煎六分，去渣，温热服。

子和治一小儿悲苦，弥日不休，两手脉弦而紧。戴人曰：心火甚则乘肺，肺不受其屈故哭。肺主悲，王太仆云：心烁则痛甚，故烁甚悲亦甚。先令浴，以温汤渍形以为汗也，肺主皮毛，汗出则肺热散，浴止而啼亦止矣。仍命服凉膈散加当归、桔梗，以竹叶、生姜、朴硝同煎服，泻膈中之邪热。

◎ 惊啼

谓于眠睡里忽然啼而惊觉也。钱氏云：小儿惊啼，邪热乘心也，当安心，安神丸主之。方见心脏

乳香丸　治惊风内钓，腹痛惊啼。

乳香半钱　没药　沉香各一钱　蝎稍十四枚　鸡心槟榔一钱半

上为末，炼蜜丸桐子大。每服二丸，菖蒲、钩藤汤调下。

木香丸　治证同前。

乳香　没药　全蝎各半钱　钩藤　舶上茴香　木香各一钱

上，先将乳香、没药另研，次入诸药末和毕，取大蒜少许研细和丸，桐子大。每服二丸，钩藤汤下。

〔张涣〕婴儿眠卧着，忽啼哭惊觉，面赤口舌干，状若神祟，即非夜啼，乃风热邪气乘于心脏。名曰惊啼。宜用**牛黄膏**方常服除胎热。

牛黄　好牡蛎煅粉。各一分　人参　甘草炙。各半两　以上并为细末，次入　辰砂　雄黄各一分，并细研，水飞　龙脑半钱

上件诸药，一处研细匀，炼蜜和成膏，如鸡头实大。每服半粒至一丸，薄荷汤化下，乳食后。

青云散

石莲心一分　天南星炮　僵蚕取直者　全蝎　郁金皂角煮。各一钱半
雄黄一钱　粉霜半钱

上件为末。每服一字半钱，看大小，蜜汤调下。

《圣惠》犀角散　治小儿惊啼。

犀角屑　钩藤　升麻　黄芩　甘草炙。各一分　人参三分

上咬咀。每服一钱，水一盏，煎至五分，量儿服之。

羚羊角散

羚羊角屑　黄芩　犀角屑　甘草炙　茯神各一分　麦门冬半两

上件药捣，罗为散，每服一钱，以水一小盏，煎至五分，去滓，
量儿大小，分减服之。

龙齿散　治小儿惊啼烦热，眠卧不安。

龙齿　麦门冬各半两　白芍药　川升麻　川大黄炒　甘草炙。各
一分

上件药咬咀。每服一钱，以水一小盏，煎至五分，去渣，温温
服，量小儿大小，加减服之。

柏子仁散　治小儿惊啼，状如物刺。亦治啼。

柏子仁一两，捣，细罗为散

上件药，一二岁儿每服一字，用粥饮调服，三四岁儿每服半钱，
一日三四服，量儿大小加减。治小儿五邪，惊啼悲伤。鲮鲤甲、烧
之作灰，以酒或水和服方寸匕。出本草。

《仙人水鉴》儿生下，多惊啼声噎，庸医云是气急，此误人命，
宜使此方。

收取黄葵四月花，阴干捣散入马牙，黄连四分加黄柏，四味神
方力莫加。

上，以冷水调下一字至一钱，服之立效。

《婴孺》治小儿夜睡，忽惊啼不识母，母唤之，摇头方。

上小儿忽惊啼不识母者，是梦中见母弃之去，谓母实，故啼去，
但令人抱坐于暗中，令母从外把大火入来唤之即止，所以然者，谓
母去还来也。此方天下未之知。《隐居效方》

一法，写天心二字于囟门上，写泥丸二字于丹田上。

◎ 躯啼

巢氏云：小儿在胎时，其母将养，伤于风冷，邪气入胞伤儿脏腑，故儿生之后，邪犹在儿腹内，邪动与正气相搏，则腹痛，故儿躯张蹙气而啼。

钩藤膏 治小儿干啼后躯。方见腹痛。

〔张涣〕婴儿在胎之时，其母将养一切不如法，及取凉饮冷过度，冷气入儿肠胃，使胎气不强，致生下羸弱多病，俯仰多啼，名曰躯啼，宜用**养脏汤**方。

川当归一两　沉香　丁香　白术　桂心　川芎各半两

上件捣，罗为细末。每服一钱，水八分，入生姜二片，煎至四分，去渣放温，时时滴儿口中。

《婴孺》黄芪散 治少小胎寒，腹痛躯啼。

黄芪　当归　芎䓖　干姜各四分　甘草三分　黄芩六分铢

上为末。二十日儿用乳汁和一胡豆大，一日三夜一，五十日儿一小豆大，百日二小豆大。药温中无毒，若无黄，可阙也。儿生便服，使寒气不得生，亦不吐，服之期年，止服妙。若寒气疼痛，啼不可忍，以水煮饮之，如服理中丸法，服药补益之可数十倍节度无苦。

〔刘氏〕治胎气弱，阴阳不调，昼夜躯啼不已。

好乳香水中坐乳钵，细研　没药细研　木香　姜黄各四钱　木鳖子二十个，去壳

上，先将后三味同为细末，次研入上二味，炼蜜和成剂收之。每一岁儿，可服半皂子大，余以意加减，煎钩藤汤化下，无时。次用魏香散。

魏香散

蓬莪茂半两，湿纸裹煨　真阿魏一钱

上，先用温水化阿魏，浸蓬莪茂一昼夜，切，焙干为末。每服半钱，煎紫苏米饮空心调下。啼稍愈，服开胃丸。

开胃丸

白术　木香　蓬莪茂　人参　当归各半两　白芍药一分

上为细末，汤浸炊饼为丸，如黍米大。每服五七丸，空心食前，

煎麝香汤下。

白术当归煎丸　治胎寒腹痛，遇夜啼叫，身体踡张，有如痫状，吐哯不止，大便酸臭，乳食虽多，不生肌肤。

白术　当归　木香

上等分，为细末，炼蜜为丸，如桐子大。每服一丸，煎木香汤化下。

六神散　治腹痛啼哭，面青口中冷气，四肢亦冷，曲腰而啼，或大便泄泻，及不吮乳。

人参　山药　白术各半两　甘草二钱　茯苓　扁豆炒。各一两

上为末。每服二钱，姜二片，枣一枚，煎服。一方，用当归、白芍药、人参各二钱半，甘草、桔梗、陈皮各一钱，为散，每服二钱，水煎，时时服。

◎ 夜啼

《三因》小儿夜啼有四证，一曰寒，二曰热，三曰重舌口疮，四曰客忤。寒则腹痛而啼，面青白，口有冷气，腹亦冷，曲腰而啼，此寒证也。热则心躁而啼，面赤，小便赤，口中热，腹暖，啼时或有汗，仰身而啼，此热也。若重舌口疮，要吮乳不得，口到乳上即啼，身额皆微热，急取灯照口，若无疮，舌必重也。客忤者，见生人，气忤犯而啼也，各随证治之。

〔曾〕夜啼者，有惊热夜啼，有心热夜啼，有寒疝夜啼，有误触神只夜啼，此四者，详具于后。惊热者，为衣衾太厚，或抱于极暖处久坐，致生烦闷，邪热攻心，心主神，神乱则惊，心与小肠为表里，故啼泣而遗溺者是也。治法，退热镇心则自安矣，用百解散急惊、牛蒡汤咽喉、三解散潮热主之。心热者，见灯愈啼，面红多泪，无灯则稍息，盖火者阳物也，心热遇火，两阳相搏，才有灯而啼甚，故经曰：火疾风生乃能雨，此其义也，宜凉心安神，用百解散或五苓散俱惊加黄芩、甘草，水煎服，次牛蒡汤咽喉、三解散潮热及琥珀抱龙丸惊为治。有遇黄昏后至更尽时，哭多睡少，有啼声不已，直到天明，乃胎中受寒，遇夜则阴胜而阳微，故腰曲额汗，眼中无泪，面莹白而夹青，伏卧而啼，入盘肠内吊之证，名为寒疝。治法，去宿

冷，温下焦，白芍药汤疬、乌梅散腹痛及冲和饮伤寒加盐炒茱萸、茴香，水姜煎服，及钩藤膏亦佳。误触神只者，面色紫黑，气欝如怒，呼时若有恐惧，及睡中惊惕，两手抱母，大哭不休，此误触禁忌神只而得，或因恶祟所侵，盖婴孩目有所睹，口不能言，但惊哭无时，指纹俱隐，故《玉环集》云：忽然两手形无见，定知唐突恶神灵。治法，先解其表，宜百解散惊，次驱邪镇心，用苏合香丸客忤、琥珀抱龙丸惊投之自效。〔演山〕王氏举水镜先生云：天苍苍，地王王，小儿夜啼疏客堂。又云：啼而不哭是烦，哭而不啼是躁。《无辜赋》云：夜多啼而似祟。凡初生儿日夜烦啼如有祟，或谓热在心，惊药与疏利，或谓寒停脏腑，与服温暖，医者察而治之，乃善也。若儿啼哭，胸堂仰突，首反张，不①喜见灯者，心经有热，宜疏利，服三黄丸或洗心散加灯心、麦门冬子良。若儿啼哭，头低身曲，眼闭肚紧者，脏腑留寒，宜与温之，胃风汤加黄芪煎效。若不识证候，但以蝉蜕二七枚全者，去大脚为末，加朱砂一字，蜜调涂②于吻，立效。〔薛〕夜啼有二，曰脾寒，曰心热也。夜属阴，阴胜，则脾脏之寒愈盛，脾为至阴，喜温而恶寒，寒则腹中作痛，故曲腰而啼，其候面青白，手腹俱冷，不思乳食是也，亦曰胎寒，用钩藤散。若见灯愈啼者，心热也，心属火，见灯则烦热内生，两阳相搏，故仰身而啼，其候面赤，手腹俱暖，口中气热是也，用导赤散。若面色白，黑睛少，属肾气不足，至夜阴虚而啼也，宜用六味丸。若兼泄泻不乳，脾肾虚弱也，用六神散。若兼吐泻少食，脾胃虚寒也，用六君、炮木香。大便不化，食少腹胀，脾气虚弱也，用异功散。心血不足者，秘旨安神丸。木火相搏者，柴胡栀子散。肝血不足者，地黄丸。大抵此证或因吐泻内亡津液，或禀赋肾阴不足，不能滋养肝木，或乳母恚怒，肝火侮金，当用六君子汤补脾土以生肺金，地黄丸壮肾水以滋肝木。若乳母郁闷而致者，用加味归脾汤。乳母暴怒者，加味小柴胡汤。乳母心肝热搏，柴胡栀子散。仍宜参客忤惊啼览之。

　　《心鉴》治小儿一百二十日内夜啼，用蝉蜕四十九个，去前截，

---

① 不：原脱，据修敬堂本补。

② 涂：原脱，据修敬堂本补。

用后截，为末，分四服，钩藤汤调灌之。

《普济》蝉花散　治小儿夜啼不止，状若鬼祟，用蝉蜕下半截为末、一字，薄荷汤入酒少许调下。或者不信，将上半截为末，前汤调下，即复啼也，古人立方，莫知其妙。

◎ 寒夜啼

钱乙论夜啼云：脾藏冷而痛也，当与温中药及以法禳之，花火膏主之。

花火膏　取灯火一颗，涂乳上，令儿吮之。

〔钱氏〕**当归丸**　凡小儿夜啼者，脏寒而腹痛也，面青手冷，不吮乳者是也，宜此方。

当归　白芍药　人参各一分　甘草炙，半分　桔梗　陈橘皮不去白。各一钱

上为细末。水煎半钱，时时少与服。又有热痛，亦啼叫不止，夜发面赤，唇焦，小便黄赤，与三黄丸、人参汤下。三黄丸方见实热。

〔张涣〕**万金散**　治婴儿脏寒，禀气怯弱，或多囟解，面色青白，遇夜多啼，甚者烦闷，状若神祟，亦由触犯禁忌所致，此名曰夜啼，宜用此方。

沉香剉　丁香　人参　五味子　当归各一两　赤芍药　白术各半两　桂心一分

上件捣，罗为细末。每服一钱，用淡温浆水一小盏，煎至五分，放温，时时滴儿口中，立效。

〔田氏〕**五味子散**　治小儿夜啼及腹痛，至夜辄剧，状似鬼祟。

五味子　当归　赤芍药　白术各半两　茯神　陈皮　桂心　甘草炙。各二钱半

上为粗末，水煎。量儿大小加减。

钩藤膏　治百日内婴孩面青腹痛夜啼，及周岁以上者盘肠内吊诸疝气疾。

钩藤和钩　玄胡索　当归酒洗　粉草炙　乳香各五钱　肉桂去粗皮，二钱　麝香一字

上，前四味焙干，桂不过火，同为末，乳香蒻叶裹，熨斗盛火

熨透，候冷，入乳钵同麝细杵，后入前药末再杵匀，炼蜜丸芡实大。每用一丸至二丸，白汤空心化服。

钩藤饮 治小儿夜啼，乃脏冷也，阴盛于夜则冷动，冷动则为阴极发躁，寒盛作疼，所以夜啼不歇也，钩藤散主之。治惊啼，加蝉蜕、防风、天麻。

钩藤钩 茯神 茯苓 川芎 当归 木香 甘草 白芍药_{各一钱}

上为末，每服一钱，姜枣略煎服。其或心热而烦，啼必有脸红舌白，小便赤涩之证，钩藤饮去木香，加朱砂末一钱，研和，每服一钱，木通汤调下，或剉散煎服亦可。

《圣惠》乳头散 治小儿夜啼不止，腹中痛。

黄芪_剉 甘草_炙 当归 赤芍药 木香

上，各等分，捣细，罗为散。每服取少许着乳头上，因儿吃乳，服之。

蒜乳丸 治腹痛夜啼。_{方见腹痛。}

◎ 热夜啼

钱氏云：三黄丸治腹热痛_{热痛腰不曲肢不冷也} 夜啼面赤，唇焦便赤，用人参汤吞下。_{方见里热。}

吉氏朱砂膏 治诸惊啼夜啼。

朱砂 人参 白茯苓 甘草_{各一钱} 脑麝_{各少许}

上末，蜜为丸。每服一块如皂子大，金银薄荷汤下。

安神散 治一应惊啼。

犀角 雄黄 人参 车前子_{各半两} 茯苓_{一两}

上五味为末。每服一钱，桃仁汤下。

《三因》灯花散 治热证心躁夜啼，以灯花三四颗，研细，用灯心煎汤、调涂口中，以乳汁送下，日三服，无灯花、用灯心烧灰亦妙。又一法，灯花七枚，硼砂一字，辰砂少许，研细，蜜调，抹唇上立安。

〔**茅先生**〕**抹唇膏** 主小儿夜啼。

蝉壳_{一个，去足} 灯花_{两朵} 朱砂少许

上为末。如小儿夜啼，遇夜用鸡冠血调药，抹儿上下两唇，即

止。夹朱砂膏与服。

〔丹溪〕治小儿夜啼

人参二钱半　黄连一钱半　甘草炙，五分　竹叶二十片　生姜一片

上，水煎服。

《澹寮》龙齿散方见前，即《本事》龙齿散，但无羌活。

小儿夜啼。黄连姜汁炒、甘草、竹叶、灯心煎服。

◎ 口疮重舌夜啼

《三因》蒲黄散

真蒲黄微炒，纸铺地上出火气

上研细。每抄些少掺舌下，时时掺之，更以温水蘸熟帛裹指，轻轻按掠之，按罢掺药。

牡蛎散方见口疮。

◎ 客忤夜啼

治客忤夜啼法，用本家厨下烧残火柴头一个，以火焦头为上，朱书云：吾是天上五雷公，将来作神将能收，夜啼鬼一缚永不放。急急如太上老君律令敕。书了勿令儿知，立在床下倚床前脚里立之，男左女右效。

黄土散　治小儿卒客忤。

灶中黄土　蚯蚓屎各等分

上，研匀。和水，涂儿头上及五心良。

◎ 禳厌法

《千金》治夜啼方

上以妊娠时，食饮偏所思者物哺儿即效。

《外台》必效小儿夜啼方

以日未出时及日午时仰卧，于脐上横文中，屏气以朱书作血字，其夜即断声效。

〔陈藏器〕余云井口边草主小儿夜啼，着母卧席下，勿令母知。

《子母秘录》治小儿夜啼。

瓵带悬户上。

〔**孟诜**〕小儿夜啼。

取干牛粪如手大，安卧席下，勿令母知，子母俱吉。

《集验方》仙人杖，小儿惊痫及夜啼，安身伴睡良。

《日华子》云，猪窠内有草，治小儿夜啼，安席下，勿令母知。

《日华子》云，乌雌鸡翼，治小儿夜啼，安席下，勿令母知。圣惠方。

上脐下书甲字，瘥。

又方　取树孔中草，着户上，立止。

又方　以车辖，盗安母卧床下，勿令母知。

又方　取荒废井中败草，悬户上良。

又方　取牛粪灰，安母卧下，勿令母知。

又治小儿夜啼符法三道

此符左右手中贴之　　此符脐中贴之　　贴房门上

《婴孺》治小儿夜啼法

上令母脱去上衣，只着中衣，跪宅四角，曰：西方白帝，东方青帝，南方赤帝，北方黑帝，中央黄帝，乞断某甲夜啼，荷恩之日，奉还酒脯，随意所用。还法安五畔居中庭四角，故四角四畔，中央一畔，启颡瞻五帝说曰：今日奉还随意所咒愿之。

刘氏方　治小儿夜啼。

写：若以色见我，以音声求我，是人行邪道，不能见如来，烧灰吞之，男左一本，女右一本。

◎ 灸法

《宝鉴》灸幼宫，三壮，又灸中指甲后一分。《万全方》灸小儿夜啼，上灯啼，鸡鸣止者。灸中指甲后一分，中冲穴一壮，炷如小麦大。

喑

〔薛〕经云：舌者音声之机也，喉者音声之关也，小儿卒然无音者，乃寒气客于会厌，则厌不能发，发不能下，致其门阖不制，故无音也。若咽喉音声如故，而舌不能转运言语，则为舌喑，此乃风冷之邪，客于脾之络，或中于舌下廉泉穴所致也。盖舌乃心之苗，心发声为言，风邪阻塞经络，故舌不能转运也。若舌本不能转运言语，而喉中嘶者，则为喉喑。此亦为风冷所客，使气道不通，故声不得发，而喉无音也。然或风痰阻塞，或因心经气虚，或因脾之脉络受风，或因风痰滞于脾之络，或因脾气不足，或胃中清气不升，皆足以致喑。大抵此证亦有禀父肾气不足不能言者，有乳母五志之火遗儿熏闭清道不能言者，或儿病津液耗损、会厌干涸不能言者，或肾气不充、虚火上炎伤肺不能言者，有惊风中风不能言者，若遗热与津液耗者，用七味白术散。清气不升者，用补中益气汤。禀肾不足与虚火伤肺者，用六味地黄丸。若仰首咳嗽，肢体羸瘦，目白睛多，或兼解颅，呵欠切牙等证，悉属肾虚，非地黄丸，不能救也。

◎ 卒失音

巢氏云，喉咙者，气之道路，喉厌者，声音之门[①]户。有暴寒气客于喉厌，得寒即不能发声，故卒然失音也。不能语者，语声不出，非牙关噤也。

◎ 病后喑

钱氏论肾怯、失音相似，病吐泻及大病后，虽有声而不能言，又能咽药，此非失音，为肾怯不能上接于阳故也，补肾地黄丸肾主之。失音乃卒病耳。

《吉氏家传》治小儿患后声不出。

酸枣仁去壳，一钱　白茯苓半钱　朱砂二钱

---

① 门：此下原衍"门"字，据修敬堂本删。

上件为末，蜜①丸如豆大。每服一丸，人参汤下。

《圣惠》鸡头丸见舌

◎ 惊退而喑

〔汉东王先生〕**通关散** 治小儿惊风并退，只是声哑不能言。

上以天南星炮，为末。每服婴孩半字或一字，三五岁半钱，八九岁一钱，獖猪胆汁调下，令孩儿吃咽入喉中，便能言语。

《集验方》治小儿惊退而哑，不能言语

木通剉 防风去芦 川升麻 羚羊角屑 桂心以上各半两 甘草炙，二钱半

上件药捣为粗散。每服一钱，水一小盏，煎至五分，去滓，入竹沥少许，更煎一两沸，不计时候，量儿大小加减服之。

《集验》又方

腊月牛胆酿天南星不拘多少

上研细。每服半字，薄荷汤调下，临卧服，儿大者服一字至半钱。

◎ 痫瘥而喑

《巢氏病源》小儿发痫瘥后，六七岁不能语候，风痫发之状，口眼相引，或目睛上摇，或手足瘛疭，或脊背强直，或颈项反折，屈搐如数，皆由以儿当风取凉，乳哺失节之所为也。而痫发瘥后不能语者，是风痫因儿衣厚汗出，以儿乘风取凉太过，为风所伤得之，其初发之状，屈指如数，然后发瘛疭是也。心之声为言，开窍于口，其痫发虽止，风冷之气犹滞心之络脉，使心气不和，其声不发，故不能言也。

《千金》大补心汤 治小儿痫瘥后，风冷留滞于心络，使心气不和，语声不发。

黄芩 附子炮，去皮、脐。各一两 甘草 茯苓 桂心各三两 石膏 半夏 远志肉各四两 生姜六两 大枣二十枚 饴糖一斤 干地

---

① 蜜：原缺，据修敬堂本补。

黄　阿胶　麦门冬_{各三两}

上件药㕮咀。每服一大撮，入前饴糖半匙许，水一盏半，煎半盏服之。

◎ 中风失音

《圣惠》治小儿中风失音不语，舌根强硬方

陈酱汁_{半合}　人乳_{二合}

上件药相和，合令匀，少少与儿服之。

〔张涣〕**竹沥膏**　治小儿中风，失音不语，牙关紧急。

竹沥_{依法旋取}　生地黄_{取汁}　蜜_{各半合。以上搅匀}　桂心_{为末}　石菖蒲_{一寸玖节者，取末。各一两}

上件都一处调匀，慢火熬成膏，硬软得所如皂子大。每服一粒，取梨汁化下。

〔救生〕**菖阳汤**　治小儿中风昏。

石菖蒲　天麻　生乌蛇肉　全蝎　白僵蚕　附子_{炮，去皮、脐}　羌活　人参　白附子_{各半两}

上为粗末。每服三钱，水两盏，生姜五片，薄荷五叶，煎至一盏，滤去渣，温热时时与服。

醒脾散　治小儿惊搐后不语。

甘草_{炙，一钱}　冬瓜子　防风_{各半两}　人参_{一分}

上件为细末，每服一钱，用水一盏，入竹叶数片，灯心少许，同煎至七分，去滓，食后温服，临睡。

◎ 伤寒失音

茅先生伤寒失音语不得方

金毛狗脊　甘草_{等分}

上为末。每服一钱，用黄蜡一块，指头大，水六分，同煎四分服。

《集验方》治小儿伤寒失音不能语

桂_{指面大}

上，含桂口中，渐渐声音如旧。

鼻

〔张涣〕按：小儿肺气通于鼻，气为阳，若气受风寒，停滞鼻间则成鼻塞，气寒使津液不收则多涕，若冷气久不散，脓涕结聚，使鼻不闻香臭则成齆鼻，若夹热则鼻干，皆妨害乳食。〔薛〕巢氏云：鼻乃肺之窍，皮毛腠理乃肺之主，此因风邪客于肺而鼻塞不利者，宜用消风散。或用葱白七茎，入油腻粉少许，擂摊绢帛上，掌中护温，贴囟门。因惊仆气散，血无所羁而鼻衄者，用异功散加柴胡、山栀。左脸青而兼赤者，先用柴胡清肝散，后用地黄丸。右脸赤，乃肺大肠实热也，用泻白散。鼻色赤，乃脾胃实热也，用泻黄散。微赤，乃脾经虚热也，用异功散加升麻、柴胡。色深黄，用《济生》犀角地黄汤，后用杨氏地黄散。淡白色，用六君子汤。颏间色赤，用四物汤加山栀；赤甚，用五淋散。小便赤色，用六味丸、补中益气汤。唇色白，用六君子汤。久不愈，用麦门冬饮子。若初病元气未亏，乳食如常，发热壮热，二便秘结，作渴饮水，卧不露睛者，悉属形病俱实，当治邪气。若病久元气已亏，食少发热，口干饮汤，呕吐泄泻，肢体畏寒，卧而露睛者，悉属形病俱虚，当补正气为要。

◎ 鼻塞

〔演山〕凡产牙儿，三朝、五日、六晨、一腊，忽然鼻塞，吻乳不能，开口呼吸者，多是乳母安睡之时，不知持上儿子，鼻中出息，吹着儿囟，或以水浴洗，用水温冷，不避风邪，所以致儿鼻塞。宜与通关膏傅之，消风散服之。或有惊悸作热，杜薄荷散与服。通关膏用白僵蚕、猪牙皂角、荆芥、香附子、川芎、细辛等分为末，葱白同研，傅囟至妙。

消风散　治胎热胎寒，兼治诸风上攻头目昏痛，项背拘急肢疼，目眩旋晕，鼻塞多嚏，皮肤顽麻，痒疮瘾疹，小儿虚风。

茯苓　川芎　羌活　荆芥穗　防风去芦　藿香　僵蚕炒　蝉蜕去嘴爪　甘草炙　厚朴制　陈皮去白。各等分

上为末。每服五分，茶清调下，薄荷汤亦可。急慢惊风，乳香、荆芥汤调下。或加雄黄，名雄风散。

薄荷汤　治鼻塞不通及夹惊伤寒，极热变蒸。

薄荷叶五钱　羌活　全蝎　麻黄去节　甘草　僵蚕炒。各一钱　天竺黄　白附子各二钱半，煅

上为末。薄荷汤调下。热极生风加竹沥少许。一方，有柴胡、台芎、桔梗、茯苓，无全蝎、僵蚕、天竺、白附。

〔张涣〕**辛夷膏**

辛夷叶一两，洗焙干　细辛　木通　香白芷　木香各半两

以上捣，罗为细末。次用

杏仁一分，汤浸，去皮、尖研

上件，用羊髓、猪脂各二两，同诸药相和，于石器中慢火熬成膏赤黄色，放冷，入龙脑、麝香各一钱，拌匀，每用少许涂鼻中。若乳下婴儿，奶母吹着儿囟鼻塞者，只涂囟上。

《张鸡峰方》　治囟开不合，鼻塞不通。

上，以天南星大者一枚，微炮为末。以淡醋调涂绯帛上，以贴囟上。炙热手，频熨之。

庄氏治小儿鼻塞方

上，以槐叶为末，用乳母唾调，厚涂囟上。

〔吉氏〕**葱涎膏**　治儿生三五日，鼻塞气急，饮乳之时啼叫不止。

葱叶　猪牙皂角为末，去皮。各七条

上，烂研，同皂角末成膏。贴囟门上，瘥。

◎ 齆鼻

《圣惠》**龙脑散**　治小儿鼻齆，不闻香臭。

龙脑半钱，细研　瓜蒂十四枚　赤小豆三十粒　黄连三大茎，去须

上件药捣，细罗为散，入龙脑研令匀。每夜临卧时，以绿豆大吹入鼻中。每用有少许清水出，为效。

〔张涣〕**清肺膏**　治齆鼻病。

瓜蒂半两　附子一枚炮，去皮、脐　赤小豆　细辛　甘草各一分。以上捣罗为细末

上件，入龙脑一钱研匀，炼蜜和丸。绵裹，纳鼻中，随鼻之

大小。

上二方，前一方，有热者宜之。后一方，有寒者宜之。

◎ 鼻流清涕

《圣惠》夫肺气通于鼻，若其藏为风冷所伤，冷随气乘于鼻，故使液涕不收也。夫津液涕唾，得热则干燥，得冷则流溢也。

〔张涣〕**菊花散**　治鼻塞多涕等病。

甘菊　防风　前胡各一两　细辛　桂心各半两　甘草一分

上件捣，罗为细末。每服半钱，研入乳香少许，煎荆芥汤调下，乳后。

《圣惠》**菊花散**　治小儿脑户伤于风冷，鼻内多涕，精神昏闷。

甘菊花　白术　细辛　白茯苓　甘草炙微赤，剉　防风　人参并去芦。各一分

上件药捣，粗罗为散。每服一钱，以水一小盏，入生姜少许，煎至五分，去滓，不计时候，量儿大小，以意分减，温服。

《万全方》**芎䓖散**　治证同前。

芎䓖半两　甘菊花　白术　防风　人参　细辛　白茯苓　甘草炙。各一分

上件药捣，罗为散。每服一钱，以水一盏，生姜少许，煎至五分，去滓温服。

◎ 鼻干无涕

《圣惠》夫小儿肺脏壅滞，有积热上攻于脑，则令脑热也。又肺气通于鼻，主于涕，若其脏有热，则津液干燥，故令无涕也。

《圣惠》**木通散**　治小儿脑热无涕，口干心躁，眠卧不安。

木通剉　麦门冬去心，焙　川升麻各半两　知母　犀角屑　甘草炙微赤，剉　杏仁汤浸，去皮、尖、双仁，麸炒微黄。各一分　栀子仁三枚

上件药捣，罗为粗散。每服一钱，以水一小盏，煎至五分，去滓，不计时候，量儿大小，加减温服。

〔张涣〕**犀角升麻散**　治脑热肺壅鼻干病。

犀角屑一两　川升麻　马牙硝　黄连各半两

以上捣，罗为细末。次用

朱砂细研水飞，半两　牛黄　龙脑各一分，研细

上件捣，罗为细末。每服半钱，温蜜汤调下，乳食后。

《万全方》麦门冬丸　治小儿心肺壅热，脑干无涕，时有烦躁。

麦门冬去心，焙，一两　龙脑细研，半分　甘草炙　牛黄研入。各一分　黄连　赤茯苓　犀角屑　粉霜　朱砂　马牙硝各研　生干地黄　子芩各半两

上件药捣，罗为末，入研了药，都研令匀。每服半钱，以温蜜汤调下。

◎ 鼻有息肉

《千金翼》论曰：凡人往往有鼻中肉塞，眠食皆不快利，得鼻中出息，而俗方亦众，而用之皆无成效，惟见《本草》云：雄黄主鼻中息肉，此言不虚，但时人不知用雄黄之法，医者生用，故致困毙，曾有一人患鼻不得喘息，余以成炼雄黄，日内一大枣许大，过十日，肉塞自出，当时即得喘息，更不重发。其炼雄黄法，在《千金翼》仙丹方中具有之，宜寻求也，期有神验。

《千金》治小儿鼻塞生息肉方

通草　细辛各一两

上二味捣末。取药如豆，着绵缠头，纳鼻中，日二。

《千金翼》治鼻中息肉塞鼻，不得喘息方

取细辛，以口湿之，屈头、纳鼻中，傍内四畔多着，日十易之，满二十日外，以：葶苈一两　松萝半两

上二味捣筛。以绵裹薄如枣核大，纳鼻中，日五六易之。满二十日外，以吴白矾上上者二两，瓦坯里相合，令置窑中烧之，待瓦熟，取捣筛，以面脂和，如枣核大，纳鼻中，日五六易。尽，更和，不得顿和。二十日外，乃瘥。慎行作劳，及热食并蒜面百日。

《千金翼》治齆鼻有息肉，不闻香臭方

瓜蒂　细辛各半两

上二味为散。絮裹豆大，塞鼻中，须臾即通。

◎ 鼻赤

〔丹溪〕治小儿赤鼻

雄黄　黄丹各等分　用无根水调傅。

或用菖蒲半叶，酒蒸，为末调服，解食毒。无根水者，天落雨水，用碗盛之者是也。

〔薛氏〕云，鼻色赤，乃脾胃实热也，用泻黄散。微赤，乃脾经虚热也，用异功散加升麻、柴胡。色深黄，用《济生》犀角地黄汤，后用杨氏地黄散。淡白色，用六君子汤。

〔杨氏〕地黄散　治荣中有热，肺壅鼻衄。

生地黄　赤芍药　当归身　川芎各等分

上，每服二三钱，水煎熟，入蒲黄少许。春夏衄，入地黄汁、蒲黄各少许。秋冬衄，用车前子汁少许。

龟胸

〔钱〕肺热胀满，攻于胸膈，即成龟胸。又，乳母多食五辛亦成。**〔张〕**乳母乳儿，常捏去宿乳，夏常洗乳净，捏去热乳，若令儿饮热乳，损伤肺气，胸高胀满，令儿胸高如龟，乃名龟胸。**〔曾〕**此候因风痰停饮，聚积心胸，再感风热，肺为诸脏华盖，居于膈上，水气泛溢，则肺为之浮，日久凝而为痰，停滞心胸，兼以风热内发，其外证唇红面赤，咳嗽喘促，致胸骨高如覆掌，名曰龟胸。治法，宽肺化痰利膈，以除肺经痰饮，先用五苓散和宽气饮入姜汁葱汤调服，次清肺饮、雄黄散、碧玉丸、如意膏为治。若投前药，愈而复作传变，目睛直视，痰涎上涌，兼以发搐，则难治矣。**〔薛〕**龟胸、龟背，多因小儿元气未充，腠理不密，风邪所乘，或痰饮郁结，风热交攻而致，法当调补血气为主，而以清热消痰佐之。若因乳母膏粱浓味者，当以清胃散治其母，子亦服少许。

《圣惠》大黄丸　治龟胸，肺热壅滞，心膈满闷。

川大黄七钱半，微炒　天门冬焙　百合　杏仁麸炒微黄　木通　桑白皮　甜葶苈隔纸炙紫　川朴硝各五钱

上为细末，蜜丸如绿豆大。不时，温水研五丸，量儿大小加减。

《幼科类萃》去朴硝，加百合、石膏。

〔张〕**百合丹**_{即大黄丸加减}

百合_{一两}　川朴硝　杏仁_{汤浸，去皮、尖}　桑根白皮　木通　川大黄　天门冬_{去心。各半两}

上为极细末，炼蜜和如黍米大。每服十粒，米饮送下，量儿大小加减。

〔曾〕**五苓散**_{见惊}　**宽气饮**_{见惊}　**清肺饮**_{见咳嗽}　**雄黄散**_{见惊}　**碧玉丸**_{见咳嗽}　**如圣膏**_{见喘}

〔丹〕**治小儿龟胸方**

苍术　黄柏_{酒炒}　芍药_{酒炒}　陈皮　防风　山楂　威灵仙　加当归。又，利后，加生地黄。

上为末，炼蜜丸。食后温水下。

外治法

龟尿摩胸骨上，瘥。

〔灸法〕

田氏取两乳前各一寸五分上两行，三骨罅间，六处各三壮，炷如麦，春夏从下灸上，秋冬从上灸下。庄氏取九家灰一斗，盛簸箕中，令儿合面印胸迹，于龟胸，从上当中及两边，令三姓人同下火，各于灰上灸三壮，弃灰河流或水中。

龟背

《圣惠》坐儿稍早，为客风吹脊，风气达髓，使背高如龟，虽有药方，多成痼疾，以灸法为要。〔钱〕儿生下客风入脊，逐于骨髓，即成龟背，治之以龟尿点节骨。取尿之法，当安龟在莲叶上，后用镜照之，其尿自出，以物盛之。〔张〕婴儿生后一百八十日，始髑骨成，方能独坐，若强令儿坐之太早，即客风寒吹着儿背及脊至骨，传入于髓，使背高如龟之状，以松蕊丹疗之。

〔张〕**松蕊丹**　治龟背病。

松花_{洗，焙干}　枳壳_{去瓤，麸炒}　独活　防风_{去芦叉。各一两}　川大黄_炮　前胡　麻黄_{去根节}　桂心_{各半两}

上为细末，炼蜜和如黍米大。每服十粒，粥饮下，量儿大小加减。《圣惠》麻黄丸、多芍药，少前胡。一方，多槟榔、诃皮。一方，无松花，有当归，煮面糊丸，名枳壳防风丸。

《圣惠》灸法 当灸第三椎骨节下两旁各一寸半肺俞穴，又第五椎骨节下两旁各一寸半心俞穴，又第七椎骨节下两旁各一寸半膈俞穴，以小儿中指节为一寸，艾炷如小麦大，三五壮即止。此法累用，十有一二得效，亦无全效之功。《颅囟经》云：符殿直之孙绍熙，辛亥春，灸即效。

〔世〕龟背在百日内不治。

脱肛

〔曾〕肺与大肠为表里，肛者大肠之门，肺实热，则闭结不通，肺虚寒，则肠头出露。有因痢久里急后重，努力肛开，为外风所吹，或伏暑作泻，肠滑不禁，或禀赋怯弱，易于感冷，亦致大肠虚脱。凡小儿所患泻痢，皆因暑湿风热乘脾胃虚而得，盖风属木，木胜则制土，土主脾胃，虚而受制，又湿喜伤脾，因虚受湿，不能分别清浊，水谷交杂，则为洞泄，洞泄既久，大肠亦虚，大肠乃手阳明燥金，而土虚不能生金，金气既虚，则传送之道亦虚，又为风冷所袭，故肛门脱而不收。法宜补脾温胃，使金得受母之益而气实，宜藿香饮不乳食、匀气散痢、平胃散不乳食主之，次则内投固肠之剂，用健脾饮不乳食、养脏汤痢服饵，外以敷贴之法，用伏龙肝散傅之，及草麻膏贴囟门，使引气上，令其自收，如收尽，仍以水洗去其膏。及有邪热积滞于大肠，未经疏涤，亦成此疾，其肛门色红而软，肺脉浮数，右手指纹紫见，身微有热，时或烦躁，先投清肺饮嗽疏解，次用薄荷散、蟠龙散为治，间服万安饮亦佳。〔薛〕巢氏云：实热则大便秘结，虚寒则肛门脱出，此多因吐泻脾气虚，肺无所养，故大肠之气虚，脱而下陷也，用补中益气或四君子为主。若脱出绯赤，或作痛者，血虚而有热也，用补中益气汤佐以四物、牡丹皮，微者或作痛者，气虚而有热也，佐以四君、牡丹皮。大凡手足指热者属胃气热，手足指寒者属胃气寒。汤氏方治脱肛大肠自粪门出，宜用葱汤熏洗令软，款款送上。此因泻利得之者，亦可服泻利之药，然后用槐花等药。又有用一味五倍子煎汤，入朴硝熏洗而缩者。又有用真蒲黄碾极细，以猪脂拌匀，傅肛门上而入者。

《全婴方》用涩肠散，兼有痔证肿痛者，用黄丹、滑石等分，井水调涂即消，并用铅白霜半钱，片脑半字，好酒调傅肿处，甚佳。黄连解毒汤亦可服。用苦参汤洗亦效。亦有密陀僧、白矾、脑子末之敷上，更用荆芥、防风等项洗之。用生栝楼根者效。

【内服】

〔张涣〕芜荑丹　治小儿久痢频并，大肠虚冷，肛门脱出。

白芜荑微炒　鳖甲涂酥炙黄，去裙襕　蜗牛皮炙令焦黄　磁石烧，醋蘸七遍，细研水飞。各一两　蚺蛇胆　黄连去须，微炒。各半两

上件捣，罗为末，用软饭和丸，如黍米大。每服十粒，粥饮下，量儿大小加减，乳食前。

妙应散

茛菪子淘去浮者，炒令黑色　天台乌药各半两。以上捣罗为细末，次入白面一分　龙脑半钱

上件都拌匀。每服一字，蜜汤调下，乳食前。

〔曾氏〕薄荷散　治阳证脱肛。

薄荷和梗　骨碎补去毛。各半两　金罂刺根七钱半　甘草二钱半

上剉碎。每服二钱，水一盏，入无灰酒大匙，煎七分，空心温服，或无时。

《聚宝方》象豆丸　治诸痢脱肛。

榼藤子一名象豆，出广南山林间，如通草藤，紫黑

上一味为末，每服二钱。血痢，热酒调下，三服必效。白痢，倾打破取仁子碎碾，银器中慢火炒黄褐色，碾细，罗一两遍后，若带白时再炒褐色，为末，宿蒸饼汤浸，却握干和丸豌豆大，略焙干。每服十五丸至二十丸，仓米饮温下，空心，食前服，痢瘥即止。虫毒五痔、小儿脱肛，并可为末，酒调下，立愈。

〔茅先生〕方用破故纸一两，于瓦上焙干为末，每服一字或半钱，米饮调下。吴茱萸末亦可。

《婴孺》用黄连、黄柏，二味为末，蜜丸桐子大。饮下三丸，日三四服。

〔庄氏〕用干莲蓬焙干为末。米饮调下一二钱。

〔**汤氏**〕治大肠虚弱，肛门脱下方

龙骨　诃子煅，去核。各一两　没石子大者，二枚　罂粟壳去核，醋涂炙，二钱

上为末，白汤点服。仍用葱汤熏洗令软，款款以手托入，用新砖瓦烧红，以醋浇之，气上，即用脚布叠数重压定，使热气上透，不可过热，令病者以臀坐于布上，如觉布温，逐旋减之，以常得温热为度。并常服前药。

〔**洁古**〕**五倍子散**　治小儿脱肛。

五倍子　地榆各等分

上为细末。每服半钱或一钱，空心米饮调下。

【**外治**】

钱氏赤石脂散　治小儿因痢后努䏮气下，推出肛门不入。䏮，于建反，用力努腹也。

真赤石脂　伏龙肝各等分

上为细末。每用五分，傅肛头上，频用按入。

〔**曾氏**〕**蟠龙散**　治阳证脱肛。

干地龙蟠如钱样者佳，略去土，一两　风化朴硝二钱

上剉，焙，研为细末，仍和匀朴硝。每以二钱至三钱，肛门湿润干涂，或干燥用清油调涂。先以见毒消、荆芥、生葱煮水，候温浴洗，轻与拭干，然后傅药。

伏龙肝散　治阴证脱肛。

伏龙肝一两　鳖头骨一具　百药煎二钱半

上三味，焙研为末。每用一钱至三钱，浓煎紫苏汤候温，和清油调涂患处，并如前法浴洗拭干，方上药。

治小儿脱肛用五倍子为末，量多少掺患处，以物衬手揉入，切忌食发风毒物。脱肛治法，用蒲黄一两、猪脂二两，炼猪脂和蒲黄成膏，涂肠头上，即缩入。

水圣散　治小儿脱肛不收，用浮萍草不以多少，杵为细末，干贴患处。

涩肠散　治小儿久痢，大肠头脱出不收。

诃子炮　赤石脂　龙骨各等分

上为末。腊茶少许，和药掺肠头上，绢帛揉入。又治痢，米汤调。又方，治脱肛，五倍子焙为末，入茶，依前方用。

胜雪膏　治随肠、番花、鼠奶等痔，热痛不可忍，或已成疮者，并皆治之。

片脑　风化硝

上件，各半字，用好酒少许，研成膏子涂之。随手辄愈。

治大人小儿脱肛不收方　连翘不以多少，洗净，为细末。先以盐水洗，后用药末时时干傅脱肛上，立瘥。

蓖麻膏　治暴患脱肛。

蓖麻子一两

上件，烂杵为膏，捻作饼子，两指宽大，贴囟上。如阴证脱肛，加生附子末，葱蒜同研作膏，依前法贴之。

《朱氏家传》治小儿脱肛方

上用磁母石，以石碾为末，面糊为丸，如绿豆大。熟水下五七丸。后以磨刀水洗脱肛处，立效。

脱肛用东北方陈壁泥土，汤泡，先洗下，后熏上。

《保生信效》治久病肠风痔漏，肠出不收，至有出数寸者，苦楚良极。小儿久泻痢，亦名此疾。

上，先用五倍子四两，以水五升，煎汤一两沸，投入朴硝四两，通手淋洗，至水冷即止。若觉热痛，即津唾调熊胆涂之，痛即止，当渐收，甚者不过淋洗三五次收尽。窃详此药朴硝能软，五倍子能收，二物相须以为用也，或更以干蜘蛛末掺之，乘热以软帛入，尤妙。掺蜘蛛者与葛氏方同。

《九籥卫生》疗小儿脱肛方

香附子　荆芥穗各等分

上，同为粗末。每用三匙，水一大碗，煎十数沸，淋渫。

苦参汤　治脱肛并痔。

枳壳　黄连　大黄　甘草　荆芥　苦参　赤芍药　黄芩各等分

上剉散。每用五钱，以车前子、茅草同煎，熏洗。

小儿脱肛泻血，秋深不瘥。灸龟尾一壮，炷如小麦大，脊端穷骨也。小儿脱肛者，灸脐中三壮。小儿脱肛久不瘥，及风痫中风，角弓反张，多哭言语不择，发无时节，盛即吐沫者，取百会一穴，灸七壮，在鼻直入发际五寸顶中央旋毛中，可容豆，炷如小麦大。

肛痒

〔薛〕小儿肛痒，或嗜甘肥，大肠湿热壅滞，或湿毒生虫而蚀肛门，若因湿热壅滞，用四味肥儿丸^疳，大便秘结者用清凉饮^{里热}。虫蚀肛门，先用化䘌丸，后用四味肥儿丸，外以雄黄散纳肛内。若因病不食，虫无所养，而食脏食肛者，其齿龈无色，舌上尽白，四肢倦怠。其上唇内有疮，唾血如粟，心内懊恼，此虫在上食脏，若下唇内有疮，此虫在下蚀肛门，若蚀肛透内者不治。诸虫惟上半月头向上，可用药追之，望后头向下，令患者闻烹食香味，虫头即向上矣，后用药追之。一儿嗜膏粱甘味，患疥疮。余谓当禁其厚味，急用清胃之药以治其积热。不从，乃用敷药以治其外，更肛门作痒发热，疮益甚，肌体骨立，饮食少思。遂用九味芦荟丸^疳、五味异功散^{吐泻}加柴胡、升麻寻愈。一儿肛门作痒，耳前后结小核如贯珠，隐于肌肉之间，小便不调，面色青。此禀母之肝火为患。用九味芦荟丸为主，佐以五味异功加山栀、柴胡，又以加味逍遥散^{虚热}加漏芦，与母服而愈。一儿十三岁，肛门作痒，或脱出，或大便血，遍身生疮，发热作渴，腹大青筋。用大芦荟丸、五味异功散，其疮渐愈，佐以补中益气汤，热渴渐止，肛门悉愈，又用异功散为主，佐以补中益气汤^{虚热}加吴茱萸所制黄连治之，而血愈。一儿十五岁，两目白翳，遍身似疥非疥，肛门作痒，晡热口渴，形体骨立。余以为肝疳之证也。用六味地黄丸而痊。后阴茎作痒、小便澄白，服蟠葱散，肛门肿痛，服大黄等药，肛门脱出，作痒不可忍，杂用降火之药不应，下唇内生小白疮，余以为虫蚀肛门，用九味芦荟丸而愈。一小儿肛门作痒，误以为痔，服槐角丸等药，肢体消瘦，鼻下湿烂，下唇内生疮。此虫食下部也。先用化䘌丸二服，乃用五味异功散四剂，却用大芜荑汤^疳、四味肥儿丸而痊。一儿七岁，饮食过多即作泻，面青黄色，服峻利克剂。余谓当节饮食，健脾胃为善。不信，后牙龈赤烂，肛门作痒，服清热之剂，腹痛膨胀，复请欲用前剂。余曰此元气亏损，虚火上炎也。仍不信，后腮间黑腐。余曰此脾气太虚，肉死而不知痛也明矣，后虽信余，已不救矣。若初用五味异功散健脾胃为主，佐以大芦荟丸、四味肥儿丸清脾湿热，岂有不治之理哉？后之患者审之。一小儿肛门作痒，属大肠经风热，用槐角丸而愈。一小儿肛门连阴囊痒，出水淋漓，属肝经湿热也。用龙胆泻肝汤、九味芦荟丸治之，并愈。一小儿嗜甘肥，肛门作痒，发热作渴，杂用清热之剂，腹胀少食，鼻下生疮。余谓脾胃湿热生虫也。不信，后下唇内生疮，先用四味肥儿丸，诸证渐愈，又用大芜荑汤治之而痊。

化䘌丸　治诸疳生虫，不时啼哭，呕吐清水，肚腹胀痛，唇口紫黑，肠头湿䘌。

芜荑　青黛　芦荟　虾蟆烧灰　川芎　白芷　胡黄连各等分

上，各另为末，猪胆浸糕丸，如麻子大。每服一二十丸，食后并临卧，杏仁汤下。

雄黄散　治走马疳，并痘毒疳虫蚀肛门。

雄黄　铜绿各二钱

上为末，掺疮上。

肾

〔钱〕肾主虚。无实也，惟疮疹肾实则黑陷。儿本虚怯，由胎气不成，则神不足，目中白睛多，其颅则解，囟开，面色白，此皆难养，纵长不过八八之数，若恣色欲，不及四旬而亡。或有因病而致肾虚者，非也。又，肾气不足则下窜，盖骨重惟欲坠下而身缩也。肾者阴也，肾虚则畏明，皆宜补肾，地黄丸主之。心气热则上窜、宜导赤散，肾气虚则下窜、宜地黄丸是也。肾病见夏，水胜火，肾胜心也，当治肾，轻者肾病退，重者悸动当搐。〔洁〕肾主寒，自病则足胫寒而逆。人之五脏，惟肾无实，小儿疮疹变黑陷，则是肾实，水克退心火。心乘肾，微邪，内热不恶寒，桂枝汤主之。肺乘肾，虚邪，喘嗽皮涩寒，百部丸主之。肝乘肾，实邪，拘急气搐身寒，理中丸主之。脾乘肾，贼邪，体重泄泻身寒，理中丸主之。〔刘〕五行之中，惟有肾之一脏，母盛而子反受邪，何则？肺属金，射于皮毛，所主者气。肾属水，主于骨髓，所藏者精。气之轻浮，能上而不能下，精之沉重，能下而不能上，此物性之自然，今肺之盛，盖热之作也，热上蒸于肺，则不能下生于肾，而肾受邪矣。急服凉药解之，使肺气清和而后可，此肾病必先求之于肺，若肺脏安和而肾忽然受病者，不过脾之湿相刑于肾而生疾，所以有解肺热、去脾邪两药，若脾肺两脏俱和而肾自生疾，亦察其本脏而治之。〔薛〕下窜等证，足不喜覆者，盖腰以下皆肾所主，乃心气下行于肾部也，法用地黄丸壮肾水以制心火。若因脾肺虚而不能生肾水者，用补中益气汤、六味地黄丸以滋化源。其疮疹黑陷，乃肾虚而邪气实也，尤当用地黄丸。

地黄丸钱氏

熟干地黄八钱　山茱萸肉　干山药各四钱　泽泻　牡丹皮　白茯苓去皮。各三钱

上为末，炼蜜和丸如桐子大。三岁以下一二至三丸，空心温水化下。

〔垣〕或问，钱氏地黄丸补肾，又曰补肝何也。曰然，手厥阴心主包络、足厥阴肝经俱治在下焦。经云：不足者，滋其化原，故肝肾之病，同一治法，此地黄丸补二经之意也。海藏云：若加五味，为肾气丸，此滋肺之源，以生肾水。

〔薛〕前丸，治肾肝血虚，燥热作渴，小便淋秘，痰气上壅。或风客淫气，瘰疬结核。或四肢发搐，眼目瞤动。或咳嗽吐血，头目眩晕。或咽喉燥痛，口舌疮裂。或自汗盗汗，便血诸血。或禀赋不足，肢体瘦弱，解颅失音。或畏明下窜，五迟五软，肾疳肝疳。或早近女色，精血亏耗，五脏齐损。凡属肾肝诸虚不足之证，宜用此以滋化原，其功不可尽述。

〔海〕肾实，须泽泻泻之。肾本无实，不可泻，钱氏止有补肾地黄丸，无泻肾之药。治脉洪而实，钱氏地黄丸加生地黄，去山茱萸是也，此治左手本部脉实。若右尺洪实，以**凤髓丹**泻之。凤髓丹方见杂病遗精门。

解颅囟陷囟填总论

《万全方》云：小儿有解颅候，有囟不合候，有囟陷候，此三者大同而小异也。解颅者，谓小儿年长，囟应合而不合，头颅开解也。肾主骨髓，而脑为髓海，肾气不成，则髓海不足，故骨缝开解也。

其囟不合与囟陷，虽因脏腑有热，热气上冲，致囟或不合或陷，然亦本于肾气不足也。〔薛〕肾主骨，骨气实则脑髓充而囟早合，骨脉盛而齿早生，肾气怯则脑髓虚而囟不合，此由父母精血不足，宜用地黄丸补之，若在乳下，当兼补其母，更以软帛紧束其首，使其易合，皆虚火上冲，当调补脾肾为善。囟填、囟陷，亦因所禀肾气不足，及乳哺失宜，脾胃亏损所致，夫脾主肌肉，气逆上冲而为填胀，元气下陷而为囟陷也，并用补中益气汤、地黄丸，及用狗头骨炙黄为末，以鸡子清调敷囟门。亦有泻利气血虚，脾胃不能上充者，亦用前法。若手足并冷，前汤加姜桂未应，虚寒甚也，急加附子，缓则多致不救。

〔张涣〕婴儿解颅、囟不合、囟填、囟陷下不平，皆由肾经虚热。宜用**封囟散方**

蛇蜕皮一两，烧灰，细研　防风　川大黄湿纸裹，炒①煨存性　白及各半两

上件，碾为细末，入青黛半两，同研匀。每用半钱，以獭猪胆汁调匀，用一纸囟子摊之，四边回合各留少白纸，用淡生醋、面糊贴囟上。不住以温水润动，一伏时换。

◎ **解颅**囟不合

初虞世云：父精不足，则解颅眼白多。〔钱〕解颅，生下而囟不合，肾气不成故也，长必少笑，更有目白睛多，䁾白色瘦者，多愁少喜也，余见肾虚。〔汤〕解颅者，囟大，头缝不合如开解，故曰解颅，此由肾气不成故也。云云见前总论。凡得此者，不过千日，其间亦有数岁者，乃废人也。人之无脑髓，如木无根，古人虽有良方，吾所以不录者，劳而无功也，亦不可束手待毙，宜依钱氏补肾，万一有可生之理。钱氏补肾，如地黄丸加鹿茸之类是。〔曾〕凡得此候，不及千日之内，间有数岁者，偶因他疾攻激，遂成废人，若气色精明，能饮食者，多服调元散、补肾地黄丸，旬月内颇见效者，次第调理，或有可治，若投药后如故，亦难疗矣。〔田〕解颅治法，宜用生地

――――――――――

① 炒：修敬堂本作"赘"。

散。〔丹〕小儿解颅，乃是母气血虚与热多耳，用四君子、四物，有热加酒炒黄连、生甘草煎服，外以绵束紧，用白蔹末傅之。

钱氏地黄丸 见前并鹤节条

天南星散 治囟开不合，鼻塞不通，天南星大者，微泡，去皮为细末，米醋涂调绯帛上，贴囟上，炙手，频熨之，立效。

调元散 主禀受元气不足，颅囟开解，肌肉消瘦，腹大如肿，致语迟行迟，手足如筒，神色昏慢，齿生迟，服之效。

干山药去黑皮，五钱 人参去芦 白茯苓去皮 茯神去皮、木 白术 白芍药 熟地黄酒洗 当归酒洗 黄芪蜜水炙。各二钱半 川芎 甘草炙。二味各三钱 石菖蒲二钱

上碎。每服二钱，水一盏，姜二片，枣一枚，煎七分，无时温服。如婴儿幼嫩，与乳母同服。

〔张涣〕**玉乳丹** 治婴儿头骨应合而不合，头缝开解。

钟乳粉依古法制炼者 柏子仁别研 熟干地黄依法蒸焙者 当归洗，焙干。各半两 防风剉 补骨脂净拣，微炒。各一分 或加黄、茯苓

上件，除别研者，碾为细末，次入钟乳粉等拌匀，炼蜜和如黍米大。每服十粒，煎茴香汤下，乳食前。

《婴孺方》**狗脑丸** 治小儿脑长喜摇头，解颅。

狗脑一个 犴漆即五加皮 甘草炙 白术 防风 钟乳石 干地黄各一分 牛黄二分

上，以狗脑丸小豆大。一岁饮下二丸，日再。未知，加之。又云：儿囟常令暖，冷即病死。

小儿锢囟药

芍药粉

上取黄雌鸡临儿囟上，刺其冠，以血滴囟上，血止，以芍药粉敷之，使血不见，一日，立瘥。

治小儿解颅虎骨方

虎骨 败龟板 不灰木 乳香各半两

上为末，用生猪血于手心内调，涂在头缝开处，以旧绵子包裹七日，第八日以葱汤水洗去前药，再用此药涂之，经年者已减一分，又歇三日，方再用药涂之。

又服**参苓散**。

人参　茯苓　白附子炮　羌活　甘草炙　芍药　白术水煮。各一分
犀角屑　京芎　藿香后三味减半

上为末。每服半钱，水一盏，用少金银同薄荷三叶，煎至三分，温服，通惊气。

《千金》治小儿囟开不合方

防风一两半　柏子仁　白及各一两

上三味，末之，以乳和傅囟上。十日知，二十日愈，日一。

《庄氏家传方》治脑缝不合。

山茵陈一两　车前子　百合各半两

上为末，用乌牛乳汁调涂脚及脑缝上，用帛子裹头。三日一换，五上必效。

〔王氏〕**封囟散**　治囟开不合，头缝开张，囟开崎陷，咳嗽鼻塞。

柏子仁　防风　天南星各四两

上为细末，每用一钱，以猪胆汁调匀，稀稠得所，摊在绯绢帛上，看囟子大小剪贴。一日一换，不得令干，时时以汤润动。

三辛散《三因》治小儿骨应合而不合，头骨开也，名曰解颅。

细辛　桂心各半两　干姜七钱半

上为末，以姜汁和傅颅上贴之。儿面赤，即愈。

又方　用蛇蜕炒焦为末，用猪颊车中髓调傅顶上，日三四度。曾有人作头巾裹遮护之，久而自合，亦良法也。

灸法　脐上脐下各五分，各灸三壮，灸疮未发，先合。

◎ 囟陷

巢氏云：小儿脏腑有热，渴引水浆，致成泄利，久则血气虚弱，不能上充脑髓，故囟陷如坑，不能平满也。《圣济》用**当归散**方见腹痛、地黄丸。见前。

〔曾〕囟陷者，虚之极也，胃气虚寒则囟陷，慢惊中有之。胃寒脾困吐泻者为虚极，急以金液丹、固真汤俱慢惊及诸救元等药治之，外则贴以乌附膏。有后枕陷者，其证尤重，治法以囟陷药同，不效，

亦为难疗，此大虚极，百无一活耳。

乌附膏　理囟门陷。

绵川乌生用　绵附子生用。各五钱　雄黄二钱

上件为末，用生葱和根叶细切，烂杵，入前药末同煎，空心作成膏，贴陷处。

《圣惠》生干地黄散　治小儿脏腑壅热，气血不荣，致囟陷不平者。

生干地黄二两　乌鸡骨一两，酥涂，炙令黄

上捣，细罗为末，不计时候，以粥饮调下半钱。

又治小儿囟陷方

上，取猪牙车骨髓，煎如膏。涂囟上良。

又方　以狗头骨炙令黄，捣罗为末。以鸡子清调涂。

又方　以天灵盖炙令黄，捣罗为末，以生油调涂。

《千金》小儿囟陷，灸脐上下各半寸及鸠尾骨端，又足太阴，各一壮。

◎ 囟填

囟填者，囟门肿起也，脾主肌肉，乳哺不常，饥饱无度，或寒或热，乘于脾家，致使脏腑不调，其气上冲，为之填胀，囟突而高，如物堆起，自汗出，毛发黄而短是也。若寒气上冲则牢𩋖音昂，履头也，肿，硬如履头突起。热气上冲即柔软。又，小儿胁下有积者，咳且啼而气上逆者，啼甚久其气未定，因而乳之者，肝气盛风热上冲者，皆能令囟填，当一一审其因而治之，寒者温之，热者凉之，气上逆者和而降之，肝气盛者泻青为主，热证里多，大连翘汤，表多柴胡散，虚者以补中益气汤送下地黄丸，神而明之，存乎其人，言不尽意。〔曾〕世言囟肿皆以为热，殊不知有阴阳二证，切宜详辨，坚硬为阴，红软为阳，故《婴孩宝书》云：寒气上冲则牢𩋖，热气上冲则柔软，正此之谓。若阴证，以匀气散、理中汤主之。阳证用玉露饮、当归散、防风汤为治。《玉环集》歌曰：囟门肿起定为风，此候应须也不中，或若加坑如盏足，七日之间命必终。《石壁经》歌曰：积聚脾中热不通，致令面赤口唇红，胸高夜嗽多胀，休使流传肺有

风，候里作声涎上壅，囟门肿起热来冲，但教凉膈安灵腑，能使三朝速有功。积有冷热，皆能作肿。冷则粪白，或酸臭气冲人，亦有虫出，其食物皆不能化，腹胀满而多困，喉中亦鸣也。热则使多渴，其粪赤，面色亦黄赤，口内臭气，亦虫出。各看其证候调治，且须分水谷去积并调气，冷则温脾胃，热则去其热，化涎止渴。囟隐则冷也，肿则热也。积热囟虚肿，宜将时气门中三十六种除湿散，浓煎桑白皮汤下。《形证论》云：肺热生风，涎鸣囟肿，将白丁香膏一二服，或南星丸一二服，便退。《秘要指迷论方》凡小儿生下一月日内，或囟门肿，此乃受胎热气，即用黄柏膏涂于足心涌泉穴。如陷，即用半夏膏涂手心，此乃婴儿肾流受冷气，邪干心，致令病生。_{黄柏半夏皆为末皆冷水调贴。}

◎ 行迟

〔巢〕儿自变蒸至能言，随日数、血脉骨节备，髌骨成，即能行，骨是髓养，禀生气血不足者，髓不充强，故骨不成，数岁不能行。〔张〕凡儿生至周岁三百六十日，膝骨成，乃能行。近世小儿多因父母气血虚弱，故令胎气不强，骨气软弱，筋脉无力，不能行步，麝茸丹主之，曾经大效。

〔汤〕小儿禀受血气不足者，则髓不满，骨故软弱而不能行。肾主髓，治法当用钱氏补肾地黄丸加鹿茸、五加皮、麝香，则髓生而骨强，自然行矣。外甥黄知录之子，三岁不能行，遂合此方服之，有验。

〔张〕**麝茸丹**　治数岁不能行。

麝香_{别研}　茄茸_{酥炙黄}　生干地黄　虎胫骨_{酥涂，炙黄}　当归_{洗，焙干}　黄芪_剉

上件各一两，为细末，用羊髓四两煮烂和成膏，如黍米大。每服十粒，摩沉香汤下，乳食前，日三服。

〔钱〕**羚羊角丸**　治小儿肾虚，或病后筋骨弱，五六岁不能行，宜补益肝肾。

羚羊角_{尖细而节密者，错取末}　虎胫骨_{敲破，涂酥炙黄}　生干地黄_焙　酸枣仁_{去皮秆，炒}　白茯苓_{各半两}　桂_{去皮，取有味处，不见火}　防风_{去芦}

头，切，焙　当归同上　黄芪切，焙。各二钱半

上，同为细末，炼蜜和成剂。每服一皂子大，儿大者加之，食前，温水化下，日三四服，久服取效。

《圣惠》生干地黄丸　治儿十岁不行。

生地黄　当归焙　防风　酸枣仁微炒　赤茯苓　黄芪　芎藭　羚羊角　羌活　甘草炙微赤　桂心各等分

上捣罗，蜜丸如绿豆大。食前温酒下十丸，量儿加减。

虎骨散

虎胫骨酒炙　生干地黄　酸枣仁酒浸，去皮，炒香　辣桂去皮　白茯苓去皮　防风去芦、又　当归去芦　川芎　牛膝酒浸，去芦。各等分

上为极细末。每服一钱半，以粥饮调，次入好酒二滴，再调，食前服，日二。

一方用炼蜜丸，如黍米大。木瓜汤下。

《三因》五加皮散　治小儿三岁不能行者，由受气不足，体力虚怯，腰脊脚膝筋骨软，足故不能行。用真五加皮为末，粥饮调，次入好酒少许，每服一栗壳许，日三服，效。一方，五加皮二钱半，木瓜一钱二分半，为极细末。用粥饮入酒二滴，调服。

《宝鉴》儿骨热，肺脉寒，长不能行。《颅囟》儿自小伤抱，脚纤细无力，行立不得，或骨热疳劳，肌肉消瘦。宜服**柴胡饮**。

柴胡　鳖甲米醋涂，炙黄　知母　桔梗　枳壳去穰，麸炒　玄参　升麻

上件，各等分，细剉。三岁以下药半两，水五合，煎二合，分二服，空心食前。后忌毒物。服后澡浴。

澡浴方

苦参　茯苓皮　苍术　桑白皮　白矾各半两　葱白少许

上剉，沸水二升，浸药一两通，与儿浴，温处避风。

《千金》治数岁不行方

葬家未开户，盗食与哺，日三，便行翼云：未闭户，婴孺就墓门中哺。

《宝鉴》灸两足踝各三壮。

《良方》左经丸　治筋骨诸疾，手足不随，不能行步运动。

草乌头生，肉白者，去皮、脐　木鳖去壳　白胶香　五灵脂各三两半

当归一两　斑蝥去翅足,一百枚,少醋煮熟

上为末,黑豆去皮生杵粉一斤,醋糊丸鸡头实大。酒磨下一丸,不曾针灸伤筋络者,四五丸必效。十岁儿一丸分三服。此药能通荣卫,导经络,专治心肾肝三经,服后小便少,淋涩,乃其验也。

按:此方,非内有污血痼积不宜用。

续命丹　丁时发治大人小儿剉骨,行步艰难,脚无力。

防风　乳香　蔓荆子　牛膝　麻黄　羚羊角　酸枣仁　草乌头去皮没药　白术　茯苓各二钱半　天麻酒煮　胡麻炒　当归　续断各半两川乌头去皮　黄芪各四钱　蒺藜一钱二分半

上为细末,蜜丸小弹大。每服一丸,煎酒,细嚼,一日三五服,用后洗药。服药三日方洗。

草乌头　当归　地龙　木鳖子　紫贝草　椒目　葱须　荆芥各一两

为末,煎汤,露脚指甲,从上淋洗。次用熏法。

熏药方

柴胡　草乌头　赤小豆　吴茱萸　羌活　晚蚕沙各一两

末黑豆三升,热水泡,少顷,去黑豆,入前药煮,盆盛,熏剉闪处,令出骨中汗。

◎ 齿迟

齿者,骨之所终,而髓之所养也,小儿禀受肾气不足,不能上营而髓虚,不能充于骨,又安能及齿,故齿久不生也,地黄丸主之。一小儿三岁,言步未能,齿发尤少,体瘦艰立,发热作渴,服肥儿丸不应。余曰此肾虚疳证也,盖肥儿丸脾胃经之药,久服则肾益虚,其疳益甚。不信,牙发渐落。令用地黄丸加鹿茸、五味子,半载而元气壮健。一小儿体瘦腿细,行步艰辛,齿不坚固,发稀短少。用六味地黄丸、补中益气汤年余,诸证悉愈,形体壮实。

〔张涣〕**香附丹**　治齿不生。

大香附子拣净,刮去皮　沉香各一两　雄鼠粪烧灰　干蟾烧灰　槟榔各半两

上件捣,罗为细末,用羊髓四两煮烂和成膏,如黍米大。每服

十粒，麝香汤下，量儿大小加减。

〔汤氏〕芎黄散　治小儿齿不生。

大川芎　生地黄各半两　山药　当归　甘草_{炙。}各一分

上焙，为末，热汤调服。或时以药末擦齿龈。

《千金翼方》溺坑中竹木，主小儿齿不生，正旦刮涂之，即生。

《外台》小品又方　取雌鼠屎三七枚，以一枚拭齿根处，尽此止，二十一日齿当生。雌鼠屎，头尖是也。《千金》同。《杨氏产乳方》用三十枚，仍云雌粪，用两头圆者是。

《圣惠》治小儿齿不生，或因落不生方

上取牛粪中黑豆二七枚，小开去头上皮，以此豆头开处，注齿根上，时时用之，当效也。

◎ 发迟

巢氏云：足少阴为肾之经，其华在发，小儿有禀性少阴之血气不足，即发疏薄不生。亦有因头疮而秃落不生者。皆由伤损其血，血气损少，不能荣于发也。

苣胜丹方_{张涣}　治发不生。

当归_{洗，焙干}　生干地黄　芍药各一两

以上捣罗为细末，次用

苣胜_{一合，研}　胡粉半两，_{细研}

上件同研匀，炼蜜和如黍米大。每服十粒，煎黑豆汤下，兼化，涂搽头上无妨，量儿大小加减。

《千金》治少小头不生发，以楸叶捣取汁，傅头上，立生。

又方　烧鲫鱼灰末以酱汁和傅。

《千金翼》治发薄不生方

先以醋泔清洗秃处，以生布揩令火热，腊月猪脂并细研，铁生煎三沸，涂之，日三遍。

《本草》甑气水主长毛发。以物于炊饭时承取，沐头令发长密黑润，不能多得，朝朝梳小儿头，渐渐觉有益好。

小儿白秃，发不生，捣榆皮末，苦酒调涂。

《圣惠》生发神效黑豆膏　治小儿脑疳，头发连根作穗子，脱落

不生，兼疮白、秃发不生者，并用生发。

黑豆　苣胜各三合　诃黎勒皮一两

上件药捣，罗为末，以水拌令匀，内于竹筒中，以乱发塞口，用糖灰内煨，取油贮于瓷器中，先以米泔皂荚汤洗头，拭干涂之，日再用，十日发生。

又方

葛根末　猪脂　羊脂各二两

上件药入铫子内，以慢火熬成膏，收于瓷合中。每取一钱涂摩头上，日再用，不过五七度效。

香薷煎　治小儿白秃不生发，燥痛。

陈香薷二两　胡粉一两　猪脂半两

上件药，以水一大盏，煎香薷取汁三分，去滓，入胡粉、猪脂相和令匀。涂于头上，日再用之。

《圣惠》治小儿头秃不生发，苦痒。**蔓荆散**

上，取蔓荆子捣为末，以猪脂调涂于秃处，佳。

又方　贯众烧灰细研，油调傅。

又方　麻子一升，熬黑，压取脂，傅头上，良。

又方　盐汤洗过，生油和蒲苇灰傅之。雁脂、熊白、桃叶汁，皆可涂。鸡子黄熬取汁，涂。

◎ 发黄

巢氏云：足少阴肾经，其血气华于发，若血气不足，则不能润悦于发，故发黄也。钱氏曰：小儿长大不行，行则脚细，齿久不生，生则不固，发久不生，生则不黑，皆属气血虚也，宜大剂补之。

《千金翼》发黄方

腊月猪脂和羊屎灰、蒲灰等分，傅之，三日一为，取黑止。

又方　以醋煮大豆烂，去豆煎令稠，涂发。

又方　熊脂涂发梳之，散头床底伏地，一食顷即出，形尽当黑，用之不过一升。

安师传治小儿发黄极妙方

破故纸不计多少，银石器中熳火炒熟，为细末，用地黄汁煎成膏和为丸，绿豆大。每服十五二十丸，盐汤送下，食前。

齿

◎ 齿痛

清胃散 治胃火牙痛，或连头面。

升麻五分 生地黄 牡丹皮 黄连炒 当归各三分

上水煎服。加柴胡、山栀，即**加味清胃散**。

愚按：前方治脾胃实火作渴，口舌生疮，或唇口肿痛，齿龈溃烂，焮连头面，或恶寒发热，或重舌马牙，吐舌流涎等证，子母并宜服之。若因脾胃气虚，寒凉克伐，或虚热上行，口舌生疮，弄舌发热，饮食少思，或呕吐困睡，大便不实，流涎龈烂者，用五味异功散。

〔**张涣**〕**藁本散** 治卒齿痛。

藁本 白附子 川芎 莽草各半两

并捣罗为细末，次用

青黛 芦荟 麝香各一钱，研细

上件，都再研匀。每用一字，涂揩患处。

雄黄丸 治小儿牙齿黑蛀，气息疼痛。

雄黄二钱 麝香半钱

上为细末，软饭和为梃子。安在牙内。

◎ 齿缝出血

《外台》《肘后》用蚯蚓粪，水和作团，以火烧令极赤，末之如粉，以腊月猪脂和傅齿断上，日三，即瘥。

〔**茅先生**〕治小儿牙宣齿缝出血方

苦参末，一两 白矾灰，一钱

上为末，一日三次揩牙上，立验也。

张锐《鸡峰方》治齿间血出。

上，以苦竹叶不以多少，水浓煎取汁，入盐少许，寒温得所，含之，冷即吐了。

又方　上用童子小便半升，分为三两次含之，冷即吐了。

〔庄氏〕**麝香散**　治小儿唇口臭烂，齿龂宣露。

麝香　雄黄生　芦荟　白龙骨各一钱　密陀僧二钱　石胆半两，生干蟾一枚，重半两者，入瓶烧存性

上合研，令极匀细。先用绵子缠箸头上，以盐矾浆水轻轻洗过，然后上药。

◎ 齿龈肿痛

《千金翼方》

生地黄　独活各三两

上二味切，以酒渍一宿，含之。

又方　常以白盐末，封齿龂上，日三夜二。

又方　扣齿三百下，日一夜二，即终身不发，至老不病齿。

又治齿牙根摇欲落方

上以生地黄大者一寸，绵裹着，牙上嚼咽汁，汁尽去之，日三，即愈。可十日含之，更不发也。

又齿根肿方

松叶一握　盐一合　好酒三升

上三味，煎取一升，含之。

治齿根空，肿痛，困毙无聊赖方

独活四两　酒三升

上二味，于器中渍之，煻火煨之令暖，稍稍沸，得半，去滓热含之，不过四五度。

又方　烧松柏槐枝令热，柱病齿孔，须臾，虫绿枝出。

又治牙龂疼痛方

杏仁一百枚，去皮、尖及双仁者　盐末方寸匕

上二味，以水一升，煮令沫出，含之，味尽吐却，更含，不过再三，瘥。

《养生必用》治小儿牙方

牛蒡子炒香，一分　乳香一钱

上为末，入白面少许，温水调涂。

又方　用大硼砂研细，水化，鸡羽扫。

◎ 齲齿

巢氏云，手阳明、足太阳之脉，并入于齿，风气入其经脉，与血气相搏，齿即肿痛，脓汁出，谓之风齲。

《千金翼》治齿齲方

上，切白马悬蹄，可孔塞之，不过三度《圣惠方》用夜眼。

《圣惠》虾蟆散　治小儿齿痛风齲，连腮微肿。

干虾蟆一枚　青黛细研　柑子皮　细辛　白鸡粪　薰黄以上各一分　麝香细研　干姜炮裂，剉。各半分

上件药捣，细罗为散，都研令匀。以薄绵裹少许，纳齲齿孔中，日一易之。

又方

白附子　藁本　细辛　芎藭　莽草以上各一两

上件药捣，细罗为散。以薄绵裹少许，着齲齿上。

治小儿齲齿风疼，及虫蚀疼痛方

干虾蟆一枚，烧灰　青黛一分　芦荟半分

上件药，同研令细，以生地黄熬作膏。涂于齿上。

治小儿风齲齿痛，及虫蚀疼痛黑烂方

青黛细研　鸡粪白烧灰　藁本　细辛　雄黄细研。各一分　麝香少许，细研

上件药捣，罗令细，同研令匀。旋取少许，傅于齿上。

又方　以郁李根白皮五两，剉，以水一大盏半，煎取一盏，热含冷吐之，当吐虫出。

又方　以皂荚炙，去皮子，捣末。取少许，着齿痛上，瘥。

又方　以松柏脂捏锐如锥，柱齲孔内，须臾，齲虫缘松脂出，即瘥。

又方　以鸡舌香半两，以水一中盏，煎至六分，去滓，热含冷吐。

◎ 蚛齿

《千金翼》治虫蚀齿疼痛方

上，闭气细书曰：南方赤头虫飞来，入某姓名裂齿里，今得蝎虫孔安置耐居上。急急如律令。小笺纸内着屋柱北边蝎虫孔中，取水一杯，禹步如禁法，还诵上文，以水沃孔，以净黄土泥之，勿令泄气，永愈。

又治虫蚀齿根肉黑方

上烧腐棘，取潴，涂之十遍，雄黄末傅即愈。若齿黑者，以松木灰揩之，细末雄黄涂断，百日日再涂之，七日慎油猪肉，神效。

又治齿蚛方

上，以檐一枚，令病患蹲坐，横檐于膝上，引两手寻，使极，住手伸中指，灸中指头檐上三壮，两头一时下火，病患口诵咒曰：唻牙虫名字鹃莫，唻牙莫唻骨。灸人亦念之。

又治裂齿方

上，以腐棘针二百枚，以水二升，煮取一升，含漱之，日四五，瘥止。

又方　取死曲末傅痛处，即止。

《日华子》治小儿风蚛牙方

上，浓煎郁李仁水含之。

《聚宝》黄龙散　治齿断疳蚀，有窍子不合者。

龙实龙骨中有之，深黄或淡黄土蝎色，紧掬人舌者是　白矾灰　蜗牛壳　南粉　牛黄各一钱

上五味为末，每用少许，贴窍子内，时时用之。

◎ 齿落久不生

《千金方》

上以牛屎中大豆二七枚，小开豆头，以注齿根处，数度即生。

《经验方》治小儿大人，多年牙齿不生。

上，用黑豆三十粒，牛粪火内烧令烟尽，细研，入麝香少许，一处研匀。先以针挑不生齿处令血出，用末少许揩。不得见风，忌

酸咸物。

《圣惠》治齿落久不生方

上取路傍遗却稻粒，于齿落处点三七下，其齿自生，神效。

《灵苑》治大人小儿生齿神验方

上用雄雌鸡粪各十四颗，焙干，同研如粉，入麝香少许。仍先以针挑破损齿脚下血出，将散子傅之，年高者不过二十日生，年少者十日，不计伤损及少自退落，并再生。

◎ 颊车蹉闪

《千金》治失欠，颊车蹉闪不合方

上，用一人以手指牵其颐，以渐推之，则复入矣。推当疾出指，恐误啮伤人指也。

又方 消蜡和水傅之。

又方 **治牙车急口眼根引舌不转方**

牡蛎熬 伏龙肝 附子炮去皮 矾石烧

上四味，等分末之。以白酒和为泥，傅其上，干则易之，取瘥止。

《千金》灸法 失欠颊车蹉，灸背第五椎，一日二七壮，满三日未瘥，灸气冲二百壮，胸前喉下甲骨中是，亦名气堂。

又 灸足内踝上三寸宛宛中，或三寸五分，百壮三报，此三阴交穴也。

耳

〔张涣〕小儿耳中诸病，由风入于脑，停积于手太阳之脉，则令耳聋。风与湿相搏，则两耳生疮。又，儿稍大，见月初生，以手指之，则耳下生疮者，名月蚀疮。又，乳母与儿洗浴，误令水入耳中，水湿停积，搏于血气，蕴结成脓，谓之聤耳。〔薛〕耳者，心肾之窍，肝胆之经也，心肾主内症精血不足，肝胆主外证风热有余。或聋聩，或虚鸣者，禀赋虚也。或胀痛，或脓痒者，邪气客也。禀赋不足宜用六味地黄丸肾。肝经风热宜用柴胡清肝散。若因血燥用栀子清肝散发热未应，佐以六味丸，间服九味芦荟丸疳。若因肾肝疳热，朝用六味丸，夕用芦荟丸。若因食积内热，用四味肥儿丸_痞。若因乳母膏粱积热而致者，宜加味清胃散_{齿痛}。脾经欝结而致者，加味归脾汤_{惊悸}。肝经怒火而致者，加味逍遥散_{虚热}，皆令乳母服之，兼与其儿少许。不可专于治外，不惟闭塞耳窍，抑亦变生他证，延留日久，遂成终身之聩矣，慎之。《宝鉴》歌云：太阳入耳损听聪，气滞时多耳必聋，鸣是风并气相系，痛应脑户有邪风，肾热欝蒸聤耳患，日深疼痛出稠脓，不有稠脓非此患，只因滴水入其中。

◎ 耳聋

巢氏云，手太阳之经入于耳内，头脑有风，入乘其脉，与气相搏，故令耳聋。

《圣惠》治小儿风热两耳聋鸣方

远志_{去心}　甘草_{炙微赤，剉}　柴胡_{去苗}　菖蒲_{各一分}　磁石_{三分，捣碎，水淘去赤汁}　麦门冬_{去心，焙半两}

上捣，细罗为散。每服，以葱白汤调下半钱，日二服，量儿大小，以意加减。

〔张涣〕通鸣散　治耳聋。

菖蒲_{一寸九节者}　远志_{去心。各一两}　柴胡_{去苗}　麦门冬_{去心}　防风_{各半两}　细辛　甜葶苈_{各一分}　以上捣罗，并为细末，次入

磁石_{一分，捣碎，水淘去赤汁}　杏仁_{二七个，汤浸，去皮、尖，研}

上件，都研匀。每服半钱，煎葱白汤调下，日二，乳后。

《圣惠》细辛膏　治小儿耳聋，或因脑热，或因水入，或因吹着，并宜用此。

细辛　防风_{去芦头}　川大黄_{剉，微炒}　黄芩_{各一分}　川椒_{去目，十粒}　蜡半两

上件药，细剉，用清麻油三合，煎药紫色，滤过，下蜡候消为膏。每日三度，用一大豆大，点于耳中。

《圣惠》治小儿耳聋不瘥方

甜葶苈　杏仁_{汤浸，去皮}　盐各等分

上件药捣，研如膏，以少许猪脂和合，煎令稠，以绵裹如蕤核大，塞耳中，日一易之。

又方

松脂　菖蒲_末　乌油麻_{各半两}

上件药相和捣熟，绵裹如一红豆大，塞耳，日一易。

又方

菖蒲_{末一分}　杏仁_{汤浸，去皮、尖，研如泥，半两}

上相和研令乳入，每用少许，绵裹内耳中，日一易。

又方

上取葱白于煻灰中煨令熟，以葱白头纳耳中，日三易。

又方

蓖麻子_{去皮十枚}、枣肉_{七枚}同捣如膏。每取蒻核大，绵裹少许，塞耳中，日一易。

又方

上，捣芥子令烂，以人乳和。绵裹少许，塞耳中，日一易之。

麝香散　治沉耳。

麝香_{少许}　白矾_{一钱，火煅}　五倍子_{二钱}

上件，为末。纸捻子点入耳中少许。

◎ 耳鸣

巢氏云，邪气与正气相搏，故令耳鸣，久即邪气停滞，遂成聋也。

菖乌散　治小儿耳自鸣，日夜不止。

菖蒲　乌头_{炒。各四分}

上为末。绵裹内耳中，日再。

◎ 耳中痛

《千金翼》治耳疼痛方

附子_{炮，去皮}　菖蒲

上二味，等分，裹塞之。

◎ 耳疮

证治见心部疮疡条。

◎ 聤耳

巢氏云，耳宗脉之所聚，肾气之所通，小儿肾脏盛而有热者，热气上冲于耳，津液壅结，即生脓汁，亦有因沐浴水入耳内，而不倾沥令尽，水湿停积，搏于血气，蕴结成热，亦令脓汁出，皆为之聤耳，久不瘥即变成聋也。

〔张涣〕**红蓝花散**　治耳久不瘥。

红蓝花洗，焙干　黄柏剉。各一两　乌鱼骨　黄芩各半两　以上捣罗为细末，吹用　雄黄水磨，细研，半两　麝香一分，研细

上件，都研匀细。以绵缠揾药，塞耳中，日再换。

〔田氏〕**红玉散**　治小儿脓耳。

枯白矾　干胭脂　麝香各一钱

上同研匀。先以绵裹杖子捻净，掺之。

〔汤氏〕**龙黄散**　治小儿停耳，汁出不止。

枯白矾　龙骨末　黄丹炒。各半两　麝香一钱

上同研细。先以绵杖子揾脓水尽，用散一字半分，为两处吹入耳内，日二次。〔丹〕停耳，硫黄末傅之，日一夜一，妙。

《秘要》用蚰蜒灰末吹入立效，有疮者傅之。孙真人方同。

薛氏云：诸外治方，但可治腑证之轻者，若系肝经风热血燥等证，必依前方论内服合宜之药，外用此以收脓湿，亦无不可，若专泥攻而失内治，误矣。

◎ 百虫入耳

详见杂病准绳。

五软

五软者，头软项软、手软、脚软、肌肉软、口软是也。无故，不举头，肾疳之病，项脉软而难收，治虽暂瘥，他年必再发。手软则手垂，四肢无力，亦懒抬眉[1]，若得声圆，还进饮食，乃慢脾风候

---

[1] 眉：校本同。疑"肩"之误。

也，尚堪医治。肌肉软则肉少，皮宽自离，吃食不长肌肉，可服钱氏橘连丸虚羸，莫教泻利频并，却难治疗。脚软者，五岁儿不能行，虚羸脚软细小，不妨荣卫，但服参等药，并服钱氏地黄丸肾，长大自然肌肉充满。口软则虚舌出口，阳盛更须提防，必须治膈，却无妨，唇青气喘，则难调治也。〔薛〕夫头软者，脏腑骨脉皆虚，诸阳之气不足也，乃天柱骨弱，肾主骨，足少阴、太阳经虚也。手足软者，脾主四肢，乃中州之气不足，不能营养四肢，故肉少皮宽，饮食不为肌肤也。口软者，口为脾之窍，上、下龈属手、足阳明，阳明主胃，脾胃气虚，舌不能藏而常舒出也。夫心主血，肝主筋，脾主肉，肺主气，肾主骨，此五者皆因禀五脏之气虚弱，不能滋养充达，故骨脉不强，肢体痿弱。原其要，总归于胃，盖胃水谷之海，为五脏之本，六腑之大源也，治法必先以脾胃为主，俱用补中益气汤以滋化源，头项、手、足三软，兼服地黄丸。凡此证必须多服二药，仍令壮年乳母饮之，兼慎风寒，调饮食，多能全形。〔曾〕戴氏论五软证，名曰胎怯，良由父精不足，母血素衰而得。诚哉是言，以愚推之，有因母血海久冷，用药强补有孕者，有受胎而母多疾者，或其父好色贪酒、气体虚弱，或年事已迈，而后见子，有日月不足而生者，或投堕胎之剂不去而竟成孕者，徒尔耗伤真气，苟或有生。譬诸阴地浅土之草，虽有发生，而畅茂者少，又如培植树木，动摇其根，而成者鲜矣。由是论之，婴孩怯弱，不耐寒暑，纵使成人，亦多有疾，爰自降生之后，精髓不充，筋骨痿弱，肌肉虚瘦，神色昏慢，才为六淫所侵，便致头项手足身软，是名五软。治法用调元散、补肾地黄丸，渐次调养，日久乃安，若投药不效，亦为废人。有小儿体肥容壮，不为瘦瘁，忽然项软倾倒，此名下窜，皆因肝肾气虚，客邪侵袭风府，传于筋骨，故成斯疾，盖肝主乎筋，肾主乎骨，筋骨俱弱，则项软垂下无力，又名天柱倒，与五软相类不远，治同前药。吴江史万湖子七岁，患吐泻，囟目顿陷，天柱骨倒，兼面赤色，先用补中益气汤加附子一剂，吐泻止而诸证愈，又用钱氏地黄丸料煎服顿安。一小儿七岁，夏间过食生冷之物，早间患吐泻，面赤作渴，手足并热，项软囟陷，午后面色顿白，手足并冷，脉微欲绝。急以六君子汤加附子一剂，诸证顿退，囟顶顿起而安。小儿元气易虚易实，故虽危证，若能速用对病之药，亦可回生者。一小儿九岁，因吐泻后项软面白，手足并冷，脉微细，饮食喜热。余先用六君子汤加肉桂五剂，未应，更加炮姜四剂，诸证稍愈，面色未复，尺脉未起，佐以八味丸，月余面色微黄，稍有胃气矣，再用前药，又月余饮食略增，热亦大减。乃朝用补中益气汤，食前用八味丸，又月余元气渐复，饮食举首如常，又月余而肌肉充盛，诸病悉愈。一小儿十二岁，疟疾后项软手足冷，饮食少思，粥汤稍离火食之，即腹中觉冷。用六君子汤加肉桂、干姜，饮食渐加，每饮食中加茴香、胡椒之类，月余粥食稍可离火。又用前药百剂，饮食如常，手足不冷，又月余其首能举。后饮食停滞，患吐泻，项仍痿软，朝用补中益气汤，夕用六君子汤及加减八味丸，两月余而项复举。毕姻后眼目昏花，项骨无力，头自觉大，用八味丸、补中益气汤，三月余，元气复而诸证退。后每入房劳役，形气殊倦，盗汗发热，服后二药即愈。一小儿十五岁，手足痿软，齿不能嚼坚物，内热晡热，小便涩滞如淋，服分利之剂，小便如淋；服滋阴之剂，内热益甚；服燥湿之剂，大便重坠。余谓此禀肾气不足，早犯色欲所致，故精血篇云：男子精未满而御女以通其精，五脏有不满之处，异日有难状之疾，老人阴已痿，而思色以降其精，则精不出而内败，小便涩痛如淋，若阴已耗而复竭之，则大小便牵痛，愈痛则愈便，愈便则愈痛，正谓此也。遂朝用补中益气汤，夕用六味丸加五味子煎服，各三十余剂，诸证渐愈。后梦遗，诸证复作，手足时冷，痰气上急，用十全大补汤、加减八味丸料各八剂，二便稍利，手足稍温，仍用前二药三月余，元气渐复，饮食如常。又饮食停滞，吐泻腹痛，按之不疼。此脾胃受伤也。用六君子汤加木香、肉豆蔻治之，其吐未已，左尺右关二脉轻诊浮大，按之如无。经云：肾开窍于二阴。用五味子散四服，大便顿止。后又伤食，咽酸作泻，大便重坠。朝用补中益气汤，夕用六君子汤加木香、干姜而痊。一老年得子四肢痿软，而恶风寒，见日则喜，余令乳母日服加减八味丸三次，十全大补汤一剂，兼与其子，年余肢体渐强，至二周而能行。一小儿五岁，禀父腿软，不便于行，早丧天真，年至十七毕姻后，腿软，头囟自觉开大，喜其自谨，寓居道舍，遂朝服补中益气汤，夕用地黄丸料加五味子、鹿茸煎服，年余而健。一小儿项软，服前二药而愈，毕姻后患解颅，作渴发热，以二药作大剂，煎熟代茶，恣饮两月余而渴热减，年余而颅囟合，又年余而肢体强，若非慎疾，虽药不起。

◎ 天柱倒

王先生云：小儿久患疳疾体虚，久不进饮食，患来日久，诸候退，只是天柱骨倒，医者不识，谓之五软候。须进金灵散、生筋散。《形证论》歌：天柱才倒道难医，筭来此病非心脾，若患先须因吐泻，不曾调气至尪羸，大患伤寒无汗脉《凤髓经》此一句云：却被伤寒无浮脉，定应妙药疗他迟，无此卒然生此患，又兼不辨四肢肥，身软难堪头似石，面红唇赤脸如绯，此病多应伤肾热，后来因热病相随此两句在《凤髓经》即云：此患只应伤胆热，后来伏热又相随。肝受热风天柱倒，但将凉药与维持，贴须性热筋方缓，立见温和请莫疑，吐泻项软唯调气，伤寒柱倒不须医。此或伤寒或吐或泻，乘虚邪毒透入肝脉，热邪所侵，是致令筋软长，或手足软而不解举，或项颈软而不解举，若有前证，即须凉膈，若吐泻，则先调胃气，贴项并服凉肝胆药，不可太热，亦恐过冷。

金灵散

上，用白僵蚕不拘多少，直者，去丝炒，为末。每服半钱一钱，薄荷酒调下，一日三服。更须用生筋散贴之。

生筋散

木鳖子三个　蓖麻子三十个

上各取肉同研。每用一钱许，津唾调贴，急抱揩项上令热，贴之。

四十八候贴项药方

川乌头　白芷　地龙　五灵脂　赤小豆各等分

上末，生姜自然汁与酒同调贴在项上。更服竹茹散。

竹茹散

菊花三钱　黄芩　人参各一钱　大黄半两　甘草二钱

上为末，竹叶煎汤下。

三十六种贴项药方

草乌头　赤小豆各等分

上为末，姜汁调摊帛子上，贴经宿，项立起。

贴头起项膏吉氏　治小儿肝热胆冷，头项软倒。

川乌末　肉桂末　芸薹子　天南星　蓖麻子各一钱　黄丹炒，一钱匕

上大蒜一头，煨熟去皮，乳钵内研和，药细，每用一钱，入米醋和匀，贴项上一日许。

狼毒丸吉氏　治小儿胆热肝风，天柱倒折，宜服此药，更用前起头贴项药。

狼毒酒浸，焙　白附子　大附子尖　天麻　防风　羌活以上各一分　朱砂　地龙去土。各一钱　麝香半字

上为细末，法酒煮糊为丸，如小豆大。每服七丸至十五丸，用黑豆薄荷汤入酒一滴，吞下。

五硬

五硬者，仰头取气，难以动摇，气壅作痛，连于胸膈，脚手心冷而硬，此阳气不营于四末也。经曰：脾主四肢。又曰：脾主诸阴。今手足冷而硬者，独阴无阳也，故难治。若肚筋青急者，木乘土位也，急用六君子汤加炮姜、肉桂、柴胡、升麻，以复其真气，若系风邪，当参惊风治之。此证从肝脾二脏受患，当补脾平肝，仍参急慢惊风门治之。《百问》云，如审系风证，依中风治之，必有回生之理，小续命汤加减。

小续命汤　治中风不省人事，涎鸣反张，失音厥冷。

麻黄去节　人参　黄芩　川芎　芍药　甘草炙　杏仁去皮、尖，炒汉防己　官桂去皮。各半两　防风七钱半　附子炮，去皮、脐，七钱半

上，除附子、杏仁外，捣为粗末，次入二味夹和。每一钱，姜枣煎，食前服。有热去附子，官桂减半。

经云：诸暴强直，皆属于风，故收此方，非的风证勿用。

寒热往来

凡寒热往来无定期，其有定期者，疟也。巢氏曰：风邪外客于

皮肤，而痰饮内渍于腑脏，致令血气不和，阴阳更相乘克，阳胜则热，阴胜则寒，阴阳之气，为邪所乘，邪与正相干，阴阳交争，时发时止，则寒热往来也。《全生指迷》论曰：若其人翕翕如热，淅淅如寒，无有时度，支节如解，手足酸疼，头目昏晕。此由荣卫虚弱，外为风邪相乘，搏于阳则发热，搏于阴则发寒，久不治，成劳，宜荆芥散。又曰：若寒热如疟，不以时度，肠满膨脝，起则头晕，大便不通，或时腹痛，胸膈痞闷。此由宿谷停留不化，结于肠间，气道不舒，阴阳交乱，宜备急丸。经曰：阳虚则外寒，阴虚则内热，阳盛则外热，阴盛则内寒，寒热往来，此乃阴阳相胜也，故寒气并于阴则发寒，阳气并于阳则发热，寸口脉微为阳不足，阴气上入阳中则恶寒，尺脉弱为阴不足，阳气下入阴中则发热，阳不足则先寒后热，阴不足则先热后寒，阴阳不归其分，则寒热交争也。又，上盛则发热，下盛则发寒，阳盛则乍热，阴盛则乍寒，阴阳相胜，虚实不调，故邪气更作，而寒热往来，或乍寒乍热也。少阳胆者，肝之府，界乎太阳、阳明之间，半表半里之分，阴阳之气，易于相乘，故寒热多主肝胆经证，以小柴胡汤加减调之。若只见寒热，起居如常，久而不愈，及大病后元气未复，悉属阴虚生热，阳虚生寒，宜用八珍汤_{虚羸补之}，甚者十全大补汤_汗。有食积为病，亦令寒热，用保和丸_{宿食消之}，若兼呕吐泄泻用六君子汤_{吐泻}，厥冷饮热，人参理中丸_泻；作渴不止，七味白术散_渴；食积既消而寒热尚作者，肝邪乘脾，所胜侮所不胜也，用异功散_{吐泻}加柴胡、山栀。其疟证寒热详见疟门。

〔汤〕食积寒热如疟，渴泻气急，要合地卧。此候先当取下积，只用平胃散，次常服进食丸。_{平胃散、见不乳食，进食丸，见积。}

〔钱〕曹宜德子三岁，面黄时发寒热，不欲食而饮水及乳不止。众医以为潮热，用牛黄丸不愈，及以止渴干葛散，服之反吐。钱曰当以白饼子下之，后补脾，乃以消积丸磨之，此乃解也，后果愈。何以故？不食但饮水者，食伏于脾内不能消化，致令发寒热，用止渴药吐者，药冲脾故也，故下之即愈。

〔子和〕高巡检子八岁，病热，医者皆为伤冷，治之以热药。欲饮冰水，禁而不与，内水涸竭，烦躁转生，前后皆闭，口鼻俱干，寒热往来，咳嗽时作，遍身无汗。又欲灸之。适遇戴人，戴人责其母曰，重裀厚被，暖炕红炉，儿已不胜其热，尚可灸乎。其母谢以不明。戴人令先服人参柴胡饮子，遂连进数服，下烂鱼肠之类，臭气异常，渴欲饮水，听其所欲，冰雪冷水连进数杯，节次又下三四十行，大热方去，又与通膈丸、牛黄丸，复下十余行，儿方大痊。前后约五十余行，略计所用冰雪水饮计一斛，向灸之，当何如哉？

太医局小柴胡汤　治大人小儿伤寒温热病，身热恶风，颈项强急，胸满胁痛，呕哕烦渴，寒热往来，身面皆黄，小便不利，大便秘硬，或过经未解，或潮热不除，及瘥后劳复，发热头痛，妇人伤风，头痛烦热，经血适断，寒热如疟，发作有时，及产后伤风，头痛烦热，并宜服之。

柴胡去芦头秤半斤　黄芩　人参去芦头秤　甘草炙。各三两　半夏汤洗七次，焙干秤二两半

上五味，同为粗末。每服三大钱，以水一盏半，入生姜五片，枣一枚擘破，同煎至七分，滤去滓，稍热服。不拘时，小儿分作二服，更量大小加减。

〔张涣〕**秦艽汤**　治小儿寒热往来。

秦艽去苗　鳖甲醋炙微黄，去裙襕各一两　川大黄剉碎，微炒　麻黄去根节。各半两　竹茹　甘草炙。各一分

上件捣，罗为粗散，每服一钱，水一盏，入葱白二寸，同煎至五分，去滓温服。量儿大小加减。

人参前胡散

人参去芦头　前胡　柴胡去苗。各一两　桔梗　地骨皮　甘草炙半夏汤洗七遍，焙干。各半两

上件捣，罗为细末，每服一大钱，水一小盏，入生姜二片，煎至半盏，去滓放温服，量儿大小加减。

芍药汤

赤芍药一两　黄芩　当归剉，焙干　柴胡各半两　肉桂　甘草炙，各一分

上件捣，罗为细末。每服一钱，水八分一盏，入生姜二片，枣

一枚，同煎至五分，去滓温服，量儿加减。

《王氏手集》柴胡人参汤　治小儿脾热生风，往来寒热。子和柴胡饮子有黄芩、大黄、当归，无茯苓。

柴胡　人参　芍药　茯苓　甘草炙。各等分

上每服二钱，水一盏，入生姜三片，煎至四分，温服。

《全生指迷》荆芥散

荆芥穗　人参　白术　当归切、洗，焙　黄芪　芍药　桂去粗皮。各一两　柴胡去苗，二两　甘草炙，半两

上为粗末。每服五钱，水二盏，煎至一盏，去滓温服。

《全生指迷》备急丸

大黄湿纸裹，煨　巴豆去皮心，去油　干姜去皮。各等分

上为细末，炼蜜和丸，如豌豆大。每服一丸，米饮下。羸人服一丸如绿豆大，以大便快利为度。

《千金》治小儿生一月至五月乍寒乍热方

上细切柳枝煮取汁洗儿，若渴，绞冬瓜汁饮之。

《水鉴》孩子百日内忽有寒热，何以治之。与冷药吃，即乳寒呕逆，若与热药治之，其病加甚，无神法圣术，因循丧儿之命，博览石室秘方，用之应妙，歌云：

桃花荫末一钱余，甘草冲汤力更殊，蓝花只消一两字阴干，灌之入口立消除。上三味为末，每服半钱，汤调灌之。

《庄氏家传》疗少小卒寒热不佳。不能服药，**李叶浴儿方**

上用李叶不拘多少，煮汤浴儿。又白芷，又苦参。

《玉诀》云，先调气，次解虚热，热不去，下真珠丸取。

真珠丸　治小儿寒热虚积，五脏烦满，及下风涎积滞，惊食疳积。

南星　半夏　滑石各末，二钱　轻粉四钱匕　巴豆二七粒，去心油

上末之，面糊丸芥子大。每服十五二十丸，煎葱汤吞下。

《婴孺》六味汤　治少小寒热进退，啼呼腹痛。

地黄　桂心各八分　芍药　寒水石　黄芩炙　甘草炙。各二分

上切细，以水三升，煮一升半。一岁儿二合至三合，量与服之。

大黄丸　疗小儿寒热，食不生肌肉。

大黄一两，蒸之二斗米下　桂心　干姜炮。各二分　巴豆五十粒，去皮、心，熬　消石三分，熬，无者以芒硝代之

上五味，捣筛四味，别捣巴豆令如泥，合和以蜜，更捣二千杵，丸如梧子。每一丸，汤服之。但热在膈上当吐，在膈下当利，预作粥，如服他①吐下丸法，服药两食顷不吐下，以热饮动之，若不得吐下，可更服一丸半，能药壮人可二丸。此药优于他下药丸，故宜大小。下多，冷粥解之。若有疮绵挺如指，蜜和一丸涂挺头，且内疮中，喁②出之，不瘥更作。温病不得大便，服之得下佳，宿食不消，亦服之。飞尸遁尸，浆服半丸，日一，应须臾止。心腹胀满痛，服一丸。疟者，依发日，先③宿勿食，清晨服一丸，丁壮人服二丸，得吐下，忍饥，过发时乃食。妇人产后血结中奔，走起上下，或绝产无子，或月经不调，面目青黄，服半丸。小儿淋沥寒热，腑胀大腹，不欲食，食不生肌，三四岁如麻子大一丸，日一服，六七岁儿服二丸，比三十日，心腹诸病瘥，儿小半之，愈，大良。忌野猪肉、芦笋、生葱。

按：病儿若无实积，或有积而虚，皆不宜用此，若疳劳一路，自当求之肥儿之属。

《圣惠》**柴胡散**　治小儿寒热往来，乳食不下，四肢无力，心腹胀满，上焦痰壅，渐渐羸瘦。

柴胡去苗　鳖甲涂醋炙令黄色，去裙襕。各一两　人参　前胡　桔梗　诃黎勒皮　地骨皮　赤芍药　杏仁汤浸，去皮、尖、双仁，麸炒微黄　甘草炙，微赤　陈橘皮汤浸，去白，焙。各半两

上件药捣，筛为散，每服一钱，水一小盏，煎至五分，去滓，不计时候温服，量儿大小加减。

五味子散　治小儿寒热往来，不欲乳食，羸瘦心胀。

五味子　当归剉碎，微炒　人参　桔梗　前胡各去芦头　白术　赤茯苓　黄芩各用一分　甘草半分，炙微赤，剉　麦门冬半两，去心，焙

---

① 他：原作"巳"，校本同，据《外台·古今录验》本方改。

② 喁（wèng 甕）：鱼口向上露出水面貌，《韩诗外传》载"水浊则鱼喁"。

③ 先：原脱，据《外台·古今录验》本方补。

上件药捣，粗罗为散。每服一钱，以水一小盏，煎至五分，去滓温服，日三四服，更量儿大小，以意加减。

人参散　治小儿寒热往来，食少羸瘦。

人参去芦头　黄芪剉　柴胡去苗　白茯苓　鳖甲涂醋炙令黄，去裙襕　木香各半两　甘草炙微赤，剉　白术　桃仁汤浸，去皮、尖、双仁，麸炒微黄。各一分　诃黎勒皮三分

上件药捣，细罗为散。不计时候以粥饮调下半钱，量儿大小加减服之。

黄芪丸　治小儿往来寒热，多汗心烦，小便赤黄，不欲乳食，四肢羸瘦。

黄芪剉　麦门冬去心，焙　赤茯苓　白术　子芩　甘草各一分　柴胡去苗　鳖甲涂醋炙令黄，去裙襕。各半两

上件药捣，罗为末，炼蜜和丸如绿豆大。每服以粥饮下五丸，日三四服，量儿大小加减。

〔张涣〕**香甲散**　治寒热往来肌瘦。

鳖甲酥炙黄，去裙襕　木香各一两　川大黄微炒　陈橘皮去白，焙干　当归洗，焙干　柴胡去苗　知母　甘草炙。各半两　槟榔三枚

上件捣，罗为粗散。每服一钱，水一小盏，入生姜二片，煎至六分，去滓温服，量儿大小加减。

疟以下俱杂病，于五脏无所傅，故列于后

〔楼〕治小儿疟疾，多与大人同法，以出汗为瘥，宜桂枝、柴胡、麻黄、参、苓等辈，又视其病食、病痰，以意消息之，大抵多是饮食失节得之，须以消导为先可也。〔曾〕《内经》疟论：痎疟皆生于风，而发作有时何也？岐伯曰：夏伤于暑，秋必病疟。谓腠理开而汗出遇风，或得于澡浴，水气舍于皮肤，因卫气不守，邪气并居。其疾始作，伸欠寒栗，腰背俱痛，骨节烦疼，寒去则内外皆热，头疼而渴，乃阴阳二气交争，虚实更作而然。阴气独盛则阳虚，故先寒战栗，腰背头项骨节皆痛，阳气独胜则阴虚，故先热，发时不嗜食，善呕，头疼腰痛，小便不利，阴盛阳虚则内外皆寒，阳盛阴虚则内外俱热，此外感六淫或内伤七情，蕴积痰饮，病气与卫气并

居，故病日作，卫气昼行于阳，夜行于阴，得阳而外出，得阴而内薄，内薄五脏，病气深入，不能与卫气俱出，则间日而作。当卫气所至，病气所在，则发在阳则热，在阴则寒。经曰：亢则害，极乃反，俟阴阳各衰，卫气与病气相杂则病休，阴阳相搏，卫气与病气再集则病复，各随其卫气之所在，与所中邪气相合而然也。先寒后热者，先伤寒而后伤风，名曰寒疟。先热后寒者，先伤风而后伤寒，名曰温疟。但热不寒者，名曰瘅疟。身重寒热，骨节痛，腹胀满，自汗善呕，名曰湿疟。但寒不热者，名曰牝疟。盖疟之为病，为证非一，故处方之制，随其阴阳虚实，脉病证治，汗吐下温，对证施治，以平为期。然百病中人，必因其正气之虚，感受邪气，留而不去，其病为实，自表传里，先汗后下，古今不易，故治疟之法，必须先表，用百解散惊水姜葱煎投，次小柴胡汤往来寒热加桂，水姜枣煎服，以和解表里之邪，自然作效。若表里实，用当归散潮热、五和汤里热或乌犀丸积、六圣丸积下之，匀气散疳止补，后以藿香饮不乳食加草果、良姜，水姜枣煎投，正胃气，去寒邪，则自平复。如解表后寒热往来，以二仙饮本条截之，寒热既除，用平胃散不乳食加茴香汤腹痛和匀，盐汤空心调服，温胃燥脾，进美饮食，使中州之土既实，则外邪不战而自屈，此为明论。有寒多热少，经久不愈，致脾胃弱，饮食减，神色变，二姜丸本条及清脾汤本条为治。〔薛〕经曰：夏伤于暑，秋必痎疟。其证先起于毫毛伸欠，乃作寒栗鼓颔，腰脊俱痛，寒去则内外皆热，头痛如破，渴欲冷饮，盖邪气并于阳则阳胜，并于阴则阴胜，阴胜则寒，阳胜则热，阴阳上下交争，虚实更作，故寒热间发也。有一日一发，二日一发，三日一发，有间一日连二日发，有日与夜各发，有上半日发，下半日发，及发于夜者，有有汗，有无汗，此其略也。以详言之，当分六经五脏及痰、食、劳、暑、鬼、瘴之不同六经五脏疟详见杂病准绳。痰疟者，胸膈先有停痰，因而成疟，令人心下胀满，气逆烦呕是也。食疟者，是饮食伤脾，其人噫气吞酸，胸膈不和是也。劳疟者，久而不瘥，表里俱虚，客邪未散，真气不复，故疾虽间，遇劳即发是也。暑疟者，其人面垢口渴，虽热已退，亦常有汗是也。鬼疟者，进退无时是也。瘴疟者，感山岚瘴气，其状寒热休作有时是也。久而不愈，名曰痎疟，痎疟、老疟也，老疟不愈，结癖于两胁之间，名曰疟母，此先失于解散，或复外感风寒，内伤饮食，故缠绵不已也。治法，风暑之邪从外而入，宜解散之，解表后，即宜扶持胃气。故丹溪曰：无汗要有汗，散邪为主，有汗要无汗，固正气为主，骤发之疟宜解表，久发之疟宜补脾，寒疟宜温，温疟宜和，瘅疟宜清，夹痰则行痰，兼食则消食，劳疟宜安，暑疟宜解，鬼疟宜祛，瘴疟宜散，此亦其略也。更以详言之，则热多寒少者，小柴胡汤。寒多热少者，清脾饮子。无汗者，桂枝麻黄各半汤。有汗者，柴胡桂枝汤。汗多渴者，白虎汤。渴而小便不利者，五苓散。小便赤，热多而渴者，小柴胡汤。热多汗出，腹满便者，大柴胡汤，渴加葛根。痰疟者，二陈汤_{痰涎}加柴胡、黄芩，甚者加枳实。食疟者，先用大安丸_{宿食}，次用异功散_{吐泻}。劳疟、痎疟，并用补中益气汤_{虚热}。暑疟者，十味香薷饮。鬼疟者，鬼哭散。瘴疟者，四兽饮。疟母者，鳖甲饮。凡脾胃虚而患疟者，不拘有汗无汗，三阴六经，悉以六君子汤为主，热多加柴胡、山栀，寒多加干姜、肉桂，有汗加黄芪、浮麦，无汗加苍术、葛根，元气下陷，及肝木乘脾，并加升麻、柴胡为善。若用青皮、草果、常山等药，以为攻截良法，正气益虚，邪气益深，是多延绵不止，而为劳热者有矣。若乳母七情六欲，饮食不调，或寒热似疟，肝火炽盛，致儿为患者，又当治其乳母，斯无误矣。

《全生指迷》论曰：寒热之病，或寒已而热，或热已而寒。若寒热战栗，头痛如破，身体拘急，数欠，渴欲饮冷，或先寒而后热，或先热而后寒，或晬时而发，或间日而作，至其时便发，发已如常，此谓之疟。疟脉自弦，弦数多热，弦迟多寒，此皆得之于冬中风寒之气，藏于骨髓之中，至春阳气大发，邪气不能自出，因遇大暑，而后与邪气相合而发。寒多者宜温之与姜桂汤，热多者宜解之与瓜蒌汤，寒热等者宜调之与鳖甲汤。大人小儿疟疾，若寒从背起，冷大如手，不甚战栗，似欲发热而汗出，或即头痛，呕吐时作，其脉迟小，此由脾胃素弱，因气寒而收聚水谷，不能克化，变而成痰，伏痰在内，阴上乘阳，阳为阴所乘，所以作寒，逼而成汗，宜服旋覆花丸、半硫丸。

◎ 热多于寒

小柴胡汤往来寒热

《全生指迷》瓜蒌汤

栝楼根四两　柴胡去苗，八两　人参　黄芩　甘草炙。各三两

上为粗末。每服五钱，水二盏，生姜三片，枣一枚，擘破，煎至一盏，去滓温服。

◎ 寒多于热

清脾饮子　治瘅疟脉弦数，但寒不热，或寒多热少，膈满不食，口苦舌干烦渴，小便黄赤，大肠不利。

青皮炒　厚朴姜制　白术　草果　柴胡　茯苓　半夏汤泡七次　黄芩　甘草炙。各等分

上每服二三钱，水煎。

《全生指迷》姜桂汤

干姜　牡蛎火通赤　甘草炙。各二两　桂去粗皮，取心，三两　柴胡八两　栝楼根四两　黄芩二两。《活人书》用三两

上为粗末。每服五钱，水二盏，煎至一盏，去滓温服，不拘时候。

草果饮　治寒多热少，手足厥冷，遍身浮肿，肚腹疼痛。

厚朴姜制　青皮　草果　藿香　甘草炙　丁皮　神面　良姜　半夏曲

上等分，㕮咀。姜枣煎，空心服。

清脾汤　治诸疟久不瘥者，脾胃虚弱，形容憔悴。

厚朴去粗皮，姜汁拌匀酿一宿，炒干，一两　乌梅打破，去仁　半夏汤煮透，滤，剉，焙干　良姜剉，用东壁土炒　青皮去白。各半两　甘草炙，三钱　草果炮，去壳取仁，二钱半

上件㕮咀。每服二钱，水一盏，姜二片，煎七分，未发前并三服。仍忌生冷油腻，时果毒物。

二姜丸　治疟疾往来寒热，经久不愈者。

良姜一两，剉片，东壁土炒　白姜一两，剉片，巴豆九粒去壳，同炒微黄，

去巴豆

上为细末，用獭猪胆汁和水煮面糊、丸麻仁大，就带润以朱砂为衣。热多，用温汤早晨面北空心送下。寒多，亦于清旦用温酒面南空心咽服。若寒热相停，用阴阳汤，以一半冷水一半热汤参和是也，不拘向南北投服。

◎ 寒热相等

胡黄连散　治小儿疟。

人参　胡黄连　草果　槟榔　甘草　柴胡各等分

上剉散。水一盏，煎三分服。

〔张涣〕**桃仁汤**

桃仁汤浸，去皮、尖、双仁，麸炒微黄　鳖甲酥炙微黄，去裙襕。各一两　桂心　黄芩　赤茯苓　川升麻各半两

上为粗散。每服一钱，水一小盏，煎至五分，去滓温服，量儿大小加减。

《全生指迷》**鳖甲汤**

鳖甲汤浸，刮净，醋炙黄　白术　桂去皮　常山　柴胡去苗。各一两　牡蛎半两，火赤

上为粗散。每服五钱，水二盏，煎至一盏，去滓温服。

◎ 寒而不热

〔张涣〕**乌梅丹**　治小儿发寒疟甚者。

乌梅肉一两，炒干　母丁香　干漆微炒　当归　桂心各半两。以上捣罗为粗散，吹入　麝香二钱半，细研

上件拌匀，炼蜜、和丸如黍米大。每服十粒，粥饮下，量儿大小加减。

《全生指迷》**旋覆花丸**

旋覆花　桂心　枳实麸炒　人参各五分　干姜　芍药　白术各六分　茯苓　狼毒　乌头炮，去皮　礜石火煅一伏时。各八分　细辛去苗　大黄湿纸裹，煨　黄芩　葶苈炒　厚朴去粗皮，姜汁炙　吴茱萸炒　芫花炒　橘皮洗。各四分　甘遂三分，炒

上为细末，炼蜜和丸，如梧子大。米饮下三丸，未知加至七丸，小儿黄米大二丸。

半硫丸

半夏汤洗七次，三两　硫黄二两，研飞

上为末，生姜汁煮面糊丸，如桐子大。每服三十丸，米饮下，不拘时候，小儿黍米大、三五丸。

◎ 热而不寒

〔**汤**〕治瘅疟但热不寒方，用黄丹煅通红，临发，蜜汤调下，能饮酒用酒调。一法，先服小柴胡汤，次服人参前胡汤。

〔**张涣**〕**知母丹**　治小儿发热疟甚者。

知母微炒　鳖甲酥炙，去裙襕　川大黄细剉，微炒　赤茯苓　朱砂细研水飞。各一两　川芒硝　川升麻各半两　龙脑一钱，研

上件同拌匀，炼蜜和丸，如黍米大。每服五粒至七粒，生姜汤下，大便利下即愈，量儿大小加减。

《活人书》治疟疾但热不寒者。

知母六两　甘草炙，二两　石膏一斤　桂去皮秤，三两　粳米二合

上剉如麻豆大。每服五钱，水一盏半，煎至八分，去滓服。

◎ 外散风暑之邪

桂枝麻黄各半汤　治发热自汗或无汗。

桂枝　白芍药　生姜　甘草炙　麻黄各一钱　杏仁十粒，汤泡，去皮、尖

上，水一钟，大枣二枚，煎四分，食远服。

知母麻黄汤　治伤寒，或十数日，或半月二十日，终不惺惺，常昏沉似失精神，言语错缪，又无寒热，医或作鬼祟，或作风疾，多般治之不瘥，或朝夕潮热颊赤，或有寒热似疟，都是发汗不尽，余毒在心包络间所致。

知母　麻黄去节　甘草炙　芍药　黄芩各半两　桂枝去粗皮，半两，盛暑可减半

上剉散。每三钱，水一盏，煎七分，去滓温服。令微汗，若心

烦不眠，欲饮水，当稍稍与之，令胃气和即愈，未汗再服，大小加减。

柴胡桂枝汤　治疟身热多汗。

柴胡八钱　黄芩　桂枝　芍药　甘草各三钱　半夏二钱半

上，每服二三钱，姜枣水煎。

白虎加桂汤　治小儿疟疾发渴。

石膏五钱，碎如米　知母一钱　甘草五分　桂枝五分

上，水一盏，粳米一撮，煎服。

十味香薷散

香薷一两　人参　白术　黄芪　橘红　白扁豆　干木瓜　厚朴姜制
白茯苓　甘草炙。各半两

上为细末。每服一钱，不拘热汤或冷水调下。

◎ 内理中气

养胃汤　治外感风寒，内伤生冷，温中快膈能辟山岚瘴气，寒疟，脾胃虚寒。

厚朴姜汁炙　苍术米泔浸，去皮，剉，炒　半夏汤泡。各一两　藿
香　草果仁　茯苓　人参各半两　甘草炙　橘红各二钱半

上剉散。每服三钱，水一盏，姜七片，乌梅一个，煎六分，去滓热服。兼治冷饮伤脾，发为疟疾，或中脘虚寒，呕逆恶心。寒疟加桂。

又方

陈皮汤浸，去白，三钱半　甘草炙　厚朴姜制　半夏泡。各三钱　人
参　草果各二钱　白茯苓四钱　藿香洗，七钱　青皮去穰　三棱煨　蓬莪煨
大腹皮各一钱半　苍术　乌梅各五钱

上剉散。每服三钱，姜枣水煎。

四兽饮　治阴阳相胜，结聚涎饮为疟，兼治瘴疟。

半夏　茯苓　人参　白术　草果　橘红各等分　甘草减半

上用乌梅、姜枣，湿纸裹，煨香熟，焙干入药。每服二钱，水煎服。

◎ 鬼疟

鬼哭散　止疟疾。

常山　大腹皮　白茯苓　鳖甲醋炙　甘草炙。各等分

上，除甘草、鳖甲炙外，三味不得见火。用桃柳枝各七寸同煎。临发略吐涎不妨，只用常山、白茯苓、甘草亦效。

◎ 瘴疟

《千金》大五补汤　治大人小儿时行后，变成瘴疟。

桂心一两二钱半　远志　桔梗　川芎各二两　茯苓　芍药　人参　白术　熟地黄　当归　黄芪　甘草各三两　竹叶五两　半夏　麦门冬去心，各一斤　生枸杞根　生姜各一斤　大枣二十枚

上十八味，以水三斗煮竹叶、枸杞，取二斗，内诸药，煮取六升，分六服，一日一夜令尽之，小儿量大小加减，以一合至二合，渐服至一升止。

《圣惠》犀角散　治小儿热瘴气为疟。

犀角屑　甘草炙微赤，剉　川大黄剉碎，微炒　知母各半两　鳖甲一两，涂醋，炙黄，去裙襕　柴胡　常山各七钱半

上捣，罗为粗散，每服一钱，以水一小盏，煎至五分，去滓温服，日三四服，量儿大小加减。

◎ 截疟

三圣丸　治诸疟，不拘远近。

穿山甲汤浸透，取甲，碎剉，同热灰铛内慢火焙令焦黄色　鸡骨常山　鸡心槟榔二味各一两，薄剉，晒干

上件，再晒，为末，水煮糯米粉为糊丸绿豆大，就带润以红丹为衣，阴干。每服三十丸至五十丸。未发前隔晚用酒空心投一服，重者二服。经久不瘥，下祛疟丹。

二仙饮　治同前。

青蒿去梗，五月五日采，晒干，用二两　桂枝去粗皮，半两，二味俱剉，焙，为细末

上每服一钱，寒热未发前用凉酒调服，或先隔晚以酒调下。加香薷叶二两、好茶芽半两合研成末，又名斩邪饮，治证同法，疗暑疟尤胜，服法同前服。

祛疟丹　治疟经久不瘥。

常山细剉二两　乌梅和核一两，薄剉　红丹好者，半两

上，除乌梅屋瓦别焙，常山或晒或焙，仍同乌梅、红丹研为细末，糯米粉煮糊丸麻仁大。每服三十丸至五十丸，未发前凉酒空心送下，或隔晚酒下。重者二服，轻则一服。忌鸡、面、羊、生冷饮食、毒物。

◎ 疟癖

鳖甲饮子　治疟久不愈，腹中结为癥瘕，名曰疟母。

鳖甲醋炙　白术　黄芩　草果　槟榔　芎䓖　橘红　甘草　厚朴　白芍药各等分

上为㕮咀。水一钟，姜三片，枣一枚，煎服。

《经效》疟丹　治疟母结癖，寒热无已。

真阿魏　雄黄各二钱半　朱砂一钱半

上，沸汤泡阿魏研散，雄、朱和之，稀面糊丸梧桐子大。每服一丸，人参汤候空冷心服。瘴疟，桃枝汤冷服，临发磨一丸傅鼻头口畔。

疟母丸

鳖甲醋炙，二两　三棱　莪茂各醋浸透，煨。各一两

上为细末，神曲糊丸如绿豆大。每服二十丸，白汤下，量儿大小加减。癖消一半，即止。

消癖丸

芫花陈久者良，好醋煮十数沸，去醋，以水浸一宿，晒干　朱砂另研水飞。各等分

上为末，蜜丸。二百日儿黍米大二丸，日二服，不知，稍加之。

◎ 疟后浮肿

大腹皮汤　治小儿疟疾，用药太早退热，变作浮肿，外肾肿大，

饮食不进。

大腹皮　槟榔　三棱　蓬莪茂_{各五钱}　苍术　枳壳_{各二两}　甘草_{三钱}

上剉散。每服三钱，生姜皮、萝卜子、椒目同煎。

青皮汤　治小儿疟后浮肿，兼寒热不退，饮食不进。

白术　茯苓　厚朴　青皮　陈皮　半夏　大腹皮　槟榔　三棱　蓬莪茂　木通　甘草_{各等分}

上咬咀，每服三钱，姜水煎。

按：上诸^①方皆克泄元气之药，若病久脾虚而作肿者，当以钱氏异功散为主，少佐以五皮汤_{方见杂病水肿}，误用此，必至不救。

魃病

魃_{音奇}，小鬼也，乳下婴儿未能行，而母更有娠，其儿病微微下利，寒热去来，毛发鬈髻，以为有恶鬼神导其腹中胎，妒嫉而为此，故名曰魃病也。以他人相近，亦能相继，亦曰继病。妊娠妇人不必悉能致魃，亦时有此尔。女子气血上为乳汁，下为经水，小儿饮交乳且病，况其大分已荣于胎，而乳汁之漓可知，能无使儿病乎，则又何鬼神之咎为也。《千金》炙伏翼熟嚼哺儿，而怀妊者带伯劳鸟毛、白马眼，不能滋荣气血，乃徒剥裂禽兽。海藏云：生者为相继，死者为传尸，有脉而无气、谓之尸厥，有气而无脉，谓之行尸。丁奚、露哺、客忤、无辜，四异病也。阳易、阴易、百合、狐惑，四奇病也。

龙胆汤　治婴儿出腹，血脉盛实，寒热温壮，四肢惊掣。吐呃者若已能进哺，中满食不消。壮热及变蒸不解。中客人鬼气，并诸惊痫。方悉主之。

龙胆草　柴胡　黄芩　桔梗　钩藤皮　甘草_炙　茯苓　芍药_{各二钱半}　蜣蜋_{二枚}　大黄_{一两}

上为剉散。以水一升，煮取五合为一剂，十岁以下小儿皆可服，若儿生一日至七日，分一合为三服，八日至十五日，分一合半为三

---

① 诸：原缺，据四库本补。修敬堂本作"二"。

服，十六日至二十日，分二合为三服，二十日至三十日，分三合为三服，皆以得下为止。此剂为出腹婴儿所作，若日月长大者，亦依此为例，必知客忤及有魃气者，可加人参、当归各二钱半，一百日儿加一钱一字，二百日儿加二钱半，一岁加半两，余药皆仿此。

《圣惠》甘草散　治小儿中魃，面色白赤，而复变青者如醉色，故复发作面赤，若青黑色绕口，不治。觉病候晚者死，觉之早者，所中邪气未入脏腑，又微引乳者可服此。

甘草炙微赤，剉　龙骨　赤茯苓　牡蛎烧为粉　生干地黄　黄芩　桂心各一分　当归半两，剉，微炒

上件药捣，粗罗为散。每服一钱，以水一小盏，入淡竹叶七片，煎至五分，去滓，入白蜜一钱，更煎一两沸，量儿大小，以意加减温服，日三四服。

大黄丸　治小儿中魃夹实。

川大黄剉碎，微炒　白鲜皮　甘草炙，微赤。各半两　犀角屑　黄芩　赤茯苓　赤芍药各一分

上件药捣，粗罗为散。每服一钱，以水一小盏，煎至五分，去滓，量儿大小加减，日三四服。

〔张涣〕虎骨丹　治被魃病。

虎头骨微炙　鬼臼去毛　草龙胆　鬼箭各一两　琥珀　白胶香各半两

上件捣，罗为细末，炼蜜和丸如黍米大。每服十粒，乳香汤下，量儿大小加减。

客忤

巢氏云：小儿中客忤者，是小儿神气软弱，忽有非常之物，或未经识见之人触之，与儿神气相忤而发病，谓之客忤也，亦名中客，又名中人。其状吐下青黄白色，水谷解离，腹痛反倒夭矫，面变易五色，其状似痫，但眼不上插耳，其脉弦急数者是也。若失时不治，久则难治，若乳母饮酒过度醉，及房劳喘后乳者最剧，能杀儿也。其脉急数者，宜与龙胆汤下之，加人参、当归，各如龙胆秤分等多少也。

《千金》论少小所以有客忤病者，是外人来，气息忤之，一名

中人，是为客忤也，虽是家人，或别房异户，虽是乳母及父母，或从外还，衣服经履鬼神粗恶暴气，或牛马之气，皆为忤也，执作喘息，乳气未定者，皆为客忤。凡小儿衣布帛绵中，不得有头发，履中亦尔。白衣青带，青衣白带，皆令中忤。凡非常人及诸物从外来，亦惊小儿致病，欲防之法，诸有从外来人及异物入户，当将儿避之，勿令见，若不避者，烧牛屎令常有烟气，置户前则善。小儿中客为病者，无时不有此病也，而秋初一切儿皆病者，岂一切儿悉中客邪？幼①儿所以春冬少病，秋夏多病者，秋夏小儿阳气在外，血脉嫩弱，秋初夏末晨夕时有暴冷，小儿嫩弱其外，则易伤暴冷折其阳，阳结则壮热，胃冷则下痢，故夏末秋初，小儿多壮热而下痢，未必悉是中客及魅也。若治少小法，夏末秋初，宜候天气温凉，有暴寒卒冷者，其少小则多患壮热而下痢也，慎不可先下之，皆先杀毒，后下之耳。小儿中客，急视其口中悬痈左右，当有青黑肿脉核如麻豆大，或赤或白或青，如此，便宜用针速刺，溃去之，亦可爪摘决之，并以绵缠钗头拭去血也。少小中客之病，吐下青黄赤白汁，腹中痛，及反倒偃侧，喘似痫状，但目不上插少睡耳，面变五色，其脉弦急，若失时不治，小久则难治矣。欲疗之方，用豉数合，水拌令湿，捣熟，丸如鸡子大，以摩儿囟上、足心各五六遍毕，以丸摩儿心及脐上下行转摩之，食顷，破视其中，当有细毛，即掷丸道中，痛即止。

真珠散　治客忤、惊风、鬼疰，惊邪痰热，心舍不宁，精神不定，心常怔忡，睡中惊跳，时或咬牙，五心烦热，有汗兼喘，面赤舌白，呵欠烦渴，小便赤泻，或吐利黄沫，常服辟邪安神。

真珠　海螵蛸　滑石各一钱　白茯苓　人参　白附子　甘草炙　全蝎　麝香　脑子另研。各五钱　生珠另研，一钱　金箔三十片　银箔二十片

上末，和匀。半钱，煎灯心麦门冬汤入蜜少许调服，日午临卧各一。

① 幼：原作“切”，据四库本改。

《谭氏殊圣》治客忤方

忽尔连连哭不休，浑身壮热脉如钩，惊啼不得冤神鬼，客忤伤心不自由，犀角雄黄相共捣，桃符煎水看稀稠，人参茯苓车前子，丸吃三服请不忧。

安神丸

生犀末半钱　雄黄研　人参　茯苓　车前子各一分

上为末，取桃白皮一两，桃符一两，二味以水三升，同煎至一升，去滓，更煎成膏，和前药丸如麻子大。每服三丸，芍药汤下。

又方　小儿哽气筑心连，喘息多愁胃口涎，唯有此疾宜早治，为缘客忤气相煎，看看病状医难效，速取真珠散半钱，龙脑生犀香附子，小儿餐了保身安。

真珠散

真珠末四钱　生犀末二钱　香附子末一钱　龙脑半字

上同研。每服一字，桃仁汤调下。乳母忌生冷油腻、一切毒物半月。

〔张涣〕**辟邪膏**　婴儿血气未实，皆神气软弱，除父母及乳养之常照管外，不可令见生人，及抱往别房异户，及不可见牛马兽畜等，其父母家人之类，自外及寅夜行归家，亦不可见儿，恐经履鬼神粗恶暴气，若犯人，令儿吐下青黄赤白，水谷解离，其状似发痫者，但眼不上戴，脉不弦急，名曰客忤。凡断乳小儿，亦有中恶卒暴者，亦宜服此药，立至苏省。

降真香剉　白胶香　沉香　虎头骨微炒　鬼臼去毛　草龙胆　人参　白茯苓

上件，各半两捣，罗为细末，次入水磨雄黄半两，细研水飞，次研麝香一钱，都拌匀，炼蜜和如鸡头大。每服一粒，煎乳香汤化下。及别丸如弹子大，用绿绢袋子盛，令儿衣服上带之，仍卧内常烧神妙。

〔田〕客忤因而惊忤者。治法用灶中黄土研二两，鸡子一枚去壳，二件相和，入少许水调，先以桃柳枝汤浴儿，后将此药涂五心及顶门上。陈无择法，用灶中黄土、蚯蚓屎等分，如此法涂之。

治卒客忤噤口不能言。细辛、桂心等分，纳口中，效。

《元和纪用经》疗小儿客忤　捣菖蒲汁纳口中。又　生艾汁纳口中。又　磨刀水三四滴，妙。又　用好墨捣筛，和水温服半钱匕。

◎ 中人忤

茅先生：小儿生下犯人噤候，面青黑，合两眼闭，吐逆不下乳，此候因生下来不免外人看问，或有腋气，或因妇人月假不净，或外人带邪神触着，生下来夹故乳哺，使触异气之物，气血未就，又被风邪击致此。所治者先用朱砂膏方见惊积门中，乳上呎下，后用镇心丸惊夹腥脾散不乳食①与服即愈。如见不下乳，眼视、肚硬，死候。大凡初生下儿子，家中人不见，不可便与外人入房看问，人家各有神祇，又恐妇人腋气及月假不净触着，恐中客忤，此即是养儿之法。

《千金方》剪取驴前膊胛上旋毛，大如弹子大，以乳汁煎之，令毛消，药成，着乳头上饮之，下喉即愈。又烧母衣带三寸并发，合乳汁服之。又取牛鼻津服之。又取牛口沫傅乳头饮之。

治少小见人来不佳，腹中作声者，**三物烧发散方**。

用向来者人囟上发十茎，断儿衣带少许，合烧灰，细末，和乳饮儿，即愈。

◎ 中马忤

《千金》论曰：凡诸乘马行，得马汗气臭，未盥洗易衣装，而便向儿边，令儿中马客忤，儿卒见马来，及闻马鸣惊，及马上衣物马气，皆令小儿中马客忤，慎护之，特重一岁儿也。其状，腹痛，吐下青黄白色，水谷解离，甚者致夭。

《千金》治小儿中马客忤法。中客中人皆可用。

用粉为丸，如豉法摩儿手足心，及心头、脐上下，行转摩之。咒曰：摩家公摩家母，摩家子儿苦客忤，从我始，扁鹊虽良不如善唾良。咒讫，弃丸道中。

又法

取一刀，横灶上，解儿衣，发其心腹讫《翼》发作披，取刀持向

---

① 不乳食：原缺，据修敬堂本补。

儿，咒之：唾辄以刀拟向心腹啡啡音非出唾貌煌煌，日出东方背阴向阳，葛公葛公不知何公《冀》云葛公葛母不知何公，子来不视去不顾过与生人忤，梁上尘天之神，户下土鬼所经，大刀环犀对灶君二七唾，客愈儿惊唾啡啡。每唾以刀拟之，咒当三遍乃毕，用豉丸亦如上法五六遍讫，取此丸破视其中有毛，弃丸道中，人、马客忤即愈矣。

《简要济众》治小儿中马毒客忤，取马尾于儿面前烧，令儿咽烟气，日烧之，瘥为度。

又方　取马口角沫，涂儿口中，效。

中恶

巢氏云：小儿中恶者，是鬼邪之气卒中于人也。无问大小，若阴阳顺理，荣卫平调，神守强，则邪不干正，若精气衰弱，则鬼毒恶气中之。其状，先无他病，卒然心腹刺痛，闷乱欲死是也。凡中恶腹大而满，脉紧大而浮者死，紧细而微者生。余势不尽，停滞脏腑之间，更发后变为疰也。治法，先下苏合香丸，未醒，以皂角末搐鼻，次服沉香降气汤加人参、茯苓，又能辟邪，客忤亦宜服。

苏合香丸　治传尸骨蒸，诸项劳瘵，顺气化痰，卒暴心痛，鬼魅疟疾，霍乱吐泻，赤白下痢，小儿惊搐。

苏合香油五钱，入安息香膏内　安息香一两，另为末，用无灰酒半升，熬膏　丁香　青木香　白檀香　沉香　荜茇　香附米　诃子煨，取肉　乌犀镑屑　朱砂研，水飞。各一两　薰陆香　片脑研。各五钱　麝香七钱半

上为细末，用安息香膏入炼蜜和剂，丸如芡实大。空心，用沸汤化下，小儿一丸，老人四丸，酒下亦可。用蜡纸裹一丸，弹子大，用绯绢袋盛，常带之，一切邪神不敢近。去脑，名麝香苏合丸，治一切邪神及胸膈噎塞，肠中虚鸣，宿食不消，余证并同。

沉香降气汤

降真香　沉香　白胶香　虎胫骨酥炙　人参　鬼箭　草龙胆各五钱

上为末，次入雄黄五钱，麝香一钱，炼蜜丸。乳香汤化下。又，令儿带及烧卧内尤妙。

《葛氏肘后》救卒死，或先病痛，或常居寝卧奄忽而绝，皆是中

恶，救之方。

上取葱黄心刺其鼻，男左女右，入七八寸，小儿量度之，若使目中血出佳。扁鹊法同。是后吹耳条中，葛言，此云刺鼻，故别为一法。

又方　上令二人以衣壅口，吹其两耳，极则易人，可以筒吹之，并捧其肩上，侧身远之，莫临死人上。

又方　上以葱叶刺耳，耳中、鼻中血出者莫怪，无血难治，有血是候，时当捧两手，忽放之，须臾，死人目当举，手捞人，言痛乃止。又，男刺左鼻，女刺右鼻中，令入七八寸余，大效，小儿量度之。亦治自缢死，此与扁鹊方同。

又方　上以绵渍好酒中，须臾，置死人鼻中，手按令汁入鼻中，并持其手足，莫令惊。

又方　上视其上唇里弦，有白①如黍米大，以针决去之。

又方　上以小便灌其面，数回，即能语，此扁鹊法也。

又方　上末皂荚，如大豆吹其两鼻中，嚏则气通矣。

又方　上割雄鸡颈，取血以涂其面，干复涂，并以灰营死人一周。

又方　以管吹下部，令数人互吹之，气通则活。

《千金》治卒忤方　此病，即今人所谓中恶者，与卒死、鬼击亦相类，为治皆参取而用之。

上，盐八合，以水三升，煮取一升半，二服，得吐即愈。

《备急方》云：治鬼击，若小便不通，笔头七枚，烧作灰，末和服之，即通。

《圣惠》桃奴散　治小儿中恶，心腹坚胀疼痛，颜色青黑，大便不通。

桃奴五枚　甘草一分，炙微赤，剉　麝香细研，一钱　杏仁二拾枚，汤浸，去皮、尖、双仁，麸炒微黄　桔梗去芦头　赤芍药　黄芩　柴胡去苗　川升麻　川大黄剉，微炒　鬼臼去毛。各半两

上件药捣，粗罗为散。每服一钱，以水一小盏，煎至五分，去

———————————
① 白：原作“儿”，据《肘后方》本方改。修敬堂本作“息”。

滓，不计时候温服，以利为度，量儿大小，心意加减。

《圣惠》鬼箭羽散 治小儿中恶，心坚强卒痛欲困。

鬼箭羽 真珠末。各一分 羚羊角屑 桔梗去芦头 川朴硝 川升麻 赤芍药 柴胡去苗 黄芩各半两 桃仁十枚，汤浸，去皮、尖、双仁，麸炒微黄 川大黄一两，剉，微炒

上，制，服法同前。

《圣惠》雄黄丸 治小儿中恶心痛，辟除邪气。

雄黄细研 真珠末。各半两 麝香 牛黄各细研，一钱 巴豆二十粒，去皮膜心，研，纸裹，压出油

上件药，都研令匀，入枣瓤及炼蜜和丸，如粟米大。每服以薄荷汤下三丸，量儿大小，加减服之。

《婴孺》鬼箭羽汤 治小儿中恶，心腹坚强，卒痛欲困。

鬼箭羽三分 朱砂一分 羚羊角屑 桔梗 鬼臼 朴硝汤成下。各半分 升麻 芍药 柴胡各五分 黄芩六分 大黄八分 桃仁四十九个，炒，去皮、尖

上以水四升，煮一升二合，二岁儿为四分，更量儿大小与服之。

《葛氏肘后》灸法 以绳围其死人肘腕，男左女右毕，伸绳，从背上大椎度以下，又从此灸横行各半绳，此法三灸各三，即起。又，令爪其病患人中取醒，不起者，卷其手，灸下文头随年壮，又灸鼻中三壮也，又灸颐下宛宛中名承浆穴十壮，大效。又灸两足大指爪甲聚毛中七壮，此华陀法，一云三七壮。又灸脐中百壮也。

卒死

巢氏云：小儿卒死者，是三虚而遇贼风，故无病仓卒而死也。三虚者，乘年之衰，一也；逢月之空，二也；失时之和，三也。有人因此三虚，复为贼风所伤，使阴气偏竭于内，阳气阻隔于外，而气壅闭，阴阳不通，故暴绝而死也。若腑脏未竭，良久乃苏。亦有兼夹鬼神气者，皆须邪退乃生也。凡中客忤及中恶卒死，而邪气不尽，停蓄心腹，久乃发动，多变成疰也。

〔茅先生〕卒死候，眼合、唶齿[1]、遍身如绵软、面青黑、口鼻冷。此候因本生下而遍身热，或因有惊患，医人一向退热，不曾下得惊积及奶积，遂积聚被邪气至此。

上前件三个候，都来一般，只是要辨元初受患根源治之，急下夺命散与吐下风涎，醒后便下匀气散，二服补除后，下朱砂膏、镇心丸，与服，如有伏热来时，即下大附散与调理，二三日安乐。前件三个形候，只是此一般调理。上件疾，见鸦声上啼、偏搐、汗如珠、不得睡、眼障泪出，死候，不治。

《金匮要略》治小儿卒死而吐利不知是何病方

上以马屎一团，绞取汁，灌之，无湿者水煮，干者取汁。

《葛氏肘后》救卒死而壮热者。

上用矾石半斤，水一升半煮消，以渍脚，令没踝。

又方　救卒死而目闭者。

上用骑牛临面捣薤汁灌之耳中。

又方　救卒死而四肢不收，屎便者。

上取牛洞一升，温酒灌口中。洞者，稀粪也。

《千金》卒死无脉，无他形候，阴阳俱竭故也。

上用牵牛临鼻上二百息，牛舐必瘥。牛不肯舐，着盐汁涂面上，即牛肯舐。

又方　上炙熨斗熨两胁下。《备急方》云：又治尸厥。

治魇死不自觉者方

上用慎灯火勿令人手动，牵牛临其上即觉，若卒不能语，取东门上鸡头末之，以酒服。

治卒魇死方　上捣韭汁灌鼻孔中，剧者灌两耳。张仲景云：灌口中。

治鬼魇不悟方　上末伏龙肝，吹鼻中。

又方　上末皂荚，如大豆许吹鼻中，嚏则气通，起死人。《集验方》云：治中恶。

----

[1] 唶（ji剂）齿：上下唇及上下齿均微开露不合貌。《礼记·郑玄注》：唶、啐，皆尝也，唶至齿，啐入口。

《圣惠》治小儿卒死方

上取女青末半钱，用牛乳汁调服之。

又方 上烧獖猪粪，水解取汁服之。

又方 上以苦参、醋煮汁，少许，纳口中即苏，水煮亦得。又，酒煮烂棺木板取汁，服少许。

又方 上煎盐汤令极咸，以物拗口开灌之，令入腹，即活。

又方 以热汤和灰，厚拥身上，逡巡即苏。

《婴孺》治小儿不知所病便死绝方

上取雄鸡冠临儿口上，割血滴入口，下即活。

《肘后》灸法 卒死而四肢不收屎便者，灸心下一寸，脐上三寸，脐下四寸，各一百壮，儿小者随年。

《千金》治卒死 针间使，各百余息。

又 灸鼻下人中，一名鬼客厅。《肘后方》云：又治尸厥。

鬼持

巢氏云：小儿神气软弱，精爽微羸，而神魂被鬼所持录，其状，不觉有余疾，直尔萎黄，多大啼唤，口气常臭是也。《婴童宝鉴》小儿鬼持歌云：小儿气弱命中衰，魂魄多应被鬼持，其候萎黄多哭地，不须用药可求师。鬼气歌云：鬼气皮肤里，相传脏腑间，肿虚如水病，瘕疾似惊痫，热发浑身涩，心挛痛所攒，小儿还有此，服药急须看。

《图经》治鬼持方 上用虎睛爪并指骨毛以系小儿臂上，辟恶鬼。

《外台》深师五邪丸 疗邪狂鬼魅，妄言狂走，恍惚不识人，此为鬼忤，当得杀鬼丸方。

丹砂 雄黄各别研 龙骨 马目毒公 鬼箭各五两 鬼臼二两 赤小豆三两 芫青一枚 桃仁百枚，去皮、尖，熬，别研

上九味，捣，下筛，细绢筛合诸药，拌令匀调后，内蜡和之，大如弹丸，绛囊盛之，系臂，男左女右，小儿系头。合药勿令妇人鸡犬见之。所服蜜和圆如梧子大。一服三丸，日三服，忌五辛生血物。

疰病 尸疰　蛊疰

巢氏云：疰之言住也，谓其风邪鬼气留人身内也，人无问大小，若血气虚衰，则阴阳失守，风邪鬼气因而客之，留住肌肉之间，连滞腑脏之内，或皮肤𬌗动，游易无常，或心腹刺痛，或体热皮肿，沉滞至死，死又疰易旁人，故为疰也。小儿不能触冒风邪，多因乳母解脱之时不避温凉暑湿，或抱持出入早晚，其神魂软弱，而为鬼气所伤，故病也。

《千金》治小儿疰方

上用灶中灰、盐等分相和，熬熨之。

《千金》太乙备急散　主卒中恶客忤，五尸入腹，鬼刺鬼痱，及中蛊疰，吐血下血，及心腹卒痛腹满，伤寒阴毒病六七日方。

雄黄　芫花　桂心各二两　丹砂　蜀椒各一两　藜芦　巴豆各一分　附子炮裂，去皮、脐，五分　野葛三分

上九味，巴豆别治如脂，余合治下筛，以巴豆合和，更捣令匀调，以铜器中密贮之，勿泄。有急疾，水服一字匕，可加至半钱匕，老小半之。痛在头当鼻衄，在膈上吐，在膈下利，在四肢当汗出，此之所为如汤沃雪，手下皆愈，秘之，非贤不传。

《千金》治疰病相染易，及霍乱中恶，小儿客忤长病方。

獭肝一具　雄黄　莽草　丹砂　鬼臼　犀角　巴豆各一两　麝香二分　大黄　牛黄各一两　蜈蚣一条

上十一味，末之蜜圆。空腹服如麻子大二丸，加至三丸，以知为度。

◎ 尸疰

巢氏云：尸疰者，是五尸之中一尸疰也，人无问小大，腹内皆有尸虫，尸虫为性忌恶，多接引外邪共为患害，小儿血气衰弱者，精神亦羸，故尸疰因而为病，其状沉嘿，不的知病之处，或寒热淋漓，涉引岁月，遂至于死，死又疰易旁人，故名之为尸疰也。〔张涣〕论小儿亦有疰病，与大人所病无异，久后疰易旁人，传染骨肉，如尸疰蛊毒之类是也。

《外台》张仲景治大人小儿飞尸。**走马汤方**

巴豆去心、皮，熬　杏仁去皮、尖。各二枚

上二味，取绵缠，槌令极碎，投热汤二合，捻取白汁服之。须臾瘥，未瘥，更一服，老小量之。通疗鬼击，有尸疰者，常蓄此药，用验。忌野猪肉、芦笋。《备急》同。

《圣惠》木香散　治小儿尸疰，心腹满胀疼痛，不可忍。

木香　鬼箭羽　桔梗去芦头　当归剉，微炒　紫苏茎叶各半两　槟榔三分

上件药捣，罗为粗散。每服一钱，以水一小盏，入生姜少许，煎至五分，去滓，不计时候温服，更量儿大小，加减服之。

犀角散　治小儿尸疰及中恶诸病，皆主之。

犀角屑　川升麻　木香　川大黄剉碎，微炒　桑根白皮剉　槟榔各半两　麝香一钱，细研　桃仁二七枚，汤浸，去皮、尖、双仁，麸炒微黄

上件药捣，细罗为散。每服以温水调下半钱，日四五服，更量儿大小加减服之。

〔**张涣**〕**雌黄丹**　治尸疰病。

雌黄　雄黄各细研　川大黄慢火炮黑　鬼臼去毛。各一两　桃仁三十个，汤浸，去皮、尖，研　白头翁半两

以上并为细末，次用

麝香一分，另研　巴豆十粒，去皮、心膜，纸裹，压去油

上件都研匀，以羊脂五两熔，和诸药成膏。服如黍米大三粒至五粒，荆芥汤冷下，量儿大小加减。

立效汤

川大黄炮，剉　干桃柳叶洗，焙干。各一两　栀子仁　赤芍药各半两
以上捣罗为细末，次用

朱砂细研水飞，一两　麝香别研　雄黄别研。各一分
上件都拌匀。每服一钱蜜汤调下，量儿大小加减。

◎ 蛊疰

巢氏云：人聚蛇虫杂类，以器皿盛之，令相啖食，余一存者，即名为蛊，能变化，或随饮食入腹，食人五脏。小儿有中者，病状

与大人老子无异，则心腹刺痛懊闷，急者即死，缓者涉历岁月，渐深羸困，食心脏尽，利血，心脏烂乃至死，死又疰易旁人，故为蛊疰也。

《外台》范汪疗大人小儿蛊疰百病，癥瘕积聚，酸削骨肉，大小便不利，卒忤，遇恶风，胪胀腹满淋水，转相注，殚门尽户，延及男女外孙，医所不能疗。更生**十七物紫参丸**方

紫参　人参　半夏_{汤洗}　藜芦　代赭石　桔梗　白薇　肉苁蓉_{各三分}　石膏　大黄　牡蛎_熬　丹参各一分　虾蟆_{烧灰}　乌头_{炮。各四分}狼毒_{七分}　附子_{炮，五分}　巴豆_{七十枚，去心皮，熬}

上件药捣筛，蜜和为圆。以饮下如小豆一丸，日三服，老小以意减之。蜂虿所螫，以涂其上，神良。忌猪羊肉冷水。一方，无虾蟆，有干姜四分。

《圣惠》羚羊角散　治小儿中蛊，腹内坚如石，面目青黄，小便淋沥，变易无常。

羚羊角_屑　蘘荷各一两　栀子仁_{七枚}　赤芍药　牡丹皮　黄连_{去须。各一分}　犀角_{屑半两}

上件药捣，粗罗为散。每服一钱，以水一小盏，煎至五分，去滓温服。日三四服，更量儿大小加减。

又方

败鼓皮_{三分，炙令黄}　苦参_剉　蘘荷根各一两

上件药捣，粗罗为散。每服一钱，以水一小盏，煎至五分，去滓温服。日三四服，更量儿大小，加减服之。

升麻散　治小儿初中蛊毒。

川升麻　桔梗_{去芦头}　栝楼根各半两

上捣，罗为粗散。每服一钱，以水一小盏，煎至五分，去滓温服。日四五服，量儿大小加减。

雄黄散　治小儿飞蛊，状如鬼气者，宜服。

雄黄　麝香各_{细研}　犀角_{末。各半两}

上件药，都研令匀。每服，以温水调下半钱匕，日四五服，量儿大小加减。

治小儿五种蛊毒悉主之方

上捣马兜铃根，细罗为散，每服一钱，以水一小盏，煎五分，去滓空腹顿服。当时随吐蛊出，未快吐，即再服。

又方 上用败鼓皮一片，烧灰，细研为粉，空心，以粥饮调服一钱。病人须臾当呼蛊主姓名，病便愈。

又方 上用茅莒一两，捣罗为末，以粥饮调下一钱，甚效。量儿大小，加减服之。

治小儿畏忌中蛊欲死方

上用甘草半两生剉，以水一中盏，煎至五分，去滓，分为二服。当吐蛊出，若平生预防蛊者，宜熟炙甘草煮汁服之，即内消不吐，神效。

治小儿中蛊毒，令腹内坚痛，面目青黄，淋露骨立，病变无常方。

上用桃株寄生二两，捣细罗为散，如茶点服之，日四五服。

又方 上用麝香半钱，细研，空腹以温水调服。即吐出蛊毒，未效，再服。

治小儿中蛊下血欲死方

上取生赤雌鸡翅下血，服之立效。

又方 上捣青蓝汁，频频与半合服。

《婴孺》雄黄丸 治小儿疰病，诸蛊魅精气入心入腹刺痛，黄瘦骨立。

雄黄 雌黄各四分 丹砂 野丈人 徐长卿各三分 大黄五分 麝香三枣大 羚羊角屑，五分

上为末，以青羊脂和丸。百日儿酒服黍大三丸，日进二服。或豆大亦可。

〔张涣〕雄麝散 专治蛊毒病。

雄黄水磨者，细研 麝香别研 羚羊角屑 赤芍药 败鼓皮炙黄。各一两 马兜铃根 茅莒 鬼臼去毛，各半两。以上除雄黄、麝香外，捣罗为细末

上件八味，都一处拌匀研细。每服半钱，浓煎甘草汤调下，食前。

麝犀汤

犀角屑　鬼箭　安息香　水磨雄黄 细研。各一两　苦参　牡丹皮各
半两

以上捣，罗为细末，次用

麝香 半两，细研

上件都拌匀。每服一钱，水一大盏，煎至五分，去滓放温，时
时服。

方名索引

三画

四画

七画

十一画

十五画